CHINESE HERBAL MEDICINE COMMONLY USED
IN THE ORIGINAL COLOR ILLUSTRATIONS OF PLANTS

常用中草药汇编

原植物彩色图鉴

主编 邱文清　副主编 郑冉

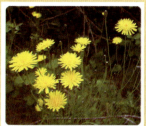
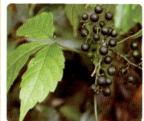
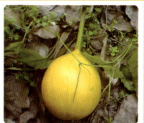
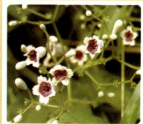

上

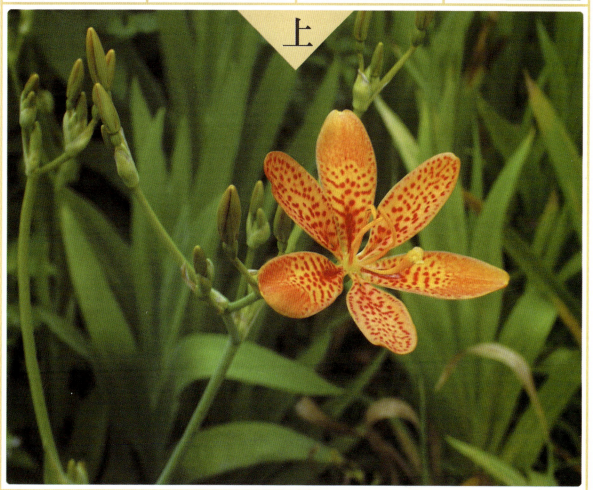

中医古籍出版社

图书在版编目（CIP）数据

常用中草药汇编：原植物彩色图鉴 / 邱文清等主编 . —北京：中医古籍出版社，2012.5
 ISBN 978-7-5152-0034-7
 Ⅰ.①常… Ⅱ.①邱… Ⅲ.①中草药 – 图谱 Ⅳ.①R282-64
　中国版本图书馆 CIP 数据核字 (2011) 第 125743 号

常用中草药汇编：原植物彩色图鉴

主　　编：邱文清
副主编：郑　冉

责任编辑：朱定华
封面设计：东方堂设计
出版发行：中医古籍出版社
社　　址：北京市东直门内南小街 16 号（100700）
印　　刷：北京通州皇家印刷厂
发　　行：全国新华书店发行
开　　本：889×1194mm　1/16
印　　张：34
字　　数：760 千字
版　　次：2012 年 5 月第 1 版　2012 年 5 月第 1 印刷
书　　号：ISBN 978-7-5152-0034-7
定　　价：326.00 元

CONTENTS 目录

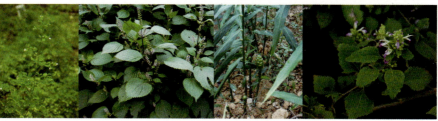

1
一 解表药

发散风寒药·········2

木贼麻黄（麻黄）·········2
中麻黄（麻黄）·········2
草麻黄麻黄，麻黄根·········3
望春玉兰（辛夷）·········3
玉兰（辛夷）·········4
荷花玉兰·········4
武当玉兰（辛夷）·········5
紫玉兰（辛夷）·········5
肉桂（桂皮，桂枝）·········6
北细辛（细辛）·········6
细辛·········7
云实（云实皮）·········7
野鸦椿·········8
臭节草·········8
山小橘·········9
杭白芷（白芷）·········9
白芷·········10
柴胡·········10
小柴胡·········11
狭叶柴胡（柴胡）·········11
芫荽（芫荽子）·········12
辽藁本（藁本）·········12
宽叶羌活（羌活）·········13
羌活·········13
水芹·········14
华中前胡（前胡）·········14
防风·········15
三花莸·········15
广防风·········16
香薷·········16
石香薷（香薷）·········17
紫苏（紫苏叶）·········17
荆芥·········18
薷（薷草）·········18

石胡荽（鹅不食草）·········19
羊耳菊·········19
苍耳（苍耳子）·········20
芸香草（香茅草）·········20
青萍（浮萍）·········21
紫萍（浮萍）·········21
姜（干姜，生姜）·········22
天蓝韭·········22
葱（葱白）·········23
太白韭·········23

发散风热药·········24

笔管草·········24
木贼·········24
类叶升麻（绿豆升麻）·········25
兴安升麻（升麻）·········25
升麻·········26
大三叶升麻（升麻）·········26
单穗升麻·········27
南天竹·········27
小藜·········28
土牛膝（倒扣草）·········28
山芝麻·········29
磨盘草·········29
柽柳·········30
大豆（大豆黄卷）·········30
野葛（葛根）·········31
甘葛藤（葛根）·········31
柠檬桉（桉叶油）·········32
蓝桉（桉叶油）·········32
桉树（桉叶油）·········33
秤星树（岗梅根）·········33
腊梅·········34
藜·········34
荆条（牡荆叶）·········35
牡荆（牡荆叶）·········35
蔓荆（蔓荆子）·········36
单叶蔓荆（蔓荆子）·········36
风轮菜（断血流）·········37

薄荷·········37
留兰香·········38
牛蒡（牛蒡子）·········38
菊（菊花）·········39
一枝黄花·········39
蟛蜞菊·········40

41
二 清热药

清热泻火药·········42

青葙（青葙子）·········42
火炭母·········42
茶（茶叶）·········43
栝楼（天花粉）·········43
中华栝楼瓜蒌，天花粉·········44
蕺冥苏败酱·········44
君迁子（黑枣）·········45
蕤核蕤仁·········45
望江南·········46
小决明（决明子）·········46
越南槐（广豆根）·········47
葫芦茶·········47
绿豆·········48
鸡蛋花·········48
地梢瓜·········49
长冠夏枯草（夏枯草）·········49
硬毛夏枯草（夏枯草）·········50
夏枯草·········50
密蒙花·········51
栀子·········51
淡竹叶·········52
芦苇（芦根）·········52
淡竹（竹茹）·········53
金丝草·········53
谷精草·········54
知母·········54

CONTENTS

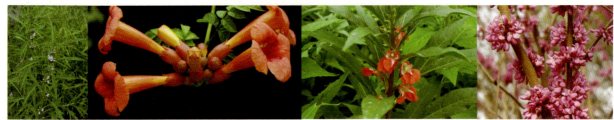

清热燥湿药 ……………… 55

翠云草 ……………………………… 55
黄连 ………………………………… 55
二角叶黄连（黄连）………………… 56
云南黄连（黄连）…………………… 56
贝加尔唐松草（马尾连）…………… 57
细叶小檗（三棵针）………………… 57
猫刺小檗（三颗针）………………… 58
苦参 ………………………………… 58
白鲜（白鲜皮）……………………… 59
黄柏（关黄柏）……………………… 59
川黄柏（黄柏）……………………… 60
紫地榆 ……………………………… 60
积雪草 ……………………………… 61
天胡荽 ……………………………… 61
华南龙胆 …………………………… 62
条叶龙胆（龙胆）…………………… 62
坚龙胆（龙胆）……………………… 63
龙胆 ………………………………… 63
鳞叶龙胆 …………………………… 64
灰绿龙胆（紫花地丁）……………… 64
白英 ………………………………… 65
斑种草 ……………………………… 65
黄芩 ………………………………… 66
水曲柳（秦皮）……………………… 66
白蜡树（秦皮）……………………… 67
墓头回 ……………………………… 67
糙叶败酱（墓头回）………………… 68

清热解毒药 ……………… 69

蛇足石杉（千层塔）………………… 69
紫萁（紫萁贯众）…………………… 69
乌蕨（乌韭叶）……………………… 70
野鸡尾（金粉蕨）…………………… 70
荚果蕨（贯众）……………………… 71
粗茎鳞毛蕨（绵毛贯众）…………… 71
蕺菜（鱼腥草）……………………… 72

三白草 ……………………………… 72
长叶马兜铃 ………………………… 73
广西马兜铃（管南香）……………… 73
管花马兜铃（逼血雷）……………… 74
驴蹄草 ……………………………… 74
朝鲜白头翁（白头翁）……………… 75
白头翁 ……………………………… 75
天葵（天葵子）……………………… 76
金莲花 ……………………………… 76
八角莲 ……………………………… 77
阔叶十大功劳（十大功劳）………… 77
大血藤 ……………………………… 78
蝙蝠葛（北豆根）…………………… 78
地不容 ……………………………… 79
青牛胆（金果榄）…………………… 79
血水草 ……………………………… 80
博落回 ……………………………… 80
布氏紫堇（苦地丁）………………… 81
牛耳枫 ……………………………… 81
苎麻（苎麻根）……………………… 82
白桦桦木皮 ………………………… 82
仙人掌 ……………………………… 83
苋 …………………………………… 83
马齿苋 ……………………………… 84
落葵 ………………………………… 84
金荞麦 ……………………………… 85
拳参 ………………………………… 85
毛脉蓼（朱砂七）…………………… 86
圆穗蓼 ……………………………… 86
杠板归 ……………………………… 87
蓼蓝（蓼大青叶）…………………… 87
珠芽蓼 ……………………………… 88
翼蓼（红药子）……………………… 88
油茶（油茶根）……………………… 89
猕猴桃（猕猴桃根）………………… 89
黄海棠（红旱莲）…………………… 90
地耳草田基黄 ……………………… 90
贯叶连翘 …………………………… 91
木棉（木棉花）……………………… 91
紫花地丁 …………………………… 92

早开堇菜（紫花地丁）……………… 92
假贝母（土贝母）…………………… 93
木鳖（木鳖子）……………………… 93
菘蓝（板蓝根，大青叶）…………… 94
九管血（朱砂根）…………………… 94
朱砂根 ……………………………… 95
罗伞树 ……………………………… 95
点地梅（喉咙草）…………………… 96
落地生根 …………………………… 96
佛甲草 ……………………………… 97
垂盆草 ……………………………… 97
樱桃（樱桃核）……………………… 98
蛇莓 ………………………………… 98
路边青 ……………………………… 99
棣棠花 ……………………………… 99
委陵菜 ……………………………… 100
翻白草 ……………………………… 100
金合欢 ……………………………… 101
藤金合欢 …………………………… 101
槐叶决明（决明子）………………… 102
响铃豆 ……………………………… 102
野百合（农吉利）…………………… 103
米口袋（甜地丁）…………………… 103
木蓝（青黛）………………………… 104
了哥王 ……………………………… 104
露珠草（牛泷草）…………………… 105
百蕊草 ……………………………… 105
救必应（铁冬青）…………………… 106
飞扬草 ……………………………… 106
白屈菜 ……………………………… 107
紫堇 ………………………………… 107
荸荠 ………………………………… 108
甜瓜（甜瓜蒂，甜瓜子）…………… 108
甘蓝 ………………………………… 109
叶下珠 ……………………………… 109
白蔹 ………………………………… 110
无患子 ……………………………… 110
橄榄（青果）………………………… 111
黄栌（黄栌叶）……………………… 111
盐肤木（五倍子）…………………… 112

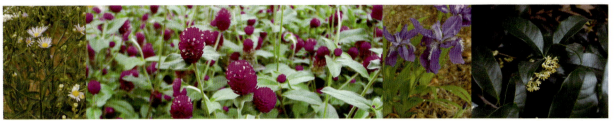

CONTENTS

青麸杨（五倍子）……112	天名精（天名精，鹤虱）……132	金灯藤（菟丝子）……151
鸦胆子……113	菊苣……133	软紫草（紫草）……151
苦木……113	野菊（野菊花）……133	紫草……152
石椒草……114	地胆草……134	滇紫草……152
三叉苦……114	多须公（佩兰）……134	地黄……153
阳桃……115	千里光……135	玄参……153
感应草……115	水飞蓟……135	阴行草……154
熏倒牛（狼尾巴蒿）……116	苣荬菜……136	一点红……154
鸡骨常山……116	漏芦……136	鸭跖草……155
黄花夹竹桃……117	华蒲公英（蒲公英）……137	朱蕉（铁树叶）……155
徐长卿……117	蒲公英……137	
挂金灯（锦灯笼）……118	海芋……138	**清虚热药**……156
泡囊草……118	魔芋……138	
龙葵……119	玉簪……139	银柴胡……156
海洲常山（臭梧桐）……119	七叶一枝花（重楼）……139	腊肠树……156
马鞭草……120	滇重楼（重楼）……140	白薇……157
金疮小草（筋骨草）……120	华重楼（重楼）……140	蔓生白薇（白薇）……157
齿苞筋骨草……121	水仙……141	金鸡纳……158
光风轮菜……121	射干……141	黄花蒿（青蒿）……158
灯笼草（断血流）……122	马蔺（马蔺子）……142	
蓝萼香茶菜……122	杜鹃兰（山慈菇）……142	
碎米亚（冬凌草）……123	扇脉杓兰（扇子七）……143	# 159
荔枝草……123	独蒜兰（山慈姑）……143	
半枝莲……124		## 三 泻下药
连翘……124	**清热凉血药**……144	
穿心莲……125		**攻下药**……160
板蓝（板蓝根，大青叶）……125	兖州卷柏……144	
狗肝菜……126	江南星蕨……144	华北大黄（祁黄）……160
爵床……126	耧斗菜……145	药用大黄（大黄）……160
半边莲……127	喜旱莲子草（空心莲子草）……145	掌叶大黄（大黄）……161
白花蛇舌草……127	莲子草……146	鸡爪大黄（大黄）……161
华南忍冬（金银花）……128	草芍药（赤芍）……146	芦荟……162
菰腺忍冬（金银花）……128	牡丹（丹皮）……147	好望角芦荟（芦荟）……162
忍冬（金银花）……129	川芍药（赤芍）……147	库拉索芦荟（芦荟）……163
灰毡毛忍冬（金银花）……129	木芙蓉（芙蓉叶）……148	
黄花败酱（败酱根）……130	木槿（木槿花）……148	**润下药**……164
攀倒甑（败酱草）……130	虎耳草……149	
藿香蓟……131	茅莓（茅莓根）……149	大麻（火麻仁）……164
白苞蒿（鸭脚艾）……131	余甘子……150	榆叶梅（郁李仁）……164
婆婆针（鬼针草）……132	茄（茄根）……150	欧李（郁李仁）……165

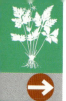

CONTENTS

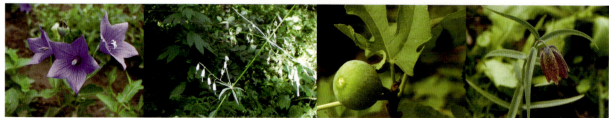

郁李郁李仁	165
李（李仁）	166
亚麻（亚麻子）	166

峻下逐水药 — 167

商陆	167
美国商陆（商陆）	167
芫花	168
瑞香狼毒（狼毒）	168
河朔荛花（黄芫花叶）	169
巴豆	169
月腺大戟（狼毒）	170
泽漆	170
甘遂	171
山乌桕	171
牵牛（牵牛子）	172
圆叶牵牛（牵牛子）	172

173
四 祛风湿药

祛风寒湿药 — 174

灯笼草（伸筋草）	174
石松（伸筋草）	174
华山松（油松节）	175
马尾松（松花粉，油松节）	175
油松（松花粉，油松节）	176
云南松松香，松节	176
金钱松（土荆皮）	177
山胡椒	177
金粟兰	178
绵毛马兜铃（寻骨风）	178
地枫皮	179
牛扁	179
伏毛铁棒锤（雪上一枝蒿）	180
乌头（附子，草乌）	180

黄花乌头（关附子）	181
露蕊乌头	181
瓜叶乌头	182
北乌头（草乌，草乌叶）	182
铁棒锤	183
松潘乌头（金牛七）	183
芹叶铁线莲（驴断肠）	184
威灵仙	184
铁线莲	185
大叶铁线莲（威灵仙）	185
棉团铁线莲（威灵仙）	186
黄花铁线莲	186
绣球藤（川木通）	187
辣蓼铁线莲（威灵仙）	187
柱果铁线莲	188
还亮草	188
风龙（青风藤）	189
土荆芥	189
白花丹	190
刺山柑（老鼠瓜）	190
羊踯躅（闹羊花，八厘麻）	191
毛樱桃（郁李仁）	191
木瓜	192
贴梗海棠（木瓜）	192
沙冬青	193
小沙冬青	193
紫藤	194
瑞香	194
八角枫	195
南蛇藤	195
香椿	196
无梗五加（五加皮）	196
刺楸（川桐皮）	197
重齿当归（独活）	197
长籽马钱（马钱子）	198
路边青（大青）	198
毛叶丁香罗勒（丁香罗勒）	199
白背枫	199
大叶醉鱼草	200
虎刺	200

六耳铃	201

祛风湿热药 — 202

黄兰（黄缅桂）	202
广防己（防己）	202
衡州乌药	203
木防己	203
千金藤	204
构棘（穿破石）	204
榕树（榕须）	205
红蓼（水红花子）	205
垂柳	206
九节龙	206
西南鬼灯檠（岩陀）	207
鹦哥花（海桐皮）	207
刺桐（海桐皮）	208
苦皮藤	208
雷公藤	209
匙叶黄杨（黄杨木）	209
雀舌黄杨（黄杨根）	210
顶花板凳果	210
蓖麻（蓖麻子）	211
文冠果（文冠木）	211
乌榄	212
常春藤	212
粗茎秦艽（秦艽）	213
达乌里秦艽（秦艽）	213
秦艽	214
麻花艽（秦艽）	214
络石藤	215
杠柳（香加皮）	215
苦郎树	216
西南风铃草	216
白马骨（六月雪）	217
毛梗豨莶（豨莶草）	217
豨莶（豨莶草）	218
腺梗豨莶（豨莶草）	218
菝葜	219
光叶菝葜（土茯苓）	219

CONTENTS

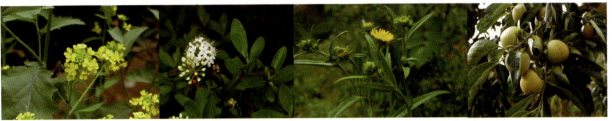

穿龙薯蓣（穿山龙）……………220

祛风湿强筋骨药 ………………**221**

金毛狗脊（狗脊）………………221
狗脊蕨（狗脊贯众）……………221
单芽狗脊蕨（狗脊贯众）………222
中华槲蕨（骨碎补）……………222
槲蕨（骨碎补）…………………223
苏铁………………………………223
掌楸………………………………224
鹿蹄草……………………………224
普通鹿蹄草（鹿衔草）…………225
石楠（石楠叶）…………………225
油茶离瓣寄生（桑寄生）………226
红花寄生（寄生）………………226
广寄生（寄生）…………………227
四川寄生…………………………227
槲寄生……………………………228
丝棉木……………………………228
牻牛儿苗（老鹳草）……………229
老鹳草……………………………229
五加（五加皮）…………………230
糙叶五加（五加皮）……………230
刺五加……………………………231
白勒（三加皮）…………………231
鹅掌藤（七叶莲）………………232
青龙藤……………………………232
隔山牛皮消（白首乌）…………233
千年健……………………………233

234
五　化湿药

厚朴（厚朴，厚朴花）…………235
凹叶厚朴（厚朴，厚朴花）……235
破布叶（布渣叶）………………236
白背叶……………………………236

藿香………………………………237
广藿香……………………………237
奇蒿（南刘寄奴）………………238
茅苍术（苍术）…………………238
佩兰………………………………239
草豆蔻……………………………239
爪哇白豆蔻（白豆蔻）…………240
白豆蔻……………………………240
海南砂仁（砂仁）………………241
砂仁………………………………241
绿壳砂（砂仁）…………………242

243
六　利水渗湿药

利水消肿药 ………………**244**

猪苓………………………………244
茯苓………………………………244
东北红豆杉（紫杉）……………245
红豆杉……………………………245
粉防己（防己）…………………246
枫香树（路路通）………………246
盒子草……………………………247
冬瓜（冬瓜皮，冬瓜子）………247
西瓜（西瓜翠）…………………248
铁刀树……………………………248
赤豆（赤小豆）…………………249
赤小豆……………………………249
宝兴马兜铃（淮通）……………250
耳叶马兜铃黑面防己……………250
感应草……………………………251
通脱木（通草）…………………251
旱芹………………………………252
夹竹桃……………………………252
娃儿藤（三十六荡）……………253
猪殃殃……………………………253
泽泻………………………………254

薏苡（薏苡仁）…………………254
牛筋草……………………………255
大麦（麦芽）……………………255

利水通淋药 ………………**256**

海金沙……………………………256
石韦………………………………256
有柄石韦（石韦）………………257
庐山石韦（石韦）………………257
木通马兜铃（关木通）…………258
女萎………………………………258
粗齿铁线莲（川木通）…………259
小木通（川木通）………………259
腺毛黑种草（黑种草子）………260
榆树（榆白皮）…………………260
薜荔果……………………………261
地肤（地肤子）…………………261
瞿麦………………………………262
见习蓼（萹蓄）…………………262
苘麻（苘麻子）…………………263
蜀葵………………………………263
野葵冬葵子………………………264
中国旌节花（小通草）…………264
西域旌节花（小通草）…………265
广东金钱草（广金钱草）………265
西藏青荚叶（小通草）…………266
青荚叶（小通草）………………266
萹蓄………………………………267
肾茶………………………………267
活血丹……………………………268
车前（车前子）…………………268
平车前（车前子）………………269
大车前（车前子）………………269
灯心草……………………………270
东方香蒲（蒲黄）………………270
粉背薯蓣（粉萆薢）……………271
绵萆薢……………………………271

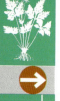

CONTENTS

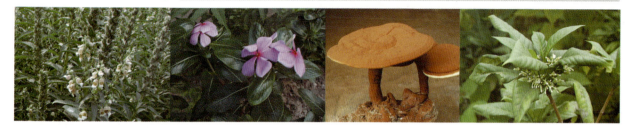

利湿退黄药......272

井口边草（凤尾草）......272
毛茛......272
细叶十大功劳（功劳木）......273
虎杖......273
柞木......274
旱柳......274
过路黄（金钱草）......275
聚花过路黄（金钱草）......275
点腺过路黄（金钱草）......276
瓦松......276
含羞草决明......277
广州相思子（鸡骨草）......277
毛鸡骨草（鸡骨草）......278
木豆......278
茵陈蒿......279
猪毛蒿（茵陈）......279
蒌蒿（红陈艾）......280
甘菊......280

281
七　温里药

钝叶桂......282
阴香......282
细叶香桂......283
天竺桂......283
山鸡椒（澄茄子）......284
荜茇......284
胡椒（白胡椒，黑胡椒）......285
八角（八角茴香）......285
丁香......286
吴茱萸......286
波氏吴茱萸（吴茱萸）......287
花椒......287
青椒（花椒）......288
茴香（小茴香）......288

辣椒......289
木本曼陀罗（洋金花）......289
百里香（地椒）......290
展毛地椒（地椒）......290
云南草蔻（草豆蔻）......291
红豆蔻......291
高良姜......292
小根蒜（薤白）......292

293
八　理气药

五叶木通（预知子）......294
白木通（预知子，木通）......294
三叶木通（预知子，木通）......295
粗叶榕（五指毛桃）......295
岩须......296
刀豆......296
白木香（沉香）......297
檀香......297
北枳（枳子）......298
荔枝（荔枝核）......298
七叶树（娑罗子）......299
浙江七叶树（娑罗子）......299
天师栗（娑罗子）......300
代代花（枳壳）......300
酸橙（枳实，枳壳）......301
黎檬......301
香橼......302
佛手......302
橘（陈皮，橘红，橘核）......303
甜橙......303
香圆（香橼）......304
黄皮......304
金橘......305
枳（枳实，枳壳）......305
牛至......306
茉莉......306

甘松......307
蜘蛛香......307
川木香......308
灰毛川木香（川木香）......308
藏木香（土木香）......309
总状土木香（土木香）......309
云木香......310
莎草（香附）......310
薤（薤白）......311

312
九　消食药

啤酒花......313
梧桐（梧桐子）......313
番木瓜......314
萝卜（莱菔子）......314
野山楂......315
山楂......315
山里红......316
刺梨......316
酸角......317
乌菱（菱角）......317
荞麦......318
芒果......318
柚（化橘红）......319
鸡矢藤......319
玉米玉米须......320
山柰......320

321
十　驱虫药

雷丸......322
三尖杉......322
中国粗榧粗榧......323

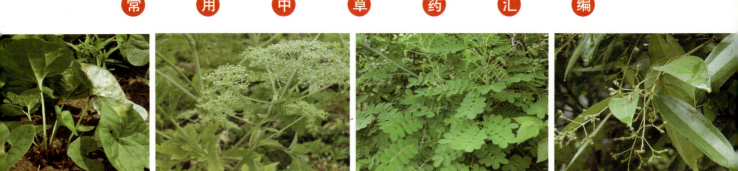

一 解表药

　　解表药是指能疏肌解表、促使发汗，以治疗表证为主要作用的药物。根据其药性及功效主治差异，可分为发散风寒药和发散风热药两类。

　　临床上主要用于恶寒发热、无汗头痛、肢体酸痛、鼻塞涕清、喉痒咳嗽、苔薄白、脉浮紧或浮缓的风寒表证，以及发热恶寒、头痛目赤、咽痛口渴、舌尖红、苔薄白、脉浮数的风热表证。此外，部分药物还可用治表邪外束，麻疹不透；风邪袭表，肺失宣降，风水水肿；风热上攻，眩晕目赤，咽喉肿痛等证。

　　现代药理研究证明，解表药具有解热、镇痛、抑菌、抗病毒及祛痰、镇咳、平喘、利尿等作用，其它还有降压及改善心脑血液循环的作用。

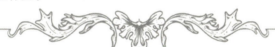

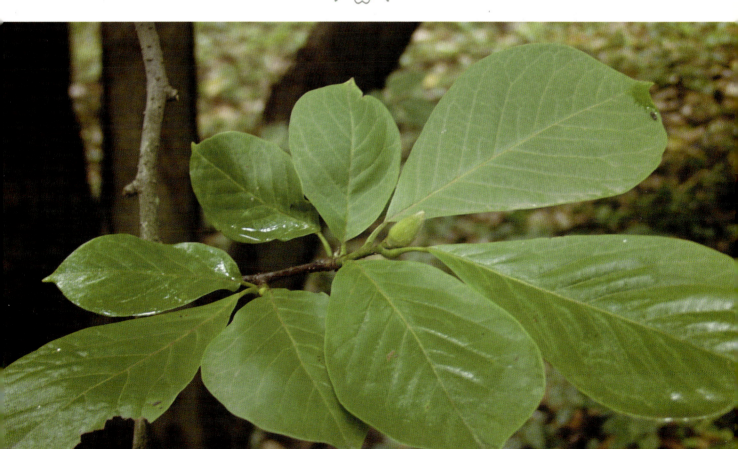

◆发散风寒药◆

木贼麻黄（麻黄） Ephedraequisetina Bge.

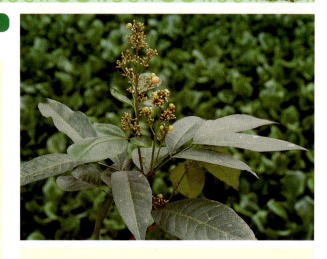

基源	麻黄为麻黄科植物木贼麻黄的干燥草质茎。
原植物	别名：木麻黄、山麻、黄小灌木。木质茎粗壮。叶二裂。雄球花单生或3~4个集生于节上，雄蕊6~8；花丝结合，稍外露。雌球花2个对生于节上，雌花1~2朵。果熟时红色，肉质，卵球形，种子1。花期6~7月，果期8~9月。
生境分布	生于干旱砾质山地。分布于西北及华北等地区。
采收加工	秋季采割草质茎，扎成小把，阴干或晒干。
性状鉴别	较多分枝，直径1~1.5cm，无粗糙感。节间长1.5~3cm。膜质鳞叶长1~2mm；裂片2（稀3），上部为短三角形，灰白色，先端多不反曲，基部棕红色至棕黑色。
性味功能	味辛、苦，性温。有发汗散寒，宣肺平喘，利水消肿的功能。
炮制	蜜麻黄 取麻黄段，照蜜炙法炒至不粘手。每100kg麻黄，用炼蜜20kg。
主治用法	用于风寒感冒，胸闷喘咳，浮肿，支气管炎等。用量1.5~9g。

现代研究
1. 化学成分 木贼麻黄含生物碱，其中主要是麻黄碱和伪麻黄碱。还含有鞣质、黄酮苷、糊精、菊粉、淀粉、果胶、葡萄糖等糖类化合物以及草酸、柠檬酸、延胡索酸等有机酸类。
2. 药理作用 本品有降压和抗炎作用，其所含的麻黄碱对支气管平滑肌有松弛作用；对循环系统的作用和肾上腺素相似，能使心率加快、外周血管收缩、血压上升；对中枢神经系统如大脑、脑干及脊髓均有兴奋作用，大剂量可引起失眠、不安和震颤。

应用
1. 肺炎、急性支气管炎：麻黄4.5g，杏仁9g，生石膏18g，甘草3g。水煎服。
2. 支气管哮喘、慢性支气管炎：麻黄、桂枝、白芍、干姜、制半夏各6g，细辛、五味子、甘草各3g。水煎服。
3. 风寒感冒，咳喘无汗：麻黄、桂枝、杏仁6g，炙甘草各3g。水煎服。
附注：麻黄根也药用。味甘，性平。有止汗的功能。用于自汗、盗汗。用量3~9g。

中麻黄（麻黄） Ephedraintermedia SchrenketC.A.Mey.

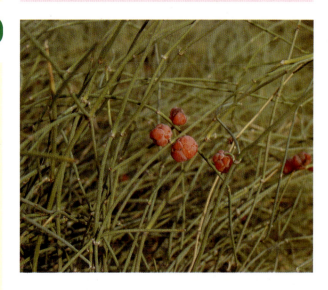

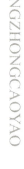

基源	麻黄为麻黄科植物中麻黄的干燥草质茎。
原植物	小灌木，草质茎较粗壮，圆柱形，常被白粉，灰绿色，有对生或轮生的分枝。鳞叶膜质鞘状，下部约1/3合生，裂片3。雄球花数个簇生于节上，卵形，苞片边缘膜质部较明显，雄花的假花被倒卵形或圆形；雌球花3个轮生或2个对生于节上，长椭圆形。雌球花成熟时苞片红色，肉质，被白粉。种子3。花期5~6月。果期7~8月。
生境分布	生于干旱荒漠，多砂石的山地或草地。分布于吉林、辽宁、河北、山东、山西、内蒙古、陕西、宁夏、甘肃、青海、新疆等省自治区。
采收加工	9~10月割取绿色草质茎，扎成小把，在通风处阴干或晾至7~8成干时再晒干。应防暴晒及霜冻。
性状鉴别	多分枝，直径1.5~3cm，有粗糙感。节间长2~6cm，膜质鳞叶长2~3mm，裂片3（稀2），先端锐尖。断面髓部呈三角状圆形。
性味功能	味辛、苦，性温。有发汗、散寒，宣肺平喘，利水消肿的功能。
炮制	蜜麻黄 取麻黄段，照蜜炙法炒至不粘手。每100kg麻黄，用炼蜜20kg。
主治用法	用于风寒感冒，胸闷喘咳，支气管炎，水肿等。用量1.5~9g。高血压病及心功能不全的患者慎用。多汗及虚喘患者忌用。

现代研究
1. 化学成分 中麻黄含多量麻黄碱，尚含鞣质、黄酮苷、糊精、菊粉、淀粉、果胶、纤维素、葡萄糖等。
2. 药理作用 同木贼麻黄。

应用
同木贼麻黄。
附注：中麻黄的根及根茎作为麻黄根使用。

草麻黄（麻黄，麻黄根） Ephedra sinica Stapf

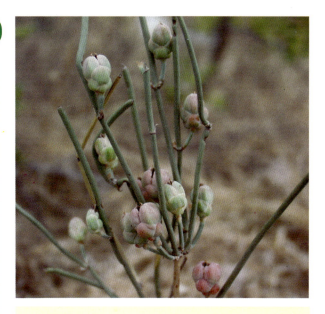

基　　源	麻黄为麻黄科植物草麻黄的干燥草质茎；麻黄根为草麻黄的干燥根及根茎。
原 植 物	草本状灌木。株高20～40cm。木质茎短或呈匍匐状。小枝直伸或微曲，对生或轮生，叶2裂，裂片锐三角形，占叶鞘的1/3～2/3。雄球花常成复穗状花序，苞片4对；雌球花熟时肉质红色，长圆状卵球形或球形；种子2粒，三角状卵球形。花期5～6月，果期8～9月。
生境分布	生于砂质干燥地。分布于吉林、辽宁、河北、河南、山西、陕西、宁夏、甘肃、新疆等省区。
采收加工	麻黄：秋季采割绿色的草质茎，扎成小把，至通风处阴干到7～8成干时再晒干。麻黄根：秋末采挖，除去残茎，须根及泥沙，晒干。
性状鉴别	呈细长圆柱形，少分枝，直径1～2mm，有的带少量质茎。表面淡绿至黄绿色，有细的纵棱线，触之微有粗糙感。节明显，节间长2～6cm，节上有膜质鳞叶，鳞叶2，稀3，锐三角形，长3～4mm，先端反曲，基部常连合成筒状。质较脆，易折断，折断时有粉尘飞出，断面略呈纤维性，周边绿黄色，髓部红棕色，近圆形。气微香，味微苦涩。
性味功能	麻黄味辛、苦、性温。有发汗散寒，宣肺平喘，利水消肿的功能。麻黄根：味甘，性平。有止汗的功能。
炮　　制	蜜麻黄 取麻黄段，照蜜炙法炒至不粘手。每100kg麻黄，用炼蜜20kg。
主治用法	麻黄用于风寒感冒，胸闷喘咳，支气管哮喘，支气管炎，水肿。用量1.5～9g。高血压病及心功能不全患者慎用。多汗及虚喘患者忌用。麻黄根用于自汗、盗汗。用量3～9g。

现代研究
1. 化学成分　本品含多种生物碱，总称麻黄生物碱，如l-麻黄碱、d-伪麻黄碱、l-N-甲基麻黄碱、d-N-甲基伪麻黄碱等。此外，尚含有挥发性的苄甲胺、儿茶酚以及少量的挥发油。
2. 药理作用　同木贼麻黄。

应用
同木贼麻黄。

望春玉兰（辛夷） Magnolia biondii Pamp.

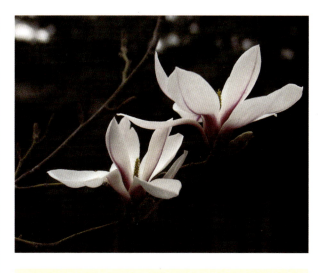

基　　源	辛夷为木兰科植物望春玉兰的花蕾。
原 植 物	落叶乔木。树皮淡灰色，小枝细长。互生，长圆状披针形，先端尖，基部宽楔形或圆形，全缘。花单生于幼枝顶，苞片密生灰白色或黄色长柔毛；花先叶开放，花萼与花瓣9片，白色，外面基部带紫色，排成3轮，外轮3片，内两轮近匙形，雄蕊与心皮多数，花柱顶端微弯。聚合果柱形，稍扭曲，果球形，黑色，两侧扁，密生小瘤点。种子扁圆状卵形，红色。花期4月。果期8~9月。
生境分布	生于林中，或多栽培于庭院。分布于陕西、甘肃、河南、湖北、四川等省。
采收加工	冬、春季花蕾未开放时采摘，剪去枝梗，干燥。
性状鉴别	本品呈长卵形，似毛笔头，长1.2～2.5cm，直径0.8～1.5cm。基部常具短梗，长约5mm，梗上有类白色点状皮孔。苞片2～3层，每层2片，两层苞片间有小鳞芽，苞片外表面密被灰白色或灰绿色茸毛，内表面类棕色，无毛。花被片9，类棕色，外轮花被片3，条形，约为内两轮长的1/4，呈萼片状，内两轮花被片6，每轮3，轮状排列。雄蕊和雌蕊多数，螺旋状排列。体轻，质脆。气芳香，味辛凉而稍苦。
性味功能	味辛，性温。有散风寒，通鼻窍的功能。
炮　　制	拣净枝梗杂质，捣碎用。
主治用法	用于风寒头痛，鼻塞，鼻渊，鼻疮，鼻流浊涕，齿痛等。用量3~9g；外用适量，研末塞鼻或水浸蒸馏滴鼻。

现代研究
1. 化学成分　本品花蕾含挥发油2.86%，油中主要成分为α-松油二环烯、桉油精、胡椒酚甲醚和枸橼醛等。还含冷杉脂酚二甲醚、木兰木脂体和辛夷木脂体等木脂素类成分。
2. 药理作用　本品有局部收敛、刺激和麻醉作用；有抗过敏、子宫兴奋作用与抗炎作用。辛夷挥发油有明显的抗过敏作用。另外，还有降压、抗凝、抗微生物等作用。

应用
1. 鼻窦炎，鼻炎：辛夷9g，鸡蛋3个。同煮，吃蛋饮汤。
2. 鼻塞不知香味：辛夷、皂角、石菖蒲各份。研末棉裹塞鼻中。
3. 牙痛：辛夷50g，蛇床子100g，青盐15g，共为末擦之。

玉兰（辛夷） MagnoliadenudataDesr.

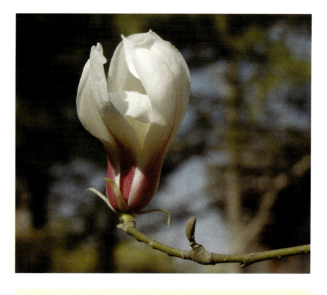

基　　源	辛夷为木兰科植物玉兰的干燥花蕾。
原 植 物	落叶乔木，株高15米。冬芽密生灰绿色或灰黄色绒毛。叶倒卵形至倒卵状长圆形，先端突尖，基部楔形或宽楔形，全缘。花单生于小枝顶端，先叶开放，白色或紫红色，有芳香，花被9片，萼片与花瓣无明显区别。花被片倒卵状长圆形，聚合果，圆柱形。花期4月初，果期5月。
生境分布	我国北京以南广为栽培。
采收加工	冬末春初花未开放时采收，除去枝叶，阴干。
性状鉴别	长1.5–3cm，直径1–1.5cm。基部枝梗较粗壮，皮孔浅棕色。苞片外表面密被灰白色或灰绿毛茸毛。花被片9，内外轮同型。
性味功能	味辛，性温。有散风寒，通鼻窍的功能。
炮　　制	拣净枝梗杂质，捣碎用。
主治用法	用于风寒头痛，鼻塞，鼻渊，鼻疮，鼻流浊涕，齿痛等。用量3~9g；外用适量。

现代研究

1. 化学成分　本品花蕾主要含挥发油，主要为α－蒎烯、β－蒎烯、桉油精、1,8－桉叶素、乙酸龙脑酯、胡椒酚甲醚、枸橼醛等。还含冷杉脂酚二甲醚、木兰木脂体和辛夷木脂体等木脂素类成分。此外尚含木兰花碱、柳叶木兰碱、黄酮、鞣质、微量元素锰、镍、铁等。

2. 药理作用　本品有降压、抗菌和抗炎镇痛作用。花蕾中的生物碱结晶在蛙腹直肌标本上有箭毒样作用；而水煎剂则相反，有乙酰胆碱样作用。辛夷煎剂、流浸膏对子宫（大鼠及家兔离体子宫、狗及家兔在位子宫）有兴奋作用。辛夷对鼻黏膜有收敛和保护作用，使分泌物减少，局部微血管扩张，循环改善，可促进分泌物吸收和炎症消退。

应用

1. 急性鼻炎、副鼻窦炎：辛夷、木香各0.3g，酒知母、酒黄柏各9g，水煎服。
2. 感冒头痛：辛夷1.5g，苏叶6g，开水泡服。
3. 慢性鼻炎：辛夷、鱼脑石等分，研末，棉球蘸药末塞鼻。
2. 药理作用　同木贼麻黄。

应用
同木贼麻黄。

附注：中麻黄的根及根茎作为麻黄根使用。

荷花玉兰 MagnoliagrandifloraL.

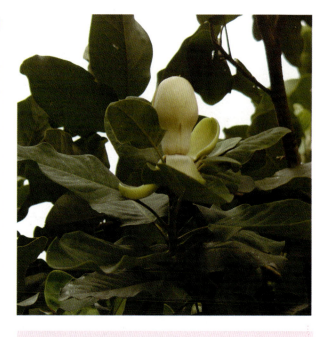

基　　源	木兰科植物荷花玉兰的花、树皮入药。
原 植 物	别名：广玉兰、洋玉兰。常绿乔木。树皮灰褐色，幼枝密生锈色短柔毛。叶互生，幼时密生锈色绒毛，托叶与叶柄分离；叶革质，卵状长圆形，椭圆形或倒卵状椭圆形，先端短尖或钝，基部宽楔形、全缘，上面有光泽，下面密被锈色短绒毛。花单生于枝端，荷花状，花大，白色，芳香；花被片通常9（可达15片），倒卵形，质厚。聚合果圆柱形，密被锈色绒毛，果卵圆形，顶端有外弯的喙。花期5~8月。果期11月。
生境分布	原产北美洲东南部，我国长江以南各省区多有栽培。
采收加工	树皮全年可采，晒干。花夏、秋季间采摘，晒干或鲜用。
性状鉴别	圆柱形，密被褐色或灰黄色绒毛；蓇葖开裂，种子外露，红色。
性味功能	花味辛，性温。有祛风散寒，止痛的功能。树皮有行气，燥湿，止痛的功能。
炮　　制	拣净枝梗杂质，捣碎用。
主治用法	花用于外感风寒，头痛鼻塞等。树皮用于胃痛等。用量，花3~6g；树皮9~15g。

现代研究

1. 化学成分　同玉兰。
2. 药理作用　同玉兰。

应用

1. 感冒发热：荷花玉兰20g，苏叶6g，开水泡服。
2. 胃痛：荷花玉兰树皮9g，煎水服。

武当玉兰（辛夷） Magnolia sprengeria Pamp.

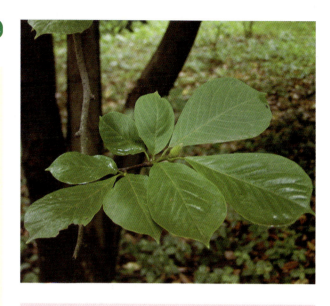

基　源	辛夷为木兰科植物武当玉兰的干燥花蕾。
原植物	别名：湖北木兰、迎春树、姜朴花。树干淡褐色，老树皮成小块片状剥落。叶倒卵形或倒卵状长圆形，先端尖，基部楔形，稍不对称。花蕾密被灰黄绿色长绢毛。花杯状，花被片12~14片，基部收缩成爪，外面玫瑰红色，内面较淡，有深紫色条纹，花药紫红色，雌蕊花柱玫瑰红色。花期4月，果期9月。
生境分布	生于海拔1300~2000m山地常绿或落叶、阔叶树混交林中。分布于河南西南部、陕西、甘肃南部，湖北西部，四川东部及东北部。
采收加工	从10月中旬植株落叶后至翌2月底开花前采摘花蕾。阴干或晒干。
性状鉴别	长2-4cm，直径1-2cm。枝梗粗壮，皮孔红棕色。苞片外表面密被淡黄色或淡黄绿色茸毛，有的最外层苞片茸毛已脱落而呈黑褐色。花被片10-12-15，内外轮无显著差异。
性味功能	味辛，性温。有散风寒、通鼻窍的功效。
炮　制	拣净枝梗杂质，捣碎用。
主治用法	用于头痛，鼻渊，鼻塞不通、鼻流浊涕，齿痛等症。用量3~9g。外用适量。

现代研究
1. 化学成分　本品花蕾主要含挥发油，如乙酸龙脑脂、反-丁香烯、环氧丁香烯和β-桉油醇等。
2. 药理作用　同玉兰。

应用
1. 鼻炎、副鼻窦炎：辛夷，制乳剂，涂患处。
2. 鼻渊：辛夷25g，苍耳子8g，香白芷50g，薄荷叶2g，研为细末，每次服7g。
3. 鼻塞不知香味：辛夷、皂角、石菖蒲等分，研末，绵裹塞鼻中。

紫玉兰（辛夷） Magnolia liliflora Desr.

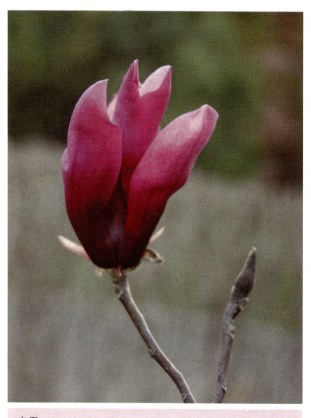

基　源	辛夷为木兰科植物紫玉兰的干燥花蕾。
原植物	落叶灌木，高3~4m。树皮灰白色；小枝紫褐色，平滑无毛，具纵阔椭圆形皮孔。叶互生，无毛或具短毛；叶椭圆形或倒卵状椭圆形，先端渐尖，基部圆形或楔形，全缘，上面绿色，下面浅绿色。单花生于小枝顶端，先于叶开放；花萼3，绿色，卵状披针形，长约为花瓣的1/4~1/3，通常早落；花冠6，外面紫红色，内面白色，倒卵形，长约8cm，果实长椭圆形，有时稍弯曲。花期2~5月。果期6~8月。
生境分布	生长于较温暖地区，分布于安徽、湖北、浙江、福建。
采收加工	从10月中旬植株落叶后至翌2月底开花前采摘花蕾。剪去枝梗，阴干或晒干。
性状鉴别	深紫褐色，变褐色，圆柱形，长7-10厘米；成熟蓇葖近圆球形，顶端具短喙。
性味功能	味辛，性温。有祛风，通窍的功能。
炮　制	拣净枝梗杂质，捣碎用。
主治用法	用于头痛，鼻渊，鼻塞不通，齿痛。用量3~9g。

现代研究
1. 化学成分　同玉兰。
2. 药理作用　同玉兰。

应用
1. 鼻渊：辛夷25g，苍耳子8g，香白芷50g，薄荷叶2g，研为细末，每次服7g。
2. 鼻塞不知香味：辛夷、皂角、石菖蒲等分，研末，绵裹塞鼻中。

肉桂（桂皮，桂枝） Cinnamomumcassia Presl

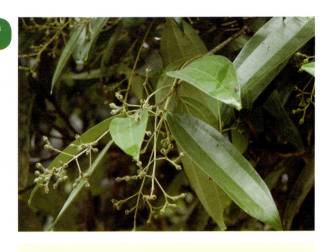

基　　源	桂皮为樟科植物肉桂的干燥树皮；桂枝为干燥嫩枝。
原 植 物	叶革质，矩圆形至近披针形。圆锥花序腋生或近顶生；花小，白色；花被片6；能育雄蕊9，3轮。花丝有柔毛；外面2轮花丝上无腺体，第三轮雄蕊外向，花丝基部有2腺体，最内1轮雄蕊退化。果实椭圆形，黑紫色。花期5~7月。果期6月至次年2~3月。
生境分布	栽培于沙土或山地。分布于云南、广西、广东、福建。
采收加工	桂皮秋季剥皮，阴干。桂枝春、夏二季采收，晒干。
性状鉴别	呈长片状槽状形，左右两边向内卷曲，卷边呈半筒形，槽的中心略凸起，外皮下凹，长43cm左右，宽4~6cm，外皮棕灰白色或棕褐色，两端各有5mm削去栓皮的斜面呈棕色。全体有不规则的横生皮孔和多数微突起的小瘤点。偶有略突起的横纹及灰绿色花纹（苔藓类植物着生后留下的痕迹，俗称彩皮）。内表面暗红棕色或棕色，光洁，用指甲刮划时可见深棕色油纹。气芳香浓烈，味甜辣。
性味功能	味辛、甘，性热。桂皮有温补脾肾，散寒止痛，通利血脉的功能。
炮　　制	拣净杂质，刮去粗皮，用时打碎；或刮去粗皮，用温开水浸润片刻，切片，晾干。
主治用法	桂皮用于风寒感冒，脘腹冷痛，血寒经闭，关节痹痛，痰饮，水肿，心悸。用量3~9g。桂枝用于阳痿，宫冷，腰膝冷痛，肾虚作喘，阳虚眩晕，目赤咽痛，心腹冷痛，经闭，痛经。用量1~4.5g。

现代研究

1. 化学成分　本品主要含桂皮油，油中主要成分为桂皮醛、醋酸、桂皮酯、丁香酚、桂皮酸、苯丙酸乙酯等。
2. 药理作用　本品所含的桂皮醛能减少小鼠自发活动，对抗苯丙胺产生的过度活动；还可对抗阿朴吗啡及去氧麻黄碱的运动兴奋，使体温下降。肉桂水提物及挥发油对大鼠在冰水应激状态下内源性儿茶酚胺分泌增加所致的血小板聚集及心肌损伤有一定对抗及保护作用。肉桂水提物腹腔注射，可防止大鼠应激性溃疡。此外，还有镇痛、抗菌和抗变态反应等作用。

应用

1. 胃腹冷痛，阳虚内寒：桂皮、附子、干姜、吴茱萸各3g。水煎服。
2. 畏寒肢冷，腰膝酸软，阳痿，尿频：桂皮、熟附子、泽泻、丹皮各3g，熟地黄12g，山茱萸、山药、茯苓各6g。水煎服。
3. 打扑伤破，腹中有瘀血：桂枝、当归各100g，蒲黄50g。酒服。

北细辛（细辛） Asarumheterotropoides Fr. Schvar. mandshuricum (Maxim.) Kit.

基　　源	细辛为马兜铃科植物北细辛的全草。
原 植 物	别名：辽细辛、烟袋锅花。多年生草本。根状茎横走，顶端分枝，下生多数细长根，手捻有辛香。叶2~3生于基部，卵状心形或近肾形，先端圆钝或急尖，基部心型，两侧圆耳状，有疏短毛。芽苞叶近圆形。花单一，由两叶间抽出，花紫棕色；花梗长3~5cm，开花时在近花被管处呈直角弯曲，果期直立；花被管壶状杯形或半球形，喉部稍缢缩。蒴果浆果状，半球形，不开裂。种子多数，椭圆状船形，有硬壳，灰褐色，背面凸，腹面的边缘常向内卷呈槽状，具黑色肉质假种皮。花期5月，果期6月。
生境分布	生于林下阴湿处、山沟腐植质厚的湿润肥沃土壤。分布于黑龙江、吉林、辽宁等省。辽宁有人工栽培。
采收加工	9月中旬挖出全草，阴干。不宜日晒和水洗。
性状鉴别	根茎横生呈不规则圆柱形，具短分枝；表面灰棕色，粗糙，具环形节，分枝顶端有碗状的茎痕。根细长，密生节上，表面灰黄色，平滑或具纵皱纹，质脆易折断，断面黄白色，基生叶1－3，具长柄，表面光滑，叶片多破碎，完整者心形至肾状心形，长4-10cm，全缘，先端短尖或钝，基部心形。表面淡绿色。有的可见花果，花多皱缩，钟形，暗紫色，花被裂片反卷与花被筒几全部相贴。果实半球形。气辛香，味辛辣、麻舌。
性味功能	味辛，性温。有祛风散寒，通窍止痛，温肺化痰的功能。

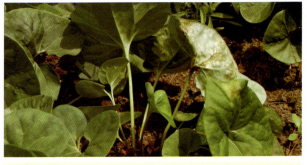

炮　　制	细辛：将原药拣去杂质，筛去泥土，切段，晾干。蜜炙细辛：取炼蜜用适量水稀释后，倒入细辛片，拌炒至蜜汁吸尽，取出，放凉。本品宜随炒随用。每100克细辛片，用炼蜜25克。
主治用法	用于风寒感冒、头痛、牙痛、鼻塞鼻渊，风湿痹痛，痰饮喘咳。用量1~3g。外用适量。反藜芦。

现代研究

1. 化学成分　全草含挥发油，油中主要成分为甲基丁香酚，其他尚有黄樟醚，优香芹酮，β－蒎烯，α－蒎烯，榄香素，细辛醚等多种成分。
2. 药理作用　本品有麻醉、抗惊厥作用；有镇痛、解热、降温、降压、强心作用；有抑制平滑肌、改善肾功能、免疫调节作用；有抗炎、抗过敏和抗细菌以及致畸致突变、致癌等作用。

应用

同细辛。

细辛 Asarum sieboldii Miquel

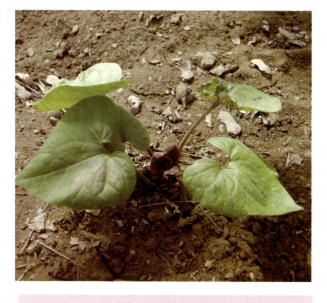

基　　源	为马兜铃科植物细辛的全草。
原 植 物	别名：华细辛、白细辛、盆草细辛、金盆草。多年生草本植物。根状茎较长，节间距离均匀。叶顶端渐尖，叶下面仅脉上有毛或被疏毛，花被片直立或平展，不反折。花期5月，果期6月。
生境分布	生于林下阴湿处。分布于河南、山东、安徽、浙江、江西、湖北、陕西、四川等省区。
采收加工	9月中旬挖出全草，去掉泥土，至于通风处阴干。不宜日晒和水洗。
性状鉴别	与北细辛相似，惟根茎长5-20cm，直径0.1-0.2cm，节间长0.2-1cm。基生叶1-2，叶片较薄，心形，先端渐尖。花被裂片开展。果实近球形。气味较弱。
性味功能	味辛，性温。有祛风散寒，通窍止痛，温肺化痰的功能。
炮　　制	细辛：将原药拣去杂质，筛去泥土，切段，晾干。蜜炙细辛：取炼蜜用适量水稀释后，倒入细辛片，拌炒至蜜汁吸尽，取出，放凉。本品宜随炒随用。每100克细辛片，用炼蜜25克。
主治用法	用于风寒感冒、头痛、牙痛、鼻塞鼻渊，风湿痹痛，痰饮喘咳。用量1~3g。外用适量。反藜芦。

现代研究
1. 化学成分　本品主要含挥油，油中的成分有a-蒎烯、樟烯、β-蒎烯、月桂烯（myrcene）、香桧烯、柠檬烯、异松油烯、龙脑等，还含有黄樟醚、甲基丁香油酚、细辛醚、细辛素等。
2. 药理作用　同北细辛。

应用
1. 慢性支气管炎、支气管扩张有清稀痰液的咳嗽：细辛、干姜、五味子。水煎服。
2. 外感风寒，鼻塞多涕，咽部有涎：细辛、防风、荆芥、桂枝、生姜。水煎服。
3. 胃热引起的牙痛：细辛、石膏。水煎服。
4. 口舌生疮，口腔炎：细辛、黄连。水煎服。

云实（云实皮） Caesalpinia decapetala (Roth) Alston

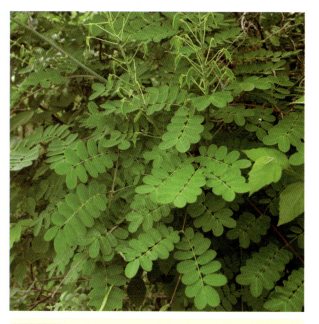

基　　源	云实皮为云实科植物云实的根皮。种子也可供药用。
原 植 物	藤本。枝、叶轴及花序均被柔毛和钩刺。2回羽状复叶，互生，羽片3~10对，对生，托叶小，斜卵形，基部有刺1对；小叶8~2对，长圆形，两端近圆钝，全缘，两面均被短柔毛。总状花序顶生，直立，花多数；总花梗具多刺，花萼下有关节，萼片5，长圆形，被短柔毛；花瓣5，黄色，盛开时反卷，基部有短柄；雄蕊10，离生，2轮排列。荚果长圆状舌形，沿腹缝线有狭翅，先端有尖喙，成熟时沿腹缝线开裂。花期4~6月，果期6~10月。
生境分布	生于山坡灌丛中，丘陵，平原或河岸。分布于河北、陕西、甘肃、河南及长江以南各省区。
采收加工	根全年均可采挖，挖出后洗净，剥取根皮，晒干。
性状鉴别	本品呈不规则圆形，稍扁，有的一侧平截或有浅凹陷，表面灰绿色，光滑，微具光泽，有同心性环纹延及顶端。一端有点状种脐，浅黄白色或浅黄棕色。质坚硬，破开后，种皮厚约1mm，内面淡黄白色，有稍凸起的线纹；子叶扁圆形，黄白色，质坚，表面有不规则的沟槽，断面略平坦。气微腥，味苦。
性味功能	味苦、辛，性微温。有解表散寒，祛风除湿，止咳化痰的功能。种子有止痢，驱虫的功能。
炮　　制	取原药，除去杂质，洗净，干燥。用时捣碎。
主治用法	根皮用于风寒感冒，淋病，肝炎，肝硬化腹水，胃痛，支气管炎，风湿疼痛，跌打损伤，毒蛇咬伤。

现代研究
1. 化学成分　本品含有含甾醇、皂苷、脂肪油、淀粉以及α-云实苦素、β-云实苦素、γ-云实苦素等多种苦味素。
2. 药理作用　本品有止咳、祛痰与平喘作用。其水煎液，对金黄色葡萄球菌有抑菌作用；醇提取物对麻醉狗有降压作用，水提取物在同剂量时则无影响。

应用
1. 淋病：云实皮30g，三白草、积雪草各15g，水煎服。
2. 肝炎：云实60g，白芍、白英各9g，木香5g，红枣10枚，水煎，调白糖服。

一　解表药

野鸦椿 Euscaphis japonica (Thunb.) Dippel

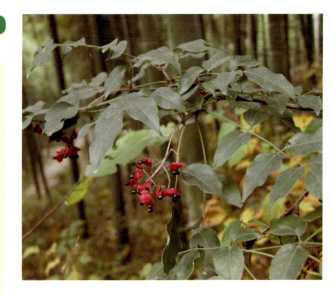

基　源	为省沽油科植物野鸦椿的根和果实。
原植物	落叶小乔木或灌木。枝叶揉碎后有恶臭气味。叶对生，单数羽状复叶，小叶5~9，厚纸质，长卵形或椭圆形，先端渐尖，基部钝圆，边缘具疏短锯齿，齿尖有腺体，仅背面沿脉有白色小柔毛。圆锥花序顶生，花梗长达21cm，花多，较密集，黄白色；萼片与花瓣为5，椭圆形，萼片宿存，花盘盘状。果长1~2cm，每朵花发育为1~3个，果皮软革质，紫红色，有纵脉纹。花期5~6月，果期8~9月。
生境分布	生于向阳山坡灌木丛或阔叶林中。分布于除西北各省区外的全国大部分省区。
采收加工	根、果秋季采集，分别晒干。
性味功能	根：味微苦，性平。有解表，清热，利湿功能。果：味辛，性温。有祛风散寒，行气止痛的功能。
主治用法	根用于感冒头痛，痢疾，肠炎。果用于月经不调，疝痛，胃痛。用量根15~30g；果9~15g。

现代研究
1. 化学成分　本品种子含脂肪油。荚含异槲皮苷，矢车菊素3-木糖-葡萄糖苷和黄芪苷。树皮含鞣质。
2. 药理作用　本品所含的黄芪苷能降低毛细血管通透性；对大鼠离体小肠、膀胱有解痉作用；对大鼠还有些利胆作用；静脉注射对犬有利尿作用，而口服无效；对呼吸、血压皆无明显影响。

应用
1. 头痛：野鸦椿子15~30g，外感加解表药，水煎服。
2. 妇女血崩：野鸦椿根60g，桂圆15g，水煎服。
附注：野鸦椿树皮亦入药，功效与果实相似。其花入药，用于头痛，目眩。

臭节草 Boenninghausenia albiflora Reichb. ex Meisn.

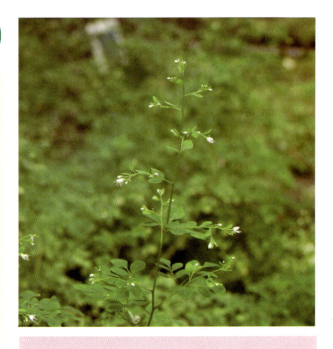

基　源	为芸香科植物臭节草的全草。
原植物	别名：白虎草、松风草、臭草、岩椒草。多年生宿根草本，全株有强烈气味。茎基部木质，嫩枝髓部大，中空。二回三出羽状复叶，薄纸质或膜质，倒卵形至椭圆形，先端圆或微凹，基部楔形，全缘，有细腺点。聚伞花序顶生；花萼4，花瓣4，白色，有透明腺点；雄蕊8。蒴果，由顶端沿腹缝开裂。种子肾形，黑褐色，有瘤状突起。花期7~9月，果期8~10月。
生境分布	生于石灰岩山地，阴湿林缘或灌木丛中。分布于安徽、浙江、江西、福建、湖北、湖南、广西、广东、贵州、云南、四川等省区。
采收加工	夏、秋采收全株，阴干或鲜用。
性味功能	味苦、辛，性温。有清表截疟，活血散瘀，解毒的功能。
主治用法	用于疟疾，感冒发热，支气管炎，跌打损伤；外用于外伤出血，痈疽疮疡。用量9~15g。或泡酒服。外用适量，捣烂敷患处。

现代研究
1. 化学成分　本品全草含芳香油，茎叶含油。地上部分含有芸香苷，佛手柑内酯、白鲜碱。
2. 药理作用　本品有兴奋心脏、抑制平滑肌、解痉和兴奋子宫、抗细菌、抗肿瘤等。

应用
1. 疟疾：臭节草、柴胡、青蒿、艾叶各9g，水煎，于发作前4小时服。或鲜臭节草于发作前2小时，捣烂敷大椎穴。
2. 跌打肿痛，痈肿疮毒：臭节草15g。泡酒适量，口服。
3. 外伤出血：臭节草。研粉，撒敷伤口。

山小橘 Glycosmis citrifolia Lindl.

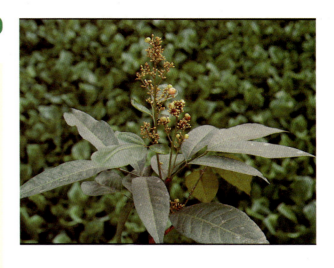

基　源	芸香科植物山小橘的根、叶和果实入药。
原植物	别名：野沙柑、饭汤木、酒饼木。直立灌木。幼枝及芽被锈色毛。叶互生，单叶及羽状复叶杂见，小叶3，少为2，小叶片窄椭圆形，基部楔形，全缘，有透明腺点。小花腋生，圆锥花序，花序轴薄被锈色毛，近无梗，花5数，花瓣白色，雄蕊10，花盘肥厚。小浆果肉质，球形，略偏斜，淡红色或较深，透明。花期夏、秋季。
生境分布	生于山坡、灌丛、丘陵。分布于广西、广东等省区。
采收加工	夏季采叶，鲜用或阴干。根全年可挖，切片，晒干或阴干。深秋摘果，用开水烫过后，再晒干。
性状鉴别	叶片多皱缩，完整者展平后呈长椭圆形或椭圆状披针形。长7–14cm，宽3–6cm，先端钝或急尖，基部楔形，全缘，上面灰绿色，微有光泽，下面浅黄绿色。叶脉稍隆起，两面有透明腺点；叶柄短。气微香，味苦、辛。
性味功能	根：味辛、性温；叶：味甘、性温。有祛痰止咳，理气消积，散瘀消肿的功能。
主治用法	用于感冒咳嗽，消化不良，食欲不振，疝痛；外用于跌打瘀血肿痛。用量9~15g；外用鲜叶捣烂敷患处。

现代研究
1. 化学成分　本品的根含黄酮苷、小橘碱和氨基酸等成分。
2. 药理作用　暂无。

应用
1. 跌打肿痛：山小橘鲜叶，捣烂酒调敷患处。
2. 感冒咳嗽：山小橘15g。水煎服。
3. 冻疮：山小橘鲜叶，水煎洗，并捣烂酒调敷患处。

杭白芷（白芷） Angelica dahuirca Benth. et Hook. f. cv. hangbaizhi

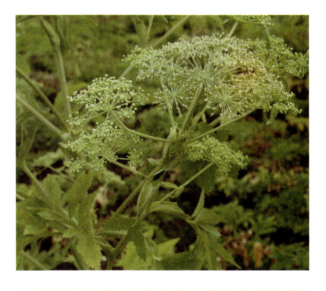

基　源	白芷为伞形科植物杭白芷的干燥根。
原植物	与白芷很相近，但植株矮小，通常高不超过2m，根圆锥形，长10~20cm，直径2~25cm，上部近方形，灰棕色，有多数较大皮孔样突起，排列成近四纵行，有4条棱脊。茎及叶鞘多为黄绿色；茎上部近方形，灰棕色，皮孔样突起大而突出。小总苞片长约5mm；花黄绿色。花瓣窄卵形。
生境分布	浙江、福建、台湾、湖北、湖南、四川等省有栽培。
采收加工	夏、秋间叶黄时，采挖根部，除去地上部、须根，洗净泥沙，晒干或低温干燥。
性状鉴别	根圆锥形，上部近方形或类方形，表面灰棕色，有多数较大的皮孔样横向突起，长0.5~1厘米，排列成近4纵行，体形圆而具4条棱脊，顶端有凹陷茎痕，质硬而重，断面白色，粉性足，根上部的断面可见形成层近方形，皮部密布棕色油点 气芳香，味辛、微苦。以身干、独枝、条粗壮、质硬、体重、粉性足、香气浓郁者为佳。
性味功能	味辛，性温。有祛风，祛寒，燥湿，通窍止痛，消肿排脓的功能。
炮　制	除净残茎、须根及泥土（不用水洗），晒干或微火烘干。
主治用法	用于风寒感冒头痛，眉棱骨痛，鼻塞、鼻渊，牙痛，白带，疮疡肿痛。用量3~9g。水煎服。

现代研究
1. 化学成分　本品的根含欧前胡骨酯、异欧前胡内酯、氧化前胡素、白当归素、5-甲氧基-8-羟基补骨脂素、栓翅片烯醇等多种香豆精类成分。还含谷甾醇、棕榈酸及钙、铜、铁、锌、锰、钼等多种元素。
2. 药理作用　同白芷。

应用
1. 感冒头痛：白芷、羌活、防风。水煎服。
2. 鼻窦炎：白芷、辛夷、苍耳子。水煎服。
3. 烧伤、皮肤发痒、毒蛇咬伤，疮疖肿疼痛：白芷、紫草、忍冬藤各30g，虫白蜡21g。冰片、香油调涂，外敷。
4. 感冒风热，眉棱骨痛：白芷、黄芩（酒炒）。水煎服。

白芷 Angelicadahurica(Fisch.ExHoffm)Benth.etHook.

基　　源	为伞形科植物白芷的干燥根。
原植物	别名：祁白芷、禹白芷。多年生草本，高1~2.5m。根粗大圆锥形，黄褐色，根头部钝四棱形或近圆形，具皱纹、支根痕及皮孔样的横向突起，顶端有凹陷茎痕。茎及叶鞘常带紫色。茎下部叶羽状分裂；中部2~3回羽状分裂；上部有膨大囊状鞘。复伞形花序；花瓣5，白色。双悬果长圆形至卵圆形，背棱扁、钝圆，侧棱翅状。花期7~9月。果期9~10月。
生境分布	生于丛林砾岩上。分布于东北、华北等省区。有栽培。
采收加工	夏、秋间叶黄时，采挖根部，除去地上部、须根，洗净泥沙，晒干或低温干燥。
性状鉴别	本品呈长圆锥形。表面灰棕色或黄棕色，根头部钝四棱形或正圆形，具纵皱纹，支根痕及皮孔样的横向突起，习称"疙瘩丁"。顶端有凹陷的茎痕。质坚实，断面白色或灰白色，粉性，形成层环棕色，近方形或近圆形，皮部散有多数棕色油室。木质部约占横切面的1/3。气芳香，味辛。
性味功能	味辛，性温。有祛风，祛寒，燥湿，通窍止痛，消肿排脓的功能。
炮　　制	除净残茎、须根及泥土（不用水洗），晒干或微火烘干。
主治用法	用于风寒感冒头痛，眉棱骨痛，鼻塞，牙痛，白带，疮疡肿痛。用量3~9g。水煎服。

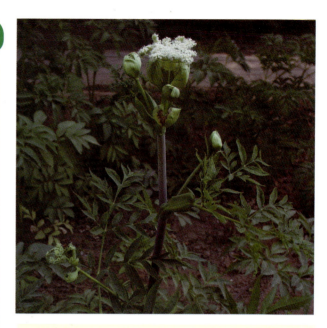

现代研究
1. 化学成分　全株含挥发油，油中成分有甲基环葵烷、1-十四碳烯、月桂酸乙酯，含挥发油。根含呋喃香豆素，主要为比克白芷素、比克白芷醚、氧化前胡素、欧前胡素、异欧前胡素等10种。果实含欧前胡素、珊瑚菜素。
2. 药理作用　本品有抗炎、镇痛和解热作用；降温，中枢兴奋，扩张冠状血管，扩张外周血管，抑制平滑肌、解痉，抗炎，抗细菌，抗真菌，致畸、致突变、致癌，致敏

应用
同杭白芷。

柴胡 BupleurumchinenseDC.

基　　源	为伞形科植物柴胡的根。
原植物	别名：北柴胡。多年生草本。主根较粗，圆柱形，质坚硬，黑褐色。叶互生；基生叶针形，基部渐成长柄；茎生叶长圆状披针形或倒披针形，全缘。复伞形花序多分枝，伞梗4~10；花小，5瓣，黄色，先端向内反卷；雄蕊5；子房下位，椭圆形。双悬果长圆状椭圆形或长卵形，果枝明显，棱槽中有油管3条，合生面油管4。花期7~9月。果期9~10月。
生境分布	生于山坡、田野及路旁。分布全国大部分地区。
采收加工	春秋季挖取根部，晒干。
性状鉴别	呈圆柱形或长圆锥形，长6~15cm，直径0.3~0.8cm。根头膨大，顶端残留长短不等。3~15个茎基或短纤维状叶基，下部分枝。表面黑褐色或浅棕色，具纵皱纹、支很痕及皮孔。质硬而韧，不易折断，断面显纤维性，皮部浅棕色，木部黄白色。气微香，味淡微苦。
性味功能	味苦，性寒。有发表退热，舒肝，升提中气的功能。
炮　　制	柴胡：除去杂质及残茎，洗净，润透，切厚片，干燥。醋柴胡：取柴胡片，照醋炙法炒干。
主治用法	用于感冒发热，寒热往来，疟疾，胸胁胀痛，月经不调，子宫脱垂，脱肛，肝炎，胆道感染。用量3~9g。

现代研究
1. 化学成分　柴胡根含有柴胡皂苷a、b、c、d，还含a-菠菜甾醇、豆甾醇、侧金盏花醇和少量的挥发油。狭叶柴胡含柴胡皂苷a、b、c、d和挥发油。

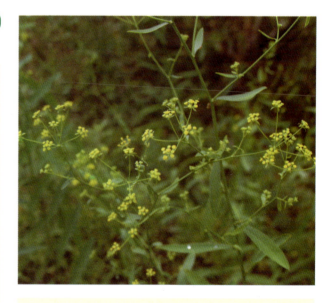

2. 药理作用　柴胡有较明显的解热、镇静、抗惊厥、镇痛、镇咳作用；柴胡皂苷有抗炎、降血脂作用；柴胡水煎剂对溶血性链球菌、霍乱弧菌、结核杆菌和钩端螺旋体有一定抑制作用，对流感病毒、流行性出血热病毒亦有抑制作用。

应用
1. 流感、上呼吸道炎、急性支气管炎：柴胡12g，黄芩、制半夏各9g，党参、生姜各6g，甘草3g，大枣枚4枚。水煎服。
2. 肝气郁滞所致胁痛、胃肠功能失调：柴胡、香附、郁金、青皮各9g。水煎服。
3. 疟疾：柴胡、常山。水煎服。

小柴胡 BupleurumtenueBuch.-Ham.exD.Don(BupleurumhamiltoniiBelank)

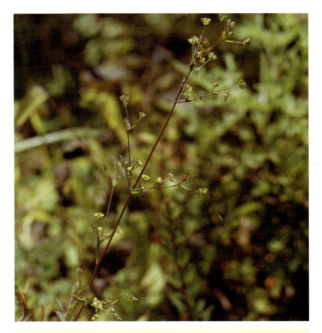

基　源	为伞形科植物小柴胡的根。
原植物	别名：滇银柴胡、金柴胡、芫荽柴胡。两年生草本，根细，土黄色。茎下部分枝，丛生，细而硬，斜上展开。叶矩圆状披针形或条形，顶端圆钝，有小凸尖头，基部稍收缩，抱茎，沿小脉和总苞片都有油脂积聚。复伞形花序小而多；总花梗细，有棱角；伞幅2~4；小总苞片2~4，花梗3~5，黄色。双悬果宽卵形或椭圆形，棱粗而显著。
生境分布	生于山坡草丛或干燥沙地。分布于湖北、四川、贵州、云南等省。
采收加工	秋季采收全草，切段晒干。
性状鉴别	茎圆柱形，表面暗紫红色或灰绿色，具纵纹，光滑无毛，茎端有稀毛；质坚而脆，易折断，断面纤维性，中央有疏松的白色髓。气清香，味苦。
性味功能	味苦、微辛，性平。有解毒，祛风，止痒的功能。
炮　制	全草入药，除去泥沙，晒干。
主治用法	用于疮毒，疖子；根为发表退热药。用量9~15g，水煎服，亦可煎水外洗患处。

现代研究
1. 化学成分　全草含槲皮苷、异斛皮苷、芸香苷、紫云英苷、山柰酚-3-芸香糖苷及咖啡酸、奎尼酸、绿元酸、矢车菊双苷等。另含少量挥发油及皂苷、烟酸、乙醇酸。
2. 药理作用　本品煎剂在试管内对金黄色葡萄球菌、肺炎球菌、绿脓杆菌及舒氏、宋内氏痢疾杆菌有不同程度的抑菌作用。煎剂内服，有治疗作用，喘息状态解除，哮鸣音消失，干性罗音减轻。小剂量冲服，有利尿，促进白细胞对细菌的吞噬功能，提高免疫。

应用
1. 感冒、流感、上呼吸道炎、急性支气管炎、淋巴腺炎：小柴胡12g，黄芩、制半夏各9g，党参、生姜各6g，甘草3g，大枣枚4枚。水煎服。
2. 高热：小柴胡15g。水煎服。
3. 疟疾：小柴胡、常山各9g。水煎服。
4. 疮毒，疖子：小柴胡适量，煎水外洗患处。

狭叶柴胡（柴胡） BupleurumscorzonerifoliumWilld.

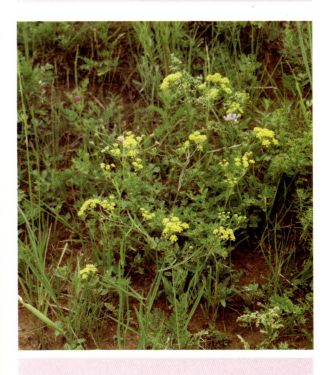

基　源	柴胡为伞形科植物狭叶柴胡的根。
原植物	别名：红柴胡、南柴胡。根长圆锥状，红褐色。茎基部密被红色纤维状叶基残留物，上部枝呈之字弯曲。基生叶条形或窄条形，先端渐尖，具短芒，基部渐狭。茎生叶条状披针形或条形具白色骨质边缘。复伞形花序多数，成疏松圆锥花序；总花瓣5，黄色。双悬果宽椭圆形，棱粗钝凸出。花期7~9月。果期8~10月。
生境分布	生于山坡、草原。分布于东北、华北、西北、华东等省区。
采收加工	春、秋二季采挖，除去茎叶及泥沙，干燥。
性状鉴别	呈圆锥形，根头部膨大，分歧，残留叶基撕裂呈纤维状，长6~9cm，直径0.4~0.8cm，报全体黑褐色或灰黑色，无明显的环纹，皮孔样突起不甚明显；略具败油气。
性味功能	味苦，性微寒。有疏散退热，舒肝，升阳的功能。
炮　制	同柴胡。
主治用法	用感冒发热，寒热往来，疟疾，胸胁胀痛，月经不调，子宫脱垂，脱肛。用量，3~9g。

现代研究
1. 化学成分　本品主要含皂苷、脂肪油、挥发油、柴胡醇、春福寿草醇、α-菠菜甾醇等。全草还含槲皮素、异槲皮素、芦丁、水仙苷等。
2. 药理作用　同柴胡。

应用
同柴胡。

芫荽（芫荽子） Coriandrum sativum L.

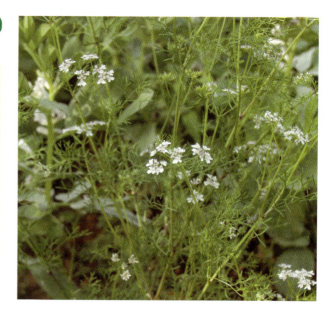

基源原植物	芫荽子为伞形科植物芫荽的干燥成熟果实。别名：香菜。一年生草本，株高30~80cm，具香气。基生叶和下部茎生叶具长柄，1~2回羽状全裂，小叶卵形，基部楔形，羽状缺刻或牙齿状。中部及上部茎生叶柄鞘状，边缘宽膜质，2~3回羽状全裂，最终裂片线形，全缘，先端钝。复伞形花序具长梗。小伞形花序具花10~20朵；花瓣倒卵形，2深裂。双悬果球形，淡褐色。花、果期5~7月。
生境分布	我国各地均有栽培，主要分布于江苏、安徽、湖北等。
采收加工	秋季果实成熟时，采收果枝，晒干，打下果实，除净枝梗等杂质，晒干。
性状鉴别	多卷缩成团，茎、叶枯绿以，干燥茎直径约1mm，叶多脱落或破碎，完整的叶一至二回羽状分裂。根呈须状或长圆锥形，表面类白色。具浓烈的特殊香气，味淡微涩。
性味功能	味辛，性温。有发表，透疹，开胃的功能。
炮制	净制 取原药材，除净杂质，干燥。
主治用法	用于感冒鼻塞，痘疹透发不畅，饮食乏味，齿痛。用量5~10g。

现代研究

1. 化学成分 全草含维生素以及正癸醛，壬醛和芳樟醇等。地上部分含芫荽异香豆精，二氢芫荽异香豆精，芫荽异香豆酮A、B等4个异香豆精类物质。此外，尚含有槲皮素-3-葡萄糖醛酸苷，异槲皮苷，芸香苷，维生素C和无机元素铝、锰、硅、钛等。

2. 药理作用 本品有促进外周血液循环的作用。芫荽子能增进胃肠腺体分泌和胆汁分泌。挥发油有抗真菌作用。

应用

1. 消化不良，食欲不振：芫荽子6g，陈皮、六曲各9g，生姜3片。水煎服。
2. 胸膈满闷：芫荽子3g。研末，开水吞服。
3. 麻疹不透：鲜芫荽60g。捣烂搓前胸及后背。

辽藁本（藁本） Ligusticum jeholense Nakai et Kitag.

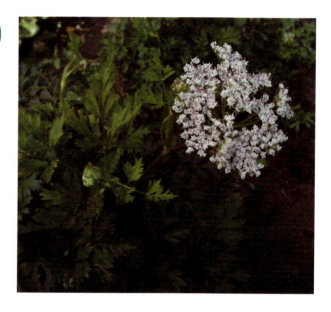

基源原植物	藁本为伞形科植物辽藁本的干燥根茎及根。辽藁本多年生草本，高20~80cm。茎直立单一，中空，有纵纹，常带紫色。茎下部叶和中部叶有长柄，2~3回出羽状全裂，第一回裂片4~6对，最下部一对有长柄；第二回裂片常无柄；末回裂片卵形至菱状卵形，基部楔形，上面沿主脉有糙毛，下面光滑，边缘有缺刻状浅裂或牙齿。牙齿顶端有小尖头；茎上部叶较小，叶柄鞘状，二回三出羽状全裂。复伞形花序顶生或侧生，白色。双悬果椭圆形，分生果背棱突起，侧棱狭翅状。花期7~9月，果期9~10月。
生境分布	生于山地、林缘、林下。分布于辽宁、吉林、内蒙古、河北、山西、山东等省区。
采收加工	秋季茎叶枯萎或次春出苗时采挖，除去泥沙，晒干。
性状鉴别	性状体形较小，根茎呈不规则的柱状或团块状，长2-10厘米，直径0.5-1.5厘米。根茎上的圆形孔眼不明显；有多数细长而弯曲的根。表面棕褐色或暗棕色，粗糙，有皱缩和沟纹。体轻，质较硬，易折断，断面黄色或黄白色，呈纤维状。气香，味苦辛、微麻。
性味功能	味辛，性温。祛风，散寒，除湿，镇痛。
炮制	除去残茎，拣净杂质，洗净，润透后切片晒干。
主治用法	用于风寒感冒，巅顶疼痛，风湿，肢节痹痛。用量3~9g。

现代研究

1. 化学成分 本品含挥发油，油中主要成分为3-丁基酚酞、蛇床酞内酯、甲基丁香酚等。

2. 药理作用 本品煎剂对多种致病性皮肤真菌有抑制作用。其挥发油成分对中枢神经有镇静镇痛、解热和抗炎作用；并有轻度的降压作用。

应用

1. 神经性皮炎、疥癣：藁本，水煎服。
2. 头皮屑：藁本，研末调敷患处。
3. 风寒感冒头痛，胃痛：藁本复方，待查。
4. 胃痉挛、腹痛：藁本15g，苍术9g。水煎服。

宽叶羌活（羌活） Notopterygium franchetii H.de Boiss.

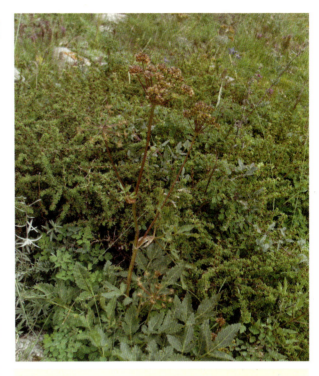

基源	羌活为伞形科植物宽叶羌活的根和根茎。
原植物	别名：大头羌、福氏羌活。多年生草本，高80~180，根茎粗壮。茎直立，中空，表面淡紫色，有纵直细条纹。基生叶及茎下部叶有长柄，叶片大，三出二至三回羽状复叶，末回裂片长圆卵形至卵形，边缘有粗锯齿，脉上及叶缘稍有毛，茎上部叶简化成紫色叶鞘，有的仅有3小叶。复伞形花序；伞幅10~23，总苞片1~3；花瓣淡黄色。分果近圆形，毛棱均扩展为翅，每棱槽内有油管3~4。花期7~8月，果期8~9月。
生境分布	生于海拔1700~4500m的林缘、灌丛下、林下。分布于山西、内蒙古、湖北、陕西、甘肃、青海、四川等省。
采收加工	秋季采挖根茎及根，除去泥土及须根，晒干。
性状鉴别	为根茎及根。类圆柱形，表面棕褐色。近根茎处有较密的环纹，根部有纵纹及皮孔。气味较淡。
性味功能	味辛、苦，性温。有解表散寒，除湿止痛的功能。
炮制	除去杂质，洗净，润透，切厚片，晒干。
主治用法	用于风寒感冒、头痛、身疼、四肢酸痛、恶寒无汗发热、风湿性关节疼痛。用量3~9g。

现代研究
1. 化学成分 本品干燥根含挥发油，其组成为α-蒎烯、β-蒎烯、柠檬烯、萜品烯醇-4和乙酸龙脑酯。另据报道，从羌活乙醇提取物中鉴定出β-谷甾醇，补骨脂内酯、印度楝挦素、欧芹属素乙、哥伦比亚苷元、哥伦比亚苷等。
2. 药理作用 本品挥发油对布鲁氏杆菌有抑制作用。

应用
1. 感冒风寒，头痛，无汗，关节酸痛：羌活、防风、白芷各3g，细辛1.5g。水煎服。
2. 关节疼痛、腰背酸痛：羌活、独活各1.5g，秦艽9g，桑枝15g。水煎服。

羌活 Notopterygium incisum Ting ex H.T.Chang

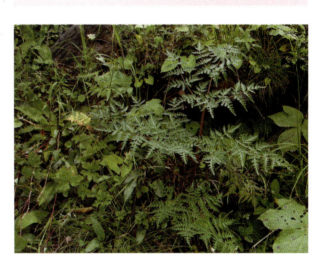

基源	为伞形科植物羌活的根和根茎。
原植物	别名：蚕羌、裂叶羌活。 多年生草本，高60~150cm，根茎粗壮圆柱形或块状，暗棕色，有特殊香气。茎直立，中空，淡紫色，有纵直细条纹。叶为2~3回羽状复叶，小叶3~4对，末回裂片边缘缺刻状浅裂至羽状深裂；茎上部叶简化成鞘状。复伞形花序顶生或腋生，总苞片3~6，花白色；背棱、中棱、侧棱分果长圆形，果实背腹稍压扁，均扩展为翅，油管明显。
生境分布	生于海拔2000~4200m的林缘、灌丛下、沟谷草丛中。分布于陕西、甘肃、青海、四川、云南、西藏等省。
采收加工	秋季采挖根茎及根，除去泥土及须根，晒干。
性状鉴别	1.蚕羌：又名：螺丝羌。为干燥的根茎部，形态似蚕。呈圆柱状或略弯曲，长约4~10厘米，直径约1~2厘米。顶端有茎叶残基。表面棕褐色，有多数紧密而隆起的环节。节上密生疣状突起的须根痕。质轻松易折断，断面不齐，有明显的菊花纹和多数裂隙，皮部棕红色；木质部淡黄色，中央有黄白色髓，均有朱砂点（油管）。具特殊香气，味微苦而麻。 2.竹节羌：根茎的环节较稀，如竹节状，似蚕羌而略大。
性味功能	味辛、苦，性温。有解表散寒，除湿止痛的功能。
炮制	除去杂质，洗净，润透，切厚片，晒干。
主治用法	用于风寒感冒、头痛、身疼、四肢酸痛、恶寒无汗发热、风湿性关节疼痛。用量3~9g。

现代研究
1. 化学成分 本品主要含有挥发油、香豆素、糖类、氨基酸及其他有机酸、甾醇等成分。
2. 药理作用 本品有抗心律失常的作用；有抗血栓形成作用和抗心肌缺血作用；有一定抗休克作用；对各种杆菌、金黄色葡萄球菌均有一定抑制作用；有抗脂质过氧化作用；有抗癫痫作用；羌活挥发油有解热、镇痛、抗炎、抗过敏作用。

应用
1. 感冒风寒，头痛，无汗，关节酸痛：羌活、防风、白芷各3g，细辛1.5g。水煎服。
2. 关节疼痛、腰背酸痛：羌活、独活各1.5g，秦艽9g，桑枝15g。水煎服。

水芹 Oenanthe javanica DC.

基源	为伞形科植物水芹的全草。
原植物	别名：楚葵、野芹菜。多年生草本，无毛。茎基部匍匐，节上生须根，上部直立，中空，圆柱形，具纵棱。基生叶丛生；叶柄长7~15cm，基部呈鞘状；叶片一至二回羽状分裂，最终裂片卵形或菱状披针形，边缘有不整齐尖齿或圆锯齿；茎叶相同而较小。复伞形花序顶生，和叶对生，由6~20小伞形花序组成；总梗长2~16cm，无总苞，小总苞片2~8，线状。小花白色。双悬果椭圆形或近圆锥形，果棱显著隆起。花期夏季。
生境分布	生于低湿地方或水沟中。分布几遍全国，时有栽培。
采收加工	夏、秋采集，洗净，晒干备用或鲜用。
性状鉴别	多皱缩成团，茎细而弯曲。匍匐茎节处有须状根。叶皱缩，展平后，基生叶三角形或三角状卵形，一至二回羽状分裂，最终裂片卵形至菱状披针形，长2~5cm，宽1~2cm，边缘不整齐尖齿或圆锯齿，叶柄长7~15cm，质脆易碎。气微香，味微辛、苦。
性味功能	味甘、性平。有清热利湿，止血，降血压功能。
炮制	9~10月采割地上部分，洗净，鲜用或晒干。
主治用法	用于感冒发热，呕吐腹泻，尿路感染，崩漏，白带，高血压。用量6~9g。鲜品可捣汁饮。

现代研究
1. 化学成分 本品翅叶中含缬氨酸、丙氨酸、异亮氨酸、β-谷甾醇等。细胞壁上含多糖，主要有葡萄糖、半乳糖、木糖、阿拉伯糖等。根中含香豆精、伞形花内酯、二十二烷酸、β-

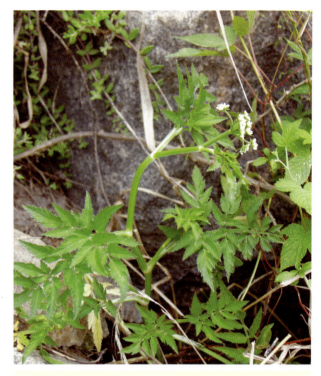

水芹烯、石竹烯、α-蒎烯、莳萝油脑、油酸、亚油酸等；全草含异鼠李素、樟烯、β-蒎烯、香芹烯、丁香油酚。
2. 药理作用 本品有保肝作用，抗心律失常，降血脂作用。

应用
1. 小儿发热，月余不凉：水芹、大麦芽、车前子，水煎服。
2. 小便不利：水芹9g，水煎服。
3. 痄腮：水芹捣烂，加茶油敷患处。

华中前胡（前胡） Peucedanum medicum Dunn.

基源	前胡为伞形科植物华中前胡的根。
原植物	别名：光头前胡、棕色头。多年生草本，粗壮。根长圆锥形，下部分枝或弯曲，黄棕色，有皱纹及皮孔样突起。下部叶卵形，2~3回三出式分裂或2回羽状分裂，叶裂片宽大，革质坚硬，顶生小叶宽卵形，侧生小叶菱形；上部叶分裂较少。伞幅35~50；花白色，花萼萼齿明显，花梗密被柔毛。果实椭圆形，平滑，分果背腹极扁压，褐色，侧棱呈狭翅状，具油管16~23。
生境分布	生于山坡路边、林边及灌丛中。分布于四川、贵州、湖北、湖南、江西、广东等省。
采收加工	秋末采挖根部，晒干或微火炕干。
性状鉴别	根较细，直径约0.5cm，支根多，根头部横皱纹少见，折断面坚韧，不易折断，断面黄白色，形成层环少见，放射状纹理不明显，气微香。
性味功能	味苦、辛，性微寒。有化痰止咳，散风热的功能。
炮制	除去杂质，洗净，润透，切薄片，晒干。
主治用法	用于风热咳嗽，痰多气喘，胸膈满闷，呕逆，上呼吸道感染等症。用量4.5~9g。

现代研究
1. 化学成分 本品含挥发油及香豆素内酯类成分
2. 药理作用 本品总提取物能抑制炎症初期血管通透性，对溃疡有明显抑制作用，还有解痉作用；能延长巴比妥钠的睡眠时间，有镇静作用。

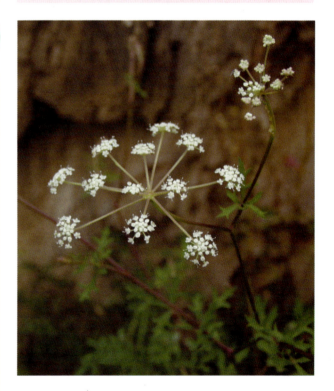

应用
同前胡。

防风 Saposhnikovia divaricata (Turcz.) Schischk.

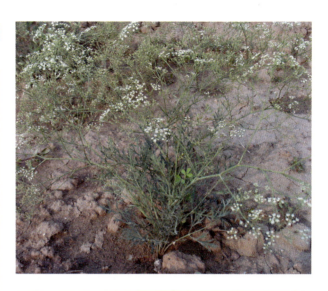

基　源	为伞形科植物防风的根。
原植物	别名：关防风。多年生草本。根粗壮，颈处密纤维状叶残基。茎单生，两歧分枝，有细棱。基生叶簇生，基部鞘状稍抱茎，2~3回羽状深裂；茎生叶较小，有较宽叶鞘。复伞形花序成聚伞状圆锥花序，伞辐5~7；花瓣5，白色；雄蕊5；子房下位。双悬果卵形，光滑。花期8~9月。果期9~10月。
生境分布	生于草原、丘陵、多石砾的山坡。分布于东北及河北、山东、山西、内蒙古、陕西、宁夏等省区。
采收加工	春秋季采挖未抽花茎植株的根，晒干。
性状鉴别	呈长圆锥形或长圆柱形，下部渐细，有的略弯曲，长15～30cm，直径0.5～2cm。表面灰棕色，粗糙，有纵皱纹、多数横长皮孔及点状突起的细根痕。根头部有明显密集的环纹，有的环纹上残存棕褐色毛状叶基。体轻，质松，易折断，断面不平坦，皮部浅棕色，有裂隙，木部浅黄色。气特异，味微甘。
性味功能	味甘、辛，性温。有发表，祛风，除湿的功能。
炮　制	除去杂质，洗净，润透，切厚片，干燥。
主治用法	用于感冒，头痛，发热，无汗，风湿痹痛，四肢拘挛，皮肤瘙痒，破伤风等。用量4.5~9g。

现代研究
1. 化学成分　本品含挥发油、甘露醇、β-谷甾醇、苦味苷、酚类、多糖类、香豆素类、聚乙炔类及有机酸等。
2. 药理作用　本品具有解热、抗炎、镇痛、镇静、抗惊厥、抗过敏、抗病原微生物作用，并有增强巨噬细胞吞噬功能的作用。临床上选方可用于治疗偏正头痛，久病泄泻，盗汗、自汗，周围性神经麻痹，预防破伤风等。

应用
1. 外感寒邪，伤湿感冒，恶寒无汗：防风、苍术各6g，葱白、生姜各9g，炙甘草3g。水煎服。
2. 感冒头痛：防风、白芷、川芎、荆芥。水煎服。
3. 风湿性关节炎：防风、茜草、苍术、老鹳草各15g，白酒浸服。
4. 风热头痛，胸腹痞闷：防风、荆芥、连翘、炙大黄、石膏、桔梗、甘草。共研细末，温开水送服。

三花莸 Caryopteris terniflora Maxim.

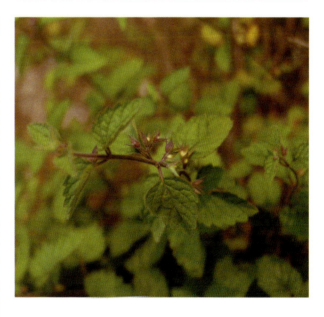

基　源	为马鞭草科植物三花莸的干燥全草。
原植物	别名：六月寒、路边梢、野芝麻、红花野芝麻。小灌木，高30~100cm，全株密被白色短毛。茎四棱形，由基部分枝，数条并立。叶对生，宽卵形或近卵状心形，基部稍平截，边缘具钝锯齿，两面绿色，边缘稍紫，均有白色短柔毛和金黄色的细腺点。花紫红色或粉红色，聚伞花序腋生，花3~5朵；萼筒短，钟状，有毛和腺点，5小尖齿；花冠二唇形，5裂，基部有浅裂凹；雄蕊4；子房顶端有毛。果实4裂为4小坚果，包于宿存花萼内。花期6~8月。
生境分布	生于山坡、路边、灌丛和草地等处。分布于江苏、浙江、安徽等省。
采收加工	夏秋季采收全草，干燥。
性状鉴别	落叶直立灌木。常自基部分枝。茎四棱，密被灰白色下弯的柔毛。叶卵圆形至长卵形，两面被柔毛和腺点，以背面较密，叶缘具规则的钝齿。聚伞花序，腋生，通常为3花，稀有1或5花。蒴果，成熟后4瓣裂，果瓣倒卵状舟形，无翅，密被糙毛。
性味功能	味甘，性凉。有祛暑解表，利尿解毒的功能。
炮　制	洗净、晒干或鲜用。
主治用法	用于中暑，感冒，尿路感染，白带，外伤出血。用量15~30g。外用适量鲜品捣烂敷患处。

现代研究
1. 化学成分　本品挥发油的主要组分为α-柠檬烯(37.40%),(+)-顺-桧醇(26.90%)，还含有α-蒎烯，α-水芹烯，罗勒烯，1-亚甲基-4-(1-甲基乙烯基)环己烯等。
2. 药理作用　本品可以治烫伤，治百日咳，治已溃的淋巴结结核。

应用
1. 百日咳：三花莸9g。水煎服。
2. 烫伤：三花莸研粉，调香油或蛋黄油敷。

广防风 Anisomeles indica (Linn.) Kuntze

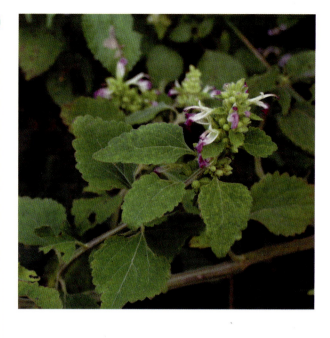

基　源	为唇形科植物广防风的全草。
原植物	别名：防风草、落马衣、秽草、土藿香。一年生高大草本。茎分枝，被白色短柔毛。叶对生，阔卵形，先端渐尖，基部宽楔形或近圆形，边缘有不规则的钝齿。轮伞花序在茎枝上部排成一顶生、稠密或间断假穗状花序，淡紫色；花萼钟状，外被长柔毛及腺点，5裂，具睫毛；花冠管长筒状，裂片较浅，略呈二唇形；雄蕊4；花柱单一。小坚果近圆形，平滑光亮。花期9~10月。
生境分布	生于村边，路旁，山坡湿地。分布于浙江、福建、台湾、江西、湖南、广东、广西、四川、贵州等省区。
采收加工	夏秋采收全草，鲜用或晒干。
性状鉴别	茎呈方形，四角突起明显，叶片展平后呈宽卵形，茎叶呈灰绿色，表面密被灰白色茸毛。有时可见未开放的轮伞花序。气微，味微苦。
性味功能	味辛、苦，性温。有祛风解表，理气止痛的功能。
炮　制	除去杂质及毛须，洗净，润透，切厚片，干燥。
主治用法	用于感冒发热，风湿关节痛，胃痛，胃肠炎；外用于皮肤湿疹，神经性皮炎，虫蛇咬伤，痈肿疮疡。

现代研究
1. 化学成分　暂无
2. 药理作用　临床上可用于治疗风湿骨痛、感冒发热、呕吐腹痛、胃气痛、皮肤湿疹、瘙痒、乳痈、疮癣、癞疮以及毒虫蛟伤等症。

应用
1. 神经性皮炎：广防风、生半夏、生南星各9g，薄荷脑1g。酒浸一周，取液搽敷患处。
2. 感冒发热：广防风15g。水煎服。
3. 胃痛，胃肠炎：广防风15g。水煎服。
4. 皮肤湿疹，虫蛇咬伤，痈肿疮疡：广防风适量，水煎洗患处；并研末撒敷患处。

香薷 Elsholtzia ciliata (Thunb.) Hyland.

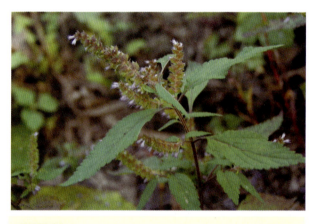

基　源	为唇形科植物香薷的全草。
原植物	别名：海州香薷。一年生草本，全株被柔毛。茎直立多分枝，四棱，紫褐色。叶对生，卵形或椭圆状披针形，疏被小硬毛，略带紫色，密生橙色腺点，边缘有钝齿。假穗状花序项生，偏向一侧；苞片宽卵圆形，具针状芒，有睫毛，被橙色腺点；花萼钟状，5齿裂，顶端具针状芒；花冠淡紫色，二唇形，上唇直立，下唇3裂；强雄蕊。小坚果矩圆形，棕褐色。花期7~9月。
生境分布	生于山坡、田野、路旁、河岸及灌丛中。分布于除新疆和青海外的全国各地。
采收加工	夏、秋季抽穗开花时采收，晒干或鲜用。
性状鉴别	全体长14-30cm，被白以短茸毛。茎多分枝，四方柱形，近基部圆形，直径0.5-5mm；表面黄棕色，近基部常呈棕红色，节明显，节间长2-5cm；质脆，易折断，断面淡黄色，叶对生，多脱落，皱缩或破碎，完整者展平后呈狭长披针形，长0.7-2.5cm，宽约4mm，边缘有疏锯齿，黄绿色或暗绿以；质脆，易碎。花轮密集成头状；苞片被白色柔毛；花萼钟状，先端5裂；花冠皱缩或脱落。小是对果4，包于宿萼内，香气浓，味辛凉。栽培品全体长35-60cm，疏被较长的茸毛；茎较粗，节间长4-7cm。以枝嫩、穗多、香气浓者为佳。
性味功能	味辛，性微温。有发汗解暑，和中利湿的功能。
炮　制	拣去杂质，用水喷润后，除去残根，切段，晒干即得。
主治用法	用于夏季感冒，发热无汗，恶寒腹痛，中暑，急性肠胃炎，胸闷，口臭，水肿，脚气等病。用量2.4~6g。

现代研究
1. 化学成分　本品全草含挥发油0.2%-1%，鲜茎叶含挥发油0.26%-0.59%，干茎叶含0.8%-2%，油中主含香薷酮约85%，还含6-甲基三十三烷、13-环已基二十六烷，β-谷甾醇，β-谷甾醇-3-β-D-葡萄糖苷，棕榈酸，亚油酸、亚麻酸，熊果酸，5-羟基-6,7-二甲氧基黄酮，5-羟基-7,8-二甲氧基黄酮等黄酮类成分。
2. 药理作用　本品有发汗解热作用，并可刺激消化腺分泌及胃肠蠕动，对肾血管能产生刺激而使肾小管充血，滤过压增大，呈现利尿作用；挥发油具有广谱抗菌和杀菌作用，并有直接抑制流感病毒的作用。

应用
1. 胃肠型感冒，急性胃肠炎：香薷4.5g，厚朴6g，炒扁豆18g。水煎服。
2. 脚气水肿、肾炎水肿：香薷、茯苓、白术。水久煎服。
3. 口臭：香薷，水煎含漱。
4. 中暑：香薷9g、杏仁、黄芩、黄连。水煎服。
5. 预防感冒：香薷加工成香薷油喉片，口服。

石香薷（香薷） MoslachinensisMaxim.

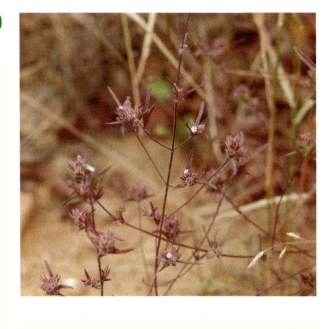

基　源	香薷为唇形科植物石香薷全草。
原植物	别名：江香薷、青香薷、细叶香薷。直立草本。茎四棱形，中上部茎具细浅纵槽，棱上有长柔毛，槽内为卷曲柔毛。叶对生，披针形，边缘具锐浅锯齿。总状花序密集成穗状，苞片覆瓦状排列；花萼钟形，上被白色毛，萼齿5，果时基部膨大；花冠淡紫色，稀为白色，外被微柔毛。小坚果扁圆球形，具疏网纹。花期6月。
生境分布	生长于生荒地、田边、山边草丛等地；有栽培。分布于长江流域至南部各省区。
采收加工	6月花盛期采收，阴干。
性状鉴别	干燥全草，全体被毛，长约20～30厘米。茎细，上部方柱形，稍呈波状弯曲，有分枝；基部紫红色，上部灰绿色，节明显，节间长约3厘米；质脆，易折断，断面纤维性。叶对生，披针形，灰绿色至绿色，皱缩，易破碎，多无花序。气香，味辛凉而微有灼感。以苗矮、色青绿、叶多、枝嫩者为佳。
性味功能	味辛，性微温。有发汗解表，祛暑化湿，利尿消肿的功能。
炮　制	拣去杂质，用水喷润后，除去残根、切段、晒干即得。
主治用法	用于暑湿感冒，发热无汗，头痛，腹痛吐泻，水肿。用量3~9g。
现代研究	

1. 化学成分　本品含挥发油，主要有长链烷烃、植物甾醇、植物甾醇苷、脂肪酸、熊果酸、7-甲基黄芩素、芹菜素、丁香酸、对香豆酸、木犀草素、咖啡酸和槲皮素等。

2. 药理作用　本品挥发油不仅可以抑菌，且有杀菌作用。在试管中对A型脑膜炎双球菌抗菌作用很强，体外试验（鸡胚接种）对流感病毒具有一定灭活能力。

应用
1. 胃肠型感冒，急性胃肠炎：香薷4.5g，厚朴6g，炒扁豆18g。水煎服。
2. 脚气水肿、肾炎水肿：香薷、茯苓、白术。水久煎服。
3. 口臭：香薷，水煎含漱。
4. 中暑：香薷9g，杏仁、黄芩、黄连。水煎服。
5. 预防感冒：香薷加工成香薷油喉片，口服。

紫苏（紫苏叶） Perillafrutescens(L.)Britt.

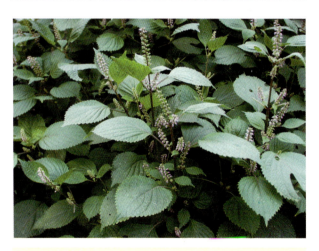

基　源	紫苏叶为唇形科植物紫苏的干燥叶。
原植物	一年生草本，有特异香气。茎钝四棱形，绿色或绿紫色，密生长柔毛。叶对生，卵形或宽卵形，皱缩，先端尖，基部近圆形或阔楔形，边缘有粗锯，紫色，有柔毛。轮伞花序组成偏于一侧顶生或腋生总状花序；花冠白色或紫红色，二唇形；雄蕊4，2强；子房4裂，柱头2浅裂。小坚果近球形，灰褐色，花期6~8月。果期8~10月。
生境分布	生于村边、路旁或沟边。全国各地广泛栽培。
采收加工	6~8月采摘叶，晒干。
性状鉴别	本品具有特异芳香，茎直立断面四棱，多分枝，密生细柔毛，绿色或紫色。叶对生，卵形或阔卵形，叶两面全绿或全紫，叶柄长3～5厘米，密被长柔毛；轮伞花序2花，白色、粉色至紫色，组成顶生及腋生偏向一侧的假总状花序。苞片卵形，全缘。花萼钟状，上唇3裂，宽大，下唇2裂。花冠管状，先端2唇形，上唇2裂微缺，下唇3裂。雄蕊4枚，子房4裂，花柱着生于子房基部，小坚果卵球形或球形，灰白色、灰褐色至深褐色，十粒重0.8～1.8克。
性味功能	味辛，性温。有发散风寒，理气宽胸，解郁安胎，解鱼蟹毒的功能。
炮　制	除去杂质，晒干。
主治用法	用于外感风寒，头痛鼻塞，咳嗽，呕吐，鱼蟹中毒等。用量5~9g。气虚表虚者慎用。

现代研究
1. 化学成分　本品主要含有挥发油、精氨酸、枯酸、矢车菊素葡萄糖苷类等。
2. 药理作用　本品有抗菌作用；解热作用；延长睡眠作用；止血作用。能促进消化液分泌，增强胃肠蠕动。紫苏粉提取物在油-水乳剂系统中有明显的抗氧化作用，苏叶对放射性皮肤损害有保护作用，紫苏梗能激发动物子宫内膜酶活性增长。

应用
1. 胃肠型感冒：紫苏叶、荆芥、防风、生姜各6g。水煎服。
2. 胃肠感冒恶心呕吐、腹泻：紫苏叶4.5g，川连3g。水煎服。
3. 鱼蟹中毒：紫苏叶30g。水煎服。
附注：其果实为紫苏子，嫩枝为紫苏梗药用。味辛，性温有发散风寒，理气宽胸，解郁安胎，解鱼蟹毒的功能。用量5~9g。

荆芥 Schizonepeta tenuifolia (Benth.) Briq.

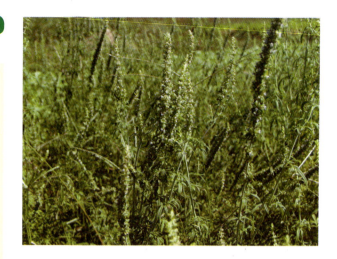

基源 为唇形科植物荆芥的干燥全草或花穗。

原植物 别名：香荆芥、四棱杆蒿。
一年生草本，有强烈香气，被灰白色短柔毛。茎直立，四棱形，上部多分枝。叶对生，羽状深裂，线形，全缘，背面具凹陷腺点。轮伞花序；花小，浅红紫色，花萼漏斗状，倒圆锥形，有白色柔毛及黄绿色腺点；花冠二唇形，3裂。小坚果，卵形或椭圆形，光滑，棕色。花期6~7月。果期8~9月。

生境分布 生于田边、路旁，我国大部分地区多有栽培。

采收加工 秋季分别采收全草和花穗，晒干。

性状鉴别 茎方形，四面有纵沟，上部多分枝，淡紫色或淡绿色，被短柔毛，体轻质硬而脆，断面纤维状类白色，中心有白色髓，叶对生，叶片分裂，裂片细长，呈黄色、皱缩卷曲，破碎不全，顶端5齿裂，淡棕色或黄绿色，被短柔毛，内藏棕黑色小坚果，气芳香，味微涩而辛凉。以身干、色黄绿、茎细、穗多、无泥杂者为佳。

性味功能 味辛，性微温。生用有解表散风，透疹的功能。炒炭有止血的功能。

炮制 去泥屑杂草，切除残根，抢水洗净，取出将穗头朝上竖放，待水沥干，切0.3-0.5cm段片，晒干。

主治用法 用于感冒、发热、头痛、咽喉肿痛、麻疹不透、荨麻疹初期、疮疡初起、瘰疬等。炒炭用于吐血、衄血、便血、崩漏、产后血晕等。用量4.5~9g。

现代研究
1. 化学成分 本品主要含有挥发油，荆芥苷A、B、C，荆芥醇、荆芥二醇等单萜类化合物．亦分离出芹黄素葡萄糖苷、橙皮苷、香叶木素、橙皮素和黄色黄等黄酮类成分。
2. 药理作用 本品有抗菌和抗炎作用，解热镇痛作用，止血作用。荆芥油能降低正常大鼠体温，亦有镇静作用，荆芥油给兔灌胃，可见其活动减少，四肢肌肉略有松弛．荆芥油能明显延长乙酰胆碱和组胺混合液对豚鼠致喘的潜伏期，减少发生抽搐的动物数；亦能对抗乙酰胆碱或组胺引起的豚鼠气管平滑肌收缩；尚有祛痰作用。荆芥水煎剂对兔离体十二指肠平滑肌有较强的抑制作用。

应用
1. 风热感冒，流感早期：荆芥、防风、羌活、独活、柴胡、前胡、枳壳、茯苓、桔梗各6g，川芎、甘草各3g。水煎服。
2. 咽炎、扁桃体炎：荆芥、桔梗、生甘草。水煎服。
3. 大便下血：荆芥炭、槐花炭。水煎服。
4. 荨麻疹、风疹：荆芥、薄荷、防风。水煎洗患处。

蓍（蓍草） Achillea millefolium L.

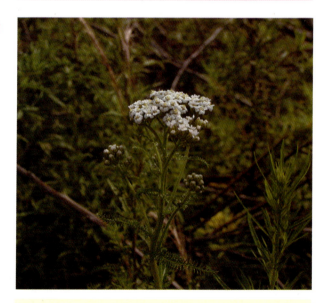

基源 蓍草为菊科植物蓍的全草。

原植物 别名：千叶蓍、洋蓍草。多年生草本，株高30~100cm。根状茎匍匐。茎直立，密生白色长柔毛。叶披针形、矩圆状披针形或近条形，二至三回羽状全裂，叶轴上部有1~2个齿，裂片及齿披针形或条形，顶端有软骨质小尖，被疏长柔毛或无毛。头状花序多数，密集成复伞房状；总苞片3层，覆瓦状排列，绿色，龙骨瓣状，边缘膜质；舌状花白色、淡粉红色或紫红色；筒状花黄色。瘦果矩圆形，无冠毛。

生境分布 生于山坡湿草地。分布于东北、华北等省区。

采收加工 夏、秋季开花时采收地上部，晒干或鲜用。

性状鉴别 根状茎短；茎直立，具纵沟棱，疏被贴生长柔毛。叶条状披针形，长3-9厘米，宽5-10毫米，无柄，羽状浅裂或深裂，裂片条形或条状披针形，先端锐尖，具不等长的缺刻状锯齿，裂片和齿端有软骨质小尖头，两面疏生长柔毛。头状花序多数，集成伞房状；总苞钟状，长4-5毫米；总苞片3层，宽披针形，先端钝，边缘膜质，褐色，疏被长柔毛；舌状花7-8，白色，舌片卵圆形，长1.5-2毫米，顶端有3小齿；管状花白色，长2-2.5毫米；瘦果宽倒披针形，长约3毫米。

性味功能 味辛、苦平，有小毒。有清热解毒，活血通经，消肿止痛的功能。

炮制 除去杂质，抢水洗净，稍润，切段，干燥，筛去灰屑。

主治用法 用于闭经腹痛、急性肠炎、阑尾炎、扁桃体炎、风湿疼痛、毒蛇咬伤、肿毒等症。用量3~9g，外用适量。

现代研究
1. 化学成分 本品含蓍素、α-樟脑、兰香油奥、去乙酰母菊内酯。尚含乌头酸、菊糖和胺叶素。此外还含氨基酸、生物碱、香豆素类、黄酮类、酚性成分及甾醇等。
2. 药理作用 本品试管内对金黄色葡萄球菌、大肠杆菌、绿脓杆菌、宋内氏痢疾杆菌、福氏痢疾杆菌具有高度抑菌作用。用蓍草注射液治疗各种炎症病人证明本品有较好的抗菌消炎作用。

应用
1. 胃痛：蓍草0.9g，嚼服。
2. 跌打肿痛：鲜蓍草、生姜加酒炖热搽患处。
3. 急性乳腺炎、急性扁桃体炎：蓍草1g，研粉，温开水冲服。
4. 急性外科感染、肠炎：蓍草注射液，肌肉注射。

石胡荽（鹅不食草） Centipedaminima(L.) A.Br.etAschers

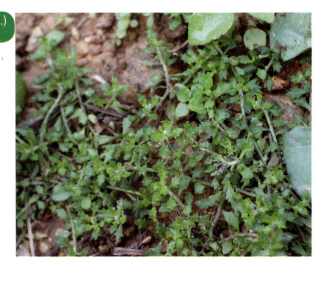

基　源	鹅不食草为菊科植物石胡荽的全草。
原植物	一年生匍匐草本，微臭，揉碎有辛辣味。茎纤细，基部多分枝。叶互生，倒卵状披针形，顶端钝，基部楔形，边缘有不规则疏齿。头状花序单生叶腋，扁球形，无总花梗；总苞片2层，椭圆状披针形；花杂性；黄色或黄绿色，全部筒状；雌花位于外围，中央为两性花，花冠管钟状，4裂；雄蕊4；子房下位，柱头2裂。瘦果椭圆形具4棱，边缘有长毛，无冠毛。花期4~8月，果期6~10月。
生境分布	生于路旁荒野、稻田沟边及其它荫湿处。全国大部分省区。
采收加工	夏季开花后采收，洗净，晒干。
性状鉴别	全草长5~20cm，甚纤细，通常为互相缠绕成团，灰绿色或绿褐色，被柔毛。茎多分支，粗不到0.1cm，质脆，易碎断，叶细小，干缩成细线状，常破碎不全；完整叶片展开后呈长圆状匙形，长0.5~1.2cm，宽0.3~0.5cm，边缘有3~5齿。头状花序球形，整个花序直径仅0.2~0.3cm，由多数小花所聚成，黄色或黄棕色。气微辛香，有呛辣感，味苦微辛。
性味功能	有清热止咳，祛风通窍，散瘀消肿，退翳明目的功能。
炮　制	洗净鲜用或阴干备用。
主治用法	用于鼻塞不通，急慢性鼻炎，过敏性鼻炎，头痛，百日咳，慢性气管炎，结膜炎，风湿关节痛，湿疮肿毒，跌打肿痛，毒蛇咬伤等症。用量3~9g，外用适量。

现代研究
1. 化学成分　本品全草含有多种三萜成分、蒲公英赛醇、蒲公英甾醇、山全车烯二醇，和另一种未知的三萜二醇以及谷甾醇，豆甾醇、挥发油、黄酮类、有机酸等有效成分。
2. 药理作用　本品治疗鼻炎，用在鼻渊所致的鼻塞、流涕、头痛；治疗疟疾，百日咳，软组织损伤。

应用
1. 骨折：鲜鹅不食草适量，加酒，炖后捣烂敷伤部。
2. 疟疾：鹅不食草6g，酒煎，饭后服。
3. 急、慢性鼻炎，过敏性鼻炎：鲜鹅不食草少许，揉成黄豆大，塞鼻。
4. 百日咳：鹅不食草水煎服。或冰糖适量水煎服。

羊耳菊 InulacappaDC.

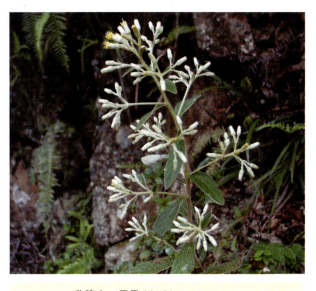

基　源	为菊科植物羊耳菊的干燥全草。
原植物	别名：白牛胆、白羊风、白面风。亚灌木。根棕褐色，具香气，多分枝。茎有分枝，全体被污白色、浅褐色绢毛，或棉状密茸毛。叶互生，椭园形至披针形，边缘有小尖头状细齿或浅齿，上面基部被疣状的密糙毛，下面被银灰色绢状厚茸毛；上部叶近无柄。头状花序再集成复总状花序，腋生，被绢状茸毛；花两型，边缘舌状，中央管状花两性，花冠黄色，5裂。瘦果长圆筒状，被白色长绢毛，冠毛黄白色。花期6~10月，果期8~12月。
生境分布	生于丘陵荒地、灌丛、草地。分布于浙江、江西、福建、湖南、广东、广西、贵州、四川、云南等省。
采收加工	夏秋季采挖全株，晒干。
性状鉴别	全长40~150cm。根呈圆柱形，长2~30cm，直径达1.5cm，有分枝，表面深褐色，断面黄白色，粗者中间黑色。茎圆柱形，少分枝，直径0.3~1cm，表面黄绿色或黄棕色，密被短茸毛。单叶互生，展开后叶片呈椭圆形或披针形，长7~10cm，宽1~5cm，先端钝或急尖，基部圆形或近楔形，边缘具细齿或浅齿叶面深绿色，被密糙毛，叶背面被银灰色绒毛，叶柄短或几无。头状花序集成聚伞状复总状花序，腋生。花小，为舌状花和管状花。瘦果具棱，有冠毛。气微、味苦、微甜。
性味功能	味苦、辛，性温。有疏散风热，解毒消肿，止痛的功能。
炮　制	洗净鲜用或晒干。
主治用法	用于感冒发热，咽喉肿痛，风湿疼痛，痈疮疔毒，

乳腺炎。用量30~60g。

现代研究
1. 化学成分　本品含有橙黄胡椒酰胺乙酸酯，橙黄胡椒酰胺苯甲酸酯，大黄素甲醚，东莨菪亭，香草醛，松柏醛，丁香醛，丁香酸，木犀草素，芹菜素，壬二酸，二十二烷酸。
2. 药理作用　本品有抑菌作用，水煎液体外抑菌试验，对白色葡萄球菌高度敏感，对金黄色葡萄球菌、卡他球菌、大肠杆菌、绿脓杆菌中度敏感。临床试用于慢性支气管炎疗效较好。

应用
1. 疟疾：羊耳菊50g，马鞭草15g，水煎服。
2. 血吸虫病：羊耳菊全草、苍耳草（根、茎）各30g，水煎服。
3. 感冒发热：羊耳菊30g，龙芽草、牡荆叶各15g，水煎服。

苍耳（苍耳子） Xanthium sibiricum Patrin ex Widder

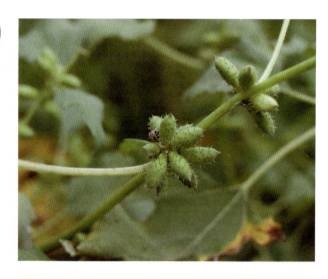

基源	苍耳子为菊科植物苍耳带总苞的果实。
原植物	别名：老苍子、刺儿棵、苍耳蒺藜。一年生草本。全体密生白色短毛。叶互生，卵状三角形或心形，先端尖，基部浅心形，边缘有不规则锯齿或3浅裂，贴伏短粗毛。花单性，雌雄同株；头状花序顶生或腋生；雄花序球状，生于上部叶腋，小花管状，5齿裂。雌花序卵形，总苞片2～3列，密生钩刺。瘦果2，纺锤形，包在有刺的总苞内。花期7～10月。果期8～11月。
生境分布	生于荒坡、草地、路旁或村落旷地。分布于全国各地区。
采收加工	秋季果实成熟时采收，干燥，除去梗、叶等杂质。
性状鉴别	呈纺锤形或卵圆形，长1-1.5cm，直径0.4-0.7cm。表面黄棕色或黄绿色，全体有钩刺，先端有较粗的刺2枚，分离或连生，基产有梗痕。质硬而韧，横切面中间有一隔膜，2室，各有1枚瘦果。瘦果略呈纺锤形，一面较平坦，先端具一突起的花柱基，果皮薄，灰黑色，具纵纹。种皮膜质，浅灰色，有纵纹；子叶2，有油性。气微，味微苦。以粒大、饱满、色黄棕者为佳。
性味功能	味辛、苦，性温；有小毒。有散风湿，通鼻窍的功能。
炮制	除去杂质。用时捣碎。
主治用法	用于风寒头痛，鼻炎，鼻窦炎，过敏性鼻炎，鼻渊流涕，风疹瘙痒，湿痹拘挛，麻风等。用量3～9g。

现代研究
1. 化学成分 本品含苍耳子苷、树脂，以及脂肪油、生物碱、维生素C和色素等。
2. 药理作用 本品有降血糖，对呼吸有兴奋作用，在体外对金黄色葡萄球菌有某些抑菌作用，苍耳子注射液静注，对兔、犬均有短暂降压作用。

应用
1. 急性鼻窦炎、鼻炎、过敏性鼻炎：苍耳、辛夷、白芷、黄芩各6g，薄荷4.5g（后下），生石膏30g，水煎服。
2. 慢性鼻窦炎、鼻炎：苍耳子15g，辛夷、金银花、菊花各9g，茜草6g，水煎，砂糖送服。
3. 外感风邪所致头痛：苍耳子、防风、藁本，水煎服。
4. 荨麻疹：苍耳子，水煎外洗，并敷患处。

芸香草（香茅草） Cymbopogon distans (Nees) A. Camus

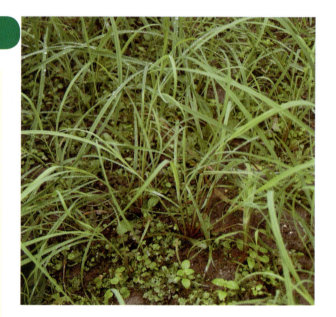

基源	香茅草为禾本科植物芸香草的干燥茎叶。
原植物	别名：香茅筋骨草、小香茅。草多年生直立草本，有香气。杆丛生，细弱。基部叶鞘不反卷，内面浅红色，叶片狭线形，近无毛，具白粉。由成对的总状花序托以佛焰苞状总苞，排成总状花序，带紫色，小穗成对生于各节，每对总状花序基部的1对小穗不孕，其余各对有柄小穗不孕，无柄小穗结实；结实无柄小穗呈长圆状披针形，基盘钝，具白色短毛。花果期9～10月。
生境分布	生于山坡草地，栽培于排水良好的坡地。分布于甘肃、陕西、江西、福建、广东、广西、四川、贵州、云南等地。
采收加工	夏秋二季开花前割取地上部分，凉干或晒干。
性状鉴别	干燥全草茎纤弱，长40～110cm，表面呈灰绿色或深绿色，有时带紫色，节部膨大，质脆易折断。叶片狭条形，长30～70cm，宽1～6mm，叶鞘抱茎，基部者常破裂，离茎内；上部叶鞘短于节间，叶舌钝圆，长2～4mm，膜质，先端多不规则破裂。有特异香气，味辛辣，嚼之有麻舌清凉感。
性味功能	味辛、苦，性凉。有解表利湿、平喘止咳、止疼、芳香健胃的功能。
炮制	去杂质，用时捣碎。
主治用法	用于伤暑感冒、风湿筋骨疼痛、慢性支气管炎、哮喘或淋病。用量15~60g。

现代研究
1. 化学成分 本品含酸性皂苷类物质、鞣质、蛋白质、粘液质、苦味质、糖类及酚性物质。挥发油中含胡椒酮、蒈烯-4、牻牛儿醇、牻牛儿酸乙酯，尚有牻牛儿醛、柠檬烯等。
2. 药理作用 本品有平喘，镇咳作用；而且香油和胡椒酮对离体兔肠管有抑制作用，大剂量对豚鼠均有明显的中枢抑制作用。

应用
1. 风湿筋骨疼痛：香茅草、千年健、大血藤、舒筋草，煎服。
2. 冷骨风，全身骨骼筋络肌肉痛：香茅草1000g，煎水，乘热熏患处。

青萍（浮萍） Lemna minor L.

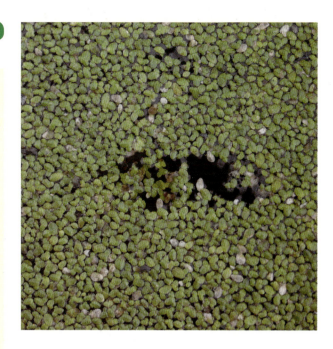

基　源	浮萍为浮萍科植物青萍的干燥全草。
原植物	浮水小草本，根单一，细长。叶状体卵形或卵状椭圆形，具3条不明显的脉纹，表面颜色相似，均为灰绿、黄绿、浅黄棕色。花单性，雌雄同株，生于叶状体边缘的缺刻内；佛焰苞二唇形，无花被。果实圆形，对称，无翅，近陀螺状。种子1，花期4~6月，果期5~6月。
生境分布	生于池沼、湖泊或静水中。分布于全国各地。
采收加工	6~9月自水中捞出，洗净，晒干。
性状鉴别	药材性状与紫萍相似，但上下表面均为绿色灰绿色。下面只有一条细根。
性味功能	味辛，性寒。有宣散风热，透疹，利尿的功能。
炮　制	拣去杂质，筛去灰屑，洗净，晒干即得。
主治用法	用于麻疹不透，风疹瘙痒，水肿尿少。用量3~9g；外用适量，煎汤浸洗。

现代研究

1. 化学成分　本品全草含反式-1,3-植二烯，十氢番茄红素，谷甾醇，植醇,4(R)-4-羟基异植醇,(10R)-羟基-7Z,11E,13Z-十六碳三烯酸.11Z-十六碳烯酸及7Z,102,13Z-十六碳三烯酸等。
2. 药理作用　本品有解热作用，青萍煎剂灌胃，对静注伤寒混合菌苗所致发热的家兔，有微弱的解热作用；1%浮萍煎剂对健康的高体和在体蛙心无明显影响，但对奎宁引起衰竭的蛙心有显著强心作用，钙剂能增强此强心作用；浮萍尚有收缩血管和升高血压作用。

应用
同紫萍。

紫萍（浮萍） Spirodela polyrrhiza Schleid.

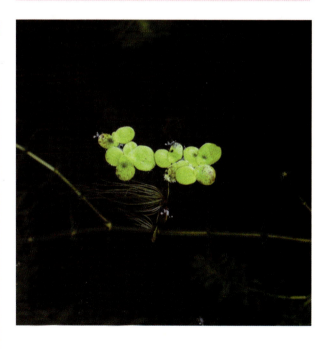

基　源	浮萍为浮萍科植物紫萍的干燥全草。
原植物	水生漂浮植物。叶状体扁平，阔倒卵形，上面绿色，下面紫色，紫红色，棕紫色。具掌状脉5~11条，下面中央生5~11条根；根长3~5cm，白绿色，根基附近的一侧囊内形成圆形新芽，萌发后，幼小叶状体渐从囊内浮出，由1细的柄与母体相连。花期6~7月。
生境分布	生于池沼、湖泊或静水中。分布于全国各地。
采收加工	6~9月采收，洗净，除去杂质，晒干。
性状鉴别	叶片呈圆形或卵圆形。直径2~6mm。多单一或2~3片集生在一起。上表面淡绿色或灰绿色，下表面紫色或紫棕色，边缘整齐或微卷曲。上表面一侧有小凹陷，下表该处有数条细根，长2~3mm。体轻，质松软，易碎。微臭，味淡。
性味功能	味辛，性寒。有宣散风热，透疹，利尿消肿的功能。
炮　制	拣去杂质，筛去灰屑，洗净，晒干即得。
主治用法	用于麻疹不透，风疹瘙痒，水肿尿少。用量3~9g；外用适量，煎汤浸洗。

现代研究

1. 化学成分　本品主要成分有芹菜素 apigenin、木犀草素 luteolin、芹菜素-7-O-葡萄糖苷和木犀草素-7-O-葡萄苷等。
2. 药理作用　本品提取物可以有效保护内皮细胞免受氧化损伤。

应用
1. 吐血不止：浮萍15g，生姜少许，共捣烂绞汁调蜜服。
2. 麻疹透发不畅：浮萍6g。水煎当茶饮。
3. 鼻衄：浮萍焙干研末，塞鼻孔。
4. 水肿尿少：浮萍9g。水煎服。

姜（干姜，生姜） Zingiber officinale Rosc.

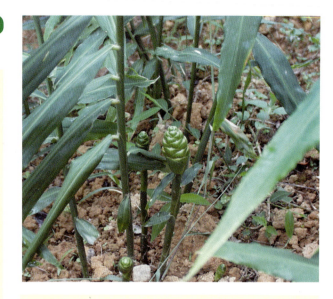

基　源	干姜为姜科植物姜的干燥根茎；生姜为姜的新鲜根茎。
原植物	多年生草本。根茎肉质，肥厚，有分歧，芳香辛辣。叶二列，叶鞘抱茎，叶舌膜质，披针形，花葶自根茎抽出；穗状花序椭圆形；苞片淡绿色，药冠黄绿色，3裂片，有紫色条纹和淡黄色斑点，花期7~9月。
生境分布	我国大部分地区有栽培。
采收加工	干姜冬至霜降前采挖根茎，干燥为干姜。生姜：埋于沙土中鲜用生姜。
性状鉴别	呈不规则块状，略扁，具指状分枝，长3-7cm，厚1-2cm，表面灰棕色或浅黄棕色，粗糙，具纵皱纹及明显的环节。分枝处常有鳞叶残存，分枝顶端有茎痕或芽痕。质坚实，断面灰黄色或灰白色，显粉性和颗粒性，有一明显圆环（内皮层），有筋脉点（维管束）散在，可见黄色油点。香气特异，味辛辣。
性味功能	干姜味辛，性热。有温中散寒，回阳通脉，燥湿的功能。生姜味辛，性微温。有发汗解表，温中止呕，解毒的功能。
炮　制	净制 除去杂质。
主治用法	干姜用于脘腹冷痛，肢冷脉微，痰饮喘咳。生姜用于风寒感冒，咳嗽，胃寒呕吐。用量3~9g。

现代研究
1. 化学成分　本品含有三十一烷醇、正二十四烷酸、谷甾醇、6-姜酚、6-姜烯酚、1-去氢姜辣二酮、3,5-二酮-1,7-二-(3-甲氧基-4-羟基)苯基庚烷、(3S,5S)-3,5-二羟基-1-(4-羟基-3-甲氧基苯基)癸烷。
2. 药理作用　本品具有提高消化酶活性、保护胃黏膜细胞、抑制血小板凝聚、降血脂、抗肿瘤、抗运动病、消除自由基、抗氧化、防腐抑菌等多方面生物活性。

应用
1. 慢性胃炎、慢性结肠炎、消化不良：干姜9g，党参、白术各12g，炙甘草6g，水煎服。
2. 慢性气管炎：干姜3g，茯苓15g，桂枝4.5g，五味子9g，细辛1.5g。水煎服。
3. 风寒感冒：生姜6g，加红糖。水煎服。

天蓝韭 Allium cyaneum Regel

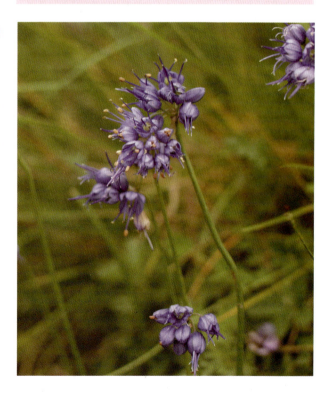

基　源	百合科植物天蓝韭的全草。
原植物	别名：蓝花葱、野葱、白狼葱。草本，具根状茎。鳞茎狭柱形，簇生，黑褐色，老时纤维质近网状。花葶纤细，圆柱形。叶基生，狭条形。总苞半侧开裂，比花序短，宿存；伞形花序半球形，多花，无苞片；花被钟状，天蓝色或紫蓝色；花被片6，内轮的卵状矩圆形，钝头，外轮的椭圆状矩圆形，有时顶端微凹；花丝伸出花被，基部合生并与花被贴生；子房球形；花柱伸出花被。
生境分布	生于山坡、草地。分布于河北、山西、陕西、甘肃、青海、西藏、河南、湖北、四川、西藏等地。
采收加工	夏秋季采收全草，干燥。
性状鉴别	鳞茎短圆柱状密生，外包褐色纤维状残存之叶鞘。叶基生，狭线形，较花茎短，上面具沟纹。花茎直立，圆柱状，高15~25厘米。花序伞形，花多数量半球；总苞透明膜质，有纹5条；花被钟状，天蓝色，花被裂片狭卵圆形，长4~5毫米；雄蕊较花被裂片长，外轮花丝齿形，内轮花丝基部扩展，呈卵形，有时两边各具一齿；子房近球形，基部以上具3个小囊。花期6~7月。
性味功能	味辛，性温。有发散风寒，通阳，宽胸，健胃的功能。
炮　制	秋季采取全草，干燥，净制。
主治用法	用于风寒外感，阴寒腹痛，肢冷脉微，跌打损伤。用量15~30g。

现代研究
1. 化学成分　暂无
2. 药理作用　暂无

葱（葱白） Allium fistulosum L.

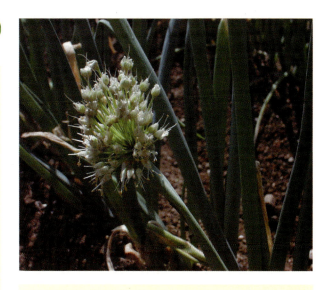

基　源	葱白为百合科植物葱的鳞茎。
原植物	多年生草本，具强烈辛辣味，折断有黏液。须根丛生，白色。鳞茎卵状长圆柱形，先端稍肥大，肉质鳞叶白色。叶基生，管状，先端尖，叶鞘淡绿色。单一花葶从叶丛中抽出，圆柱形，中空；总苞膜质，白色；伞形花序球形；花被钟状，白色。蒴果三棱形，背裂。种子黑色。花期6~9月，果期7~10月。
生境分布	全国各地广为栽培。
采收加工	全年可采，剥去外膜，去须根及叶。
性状鉴别	高25～70cm。鳞茎圆柱状，单生或簇生，粗1～2cm，外皮白色，膜质，不破裂，叶圆筒状，中空，粗0.5～2cm，花葶圆柱状，中空，从叶丛中抽出，长30～50cm，总苞片膜状，2裂，伞形花序近球形，多花，小花梗纤细，基部无小苞片，花白色，花被片长5～7mm，先端渐尖，花丝为花被片1.5～2倍，基部合生并与花被片贴生，全缘，子房倒卵形，花柱细长，伸出花被外。种子具6棱，黑色。花、果期2～7月。
性味功能	味辛、温。有发汗解表，通阳，利阳的功能。
炮　制	摘取其鳞茎，净制。
主治用法	用于感冒头痛，鼻寒；外用于小便不利，痈疖肿痛。用量3~9g；外用适量，捣烂敷脐部或患处。

现代研究
1. 化学成分　本品含烯丙基硫醚、维生素A、维C及钙类。
2. 药理作用　本品会刺激胃液的分泌，且有助于食欲的增进，同时具有恢复疲劳的作用；葱中含有相当量的维生素C，有舒张小血管，促进血液循环的作用，有助于防止血压升高所致的头晕，使大脑保持灵活和预防老年痴呆的作用；葱还有降血脂、降血压、降血糖的作用。

应用
1. 风寒感冒：葱白50g，淡豆豉9g，水煎服。
2. 痈疮肿毒：葱白适量，捣烂，以醋拌之，炒热敷患处。
3. 蜂窝组织炎：痈疖肿痛未破：葱白、蜂蜜、蒲公英各等量，共捣烂成糊状，敷患处。
4. 跌打损伤肿痛：葱白切细，炒熟，拌入适量松香，捣烂如膏，热敷患处。

太白韭 Allium prattii C.H.Wright ex Forb. et Hemsl.

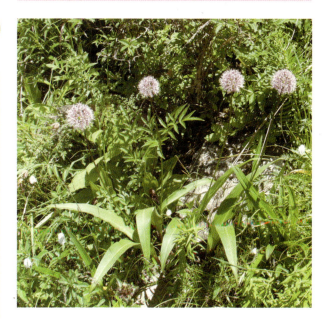

基　源	百合科植物太白韭的全草。
原植物	别名：野葱。草本，具根状茎。鳞茎柱状圆锥形，单生或数枚聚生，黑褐色，网状纤维质。叶基生，2枚对生，条状披针形或椭圆状披针形，先端渐尖，基部渐狭成不明显的叶柄。多花，花葶圆柱形。小花梗为花被的2~4倍长，无苞片；花紫红色至淡红色，稀白色；花被片6，顶端微凹或钝头，内轮的矩圆形披针形，外轮的矩圆形；花丝伸出花被，基部合生并与花被生；子房具短柄，1胚珠。
生境分布	生于海拔2000~4700m阴湿山坡。分布于河南、陕西、甘肃、四川、云南、西藏等地。
采收加工	夏秋季采收全草，干燥。
性状鉴别	鳞茎单生或2-3枚聚生，近圆柱状；鳞茎外皮灰褐色至黑褐色，破裂成纤维状，呈明显的网状。叶2枚，紧靠或近对生状，很少为3枚，常为条形、条状披针形、椭圆状披针形或椭圆状倒披针形，罕为狭椭圆形，短于或近等于花葶，宽0.5-4(-7)厘米，先端渐尖，基部逐渐收狭成不明显的叶柄。
性味功能	味辛，性温。有发汗，散寒，消肿的功能。
主治用法	用于风寒外感，头痛发烧，腹部冷痛，消化不良，接骨。用量15~30g。

现代研究
1. 化学成分　暂无
2. 药理作用　暂无

应用
骨折：鲜野葱，加蜂蜜捣烂外敷患处，能接骨。

◆发散风热药◆

笔管草　Hippohaetedebilis(Roxb.)Ching

基源　为木贼科植物笔管草的干燥全草。

原植物　多年生草本。茎条圆柱状，中空，粗糙有纵沟，棱上具疣状突起1行。叶退化，下部连合成鞘，鞘筒紧帖于茎，鞘片横切面扁平状，鞘齿褐色，顶部尾尖，脱落后留下平截或钝形的基部，因而使鞘筒顶端近全缘。孢子囊穗长约2.5cm，顶端短尖或有小尖头。

生境分布　生于河边或溪沟边沙地上。分布于湖北、湖南、江西、广东、广西、贵州、四川、云南等省区。

采收加工　秋季采集全草，拣除杂质，晒干。

性状鉴别　性状呈长管状，不分枝，长40～60cm，直径0.2～0.7cm。表面灰绿色或黄绿色，有18～30条纵棱，棱上有多数细小光亮的疣状突起；节明显，节间长2.5～9cm，节上着生筒状鳞叶，叶鞘基部和鞘齿黑棕色，中部淡棕黄色。体轻，质脆，易折断，断面中空，周边有多数圆形的小空腔。气微，味甘淡、微涩，嚼之有沙粒感。

性味功能　味苦、微甘，性平。有清肝明目、祛湿疏风、止血利尿、退翳的功能。

炮制　除去枯茎及残根，喷淋清水，稍润，切段，干燥。

主治用法　用于感冒、黄疸型肝炎、小儿疳积、结膜炎、目翳、肾炎、尿路结石、小便不利、尿血、便血、血崩、痢疾、疮疡疥癣及铅中毒。用量3～6g。

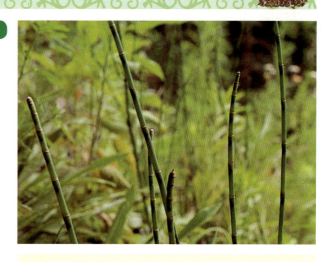

现代研究
1. 化学成分　全草含烟碱、山柰酚-3-槐糖苷、谷甾醇、豆甾醇等。地上部分含挥发油，其中有机酸为琥珀酸、延胡索酸、阿魏酸等。
2. 药理作用　本品有消炎、止血、利尿以及镇静、抗惊厥作用。其醇提液能增加离体豚鼠心脏冠脉流量；对家兔离体血管有明显扩张作用。

应用
1. 急性结膜炎：笔管草、菊花、白蒺藜、决明子。水煎服。
2. 角膜云翳：笔管草、防风、苍术、夏枯草等。水煎服。
3. 脱肛：笔管草适量，烧存性研末外敷。

木贼　Equisetumhiemale L.

基源　为木贼科植物木贼的地上部分。

原植物　别名：锉草、笔头草、擦草。多年生常绿草本。根茎黑色，地上茎直立，单一不分枝或于基部簇生，节间中空，茎表面有纵沟棱，手摸粗糙。叶鞘筒贴于茎上，顶部与基部有2黑色圈。鞘齿顶部尾尖早落，成钝头，鞘片背面有棱脊2条，形成浅沟。孢子囊穗生于茎顶，长圆形，无柄，具小尖头，由多数轮状排列的六角形盾状孢子叶组成，沿孢子叶边缘生数个孢子囊；孢子圆球形，有2条弹丝，十字形着生，卷绕在孢子上。

生境分布　生于林下湿地，山谷溪边。分布于东北及河北、山西、内蒙古、陕西、甘肃、湖北、新疆和四川等地。

采收加工　夏、秋季割取地上部分，除去杂质，晒干或阴干。

性状鉴别　茎呈长管状，不分枝。表面灰绿色或黄绿色，有18--30条细纵纵棱，平直排列，棱脊上有2行细小的疣状突起，触之稍挂手。节上着生鳞片状合生的筒状叶鞘，叶鞘基部和先端具2圈棕黑色较宽的环。鞘片背面有2条棱脊和1条浅沟。质脆，易折断，断面中空。边缘有20-30个小空腔，排列成环状，内有白色或浅绿色的薄瓤。气微，味微涩，嚼之有沙粒感。

性味功能　味甘、苦，性平。有疏风散热、退翳、止血的功能。

主治用法　用于目赤肿痛、目生云翳、迎风流泪、喉痛、痈肿、便血、血痢、脱肛、崩漏、外伤出血。用量3～9g。水煎服。

现代研究
1. 化学成分　本品含挥发性成分如琥珀酸、延胡索酸、对-

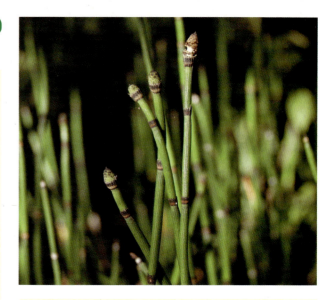

羟基苯甲酸、阿魏酸、香草酸等。尚含有犬问荆碱、胸腺嘧啶、香荚兰醛等。还含磷酸盐与多量的二氧化硅、硅酸盐、皂苷、树脂及葡萄糖和果糖。
2. 药理作用　本品所含的硅酸盐和鞣质有收敛作用，从而对于接触部位，有消炎、止血作用。木贼醇提液能增加离体豚鼠心脏冠脉流量，有降压作用。所含的阿魏酸有抑制血小板聚集及释放的作用在动物实验中有镇静、抗惊厥作用。

应用
1. 目生云翳，多泪：木贼、谷精草、决明子各9g，蝉蜕3g。水煎服。
2. 目昏多泪、迎风流泪：木贼9g，苍术12g。研细末，开水调服。
3. 扁平疣及疣瘊：木贼适量，研细末外敷患处。

类叶升麻（绿豆升麻） ActaeaasiaticaHara

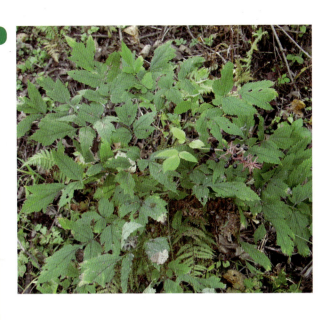

基　　源	绿豆升麻为毛茛科植物类叶升麻植物根状茎及全草。
原植物	别名：马尾升麻。多年生草本。根状茎短，须根具多数细长绒毛。茎直立，绿色，有棱，疏生短毛。一至三回三出羽状复叶；小叶1~3对，最终小叶卵圆形或卵状披针形，先端尖，基部宽楔形或近圆形，边缘具大小不等的粗锯齿，两面有柔毛。总状花序窄长呈穗状，顶生；花萼4，瓣状，早落；花瓣4，广匙形，白色；雄蕊多数，心皮1。果序长方条状，浆果二列状，紫黑色，近球形，果梗稍粗厚。种子棕色，光滑。花期6~8月，果期6~8月。
生境分布	生于山坡下。分布于四川及贵州等省。
采收加工	秋季采收根状茎及全草，分别晒干。
性状鉴别	根茎呈不规则长块，多分枝呈结节状。表面灰褐色或黄褐色，粗糙，茎基痕圆盘状或槽状，盘或槽内壁显网状纹理；下面有坚硬的须根残基。体轻质坚，不易折断，断面不平坦，纤维性，木质部成放射状纹理，黄棕色或黄绿色，髓部黑褐色。均以个大、质坚、表面色黑褐者为佳。
性味功能	味辛、微苦，性凉。有祛风止咳，清热解毒的功能。
炮　　制	除去杂质，略泡，洗净，润透，切厚片，干燥。
主治用法	用于感冒头痛，百日咳，犬咬伤。用量6~15g；外用适量，鲜叶捣烂敷患处。

现代研究
1.化学成分　本品根茎含升麻素、生物碱、糖类、异阿魏酸、阿魏酸、咖啡酸等。
2.药理作用　本品提取物或其成分异阿魏酸有解热、抗炎作用；升麻水煎液有镇痛、镇静、抗惊厥作用。

应用
1.感冒头痛，百日咳：绿豆升麻6~15g。水煎服。
2.犬咬伤：鲜绿豆升麻叶适量，捣烂敷患处。

兴安升麻（升麻） Cimicifugadahurica(Turcz.) Maxim.

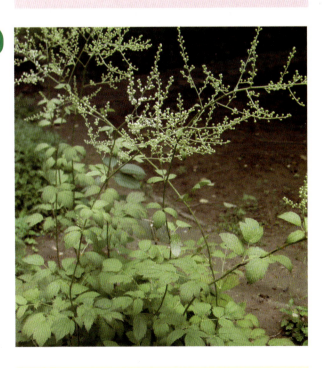

基　　源	升麻为毛茛科植物兴安升麻的根茎。
原植物	别名：北升麻、龙眼根、窟窿牙。根多年生草本。根茎长条形，弯曲，结节状，棕褐色，有坚硬须根残基及圆茎基痕。茎生叶为二至三回三出复叶，小叶有小叶柄，顶生小叶宽菱形。圆锥花序多分枝；花单性，雌雄异株；果长7~8mm，被贴伏的白色柔毛，顶端近截形。种子椭圆形，有鳞翅。花期7~8月，果期8~9月。
生境分布	生于山地、灌丛及草地中。分布于东北、华北等地。
采收加工	秋季采挖根部，晒至八九成干，除去须根，晒干。
性状鉴别	根茎呈不规则长条状，多分枝成结节状。表面灰黑色，粗糙，茎基痕圆洞状，洞内壁显纵向或网状沟纹；下面有坚硬的须根残基。体轻质坚，不易折断，断面极不平坦，木质部成放射状，纤维性，黄绿色，具裂隙，髓部中空，黑色。
性味功能	味微苦、甘，性微寒。有发表，透疹，清热解毒，升提中气的功能。
炮　　制	除去杂质，略泡，洗净，润透，切厚片，干燥。
主治用法	用于风热头痛，齿龈肿痛，咽痛口疮，麻疹不透，胃下垂，久泻，脱肛，子宫脱垂。用量1.5~4.5g。

现代研究
1.化学成分　本品根茎含阿魏酸、异阿魏酸、咖啡酸、升麻素以及齿阿米素、齿阿米醇、北升麻萜等，还含有升麻苷等成分。
2.药理作用　同升麻。

应用
1.麻疹初起，透疹不快：升麻2.4g，葛根9g，甘草2.4g，赤芍4.5g。水煎服。
2.脱肛、子宫脱垂、中气不足，脾虚泄泻：升麻、柴胡、黄芪、当归、白术、炙甘草、人参各1.2g。水煎服。
3.牙龈炎：升麻，葛根，石膏，黄连。水煎服。
4.咽喉肿痛：升麻，玄参，桔梗，牛蒡子。水煎服。

升麻 Cimicifuga foetida L. var. mairei W.T.Wang et Zh.Wang (Cimicifuga foetida L.)

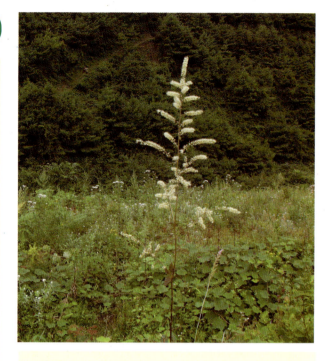

基源 为毛茛科植物升麻的干燥根茎。

原植物 别名：西升麻、川升麻、绿升麻。多年生草本。根茎黑色，有多数内陷的老茎迹。茎直立，高1~2m。下部茎生叶具长柄，二至三回三出羽状全裂；顶生小叶具长柄，各侧生小叶无柄。圆锥花序，具分枝3~20条，花序轴和花梗密被灰色或锈色的腺毛及短毛；花两性，果被贴伏白色柔毛。顶端有短喙；花期7~9月，果期8~10月。

生境分布 生于山地林中或草丛中。分布于山西、陕西、宁夏、甘肃、青海、云南、西藏、河南、湖北、四川等省区。

采收加工 秋季采挖根茎，晒至八、九成干后，燎去须根，晒干。

性状鉴别 根茎呈不规则长块状，分枝较多。表面暗棕色，极粗糙，上面具多个圆形空洞状的茎基，内壁粗糙，洞浅；下面有众多须根残基。体实质坚韧，不易折断，断面不平坦，木部黄绿色，成放射状，髓部稍平坦，灰绿色，稍具粉性。

性味功能 味辛、微苦，性微寒。有发表，透疹，清热解毒，升提中气的功能。

炮制 除去杂质，略泡，洗净，润透，切厚片，干燥。

主治用法 用于风热头痛，齿龈肿痛，咽痛口疮，麻疹不透，胃下垂，久泻，脱肛，子宫脱垂。用量1.5~4.5g。

现代研究
1. 化学成分　本品根茎含升麻碱、水杨酸、鞣质、树脂、咖啡酸、阿魏酸等。
2. 药理作用　升麻提取物或其成分异阿魏酸有解热、抗炎作用；升麻水煎液有镇痛、镇静、抗惊厥作用。

应用
1. 风热头痛，齿龈肿痛，面部神经痛：升麻、苍术各6g，荷叶1张。水煎服。
2. 麻疹初起，斑疹不透：升麻、葛根、甘草各3g，牛蒡子9g。水煎服。

大三叶升麻（升麻） Cimicifuga heacleifolia Kom.

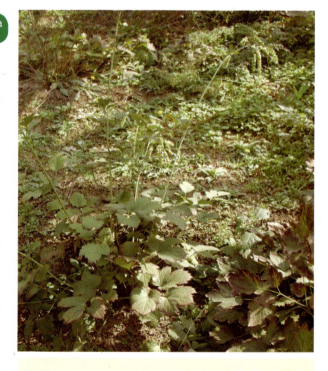

基源 升麻为毛茛科植物大三叶升麻的干燥根茎。

原植物 多年生草本。根状茎粗壮，有圆洞状老茎残痕。下部茎生叶为二回三出复叶；小叶具柄，叶稍革质，无毛，顶生1片小叶片倒卵形至倒卵状椭圆形，顶端三浅裂，侧生小叶斜卵形。圆锥花序，具2~9条分枝；花两性，萼片5，退化雄蕊椭圆形，不分裂，白色，无空花药，近膜质，全缘。子房无毛。果长圆形；种子2，四周有膜质鳞翅。花期8~9月，果期9~10月。

生境分布 生于山坡草丛中或林缘灌丛中。分布于东北三省。

采收加工 秋季采挖根茎，去泥沙，晒至八、九成干后，燎去或除去须根，晒干。

性状鉴别 根茎不规则圆柱形，多短分枝成结节状，长8~20cm，直径1.5~2.5cm，表面暗棕色或黑棕色；上侧有多个茎痕，长1.5~3cm，直径0.5~2.5cm，髓朽成空洞，木部木射线成放射状裂隙。质坚硬而轻，断面黄白色。味微苦。

性味功能 味甘辛、微苦，性凉。有升阳、发表、透疹、清热解毒的功能。

炮制 同升麻。

主治用法 用于风热头痛，齿龈肿痛，咽痛口疮，麻疹不透，胃下垂，久泻，脱肛，子宫脱垂。用量3~6g。外用适量，研末调敷，煎水含漱或淋洗。

现代研究
1. 化学成分　本品含生物碱、升麻素、升麻苷、升麻醇木糖苷、异阿魏酸等。
2. 药理作用　同升麻。

应用
1. 牙龈炎：升麻、葛根、黄连、石膏。水煎含漱。
2. 咽喉疼痛：升麻、玄参、桔梗、牛蒡子等。水煎服。

单穗升麻 Cimicifuga simplex Wormsk.

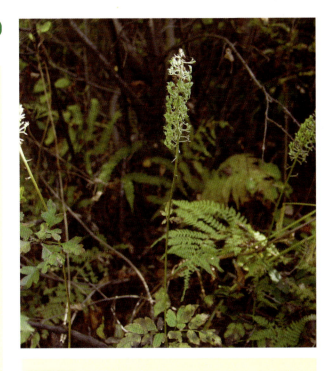

基　　源	毛茛科植物单穗升麻的根茎，在东北、四川作升麻入药。
原植物	别名：野菜升麻。根状茎粗壮，横走，外皮带黑色。茎单一。下部茎生叶有长柄，为二至三回三出近羽状复叶；叶片卵状三角形；顶生小叶有柄，宽披针形至菱形，常3裂或浅裂，边缘有锯齿，侧生小叶通常无柄，狭斜卵形，比顶生小叶小，背面沿脉疏生白色长柔毛；叶柄长达26厘米；茎上部叶较小，一至二回羽状三出。总状花序不分枝或有时在基部有少数分枝；苞片钻形；花梗密被灰色腺毛及柔毛；萼片宽椭圆形。花期8~9月，果期9~10月。
生境分布	生于海拔1900~2000米的碎石堆中。分布于四川、甘肃、陕西、河北、内蒙古、辽宁、吉林、黑龙江等植物。俄罗斯、蒙古、日本也有栽培。
采收加工	秋季采收。去掉泥沙，晒到八、九成干时，燎去须根，晒干。
性味功能	味辛、微苦，性微寒。有发表，透疹，清热解毒，升提中气的功能。
主治用法	用于风热头痛，齿龈肿痛，咽痛口疮，麻疹不透，胃下垂，久泻，脱肛，子宫脱垂。用量1.5~4.5g。

现代研究

1. 化学成分　本品含有升麻二烯醇、升麻环氧醇、升麻苷、兴安升麻醇和β-谷甾醇等。
2. 药理作用　本品有镇痛、解热、降温作用；有抑制平滑肌、解痉、抗炎和抗真菌等作用。

应用

同升麻。

南天竹 Nandina domestica Thunb.

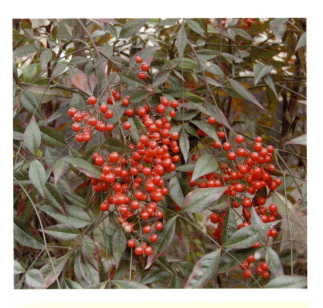

基　　源	为小檗科植物南天竹的果实、叶及根。
原植物	灌木。叶互生，叶柄基部膨大呈鞘状抱茎，叶革质，2~3回羽状复叶，小叶对生，无柄，椭圆状披针形，先端渐尖，基部楔形，全缘。大形圆锥花序顶生，花白色；萼片多轮重叠，每轮3片，外轮较小，卵状三角形，内轮较大，卵圆形；雄蕊6，花瓣状。浆果球形，鲜红色，偶为黄色。花期5~7月，果期8~10月。
生境分布	生于山坡杂木林或灌丛中，也有栽培。分布于我国长江中下游各省。
采收加工	根叶全年可采，洗净，晒干或鲜用。果实在秋冬采收。
性状鉴别	浆果球形，直径6~9mm，表面黄红色、暗红色或红紫色，平滑，微具光泽，有的局部下陷，先端具突起的宿存柱基，基部具果柄或其断痕。果皮质松脆，易破碎。种子两面三川粒，略呈半球形，内面下凹，类白色至黄棕色。气无，味微涩。以粒圆、色红、光滑、种子色白者为佳。
性味功能	根、叶：味苦，性寒。有清热解毒，祛风止痛，活血凉血的功能。果实：味苦，性平。有小毒。有止咳平喘的功能。
主治用法	根、叶用于感冒发热，眼结膜炎，尿路感染，急性胃肠炎，腰肌劳损等。果实用于咳嗽气喘，百日咳。用量，果实4.5~9g，叶9~15g，根9~30g。

现代研究

1. 化学成分　本品果实含南天宁碱、原阿片碱、异紫堇定碱和南天竹种碱等。此外尚含脂肪酸，翠菊苷，蹄纹天竺素木糖葡萄糖苷等。
2. 药理作用　本品所含的南天竹碱、南丁宁碱对冷血动物（蛙）可引起吗啡样麻醉作用；有抑制心脏的作用；对离休兔子宫小量兴奋、大量麻痹。

应用

1. 咳嗽气喘：南天竹子6~9g，水煎服。
2. 眼结膜炎：南天竹叶30g，煎汁洗眼。
3. 腰肌劳损：南天竹根30g，黄酒浸服。

小藜　Chenopodium serotinum L.

基　源	藜科植物小藜的全草入药。
原植物	一年生直立草本，高20~50cm。茎有条纹，分枝。单叶互生，长卵形或矩圆形，先端钝，基部楔形，边缘有波状牙齿，下部的叶，近基部有2个较大的裂片，两面疏生粉粒，叶柄细弱。花序穗状腋生或顶生；花两性；花被片5，宽卵形，先端钝，淡绿色，微有龙骨状突起；雄蕊5；柱头2，条形。胞果包藏于花被内，果皮膜质，有明显的蜂窝状网脉。种子圆形，边缘有棱，黑色。花期秋季。
生境分布	生于田间、旷地、路旁。分布于吉林、辽宁、河北、山东、台湾、广东、湖北、四川及云南等省区。
采收加工	夏季采收全草，切段晒干或鲜用。
性味功能	味甘，性平。有小毒。有清热利湿，止痒透疹的功能。
主治用法	用于风热感冒，痢疾，腹泻，龋齿痛；外用于皮肤瘙痒，麻疹不透。用量30~60g，水煎服。外用适量煎汤洗患处。

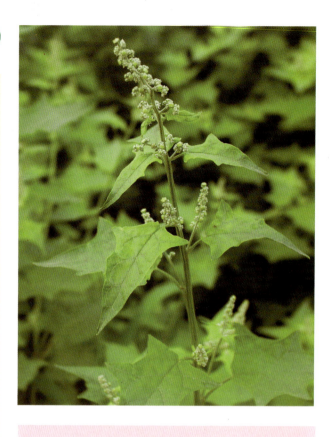

应用
同藜。

土牛膝（倒扣草）　Achyranthes aspera L.

基　源	倒扣草为苋科植物土牛膝的全草。
原植物	别名：粗毛牛膝、鸡骨草、倒扣草。一年或二年生草本。叶对生，具柄，纸质，倒卵形、长椭圆形或椭圆状倒卵形，先端急尖或略钝，基部渐狭，全缘，两面密被柔毛，上面深绿色，下面绿色或稍紫红色。穗状花序顶生或腋生；花多数，绿色。胞果长卵形。花期7~10月，果期8~11月。
生境分布	生于山坡林下、河沟边及山谷稍阴湿处。分布于长江以南地区。
采收加工	夏秋间采收全株，洗净，晒干。
性状鉴别	本品根茎呈圆柱状，灰棕色，上端有茎基残留，周围着生多数粗细不一的根。质稍柔软，干透后易折断，断面黄棕色，可见成圈状散列的维管束。气微，味微甜。
性味功能	味苦、辛，性寒。有清热解表，利尿通淋的功能。
炮　制	拣去杂质，洗净，润透切段，晒干。
主治用法	用于感冒发热，痢疾，扁桃体炎，白喉，流行性腮腺炎，风湿性关节炎，肾炎水肿。用量15~30g，水煎服。

现代研究
1. 化学成分　本品根含皂苷，种子含糖、蛋白质，全草含生物碱。
2. 药理作用　本品煎剂在人体体内显抗肿瘤的治疗作用；在动物体内能中和白喉杆菌毒素，并有预防白喉的作用；对醉犬、猎、兔作静脉注射，均有短暂的降压作用。

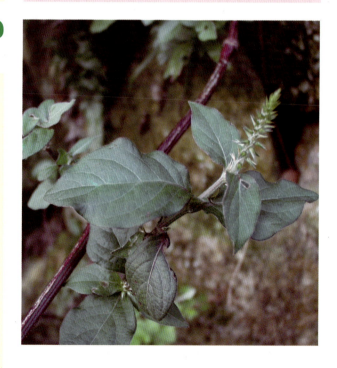

应用
1. 下肢关节痛：倒扣草30g。水煎服。
2. 白喉、咽喉肿痛：土牛膝鲜根50g，水煎服。
3. 流行性腮腺炎：鲜倒扣草，捣烂敷患处，并取全草适量水煎服。
4. 高血压：倒扣草15g，夏枯草9g，水煎服。

山芝麻　Helicteres angustifolia L.

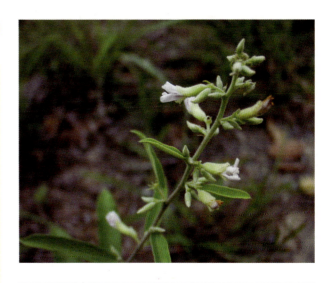

基　源	为梧桐科植物山芝麻的根。
原植物	别名：假芝麻（广东）、牛釜尾（广西）。小灌木，高达1米。小枝被灰黄绿色短柔毛。叶互生，被星状短柔毛；叶片线状披针形、长圆形，有时窄椭圆形，先端急尖、钝或微凸，基部钝圆或宽楔形，全缘。聚伞花序腋生2至数花；花萼5裂，被星状短柔毛；花瓣5，不等大，红色或淡紫色，先端近圆形而微凹，基部耳状；雄蕊10，外轮退化；子房被毛，5室，胚珠多数。蒴果长圆形。花期几全年。
生境分布	生于荒坡、路旁及丘陵地。分布于长江以南各地及西南地区。
采收加工	全年可采，以夏秋季为好，挖取根洗净，除去细根，切成约2cm长，晒干。
性味功能	味苦、微甘，性寒。有解表清热，消肿解毒功能。
主治用法	用于感冒发热，腮腺炎，扁桃体炎，麻疹，咳嗽，痢疾，痔疮，痈肿等。用量10~15g（鲜品30~60g），水煎服。

应用
1. 感冒发热：山芝麻9g，青蒿、红花、地桃花各6g，两面针根1.5g，水煎服。
2. 感冒咳嗽：山芝麻15g，两面针、石羊藤、枇杷叶各9g，水煎服。

磨盘草　Abutilon indicum (L.) Sweet

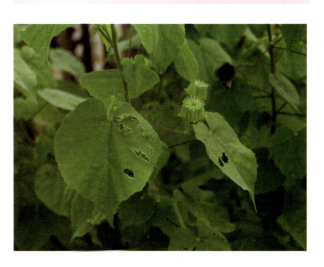

基　源	为锦葵科植物磨盘草的全草及根。
原植物	别名：耳响草、白麻、石麻仔、磨仔草。一年或多年生草本，被灰白色柔毛。叶互生，卵圆形至宽卵形，先端短尖，基部心形，边缘锯齿，托叶呈叶状。花单生茎顶和叶腋，花萼5裂，花冠浅钟状，花瓣5，黄色，长于萼片2倍以上；雄蕊多数，心皮15~20。果实扁圆形，磨盘状，有棱，分果顶端有短芒。种子肾形，花期6~9月。果期8~10月。
生境分布	生于山坡、原野、滨海、田边等处。分布于福建、台湾、广西、广东、贵州和云南等省。
采收加工	夏、秋采收全草及根，晒干。
性状鉴别	干燥全草主干粗约2厘米，有分枝，外皮有网格状皱纹，淡灰褐色如被粉状，触之有柔滑感。叶皱缩，浅灰绿色，背面色淡，少数呈浅黄棕色，被短柔毛，手捻之较柔韧面不易碎，有时叶腋有花或果。气微。
性味功能	味甘、淡，性平。有疏风清清热，益气通窍，退翳利尿的功能。
主治用法	用于感冒，久热不退，流行性腮腺炎，耳鸣，耳聋，小便不利。用量15~30g。

现代研究
1. 化学成分　本品全草含黄酮苷、酚类、氨基酸，有机酸和糖类。
2. 药理作用　暂无。

应用
1. 早期浸润型肺结核：磨盘草根、岗梅根各30g，十大功劳15g。水煎服。
2. 痔疮：磨盘草根25g，水煎浓，服一半，余药乘热熏洗肛门。
3. 慢性中耳炎：磨盘草根25g，糯米一杯。水炖服。
4. 跌打损伤或体虚乏力：磨盘草根，黄酒，炖服。

柽柳 *Tamarix chinensis* Lour.

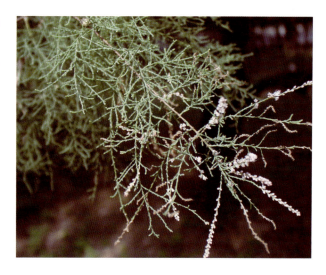

基源	为柽柳科植物柽柳的干燥细嫩枝叶。
原植物	别名：西河柳、山川柳。落叶灌木或小乔木，高2~5m。老枝深紫色或紫红色，嫩枝绿色，有疏散开张下垂的枝条。茎多分枝，枝条柔弱。单叶互生，无柄，抱茎，蓝绿色，细小鳞片状，基部鞘状抱茎。复总状花序排列成圆锥形，生于当年嫩枝端；常松散下垂。花小，粉红色，花瓣5；雄蕊5；雌蕊1，柱头3裂。蒴果长圆锥形。花期一年3次，4月、6月、8月各一次。
生境分布	生于荒原砂质盐碱地或栽培于庭园。分布于华北、西北及河南、山东、安徽、江苏、湖北、广东、四川、云南、西藏等省、自治区。
采收加工	夏季花未开时采收幼嫩枝，晒干。
性状鉴别	本品干燥的枝梗呈圆柱形。表面灰绿色，生有许多互生的鳞片状的小叶。质脆，易折断。粗梗直径约3mm，表面红褐色，叶片常脱落而残留叶基呈突起状。粗梗的横切面黄白色，木质部占绝大部分，有明显的年轮，皮部与木质部极易分离，中央有髓。气微弱，味淡。
性味功能	味辛，性平。有发汗透疹，解表散风，解毒利尿功能。
炮制	拣去杂质，去梗，喷润后切段，晒干。
主治用法	用于麻疹不透，感冒，风湿关节痛，小便不利。用量3~9g。外用于风疹瘙痒，煎水洗。

现代研究
1. 化学成分　本品含柽柳酚、柽柳酮、柽柳醇、槲皮素、硬脂酸、β－谷甾醇及其葡萄糖苷以及树脂、鞣质等。
2. 药理作用　本品煎剂有明显的止咳作用；对肺炎球菌、甲型链球菌、白色葡萄球菌及流感杆菌均有抑制作用。其浸膏溶液给人工发热家兔皮下注射，有一定的解热作用。

应用
1. 慢性气管炎：柽柳50g，白矾0.5g。水煎服。
2. 鼻咽癌：柽柳、地骨皮各50g，水煎服。
3. 小儿麻疹不出，躁乱：柽柳、芫荽，水煎服。
4. 感冒：柽柳2g，薄荷、荆芥各6g，生姜3g。水煎服。

大豆（大豆黄卷）*Glycine max* (L.) Merr.

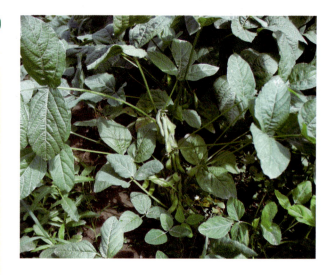

基源	大豆黄卷为蝶形花科植物大豆的种子经发芽干燥而成。
原植物	一年生草本，全株密被黄褐色长硬毛。三出复叶，卵形、长卵形，先端钝或急尖，基圆形、宽楔形或截形，全缘。总状花序腋生，花2~10朵；花萼绿色，钟状，5齿裂；花冠蝶形，白色、淡红色或紫色；雄蕊10，9枚联合1枚离生。荚带状矩形，具短柄，下垂，黄绿色或黄褐色，密生长硬毛。种子卵圆形或近球形，种皮黄色、绿色褐色、黑色等。花期6~7月，果期7~9月。
生境分布	全国各地均有栽培。以东北、华北栽培面积最广。
采收加工	春秋二季取籽粒饱满的大豆，用水浸泡至膨胀，将水放出，用湿布覆盖，每日用清水冲洗一次，等芽长至0.5~1cm时，摊开，晒干。
性味功能	味甘，性平。有清热，利湿，解表的功能。
主治用法	用于暑湿发热，胸闷不舒，肢体疼痛，水肿胀满。用量9~15g。

现代研究
1. 化学成分　本品主要含大豆皂A、B、C、D、E以及大豆苷、木糖和叶酸等成分。
2. 药理作用　本品有降压、抗心律失常、扩张冠状血管作用；能增强耐缺氧能力、抗脑缺血、降血脂作用，有抗动脉粥样硬化、抗凝血、抗血栓以及保肝、抗氧化、抗病毒、抗肿瘤等作用。

应用
1. 高血脂、高血压、动脉硬化：大豆黄卷，水煎服。
2. 水肿胀满，大小便涩：大豆黄卷（醋拌炒干）、大黄、橘皮，水煎服。
3. 头风湿痹，暑湿发热：大豆黄卷，温水服。
4. 感冒发热，头痛：大豆黄卷、葱白各9g，生姜4.5g，水煎服。

野葛（葛根） Puerarialobata(Willd.)Ohwi

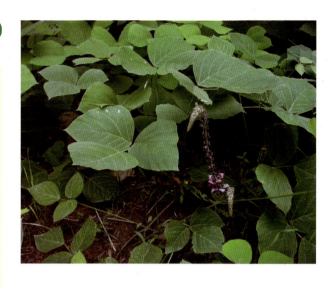

基　源	葛根为蝶形花科植物野葛的干燥根。
原植物	多年生藤本，生黄褐色长硬毛。块根肥厚圆柱形。三出复叶互生，叶柄长托叶盾状着生；顶生小叶菱状卵形，3浅裂或不裂，侧生小叶斜卵形。总状花序腋生或顶生，每节1~3朵花簇生在具节瘤状突起的花序轴上。花萼钟状有黄色柔毛；花冠蝶形，蓝紫色或紫红色；雄蕊10；子房线形。荚果线形扁平，有黄褐色硬毛。种子卵圆形，褐色。花期5~9月，果期8~9月。
生境分布	生于山坡草丛、路旁及疏林阴湿地方。分布于全国大部分地区。
采收加工	秋、冬二季采挖，趁鲜切成厚片或小块，干燥。
性味功能	味甘，性平。有解表退热，生津止渴，止泻的功能。
炮　制	除去杂质，洗净，润透，切厚片，晒干。
主治用法	用于表症发热，无汗，口渴，头痛项强，麻疹不透，泄泻，痢疾。用量5~10g。

现代研究
1. 化学成分　本品根含大豆苷元、大豆苷、葛根素、大豆苷元-4',7-二葡萄糖苷、葛根素木糖苷等成分。
2. 药理作用　本品根有解热、降压降血糖血脂等作用。

应用
1. 高血压，心绞痛，心肌梗塞，心律失常：葛根9g，水煎服。
2. 饮酒过度，头痛，烦渴，胃胀，呕吐：葛根、葛花，水煎服。
3. 荨麻疹：葛根，水煎服。
4. 糖尿病：葛根、山药、党参、黄芪、黄精，水煎服。

一　解表药

甘葛藤（葛根） PuerariathomsoniiBenth.

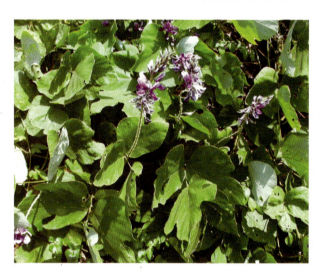

基　源	葛根为蝶形花科植物甘葛藤的根。
原植物	别名：粉葛。藤本，被黄褐色短毛或杂有长硬毛。根肥大，粉性大。3出复叶，具长柄；托叶盾状；小叶片常3裂，总状花序形；花萼钟状，萼齿5，披针形，较萼筒长，被黄色长硬毛；花冠紫色，长2cm以。荚果长扁平，密被黄褐色长硬毛。种子肾形或圆形。花期6~9月，果期8~10月。
生境分布	生于山野灌木丛中或疏林中。有栽培。分布于广东、广西、四川、云南等省区。
采收加工	秋后至第二年春末挖根，刮去外皮，纵切厚，晒干或微火烘干。
性状鉴别	本品呈纵切的长方形厚片或小方块，长5~35cm，厚0.5~1cm。外皮淡棕色，有纵皱纹，粗糙。切面黄白色，纹理不明显。质韧，纤维性强。气微，味微甜。
性味功能	味甘、辛，性平。有解表退热，生津止渴，止泻的功能。
炮　制	除去杂质，洗净，润透，切厚片，晒干。
主治用法	用于表症发热，无汗，口渴，头痛项强，麻疹不透，泄泻，痢疾。用量5~10g。退热生用，止泻煨用。

现代研究
1. 化学成分　主要成分为异黄酮类化合物，如大豆素、大豆苷、葛根素等。还含有β-谷甾醇、羽扇烯酮、尿素、廿二烷酸、花生酸和多量淀粉。
2. 药理作用　本品根有解热作用，乙醇浸剂较煎剂解热作用为强；葛根煎剂、浸剂和总黄酮都有一定降压作用。另外，葛根煎剂及葛根素有降血糖作用，所含异黄酮类化合物有降血脂作用，葛根素还有抗血小板聚集作用及益智、抗氧化、抗肿瘤等作用。

应用
同野葛。

柠檬桉(桉叶油) Eucalyptuscitriodora Hook.f.

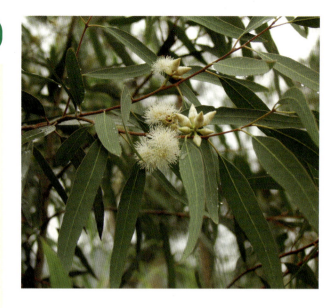

基　源　桉叶油为桃金娘科植物柠檬桉叶的挥发油。

原植物　高大乔木；幼叶叶柄盾状着生，披针形，有腺毛，基部圆形；成熟叶狭披针形，有黑腺点，具香味。圆锥花序腋生，花蕾长倒卵形，萼管长倒卵形，帽状体长约1.5cm，先端圆，有小尖突。蒴果壶形，果瓣藏于萼管内。花期4~9月。

生境分布　栽培于广东、广西及福建南部。

采收加工　秋季采叶，用水蒸汽蒸馏，所得挥发油用乙醚萃取，用无水硫酸钠脱水后，回收乙醚，即得桉叶油。

性状鉴别　干燥叶片长椭圆形(幼叶)或卵状披针形(老叶)，黄绿色。幼叶上面及叶柄有褐色刺毛，木栓斑点较多，粗糙，香气较浓。老叶上面平滑无毛，香气稍逊于幼叶。

性味功能　味苦、辛，性凉。有疏风解热，祛湿解毒的功能。

主治用法　用于感冒，流感，肠炎，腹泻，神经痛，烧伤。用量9~15g。外用适量。

现代研究
1. 化学成分　本品含挥发油，油中主要成分为香茅醛、香茅醇、异胡薄荷醇和愈创醇等。尚含芸香苷、槲皮苷、槲皮素、莽草酸等。
2. 药理作用　本品具有抗结核作用，能抑制草分支杆菌的生长，对某些真菌也有抑制作用，但对大肠杆菌无效。

应用
1. 急性扁桃体炎：桉叶，水煎服。
2. 霉菌性阴道炎，外阴湿疹，瘙痒：桉叶油软膏外搽。
3. 烧伤：桉叶水煎服，并桉叶油涂敷患处。
4. 细菌性痢疾：桉叶、白芍、甘草、木香各3g，水煎服。

蓝桉(桉叶油) Eucalyptusglobulus Labill.

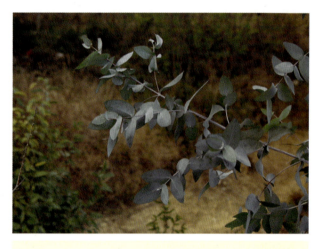

基　源　桉叶油为桃金娘科植物蓝桉的挥发油。

原植物　常绿大乔木。树皮灰蓝色，片状剥落，嫩枝略有棱，有腺点，枝上具窄翼。叶两型，老树着生正常叶；叶片镰状披针形，先端长渐尖，有时稍成尾状，基部宽楔形且略偏斜；幼株及新枝着生异常叶，单叶对生，叶片椭圆状卵形，无柄抱茎，先端短尖，基部浅心形，两种叶下面均浅披白粉而呈powdery灰色，两面有明显腺点。花通常单生叶腋或2~3朵聚生；萼筒有棱及小瘤体，具蓝白色腊被；花瓣与萼片合生成一帽状体，淡黄白色。蒴果杯状，有4棱及不明显瘤体或沟纹，果缘厚，果瓣4。种子多数，细小，棕色。

生境分布　栽培于福建、广东、广西、云南、贵州、四川等省区。

采收加工　秋季采叶，用水蒸汽蒸馏，所得挥发油用乙醚萃取，用无水硫酸钠脱水后，回收乙醚，即得桉叶油。

性状鉴别　叶蓝绿色，常被白粉；异常叶对生，矩圆状卵形，宽4-6厘米，无柄或有短柄；正常叶厚，披针形，镰刀状，长12-30厘米，宽2-3厘米，有明显腺点。蒴果杯状，直径2-2.5厘米，棱有4棱及不明显瘤体或沟纹，果缘厚。

性味功能　味微辛、苦，性平。具疏风解热，祛湿解毒的功能。

炮　制　秋季采收叶和果实，晒干。

主治用法　用于感冒，肠炎，腹泻，神经痛，并可治烧伤，除蚊虫。用量9~15g。外用适量。

现代研究
1. 化学成分　桉叶中主要含挥发油，其主要成分是1,8桉叶素、蒎烯、香橙烯、枯醛、松香芹醇和1-乙酰-4异丙叉环戊烯等，又含芸香苷、槲皮苷、L(+)高丝氨酸、桉树素等。
2. 药理作用　蓝桉叶的提取物，对革兰氏阳性菌有抑制作用，在试管内对破伤风杆菌、白喉杆菌菌素及真菌有解毒效力，同时也具有抑制葡萄糖基转移酶的作用；桉叶油有杀菌、消毒、祛痰、降压等多种功能；蓝桉的精油成分具有抗氧化作用，并具有消炎、健胃作用，民间用于治疗风湿性关节炎、胃炎及妇科炎症等。

应用
1. 流脑、流感、钩虫病：蓝桉叶9g，水煎服。
2. 烧烫伤，外伤出血：蓝桉叶研粉撒伤处。
3. 肠炎：蓝桉叶、马齿苋、地锦草、茶叶，煎服。
4. 烧伤、烫伤：桉叶油，涂敷患处。

桉树（桉叶油） Eucalyptusrobusta Smith

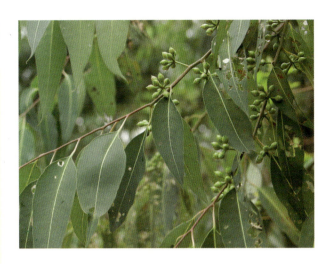

基源 桉叶油为桃金娘科植物桉树的挥发油。

原植物 别名：大叶桉。常绿大乔木，幼态叶对生，成熟叶互生，卵状披针形，先端渐尖，基部稍不对称，全缘，有透明腺点，有香味。伞形花序粗大，有花4~8朵，帽状体约与萼管等长，先端收缩成喙；花药椭圆形，纵裂。蒴果卵状壶形，上半部略收缩，蒴口稍扩大，果瓣3~4。花期4~9月。

生境分布 生于平原、山坡和路旁。我国华南及西南有栽培。

采收加工 秋季采叶，水蒸汽蒸馏，所得挥发油用乙醚萃取，用无水硫酸钠脱水，回收乙醚，即得桉叶油。

性状鉴别 常绿植物，一年内有周期性的老叶脱落现象。大多数种是高大乔木，少数是小乔木，呈灌木状的很少。树冠形状有尖塔形、多枝形和垂枝形等。单叶，全缘，革质，有时被有一层薄蜡质。叶子可分为幼态叶、中间叶和成熟叶三类，大多数的幼态叶是对生的，较小，心脏形或阔披针形。

性味功能 味微辛、苦，性平。有疏风解热，祛湿解毒的功能。

炮制 秋季采收叶和果实，晒干。

主治用法 用于感冒，流感，肠炎，腹泻，神经痛，并可治烧伤，除蚊虫。用量9~15g。外用适量。

现代研究
1. 化学成分 本品的叶和果实中含挥发油类成分。
2. 药理作用 本品主治预防流行性感冒、流行性脑脊髓膜炎、上呼吸道感染、咽喉炎、支气管炎、肺炎、急、慢性肾盂肾炎、肾炎、痢疾、丝虫病；外用治烧烫伤、蜂窝组炎、乳腺炎、疖肿、丹毒、水田皮炎、皮肤湿痒、脚癣等。

应用
1. 感冒：鲜大叶桉、桑叶，浓缩成流浸膏状，加入野菊花粉末干燥，加白糖适量。开水冲服。
2. 水田皮炎：鲜大叶桉叶、鲜乌桕叶捣烂成浸膏，搽敷患处。
3. 疖肿，皮肤溃疡：大叶桉，水煎浓缩，加凡士林调匀，外敷患处。
4. 脓疱疮，湿疹：大叶桉、苦楝树皮，煎水外洗。

秤星树（岗梅根） Ilexasprella(Hook.et Arn.) Champ.ex Benth.

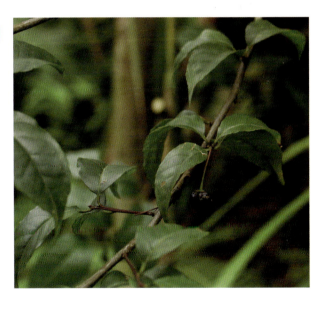

基源 岗梅根为冬青科植物秤星树的根。

原植物 别名：岗梅、梅叶冬青。落叶灌木。根细长，黄白色。单叶互生，卵形或卵状椭圆形，先端渐尖或急尖，基部宽楔形或近圆形，边缘有小锯齿，鲜时折断中脉胶状细丝相连。花小，白色或黄绿色，雌雄异株；雄花2~3朵簇生或单于叶腋或鳞片腋内；花4~5数，萼片卵形，边缘有睫毛；雌花单生于叶腋，4~6数，子房近圆形。浆果球形，红色，有纵棱，花柱宿存。花期4~5月，果期7~8月。

生境分布 生于荒山坡、疏林下或灌木丛中。分布于江西、福建、湖南、广东、广西等省区。

采收加工 全年均可采挖，洗净，晒干或切片后晒干。

性状鉴别 落叶灌木。高达3m。枝表面散生多数白色皮孔。叶卵形或卵状椭圆形，边缘具细锯齿，花单性，异株。果熟时黑色。4-5月开花。

性味功能 味苦、甘，性寒。有清热解毒，生津，活血的功能。

炮制 采收夏秋季节的根、茎、叶，鲜用或晒干。

主治用法 用于感冒发热，舌干口渴，扁桃腺炎，咽喉炎，气管炎，百日咳，肠炎，痢疾，传染性肝炎；外用于跌打损伤，痈疖肿毒等。用量15~30g。外用适量。

现代研究
1. 化学成分 暂无。
2. 药理作用 本品用于治疗感冒，用于治疗小儿感冒不退；用于肺痈、扁桃体炎、过敏性皮炎等。

应用
1. 流行性感冒：岗梅根400g，大叶桉叶、甘草各50g。水煎浓缩成500ml，加防腐剂，装瓶备用，每次服30~50ml，每日3次。
2. 咽喉炎，扁桃腺炎，感冒：岗梅喉片。1~2小时含服1~2片。

腊梅 Chimonanthus praecox (L.) Link

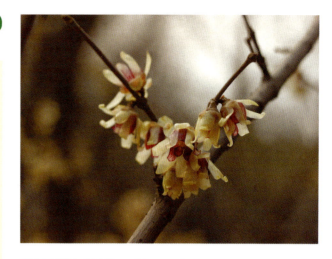

基　源	为腊梅科植物腊梅的花蕾、根及根皮。
原植物	落叶灌木。叶对生，椭圆状卵形，先端渐尖，基部宽楔形，全缘。花两性，密生于枝上，先叶开放，极芳香，花被多数，螺旋状排列，外层花被呈鳞片状，中层花被片较大卵状椭圆形，黄色，有光泽，内层的较短，有紫色条纹。花期12月至次年2月，果期7月。
生境分布	生于山坡灌丛或溪边，全国各地均有栽培。
采收加工	冬末春初采收蕾，焙干。根四季可采，烤干或晒干。
性状鉴别	落叶灌木，高可达4-5米。常丛生。叶对生，近革质，椭圆状卵形至卵状披针形，先端渐尖，全缘，芽具多数覆瓦状鳞片。冬末先叶开花，花单生于一年生枝条叶腋，有短柄及杯状花托，花被多片呈螺旋状排列，黄色，带腊质，花期12-1月，有浓芳香。瘦果多数，6-7月成熟。
性味功能	花蕾：味辛，性凉。有解暑生津，开胃散郁，止咳的功能。根及根皮：味辛，性温。有祛风，解毒，止血的功能。
炮　制	摘取花朵，阴干。
主治用法	花蕾用于暑热头晕，呕吐，气郁胃闷，麻疹，百日咳。根用于风寒感冒，腰肌劳损，风湿关节炎。根皮用于外伤出血。用量花蕾：3~6g；根：15g。
现代研究	1. 化学成分　蜡梅花含挥发油，油中有龙脑、桉油精、芳樟醇、洋蜡梅碱、异洋蜡梅碱、蜡梅苷、α-胡萝卜素、亚油酸、油酸等化学成分；叶中含蜡梅碱、洋蜡梅碱、异洋蜡梅碱；鲜叶含氰氢酸。种子含脂肪油、脂肪酸、亚油酸、亚麻酸等成分。 2. 药理作用　腊梅花含有龙脑、桉油精、芳樟醇等成分，有解暑生津，开胃散郁，解毒生肌，止咳的效果。民间常用腊梅花煎水给婴儿饮服，有清热解毒的功效。

应用
1. 扁桃体炎，咽炎：腊梅花6g，玄参9g，板蓝根9g，水煎服。
2. 急性结膜炎：腊梅花6g，菊花9g，水煎，调入蜜糖少许饮服。
3. 跌打损伤、外伤出血：腊梅根皮，刮去外皮研末调敷患处。

藜 Chenopodium album Linn.

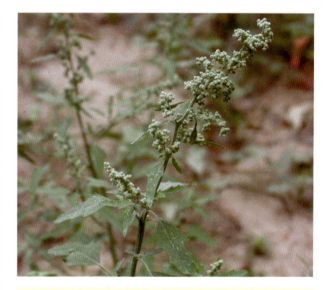

基　源	为藜科植物藜的干燥全草。
原植物	别名：灰菜、灰条菜、灰灰菜、白藜。一年生直立草本，高60~120cm。茎粗壮，有棱和绿色或紫红色的条纹，多分枝。单叶互生，菱状卵形或披针形，先端急尖或微钝，基部宽楔形，边缘有不整齐锯齿，下面灰绿色，被粉粒。花红绿色，两性，数个集成团伞花簇，多数花簇排成腋生或顶生的圆锥花序；花被片5，边缘膜质；雄蕊5；柱头2裂。胞果包藏于花被内或顶端稍露。种子光亮。花期8~9月，果期9~10月。
生境分布	生于田间、旷地、路旁。分布于全国各地。
采收加工	夏季采收全草，切段晒干或鲜用。
性状鉴别	一年生草本，茎直立，粗壮，有棱和绿色或紫红色的条纹，多分枝。枝上升或开展。叶有长叶柄；叶片菱状卵形至披针形，先端急尖或微钝基部宽楔形，边缘常有不整齐的锯齿，下面生粉粒，灰绿色。花两性，数个集成团伞花簇，多数花簇排成腋生或顶生的圆锥状花序；花被片5，宽卵形或椭圆形，具纵隆脊和膜质的边缘，先端钝或微凹；雄蕊5；柱头2。胞果完全包于花被内或顶端稍露，果皮薄，和种子紧贴；花期8~9月。果期9~10月。种子横生，双凸镜形，直径1.2-1.5毫米，光亮，表面有不明显的沟纹及点洼；胚环形。
性味功能	味甘，性平。有小毒。有清热利湿，止痒透疹的功能。
炮　制	鲜用或晒干。
主治用法	用于风热感冒，痢疾，腹泻，龋齿痛；外用于皮肤瘙痒，麻疹不透。用量30~60g，水煎服。外用适量煎汤洗患处。

现代研究
1. 化学成分　全草含挥发油。叶的脂质中68%是中性脂肪，内含棕榈酸、廿四烷酸、油酸、亚油酸及谷甾醇、廿九烷油醇、蜡等。根含甜菜碱、氨基酸、甾醇、油脂等。种子含油5.54~14.86%。
2. 药理作用　生长在日本的变种藜对蚯蚓有先兴奋后麻痹作用；藜的70%醇浸剂用于蛙、蟾蜍、鸽、小鼠、豚鼠、兔等，对呼吸先兴奋后抑制，终因呼吸麻痹致死；亦有降压和抑制心脏的作用；能增加平滑肌器官的运动，对末梢血管主要是收缩；对骨胳肌和运动神经常呈麻痹作用。

应用
1. 痢疾，腹泻：鲜藜60g，水煎服。
2. 麻疹不透：鲜藜适量，捣烂蒸热用布包，外用滚胸背手脚心，以透疹。
3. 皮肤瘙痒：鲜藜适量，捣烂外洗并敷患处。

荆条（牡荆叶） Vitex negundo L. var. heterophylla (Franch.) Rehd.

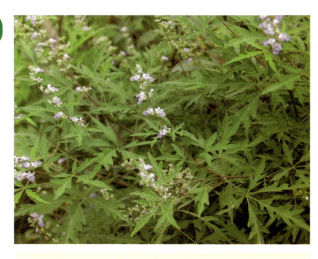

基　源	牡荆叶为马鞭草科植物荆条的叶片。
原植物	灌木或小乔木；全株密生灰白色绒毛。掌状复叶，对生，小叶常5片，长圆状披针形至披针形，顶端渐尖，基部楔形，分裂甚深，几达主脉而呈羽状，下面密被灰白色绒毛，搓碎后气清香。聚伞花序排成圆锥状顶生；花萼钟状，5裂齿；花冠淡紫色，顶端5裂，二唇形。核果近球形，有宿萼。花期4~6月，果期7~10月。
生境分布	生于山坡路旁。分布于辽宁、河北、山西、山东、河南、陕西、甘肃、江苏、安徽、江西、湖南、贵州、四川。
采收加工	夏、秋两季均可采收，阴干备用。
性状鉴别	茎呈方柱形，有对生分枝，长15～40cm，直径0.2～0.4cm；表面紫棕色或淡绿色，棱角处具茸毛，节间长2～5cm；质脆，断面白色，髓部中空。叶对生，有短柄；叶片皱缩卷曲，完整者展平后呈宽披针形、长椭圆形或卵形，长2～7cm，宽1～3cm；上表面深绿色，下表面灰绿色，稀被茸毛，有凹点状腺鳞。轮伞花序腋生，花萼钟状，先端5齿裂，花冠淡紫色。揉搓后有特殊清凉香气，味辛凉。
性味功能	味苦，性凉。有解表、除湿、止痢、止痛的功能。
炮　制	除去老茎及杂质，略喷清水，稍润，切短段，及时低温干燥。
主治用法	用于感冒，中暑，胃痛，痢疾，吐泻，痈肿及气管炎。用量3~5g。

现代研究
1. 化学成分　本品茎、叶含挥发油，油中还含有异薄荷酮、胡薄荷酮、D-月桂烯、柠檬烯、辛醇及微量的桉叶油精和α-松油醇等。
2. 药理作用　本品有兴奋中枢神经的作用，引起皮肤粘膜血管收缩；对皮肤有刺激作用，能麻醉神经末梢，具有清凉、消炎、止痛和止痒作用。有解痉作用。还有保肝、利胆、抗炎、抗菌、抗病毒等作用。

应用
1. 衄血、外伤出血：鲜牡荆叶，捣烂外敷患处。
2. 流感：牡荆叶100g，水煎服。
3. 皮炎、湿疹、脚癣：牡荆叶，煎水洗涂。
4. 慢性气管炎：牡荆叶的提取物对治疗慢性气管炎有显效。
附注：荆条的果实亦作黄荆子入药。用于肠炎、痢疾、哮喘。

牡荆（牡荆叶） Vitex negundo L. var. cannabifolia (Sieb. et Zucc.) Hand.-Mazz.

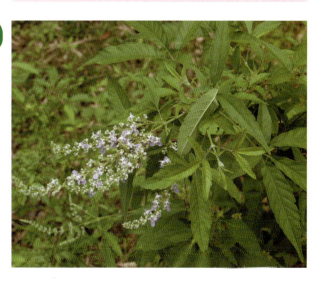

基　源	牡荆叶为马鞭草科植物牡荆的干燥叶片。
原植物	落叶灌木或小乔木。叶对生，掌状复叶，小叶5，少有3，披针形或椭圆状披针形，中间小叶长、两侧较短，先端渐尖，基部楔形，边缘有5~8粗锯齿，上面绿色，下面淡绿色，通常被柔毛或无毛。圆锥花序顶生；花萼钟状，顶端5齿，宿存；花冠淡紫色，外有微柔毛，顶端5裂，二唇形，上唇短，2浅裂，下唇3裂。核果近球形，黑褐色。花期6~7月，果期8~11月。
生境分布	生于山坡路边灌丛中。分布于华东及河北、湖北、湖南、广东、广西、贵州、四川、云南等省区。
采收加工	夏秋两季均可采收，阴干备用。
性状鉴别	干燥的果实梨形或卵形，长3～4毫米，直径约2～3毫米，棕色，基部呈短尖状，顶端截形，有花柱脱落的凹痕，表面光滑，或有不明显的纵纹。多被有宿萼，萼筒顶端5齿裂，外面有5条明显的肋纹，并密被灰白色短绒毛。果壳坚硬，内有黄白色种子数枚。气微弱，味淡。
性味功能	味苦，性凉。有解表、除湿、止痢、止痛的功能。
主治用法	用于感冒，中暑，胃痛，痢疾，腹泻，吐泻，痈肿及气管炎。用量3~5g。外用于癣疮，用于适量。

现代研究
1. 化学成分　本品含挥发油，油的主要成分为α-蒎烯、β-蒎烯、香桧烯、柠檬烯、对-聚伞花素、1,8-桉油素、β-丁香烯；尚含有牡荆素、东方蓼黄素、导东方蓼黄素、木犀草素-7-芍药糖苷等。
2. 药理作用　临床用于赤白带下、小肠疝气、湿痰白浊等。

应用
1. 预防疟疾：牡荆叶30g，黄皮叶15g，水煎服。
2. 皮炎、湿疹、脚癣：牡荆叶，煎水外洗，并敷患处。
3. 肠炎、痢疾：牡荆叶50g，水煎服。
4. 胃溃疡、胃病：牡荆叶，水煎服。
附注：牡荆的果实作为黄荆子入药，其根亦作药用。用于支气管炎、疟疾、肝炎。

一、解表药

蔓荆（蔓荆子） Vitex trifolia L.

基　源	蔓荆子为马鞭草科植物蔓荆的果实。
原植物	落叶灌木，有香味，密生细柔毛。三出复叶，小叶卵形或倒卵形，先端钝或短尖，基部楔形，全缘，下面密被灰白色绒毛。圆锥花序顶生，密被灰白色绒毛；花萼钟形，5齿裂；花冠淡紫色或蓝紫色，5裂，二唇形，下唇中间裂片较大。核果近圆形，直径5mm，黑色，果萼宿存，外被灰白色绒毛。花期7月，果期9~11月。
生境分布	生于平原、沙滩及疏林灌丛中。分布于福建、台湾、广东、海南、广西、云南等省区。
采收加工	秋季果实成熟时采收，除去杂质，晒干。
性状鉴别	果实呈球形。直径4~6mm。表面灰黑色或黑褐色，被灰白色粉霜状毛茸，有纵向浅沟4条。顶端微凹，基部有灰白色宿萼及短小果柄。萼长为果的1/3~1/2，5齿裂，其中2裂较深，形成两瓣，密被茸毛。体轻，质坚韧，不易破碎，横切面果皮外层灰黑色，内层黄白色，两层间有棕褐色油点排列成环。内分4室，每室有种子1枚。气特异芳香，味淡、微辛。
性味功能	味苦、辛，性微寒。有疏风散热，清利头目的功能。
炮　制	采收成熟果实，晒干备用，叶用鲜品。
主治用法	用于头痛，头晕，目赤，齿龈肿痛，关节疼痛拘挛。用量3~10g。
现代研究	1. 化学成分　果实含蔓荆子碱；又含脂肪油，其中主要脂肪酸为肉豆蔻酸、棕榈酸、硬脂酸、棕榈油酸、油酸和亚油酸；还有少量不皂化物：γ-生育酚、β-谷甾醇；尚含卫矛醇、香草酸等。叶含挥发油，内有α和β-蒎烯、α-水芹烯、1,8-桉叶素等。 2. 药理作用　蔓荆子水煎剂在体外对枯草杆菌、蜡样芽胞杆菌等多种菌有不同程度的抑制作用；蔓荆果实的70%甲醇提取物，对小鼠醋酸扭体反应有一定的抑制作用；蔓荆子甲醇提取物对毛细管的通透性有一定的抑制作用，水提取物有降低血压作用。

应用
同单叶蔓荆。
附注：根、茎亦可入药，用于感冒，喉痹，疮肿，痰热惊痫，头晕目眩，热痢，火眼；根用于感冒，头痛，疟疾，风湿性关节痛。

单叶蔓荆（蔓荆子） Vitex trifolia L. var. simplicifolia Cham.

基　源	蔓荆子为马鞭草科植物单叶蔓荆带宿萼的果实。
原植物	别名：灰枣。灌木。幼枝四棱形，密生灰白色绒毛。单叶对生，倒卵形或先端钝圆，基部宽楔形，全缘，两面有毛及腺点。聚伞花序排成圆锥花序，花萼钟状，密被茸毛，5齿裂，果时宿存；花冠淡紫色，5裂；雄蕊4；子房球形。核果球形，直径4~6mm，顶端微凹，有腺点，为宿萼及果梗包围。花期7~8月。果期8~9月。
生境分布	生于海滨、湖畔、沙滩等地。分布于山东、江苏、浙江、江西、福建、台湾、广东、广西、海南。
采收加工	9~11月果实成熟果采收，除去杂质，生用或清炒用。
性状鉴别	单叶蔓荆叶对生，椭圆形，不具托叶，叶片表面光滑，茎直立，方形，浅紫色。穗状花序顶生，6至7月开花，唇形花冠4裂，淡紫色，雄蕊4枚，雌蕊由两个心皮结合而成，子房上位。核果圆形，9至10月成熟。
性味功能	味苦、辛，性微寒。有疏散风热，清利头目的功能。
炮　制	1. 炒制　取净蔓荆子，置锅内，用文火微炒，用时捣碎。 2. 制炭　取净蔓荆子，置热锅内，用武火炒至外面黑色，及时喷淋清水，灭尽火星，取出，摊晾。 3. 酒制　先将蔓荆子用慢火炒至外膜脱落时，喷酒炒干。 4. 蜜制　先将蔓荆子炒热，再加蜜水炒干。 5. 蒸制　取蔓荆子，蒸半小时即可。
主治用法	用于风热感冒头痛，头晕目眩，目赤多泪，齿龈肿痛，目暗不明，关节疼痛拘挛等。用量5~10g。

现代研究
1. 化学成分　单叶蔓荆果实和叶含有挥发油，主要成分为莰烯和蒎烯，并含有微量生物碱和维生素A；果实中尚含有牡荆子黄酮，即紫花牡荆素。蔓荆果实含少量蔓荆子碱。
2. 药理作用　蔓荆子煎剂对枯草杆菌、蜡样芽胞杆菌、表皮葡萄球菌、金黄色葡萄球菌、肺炎杆菌、变形杆菌、大肠杆菌、绿脓杆菌、伤寒杆菌以及结合杆菌均有抑制作用；对孤儿病毒亦有抑制作用；水煎剂和醇浸液有明显的镇痛作用；甲醇提取物对毛细血管的通透性有抑制作用；水煎液尚有祛痰和平喘作用。

应用
1. 偏热型的高血压头痛：蔓荆子、菊花各9g，薄荷、白芷各6g，钩藤12g。水煎服。
2. 老年体虚引起的手脚抽搐：蔓荆子9g，水煎服。
3. 目痛流泪，涩胀羞明：蔓荆子9g，荆芥、白蒺藜各6g，柴胡、防风各3g，甘草1.5g，水煎服。

风轮菜（断血流） Clinopodium chinense (Bentham) Kuntze

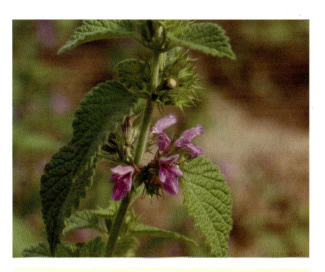

基 源	断血流为唇形科植物风轮菜的干燥地上部分。
原植物	别名：九塔草、山薄荷、野薄荷。多年生草本。茎四棱，基部具匍匐根，全株被柔毛。叶对生；卵圆形，先端尖或钝，基部楔形，边缘具锯齿。轮伞花序总梗极多分枝，花密集成半球形，常偏向于一侧。苞叶叶状，花萼管状，常带紫红色，花冠紫红色或淡红色，二唇形。小坚果4，倒卵形或宽卵形，黄褐色，光滑。花期6～9月。果期8～10月。
生境分布	生于草丛、山坡、路边、灌丛中或林下。分布于山东、江苏、安徽、浙江、江西、福建、台湾、湖北、湖南、广东、广西、云南等地区。
采收加工	7～8月开花期时采收地上部分，阴干。
性状鉴别	多年生草本，高20～60厘米。茎四方形，多分枝，全体被柔毛。叶对生，卵形，长1～5厘米，宽5～25毫米，顶端尖或钝，基部楔形，边缘有锯齿。花密集成轮伞花序，腋生成顶生；苞片线形、钻形，边缘有长缘毛，长3～6毫米；花萼筒状，绿色，萼筒外面脉上有粗硬毛，具5齿，分2唇；花冠淡红色或紫红色，外面及喉门下方有短毛，基部筒状，向上渐张开，长约5～7.5毫米，上唇半圆形，顶端微凹，下唇3裂，侧片狭长圆形，中片心形，顶端微凹；雄蕊2，，药室略叉开；花柱着生于房底，伸出冠筒外，2裂。小坚果宽卵形，棕黄色。花期7～8月。果期9～10月。
性味功能	味涩，微苦，性凉。有清热解毒，凉血止血的功能。
炮 制	洗净，切段，晒干或鲜用。
主治用法	用于妇科出血及其他出血症、肠炎、菌痢、疮疡肿毒、蛇、犬咬伤。用量9~15g；外用适量研末敷患处。

现代研究
1. 化学成分 全草含三萜皂苷及黄酮类等成分。三萜皂苷类有风轮菜皂苷，黄酮类有香蜂草苷、橙皮苷、异樱花素、芹菜素。此外，还含有熊果酸等。
2. 药理作用 小鼠腹腔注射其乙醇提取物后可显著缩短凝血时间；风轮菜水提液和20%粗皂苷水溶液进行蟾蜍后肢灌流试验，显示有明显收缩血管作用；风轮菜水提液和2%粗皂苷水溶液及浸膏片对大白鼠离体子宫有明显的收缩作用；风轮菜水提液对金黄色葡萄球菌、绿脓杆菌和痢疾杆菌有抑制作用。

应用
1. 疔疮：断血流适量，捣烂敷患处，或研末调菜油敷。
2. 火眼：断血流叶放手中揉去皮，放眼角，数分钟后流出眼泪转好。
3. 皮肤疮痒：断血流，研末，调菜油外涂。
4. 狂犬咬伤：断血流，捣绒，泡淘米水，兑白糖服。

薄荷 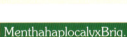 Mentha haplocalyx Briq.

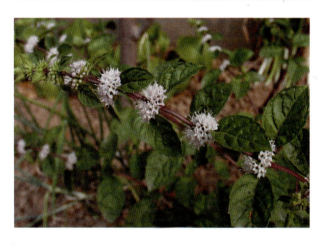

基 源	为唇形科植物薄荷的地上部分。
原植物	多年生草本，揉搓后有特殊清凉香气。叶对生，长圆状披针形、椭圆形，基部楔形，具细锯齿，柔毛和腺点。轮伞花序腋生，花萼钟状，5齿裂；花冠淡紫色或白色；雄蕊4；子房4裂。小坚果长卵圆形，褐色。花期7～10月。果期10～11月。
生境分布	生于溪边草丛中、山谷、坡地、路旁阴湿处，有栽培。分布于河南、安徽、江苏、江西等省区。
采收加工	夏、秋二季茎叶茂盛时，分次采割，晒干或阴干。
性状鉴别	根茎横生地下。全株青气芳香。茎表面紫色棕色或淡绿色，棱角处具茸毛，节间长2～5cm；叶对生，表面绿色，下表面灰绿色。叶揉搓后有浓郁的芳香气，味辛，凉感浓。花小淡紫色，唇形，花后结暗紫棕色的小粒果。
性味功能	味辛，性凉。有疏散风热，清利咽喉，透疹的功能。
炮 制	净制：除去老梗及杂质。薄：将揉去叶子的净薄荷梗，洗净，润透，切节，晾干。薄荷粉：取原药材晒脆，去土及梗，磨成细粉，成品称薄荷粉。切制：喷淋清水，稍润，切段，晾干。蜜制：先将蜜熔化，至沸腾时加太薄荷拌匀，用微火炒至微黄即可。每薄荷500kg，用蜂蜜180kg。盐制：先将薄荷叶蒸至软润倾出，放通风处稍凉；再用、桔梗、浙贝三味煎汤去渣，浸泡薄荷至透，另将炒热研细，投入薄荷内，待吸收均匀，即成。
主治用法	用于风热感冒，咽喉肿痛，头痛，目赤，口疮，皮肤瘙痒，风疹，麻疹，透发不畅等。用量3～6g。后下，不宜久煎。

现代研究
1. 化学成分 叶含有挥发油，油中主成分为薄荷醇，其次为薄荷酮，还含乙酸薄荷酮、莰烯、柠檬烯、异薄荷酮、蒎烯、薄荷烯酮、树脂及少量鞣质、迷迭香酸、咖啡酸、葡萄糖苷和多种游离氨基酸等。
药理作用 薄荷或薄荷油少量内服有兴奋中枢神经的作用；薄荷醇有局部麻醉和局部止痛作用；薄荷对四氯化碳所致的肝损伤有一定的保护作用，并有明显的利胆作用。

应用
1. 感冒，上呼吸道炎：薄荷、荆芥、防风、桔梗、甘草。水煎服。
2. 麻疹初期，疹透不快：薄荷、升麻、葛根、蝉蜕。水煎服。
3. 夏季感冒、头昏、发热、口渴、小便短赤：薄荷、生甘草各3g，石膏18g。水煎服。
4. 伤风感冒：鲜薄荷12g，生桑叶15g，生姜4片，红糖适量。水煎服。

留兰香 Mentha spicata L.

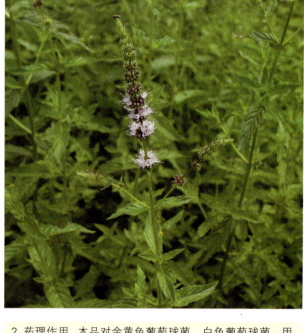

基　源	为唇形科植物留兰香的全草。
原植物	多年生草本。茎四棱形，暗绿色带紫色；叶对生，卵圆形或卵状长圆形，先端急尖，基部楔形，边缘有锯齿，上面绿色，脉多少凹陷，下面灰绿色，脉上带白色而明显隆起，两面无毛或近无毛。轮伞花序顶生，聚成间断的圆柱形假穗状花序，小苞片条形，长过于萼，无毛；花萼钟状，具腺点，5齿裂，花冠淡紫色，无毛，裂瓣4，光滑无毛，上面裂片大，下面裂片较小，3裂。小坚果椭圆形，平滑。花期夏、秋季。
生境分布	栽培于路旁或阴湿地。河北、江苏、浙江、四川等省有栽培。新疆有野生。
采收加工	全年可采，鲜用或阴干。
性状鉴别	茎表面暗绿色带紫红色，棱角处具茸毛。节间长4～6cm。叶深绿色。叶质脆，茎断面白色髓中空。叶揉搓后有特殊悦人香气，似鱼香气，味辛，无凉感。
性味功能	味辛、甘，性微温。有祛风散寒，止咳，消肿解毒的功能。
主治用法	用于感冒咳嗽，胃痛，腹胀，神经性头痛；外用治跌打肿痛，眼结膜炎，小儿疮疖。用量15~30g。
现代研究	1.化学成分　本品含挥发油，其中有左旋α-蒎烯、左旋α-水芹烯、左旋的柠檬烯和右旋的3-O-辛醇、葛缕酮、胡薄荷酮；印度产的鲜叶挥发油含葛缕酮，左旋的柠檬烯和二氢香苇醇。

2.药理作用　本品对金黄色葡萄球菌、白色葡萄球菌、甲型链球菌、乙型链球菌、卡他球菌、肠炎球菌、福氏痢疾杆菌、炭疽杆菌、白喉杆菌、伤寒杆菌、绿脓杆菌、大肠杆菌等有抑菌作用；其中的挥发油外用，能刺激神经末梢的冷感受器而产生冷感，并反射性地造成深部组织血管的变化而起到消炎、止痛、止痒作用。

应用
1. 结膜炎：鲜留兰香，捣烂绞汁点眼。
2. 跌打肿痛：鲜留兰香，捣烂外敷患处。

牛蒡（牛蒡子） Arctium lappa L.

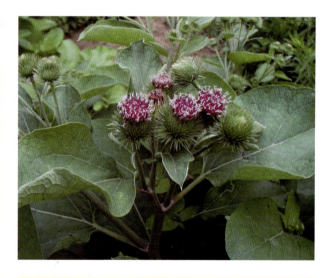

基　源	牛蒡子为菊科植物牛蒡的干燥成熟果实。
原植物	别名：大力子。二年生草本。基生叶丛生，被疏毛；茎生叶互生，卵形，下面密生灰白色短柔毛。头状花序簇生枝顶或排成伞房状；苞片覆瓦状排列，先端有软骨质倒钩刺，花紫红色，全为管状花，花冠先端5浅裂。瘦果长圆形或倒卵形，稍扁，微弯，灰褐色，有多数细小黑斑及纵棱，果皮硬。花期6~8月。果期8~10月。
生境分布	生于山坡、林缘、荒地等。分布于全国大部地区。
采收加工	秋季果实成熟时采收果实，晒干。
性状鉴别	瘦果呈长倒卵形，两端平截，稍弯曲。长5～7mm，宽2～3mm。表面灰褐色，有数条微凸起的纵脉，并散有稀疏黑色斑点。顶端钝圆稍宽，有一圆环，中间具点状花柱残基。基部略窄，有圆形果柄痕。果皮坚脆，破开后内有子叶片2片，淡黄白色，捻之有油渗出。无臭，味苦微辛，久嚼之稍麻舌。
性味功能	味辛、苦，性寒。有疏散风热，宣肺透疹，消肿解毒，利咽的功能。
炮　制	采收果序，晒干，打下果实，除去杂质，再晒干。生用或炒用，用时捣碎。
主治用法	用于风热感冒，咳嗽痰多，麻疹，风疹，荨麻疹，咽喉肿痛，腮腺炎，痈肿疮毒。用量4.5~9g。水煎服。

现代研究
1.化学成分　果实含有牛蒡苷、罗汉松脂酚、络石苷元等。种子含有牛蒡苷，牛蒡酸A、B、C、D、E、F、G、H，又含脂肪油、生物碱等。
2.药理作用　牛蒡子水浸液对常见致病性真菌有抑菌作用，提取物可抗艾滋病病毒活性；牛蒡提取物有降血糖作用。

应用
1. 感冒，咽炎，咽喉肿痛：牛蒡子、荆芥、防风各6g，薄荷（后下）、大黄、生甘草各3g。水煎服。
2. 疮疹：牛蒡子15g，研末调敷患处。
3. 猩红热：牛蒡子，炒研成粉，温开水送服。
4. 麻疹不透：牛蒡子、葛根各6g，蝉蜕、薄荷、荆芥各3g，水煎服。

菊（菊花） Dendranthema morifolium (Ramat) Tzvel. (Chrysanthemum morifolium Ramat)

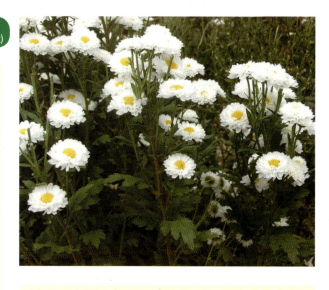

基　源	菊花为菊科植物菊的花序。
原植物	别名：白菊花、杭菊、滁菊、怀菊、药菊、川菊。多年生草本，全株有白色绒毛。叶互生，卵圆形或卵状披针形，羽状浅裂，边缘有粗大锯齿或深裂。头状花序单生或数个顶生或腋生；总苞片3~4层半球形，外层苞片绿色，线形，中层苞片阔卵形，内层苞片干膜质长椭圆形；花托半球形；边缘舌状花雌性，花冠白色、黄色、淡红色或淡紫色；管状花黄色。花果期9~10月。
生境分布	主产于河北、河南、安徽、江苏、浙江等省区。
采收加工	霜降前花盛开时，晴天采收，晒干。
性状鉴别	旱倒圆珠笔锥形，有时稍压扁呈扇状，直1.5~3cm。离散，总苞蝶状，总苞片3~4层，卵形或椭圆形，草质，黄绿色或褐绿色，外面被柔毛，边缘膜质。花托半球形，外围舌状花数层，雌性，常类白色，劲直，上举，纵向皱缩，散生金黄色腺点。管状花多数，两性，位于中央，为状花所隐藏，黄色，顶端5齿裂；有的全为管状花或全为舌状花，瘦果不发育，无冠毛。体轻，质柔润，干时松脆。气清香，味甘、微苦。
性味功能	味甘、苦，性微寒。有散风清热，平肝明目，降压功能。
炮　制	晒干用；亦可用鲜品。
主治用法	用于风热感冒，头痛眩晕，耳鸣，目赤肿痛，眼花目昏，疔疮，肿毒，结膜炎，高血压等。用量6~18g。

现代研究
1. 化学成分　含有挥发油，还含有腺嘌呤、胆碱、水苏碱、矢车菊苷、氨基酸、黄酮类等。
2. 药理作用　菊花水煎液体外试验对金黄色葡萄球菌、乙型溶血性链球菌以及多种皮肤致病真菌有抑制作用；菊花粉水溶液给兔灌服有缩短凝血时间的效果。

应用
1. 外感风热：菊花、桑叶、薄荷。水煎服。
2. 结膜炎：菊花、白蒺藜、木贼，水煎热气熏眼。
3. 高血压头痛：菊花、夏枯草、钩藤。水煎服。
4. 头晕眼花：菊花、茯苓、泽泻、山萸肉、枸杞子、淮山药、熟地、丹皮各6g。水煎服。

一枝黄花 Solidago decurrens Lour.

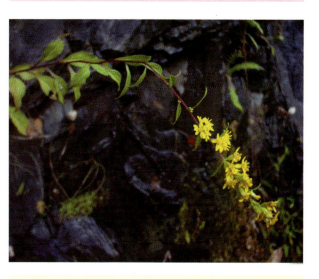

基　源	为菊科植物一枝黄花的干燥或新鲜的地上部分。
原植物	多年生草本，根茎粗短，具多条细而弯曲的根，外皮灰褐色。茎直立，单一，具纵棱，基部通常木质化，表面带紫红色，上部有分枝，顶端有细毛。单叶互生；基部叶有柄，上部叶柄渐短或无柄；叶片卵圆形、长圆形或披针形；基部楔形下延至叶柄，边缘具尖锐锯齿，上部叶锯齿渐疏或近全缘，有睫毛。头状花序直径0.5~1cm，集成总状或圆锥状；总苞钟形、苞片披针形，边缘草质，有毛，覆瓦状排列；花黄色。花柱二分歧。瘦果圆柱形、近无毛，冠毛白色。花期9~10月，果期10~11月。
生境分布	生于田野、草地及林缘。分布于全国大部分地区。
采收加工	秋季开花期将地上部分割下晒干，鲜用随时可采。
性状鉴别	茎圆柱，表面暗紫红色或灰绿色，具纵纹，光滑无毛，茎基部有稀毛；质坚而脆，易折断，断面纤维性，中央有疏松的白色髓。叶片多破碎而皱缩，上面黄绿色，下面淡绿色。花冠黄色，多脱落，冠毛黄白色，外露。气微香，味微苦辛。
性味功能	味苦，性温。有疏风清热，解毒消肿的功能。
炮　制	除去杂质，喷淋清水，切段，干燥。
主治用法	用于感冒头痛、咽喉炎、扁桃体炎、跌打损伤、毒蛇咬伤、痈疖肿毒。用量9~15g。外用适量。

现代研究
1. 化学成分　全草含皂苷类成分如一枝黄花苷、远志酸苷等，含黄酮类成分如槲皮素、芸香苷等。又含苯甲酸苄酯类成分和当归酸桂皮酯类成分，还含炔属化合物成分和甾醇类成分。
2. 药理作用　本品有抗菌、平喘、祛痰等作用。临床上用作清热消炎剂，治疗慢性支气管炎、霉菌性阴道炎，治疗外伤出血和手足藓等。

应用
1. 上呼吸道感染、肺炎：一枝黄花9g，一点红6g。水煎服。
2. 扁桃体炎：一枝黄花、白毛鹿茸草各30g。水煎服。
3. 小儿喘息性支气管炎：一枝黄花、酢浆草各15~30g，干地龙、枇杷叶各6g。水煎服。

一、解表药

蟛蜞菊 *Wedeliachinensis Merr.*

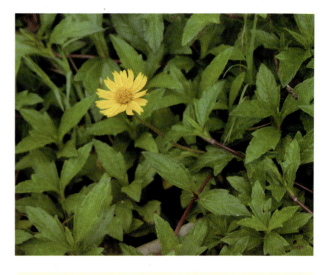

基　源	为菊科植物蟛蜞菊的干燥全草。
原植物	多年生草本，茎匍匐，全株深绿色，搓后，显淡黑色。茎叶被紧贴粗毛。叶对生，近无柄，叶片椭圆形或长圆状披针形，顶端短尖或钝，基部狭，全缘或有疏锯齿1~3对，两面疏生紧贴的白色糙毛。头状花序单生于叶腋或枝顶；总苞钟状，外层苞片5，倒卵形，近相等，背面有粗毛，内层狭小而短；花托鳞片状膜质，折叠成线形，比总苞片短；花异型，黄色，外围舌状花，雌性，舌片顶端2~3齿裂；中央管状花较多，两性，顶端5裂。瘦果倒卵形。花期5~10月，果期7~10月。
生境分布	多野生于山旁、田边、沟边或干燥的草地上。分布于我国大部分地区。
采收加工	全年或夏、秋间茎叶茂盛时采收，洗净晒干或新鲜应用。
性状鉴别	茎呈圆柱形，弯曲，长可达40cm，直径1.5-2mm；表面灰绿色或淡紫色，有纵皱纹，节上有的有细根，嫩茎被短毛。叶对生，近无柄；叶多皱缩，展平后呈椭圆形或长圆状披针形，长3-7cm，宽0.7-1.3cm；先端短尖或斯尖，边缘有粗锯齿或是波状改表面绿褐色，下表面灰绿色。两面均被白色短毛。头状花序通常单生于整项或外腋，花序便及苞片均被通毛、苞片2层、长6-8mm，宽1.5-3mm，灰绿色。舌状花和管状花均为黄色。气微，味微涩。
性味功能	味甘、微淡，性微寒。有功能清热解毒，化痰止咳，散瘀止痛的功能。
炮　制	鲜用或切段晒干。

主治用法 用于白喉，咽喉肿痛，肺结核咳嗽、咯血，百日咳、跌打扭伤、痔疮。用量15~45g。

现代研究
1. 化学成分　蟛蜞菊含三十烷酸，二十四烷酸，豆甾醇，豆甾醇葡萄糖苷，左旋-贝壳杉烯酸等。
2. 药理作用　全草的水提取物腹腔注射对小鼠艾氏腹水癌有一定的抑制作用；煎剂对白喉杆菌、金黄色葡萄球菌、乙型链球菌均有抑制作用；全草的水提取物腹腔注射对小鼠艾氏腹水癌有一定的抑制作用。

应用
1. 预防白喉：鲜蟛蜞菊15~50g，水煎服，连服三天。
2. 治白喉：鲜蟛蜞菊100g，甘草6g，通草1.5g，水煎服。

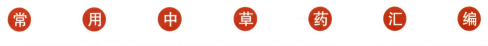
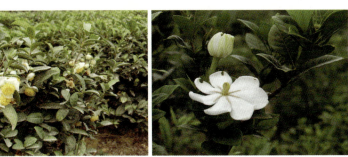
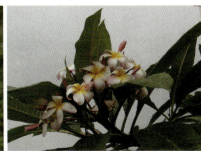
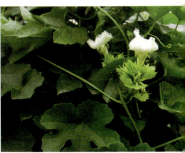

二 清热药

清热药是指能清解里热，以治疗里热证为主要作用的药物。根据其功效及其主治证的不同，可分为清热泻火药、清热燥湿药、清热凉血药、清热解毒药、清虚热药。

临床上主要用于热病高热、痢疾、痈肿疮毒、以及目赤肿痛、咽喉肿痛等呈现各种里热证候。

现代药理研究证明，清热药具有抗病原微生物和解热作用，还有增强机体特异性或非特异性功能、抗肿瘤、抗变态反应、镇静、降血压等作用。

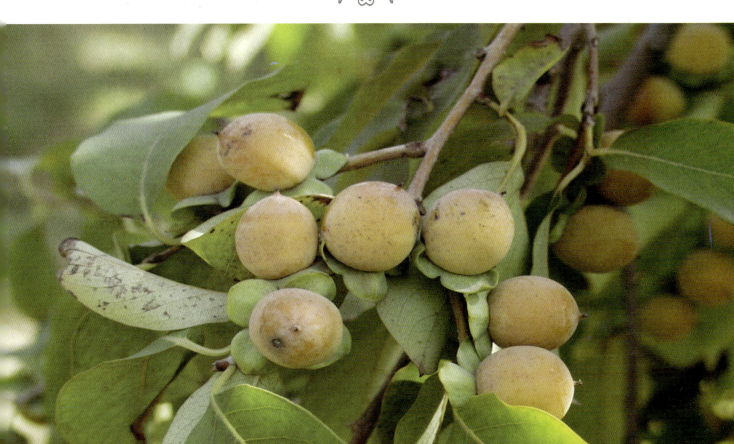

◆清热泻火药◆

青葙（青葙子） Celosia argentea L.

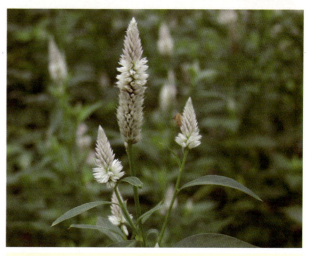

基源	青葙子为苋科植物青葙的干燥成熟种子。
原植物	别名：野鸡冠花、狼尾巴。一年生草本。叶互生，纸质，披针形或长圆状披针形，先端渐尖，基部狭，下延成叶柄。花多数，密生茎端或枝端成塔状或圆柱状穗状花序。花被片5，初为淡白色，顶端淡红色，后变为银白色；胞果卵状椭圆形。种子多数，黑色。花期5~8月，果期6~10月。
生境分布	生于路旁干燥向阳处。分布于全国各地，有栽培。
采收加工	秋季果实成熟时收集种子，晒干。
性状鉴别	本品的种子呈扁圆形，少数呈圆肾形，直径1~1.5mm。表面黑色或红黑色，光亮，中间微隆起，侧边微凹处有种脐。种皮薄而脆。气微，味淡。
性味功能	味苦，性微寒。有清肝，明目，退翳，降血压的功能。
炮制	青葙子：取原药材，除去杂质，筛去灰屑。炒青葙子：取净青葙子，置预热炒制容器内，用文火加热，炒至有爆鸣声，内部浅黄色，并逸出香气时，取出晾凉。
主治用法	用于目赤肿痛，角膜炎，虹膜睫状体炎，视物昏花，肝火眩晕。用量9~15g。

现代研究
1. 化学成分 本品种子含脂肪油约15%，淀粉30.8%，烟酸及丰富的硝酸钾。
2. 药理作用 暂无。

应用
1. 急性结膜炎：青葙子、菊花各9g，龙胆草3g。水煎服。
2. 慢性葡萄膜炎：青葙子、白扁豆各15g，元明粉4.5g(冲)，酸枣仁、茯苓各12g，密蒙花、决明子各9g。水煎服。
3. 夜盲，目翳，视物不清：青葙子15g，乌枣50g。水煎服。
4. 高血压：青葙子50g。水煎服。

火炭母 Polygonum chinense L.

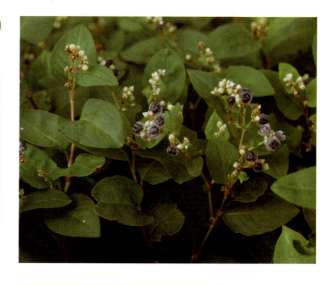

基源	为蓼科植物火炭母的干燥全草。
原植物	多年生蔓性草本。茎伏地节处生根，嫩枝紫红色。单叶互生，矩圆状卵形或卵状三角形，先端尖，基部截形、浑圆或近心形，枝上部叶心形，常有紫黑色"V"形斑块，托叶鞘膜质，小花白色或淡红色生于枝顶，头状花序再组成圆锥状或伞房状，花被5深裂，裂片在果时稍增大。瘦果卵形，具三棱，黑色，光亮。花期8~10月。
生境分布	生于向阳草坡、林边、路旁。分布于江西、福建、湖北、湖南、广西、广东、四川及贵州等省区。
采收加工	四季可采，洗净，晒干或鲜用。
性状鉴别	本品呈藤茎状伸延。茎呈扁圆柱形，棕色至紫棕色，略具纵沟，嫩枝紫红色，节处有不定根，节间较长，节部膨大，紫色；质脆。叶互生，多皱缩或破碎，完整叶展平后呈卵状长椭圆形或卵形；顶端渐尖，基部截形、矩圆形或近心形，全缘或具细圆齿。两面近无毛，桔黄色或黄绿色，主脉两面隐约可见，有紫黑色或灰白色"V"形斑块纹；具柄。托叶膜质鞘状，抱茎，浅黄棕色。气微，味酸、微涩。
性味功能	味酸甘，性凉。有清热解毒，利湿消滞，凉血止痒，明目退翳的功能。
炮制	除去杂质，整理洁净，切成长段，干燥。
主治用法	用于痢疾，肠炎，消化不良，肝炎，感冒，扁桃体炎，咽喉炎，白喉，角膜云翳，阴道炎，乳腺炎，疖肿，小儿脓疱疮，湿疹，毒蛇咬伤。用量15~30g。水煎服。

现代研究
1. 化学成分 本品全草含蒽醌、黄酮苷。根和根茎含谷氨酸、天冬氨酸、胱氨酸等多种氨基酸。叶中含β–谷甾醇、山奈酚、槲皮素、鞣花酸等。
2. 药理作用 本品对金黄色葡萄球菌、伤寒杆菌、痢疾杆菌及大肠杆菌均有抑制作用。煎剂对离体大鼠子宫有抑制作用。水–醇提取物对离体豚鼠和家兔回肠有收缩作用。

应用
1. 赤白痢：火炭母、海金沙各15g，水煎服。
2. 肠炎，消化不良：火炭母、小凤尾、布渣叶各18g，水煎服。
3. 痈肿、湿疹：火炭母鲜叶150g，水煎服。另取鲜全草捣烂，敷患处。

茶（茶叶） Camellia sinensis O. Ktze.

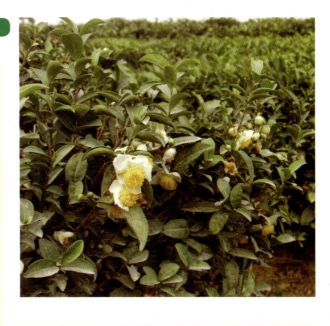

基　源	茶叶为山茶科植物茶的芽叶。
原植物	常绿乔木状灌木，高1~6m。单叶互生，质厚，长椭圆形或椭圆状披针形，先端渐尖或稍钝，基部楔形，有光泽，无毛，幼叶下面具短柔毛。花1~3朵簇生叶腋，总苞2，萼片5，宿存；花瓣5，白色，有香气；雄蕊多数，雌蕊居于中央，子房上位。蒴果，木质化，近圆形或扁三角形，暗褐色。种子卵形，淡褐色。花期10~11月，果实第二年成熟。
生境分布	主产我国南部山区，有栽培。
采收加工	4-5月初发嫩叶时，采摘。此后约一个月，第二次采收，再一月第三次采收。
性状鉴别	叶常卷缩呈条状或薄片状或皱摺。完整叶片展平后，叶片披针形至长椭圆形，长1.5－5cm，宽0.5－1.5cm，先端急尖或钝尖，叶基楔形下延，边缘具锯齿，齿端呈棕红色爪状，有时脱落；上下表面均有柔毛；羽状网脉，侧脉4－10对，主脉在下表面较凸出，纸质较厚，叶柄痕，被白色柔毛；老叶革质，较大，近光滑；气微弱清香，味苦涩。
性味功能	味苦、甘，性凉。有清头目、除烦渴、化痰、消食、利尿、解毒的功能。
主治用法	用于头痛，目昏，多睡善寐，心烦口渴，食积痰滞，疟疾，痢疾。
现代研究	1. 化学成分　茶中主要有咖啡碱、茶碱、可可碱、黄酮类及苷类化合物、茶鞣质、儿茶素、酚类、醇类、酸类、酯类、芳香油化合物、碳水化合物、多种维生素、蛋白质和氨基酸。

2. 药理作用　本品有中枢兴奋作用和降压、强心、降血脂作用；有抗凝血、抗血栓以及抑制平滑肌、解痉作用；有抗氧化、延缓衰老、利尿、抗过敏、抗细菌和抗肿瘤等作用。

应用
1. 急、慢性细菌性痢疾，阿米巴痢疾：绿茶，水煎服。
2. 急、慢性肠炎：茶叶10g，生姜7g，浓煎次。
3. 急、慢性肝炎：茶叶9g，水煎服。
4. 牙本质过敏症：茶叶，水煎，含漱，并饮服。
附注：根味苦，性平。有强心利尿，抗菌消炎，收敛止泻的功能。用于心脏病，口疮，牛皮癣，肝炎。用量9~18g。

栝楼（天花粉） Trichosanthes kirilowii Maxim

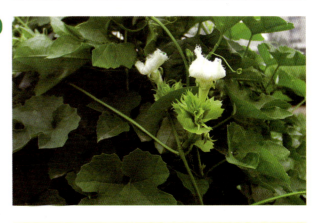

基　源	天花粉为葫芦科植物栝楼的根。
原植物	多年生草质藤本。块根肥厚，圆柱形，淡棕黄色。卷须2~3歧。叶互生，宽卵状心形，3~5裂，常再裂。花单性，雌雄异株；雄花3~8朵成总状花序；花冠白色，先端流苏。瓠果椭圆形，橙黄色。种子椭圆形，扁平，有棱线。花期6~8月。果期9~10月。
生境分布	生于山坡、草丛。分布于华北及陕西、甘肃、河南、山东、江苏、安徽、浙江、江西、湖南、湖北等省。
采收加工	秋末挖取根部，除去须根、外皮，纵剖2~4瓣，晒干。
性状鉴别	本品果实呈类球形或宽卵圆形，表皮橙红色或橙黄色，皱缩或较光滑，顶端有圆形的花柱残基，基部略尖，具残存的果柄。质脆，易破开，内表面黄白色，有红黄色丝络，果瓤橙黄色，粘稠，与多数种子粘结成团。具焦糖气，味微酸甜。本品种子呈扁平椭圆形。表面浅棕色至棕褐色，平滑，沿边缘有一圈沟纹。一端较尖，有种脐，另端钝圆或较狭。种皮坚硬；内种皮膜质，灰绿色，子叶两片，黄白色，富油性。气微，味淡。
性味功能	味甘、苦，性寒。有宽胸散结，清热化痰，润肺滑肠，消肿通乳的功能。
炮　制	栝楼子：拣去杂质，簸除干瘪种子，捣扁。炒栝楼子：取净栝楼子置锅内，用文火炒至微鼓起，取出放凉。楼仁霜：取去壳栝楼仁，碾细，用吸油纸包裹，加热微炕，压榨去油后，再碾细，过筛。

主治用法　用于热病口渴，消渴，肺热燥咳，黄疸，乳痈，痔瘘等。用量9~30g。孕妇忌服。

现代研究
1. 化学成分　本品果实含三萜皂苷、氨基酸、米生物碱、有机酸、树脂、糖类和色素。种子含脂肪油、菜油甾醇、谷甾醇、豆甾醇等。
2. 药理作用　栝楼皮及栝楼子注射液对豚鼠离体心脏有扩张冠脉作用，可使冠脉流量明显增加；对垂体后叶素引起的大白鼠急性心肌缺血有明显保护作用。栝楼煎剂对大肠杆菌、宋内氏痢疾杆菌、变形杆菌等有某些抑制作用。

应用
1. 糖尿病：天花粉、天冬、麦冬各9g，生地、熟地各12g，西洋参、北五味子、淡竹叶、甘草各3g，葛根6g。水煎服。
2. 天疱疮：天花粉、滑石等分，研末，水调搽敷患处。
3. 虚热咳嗽：天花粉50g，人参9g，研末，每服3g，米汤送服。
附注：其果实、果皮及种子作瓜蒌、瓜蒌皮、瓜蒌子使用。

中华栝楼（瓜蒌，天花粉） Trichosanthes rosthornii Harms

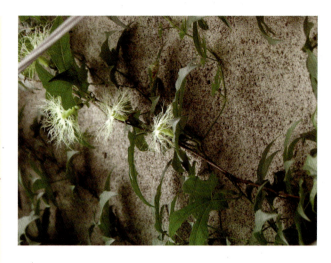

基　源 原植物	瓜蒌为葫芦科植物的果实；其根为天花粉。 别名：双边栝楼、川贵栝楼。草质攀援藤本。块根条状，肥厚，具横的瘤状突起。叶纸质，廓阔卵形至近圆形，5深裂基部，基部心形，边缘具短尖状细齿，雌雄异株；雄花单生，或为总状花序；花冠白色，顶端具丝状流苏；雌花单生，花萼圆筒形，裂片与花冠同雄花。果实球形或椭圆形，光滑无毛。种子卵状椭圆形，扁平，具明显的棱线。花期6~8月，果期8~10月。
生境分布	于山坡疏林或路边灌丛中；分布于甘肃东南部、陕西南部、湖北西南部、四川、贵州、云南、江西等地。
采收加工	瓜蒌：秋季果实成熟时，采摘阴干。天花粉：秋、冬二季采挖，除去外皮，纵剖成瓣，干燥。
性状鉴别	1. 栝楼果皮果瓣呈舟状，边缘内郑曲，长7-10cm。外表面橙红色或橙黄色，皱缩，有的有残存柱基或果梗残迹，内表面黄白色。质较脆，易折断。具香甜气，味甘，微酸。 2. 中华栝楼果皮果瓣长9~12cm，外表面浅橙黄色，平滑不皱以外表面色橙红、内表面色黄白、皮厚者为佳。
性味功能	瓜蒌：有清热涤痰，宽胸散结，润燥滑肠的功能。天花粉：有清热生津，消肿排脓的功能。
炮　制	同栝楼。
主治用法	瓜蒌用于肺热咳嗽，痰浊热稠，胸痹心痛，天花粉用于热病烦渴，肺热燥咳，内热消渴，疮疡肿毒。

现代研究
1. 化学成分　本品果皮含少量挥发油，其中挥发性的酸性部分有壬酸、癸酸、月桂酸、肉豆蔻酸、棕榈油酸、棕榈酸等。
2. 药理作用　同栝楼。

应用
1. 肺热咳嗽，痰黄稠：瓜蒌皮、桔梗各6g，杏仁12g，水煎服。
2. 乳腺炎：瓜蒌、金银花各12g，蒲公英15g。水煎服。
3. 胸肋胀痛不舒：瓜蒌、黄连、姜半夏。水煎服。

菥蓂（苏败酱） Thlaspi arvense L.

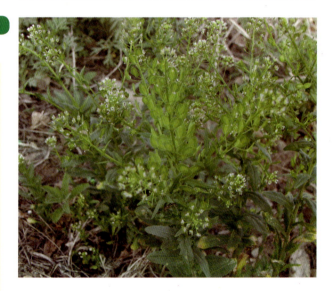

基　源 原植物	苏败酱为十字花科植物菥蓂的干燥全草。 一年生草木，高20~40cm，全株光滑无毛。茎直立，有分枝，粉绿色。单叶互生；基生叶有短柄，茎生叶无柄，基部抱茎；叶片椭圆形、倒卵形或披针形，先端尖，基部箭形，边缘具稀疏浅齿或粗齿，两面粉绿色。总状花序腋生及顶生；花萼4，边缘白色膜质；花瓣4，白色。短角果扁平，卵圆形，具宽翅，先端深裂，淡黄色。种子小，卵圆形而扁。花期4~7月。果期5~8月。
生境分布	生于山坡、草地、路旁。分布于我国大部分地区。
采收加工	5~6月间果实成熟时采收，晒干。
性状鉴别	茎圆柱形，黄白色或黄绿色，有细棱线，分枝多；质脆，断面有髓或中空。单叶互生，基生叶有柄。果枝生于顶端，呈总状果序；短角果，扁圆形；果实内分两室，每室有种子5~7粒。种子扁圆形，黑色。气微，味淡。
性味功能	味苦、甘，性平。有清热解毒，利水消肿，和中开胃，利肝明目的功能。
炮　制	除去杂质，稍润，切段，干燥。
主治用法	用于阑尾炎，肺脓疡，肾炎，子宫内膜炎，肝硬化腹水，丹毒，痈疖肿毒。用量15~30g。

现代研究
1. 化学成分　本品含黑芥子苷，经酶作用后产生异硫氰酸烯丙酯。
2. 药理作用　黑芥子苷经酶水解成苷元芥子油后，有杀菌作用，黑芥子苷可用于痛风，以增加尿酸的排出。临床上

选方可用于治疗阑尾炎、产后子宫内膜炎等。

应用
1. 阑尾炎：鲜苏败酱200g，水煎服。
2. 痢疾：苏败酱100g，冰糖15g，水炖服。
3. 痈疽疮毒：苏败酱、地丁草各50g，水煎服。
4. 产后瘀血腹痛，白带伴有小腹痛：苏败酱，水煎服。

附注：种子也作药用。味辛、苦，性微温，有祛风除湿，和胃止痛的功能。用于风湿性关节炎，腰痛，急性结膜炎，胃痛，肝炎。

君迁子（黑枣） Diospyros lotus L.

基　源	黑枣为柿树科植物君迁子的果实。
原植物	落叶乔木。老树皮暗黑色，深裂或不规则厚块状剥落。单叶互生，叶椭圆形至长圆形，先端尖，基部钝宽楔形近圆形，全缘，上面深绿色，初时密生柔毛，后脱落，有光泽，下面浅绿色，至少在脉上有毛。花单性，雌雄异株，簇生于叶腋；雄花1~3朵簇生；花萼具毛，4裂，裂片卵形；花冠壶形，带红色或淡黄色，4裂，裂片近圆形；雄花16枚，花药披针形，子房退化；雌花单生，近无柄，带绿色或红色，花萼具毛，4裂，裂片卵形；花冠壶形，4裂，裂片近圆形。浆果近球形或椭圆形，初时为淡黄色，后变为蓝黑色，有白蜡层，宿存萼4裂，深裂至中部。花期5~6月，果期10~11月。
生境分布	生用山谷、坡地林缘的灌丛中，或为栽培。分布于辽宁、河北、山西、山东、陕西、甘肃、河南、江苏、浙江、江西、湖北、湖南及西南各省区。
采收加工	10~11月果实成熟时采收。
性味功能	味甘、涩，性平。有止渴，去烦热，祛痰清热，消炎，健胃的功能。
主治用法	用于去烦热。种子用于气管炎。用量30~60g。种子9~15g。

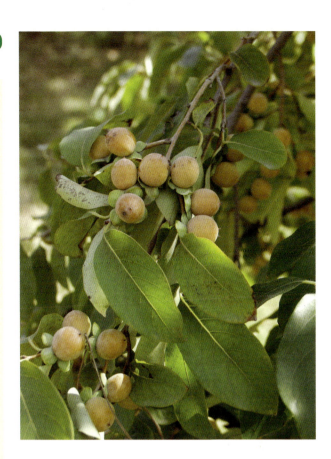

蕤核（蕤仁） Prinsepia uniflora Batalin.

基　源	蕤仁为蔷薇科植物蕤核的干燥成熟果实。
原植物	别名：扁核木、马茄子、单花扁核木。落叶灌木。茎多分枝，开展，无毛；叶腋处有短刺，先端微带红色。单叶互生或数叶簇生，线状长圆形，狭倒卵形或卵状披针形，先端圆钝，有小突尖或微凹，基部楔形。花1~3朵簇生于叶腋，萼筒杯状，5裂，绿色；花瓣5，白色，有爪；雄蕊10；雌蕊1。核果球形，黑色，微被蜡质白粉；果核卵圆形，稍扁，有皱纹，棕褐色。花期4~6月。果期7~8月。
生境分布	生于山坡、林下、稀疏灌丛中。分布于山西、内蒙古、陕西、甘肃、河南、四川等省区。
采收加工	夏秋季果实成熟时采摘，除去果肉，晒干，用时捣碎。
性状鉴别	本品呈类卵圆形，稍扁，长7~10mm，宽6~8mm，厚3~5mm。表面淡黄棕色或深棕色，有明显的网状沟纹，间有棕褐色果肉残留，顶端尖，两侧略不对称。质坚硬。种子扁平卵圆形，种皮薄，浅棕色或红棕色，易剥落；子叶2，乳白色，有油脂。无臭，味微苦。
性味功能	味甘、性微寒。有养肝明目，疏风散热的功能。
炮　制	拣去杂质，洗净，晒干，用时捣碎，或敲去内果皮取种仁用。
主治用法	用于目赤肿痛，睑缘炎，角膜炎，视物昏暗，早期白内障，玻璃体浑浊。用量5~9g。
现代研究	1. 化学成分　本品种子含水分10.36%，灰分1.72%，蛋白质3.53%，脂肪7.57%，纤维56.91%。种仁含油脂36%。 2. 药理作用　暂无。

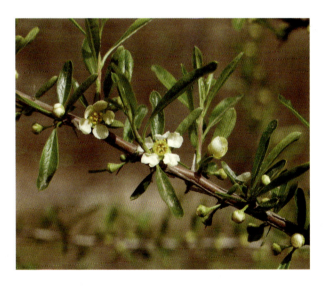

应用
1. 眼结膜炎，睑缘炎：蕤仁9g。水煎，洗眼。
2. 翳膜赤痛，视物不明：蕤仁1g，甘草2g，防风3g，黄连6g。水煎服。
3. 老年目暗流泪：蕤仁。水煎服。
4. 赤烂眼：蕤仁、杏仁各50g，去皮研匀，水煎外洗。

望江南 Cassia occidentalis L.

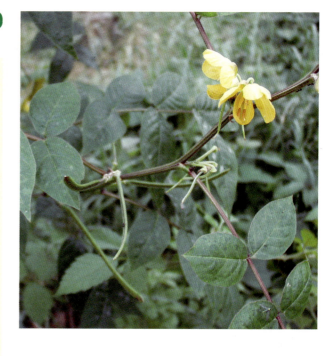

基源	为云实科植物望江南的成熟种子。
原植物	一年生半灌木状草本或多年生小灌木。茎有分枝，基部木质化。双数羽状复叶互生，小叶3~5对；叶柄基部有腺体；小叶卵形或椭圆状披针形，先端渐尖，基部圆，全缘。伞房状总状花序；萼5裂；花瓣5，黄色，倒卵形；雄蕊10，上面3个不育。荚果略扁，圆柱形，形似羊角，黄棕色。种子多数，扁卵形。花期7~8月，果期9~10月。
生境分布	生于路旁、草丛或灌丛中。常有栽培。分布于华东、华南、四川等省区。
采收加工	秋季采收成熟果实，脱粒除去杂质，晒干。
性状鉴别	本品种子扁卵形，直径3～4mm。表面紫棕色，无光泽，中央凹陷，边缘有白色网状条纹，较尖一端有种脐。味微苦。
性味功能	味甘、苦，性凉；有毒。有清肝明目、健胃润肠、解毒的功能。
主治用法	用于目赤肿痛，头晕头胀，消化不良，胃痛，腹痛，痢疾，便秘。用量6~9g。

现代研究
1. 化学成分　本品根含金钟柏醇-I、金钟柏醇-II、大黄酚、大黄素、大黄素-8-甲醚、甲基计米决明蒽酮、东非山扁豆醇。叶含大黄酚及一种双蒽醌。
2. 药理作用　本品所含的挥发油，对多种细菌有抑制作用。水提取物对某些真菌有抑制作用。叶及茎的水煎剂及醇沉淀后的煎剂对豚鼠回肠、大鼠子宫有兴奋作用，使狗血压下降。

应用
1. 目赤肿痛，视物不明：望江南15g，冰糖50g，冲开水炖服。
2. 疟疾：望江南9g。炒后研末，冲服。
3. 高血压：望江南3g。炒焦研末，砂糖适量，冲开水代茶常服。

小决明（决明子） Cassia tora L.

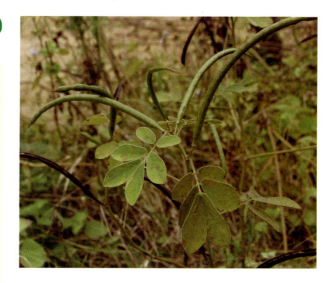

基源	决明子为云实科植物小决明的种子。
原植物	一年生草本，全体被短柔毛。叶互生，双数羽状复叶；叶柄上面有沟，下面两对小叶间各有1腺体；小叶3对，倒卵形或倒卵状长圆形，先端圆形，有微突尖，基部广楔形或近圆形，偏斜，全缘。花成对腋生；总花梗被柔毛；萼片5，卵圆形，外面被柔毛；花瓣5，黄色，倒卵形，有短爪，最下面的2瓣稍长；荚果线形、四棱柱形，稍扁，被疏柔毛。种子多粒，菱形，灰绿色，有光泽。花期6~8月，果期9~10月。
生境分布	生于村边、路旁、山坡等地。分布于台湾、广西、云南等省区。
采收加工	秋季采收成熟果实，晒干，收集种子。
性状鉴别	决明子：两端平行倾斜，形似马蹄。表面绿棕色或暗棕色，平滑有光泽，背腹两侧各有一条突起的线性凹纹。质坚硬。味微苦。小决明子为短圆柱形，两端平行倾斜。炒决明子：种皮破裂，颜色加深，偶有焦斑，质稍脆，微有香气。
性味功能	味苦、甘、咸，微寒。有清肝明目、润肠通便的功能。
炮制	决明子：取原药材，除去杂质，洗净，干燥。用时捣碎。炒决明子：取净决明子，置预热炒制容器内，用文火加热，炒至微有爆裂声，微鼓起，内部黄色，并逸出香气时，取出晾凉。用时捣碎。
主治用法	用于高血压，头痛，眩晕，目赤涩痛，目暗不明，急性眼结膜炎，角膜溃疡，视物不清，青光眼，大便秘结，痈疖疮疡。用量10~15g。

现代研究
1. 化学成分　本品主要含大黄酸、大黄素、芦荟大黄素、决明子素等蒽醌类物质，以及决明苷、决明酮、决明内酯等，尚含甾醇、脂肪酸、糖类、蛋白质等。
2. 药理作用　本品有降血压、降血脂作用，有抗菌和致泻作用，能增强巨噬细胞吞噬功能，还有保肝，抗血小板聚集作用。临床选方可用于治疗血清胆固醇增高，原发性、慢性肾炎性高血压等。

应用
同槐叶决明。

越南槐（广豆根） Sophora tonkinensis Gagnep

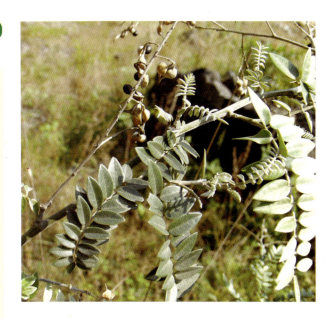

基　源	广豆根为蝶形花科植物越南槐的根及根茎。
原植物	别名：山豆根。小灌木，直立或平卧。根圆柱状，皮黄褐色。茎分枝少，密被短柔毛。奇数羽状复叶，椭圆形或长圆状卵形，顶端小叶较大，先端急尖或短尖，基部圆形，上面疏被短柔毛，下面密被灰棕色短柔毛。总状花序顶生，密被短毛；花萼阔钟状，外被疏毛，先端5齿；花冠黄白色，荚果密被长柔毛，于种子间缢缩成念珠状。花期5~6月，果期7~8月。
生境分布	生于石灰岩山地或岩石缝中。分布于江西、广东、广西、贵州、云南等省区。
采收加工	秋季挖根，除去地上茎叶，洗净泥土，晒干。
性味功能	味苦、性寒。有清火解毒、消肿止痛的功能。
主治用法	用于咽喉牙龈肿痛、肺热咳嗽烦渴及黄疸、热结便秘等症。外用于诸热肿痛，毒蛇咬伤。用量3~10g，外用适量。

应用
1. 热毒咽喉肿痛：广豆根、玄参、牛蒡子各9g，桔梗、生甘草各3g，水煎服。
2. 肺热咳嗽，咽喉燥痛：广豆根、枇杷叶、前胡各9g，桔梗4.5g，生甘草3g，水煎服。

葫芦茶 Tadehagi triquetrum (L.) Ohashi (Desmodium triquetrum (L.) DC.)

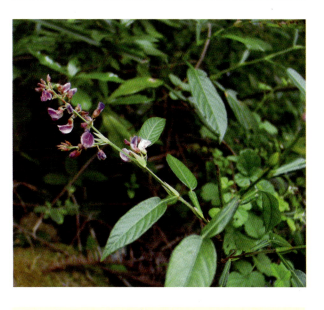

基　源	为蝶形花科植物葫芦茶的干燥全草。
原植物	别名：出刀柄、双剑草。直立亚灌木。枝三棱，棱上被短硬毛，后脱落。叶互生，卵状椭圆形，先端急尖，基部浅心形或圆形，全缘，叶柄有阔翅。总状花序顶生或腋生；花淡紫色；萼阔钟状，旗瓣近圆形，先端凹入，龙骨瓣镰刀状，雄蕊10，2体。荚果有近四方形的荚节4~8个，被糙伏毛，顶端有尖喙。花期7月，果期8~10月。
生境分布	生于荒山坡地、草丛、路旁。分布于福建、江西、两广、贵州、云南等省区。
采收加工	夏、秋季采挖全草，鲜用或晒干。
性状鉴别	葫芦茶茎枝多折断，基部木质，圆柱形。表面红棕色至红褐色；上部草质，具三棱，棱上疏被租毛。叶多皱缩卷曲，展平后呈卵状矩圆形至披针形，表面红棕色，下面主脉上有毛，革质；叶柄长0.8-3.5cm，具阔翅；托叶有时可见，披针形，淡棕色。有时可见总状花序或扁平荚果，长2-5cm，有4-8个近方形荚节，被毛。气香，味微甘。蔓茎葫芦茶叶卵状披针形或椭圆状披针形；荚果仅背、腹缝密生缘毛。均以叶多、干燥、色青带红、无粗梗者为佳。
性味功能	味甘、涩微苦，性凉。有清热解毒，利湿，消滞的功能。
主治用法	用于暑热烦渴，感冒，咽喉肿痛，肺病咳血，肠炎，肾炎水肿，痢疾，风湿骨痛，小儿疳积，钩虫病，妊娠呕吐，痈疮肿毒。用量15~30g。鲜用30~60g。孕妇忌用。

现代研究
1. 化学成分　本品叶中含鞣质7.1~8.6%，二氧化硅0.5~2.32%，氧化钾1.3~3.0%。
2. 药理作用　煎剂用平板纸片法，对金黄色葡萄球菌有抑制作用。

应用
1. 鹅口疮：葫芦茶50g，煎浓汁，蘸液搽口腔。
2. 颈淋巴结核：葫芦茶50g，猪肉200g，炖服。
3. 中暑：葫芦茶50g，水煎加红糖服。葫芦茶

绿豆 VignaradiataWilczek(PhaseolusradiatusL.)

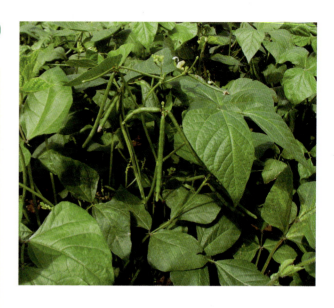

基 源	为蝶形花科植物绿豆的种子。
原植物	一年生草本，被淡褐色长硬毛。小叶3，阔卵形至棱状卵形，侧生小叶偏斜，先端渐尖，基部圆形或截形。总状花序腋生；花黄绿色；旗瓣肾形，翼瓣有渐狭爪，龙骨瓣截形，其中1片龙骨瓣有角；雄蕊10，2束。荚果圆柱形，被稀长硬毛。种子短矩形，绿色或暗绿色。花期6~7月，果期8月。
生境分布	全国大部分地区有栽培。
采收加工	秋季种子成熟时采收种，晒干。
性状鉴别	干燥种子呈短矩圆形，长4~6毫米，表面绿黄色或暗绿色，光泽。种脐位于一侧上端，长约为种子的1/3，呈白色纵向线形。种皮薄而韧，剥离后露出淡黄绿色或黄白色的种仁，子叶2枚，肥厚。质坚硬。
性味功能	味甘，性凉。有清热解毒，消暑，利水的功能。
主治用法	用于暑热烦渴，水肿，泻痢，丹毒，痈肿，解热药毒，烫伤，跌打损伤。用量5~15g。

现代研究
1. 化学成分　绿豆种子中含胡萝卜素、核黄素、蛋白质、糖类和磷脂类成分。
2. 药理作用　本品具有抗菌抑菌作用，还有降血脂、抗肿瘤和解毒等作用。

应用
1. 霍乱呕吐：绿豆，研粉，白糖水冲服。
2. 砒石毒：绿豆研粉，寒水石、板兰根。水煎服。
3. 疮毒肿痛初起：绿豆研粉，炒黄，猪牙皂研末，米醋调敷患处。
4. 误服热剂所致烦躁闷乱，呕吐、狂渴：绿豆研粉，黄连、甘葛、甘草各25g，焙干研末，温汤调服。

鸡蛋花 PlumeriarubraL.

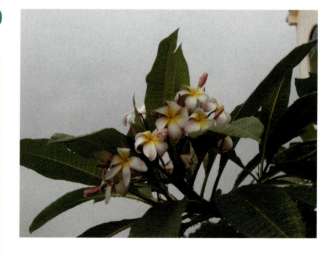

基 源	为夹竹桃科植物鸡蛋花的花。
原植物	落叶灌木或小乔木。小枝肥厚，带肉质，光滑无毛，折断有白色乳汁流出。叶互生，集生于枝顶，厚纸质，长圆状倒披针形至长椭圆形，先端渐尖，基部狭楔形，全缘或微波状，两面光滑无毛。聚伞花序顶生，芳香；总花梗三歧，肉质，花梗淡红色；花萼裂片小，卵圆形；花冠筒圆筒状，外面白色而稍带淡红色，内面密被柔毛，花冠裂片5，宽倒卵形白色，内面基部黄色；雄蕊5，着生于花冠筒基部，花丝极短。花药果双生，圆筒状。花期5~11月。果期7~12月。
生境分布	原产墨西哥，现广植于亚洲热带和亚热带地区。福建、台湾、广东、海南、广西、云南等省区有栽培。
采收加工	夏季采摘花朵，晒干。
性状鉴别	干燥花朵，黄褐色至棕褐色，皱缩，主要为5枚大形旋转排列的花瓣。花瓣倒卵形，长约3厘米，宽约1.5厘米；下部合生成细管，长约1.5厘米。内藏雄蕊5，花丝极短；有时可见小的卵状子房。气醇香，味清淡稍苦，以净花、干燥、色黄褐、气芳香者为佳。
性味功能	味甘、性凉。有清热解暑，利湿消炎，止咳的功能。
炮 制	采摘后，晒干。
主治用法	用于防暑，肠炎，消化不良，菌痢，传染性肝炎，支气管炎，小儿疳积。用量3~9g。

现代研究
1. 化学成分　树皮中含α-香树脂醇、β-香树脂醇、β-谷甾醇、鸡蛋花苷、东莨菪素。根中含环烯醚萜类化合物：13-O-咖啡酰鸡蛋花苷、13-脱氧鸡蛋花苷、β-二氧鸡蛋花新酸葡萄糖酯苷等。
2. 药理作用　本品具有很强的抗真菌作用，对革兰阳性和阴性细菌以及结核杆菌都有明显抑制效果。此外，鸡蛋花苷还有明显通便作用。红鸡蛋花茎、皮、叶及带皮茎的水提取液对兔、豚鼠、猫和小鼠均有局麻作用和解痉作用。

应用
1. 细菌性痢疾：鸡蛋花、木棉花、金银花各9g，水煎服。
2. 夏季腹泻或痢疾：鸡蛋花干品12~15g，水煎服。

地梢瓜 Cynanchum thesioides K.Schum.

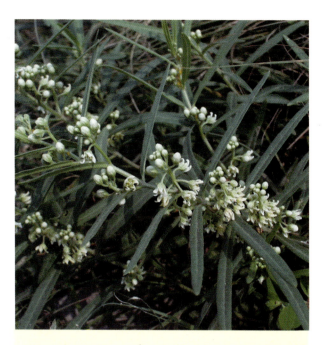

基　源	为萝科植物地梢瓜的全草及果实。
原植物	别名：地梢花、地瓜藤。多年生草本，高15~25cm，具白色乳汁，密被细柔毛。茎多分枝细弱，节间甚短。叶对生，具短柄；条形，先端尖，基部稍窄，全缘，有短毛，下面中脉隆起。伞形花序腋生，花梗短，花冠钟状，黄白色；花药顶有一膜质体，果纺锤形，两端短尖，中部宽大，长6cm，直径2cm。种子棕褐色，扁平，先端有束白毛。花期8~10月。果期10~12月。
生境分布	生于山坡草丛及路旁。分布于吉林、河北、河南、山西、宁夏、山东、安徽等省区。
采收加工	夏、秋季采全草及果实，切段晒干。
性状鉴别	本品全草常弯曲，地上部分被短柔毛。根细长，褐色，有支根。茎多自基部分枝，圆柱形，具纵皱纹；体轻，质脆，易折断。单叶对生，有短柄；叶片多已破碎或脱落，展平后呈条形，全缘。花小，黄白色。蓇葖果纺锤形，表面具纵皱纹。气微，味涩。种子呈扁平椭圆形，一端钝圆，另一端尖而略平，两侧边缘翅状，微反卷或呈波状弯曲。表面棕色至暗棕色，一面有微突起的线形种脊，种脐位于种子尖端稍平部分。体轻，质脆，易压碎。种皮薄，不易分离，剥去后可见类白色种仁，显油性，其内有2片子叶，淡黄色或黄绿色，胚根朝向种子的尖端。气无，味微甘。
性味功能	味甘，性平。有益气，通乳的功能。
炮　制	洗净，晒干。
主治用法	用于体虚乳汁不下；外用于瘊子。用量25~30g。外用鲜草适量折断取汁外搽瘊子。

现代研究
1. 化学成分　本品根含多种糖苷，水解得细叶白前苷元和喷双皂苷元。
2. 药理作用　提取物有某些抗病毒作用。

应用
瘊子：鲜地梢瓜，折断取汁外搽涂。

长冠夏枯草（夏枯草） Prunella asiatica Nakai

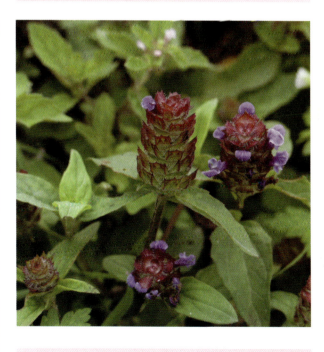

基　源	夏枯草为唇形科植物长冠夏枯草的干燥果穗。
原植物	别名：山菠菜。植株粗壮，花冠明显超出于花萼，长约为萼长的2倍，长18~21mm。苞片扁圆形端尾状尖头，外被柔毛，花萼上唇先端3齿呈刺芒状。果穗呈长圆形。
生境分布	生于荒地、路旁及山坡草丛中。分布于东北及山西、山东、江苏、浙江、安徽、江西等地。
采收加工	夏季果穗呈红色时采收，除去杂质，晒干。
性状鉴别	本品与夏枯草相似，但花冠较长，18-221mm。
性味功能	味苦、辛，性寒。有清肝火，明目，散郁结，消肿的功能。
炮　制	同夏枯草。
主治用法	用于目赤肿痛，头痛眩晕，瘰疬，瘿瘤，乳痈肿痛，甲状腺肿大，淋巴结结核，乳腺增生症，高血压症。用量9~15g。

现代研究
1. 化学成分　同夏枯草。
2. 药理作用　同夏枯草。

应用
1. 颈部慢性淋巴结炎、淋巴结核，甲状腺肿：夏枯草30g，水煎服。
2. 淋巴结核：夏枯草、何首乌，熬膏，早晚各服一匙。
3. 急性结膜炎，流行性角结膜炎：夏枯草、菊花各15g，蒲公英30g。水煎服。
4. 高血压：夏枯草、决明子各30g，水煎服。

硬毛夏枯草（夏枯草） Prunella hispida Benth.

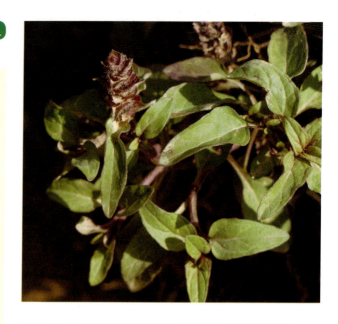

基 源	夏枯草为唇形科植物硬毛夏枯草的干燥果穗。
原植物	别名：刚毛夏枯草、白毛夏枯草。植株各部具明显的刚毛，花冠蓝紫色，上唇盔部脊上具有明显刚毛。果穗呈椭圆形，长2~4cm，直径1~1.2cm，紫褐色，苞片外有具节硬毛。
生境分布	生于荒地、路旁及山坡草丛中。分布于云南、四川（西昌）和西藏地区。
采收加工	夏季果穗呈红色时采收，除去杂质，晒干。
性状鉴别	本品与夏枯草相似，但外面有硬粗毛。
性味功能	味苦、辛，性寒。有清肝火，明目，散郁结，消肿的功能。
炮 制	同夏枯草。
主治用法	用于清热消炎，活血祛瘀，止血接骨等。用量9~15g。

现代研究
1. 化学成分　同夏枯草。
2. 药理作用　同夏枯草。

应用
同长冠夏枯草。

夏枯草 Prunella vulgaris L.

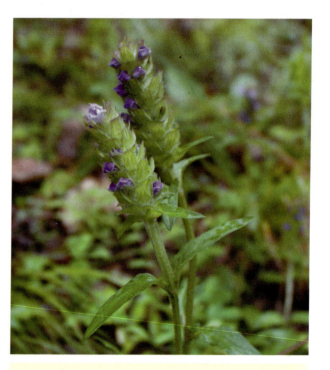

基 源	为唇形科植物夏枯草的果穗。
原植物	别名：铁色草、大头花、夏枯头。多年生草本，被白色毛。茎四棱，淡紫红色，基部斜升。叶对生，卵状长圆形或卵圆形，全缘或有微波状齿。轮伞花序顶生聚成穗状；苞片宽心形，有硬毛，脉纹放射状，边缘有睫毛，浅紫色，每苞片内有花3朵。花萼唇形；花冠二唇形，上唇光端3短齿，紫色、蓝紫色或红紫色。小坚果4，黄褐色，三棱，椭圆形。花期4~6月。果期7~10月。
生境分布	生于荒坡、草地、溪边、林边及路旁。分布于全国各省。
采收加工	夏季果穗呈红色时采收，除去杂质，晒干。
性状鉴别	本品呈棒状，略扁，长1.5~8cm，直径0.8~1.5cm，淡棕色至棕红色。全穗由数轮至10数轮宿萼与苞片组成，每轮有对生苞片2片，呈扇形，先端尖尾状，脉纹明显，外表面有白毛。每一苞片内有花3朵，花冠多已脱落，宿萼二唇形，内有小坚果4枚，卵圆形，棕色，尖端有白色突起。体轻。气微，味淡。
性味功能	味苦、辛，性寒。有清火，明目，散结，消肿的功能。
炮 制	净制：拣去杂质，去柄，筛去泥土即得。
主治用法	用于目赤肿痛，羞明流泪，头痛眩晕，口眼歪斜，筋骨疼痛，肺结核，急性黄疸型传染性肝炎，血崩，带下，瘰疬，瘿瘤，甲状腺肿大，淋巴结结核，高血压症，乳腺增生等症。用量9~15g。，水煎服。

现代研究
1. 化学成分　全草含三萜皂苷，其苷元是齐墩果酸，尚含游离的齐墩果酸、熊果酸、芸香苷、维生素B1、维生素C、维生素K、胡萝卜素、树脂、苦味质、鞣质、挥发油、生物碱等。花穗含飞燕草素和矢车菊素的花色苷、d-樟脑、d-小茴香酮、熊果酸。
2. 药理作用　本品的水浸出液、乙醇-水浸出液和30%乙醇浸出液，对麻醉动物有降低血压作用。煎剂对痢疾杆菌、伤寒杆菌、霍乱弧菌、大肠杆菌、变形杆菌、绿脓杆菌和葡萄球菌、链球菌有抑制作用。

应用
同长冠夏枯草。

密蒙花　　Buddleia officinalis Maxim.

基　源	为醉鱼草科植物密蒙花的花蕾及其花序。
原植物	别名：密花、密蒙树、蒙树。落叶灌木，高1~3m。全株密被灰白绒毛。托叶在两叶柄基部萎缩成一横线。叶对生，长矩圆状披针形至条状披针形，先端渐尖，基部楔形，全缘或有小锯齿；聚伞圆锥花序顶生，花萼钟形，先端4裂；花冠筒状，长约1.5cm，先端4裂，筒部淡紫色，口部桔黄色。雄蕊4；子房上位。蒴果卵形，长2~6mm，2瓣裂，基部具宿存花萼和花瓣。种子多数，细小扁平具翅。花期2~3月。果期7~8月。
生境分布	生于山坡杂木林、丘陵、河边、灌丛中。分布于陕西、甘肃、安徽、湖北、湖南、广东、广西、四川、贵州、云南、等省区。
采收加工	2~3月间花未开放时采摘簇生的花蕾，晒干备用。
性状鉴别	本品多为花蕾密聚的花序小分枝，呈不规则圆锥状，长1.5~3cm。表面灰黄色或棕黄色，密被茸毛。花蕾呈短棒状，上端略大，长0.3~1cm，直径0.1~0.2cm；花萼钟状，先端4齿裂；花冠筒状，与萼等长或稍长，先端4裂，裂片卵形；雄蕊4，着生在花冠管中部。质柔软。气微香，味微苦、辛。
性味功能	味甘、性微寒，归肝经。有清热养肝，明目退翳的功能。
炮　制	拣去杂质，筛净灰土。
主治用法	用于目赤肿痛，多泪羞明，眼生翳膜，肝虚目暗，视力昏花。用量3~9g。

现代研究
1. 化学成分 本品含刺槐苷，密蒙皂苷A、B，对甲氧基桂皮酰梓醇、梓苷、梓醇、刺槐素等。
2. 药理研究 本品有维生素P样作用，能减轻甲醛炎症，能降低皮肤、小肠血管的通透性及脆性，有解痉及轻度利胆、利尿作用。临床上选方可用于治眼翳，眼羞明，肝胆虚损，瞳人不清等。

应用
1. 鱼膜炎、角膜云翳：密蒙花、石决明(先煎)各12g，木贼、菊花、蒺藜各9g。水煎服。
2. 眼障翳：密蒙花、黄柏根各50g。研末，炼蜜和丸。

栀子　　Gardenia jasminoides Ellis.

基　源	为茜草科植物栀子的干燥成熟果实。
原植物	常绿灌木，高2m。叶对生，托叶膜质，在叶柄内侧通常2片连合成筒状；叶革质，椭圆形、倒披针形或倒卵形，长6~12cm，宽2~4cm，先端急尖、渐尖或钝。基部楔形。花腋生或顶生，浓香，花冠白色，后变乳黄色，质厚，高脚碟状，基部合生成筒，蒴果倒卵形或椭圆形，金黄色或橘红色，有翅状纵棱6~8条，花萼宿存，与果体几相等长。花期5~7月。果期8~11月。
生境分布	生于低山坡温暖阴湿处。分布于河南及长江省区，有栽培。
采收加工	9~11月间果实成熟饱满呈黄色带红时采收，入瓮中微蒸或沸水微煮，取出后晒干。果实不易干燥，故应经常翻动，使通风良好，避免发霉变质。
性状鉴别	本品呈长卵圆形或椭圆形，长1.5~3.5cm，直径1~1.5cm。表面红黄色或棕红色，具6条翅状纵棱，棱间常有1条明显的纵脉纹，并有分枝。顶端残存萼片，基部稍尖，有残留果梗。果皮薄而脆，略有光泽；内表面色较浅，有光泽，具2~3条隆起的假隔膜。种子多数，扁卵圆形，集结成团，深红色或红黄色，表面密具细小疣状突起。气微，味微酸而苦。
性味功能	味苦，性寒。有泻火解毒，清热利湿，凉血散瘀的功能。
炮　制	栀子：除去杂质，碾碎。炒栀子：取净栀子，照清炒法（附录ⅡD）炒至黄褐色。
主治用法	用于热病高烧，心烦不眠，实火牙疼，口舌生疮，鼻血、吐血，尿血，眼结膜炎，黄胆型肝炎。

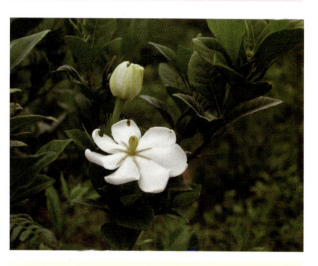

用量3~10g。

现代研究
1. 化学成分 本品含异栀子苷、去羟栀子苷、栀子酮苷、山栀子苷、京尼平苷酸及黄酮类栀子素、三萜类化合物藏红花素和藏红花酸、熊果酸等。
2. 药理研究 本品对结扎总胆管动物的GOT升高有明显的降低作用。还有利胆作用，使胆汁分泌量增加；有利胰及降胰酶作用、降压作用、镇静作用、抑菌作用。临床上选方可用于治疗急性黄疸型肝炎、急性黄疸型肝炎等。

应用
1. 关节扭伤，软组织损伤：栀子9g，水煎服。
2. 小儿发热：栀子9g，水煎服。
3. 急性黄胆型肝炎：鲜栀子100g、淡竹叶、白茅根、桑白皮各50g。水煎服。

淡竹叶　Lophatherumgracile Brongn.

基　源	为禾木科植物淡竹叶的地上部分。
原植物	多年生草本。根状茎粗短，中部可膨大成纺锤形块根。茎丛生，中空，节明显。叶互生，广披针形，先端渐尖，基部窄缩成柄状，全缘。圆锥花序顶生，分枝较少；小穗条状披针形，排列稍偏于穗的一侧，脱节于颖下；不育外稃互相紧包并渐狭小，顶端具短芒成束而似羽冠。颖果深褐色。花期7~9月，果期10月。
生境分布	生于荒地、田间和路旁。分布于长江以南各省区。
采收加工	5~7月拔取全草，切去须根及根茎，晒干或阴干。
性状鉴别	本品长25~75cm。茎呈圆柱形，有节，表面淡黄绿色，断面中空。叶鞘开裂。叶片披针形，有的皱缩卷曲，长5~20cm，宽1~3.5cm；表面浅绿色或黄绿色。叶脉平行，具横行小脉，形成长方形的网格状，下表面尤为明显。体轻，质柔韧。气微，味淡。
性味功能	味甘，性寒。有清热除烦、利尿的功能。
炮　制	除去杂质，切段。
主治用法	用于热病心烦，咽喉炎，口腔炎，牙龈肿痛，尿少色黄，尿道炎等症。用量3~15g，水煎服。
现代研究	1. 化学成分本品含三萜化合物如芦竹素、白茅素、蒲公英赛醇等，以及甾类物质如豆甾醇、β-谷甾醇、蒲公英甾醇等。 2. 药理研究本品有解热、利尿、抑菌作用，还有抗肿瘤、升高血糖作用。临床上选方可用于预防中暑，治疗热心烦口渴、肺炎高热咳嗽、眼赤、治尿血等。

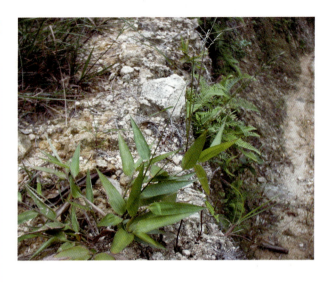

应用
1. 发热、心烦、口渴：淡竹叶9~15g，水煎服。
2. 暑热而出现心火症状：淡竹叶、木通各12g，生地18g，甘草梢6g，水煎服。
3. 血尿：淡竹叶50g，生地15g，生藕节50g。水煎服。
4. 衄血：淡竹叶、生栀子、一枝黄花各9g，水煎服。

芦苇（芦根）　Phragmites communis Trin.

基　源	芦根为禾本科植物芦苇的新鲜或干燥根茎。
原植物	多年生水生或湿生高大禾草。具粗壮的匍匐根状茎；节下通常具白粉。叶二列，互生；叶鞘圆筒形；叶舌有毛；叶片窄长形，长15~45cm，宽1~3.5cm。圆锥花序，顶生，疏散，稍下垂，下部枝腋具白柔毛。颖果，长圆形。花、果期7~11月。
生境分布	生于池沼地、河边、湖边、湿地等。分布于全国各地。
采收加工	6~10月采挖根茎，除去芽、须根，鲜用或晒干。
性味功能	味甘，性寒。有清热生津，止呕，利小便的功能。
主治用法	用于热病烦渴，胃热呕哕，肺热咳嗽，肺痈吐脓，热淋涩痛，吐血，衄血等。用量15~30g；鲜用量30~60g，或捣汁用。

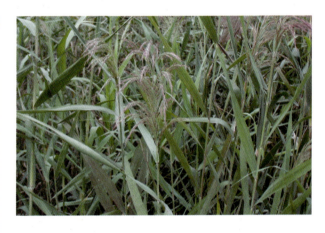

应用
1. 肺脓疡：芦根45g，生苡仁30g，冬瓜仁24g，桃仁6g，鱼腥草、桔梗、川贝，水煎服。
2. 急性胃炎，胃热：芦根30g，竹茹、半夏、生姜各6g，枇杷叶9g，水煎服。
3. 解河豚毒：鲜芦根500g，捣汁服，或水煎频服。
4. 热病咳嗽，痰黄稠黏：芦根、杏仁、枇杷叶各9g。水煎服。

淡竹（竹茹） phyllostachysnigra(Lodd.exLindl.)munrovar.henonis(Mitf.)StapfexRendle

基 源	竹茹为禾本科植物淡竹的干燥中间层。
原植物	乔木或灌木状，高6~18m，直径3~10cm，秆茎为紫墨蓝色，秆壁厚，秆环、箨环均甚隆起，秆箨长于节间，箨稍背面无毛或上部具微毛，黄绿色至稻草色，上有灰黑色斑点和条纹；箨叶及隧毛易脱落；箨叶长披针形；每节常2分枝，小枝具1~5叶，叶鞘口无毛；叶狭披针形，无毛，边缘一侧有小锯齿，一侧平滑。穗状花序排成覆瓦状圆锥花序，基部托以4~6枚佛焰苞，每小穗有2~3花。
生境分布	生于平地或丘陵，多栽培。分布于河南、山东及长江流域各省。
采收加工	全年可采，砍取新鲜茎，除去外皮，将中间层刮成丝条或削成薄片，捆扎成束，晾干。
性味功能	味甘，性微寒。有清热化痰，除烦止呕的功能。
主治用法	用于痰热咳嗽，胆火挟痰，烦热呕吐，胃热呕吐，妊娠恶阻，胎动不安，血热吐血，衄血，崩漏。用量4.5~9g。

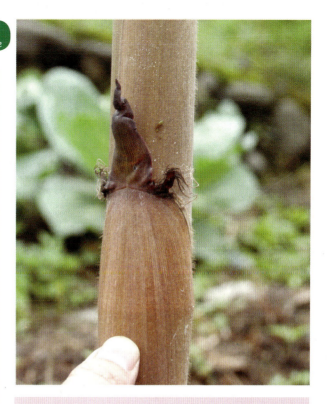

应用
同青秆竹。

金丝草 Pogonatherumcrinitum(Thunb.)Kunth

基 源	为禾木科植物金丝草的全草。
原植物	多年生小草本，秆丛生，纤细，节明显，节上生白毛，少分枝。叶互生，排成2列；扁平，条状披针形，长先端尖，有微毛；叶鞘秃净，鞘口有毛。穗状花序从秆顶生出，柔弱而微弯曲，小穗成对，花乳白色，第二颖约长于第一颖，而第二外稃稍短于第一颖，颖片及外稃顶端延伸成细弱弯曲的芒，构成穗轴上密生金黄色的柔软长芒，形似猫尾。颖果长椭圆形。花期5~9月。
生境分布	生于河边、墙、山坡和旷野潮湿处。分布于浙江、江西、福建、台湾、湖南、广东、四川、云南等省。
采收加工	全年可采，洗净，晒干备用。
性味功能	味甘、淡，性寒。有清热解毒，解暑，利尿通淋，凉血的功能。
主治用法	用于感冒高热，中暑，尿路感染，肾炎水肿，黄疸型肝炎，糖尿病。用量15~30g，水煎服。

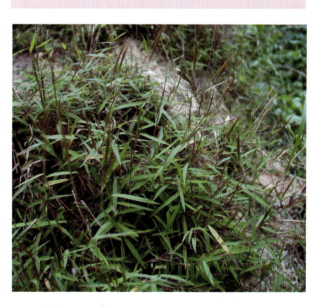

应用
1.急性肾炎水肿：金丝草、车前草、地锦草、爵床（鲜品）各30g。水煎服。
2.感冒：金丝草、桑叶、积雪草各30g。水煎服。
3.尿路感染：金丝草、葫芦茶、白茅根、三颗针各30g，水煎服。

谷精草　Eriocaulonbuergerianum Koern

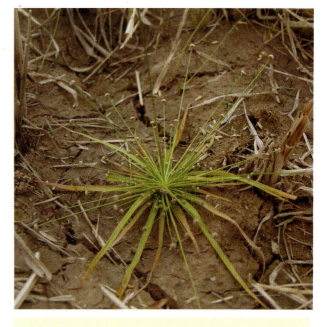

基　源	为谷精草植物谷精草带花茎的头状花序。
原植物	别名：文星草、移星草、谷精珠。一年生小草本。叶基部簇生，长披针状线形，无毛。花茎多数，鞘筒状。头状花序近半球形，草黄色；苞片膜质，背面的上部及边缘密生白色短毛。雄花生于花托中央，外轮花被片合生成佛焰苞状，3浅裂；内轮花被片合生成筒状；雌花生于花序周围，几无花梗，外轮花被片合生成椭圆形佛焰苞状，先端3小裂，蒴果3裂。花期6~8月，果期8~11月。
生境分布	生于湖沼地、溪沟、田边潮湿处。分布于我国南方大部分省区。
采收加工	秋季开花时采收，将花序连同花茎拔出，洗净晒干，扎成小把。
性状鉴别	本品为带有花茎的头状花序，多扎成小把。全体呈淡棕色。花茎纤细，长14-24cm，直径不及1mm，表面淡黄绿色，有4-5条扭曲棱线，质柔软，不易折断。头状花序半球形，直径4-5mm；底部有黄白色总苞，总苞片膜质，倒卵形，紧密排列成盘状。小花数十朵，灰白色，排列甚密，表面附有白粉。用手搓碎花序，可见多数黑色花药及细小灰绿色未成熟的果实。气微，味淡。以珠（花序）大而紧、色灰白、花茎短、色黄绿者为佳。
性味功能	味辛、甘，性凉。有散风，明目，退翳功用。
炮　制	原药拣去杂质及叶鞘，干切成1cm的段片晒干，筛去灰屑。除去杂质，切段。
主治用法	用于风热目赤，急性结膜炎，角膜云翳，眼干燥症、夜盲症等。用量4.5~9g。

现代研究
1. 化学成分　本品含谷精草素。
2. 药理作用　本品水浸剂体外试验对某些皮肤真菌有抑制作用。其煎剂对绿脓杆菌、肺炎双球菌、大肠杆菌有抑制作用。

应用
1. 风热头痛，目肿刺痛：谷精草、生地黄、赤芍各9g，红花4.5g，龙胆草3g。水煎服。
2. 夜盲症，角膜云翳：谷精草30g，羊肝1个。同煮，食肝喝汤。

知母　Anemarrhena asphodeloides Bge.

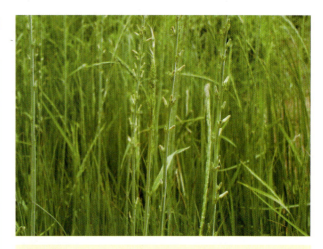

基　源	为百合科植物知母的根茎。
原植物	别名：羊胡子。多年生草本。根茎肥厚，横生，有残留多数黄褐色纤维状旧叶残基，下部生多数肉质须根。叶基生，线形，质稍硬，基部扩大成鞘状。花葶直立；2~6花成一簇，排成长穗状；花黄白色或淡紫色；内轮淡黄色。蒴果长圆形，种子黑色。花期5~8月。果期8~9月。
生境分布	生于向阳山坡、草地或干燥丘陵地。分布于东北、华北、西北及河内、山东、安徽、江苏等省区。
采收加工	春、秋季采挖，晒干；去外皮晒干者为"光知母"。
性状鉴别	本品呈长条状，微弯曲，略扁，偶有分枝，长3~15cm，直径0.8~1.5cm，一端有浅黄色的茎叶残痕。表面黄棕色至棕色，上面有一凹沟，具紧密排列的环状节，节上密生黄棕色的残存叶基，由两侧向根茎上方生长；下面隆起而略皱缩，并有凹陷或突起的点状根痕。质硬，易折断，断面黄白色。气微，味微甜、略苦，嚼之带黏性。
性味功能	味苦、甘，性寒。有滋阴降火，润燥滑肠的功能。
炮　制	知母：除去杂质，洗净，润透，切厚片，干燥，去毛屑。盐知母：取知母片，照盐水炙法炒干（每100斤加盐2斤半用开水化开）。
主治用法	用于热病烦渴，消渴，肺热咳嗽，午后潮热，梦遗，怀胎蕴热，肠燥，便秘等。用量4.5~9g。水煎服。

现代研究
1. 化学成分　本品含有多种知母皂苷、知母多糖，尚含芒果苷、胆碱、烟酰胺、鞣酸及多种金属元素、黏液质、还原糖等。
2. 药理研究　本品有抗菌、解热、降血糖、抗肿瘤作用，还有抗血小板作用，能影响肾上素能和胆碱能神经系统的作用。

应用
1. 暑疟，久热不退：知母、石膏、青蒿、麦冬、鳖甲、牛膝、橘红、小环钗、金银花。水煎服。
2. 骨蒸，盗汗：知母、地骨皮、鳖甲。水煎服。
3. 泌尿系感染：知母、茯苓、丹皮、泽泻各9g，黄柏6g，熟地24g，山萸肉、淮山药各12g。水煎服。
4. 紫斑和过敏性皮疹：知母加醋磨汁，搽患处。
5. 糖尿病患者口渴、烦热等肺胃燥热：知母、天花粉、麦冬。水煎服。

◆清热燥湿药◆

翠云草　Selaginella uncinata (Desv.) Spring

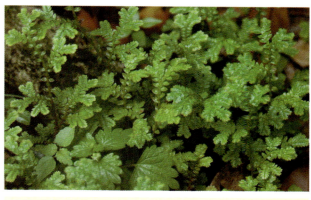

基　源	为卷柏科植物翠云草的干燥全草。
原植物	别名：蓝地柏、绿绒草、龙须。多年生草本。主茎纤细蔓延，灰黄色，有细沟，节上生根；分枝向上伸展，小枝羽状互生，末回小枝连成叶，叶异形，排列平面上，卵状椭圆形，顶端近短尖，边缘透明，全缘，基部浑圆或近心形；生于主茎上叶大，疏生，斜矩圆状披针形，不对称，基部心形。孢子囊穗单生于枝顶；孢子叶圆形，有白边，全缘，龙骨状；小孢子基部有冠毛状突出物。
生境分布	生于阴湿山石间。分布于浙江、福建、安徽、广东、广西及西南各地。
采收加工	全年可采收，除去泥土，晒干。
性状鉴别	主茎长30-60cm，有细纵沟，侧枝疏生并多次分叉，分枝处常生不定根；叶二型侧叶卵形，基部偏斜心形，先端尖，边缘全缘，或有小齿；中叶质薄，斜卵状披针形，基部偏斜心形，淡绿色，先端渐尖，边缘全缘或有小齿，叶上面呈翠蓝色。孢子囊穗四棱形，单生于小枝顶端，孢子叶卵圆状三角形，长约2mm，宽约0.8mm，先端长渐尖，龙骨状，4列覆瓦状排列，孢子囊圆肾形。
性味功能	味微苦，性寒。有清热利湿，解毒，消瘀，止血的功能。
炮　制	采收，去尽泥土，洗净，鲜用或晒干。
主治用法	用于黄疸，痢疾，水肿，风湿痹痛，咳嗽吐血，刀伤，烫伤。用量6~12g。

现代研究

1. 化学成分　本品含海藻糖、二脂酰甘油基三甲基高丝氨酸等。
2. 药理作用　本品具有抗炎、止咳作用，临床上组方可用于急性黄疸型传染性肝炎、胆囊炎、风湿关节痛等疾病。

应用

1. 急性黄疸型肝炎：翠云草50g，白糖适量，水煎服。
2. 烫火伤：翠云草，焙干，研末，麻油调敷患处。
3. 肾炎水肿：翠云草30g，水煎服。
4. 肠炎痢疾：翠云草12g，水煎服。

黄连　Coptis chinensis Franch.

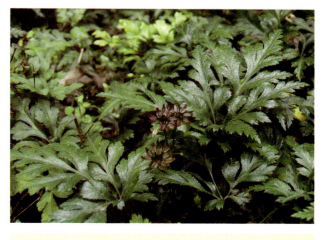

基　源	为毛茛科植物黄连的干燥根茎。
原植物	多年生草本。根茎细长，黄色。叶基生，硬纸质，3全裂；中裂片具长柄，卵状菱形，羽状深裂，边缘具尖锯齿。二歧或多歧聚伞花序，花3~8；萼片5，黄绿色。花瓣线形或披针形；雄蕊多数；心皮离生，具短梗。果具细长梗。花期2~4月，果期5~6月。
生境分布	野生与栽培，生于山地凉湿处。分布于湖北、湖南、陕西、江苏、安徽、浙江、广西、福建、广州、四川、云南、贵州等省区。
采收加工	秋季采挖，除去须根及泥沙，干燥，撞去残留须根。
性状鉴别	本品多集聚成簇，常弯曲，形如鸡爪，单枝根茎长3~6cm，直径0.3~0.8cm，表面灰黄色或黄褐色，粗糙，有不规则结节状隆起、须根及须根残基，有的节间表面平滑如茎杆，习称"过桥"。上部多残留褐色鳞叶，顶端常留有残余的茎或叶柄。质硬，断面不整齐，皮部橙红色或暗棕色，木部鲜黄色或橙黄色，呈放射状排列，髓部有的中空，气微，味极苦。
性味功能	味极苦，性寒。有清热燥湿，泻火解毒，杀虫的功能。
炮　制	黄连　除去杂质，润透后切薄片，晾干，或用时捣碎。 酒黄连　取净黄连，照酒炙法炒干，每100kg黄连，用黄酒12.5kg。 姜黄连　取净黄连，照姜汁炙法炒干，每100kg黄连，用生姜12.5kg。 萸黄连　取吴茱萸加适量水煎煮，煎液与净黄连拌匀，待液吸尽，炒干，每100kg黄连，用吴茱萸10kg。
主治用法	用于湿热痞满，呕吐，泻痢，黄疸，高热神昏，心火亢盛，心烦不寐，牙痛，消肿疔疮。用量1.5~4.5g。

现代研究

1. 化学成分　本品含多种异喹啉类生物碱，以小檗碱含量最高，尚含黄连碱、甲基黄连碱、巴马亭、药根碱、表小檗碱及木兰花碱等；酸性成分有阿魏酸，氯原酸等成分。
2. 药理作用　本品具有抗微生物及抗原虫作用、抗菌、抗病毒、抗癌、抗放射及增强细胞代谢的作用，且可使血压下降并有利胆作用，增加胆汁形成，亦可引起血管平滑肌起松弛。

应用

1. 细菌性痢疾：黄连、木香、葛根、黄芩各6g。水煎服。
2. 急性胃炎：黄连、吴茱萸，研细末，制丸服。
3. 口舌生疮，皮肤疮疖：黄连、银花、蒲公英。水煎服。
4. 热病吐血、衄血，发斑，疮疡疔毒：黄连3g，黄芩、黄柏、栀子各9g。水煎服。

三角叶黄连（黄连） Coptis deltoidea C.Y. Cheng et Hsiao

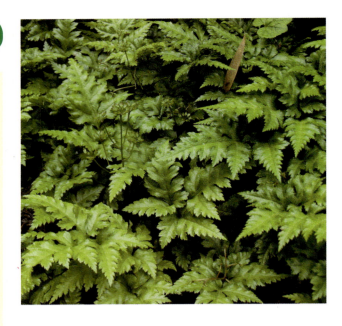

基　源	黄连为毛茛科植物三角叶黄连的根茎。
原植物	别名：雅连、峨眉连。根状茎略呈圆柱形，黄色，不分枝或少分枝，匍匐茎横走，大多具有明显节间（过桥杆）。叶片卵形，三全裂，中央裂片三角状卵形，羽状深裂，深裂片多少彼此密接。雄蕊长仅为花瓣的1/2左右。
生境分布	生于山地凉湿有荫处。栽培于四川西部等地。
采收加工	秋末冬初，采挖栽培5年的根茎，烘干，温度应慢慢增高，再撞去残留须根及灰渣。
性状鉴别	本品多集聚成簇，微弯曲，多为单枝，略呈圆柱形，长4～8cm，直径0.5～1cm，表面灰黄色或黄褐色，粗糙，有不规则结节状隆起、须根及须根残基，有的节间表面平滑如茎杆，习称"过桥"，"过桥"较长，顶端有少许残茎，气微，味极苦。
性味功能	味极苦，性寒。有泻火解毒，清热燥湿，杀虫的功能。
炮　制	除去杂质，润透后切薄片，晾干，或用时捣碎。
主治用法	用于烦热神昏，心烦失眠，湿热痞满，呕吐，泻痢，腹痛泻痢，黄疸，目赤肿毒，心火亢盛，口舌生疮，吐血，衄血，湿疹，急性结膜炎，烫伤等。用量3～9g。

现代研究
1. 化学成分　本品含小檗碱、黄连碱、甲基黄连碱、掌叶防己碱等生物碱。
2. 药理作用　本品具有抗菌、抗真菌、抗病毒及抗炎作用，抗腹泻、降解热、降血糖、降血脂和抗氧化作用，并可使血压下降。

应用
1. 肝胃不和，胸胁痛，呕吐酸水：黄连、吴茱萸各1g。水煎服。
2. 慢性胆囊炎、化学中毒性肝炎：黄连9g，水煎服。
3. 口舌疮、口腔溃疡：黄连1g，水煎，含漱，药液涂伤口处。

云南黄连（黄连） Coptis teetoides C.Y. Cheng.

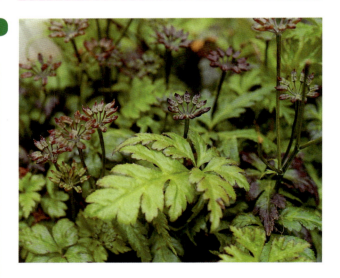

基　源	黄连为毛茛科植物云南黄连的根茎。
原植物	别名：云连。根状茎黄色，较少分枝，节间短。叶卵状三角形，三全裂，中央裂片卵状菱形，先端长渐尖至渐尖，羽状深裂，深裂片彼此疏离。花瓣匙形至卵状匙形，先端钝。
生境分布	生于高山凉湿的林荫下。分布于云南西北部，西藏南部。
采收加工	秋末冬初，采挖栽培5年生的根茎，烘干，温度应慢慢增高，再撞去残留须根及灰渣。
性状鉴别	本品多集聚成簇，常弯曲呈钩状，多为单枝，较细小，表面灰黄色或黄褐色，粗糙，有不规则结节状隆起、须根及须根残基，有的节间表面平滑如茎杆，习称"过桥"。
性味功能	味极苦，性寒。有泻火解毒，清热燥湿，杀虫的功能。
炮　制	除去杂质，润透后切薄片，晾干，或用时捣碎。
主治用法	用于烦热神昏，心烦失眠，湿热痞满，呕吐，泻痢，腹痛泻痢，黄疸，目赤肿毒，心火亢盛，口舌生疮，吐血，衄血，湿疹，急性结膜炎，烫伤等。用量3～9g。

现代研究
1. 化学成分　本品主要含小檗碱，又称黄连素，尚含黄连碱、甲基黄连碱、巴马亭、药根碱；也含有木兰花碱、青荧光酸及阿魏酸等。
2. 药理作用　本品具有抗菌、抗真菌、抗病毒及抗炎作用，抗腹泻、解热、降血糖、利胆和抗氧化作用，并可使血压下降，临床组方可用于细菌性痢疾流行性脑脊髓膜炎伤寒等疾病。

应用
1. 发热烦闷，说胡话：黄连、黄芩、栀子各3g。水煎服。
2. 血热吐血、鼻血：黄连、黄芩、大黄各9g，水煎服。
3. 急性胃炎：黄连、吴茱萸各1g。水煎服。
4. 细菌性痢疾：黄连、木香、葛根、黄芩各6g。水煎服。
5. 口舌生疮、皮肤疮疖：黄连、银花、蒲公英。水煎服。

贝加尔唐松草（马尾连） Thalictrum baicalense Turcz.

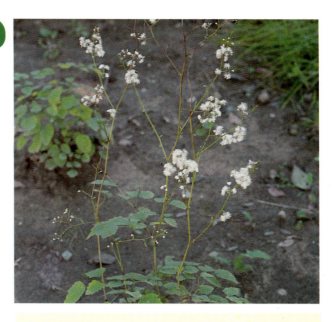

基　源	马尾连为毛茛科植物贝加尔唐松草的根和根茎。
原植物	多年生草本。根茎短；须根丛生。叶3回三出复叶，小叶宽倒卵形或近圆形或宽菱形，3浅裂，裂片有粗牙齿；叶轴基部扩大呈耳状，抱茎，膜质，边缘分裂。复单歧聚伞花序近圆锥形短而密；萼片椭圆形或卵形；无花瓣。瘦果近圆形，有短柄，两面膨胀，暗褐色，有4~5条棱，顶端有侧生的短喙。花期7~8月。果期8~9月。
生境分布	生于草坡、山地林下或灌木丛中。分布于东北、华北及陕西、甘肃、青海、河南、西藏等省区。
采收加工	9~11月至次年1~2月采挖，挖出后抖去泥土，剪除茎苗，晒干。
性状鉴别	干燥根茎上端有多数芦头，每个芦头粗约4mm，基上残留茎苗痕迹，并常包，有鳞叶薄片。根茎长形，外表棕褐色腹面密生成束的须根，形如马尾。须根长13~25cm，粗2~3mm，外表红黄色或金黄色，有光泽，具纵向细纹，老栓皮及皮层往往呈环节状脱落，尚未剥落者，以手搓之即脱。体轻，质脆易断。根茎断面外圈棕褐色，内有黄色的木质心；须根断面深黄色，外表为一薄层金黄色的外皮。气微，味微苦。
性味功能	味苦，性寒。有清热，燥湿，泻火，解毒的功能。
炮　制	除去地上茎叶，洗去泥土，晒干。
主治用法	用于热盛心烦，痢疾，肠炎，结膜炎，咽喉炎，痈肿疮疖，传染性肝炎，麻疹等。用量6~9g。水煎服。

现代研究
1. 化学成分　本品含β-谷甾醇，N-去甲唐松草替林及5-氧-去甲唐松草替林。
2. 药理作用　本品抗菌作用和抗肿瘤作用 临床可用于细菌性痢疾。

应用
1. 痢疾，肠炎：马尾连6g，木香2g。共研细末。
2. 湿热呕吐：马尾连4.5g，吴茱萸1.2g。煎服。
3. 口舌生疮，结膜炎，扁桃体炎：马尾连9g，黄芩6g，刺黄柏9g，栀子9g，牛蒡子6g，连翘15g，甘草6g。水煎服。

细叶小檗（三棵针） Berberis poiretii Schneid.

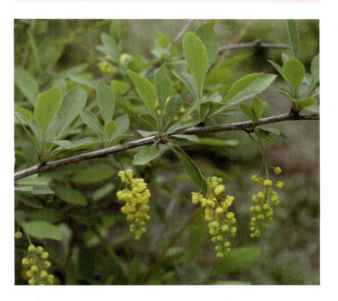

基　源 原植物	三棵针为小檗科植物细叶小檗的根及根皮。别名：刺黄柏。灌木。株高1~2m。幼枝紫红色，无毛，明显具棱，老枝灰黄色，表面密生黑色小疣点。叶刺小，通常单一，有3分叉。叶纸质，几无柄，叶片倒披针形至狭倒披针形，先端渐尖，基部渐狭，边缘全缘或中上部有少数不明显锯齿，上面深绿色，下面淡绿色，脉明显。总状花序，下垂。浆果，鲜红色。花期5~6月，果期8~9月。
生境分布	生于丘陵山地，山沟河边。分布于东北、华北及陕西、河南、山东等省区。
采收加工	春、秋采挖，除去枝叶、须根及泥土，切片，晒干备用。
性状鉴别	本品根圆柱头形，有分枝，稍扭曲，直径0.3-1.2cm。表面黄棕色，粗糙，有纵皱纹及支根痕，部分外呈鳞片状外卷或剥落。质坚硬，折断面纤维性；横切面皮部窄，黄棕色，木部鲜黄色。气无，味苦。
性味功能	味苦，性寒。有清热燥湿，泻火解毒的功能。
炮　制	洗净，晒干。
主治用法	用于痢疾，肠炎，黄疸，咽痛，上呼吸道感染，目赤，急性中耳炎。用量9~15g。

现代研究
1. 化学成分　本品含主要含小檗碱、巴马亭（掌叶防己碱）、小檗胺、药根碱，此外尚含有非洲防己碱（咖伦明，）、尖刺碱（氧化麻佛碱）、异汉防己碱、木兰花碱等成分。
2. 药理作用　本品具有抗心律失常，抗菌作用，也有降压作用和升高白细胞作用。

应用
1. 刀伤剑伤：三颗针研末敷伤口。
2. 急性中耳炎：三颗针水煎。药液敷患处。

二 清热药

猫刺小檗（三颗针） Berberis soulieana Schneid.

基　源	三颗针为小檗科植物猫刺小檗的根或根皮。
原植物	别名：假豪猪刺。灌木。根粗壮，内部黄色。茎刺3叉。叶革质坚硬，长圆披针形，顶端有一硬刺尖，边缘具8~26刺状锯齿。花7~20朵簇生；小苞片2，带红色；萼片6，花瓣比内萼片稍短，顶端凹缺，基部有短爪，近基部处有腺体2；雄蕊6。浆果倒卵状长圆形，柱头宿存，红色，被白粉。花期4~5月，果期9~10月。
生境分布	生于山沟河旁及低山区。分布于甘肃南部、陕西、湖北西部、四川东部及北部等。
采收加工	于春、秋二季采挖，除去泥沙及须根，洗净，切片，烤干或弱太阳下晒干，不宜于烈日下曝晒。
性状鉴别	本品根圆柱形，稍扭曲，有少数分枝，长10-15cm，直径1-3cm。根头粗大，向下渐细。外皮灰棕色，有细皱纹，易剥落。质坚硬，不易折断，断面不平坦，鲜黄色。切片近圆形或长圆形，稍显放射状纹理髓部棕黄色。气微，味苦。
性味功能	味苦，性寒。有清热燥湿，泻火解毒的功能。
炮　制	除去须根，洗净，切片，烤干或弱太阳下晒干。
主治用法	用于痢疾、肠炎、黄疸、咽痛、上呼吸道感染、目赤、急性中耳炎。用量9~15g。

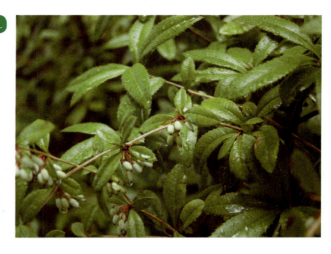

现代研究
1. 化学成分　本品含小檗碱和小檗胺，还含掌叶防己碱及微量药碱。
2. 药理作用　本品可用于抗菌和抗心律失常作用。

应用
1. 细菌性痢疾、胃肠炎：三颗针15g，水煎服。
2. 慢性支气管炎：三颗针30g，桑皮15g，麻黄12g，桔梗9g，制成浸膏片，分3次服。
3. 黄疸及中毒性肝炎：三颗针15g，水煎服。

苦参 Sophora flavescens Ait.

基　源	为蝶形花科植物苦参的干燥根。
原植物	别名：野槐、山槐、地参。草本或亚灌木。根圆柱形，黄色，味苦。茎具纵棱，幼时疏被柔毛，后无毛。奇数羽状复叶，叶轴被细毛；托叶披针状线形，小叶6~12对，线状披针形或窄卵形，互生或近对生，纸质，上面无毛，下面被灰白色短柔毛或近无毛。总状花序顶生，花淡黄白色。荚果圆柱形，种子间稍缢缩，呈不明显串珠状，先端有长喙。种子1~5粒，近球形，棕黄色。花期6~7月，果期8~9月。
生境分布	生于山地、平原。分布于全国大部分地区。
采收加工	春、秋季采挖，趁鲜切片，干燥。
性状鉴别	本品根长圆柱形，下部常分枝，长10~30cm，直径1~2.5cm。表面棕黄色至灰棕色，具纵皱纹及横生皮孔。栓皮薄，常破裂反卷，易剥落，露出黄色内皮。质硬，不易折断，折断面纤维性。切片厚3-6mm，切面黄白色，具放射状纹理。气微，味苦。
性味功能	味苦，性寒。有清热利尿，燥湿，杀虫的功能。
炮　制	除去地上部，将根挖出，除去细根，洗净晒干；或趁鲜切片晒干。
主治用法	用于血痢，便血，黄疸，浮肿，小便不利，肠炎；外用于湿疹，湿疮，皮肤瘙痒，滴虫性阴道炎。用量3~10g，水煎服。外用适量，煎水洗患处。

现代研究
1. 化学成分　本品的根含多种生物碱，主要成分为D-苦参碱，D-氧化苦参碱，另含少量D-苦参醇碱、L-臭豆碱、L-甲基金雀花碱、L-野靛叶碱、L-槐果碱、N-氧化槐果碱、槐定碱等；黄酮类成分有苦参素、次苦参素、异苦参素、去甲苦参素、苦参醇素、次苦参醇素、新苦参醇素、去甲苦参醇素等。
2. 药理作用　本品具有抗肿瘤、抗炎、抗菌和抗心律失常、抗过敏、平喘祛痰作用，并可以升高白血球。

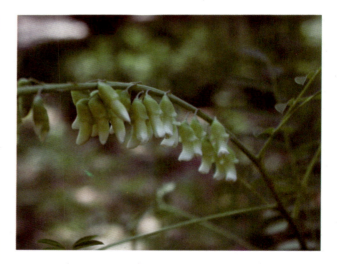

应用
1. 热毒痢疾：苦参30g、木香、生甘草各3g，水煎服。
2. 黄疸，尿赤：苦参、龙胆草各3g，生栀子9g，水煎服。
3. 外阴瘙痒、急性湿疹：苦参50g，水煎熏洗。
4. 急性菌痢，阿米巴痢疾：苦参9g，水煎服。
5. 荨麻疹：苦参10g，水煎服。

白鲜（白鲜皮） Dictamnusdasycarpus Turcz.

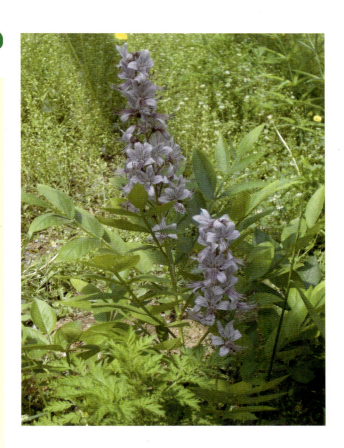

基　源	白鲜皮为芸香科植物白鲜的根皮。
原植物	多年生草本，全株有特异的刺激味。根木质化，数条丛生，外皮淡黄白色。单数羽状复叶互生；小叶9~11，卵形至长圆状椭圆形，边缘有细锯齿，密布腺点，叶两面沿脉有柔毛，至果期脱落；有叶柄，叶轴有铁翼。总状花序，花轴及花梗混生白色柔毛及黑色腺毛；花梗基部有线状苞片1枚；花淡红色而有紫红色线条；萼片5；花瓣，倒披针形或长圆形，基部渐细呈柄状。蒴果，密生腺毛，5裂，每瓣片先端有一针尖。花期4~5月。果期5~6月。
生境分布	生于山坡林中。分布于辽宁、内蒙古、陕西、甘肃、河北、山东、河南、安徽、江苏、江西、四川、贵州等省区。
采收加工	春、秋季采挖，纵向割开，抽去木心，晒干。
性味功能	味苦、咸，性寒。有祛风燥湿，清热，解毒的功能。
	盐黄柏：取黄柏片，用盐水喷洒，拌匀，置锅内用文火微炒，取出放凉，晾干（每黄柏片100斤用食盐2斤半，加适量开水溶化澄清）。
	酒黄柏：取黄柏片，用黄酒喷洒拌炒如盐黄柏法（每黄柏片100斤用黄酒10斤）。
主治用法	用于湿热疮毒、黄水疮、湿疹、风疹、疥癣、疮癞、风湿痹、黄疸尿赤等症。用量4.5~9g。外用适量，煎汤洗或研粉敷。

黄柏（关黄柏） Phellodendron amurense Rupr.

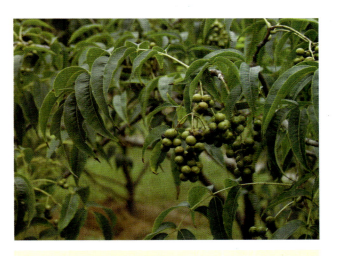

基　源	关黄柏为芸香科植物黄柏的树皮。
原植物	高大落叶乔木。树皮具厚栓皮，有弹性，内层鲜黄色。单数羽状复叶对生；小叶5~13，长圆状披针形、卵状披针开或近卵形，有波状细钝锯齿及缘毛，齿缘有腺点，中脉基部有白色长柔毛。聚伞状圆锥花序顶生，花轴及花枝有毛；花单性，雌雄异株；花瓣5，黄白色。浆果状核果近圆球形，紫黑色，有特殊香气。花期5~6月。果期9~10月。
生境分布	生于杂木林或山间河谷有栽培。分布于东北、华北及山东、江苏、浙江等省区。
采收加工	3~6月间剥取树皮，晒至半干，压平，刮净外层栓皮至露出黄色内皮，晒干。
性状鉴别	本品外表面黄绿色或淡棕黄色，较平坦，有不规则的纵裂纹，皮孔痕小而少见，偶有灰白色的粗皮残留。骨表面黄色或黄棕色。体轻，质较硬，断面鲜黄色或黄绿色。
性味功能	味苦，性寒。有清热燥湿，泻火除蒸，解毒疗疮的功能。
炮　制	黄柏：拣去杂质，用水洗净，捞出，润进，切片成切丝，晒干。
	黄柏炭：取黄柏片，用武火炒至表面焦黑色（但须存性），喷淋清水，取出放凉，晒干。
主治用法	用于湿热泻痢、黄疸、带下、热淋、脚气、风湿性关节炎、泌尿系感染、骨蒸劳热、盗汗、遗精。用量3~12g。外用于疮疡肿毒，湿疹、瘙痒，口疮，黄水疮，烧、烫伤。外用适量。

现代研究
1. 化学成分　含小檗碱，尚含掌叶防己碱、黄柏碱、药根碱、黄柏酮、蝙蝠葛任碱、白栝楼碱、木兰碱、柠檬苦素等。
2. 药理作用　本品具有抗菌、抗真菌、镇咳降压、抗滴虫、抗肝炎、抗溃疡等作用，并可以增强免疫功能。

应用
1. 风热瘙痒：白鲜皮、防风、沙参、知母、人参各30g，黄芩3g。水煎服。
2. 黄疸尿赤　白鲜皮、茵陈各9g。水煎服。应用
1. 热痢：黄柏、白头翁、秦皮。水煎服。
2. 湿热黄疸：黄柏、栀子各6g，甘草3g。水煎服。
3. 皮肤湿疹，泌尿系感染：黄柏、苦参、荆芥、苏叶，水煎服，并水煎洗患处或湿敷。
4. 流行性结膜炎：黄柏。水煎，洗眼。

川黄柏（黄柏） Phellodendronchinense Schneid.

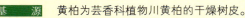

基　源	黄柏为芸香科植物川黄柏的干燥树皮。
原植物	别名：黄皮树。高大落叶乔木。树皮灰棕色，木栓层厚，内层薄，鲜黄色，有粘性。小枝通常暗红棕色或紫棕色，无毛。奇数羽状复叶对生，小叶7~15，长圆状披针形至长圆状卵形，全缘，下面有长柔毛。花序圆锥状；花小，黄绿色，5数，雌雄异株。果轴及果枝密生短毛。浆果状核果球形，密集成团，紫黑色。花期5~6月，果期10月。
生境分布	生于杂木林中，有栽培。分布于陕西、浙江、江西、湖北、四川、贵州、云南等省。
采收加工	夏至，剥取树皮后，趁鲜除去粗皮，晒干。
性状鉴别	本品呈板片状或浅槽状，长宽不一，厚3~6mm。外表面黄褐色或黄棕色，平坦或具纵沟纹，有的可见皮孔痕及残存的灰褐色粗皮。内表面暗黄色或淡棕色，具细密的纵棱纹。体轻，质硬，断面纤维性，呈裂片状分层，深黄色。气微，味甚苦，嚼之有粘性。
性味功能	味苦，性寒。有清热燥湿，泻火除蒸，解毒，消炎杀菌，镇咳祛痰的功能。
炮　制	黄柏：拣去杂质，用水洗净，捞出，润进，切片成切丝，晒干。 黄柏炭：取黄柏片，用武火炒至表面焦黑色（但须存性），喷淋清水，取出放凉，晒干。 盐黄柏：取黄柏片，用盐水喷洒，拌匀，置锅内用文火微炒，取出放凉，晾干（每黄柏片100斤用食盐2斤半，加适量开水溶化澄清）。 酒黄柏：取黄柏片，用黄酒喷洒拌炒如盐黄柏法（每黄柏片100斤用黄酒10斤）。
主治用法	用于湿热泻痢，黄疸，风湿性关节炎，泌尿系感染，遗精，赤白带下，盗汗，热淋，骨蒸劳热，痔疮，便血，足膝肿痛，目赤肿痛，口舌生疮，痈肿疮毒，湿疹瘙痒等症。用量3~12g。

现代研究
1. 化学成分　本品含小檗碱、另含黄柏碱、木兰花碱、药根碱、掌叶防己碱（N-甲基大麦芽碱、蝙蝠葛碱等多种生物碱；尚含黄柏内酯、黄柏酮、黄柏酮酸以及7-脱氢豆甾醇、β-谷甾醇、菜油甾醇、青萤光酸、白鲜交酯等。
2. 药理作用　本品具有抗菌、抗真菌、镇咳降压、抗滴虫、抗肝炎、抗溃疡等作用，并可以增强免疫功能。

应用
同黄柏。

紫地榆 Geraniumstrictipes R.Knuth

基　源	为牻牛儿苗科植物紫地榆的根。
原植物	别名：隔山消、赤地榆。多年生草本，被白色柔毛。基生叶少数，叶柄被长硬毛，叶肾状五角形，掌状5深裂，3深裂达中部，深裂片再2~3浅裂，先端具小尖头；茎生叶对生，狭披针形，后变淡红色。聚伞花序腋生，有2花；花序被伸展、透明的长硬毛和混生长腺毛；苞片钻形。花瓣红紫色，有深色的脉，宽倒卵形，先端微凹或全缘，基部具长柔毛。花果期6~8月。
生境分布	生于林下、灌丛或草丛。分布于四川、云南等省区。
采收加工	秋季采挖，洗净切片晒干。
性状鉴别	本品干燥根表皮暗褐色，内皮紫色，多皱缩纹理，有须根痕。药材多斜切成片，片长约2.5厘米，阔约1~1.5厘米，厚约2~5毫米；切面黄棕色，木部与皮部常分离，本部色泽较深。易折断，断面粉质样。无臭，味苦。
性味功能	味苦、涩，性寒。有清热利湿，活血止血的功能。
炮　制	采根，洗净切片晒干。
主治用法	用于肠炎，痢疾，消化不良，慢性胃炎，月经不调，鼻衄，外用治跌打损伤。用量9~15g。

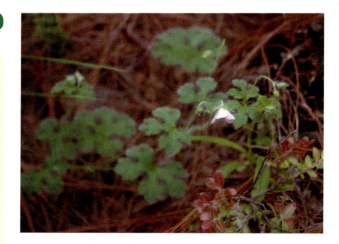

现代研究
1. 化学成分　本品含有鞣质类成分：β-1,4,6-三-O-没食子酰基-葡萄糖（Ⅰ）、β-1,6-二-O-没食子酰基-葡萄糖（Ⅱ）、鞣花酸（Ⅲ）、五倍子酸甲酯（Ⅳ）、没食子酸（Ⅴ）、(+)-儿茶素（Ⅵ）；酚酸类成分：3,4-二羟基苯甲酸（Ⅶ）等。
2. 药理作用　本品具有抗菌止痢、抗炎和抗艾滋病毒活性作用。

应用
1. 跌打损伤：鲜紫地榆，捣烂外敷；或研粉，水调敷患处。
2. 肠炎，痢疾：紫地榆15g。水煎服。
3. 月经不调：紫地榆，浸酒服。
4. 风湿痹痛，腰扭伤，拘挛麻木：紫地榆、苏木各15g。酒水各半煎，擦敷患处。

积雪草　Centella asiatica (L.) Urb.

基　源	为伞形科植物积雪草的干燥全草。
原植物	别名：铜钱草、半边碗、半边钱。多年生匍匐草本。单叶互生，圆形或肾形，边缘有粗锯齿。伞形花序单生或2~5个簇生叶腋；总苞片2，卵形，每个伞形花序有花3朵，花白色，萼齿不显；花瓣5，顶端微向内弯曲；雄蕊5；子房下位。双悬果扁圆形，侧面扁压，幼时有柔毛，成熟时光滑，主棱线形，有网状纹相连。花期5~6月，果期7~8月。
生境分布	生于路旁、田边、山坡等阴湿处。分布于江苏、安徽、浙江、江西、湖南、湖北、福建、台湾、广东、广西、陕西、四川、云南等省区。
采收加工	夏秋二季采收全株，晒干。
性状鉴别	本品常卷缩成团状。根圆柱形，长2~4cm，直径1~1.5mm，表面浅黄色或灰黄色。茎细长弯曲，黄棕色，有细纵皱纹，节上常着生须状根。叶片多皱缩、破碎，完整者展平后呈近圆形或肾形，直径1~4cm，灰绿色，边缘有粗钝齿；叶柄长3~6cm，扭曲。伞形花序腋生，短小。双悬果扁圆形，有明显隆起的纵棱及细网纹，果梗甚短，气微，味淡。
性味功能	味甘、微苦、辛，性凉。有清湿解毒，利尿，消肿，凉血的功能。
炮　制	除去泥沙杂质，洗净，切段，晒干。
主治用法	用于湿热黄疸，肝炎，胸膜炎，咽喉肿痛，痈疮肿毒，跌打损伤，毒蛇咬伤，疔疮溃疡。用量15~30g。

现代研究
1. 化学成分　本品含挥发油，主成分为左旋松樟酮，左旋薄荷酮，胡薄荷酮，α-蒎烯，β-蒎烯，棕榈烯，1-8-桉叶素，对-聚伞花素，异薄荷酮，异松樟酮，芳樟醇，薄荷醇及α-松油醇等。
2. 药理作用　本品有利胆、利尿、溶解结石和抗菌等作用，亦可增加免疫力。

应用
1. 黄疸：鲜积雪草100g，天胡荽50g。水煎服。
2. 哮喘：积雪草50g，黄疸草、薜荔藤各15g。水煎服。
3. 痢疾：鲜积雪草、凤尾草、紫花地丁各100g，水煎服。
4. 跌伤肿痛、疔疮肿毒：积雪草30g。水煎服。或鲜积雪草100g，捣烂敷患处。

天胡荽　Hydrocotyle sibthorpioides Lam.

基　源	为伞形科植物天胡荽的干燥全草。
原植物	多年生匍匐小草本。茎细长，成片生于地面，茎节上生根。叶互生，圆形或肾形，基部心形，边缘有钝锯齿，花小，绿白色或淡红紫色，朵聚成圆头状伞形花序腋生。与叶。双悬果扁平，呈心形，分生果侧面扁平，光滑或有斑点，有3棱，中棱稍锐。花期4~5月。
生境分布	生于田边，村旁，林下。分布于南方大部分省区。
采收加工	秋季采集全草，晒干。
性状鉴别	皱缩成团，根细，表面淡黄色或灰黄色。茎极纤细，弯曲，黄绿以，节处有根痕及残留细根。叶多皱缩破碎，完整中圆形或近肾形，5-7浅裂，少不分裂，边缘有钝齿；托叶膜质；叶柄长约0.5cm，扭曲状。伞形花序小。双悬果略呈心形，两侧压扁，气香。
性味功能	味微涩，性平。有清热利湿，祛痰止咳的功能。
炮　制	洗净，阴干或鲜用。
主治用法	用于黄疸型病毒性肝炎，胆石症，泌尿系感染，伤风感冒，咳嗽，百日咳，咽喉炎，扁桃体炎，目翳；用量3~9g。外用适量，用于治湿疹，带状疱疹，衄血。

现代研究
1. 化学成分　含黄酮类成分：槲皮素，槲皮素-3-半乳糖苷，异鼠李素，槲皮素-3-O-β-D-(6-咖啡酰半乳糖苷)，又含木质体成分：左旋芝麻素，及豆甾醇等。

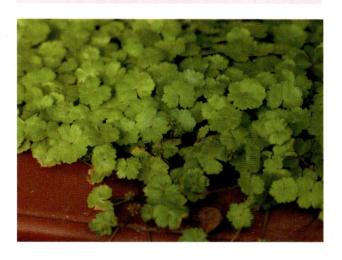

2. 药理作用　本品具有抗病原微生物和降低血糖作用，临床组方可用治急性黄疸肝炎或痢疾等。

应用
1. 带状泡疹，无名肿毒：鲜天胡荽，捣烂绞汁，雄黄末少许，调匀外敷患处。
2. 胆结石：天胡荽、连钱草、海金沙藤、车前草（均用鲜品）各30g。水煎服。
3. 尿路结石：天胡荽、石韦、半边莲、海金沙各30g，水煎服。
4. 急性肾炎：天胡荽、积雪草各50g，野菊花40g。水煎服。

华南龙胆 Gentiana loureirii Griseb.

基　源	龙胆科植物华南龙胆的干燥全草作紫花地丁入药。
原植物	别名：广地丁、地丁、龙胆地丁。多年生草本，根稍肉质，肥大，茎直立或斜升；基生叶莲座状，紫红色，茎生叶疏离，远短于节间，椭圆形或椭圆状披针形，花萼裂片直立或开展，披针形或线状披针形。花单生于茎顶，合瓣花蓝紫色。花果期2~9月。
生境分布	生于路边、林缘、草地、荒地。分布于广东、广西。
采收加工	春、秋二季采收，除去杂质，晒干。
性状鉴别	本品多皱缩成不规则团块状，根部土黄色。用热水浸软摊开观察，茎自基部丛生，紫红色，枝端有淡紫色或淡土黄绿色的钟状花。叶对生，完整者长圆形或长椭圆形，叶柄短或无；近基部的叶密集，较大，上部的叶稀疏，较小。质较脆，易碎。有青草气，味稍苦。
性味功能	味辛苦、性寒。有清热解毒、凉血消肿的功能。
炮　制	全草采收，洗净，晒干。
主治用法	用于疔疮肿毒、痈疽发背、黄疸、丹毒、毒蛇咬伤、泌尿系感染。用量15~30g。外用适量。
现代研究	1. 化学成分　本品含有黄酮类、苷类、多醣类等成分。 2. 药理作用　本品具有抗流感、抑菌等作用，临床组方结合运用于流感、痢疾、感染等。

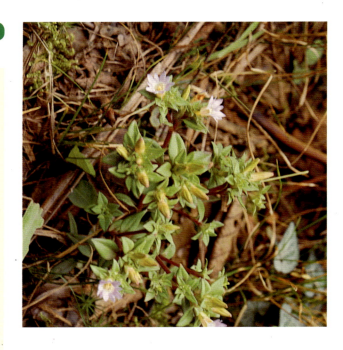

应用
1. 痈肿疔毒：华南龙胆、夏枯草各15g，金银花24g，黄芩9g。水煎服。
2. 腮腺炎：华南龙胆（鲜）6g，白矾6g，骨碎补（鲜）30g，木香3g。水煎服。捣烂敷患处，每日换一次。
3. 毒蛇咬伤：鲜华南龙胆，捣烂敷患处。

条叶龙胆（龙胆） Gentiana manshurica Kitag

基　源	龙胆为龙胆科植物条叶龙胆的根或全草。
原植物	别名：东北龙胆、山龙胆、水龙胆。全株绿色，叶披针形或线状披针形，边缘反卷，全缘；花1~3朵顶生，或生于茎上部的叶腋，花蓝紫色，花萼裂片短于萼管，花冠裂片三角形，先端尖，裂片间褶呈短小三角形，具不规则的细齿。种子具翅。花期8~9月，果期9~10月。
生境分布	生于向阳山坡。分布于江苏、浙江及东北等地区。
采收加工	春秋采挖根及根茎，晒干。全草夏秋采收，晒干。
性状鉴别	本品根茎呈不规则块状，长1cm~3cm，直径0.3cm~1cm，表面暗灰棕色或深棕色，上端有茎痕或残留茎基，周围和下端着生多数细长的根；根圆柱形，略扭曲，长10cm~20cm，直径0.2cm~0.5cm；表面淡黄色或黄棕色，上部多有显著的横皱纹，下部较细，有纵皱纹及支脉痕。质脆，易折断。断面略平坦，皮部黄白色或淡黄棕色，木质部色较淡，中心有数个筋脉点（维管束）。
性味功能	味苦，性寒。有清肝炎、除湿热、健胃的功能。
炮　制	挖根，除去地上残茎，洗净泥土，晒干。
主治用法	用于目赤头晕，耳聋耳肿，胁痛口苦，咽喉肿痛，惊痫抽搐，湿热疮毒，湿疹，阴肿，小便淋痛，食欲不振。用量2.5~4.5g。
现代研究	1. 化学成分　本品含有龙胆苦苷、当药苦苷、当药苷，此外，尚含龙胆碱及龙胆三糖。 2. 药理作用　本品具有抗菌、抗真菌、利胆保肝除黄疸和利尿作用。

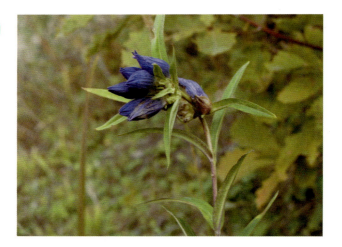

应用
1. 石膏样癣菌变性：龙胆适量，水煎，洗后敷患处。
2. 急性肝炎，膀胱炎，尿道炎，急性眼结膜炎：龙胆、栀子、黄芩、泽泻、木通各9g，柴胡、当归、车前子各6g，生地18g，甘草3g。水煎服。
3. 目赤肿痛：龙胆6g，生地15g，黄芩、菊花、栀子各9g，水煎服。
4. 高血压：龙胆6g，黄芩、钩藤各15g，夏枯草18g，菊花9g。水煎服。

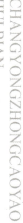

坚龙胆（龙胆） GentianaregescensFranch

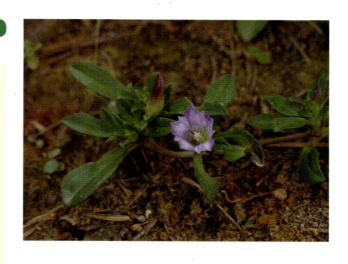

基　源	龙胆为龙胆科植物坚龙胆的根或全草。
原植物	别名：滇龙胆、川龙胆、青鱼胆、苦草、小秦艽。多年生草本，高15~25cm，根状茎极短，近棕黄色，干时较坚硬，易折断。茎草质，常带紫棕色。叶草质，倒卵形至倒卵状披针形，先端圆或钝，基部渐窄下延成叶柄，全缘光滑；茎上部叶不呈总苞状，主脉三出。聚伞花序顶生或腋生，紫红色，花冠裂片先端急尖，裂片间褶不等边三角形。种子不具翅，有蜂窝状网隙。
生境分布	生于向阳山坡。分布于湖南、广西、贵州、四川、云南等省区。
采收加工	春秋采挖根及根茎。晒干，或切段后晒干。或采全草，晒干。
性状鉴别	本品呈不规则的结节状。顶端有木质茎杆，下端着生若干条根，粗细不一；表面棕红色，多纵皱纹。质坚脆，角质样。折断面中央有黄色木心；味极苦。
性味功能	味苦，性寒。有清肝炎，除湿热，健胃的功能。
炮　制	除去杂质，洗净，润透，切段，干燥。
主治用法	用于目赤头晕，耳聋耳肿，胁痛口苦，咽喉肿痛，惊痫抽搐，湿热疮毒，湿疹，阴肿，小便淋痛，食欲不振。用量2.5~4.5g。

现代研究

1. 化学成分　本品含龙胆苦苷，龙胆碱，龙胆糖。龙胆的茎、叶及花中也含龙胆苦苷，含量较低。
2. 药理作用　本品具有抗菌、抗真菌、利胆保肝除黄疸和利尿作用，临床亦可治疗黄疸肝炎。

应用

同条叶龙胆。

龙胆 GentianascabraBge.

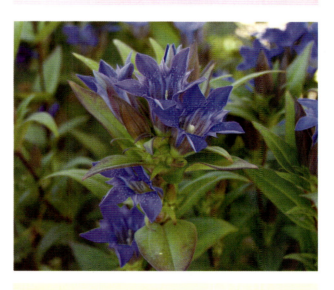

基　源	为龙胆科植物龙胆的根和根茎。
原植物	别名：龙胆草、观音草。多年生草本。根茎短，簇生多数细长根，稍肉质，淡棕黄色。叶对生，稍抱茎，茎基部叶2~3对，甚小，鳞片状，中部叶较大，卵形或卵状披针形，叶缘及叶脉粗糙。花数朵簇生茎顶或上部叶腋；花萼钟形，先端5裂；花冠钟形，蓝色，5裂，裂片卵形，先端尖，稀有2齿。蒴果长圆形，有短柄。花期9~10月。果期10月。
生境分布	生于山坡草丛或灌丛中。分布于全国大部分地区。
采收加工	秋季采挖，除去茎叶，晒干或切段晒干。
性状鉴别	本品呈不规则的块状，长1~3cm，直径0.3~1cm；表面暗灰棕色或深棕色，上端有茎痕或残留茎基，周围和下端着生多数细长的根。根圆柱形，略扭曲，长10~20cm，直径0.2~0.5cm；表面淡黄色或黄棕色，上部多有显著的横皱纹，下部较细，有纵皱纹及支根痕。质脆，易折断，断面略平坦，皮部黄白色或淡黄棕色，木部色较浅，呈点状环列；气微，味甚苦。
性味功能	味苦，性寒。有清肝火，除湿热，健胃的功能。
炮　制	除去茎叶，洗净，干燥。
主治用法	用于目赤头疼，耳聋，胸胁疼痛，口苦，咽喉肿痛，惊痫抽搐，湿热疮毒，湿疹，阴肿，阴痒，小便淋痛，食欲不振，高血压，头晕耳鸣等症。用量3~6g。

现代研究

1. 化学成分　本品含有龙胆苦苷，并含龙胆碱和龙胆三糖，尚含当药苦苷和当药苷，龙胆黄素，另含龙胆糖、龙胆双糖和龙胆酸2，4－二羟基苯甲酸等成分。
2. 药理作用　本品具有抗菌、抗真菌、利胆保肝除黄疸和利尿作用，尚有镇痛和镇静和降压作用。

应用

1. 肝火上升眼红肿痛，阴部湿痒肿痛：龙胆2.5g，柴胡4.5g，栀子、黄芩、车前子各9g，水煎服。
2. 黄疸尿赤：龙胆3g，栀子、苦参各9g，水煎服。
3. 小儿高热惊风：龙胆2.5g，黄连15g，僵蚕、钩藤各9g，水煎服。

二　清热药

鳞叶龙胆 Gentiana squarrosa Ledeb.

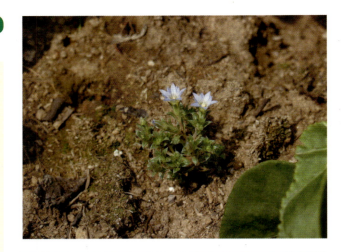

基 源	龙胆科植物鳞叶龙胆的干燥全草作紫花地丁入药。
原植物	一年生草本，茎自基部多分枝，茎黄绿色或紫红色；枝铺散或斜升，基生叶花期枯萎。合瓣花蓝紫色。花萼裂片外反，叶状，整齐，卵圆形，或卵形花冠仅稍伸出花萼外。种子黑褐色。花果期4~9月。
生境分布	生于路边、林缘、草地、荒地。分布于四川。
采收加工	春、秋二季采收，除去杂质，晒干。
性状鉴别	本品全草卷曲。根细小，棕色。茎纤细，近四棱形，多分枝；表面灰黄色或黄绿色，密被短腺毛。质脆，易折断，断面黄色。叶对生，基部合生成筒而抱茎；脱落或破碎，完整叶片呈倒卵形或倒披针形，边缘软骨质，先端反卷，具芒刺，表面黄绿色或灰绿色。质脆，易碎。单花顶生；花萼管状钟形，5裂，裂片卵形；花冠管状钟形，裂片5，卵形，先端锐尖，褶三角形；淡蓝色。气微，味微苦。
性味功能	味辛、苦，性寒。有清热解毒，凉血消肿的功能。
炮 制	洗净泥土，晒干。
主治用法	用于疔疮肿毒，痈疽发背，黄疸，丹毒，毒蛇咬伤，泌尿系感染。用量15~30g。

现代研究
1. 药理作用　本品具有抗炎抗菌作用和保肝作用，临床上常用治黄疸。

应用
1. 丹毒、疮痒：鳞叶龙胆15g，水煎，洗敷患外。
2. 化脓性感染、淋巴结核：鳞叶龙胆、蒲公英、半边莲各15g。水煎，药渣外敷。
3. 跌打损伤：鳞叶龙胆、捣烂外敷。

灰绿龙胆（紫花地丁） Gentiana yokusaii Burk.

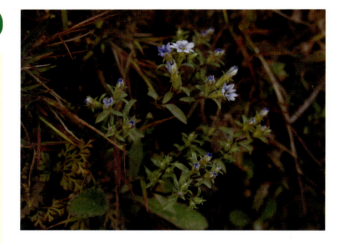

基 源	紫花地丁为龙胆科植物灰绿龙胆的干燥全草。
原植物	别名：广地丁、龙胆地丁。一年生草本，茎上部多分枝，主茎明显，直立或斜升，基生叶花期不枯萎，花萼裂片开展，稍不整齐，卵形或披针形。合瓣花蓝紫色。种子淡褐色。
生境分布	生于路边、林缘、草地、荒地。分布于四川。
采收加工	春、秋二季采收，除去杂质，晒干。
性味功能	味辛、苦，性寒。有清热解毒，凉血消肿的功能。
主治用法	用于疔疮肿毒，痈疽发背，黄疸，丹毒，毒蛇咬伤，泌尿系感染。用量15~30g。

应用
1. 痈肿疔毒：鲜紫花地丁，岛烂敷患处。
2. 疥：紫花地丁、大枫孔、硫黄，合捣外敷。
3. 毒蛇咬伤：鲜紫花地丁，捣烂加雄黄少许、敷患处。

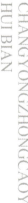

白英 Solanum lyratum Thunb.

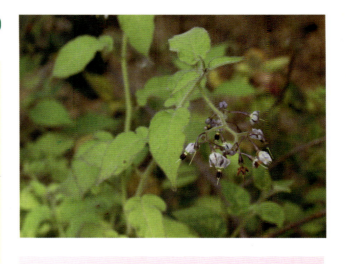

基　　源	为茄科植物白英的干燥全草。
原植物	别名：白毛藤、白草、葫芦草。多年生草质藤本，基部木质化，密生具节长柔毛。叶互生，琴形，顶端渐尖，基部3~5深裂。聚伞花序顶生或与叶对生，花萼杯状，5浅裂，宿存；花冠蓝紫色或白色，5深裂，反折。浆果球形，黑红色。种子白色，扁平。花期7~9月，果期10~11月。
生境分布	生于路边，山坡，灌木丛中。分布于甘肃、陕西、山西、河南、山东、江苏、浙江、安徽、江西、福建、台湾、广东、广西、湖南、湖北、四川、云南等省区。
采收加工	夏、秋季采收全草，鲜用或晒干。
性味功能	味苦、甘，性平。有清热解毒，祛风利湿，化瘀，抗癌的功能。
炮　　制	洗净，晒干或鲜用。
主治用法	用于湿热黄疸，感冒发热，慢性肾炎，白带过多，风湿性关节炎，丹毒，疔疮等症。用量9~30g。
现代研究	1. 化学成分　本品含有生物碱，主有番茄烯胺、澳洲茄胺和蜀羊泉碱等成分；叶中还有含量较多的α-苦茄碱和β-苦茄碱、较少的澳洲茄碱以及痕量的澳洲茄边碱等成分。 2. 药理作用　本品具有抗肿瘤作用和抗真菌、抗炎作用，临床亦用于治疗性黄疸型肝炎。

应用
1. 胆囊炎、胆石症，肝脾肿大、肾性水肿：白英全草150g，茵陈15g。水煎服。
2. 淋巴结核：白英50g，夏枯草15g，水煎当茶饮。
3. 湿热黄疸：白英、天胡荽各30g，虎刺根15g。水煎服。
4. 肺癌：鲜白英125g，寄生50g，红糖15g。水煎服。

斑种草 Bothriospermum chinense Bge.

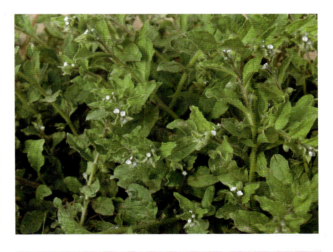

基　　源	为紫草科植物斑种草的全草。
原植物	别名：细叠子草、蛤蟆草。一年或二年生草本。茎由基部分歧，细弱，斜向上，被刚毛。单叶互生，长圆形或倒披针形，边缘略呈皱波状，叶渐向上部则渐小而变为苞，苞卵形。花有梗，生于苞的外方；萼5深裂，裂片披针形；花冠小形，淡蓝色，喉部为5个小鳞片所封闭；花药内藏；子房4裂。小坚果肾形，灰色，有网纹。花期6~8月。
生境分布	生于山坡、路旁和山沟等处。分布于辽宁、甘肃、陕西、山西、河北、山东、江苏、河南等省。
采收加工	夏季采收全草，晒干。
性味功能	味微苦，性凉。有解毒消肿，利湿止痒的功能。
主治用法	用于痔疮，肛门肿痛，湿疹。外用适量，煎水熏洗患处。

应用
1. 痔疮，肛门肿痛：斑种草适量，煎水熏洗患处。
2. 湿疹：斑种草适量，煎水洗；并干草研粉，撒敷患处。

黄芩　cutellariabaicalensisGeorgi

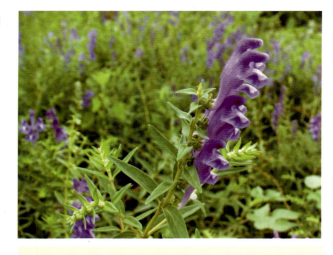

基　源 原植物	为唇形科植物黄芩的干燥根。 多年生草本，主根粗壮，圆锥形，外皮片状脱落，断面黄色。叶对生，披针形至线形，全缘，下面有黑色腺点。圆锥花序；花冠二唇形，蓝紫色或紫红色，小坚果4，近圆形，黑褐色。花期6~9月。果期8~10月。
生境分布	生于山坡、草地。分布于我国北方大部分省区。
采收加工	春、秋季采挖，晒至半干，撞去外皮，再晒至全干。
性状鉴别	本品呈圆锥形，扭曲，长8~25cm，直径1~3cm。表面棕黄色或深黄色，有稀疏的疣状细根痕，上部较粗糙，有扭曲的纵皱或不规则的网纹，下部有顺纹和细皱。质硬而脆，易折断，断面黄色，中间红棕色，通称子芩，以清火养阴为主；老根中间呈暗棕色或棕黑色，枯朽状或已成空洞，称枯芩，以清火败毒为主。气微，味苦。
性味功能	味苦，性寒，有清热，燥湿，解毒，止血，安胎的功能。
炮　制	除去须根及泥沙，晒后撞去粗皮，晒干。 酒制 （1）酒炒 取黄芩片，加酒拌匀，焖透，置锅内，用文火炒干，取出，放凉。每黄芩100kg，用黄酒10k。 （2）酒润 取黄芩片，加酒润1小时，至酒被吸尽，晒干或晾干。每黄芩500g，黄酒62g。 （3）酒蒸 取黄芩加温水泡1小时，加酒拌匀，蒸至上气时取出，切片，干燥。每黄芩100kg，用酒12.5kg。 （4）酒煮 取黄芩加白酒润透，加水与药面平，用微火煮干，取出，当天切6mm厚的片，晒干。每黄芩100kg，用白酒10kg。 蜜制 将蜜熔化过炉，再加热至起泡，加入黄芩片，炒至微黄色。或再喷水，搅至水干时，再炒至黄色，不粘手为度，取出，晾干。每黄芩100kg，用蜜25kg。 姜制 取黄芩片，加姜汁与水拌匀，用微火熔于水气，取出，干燥。每黄芩100kg，用生姜20kg。 制炭 取黄芩片，置锅内用武火加热，炒至黑褐色时，喷淋清水少许，灭尽火星，取出，晾透。 炒制（1）炒黄 取黄芩片，在热锅（120℃）内炒黄为度。（2）炒焦 取黄芩片，用武火炒至全焦，或用文火炒至焦黄，边沿微黑色。
主治用法	用于发热烦渴，肺热咳嗽，泻痢热淋，湿热黄疸，肝炎，目赤肿痛，高血压病，头痛，感冒，预防猩红热，胎动不安，痈肿疔疮，烧烫伤。用量6~9g。

现代研究
1. 化学成分 本品含多种黄酮类化合物，主要为黄芩苷，黄芩素，汉黄芩苷，汉黄芩素，7-甲氧基黄芩素，7-甲氧基去甲基汉黄芩素，黄芩黄酮Ⅰ，黄芩黄酮Ⅱ等成分。
2. 药理作用 本品具有抗菌、抗病毒、抗真菌、解热、降压利尿等作用，亦有抗炎、抗过敏、抗癌和降血脂作用。

应用
1. 上呼吸道感染、急性支气管炎、肺炎所致咳嗽：黄芩、桑白皮、浙贝母、麦冬。水煎服。
2. 菌痢，肠炎：黄芩9g，白芍、甘草各6g，大枣5枚。水煎服。
3. 高血压、动脉硬化，植物神经官能症：黄芩、菊花各9g，夏枯草15g。水煎服。
4. 病毒性眼病，皮肤真菌：黄芩，水煎剂洗敷处。

水曲柳（秦皮）　FraxinusnigraMarsh.subsp.mandschurica(Rupr.)S.S.Sun(FraxinusmandschuricaRupr.)

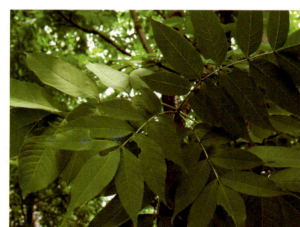

基　源 原植物	秦皮为木犀科植物水曲柳的干燥枝皮或干皮。 高大乔木，枝皮有明显突起的红棕色皮孔及马蹄形叶痕。小叶7~13，卵状披针形，背面沿叶脉有褐色毛。圆锥花序生于去年枝上，花无花萼。雌雄异株，无花瓣。翅果矩圆形，常扭曲。
生境分布	生于中山区杂木林中。分布于东北小兴安岭、长白山地区及内蒙古、河北、山西、陕西、河南等地。
采收加工	春季剥取枝皮或干皮，晒干。
性状鉴别	本品树皮呈卷筒状或槽状，厚约2mm。外表面灰褐色，有浅裂纹及皮孔；内表面发棕色，较平滑。质坚硬，断面纤维性。气微，味苦。
性味功能	味苦，性寒。有清热燥湿、明目的功能。
炮　制	剥取枝皮或树干皮。晒干或鲜时切成丝状，再晒干。
主治用法	用于湿热痢疾、目赤红肿。用量6~12g。

现代研究
1. 化学成分 本品含有马粟树皮苷和微量的马粟树皮素；也含有虫白蜡，虫白蜡含酯类、游离酸、游离醇、烃类和树脂等成分。
2. 药理作用 本品具有抗炎、抗菌等作用，临床组方可用于痢疾、月经不调、白带、慢性支气管炎、急性结膜炎、疟疾等疾病。

应用
同花曲柳。

白蜡树（秦皮） FraxinuschinensisRoxb.

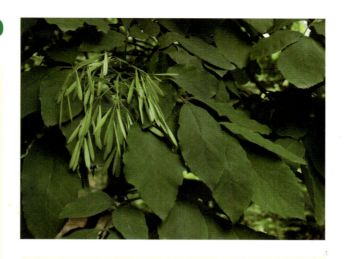

基源	秦皮为木犀科植物白蜡树的干燥树皮。
原植物	高大落叶乔木；树皮灰褐色，纵裂。单数羽状复叶，先端尖，基部钝圆或楔形，边缘具整齐锯齿，下面无毛或沿中脉两侧被白色长柔毛。圆锥花序顶生或腋生枝梢；雌雄异株；雄花密集，花萼小钟状，无花冠；雌花疏离，花萼大，筒状，4浅裂。翅果匙形，上中部最宽，先端锐尖，呈犁头形，基部渐狭，翅平展，下延至坚果中部，坚果圆柱形；宿萼紧贴坚果基部。花期4~5月，果期7~9月。
生境分布	生于山间向阳路旁、坡地阴湿处或栽培。分布于河北、陕西、宁夏、河南、山东、江苏、安徽、浙江、湖北、广东、四川、贵州、云南等省区。
采收加工	春、秋季修整树枝时剥取树皮，晒干或鲜时切丝晒干。
性状鉴别	本品枝皮呈卷筒状或槽状，长10-60cm，厚1.5-3mm。外表面灰白色、灰棕色至黑棕色或相间斑状，平坦或稍粗糙，并有灰白色圆点状皮孔及细斜皱纹，有的具分枝痕；内表面黄白色或棕色，平滑。质硬而脆，断面纤维性，黄白色。无臭，味苦。干皮为长条状块片，厚3-6mm。外表面灰棕色，有红棕色圆形或横长的皮孔及龟裂状沟纹。质坚硬，断面纤维性较强。
性味功能	味苦涩，性微寒。有清肝明目，利水燥湿的功能。
炮制	除去杂质，入水略浸，洗净，润透，展平，切成2--3厘米长条，顶头切0.5厘米厚片，晒干，筛去灰屑。
主治用法	用于湿热痢疾，目赤红肿，肺热咳嗽。用量10~15g。

现代研究
1. 化学成分 本品含有七叶树内酯和秦皮素（秦皮亭，白蜡树内酯），又谓含虫白蜡，虫白蜡含酯类、游离酸、游离醇和树脂等成分。
2. 药理作用 本品具有抗菌、抗病原微生物和抗炎镇痛作用，临床可用于"痛风"等关节炎，也有止咳祛痰平喘、保护心血管等作用。

应用
同花曲柳。

墓头回 PatriniaheterophyllaBge.

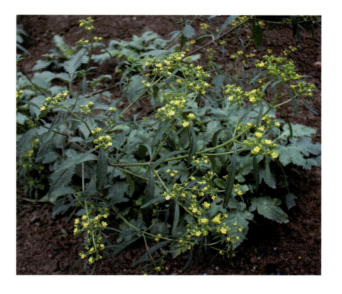

基源	为败酱科植物异叶败酱的全草。
原植物	别名：异叶败酱。多年生草本。根状茎横走，黄白色，具粗须根，有特异臭气。茎直立，有节，幼枝生柔毛。基部叶丛生，有长柄，叶卵形或3裂；茎生叶多变，对生，由3全裂至羽状全裂，顶端裂片较大，卵形或窄卵形，上面叶脉有细毛；茎上部叶不裂。聚伞圆锥花序伞房状，花多，黄色；苞片叶状，条形，与花序近等长；萼齿细小；花冠漏斗管状，管基有偏突。果实卵圆形，上面有一片倒卵圆形的膜质翅状苞片。
生境分布	生于较干燥的山坡。分布于大部分省区。
采收加工	秋季采挖根茎及根，除去茎留及泥沙，晒干。
性状鉴别	本品干燥根呈圆柱形，有分枝，表面黄褐色，有纲纵皱纹及圆点状的支根痕，有时有瘤状突起。质硬，折断面黄白色，呈破裂状，横切面射线细。
性味功能	味苦、微酸、涩，性微寒。有祛风止疟，祛瘀止血，敛肝燥湿的功能。
炮制	去净茎苗及泥土，晒干。
主治用法	用于伤寒，温疟，崩漏，子宫颈糜烂，赤白带下，跌打损伤。用量6~10g。

现代研究
1. 化学成分 本品含有挥发油，主成分为异戊酸，还含倍半萜烯类，倍半萜醇类和醛、酮、醇等含氧化合物及单萜烯类。另挥发油中也含α和β-蒎烯，柠檬烯，γ-和ξ-榄香烯，龙脑，柠檬烯，β-橄榄烯，β-橄榄烯，β-愈创木烯，ξ-荜澄茄烯等成分。
2. 药理作用 本品具有抗肿瘤和镇静作用。

应用
1. 跌打损伤：墓头回适量煎水熏洗之。
2. 崩中，赤白带下：墓头回适量，酒水各半盏，新红花一捻，煎七分，卧时温服。
3. 胃癌：墓头回30g，生姜3片，红糖30g。水煎代茶饮。

糙叶败酱（墓头回） Patrinia scabra Bunge.

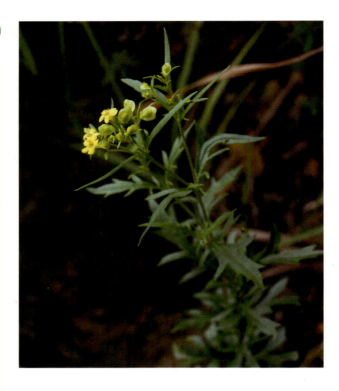

基　源	墓头回为败酱科植物糙叶败酱的根或全草。
原植物	多年生草本。根状茎粗短，圆柱形。茎丛生，上部多分枝，有短柔毛，分枝处有节纹。叶对生，革质，羽状深裂，裂片披针形、狭披针形或长圆形，顶端裂片比侧裂片稍大，上面粗糙，叶缘及叶面有毛。聚伞圆锥花序顶生，伞房状排列；花轴及花梗上有细毛；苞片狭窄，离生，花小，淡黄色；花冠合瓣，5裂。果实翅状，卵形或近圆形，扁薄，紫褐色。
生境分布	野生于向阳山坡、荒地边。分布于东北以及河北、山西、河南等省。
采收加工	秋季采挖，去净茎基及泥土，晒干。
性状鉴别	本品干燥根呈不规则的圆柱形，长短不一，径约1～1.5厘米。外皮棕褐色或棕黑色，皱缩易剥落，剥去外皮后呈土黄色。体轻质松，断面呈放射状裂纹，外层为黄棕色的环状纹。有特殊的缬草样臭气，味稍苦。
性味功能	味苦、微酸、涩，性微寒。有祛风止疟，祛瘀止血，敛肝燥湿的功能。
炮　制	去净茎苗及泥土，晒干。
主治用法	用于伤寒，温疟，崩漏，子宫颈糜烂，赤白带下，跌打损伤。用量6~10g。

现代研究

1. 化学成分　本品根及根茎含挥发油，其中主成分有：β-丁香烯，α-豨草烯，十氢-4,8,8-三甲基-9-亚甲基-1,4-亚甲基薁，3, 7, 11-三甲基-1, 3, 6, 10-十二碳四烯，ς-荜澄茄醇，β-芹子烯等，另油中主成分还有：α-和β-古芸烯和正十六烷等。

2. 药理作用　本品具有抗肿瘤和镇静作用。

应用

同墓头回。

清热解毒药

蛇足石杉（千层塔） Huperziaserrata (Thunb.)Trev.

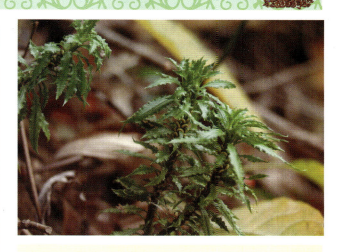

基源	千层塔为石杉科植物蛇足石杉的干燥全草。
原植物	别名：金不换、山柚柑、救命王。植株高10~30cm。茎直立或下部平卧，单一或数回二叉分枝，顶端有时有芽胞。叶螺旋状排列，略呈四行疏生，具短柄，椭圆状披针形，短尖头，基部狭楔形，边缘有不规则的尖锯齿。中脉明显。孢子叶与营养叶同大同形。孢子囊肾形，腋生，两端露出；孢子同形，极面观为钝三角形，有裂缝，具穴状纹饰。
生境分布	生于海拔50~1300m阔叶林或针阔叶混交林下阴湿处。分布于全国各地。
采收加工	全年均可采，洗净、晒干。
性状鉴别	茎呈方柱形，有纵沟纹；质坚硬，折断面纤维性，中内有白色的髓。叶多脱落或破碎，展平后呈卵圆形或卵状披针形，先端钝或尖，基部渐狭，边缘有不规则牙齿或近全缘，下面有腺点。假总状花序微被毛，花冠脱落；苞片倒针形，宿萼钟状，膜质，有网纹，外被柔毛。宿萼内含小坚果。搓碎后有强烈香气，味辛，有清凉感。
性味功能	味辛，性平。有散瘀消肿，止血生肌，消炎解毒，麻醉镇痛及灭虱的功能。
主治用法	用于跌打损伤，瘀血肿痛，坐骨神经痛，神经性头痛及胆结石引起的剧痛；外用治痈疽疮疥，烧烫伤，并可灭虱及臭虫。用量6g。

现代研究
1. 化学成分　本品主要含生物碱，如石松碱、石松定碱、蛇足石松碱、石松灵碱、棒石松宁碱、千层塔碱等。
2. 药理作用　本品水和甲醇提取物有抗溃疡活性和增强胃屏障作用。水粗提取物有抗补体活性。但该补体抑制剂体外无细胞毒反应，也未见小鼠全身毒性。

应用
1. 肺脓疡吐血：鲜千层塔50g，捣烂取汁调冬蜜内服。
2. 跌打损伤：千层塔研粉，冲酒服。并浸酒擦敷患处。
3. 烧烫伤：鲜千层塔，捣烂调桐油敷患处。
4. 肺炎：千层塔50g，山莓果15g，水杨柳6g，水煎服。

紫萁（紫萁贯众） Osmundajaponica Thunb.

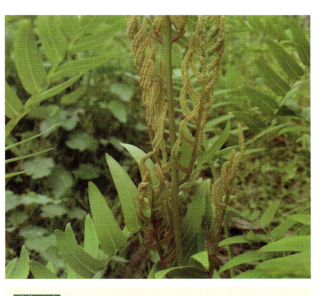

基源	紫萁贯众为紫萁科植物紫萁的带叶柄基的干燥根茎。
原植物	多年生草木。根茎粗壮纺锤形、类球形，横卧或斜升，无鳞片。叶二型，幼时密被绒毛，营养叶有长柄；叶三角状阔卵形，顶部以下二回羽状，小羽片长圆状披针形，先端钝或尖，基部圆形或宽楔形，边缘有细钝锯齿。孢子叶与营养叶异型，着生孢子囊的小羽片卷缩成条形，小羽片穗状，在孢子叶先端形成长大的深棕色孢子囊穗，成熟后枯萎。
生境分布	生于林下、山脚或溪边的酸性土上。分布于山东、江苏、浙江、江西、福建、湖北、湖南、广东、广西、四川、贵州等省区。
采收加工	春、秋采挖，削去叶柄、须根，晒干。
性状鉴别	品略呈圆柱形，稍弯曲。根茎无鳞片，上侧密生叶柄残基，下侧着生多数棕黑色弯曲的细根。叶柄基部呈扁圆柱形，弯曲。长4~6cm，直径3~5mm，具托叶翅，但翅多已落；表面棕色或棕黑色，横断面呈新月形或扁圆形，维管束组织呈U形，且常与外层组织分离。味微涩。
性味功能	味苦，性寒。有清热解毒，驱虫，止血的功能。
炮制	紫萁贯众：取原药材，除去杂质，洗净，润透，切厚片或小块，干燥。紫萁贯众炭：取紫萁贯众块（片），置锅内，用武火炒至表面呈焦黑色、内部呈棕褐色时，喷淋少许清水，熄灭火星，取出凉透。
主治用法	用于感冒、鼻衄头晕、痢疾、崩漏等。用量4.5~9g。

现代研究
1. 化学成分　本品含尖叶土杉甾酮A、蜕皮甾酮、紫萁内酯、紫云英苷、异白果双黄酮以及赖氨酸、多量淀粉和纤维素等。
2. 药理作用　本品在体外对金黄色葡萄球菌、绿脓杆菌均有抑制作用；有驱虫作用和抗病毒作用。临床上选方可用于治疗流行性感冒、麻疹、产后流血等。

应用
1. 钩虫病：贯众、川楝子各9g，紫苏6g。水煎服。
2. 妇女血崩：贯众、牡丹皮、莲蓬（炭）各9g。水煎服。
3. 蛔虫病：紫萁贯众水煎浓缩片，口服4.5~9g（相当于生药50g）。

乌蕨（乌韭叶） Stenoloma chusana (L.) Ching

基　源	乌韭叶为鳞始蕨科植物乌蕨的干燥叶。
原植物	别名：金花草、雉尾。多年生草本。叶草质，不育叶与能育叶同形，长圆状披针形，绿棕色或棕褐色，3~4回羽状分裂，羽片12~20对，互生，卵状披针形，先端尾状渐尖；末回裂片楔形，先端平截，有小牙齿或浅裂成2~3个小圆裂片。孢子囊群近圆形，着生于裂片背面顶部，每裂片1~2枚，囊群盖杯形或浅杯形，向叶缘开口，口部全缘或多少啮蚀状。孢子囊圆球形，有长柄，环带宽，由13~16个加厚细胞组成；孢子长圆形，黄色，透明。
生境分布	生于山坡路旁、草丛中，山脚阴湿地或田边、溪边。分布于长江流域及其以南各省区，北至陕西南部。
采收加工	夏、秋二季采收叶，鲜用或干燥。
性味功能	味苦，性寒。有清热解毒、利湿的功能。
主治用法	用于风热感冒，肝炎，肠炎，痢疾，沙门氏菌所致食物中毒，砷、毒蕈、木薯中毒，外用治烧、烫伤，疮疡痈肿。用量30~60g；外用适量。

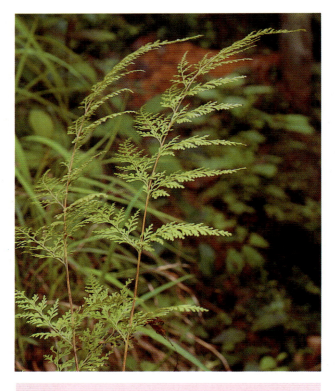

应用
1. 肠炎：乌蕨30g，水煎剂。
2. 肝炎：乌蕨、虎刺、扇叶铁线蕨各30g。水煎服。
3. 烫伤：乌蕨炒焦，研细末，食油调搽。

野鸡尾（金粉蕨） Onychium japonicum (Thunb.) O. Kuntze

基　源	金粉蕨为中国蕨科植物野鸡尾的干燥叶。
原植物	别名：野鸡尾、小野鸡尾、柏香莲。多年生草本。叶草质，二型；不育叶小裂片较短，密接呈齿状，具尖头；能育叶片卵状披针形或三角状披针形，3~5回羽状分裂，羽片约10对。孢子囊群沿边缘着生，满布裂片背面，囊群盖短线形膜质，向内开口，口部全缘。孢子囊倒卵形，有柄；孢子黄褐色，球状四面形，具棱和疣状突起的雕纹。
生境分布	生于山坡灌丛阴处，溪边、路边或石山上。分布于长江以南各省区及河北、河南和陕西等省区。
采收加工	春、秋二季采收地上部分，干燥或鲜用。
性状鉴别	本品根茎细长，略弯曲，黄棕色或棕黑色，两侧着生向上弯的叶柄残基和细根。叶柄细长略呈方柱形，表面浅棕黄色，具纵沟。叶片卷缩，展开后呈卵状披针形或三角状披针形。或棕褐色，三至四回羽状分裂，营养叶的小裂片有齿；孢子叶末回裂片短线形，下面边缘生有孢子囊群，囊群盖膜质，与中脉平行，向内开口。质脆，较易折断。气微，味苦。
性味功能	味苦，性寒。有清热解毒，凉血止血利湿的功能。
主治用法	用于感冒高热，肠炎，痢疾，黄疸，咳血，吐血，便血，腮腺炎，小便不利；解山薯、木薯、砷中毒；用量15~30g。外用适量，研粉敷患处，用于烧烫伤，外伤出血，疔疮，肿毒，狂犬咬伤，骨折。

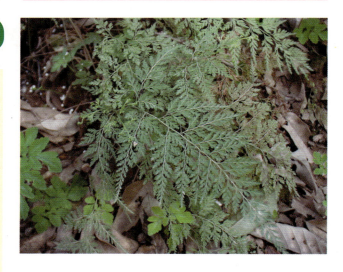

现代研究
1. 化学成分　本品叶和根茎含山柰酚-3,7-二鼠李糖苷和蕨素M，蕨苷M，菊苣酸，野鸡尾二萜醇C。
2. 药理作用　暂无。

应用
1. 小便不利，尿血：鲜金粉蕨120g，水煎服。或用鲜品加米泔水捣汁，温服。
2. 山薯、木薯中毒：金粉蕨、大血藤、茜草等煎服。
3. 疔疮：鲜金粉蕨叶捣烂绞取汁搽。或金粉蕨全草晒干，研细末，食油调搽。

荚果蕨（贯众） Matteucciastruthiopteris (L.)Todaro

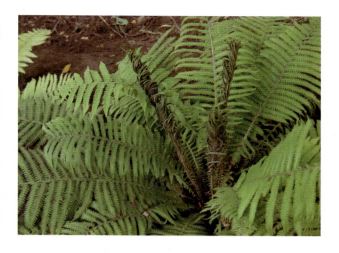

基　　源	贯众为球子蕨科植物荚果蕨带叶柄基的干燥根茎。
原 植 物	别名：小贯众。多年生草本。根状茎短而直立，鳞片棕色，膜质。叶二型，莲座状。营养叶柄密被鳞片；叶披针形，2回羽状深裂；羽片40~60对，互生，线状披针形至三角状耳形，边缘有波状圆齿或两侧基部全缘；叶脉羽状，分离。孢子叶狭倒披针形，一回羽状，羽片两侧向背面反卷成荚果状，深褐色。叶脉先端突起成囊托。孢子囊群圆形，具膜质盖。
生境分布	生于林下。分布于东北、华北及陕西、四川、西藏等省区。
采收加工	夏、秋采挖，削去叶柄、须根，除净泥土，晒干。
性状鉴别	本品呈圆纺锤形或歪椭圆形，密布叶柄基部，顶端可见黄棕色膜状鳞片。叶柄基部扁三棱形，上宽下细，向内弯曲；表面黑棕色，微有光泽，背面有纵棱5～6条，中间1条明显隆起，有的上端可见1～2条呈飞鸟形皱纹，腹面亦有纵棱；质硬，横切面外皮黑色，内面淡棕色，有线形维管束2，排成八字形。基部根茎外露。味微涩。
性味功能	味苦，性微寒。有小毒。有清热解毒，止血，凉血，杀虫的功能。
主治用法	用于虫积腹痛，热毒疮疡，痄腮肿痛，蛔虫，崩漏及流感等。用量4.5~9g。孕妇慎服。生用清热解毒，炒炭用止血。

现代研究
1. 化学成分　本品荚果蕨素、甲氧基荚果蕨素、荚果蕨酚等。根茎含坡那甾酮A、蜕皮甾酮、蕨甾酮、蝶甾酮、羟基促蜕皮甾酮等。叶中含维生素、蛋白质、糖及多种烯酸类化合物等。
2. 药理作用　根茎煎剂在体外对猪蛔虫有效；对腺病毒、乙型脑炎、单纯疱疹等病毒有较强抑制作用；对流感杆菌、脑膜炎双球菌、痢疾杆菌有抑制作用；对皮肤真菌也有一定抑制作用。其根茎及叶具有镇静、解痉及抗癫痫作用。

应用
1. 预防感冒：贯众9g。水煎服。
2. 预防流行性脑脊髓膜炎：贯众2g，制成粉剂或片剂，内服。
3. 胆道蛔虫病：贯众、苦楝皮各15g。水煎服。
4. 血痢不止：贯众15g，酒煎服。

粗茎鳞毛蕨（绵毛贯众） Dryopteriscrassirhizoma Nakai

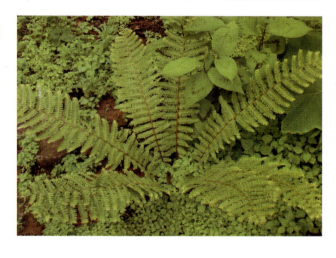

基　　源	绵毛贯众为鳞毛蕨科植物粗茎鳞毛蕨的干燥根茎。
原 植 物	别名：贯众、野鸡膀子、牛毛广。多年生草本植物。根茎粗大，块状，斜生，有坚硬的叶柄残基及黑色细根，密被锈色或深褐色大鳞片；叶簇生于根茎顶端，具长柄，二回羽状全裂或深裂，中轴及叶脉上被有褐色鳞片。孢子囊群着生于叶中部以上的羽片上，囊群近肾形或圆肾形。
生境分布	生于林下湿地，沼泽地。分布于东北、河北及内蒙古等地。
采收加工	夏秋采挖，削去叶柄、须根，除去泥土，晒干，或纵切成两半晒干。
性味功能	味苦，性微寒，有小毒。有驱虫、清热解毒的功能。
主治用法	用于虫积腹痛，热毒疮疡，痄腮肿痛，崩漏及防治流感等。用量4.5~9g。驱虫、清热解毒生用；止血炒炭用。有小毒。

现代研究
1. 化学成分　本品主要含间苯三酚衍生物绵马精，其分解产生绵马酸类、黄绵马酸类、白绵马素、去甲绵马素类、绵马次酸及微量粗蕨素等。
2. 药理作用　本品具有清热解毒、止血杀虫等功效。还具有抗肿瘤、抗疟、抗病毒、抑菌、兴奋子宫等作用。

应用
1. 流感，气管炎：绵毛贯众9g。水煎服。
2. 虫积腹痛：绵毛贯众、牡丹皮、莲蓬（炭）各9g。水煎服。
3. 创伤出血：绵毛贯众，炒炭研末，敷出血处。

二、清热药

蕺菜（鱼腥草） Houttugnia cordata Thunb.

基　　源	鱼腥草为三白草科植物蕺菜的地上部分。
原植物	多年生草本。全株有鱼腥臭味，茎下部伏地。托叶膜质，线形；单叶互生，心形或宽卵形，先端短渐尖，基部心形，全缘，上面绿色，下面常紫红色，有多数腺点，叶脉5~7条，脉上有柔毛；下部叶常与叶柄合生成鞘，有缘毛。穗状花序顶生，与叶对生；花白色。蒴果卵形。花期5~7月。果期7~9月。
生境分布	生于水边、林缘及林下阴湿地。分布于陕西、甘肃、河南及长江以南部各省区。
采收加工	夏秋季生长茂盛花穗多时采割，晒干或鲜用。
性味功能	味辛，性凉。有小毒。有清热解毒，利水消肿的功能。
主治用法	用于肺脓疡，痰热咳嗽，肺炎，水肿，脚气，尿道感染，白带过多，痈疖肿毒，化脓性中耳炎，痢疾，乳腺炎，蜂窝组织炎，毒蛇咬伤等。

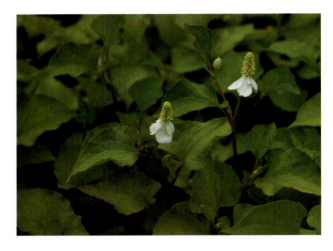

应用
1. 肺脓疡，大叶性肺炎：鱼腥草30g，桔梗15g。水煎服。
2. 肾炎水肿，小便不利：鱼腥草、旱莲草各18g，冬葵子、土茯苓各30g，甘草0.5g。水煎服。
3. 急性肠炎、痢疾：鱼腥草。水煎服。
4. 肺痈：鱼腥草、筋骨草各15g。水煎服。
5. 百日咳：鱼腥草、鹅不食草各15g。冰糖水煎服。

三白草 Saururus chinensis (Lour.) Baill.

基　　源	为三白草科植物三白草的全草或根茎。
原植物	别名：过塘藕、白水鸡、三点白。多年生草本。茎直立，有棱脊，或下部伏地，节上常生不定根。叶互生，纸质，卵形或卵状披针形，先端渐尖，基部心形，与托叶合生鞘状抱茎，全缘。总状花序1~2枝顶生，与叶对生；花序下2~3片叶乳白色，花序轴和花梗有短柔毛；花小，两性，无花被。蒴果，果实分裂为4分果，分果片近球形，有多疣状突起。花期4~8月。果期8~9月。
生境分布	生于沟旁及沼泽等湿处。分布于河北、山西、陕西及长江流域以南各地区。
采收加工	四季均可采收全草；根茎秋季采挖，洗净，晒干或鲜用。
性状鉴别	本品茎圆柱形；断面黄色，纤维性，中空。叶多皱缩互生，展平后叶片卵形或卵形披针状；先端尖，基部心形，全缘，基出脉5条；叶柄较长，有纵皱纹。有时可见总状花序或果序，棕褐色。蒴果近球形。气微，味淡。以叶多、灰绿色或棕绿色者为佳。
性味功能	味甘、辛，性寒。有清热解毒，利尿消肿的功能。
主治用法	用于尿道感染，尿路结石，肾炎水肿，黄疸，脚气，支气管炎。外用于疔疮痈肿，皮肤湿疹。用量15~30g。

现代研究
1. 化学成分　本品叶含槲皮素、槲皮苷、异槲皮苷、金丝桃苷、及芸香苷。茎、叶均含可水解鞣质。全草含水量挥发油，其主成分为甲基壬基甲酮。

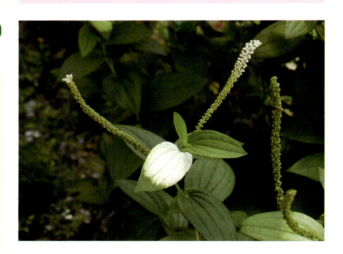

2. 药理作用　本品煎剂对金黄色葡萄球菌、伤寒杆菌有抑制作用。叶中所含金丝桃苷具明显的抗炎作用。

应用
1. 腹肌脓肿：鲜三白草根90g。水煎服，药渣捣烂外敷。
2. 尿道感染，尿路结石，肾炎水肿，黄疸，脚气水肿：三白草30g。水煎服。
3. 疔疮痈肿，皮肤湿疹：鲜三白草。捣烂敷患处。
4. 肝癌：三白草根、大蓟根各90g，分别煎，去渣后加白糖适量，上午服三白草根，下午服大蓟根。

长叶马兜铃

Aristolochiachampionii Merr.etChun

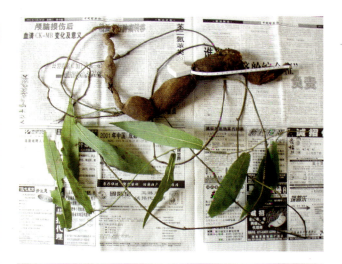

基　　源	为马兜铃科植物长叶马兜铃的块根。
原植物	别名：山总管、百解薯、三筒管。多年生缠绕藤本。块根球形或长柱形，常数个相连，灰白色，断面呈菊花心。茎有锈色粗毛，老时脱落。单叶互生，密生锈色毛或光滑；叶披针形或条状披针形，长9~20cm，宽2~4cm，先端长渐尖，基部心形，下面粉绿色，被细柔毛。叶脉明显凸起。花单生叶腋，暗紫色；花被管状；雄蕊6；子房下位。花期3~5月，果期6~8月。
生境分布	生于深山林中。分布于广西等地区。
采收加工	秋季采挖块根，切片，晒干。
性味功能	味苦，性寒。有清热解毒的功能。
主治用法	用于急性胃肠炎，细菌性痢疾，疮疖肿毒。用量9~15g。

应用
1. 急性胃肠炎，细菌性痢疾：长叶马兜铃15g。水煎服。或配合抗菌素。
2. 疮疖肿毒：长叶马兜铃15g。水煎洗敷患处；或鲜根捣汁涂敷患处。

广西马兜铃（管南香）

AristolochiakwangsiensisChunetHowexC.F.Liang

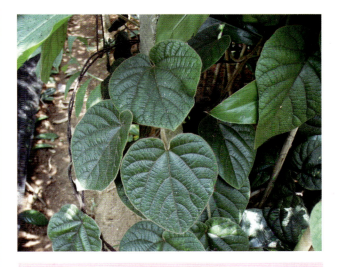

基　　源	管南香为马兜铃科植物广西马兜铃的块根。
原植物	别名：大叶马兜铃、萝卜防己、圆叶马兜铃。常绿藤本。块根肥大，长纺锤形。叶柄常扭曲，单叶互生；革质，蒲扇形或心形，下面被粗糙长毛。总状花序腋生，花梗至花被管有成S形弯曲；花被檐部紫红色，戟状三角形；喉部黄色。果暗黄色，近圆柱形，有6棱，6瓣裂。种子栗褐色，卵形贝壳状。花期5月，果期6~8月。
生境分布	生于阔叶林阴湿处。分布于广西、云南等省区。
采收加工	全年可采挖块根，切片，晒干。
性味功能	味甘、苦，性凉。有清热解毒，凉血止血的功能。
主治用法	用于急性胃肠炎，细菌性痢疾，胃、十二指肠溃疡，咽喉肿痛，肺结核，跌打损伤；外用于外伤出血，疮疖肿毒。用量1.5~3g。

应用
1. 外伤出血：管南香适量。研细粉，撒敷伤处。
2. 疮疖肿毒：管南香适量。水煎洗敷患处；或鲜根捣汁涂敷患处。
3. 急性胃肠炎，细菌性痢疾：管南香1.5g。研末，调水冲服。

管花马兜铃（逼血雷） Aristolochiatubiflora Dunn

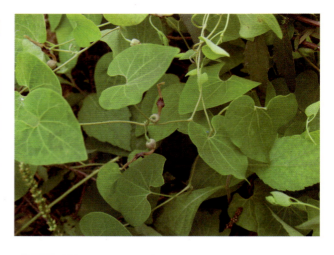

基　源	逼血雷为马兜铃科植物管花马兜铃的干燥根。
原植物	别名：鼻血雷、鼻血莲、砕蛇雷、避蛇灵。多年生攀援性草本。根长而横走，圆柱形。叶互生，卵状心形至宽卵状心形，上面新鲜时带紫红色或浅绿色，下面稍带白粉，先端急尖，基部心形，弯缺宽广，叶密被小腺点，全缘。花单生于叶腋；花萼管喇叭状，基部膨大呈球状，上端逐渐扩大向一面偏的侧片；雄蕊6。蒴果宽倒卵形至长圆状倒卵形，果皮厚，光滑，脉不明显。花期4~5月，果期5~7月。
生境分布	生于阴湿灌木林缘的石缝或土中。分布于浙江、福建、江西、广东、广西、湖北、四川等省区。
采收加工	冬季采挖根部，切段晒干，或鲜用。
性味功能	味辛、苦，性寒。有清热解毒，止痛的功能。
主治用法	用于胃痛，毒蛇咬伤。用量0.9g，水煎服。

应用
1. 胃痛：逼血雷0.9g，研粉，冲开水服。
2. 毒蛇咬伤：鲜逼血雷根，捣烂外敷患处。

驴蹄草 CalthapalustrisL.

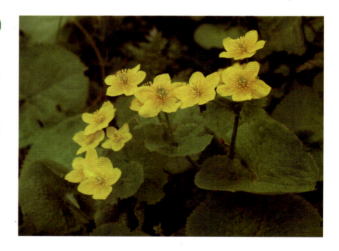

基　源	为毛茛科植物驴蹄草的干燥根及叶。
原植物	别名：驴蹄菜、立金花。多年生直立草本，高20~48cm，全体无毛，须根白色。基生叶3~7，有长柄，圆肾形或圆心形，边缘密生小牙齿；茎生叶较小，具短柄或无柄。单岐聚伞花序顶生及腋生；花黄色，直径1.6~3.2cm；萼片5，倒卵形或窄倒卵形；无花瓣；雄蕊多数；心皮7~12，离生，无柄。果长约1cm。
生境分布	生于山谷溪边、草甸或林下。分布于东北及河北、山西、内蒙古、陕西、甘肃、新疆、四川、贵州、云南等省区。
采收加工	夏、秋采收根及叶，分别晒干。
性味功能	味辛、微苦，性凉。有清热利湿，解毒的功能。
主治用法	用于中暑，尿路感染；外用于烧烫伤，毒蛇咬伤。用量3~6g。外用适量，鲜叶捣烂外敷患处。

现代研究
1. 化学成分　本品全草含紫堇块茎碱、木兰花碱、烟碱、驴蹄草内酯等，花含萜皂苷叶含原白头翁素、原阿片碱。根含嚏根草碱、嚏根草毒素。
2. 药理作用　本品所含三萜皂苷能使大鼠血中胆固醇水平明显下降，总蛋白减少，清蛋白无改变，球蛋白下降，血糖升高。此外，还具有明显的抗炎作用。

应用
1. 中暑：驴蹄草6g。水煎服。
2. 尿路感染：驴蹄草根6g。水煎服。
3. 烧烫伤，毒蛇咬伤：鲜驴蹄草叶适量，捣烂外敷患处。

朝鲜白头翁（白头翁） Pulsatilla cernua Bercht. et Opiz.

基　源	白头翁为毛茛科植物朝鲜白头翁的干燥根。
原植物	多年生草本。基生叶4~6，卵形，基部浅心形，3一裂，一回裂片五角状宽卵形，再3全裂，具缘毛；茎、叶柄及总苞被极密的长柔毛。花梗长2.5~6cm，被绵毛；萼片6，红紫色或暗紫红色。瘦果倒卵状长圆形，被短柔毛，宿存花柱长4cm，被开展长柔毛。花期4~5月，果期5~6月。
生境分布	生于向阳山坡或田野间。分布于吉林、辽宁、内蒙古。
采收加工	春季或秋季采挖，除去叶及残余花茎和须根，保留根头白绒毛，除净泥土，晒干。
性状鉴别	本品与白头翁类似，长8-10cm，上部直径0.5-0.7cm，下部有少数支根。表面黄褐色，根头部有白毛。气微，味微苦涩。
性味功能	味苦，性寒。有清热解毒，凉血止痢的功能。
炮　制	除去杂质，洗净，润透，切薄片，干燥。
主治用法	用于细菌性痢疾，阿米巴痢疾，鼻血，痔疮。用量9~15g。

现代研究
1. 化学成分　本品含威灵仙表二糖皂苷，威灵仙二糖皂苷，皂苷Ⅱ及皂苷Ⅲ。
2. 药理作用　本品主要有抗菌作用，另外，尚具有镇静、镇痛及抗惊厥的作用。

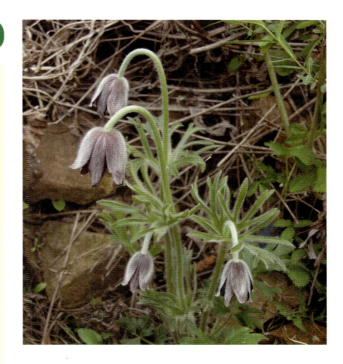

应用
同白头翁。

白头翁 Pulsatilla chinensis (Bge.) Regel

基　源	为毛茛科植物白头翁的根。
原植物	别名：毛姑朵花、老公花、老冠花。多年生草本，密被白色长柔毛。基生叶4~5；叶柄基部成鞘状；叶3全裂，顶生裂片有短柄，侧生小叶无柄，两面生伏毛。花茎1~2，密生长柔毛；花单朵顶生，钟形；萼片花瓣状，蓝紫色。瘦果多数，密集成球状，有宿存羽毛状花柱。
生境分布	生于山坡或田野。分布于东北、华北及陕西、甘肃、青海、河南、山东、安徽、江苏、浙江、湖北等省。
采收加工	春季或秋季采挖，除去叶及残余花茎和须根，保留根头白绒毛，除净泥土，晒干。
性状鉴别	本品呈类圆柱形或圆锥形，稍扭曲。表面黄棕色或棕褐色，具不规则纵皱纹或纵沟，皮部易脱落，露出黄色的木部，近根头处常有朽状凹洞。根头部稍膨大，有白色绒毛，有的可见鞘状叶柄残基。质硬而脆，断面皮部黄白色或淡黄棕色，木部淡黄色。气微，味微苦涩。
性味功能	味苦，性寒。有清热解毒，凉血止痢的功能。
炮　制	除去杂质，洗净，润透，切薄片，干燥。
主治用法	用于细菌性痢疾，阿米巴痢疾，鼻血，痔疮。用量9~15g。

现代研究
1. 化学成分　本品根含白头翁皂苷，水解产生三萜皂苷、葡萄糖、鼠李糖等，还含白桦脂酸、胡萝卜苷、白头翁素、原白头翁素等。

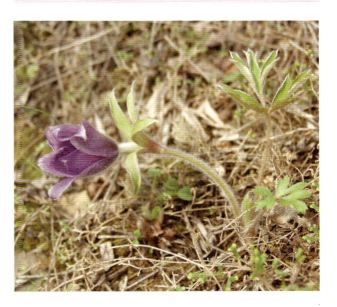

2. 药理作用　白头翁鲜汁、煎剂、乙醇提取物等均有明显的抗菌作用，对阴道滴虫也有明显的杀灭作用。另外，尚具有镇静、镇痛及抗惊厥的作用。

应用
1. 产后血虚下痢：白头翁、甘草、阿胶各9g。水煎服。
2. 原虫性痢疾：白头翁15g。水煎服。
3. 急性阿米巴痢疾：白头翁、秦皮各9g，黄柏12g。水煎服。
4. 疔痈：白头翁100g，水煎服。
5. 痔疮出血：白头翁，捣烂敷患处。

天葵（天葵子） Semiaquilegia adoxoides (DC.) Makino

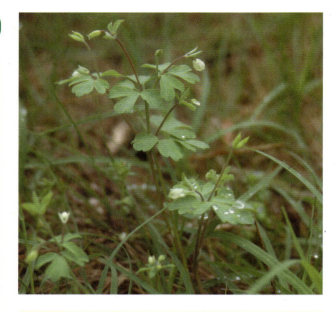

基　源	天葵子为毛茛科天葵的块根。
原植物	别名：紫背天葵、千年老鼠屎。多年生草本。块根肉质，纺锤形，棕黑色，有须状支根。基生叶为三出复叶，扇状菱形或倒卵状菱形，3深裂；茎生叶较小，互生。1~2歧聚伞花序，具白色细柔毛；苞片叶状，花小，白色，常带淡紫色；萼片5，花瓣状；花瓣5，匙形。果2~4，种子多数，黑色，皱缩。花期3~4月，果期4~5月。
生境分布	生于丘陵或低山林下、草丛、沟边等阴湿处。分布于南方大部分省区。
采收加工	夏初采挖块根，干燥，除去须状根。
性状鉴别	本品块根肉质，外皮棕黑色，有须状支根。茎纤细，被白色细柔毛。基生叶为三出复叶，具长柄，基部扩大成鞘状；小叶扇状菱形或倒卵状菱形，3深裂，黄绿色，下面常带紫色。单歧或二歧聚伞花序，花小；苞片小；花梗纤细，被短柔毛；萼片常带淡紫色；花瓣匙形。蓇葖果久状长椭圆形，表面具凸起横向脉纹。种子椭圆形，褐色。气微，味微甘、苦。
性味功能	味甘、苦，性寒，有小毒。有清热解毒、消肿散结的功能。
炮　制	将原药除去泥屑、残根等杂质．切中段。筛去灰屑。
主治用法	用于瘰疬、痈肿疔疮、跌打损伤、毒蛇咬伤。用量9~18g。外用适量，捣烂敷患处。

现代研究
1. 化学成分 本品主要含含生物碱类成分。
2. 药理作用 暂无。

应用
1. 毒蛇咬伤：天葵子适量，捣烂敷患处。
2. 诸疝初起，发寒热，疼痛，欲成囊痈者：天葵子400g，荔枝核十四枚，小茴香3g，蒸白酒，频服。
3. 瘰疬：天葵子4.5g，海藻、海带、昆布、贝母、桔梗、海螵蛸。研末，酒湖为丸，饮后温酒服下。

金莲花 Trollius chinensis Bunge

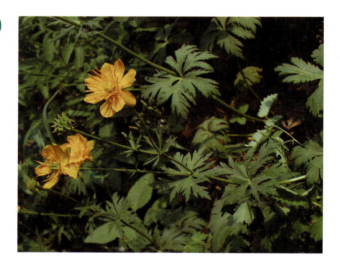

基　源	为毛茛科植物金莲花的干燥花。
原植物	别名：金梅花、金疙瘩。多年生草本。基生叶1~4，五角形，三全裂，边缘具锯齿；侧裂片二深裂近基部。花单生或2~3朵组成聚伞花序，金黄色，3浅裂；花瓣18~21；雄蕊多数。果。种子近倒卵形，黑色，光滑，具4~5棱角。花期6~7月，果期8~9月。
生境分布	生于山地草坡或疏林下。分布于吉林、辽宁、内蒙古、河北、河南、山西等省区。
采收加工	夏季开花时采摘，阴干。
性状鉴别	干燥的花朵形状不规则，通常带有灰绿色的花柄，长1.5厘米左右。萼片与花瓣呈金黄色，花瓣编成线状，雄蕊黄白色，多数。气浓香，味微苦。以身干、色金黄、不带杂质者为佳。
性味功能	味苦，性凉。有清热解毒的功能。
炮　制	将原药拣去杂质，筛去灰屑。
主治用法	用于上呼吸道感染，扁桃体炎，泌尿系统感染，急性淋巴管炎等。用量3~6g，水煎服。

现代研究
1. 化学成分　本品花含藜芦酸、荭草苷、牡荆苷、藜芦酰胺、棕榈酸等。
2. 药理作用　本品的提取物对革兰氏阳性球菌及阴性杆菌都有抑制作用，对绿脓杆菌有明显抗菌作用。

应用
1. 扁桃体炎、咽炎及上呼吸道感染：金莲花片，每天3次，每次3~4片，小儿酌减。
2. 急性中耳炎、急性鼓膜炎、急性结膜炎、急性淋巴管炎：金莲花、菊花各9g，生甘草3g。水煎服。
3. 急性扁桃体炎：金莲花、鸭跖草各3g，开水沏，常喝并可含漱。
4. 咽喉肿痛：金莲花、菊花、金银花各6g，水泡当茶饮。

八角莲　Dysosmaversipellis(Hance.)M.Cheng

基　源	为小檗科植物八角莲的根状茎。
原植物	多年生草本植物。根状茎横走，粗壮，结节状，少分枝，须根粗壮。茎直立。茎生叶2片，在近茎顶处相接而生，叶柄盾状着生；叶片长圆形或近圆形，5~9浅裂，裂片宽三角状卵形，边缘有针状细齿。花5~8朵，簇生于2茎生叶柄交叉处，下垂。萼片6，卵状或椭圆状长圆形；花瓣6，紫红色，2轮排列，外轮3枚椭圆形，内轮3枚倒卵形，先端有皱波状纹。浆果近球形，黑色。花期5~6月。果期9~10月。
生境分布	生于山谷或山坡杂木林下阴湿处。分布于陕西、安徽、浙江、江西、福建、台湾、湖北、湖南、广西、广东、四川、云南、贵州、西藏等省区。
采收加工	夏、秋、冬均可采挖，洗净晒干或鲜用。
性状鉴别	根茎呈结节状，鲜时浅黄色，干后呈棕黑色；表面平坦或微凹，上有几个小的凹点，下面具环纹。须根多数，长达20cm，径约1mm，有毛，鲜时浅黄色，干后棕黄色。质硬而脆，易折断。根茎断面黄绿色，角质；根的断面黄色，中央有圆点伏中柱。气微，味苦。
性味功能	味苦、辛，性温。有毒。有清热解毒，散结祛瘀，化痰和消肿的功能。
炮　制	取根可根茎洗净泥沙，晒干，切断备用。亦可鲜用。
主治用法	用于毒蛇咬伤，跌打损伤，痈疮肿毒，淋巴结核，腮腺炎。用量3~10g。外用适量，研末调敷患处。

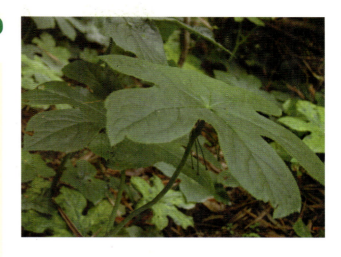

现代研究
1. 化学成分　本品根和根茎含抗癌成分鬼臼毒素和脱氧鬼臼毒素。此外，尚含金丝桃苷、槲皮素、山奈酚和谷甾醇。
2. 药理作用　本品根中提出的结晶性物质对离体蛙心有兴奋作用，能使其停于收缩状态；对兔耳血管有扩张作用；能抑制抑制离体兔肠、兴奋兔及豚鼠的离体子宫。

应用
1. 肿毒初起：八角莲，加红塘或酒糟适量，共捣烂敷贴。日换2次。
2. 疔疮：八角莲6g，蒸酒服；并用须根捣烂敷患处。
3. 跌打损伤：八角莲9g，研细末，酒送服。每日2次。

阔叶十大功劳（十大功劳）　Mahoniabealei(Fort.)Carr.

基　源	十大功劳为小檗科植物阔叶十大功劳的叶、根、茎。
原植物	常绿灌木。根粗大，黄色；茎粗壮，木材黄色。单数羽状复叶互生，小叶9~15，厚革质，侧生小叶无柄，宽卵形或卵状长圆形，顶生叶较大，具柄，先端渐尖，基部宽楔形或近圆形，边缘反卷，每边有2~8个刺状锐齿，上面蓝绿色，下面黄绿色。花褐黄色，芳香，总状花序顶生，6~9个簇生，花密聚萼片9；花瓣6；雄蕊6；子房上位。浆果卵形，暗蓝色，被白粉。花期7~8月。果熟期11至翌年3月。
生境分布	生于山坡林下及灌木丛中。分布于陕西、河南、安徽、浙江、江西、福建、湖南、湖北、四川、广东、广西等省区。
采收加工	秋、冬季砍茎杆挖根，晒干或烘干。叶全年可采，晒干。
性状鉴别	羽状复叶，小叶片7~15，对生，无小叶柄，多略皱缩，革质，广卵形，边缘反卷，每侧有刺3~5个，叶脉明显向背面突起，上表面绿色到灰绿色，下表面黄绿色。总叶柄圆柱形，直径约至5mm，着生小叶处膨大并有环纹。气微，味苦。
性味功能	味苦，性寒。有清热解毒，消肿止痛，止血，健胃止泻的功能。
炮　制	取叶洗净，阴干备用。
主治用法	用于目赤肿痛，牙痛，肺结核，肝炎，肠炎，痢疾，湿疹，疮毒，烫火伤，风湿骨痛，跌打损伤等症。用量6~9g。

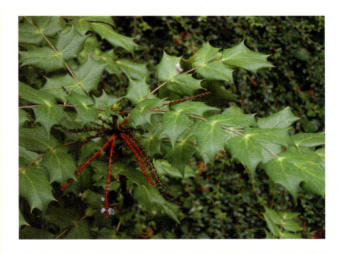

现代研究
1. 化学成分　本品主要含含小檗碱，还含掌叶防己碱、药根碱、木兰碱等。
2. 药理作用　本品阔水煎剂25%在体外对金黄色葡萄球菌、大肠杆菌、绿脓杆菌有轻度抑制作用。此外，有降压作用。

应用
同细叶十大功劳。

大血藤 Sargentodoxa cuneata Rehd. et Wils.

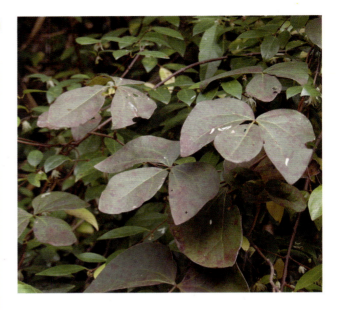

基源	为大血藤科植物大血藤的干燥藤茎。
原植物	别名：血藤、血通、红藤。木质藤本，老茎具厚木栓层。叶互生，三出复叶，中央小叶片菱状倒卵形至椭圆形，先端钝尖，基部楔形，全缘；两侧小叶斜卵形，基部甚偏斜。总状花序腋生，下垂；雌雄异株；雄花基部有1苞片，梗上有2小苞片；花萼6，花瓣状，黄绿色；花瓣6，退化呈腺体；雄蕊6，与花瓣对生；雌花与雄花同。浆果卵圆形，蓝黑色。花期3～5月，果期7～9月。
生境分布	生于山野灌木丛及疏林中，或溪边林中。分布于河南、湖北、湖南、四川、贵州、云南、江苏、安徽、浙江、江西、广东、广西、福建等省区。
采收加工	秋、冬季节砍下茎藤，切段或切片，晒干。
性状鉴别	本品呈圆柱形，略弯曲。表面灰棕色，粗糙，外皮常呈鳞片状剥落，剥落处显暗红棕色，有的可见膨大的节及略凹陷的枝痕或叶痕。质硬，断面皮部红棕色，有数处向内嵌入木部，木部黄白色，有多数细孔状导管，射线呈放射状排列。气微，味微涩。
性味功能	味苦涩，性平。有清热解毒、活血、祛风的功能。
炮制	除去杂质，洗净，润透，切厚片，干燥。
主治用法	用于经闭腹痛，风湿痹痛，跌扑肿痛。用量9～15g。
现代研究	1.化学成分　本品含大黄素、大黄素甲醚、胡萝卜苷、硬脂酸、毛柳苷、大黄酚、香草酸以及红藤多糖、鞣质等。

2.药理作用　本品有抗菌作用，能抑制血小板聚集，增加冠脉流量，抑制血栓形成，提高耐缺血能力，扩张冠状动脉，缩小心肌梗塞范围。临床上可用于治疗急性阑尾炎、胆道蛔虫病、风湿性关节炎等。

应用
1.跌打损伤、瘀血肿痛：大血藤、骨碎补各适量。捣烂外敷。
2.风湿性关节炎：大血藤30g，五加皮、威灵仙藤各15g。水煎服。
3.急性阑尾炎：大血藤复方。

蝙蝠葛（北豆根） Menispermum dauricum DC.

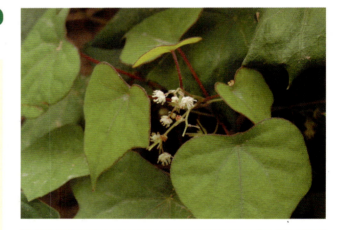

基源	北豆根为防己科植物蝙蝠葛的干燥根茎。
原植物	别名：山地瓜秧、蝙蝠藤。多年生缠绕藤本。茎木质化。根茎粗，黄褐色。茎圆形，具纵条纹。叶盾状三角形至七角形，先端尖或短渐尖，基部心形，裂片钝圆或三角形，上面绿色，下面灰白色。花单性异株，成腋生圆锥花序。核果，扁球形，成熟时黑紫色。花期6～7月，果期7～8月。
生境分布	生于山地、灌丛、攀援岩石。分布于东北、河北、河南、山东、山西、内蒙古、江苏、安徽、浙江、江西、陕西、宁夏、四川等地区。
采收加工	春、秋二季采挖，除去茎叶、须根及泥沙，晒干。
性状鉴别	干燥藤茎，圆柱形。表面黄棕色至黑棕色，有明显纵沟，节上有叶痕、侧枝痕或芽痕；质坚硬，折断面纤维性，皮部易剥落，木部导管呈孔洞状，中央有白色髓。有时基部稍带有圆柱状的根茎，表面灰棕色或棕色，粗糙，具纵纹及支根痕；质坚硬，断面粉性，类白色，木质部导管孔洞明显。气无，味淡。
性味功能	味苦，性寒。有清热解毒，消肿止痛，通便的功能。
主治用法	用于咽喉肿痛，肠炎痢疾，肺热咳嗽。用量3～9g。

现代研究
1.化学成分　本品根茎中含多种生物碱，如山豆根碱、异去甲山豆根碱、木兰花碱、蝙蝠葛碱、青防己碱、、齐兰西夫林碱、山豆根苏林碱等。
2.药理作用　本品有降压、抗结核、抗炎及镇咳祛痰作用；对肠平滑肌有解痉作用。所含的蝙蝠葛碱有良好的肌松作用，对肺炎球菌、流感嗜血杆菌有较强的抑制作用。

应用
1.扁桃体炎：北豆根6g，甘草1g，研粉，水冲服。
2.痢疾、肠炎：北豆根9g。水煎服。
3.咽喉肿痛，牙龈肿痛：北豆根、桔梗各9g。水煎服。
4.牙痛：北豆根9g，玄参、地骨皮各6g，甘草3g。水煎服。

地不容 Stephaniae pigaea H.S.Lo.

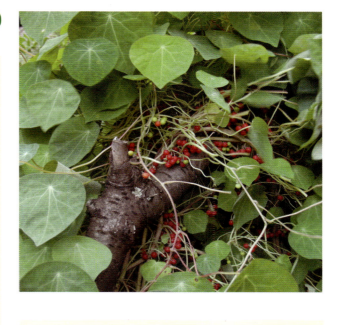

基　源	为防己科植物地不容的块根。
原植物	别名：山乌龟、金不换、地胆。多年生草质藤本，长达数米。块根肥大，扁圆形，外皮厚而粗糙，暗灰褐色，断面黄白色，粉质。茎有时部分为红色，密布淡绿色细点。叶互生，具长柄，盾状着生；叶片近圆形、扁圆形或三角形，通常宽大于长，先端多钝圆，基部圆或近平截，近缘常带红色，全缘或微波状，掌状叶脉7~9条，下面粉白色。单伞形聚伞花序腋生，雌雄异株；小花暗红色。核果圆形，熟时红色。花期夏季。
生境分布	生于山坡草丛、沟边、岩边等阴湿地方及灌木丛中。分布于四川，云南等省。
采收加工	四季可采，秋季为佳，洗净切片，晒干，或煮2小时，去皮晒干。则皱纹，凹凸不平。商品多为横切或纵切片，一般直径2-7cm，厚0.3-1cm。质坚脆，易折断，断面灰黄色，隐约右见筋脉纹（三生维管束）环状排列，呈同心圆状。气微，味苦。
性味功能	味苦，性寒，有小毒。有清热解毒，利湿，截疟，止痛的功能。
主治用法	用于胃痛，腹痛，急性胃肠炎，风湿性关节炎，疟疾；外用治痈疖肿毒，湿疹。用量3~6g，水煎服或研粉服每次0.6~1.5g。孕妇及体弱者忌服。
现代研究	1. 化学成分　本品主要含生物碱，如轮环藤宁碱、头花千金藤碱、左旋箭毒碱、异紫堇定、荷包牡丹碱、青藤碱等。 2. 药理作用　本品所含的头花千金藤碱盐酸盐给小鼠20mg/只腹腔注射、狗100mg/只肌内注射，对环磷酰胺引起的白细胞减少有升提作用。

应用
1. 胃痛，腹胀：地不容1.5g，水煎服。
2. 痈肿初起：地不容研末，与蜂蜜或醋调敷患处。
3. 跌打扭伤：地不容100g，泡250g酒，三天后外搽。

青牛胆（金果榄） Tinospora sagittata (Oliv.Gagnep.)

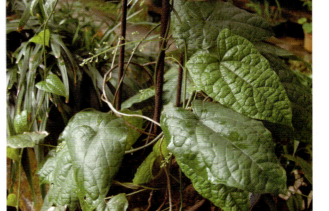

基　源	金果榄为防己科植物青牛胆的块根。
原植物	别名：九龙胆、青鱼胆、地苦胆、金牛胆。缠绕藤本。块根黄色或褐黄色，卵圆形至近圆形。小枝圆形，具纵槽纹，被白色短糙毛。叶互生，箭状披针形或箭形，先端长渐尖，基部箭形或戟状箭形，全缘，被短硬毛。花单性，雌雄异株；雄花数朵，排成总状花序；花瓣6，雄蕊6；雌花4~10朵集成总状花；花瓣较小，匙形，退化雄蕊6，子房3~4心皮。核果近球形，红色，背部隆起，内果皮坚硬，花期3~5月，果期8~10月。
生境分布	生于山谷、溪边、疏林下、灌木林下或石隙间。分布于陕西、甘肃、江西、福建、湖北、湖南、广东、广西、四川、贵州、云南等省。
采收加工	秋季采挖块根，洗净切片，烘干或晒干。
性状鉴别	本品根不规则长圆形、陀螺形或不规则圆形，大小悬殊，长3~15cm，直径2~9cm。表面棕黄色或淡褐色，有深而密的纵横皱纹，质坚实，横切面黄白色，粉性，皮部甚狭，形成层环隐约可见，木部外缘可见少数导管束，呈放射状。味极苦。
性味功能	味苦性寒，有清热解毒的功效。
炮　制	除去杂质，浸泡，润透，切厚片，干燥。
主治用法	用于急性咽喉炎，扁桃体炎，口腔炎，急性胃肠炎，胃痛，细菌性痢疾等。用量3~9g。

现代研究
1. 化学成分　本品含青牛胆苦素、巴马亭、药根碱等。
2. 药理作用　本品水或醇的提取物有降血糖作用。此外，在体外能抑制结核杆菌。

应用
1. 急、慢性咽喉炎，扁桃体炎：金果榄0.25g，装入胶囊，口服。
2. 细菌性痢疾、小儿消化不良：金果榄9g。水煎服。
3. 胃痛、腹部痉挛性疼痛：金果榄9g，研细末，水冲服。

二　清热药

血水草 Eomecon chionantha Hance

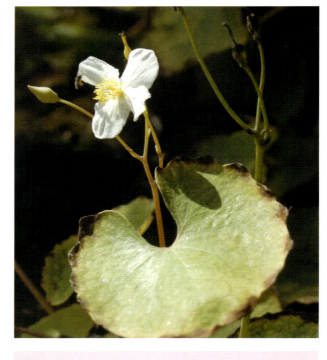

基　　源	为罂粟科植物血水草的根状茎及根。
原植物	别名：水黄连、鸡爪连、黄水芋。多年生草本，有红黄色汁液。叶基生，基部有狭鞘；叶卵状心形，先端急尖，基部深心形，边缘波状，下面有白粉，叶脉掌状，5~7条。花葶高20~40cm；聚伞花序伞房状，有花3~5朵；苞片狭卵形；萼片2，下部合生，船形，先端渐尖，开花时破裂、脱落；花瓣4，倒卵形，白色。蒴果长圆形。花期4~5月。果期5~6月。
生境分布	生于林下、沟边等阴处。分布于四川、贵州、广西、湖北、湖南、江西、福建等省区。
采收加工	9~10月采挖全草，去除地上部，晒干。
性状鉴别	根茎呈细圆柱形，弯曲或扭曲，长可至50cm，直径1.5～5mm。表面红棕色或灰棕色，平滑，有细纵纹，具节，节间长2～5cm，节上着生纤细的须状根。质脆，易折断，折断面不平坦，皮部红棕色，中柱淡棕色，有棕色维管束小点。气微，味微苦。
性味功能	味苦，性寒，有小毒。有清热解毒，活血散瘀，行气止痛的功能。
主治用法	用于跌打损伤，疮疡肿毒，湿疹癣疮，毒蛇咬伤，结膜炎等症。用量6~15g。

现代研究

1. 化学成分　本品根茎含有血根碱和白屈菜红碱。
2. 药理作用　本品所含的血根碱和白屈菜红碱有抗肿瘤和抗菌作用。动物实验结果表明血水草能增加白血球和网状内皮系统的吞噬能力。

应用

1. 毒蛇咬伤，疔疮疖肿：鲜血水草适量，捣烂涂敷患处，或干品研末敷患处。
2. 骨肉瘤肿痛：血水草和黄药子等量，浸酒外搽。
3. 小儿胎毒、疮痒：血水草、苦参根、燕窝泥各等分，共为末，调菜油涂或煎水洗。

博落回 Macleaya cordata (Willd.) R. Brown

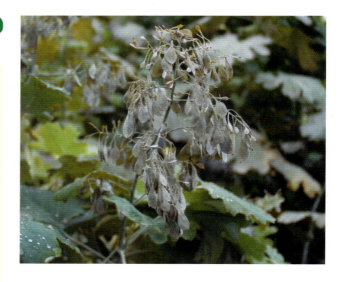

基　　源	为罂粟科植物博落回的全草。
原植物	多年生大草本或亚灌木状。茎直立，圆柱形，中空，折断后有黄色汁液流出。叶互生，叶柄基部扩张而略抱茎；叶片广卵形，下面白色而密被细毛。顶生及腋生大型圆锥花序；萼片2，黄白色，无花瓣。蒴果。花期6~7月，果期8~9月。
生境分布	生于山坡及草丛中。也有栽培。分布于河北、河南、陕西、甘肃、江苏、安徽、浙江、江西、福建、台湾、湖北、湖南、广西、广东、四川及贵州等省区。
采收加工	秋季采割全草，晒干。
性状鉴别	博落回根及根茎肥壮。茎圆柱形，中空，表面有白粉，易折断，新鲜时断面有黄色乳汁流出。单叶互生，有柄，柄基部略抱茎；叶片广卵形或近圆形，7-9掌状浅裂，裂片边缘波状或具波状牙齿。花序圆锥状。蒴果狭倒卵形或倒披针形而扁平，下垂。种子4-6粒。
性味功能	味苦，性寒；有大毒。有杀虫，祛风散瘀，解毒，消肿的功能。
主治用法	用于跌打损伤，风湿关节痛，痈疖肿毒，下肢溃疡。外用适量；不作内服。

现代研究

1. 化学成分　本品根含血根碱、白屈菜红碱、博落回碱。此外，全草中含有原阿片碱、α-别隐品碱等。
2. 药理作用　本品有驱虫作用和杀蛆作用。

应用

1. 头疔：博落回，食盐少许，加浓茶捣烂，敷患处。
2. 顽疮、肿疮：博落回浸醋七天，用时取出捣烂敷患处。
3. 足癣：博落回根、茎适量，醋浸，取醋液外搽患处。
4. 皮肤癌：博落回叶，研碎，调适量蜂蜜，外敷患处，每日1次。
5. 浅表肿瘤溃烂恶臭：博落回（全草）适量，洗净，切碎，煎汁，浓缩，外敷。

布氏紫堇（苦地丁） Corydalisbungeana Turcz.

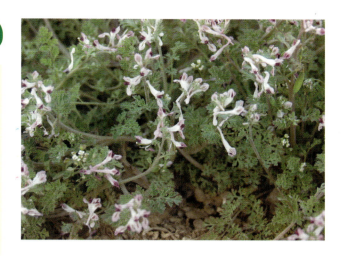

基　源	苦地丁为紫堇科植物布氏紫堇的干燥全草。
原植物	多年生草本，微被白粉。叶卵形，2回羽状全裂，一回裂片2~3对，末回裂片狭卵形至线形，先端钝圆或成短突尖。总状花序数朵。苞片叶状；花瓣4，淡紫色；外2片大，前面1片平展，先端兜状，背面具宽翅；后1片先端兜状，基部延伸成距；内2瓣较小，先端连合。蒴果长圆形，扁平。种子黑色，有光泽。花期4~5月，果期5~6月。
生境分布	生于山沟、旷地、林缘。分布于辽宁、河北、内蒙古、山东、山西、陕西、甘肃、宁夏等省区。
采收加工	立夏前后采挖带根全草，晒干。
性状鉴别	本品根为圆形或类圆形厚片，木部淡黄色，中间有数个同心环纹，纤维性，皮部灰褐色。周边灰棕色至灰褐色。气微，味淡，嚼之略有粘性。苎麻根炭表面焦黑色，内部焦黄色，味微苦。
性味功能	味苦，性寒。有清热解毒，凉血消肿的功能。
炮　制	苎麻根：取原药材，除去杂质，洗净，润透，切厚片，干燥。苎麻根炭：取净苎麻根片，置锅内，用武火加热，炒至表面呈焦黑色，内部焦黄色时，喷淋清水少许，熄灭火星，取出，凉透。
主治用法	用于流感，上呼吸道感染，急性肾炎，病毒性肝炎，肠炎，腮腺炎，痈肿疔疮，火眼。用量9~15g。

现代研究
1. 化学成分　本品根根含有大黄素、大黄素甲醚-8-BETA-葡萄糖苷。全草和种子含氢氰酸。
2. 药理作用　本品有止血作用。

应用
1. 疮疖，痈肿，疔毒：苦地丁、蒲公英、金银花各15g，野菊花、柴背天葵各9g。水煎服。或加姜白酒冲服。
2. 流行腮腺炎：苦地丁（鲜）6g，白矾各6g，鲜骨碎补30g，木香3g。捣烂敷患处，每日换一次。
3. 急性肾炎：苦地丁6g，连翘9g。水煎服。
4. 痢疾：苦地丁、水线草、地榆各9g。水煎服。

牛耳枫 Daphniphyllumcalycinum Benth.

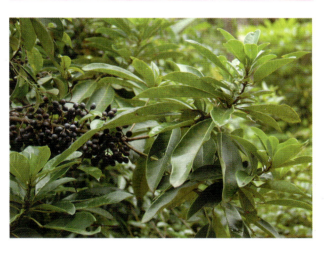

基　源	为交让木科植物牛耳枫的根、叶。
原植物	别名：老虎耳、南岭虎皮楠。常绿灌木，高1~5m。单叶互生；叶柄长3~10cm，上部叶柄渐短；叶宽椭圆形、长椭圆形或倒卵形，先端钝或近圆形，有时急尖，基部宽楔形或近圆形，全缘，侧脉明显，下面有白色细小乳头状突起。总状花序腋生，花小，雌雄异株；花萼盘状，无花瓣；雄花梗较雌花梗长，花萼3~4；雄蕊9~10；雌花花萼同雄花，子房为完全的2室，柱头极短。核果卵圆形，被白粉。花期6~8月，果期8~9月。
生境分布	生于山间灌丛中或小溪两岸疏林中。分布于江西、福建、广西、广东、云南等省。
采收加工	全年可采，晒干或鲜用。
性味功能	味辛、苦，性凉。有清热解毒，活血舒筋的功能。
主治用法	用于感冒发热，扁桃体炎，风湿关节痛；跌打肿痛，骨折，毒蛇咬伤，疮疡肿毒。用量12~18g。外用适量，鲜叶捣烂外敷患处或煎水洗患处。

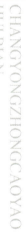

二 清热药

应用
1. 跌打肿痛，骨折：鲜牛耳枫叶适量，捣烂外敷患处。
2. 疮疡肿毒：鲜牛耳枫叶适量，煎水洗患处。
3. 毒蛇咬伤：鲜牛耳枫全草适量，捣烂取汁敷伤处。

苎麻（苎麻根） Boehmerianivea(L.)Gaud.

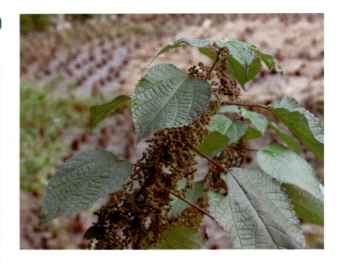

基源	苎麻根为荨麻科植物苎麻的根。
原植物	别名：野麻、家麻、白麻。多年生草本，全体密被长柔毛。叶互生，阔卵形或近圆形，先端渐尖短尾状，基部圆形或阔楔形，边缘有粗锯齿。花单性，雌雄同株，圆锥花序腋生，雌花序在雄花序之上；雄花黄白色；雌花淡绿色，簇生成球形。瘦果集成小球状，细小，椭圆形，压扁状，密生短毛，花被宿存。花期5~8月，果期8~10月。
生境分布	生于荒地或山坡上。分布于山东、江苏、安徽、浙江、江西、福建、台湾、湖北、湖南、广东、广西、陕西、四川、贵州、云南等省区。
采收加工	冬、春季挖取根茎及根，晒干。
性状鉴别	本品根为圆形或类圆形厚片，木部淡黄色，中间有数个同心环纹，纤维性，皮部灰褐色。周边灰棕色至灰褐色。气微，味淡，嚼之略有粘性。苎麻根炭表面焦黑色，内部焦黄色，味微苦。
性味功能	味甘，性寒。有清热、止血、安胎、解毒的功能。
炮制	苎麻根：取原药材，除去杂质，洗净，润透，切厚片，干燥。苎麻根炭：取净苎麻根片，置锅内，用武火加热，炒至表面呈焦黑色，内部焦黄色时，喷淋清水少许，熄灭火星，取出，凉透。
主治用法	用于痢疾、吐血、下血、胎动不安、先兆流产、尿血；外治痈肿初起，跌打损伤，外伤出血，骨鲠。用量9~30g；外用适量，捣烂敷患处。

现代研究
1. 化学成分 本品根根含有大黄素、大黄素甲醚-8-BETA-葡萄糖苷。全草和种子含氢氰酸。
2. 药理作用 本品有止血作用。

应用
1. 胎动不安：苎麻根、白葡萄干各15g，莲子30g。水煎服。
2. 痢疾：苎麻根、野麻草各30g。水煎服。
3. 跌打损伤：苎麻根30g，捣碎，酒煎服。
4. 淋症：苎麻根15g，捣烂，水煎服。
附注：其叶也作药用。

白桦（桦木皮） BetulaplatyphyllaBuk.

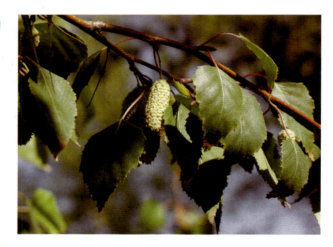

基源	桦木皮为桦木科植物白桦的树皮。
原植物	落叶乔木。叶互生；三角状卵形，先端渐尖，基部宽楔形，边缘有重锯齿，葇花序，花单性，雌雄同株；雄花3朵聚生于每1鳞片内，雌花生于枝顶。果穗长圆柱状，常下垂；果苞长3~7mm，中裂片三角形，侧裂片半圆形、长圆形或卵形。小坚果长圆形或卵形，有翅。花期4~5月。果期8~10月。
生境分布	生于山地林区湿润地。分布于东北、华北、西北、西南等省区。
采收加工	秋季剥取树皮，晒干。
性味功能	树皮味苦，性平。有清热利湿，解毒的功能。
主治用法	用于急性扁桃腺炎，支气管炎，肺炎，肠炎，痢疾，肝炎，尿少色黄，急性乳腺炎。外用于烧、烫伤，痈疖肿毒。干品研末调敷。用量9~15g。外用适量。

应用
1. 急性肠炎：桦木皮9~12g，水煎服。
2. 急性扁桃腺炎，肺炎，急性乳腺炎，痈肿：桦木皮水煎服。
3. 慢性支气管炎：桦木皮30g。水煎服。

仙人掌

OpuntiastrictaHaw.var.dillenii(Ker-Gawl.)Benson（OpuntiadilleniiHew.）

基　　源	为仙人掌科植物仙人掌的全株。
原植物	多年生肉质。叶状枝扁平，椭圆形，散生多数小瘤体，倒生短刺毛。花两性，黄色，单生或数朵丛生于扁茎顶部的边缘；花被片离生，绿色，向内渐为花瓣状，先端凹入，浅心形。浆果肉质，有粘液，卵形或梨形，紫红色，无刺。种子多数。
生境分布	生于沙滩、村边砂石上。分布于福建、台湾、两广、云南、贵州、四川等省区。
采收加工	全年可采。鲜用或切片晒干。
性味功能	味苦，性寒。有清热解毒，散瘀消肿，健胃止痛，镇咳的功能。
主治用法	用于胃、十二指肠溃疡，急性痢疾，咳嗽，胃痛，泄泻，肠风下血，喉痛，乳痈，湿疹，烫火伤等。用量鲜品15~30g。

现代研究

1. 化学成分　本品茎、叶含三萜、苹果酸、琥珀酸。灰分中含24%碳酸钾。
2. 药理作用　本品有明显的抗菌作用，其所含的墨斯卡灵有致幻作用。

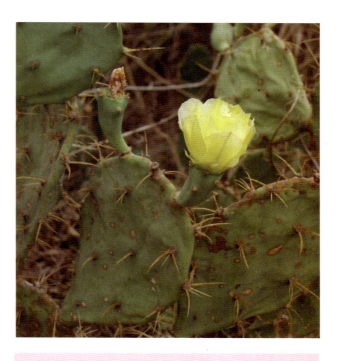

应用

1. 胃痛：仙人掌、制香附各15g，石菖蒲、高良姜各3g，共研细末，每服8g，日服3次。
2. 腮腺炎：鲜仙人掌捣烂绞汁，加青黛少许涂患处。
3. 鹅掌风：仙人掌捣烂、绞汁，擦至发烫为度。

苋

AmaranthustricolorL.

基　　源	为苋科植物苋的全草及种子。
原植物	别名：苋菜、雁来红、老少年。一年生直立草本，高80~150cm。茎多分枝，绿色或紫红色。叶卵状椭圆形至披针形，红色、紫色、黄色或绿紫杂色，无毛；叶柄长2~6cm。花单性或杂性，密集成簇，花簇球形，腋生或密生成顶生下垂的穗状花序；苞片和小苞片干膜质，卵状披针形；花被片3，矩圆形，具芒刺，雄蕊3；花柱2~3。胞果矩圆形，盖裂。花期8~9月，果期9~10月。
生境分布	生于路边、荒野草地上。全国各地有栽培。
采收加工	春、秋采收全草，晒干或鲜用。
性状鉴别	凹头苋主根较直。基部分枝，淡绿色至暗紫色。叶片皱缩，展平后卵形或菱状卵形，朱端凹缺，有1芒尖，或不显，基部阔楔形；叶柄与叶片近等长。穗状花序。胞果扁卵形，不裂，近平滑。气微，味淡。 反枝苋主根较直。茎长20-80cm，稍具钝棱，被短柔毛。叶片皱缩，展平后菱状卵形或椭圆形，先端微凸，具小凸尖，两面和边缘有柔毛；圆锥花序。胞果扁卵形，盖裂。气微，味淡。
性味功能	味甘，性平。有清热解毒，利尿除湿，通大便的功能。种子有清肝明目的功能。
炮　　制	除去杂质，喷淋清水，稍润，切段，晒干。
主治用法	用于细菌性痢疾，肠炎，大便涩滞，淋证，漆疮瘙痒，用量15~30g。种子用于眼疾，用量9~12g。

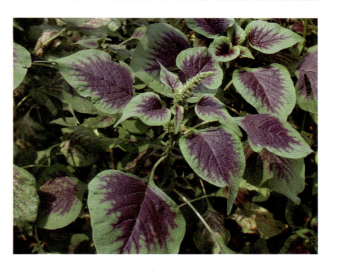

现代研究

1. 化学成分　凹头苋全草含苋菜红苷叶含锦葵花素–3–葡萄糖苷和芍药花素–3–葡萄糖苷。反枝苋全草亚麻酸、棕榈酸、亚油酸、油酸等。
2. 药理作用　临床上选方可用于治疗甲状腺肿大、痢疾、痔疮肿痛等。

应用

1. 痢疾脓血，湿热腹泻：苋菜50g，粳米100g。煮粥食。
2. 漆疮瘙痒：苋菜250g，水煎汤洗患处。
3. 老人体虚大便涩滞：苋菜150g，洗净，炒熟食。
4. 淋证，慢性尿路感染：鲜苋菜200g，猪瘦肉100g，煮汤，饮汤吃猪肉。

马齿苋　Portulaca oleracea L.

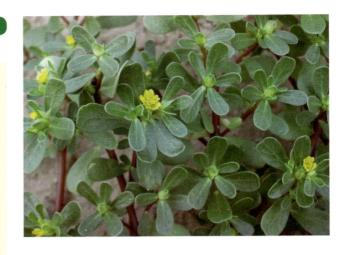

基　源	为马齿苋科植物马齿苋的干燥地上部分。
原植物	一年生肉质草本。茎多分枝，平卧地面，淡绿色，有时成暗红色。叶互生或对生，扁倒卵形，全缘，肉质，光滑。花黄色，顶生枝端。雄蕊8~12，基部合生。子房半下位，卵形。花柱单1，柱头5裂，花柱连同柱头长于雄蕊。蒴果盖裂。种子多数，黑褐色，肾状卵圆形。花期5~8月。果期7~9月。
生境分布	生于田野、路旁及荒地。分布于全国各省、区。
采收加工	夏、秋季植株生长茂盛，花盛开时，选择晴天割取地上部分或拔取全草，将根除去，洗净泥土，用开水略烫，取出晒干。
性状鉴别	本品多皱缩卷曲，常结成团。茎圆柱形表面黄褐色，有明显纵沟纹。叶对生或互生，易破碎，完整叶片倒卵形；绿褐色，先端钝平或微缺，全缘。花小，3~5朵生于枝端，花瓣5，黄色。蒴果圆锥形，长约5mm，内含多数细小种子。气微，味微酸。
性味功能	味酸，性寒。有清热解毒、凉血、止痢的功能。
炮　制	拣净杂质，除去残根，以水稍润，切段晒干。
主治用法	用于肠炎、菌痢、疔疮肿毒、蛇咬伤、皮炎、带状疱疹等症。用量9~15g。

现代研究
1. 化学成分　本品含有三萜醇类、黄酮类、有机酸及其盐，还有钙、磷、铁等微量元素及其无机盐，以及硫胺素、核黄素、葡萄糖等，本品尚含有大量的去甲基肾上腺素和多巴胺。

2. 药理作用　本品有抗菌作用，子宫收缩作用，可使骨骼肌松弛，还具有较明显的抗氧化、延缓衰老和润肤美容作用、利尿、降低胆固醇等作用。

应用
1. 细菌性痢疾，肠炎：马齿苋60g，水煎服。
2. 疮毒，湿疹，稻田皮炎：马齿苋60g，水煎服；鲜马齿苋，水煎，捣烂，湿敷患处。
3. 毒虫咬伤，蜂刺伤而致局部肿痛：鲜马齿苋，捣烂成泥外敷伤处。
4. 急性阑尾炎：马齿苋、蒲公英各60g，水煎服。

落葵　Basella alba L. (Basella rubra L.)

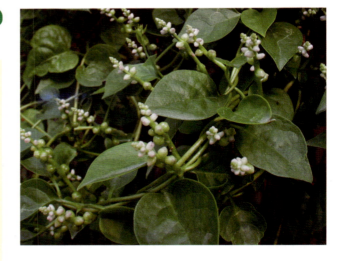

基　源	为落葵科植物落葵的全草。
原植物	别名：藤罗菜、藤七、红藤菜、藤菜。一年生缠绕草本，肉质，光滑。茎长达3~4m，有分枝，绿色或淡紫色。单叶互生，卵形或近圆形，先端急尖，基部心形或近心形，全缘。穗状花序腋生，小苞片2，呈萼状，宿存；萼片5，淡紫色或淡红色，下部白色，连合成管；无花瓣；雄蕊5，对萼片对生；花柱3。果实卵形或球形，暗紫色，多汁液，为宿存肉质小苞片和萼片所包裹。花期春季至冬初。
生境分布	全国各地广泛栽培。
采收加工	四季可采收全草，鲜用或晒干。
性状鉴别	茎肉质，圆柱形，直径3-8mm，稍弯曲，有分枝，绿色或淡紫色；质脆，易断，折断面鲜绿色。叶微皱缩，展平后宽卵形、心形或长椭圆形，全缘，先端急尖，基部近心形或圆形；叶柄长1-3cm。气微，味甜，有粘性。
性味功能	味甘、淡，性凉。有清热解毒、接骨止痛的功能。
主治用法	用于阑尾炎，痢疾，大便秘结，膀胱炎；外用于骨折，跌打损伤，外伤出血，烧、烫伤。用量30~60g。

现代研究
1. 化学成分　本品叶含多糖、胡萝卜素、有机酸、维生素、氨基酸、蛋白质等。
2. 药理作用　本品有解热、抗炎和抗病毒作用。

应用
1. 阑尾炎，膀胱炎：落葵60g，水煎服。
2. 营养不良性水肿：落葵根60g，水煎服。
3. 骨折，跌打损伤：鲜落葵适量，捣烂绞汁敷患处。
4. 乳头破裂，水痘：落葵花60g，水煎洗敷患处。

金荞麦　　FagopyrumdibotrysHara

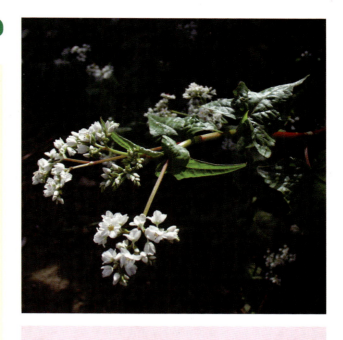

基　　源	为蓼科植物金荞麦的根茎。
原植物	别名：野荞麦、金锁银开、荞麦三七。多年生草本。主根粗大，呈结节状，横走，红棕色。茎直立，常微带红色。叶互生，具长柄，托叶鞘筒状，膜质，灰棕色；叶片戟状三角形，先端长渐尖或尾尖状，基部戟状心形。花小，聚伞花序顶生或腋生，花被片5，白色；小坚果呈状三角棱形，平滑，角棱锐利。花期7~9月，果期10~11月。
生境分布	生于荒地、路旁、河边湿地。分布于我国大部分省区。
采收加工	秋季挖其根茎，洗净，阴干。
性状鉴别	根茎呈不规则团块状，常具瘤状分枝，长短、大小不一，直径1~4cm。表面棕褐色至灰褐色，有紧密的环节及不规则的纵皱纹，以及众多的须根或须根痕；顶端有茎的残基。质坚硬，不易折断，切断面淡黄白色至黄棕色，有放射状纹理，中央有髓。气微，味微涩。
性味功能	味涩、微辛，性凉。有清热解毒，清肺排痰，排脓消肿，祛风化湿的功能。
炮　　制	除去杂质，洗净，润透，切厚片，晒干。
主治用法	用于肺脓疡，咽炎，扁桃体炎，痢疾，无名肿毒，跌打损伤，风湿关节炎等。用量15~45g。

现代研究
1. 化学成分　本品根茎含双聚原矢车菊素、海柯皂苷元、β-谷甾醇、鞣质等。
2. 药理作用　本品有抗癌作用、抗菌作用、解热及镇咳作用。

应用
1. 肺脓疡：金荞麦45g。水煎服。
2. 细菌性痢疾，阿米巴痢疾：金荞麦、焦山楂各15g，生甘草6g。水煎服。
3. 白喉，咽炎，扁桃体炎：金荞麦、土牛膝各15g。水煎服。
4. 肺炎，慢性气管炎：金荞麦30g。水煎服。

拳参　　PolygonumbistortaL.

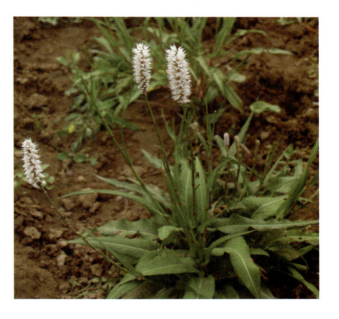

基　　源	为蓼科植物拳参的干燥根茎。
原植物	别名：倒根草（东北、湖南、新疆）、虾参、回头参（山东）。多年生草本。根茎粗大，黑褐色，内部紫色，具残存叶柄及托叶鞘。基生叶披针形，先端锐尖，基部心形或截形，沿叶柄下延成翅；茎生叶披针形或线形。穗状花序顶生，花密集，圆柱形。花白色或粉红色。瘦果3棱形，红褐色，具光泽。花期6~7月，果期8~10月。
生境分布	生于山坡、草丛。分布于辽宁、河北、山西、山东、江苏、安徽、浙江、河南、湖南、甘肃、宁夏等省区。
采收加工	春初发芽时或秋季茎叶将枯萎时采挖，去须根，晒干。
性状鉴别	本品根茎扁圆柱形，弯曲成虾米状，长4~15cm，直径1~2.5cm。表面紫褐色或紫黑色，密具环状节痕，并有多数点状根痕。质硬脆，断面浅棕色至棕红色，有35~50个黄白色维管束细点排成断续环状。气微，味苦涩。
性味功能	味苦、涩，性微寒。有清热解毒，消肿，止血的功能。
炮　　制	除去杂质，洗净，略泡，润透，切薄片，干燥。
主治用法	用于肠炎，痢疾，肝炎，慢性气管炎，热泻，肺热咳嗽，痈肿，瘰疬，痔疮出血，子宫出血，口舌生疮，咽喉溃疡，吐血，衄血，毒蛇咬伤。用量4.5~9g。

现代研究
1. 化学成分　本品含鞣质、鞣花酸、没食子酸、儿茶酚等，尚含羟基甲基蒽醌、黄酮类。
2. 药理作用　本品有止血、消炎和抗菌等作用。

应用
1. 细菌性痢疾，肠炎：拳参30g。水煎服。
2. 外伤出血：拳参、明胶，制成"止血净"，敷贴患处。
3. 毒蛇咬伤，疮疖痈毒肿痛：拳参9g。水煎服。另取鲜品捣烂外敷或干品研末，调敷患处。
4. 肺结核：拳参制成0.3g片剂，成人每次4~6片，小儿酌减。

二　清热药

毛脉蓼（朱砂七） Polygonum ciliinerve Ohwi

基　源	朱砂七为蓼科植物毛脉蓼的块根。
原植物	多年生蔓性或缠绕草本。块根卵形，木质，棕色，有多数须根，断面黄红色，干后变土黄色或黄棕色。茎细长，绿紫色。叶鞘膜质；单叶互生，长卵形，先端长渐尖，基部心形，全缘或波状。圆锥花序顶生和腋生，小花白色，花被5裂，3片较大，具棱脊。瘦果三角形，包于具翅的宿存花被内。花期6~8月。
生境分布	生于山坡、路旁、沟边及乱石缝中。分布于东北、西北及湖北、湖南、四川等地。
采收加工	春、秋二季采挖，除去须根，洗净泥沙，晒干。块根大者，切片晒干。
性味功能	味苦、微涩，性凉，有小毒。有清热解毒，止痛，止血，调经的功能。
主治用法	用于扁桃体炎，胃炎，肠炎，痢疾，尿路感染，吐血，衄血，便血，功能性子宫出血，月经不调；用量3~9g，水煎服或泡酒服。外用适量，用于治跌打损伤，外伤出血。孕妇慎服。

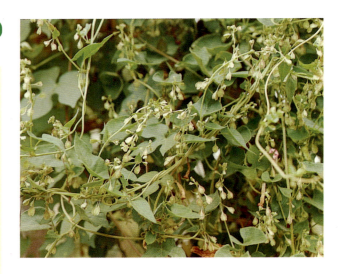

应用
1. 骨痛：朱砂七 1.5g，研细末，冲酒服。
2. 甲状腺肿大：朱砂七，以白酒浸一周，去渣服。
3. 跌打损伤：朱砂七，研末，调酒，敷患处。

圆穗蓼 Polygonum macrophyllum D.Don

基　源	为蓼科植物圆穗蓼的根茎。
原植物	别名：大叶蓼。茎直立，不分枝，茎2~3自根状茎发出。根状茎肥厚，扁圆形或呈蝉状，有时尾部呈蝎子尾状，黑褐色。基生叶有长柄；叶矩圆形或披针形，边缘微向下反卷；茎生叶基部近圆形，不沿叶柄下延成翅状。花序穗状，顶生，花序花排列紧密，白色或淡红色，中下部无珠芽。
生境分布	生于山坡、草丛或林间阴湿处。分布于云南、贵州、四川、青海、甘肃、陕西、西藏等省自治区。
采收加工	春、秋季采挖，晒干，除去须根。
性味功能	味苦、涩，性微寒。有清热、解毒、消肿、止血的功能。
主治用法	用于肠炎，痢疾，肝炎，外用于口腔糜烂，咽喉溃疡，痔疮出血，毒蛇咬伤。用量4.5~9g。外用适量，煎汤敷患处。

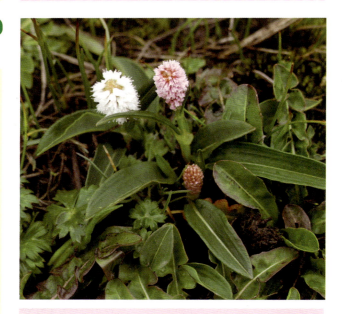

应用
1. 细痢，肠炎：圆穗蓼制成片剂，口服。
2. 口腔糜烂，咽喉溃痛：圆穗蓼，煎汤含漱。
3. 毒蛇咬伤，疮疖肿痛，外伤出血：鲜圆穗蓼，捣烂外敷或干品研末，调敷患处。

杠板归 Polygonum perfoliatum L.

基　源	为蓼科植物杠板归的干燥地上部分。
原植物	多年生蔓生草本。茎具倒生钩刺。叶互生，盾状着生，三角形，下面生钩刺，先端略尖，基部截形或近心形，花序穗状；花白色或淡红色；花被5深裂，裂片果时增大，肉质，变为深蓝色。瘦果球形，包在蓝色多汁的花被内。花期6~8月，果期9~10月。
生境分布	生于阴湿草地，路边，河岸的草丛或灌丛中。分布于全国各地。
采收加工	夏、秋二季采集地上部分，晒干或鲜用。
性状鉴别	茎细长光滑，有四棱，棱上有倒生的钩状刺。折断面近方形，纤维性，黄白色，中央有髓或小孔隙。叶片质脆易落，近等边三角形，叶背主脉及叶柄上疏生倒钩状刺。花穗着生在顶端或叶腋。气微，味淡。
性味功能	味酸，性微寒。有消肿，清热解毒，止咳的功能。
炮　制	除去杂质，略洗，切段，干燥。
主治用法	用于肾炎水肿，上呼吸道感染，百日咳，泻痢、湿疹，毒蛇咬伤。用量15~30g。

现代研究
1. 化学成分　本品含山柰酚、咖啡酸甲酯、槲皮素、原茶儿酸、阿魏酸、白桦脂醇等。
2. 药理作用　50%煎剂在体外有抗菌作用，对实验动物肿瘤有抑制作用。临床上可用于治疗肾炎、上呼吸道感染、带状疱疹等。

应用
1、上呼吸道感染：杠板归、一枝黄花、大蓟、火炭母各30g，桔梗18g，水煎服，小儿酌减。
2、百日咳：杠板归30g，炒后加糖适量，水煎代茶饮。
3、带状疱疹，湿疹：杠板归适量，食盐少许，捣烂外敷或绞汁涂擦患处。
4、慢性气管炎：杠板归15g，车前子、陈皮各9g，薄荷1.5g，鲜小叶榕树叶30g。水煎服。

蓼蓝（蓼大青叶） Polygonum tinctorium Ait.

基　源	蓼大青叶为蓼科植物蓼蓝的叶。
原植物	别名：大青子、靛蓝叶。一年生草本，高40~90cm。茎圆形，直立，有分枝；节明显。叶互生，柄长0.5~1.5cm，托叶鞘膜质，圆筒状，有睫毛。叶椭圆形或卵形，先端钝，基部楔形或圆形，全缘。花序穗状，顶生或腋生，花密集，淡红色；苞片膜质有纤毛；花被片5，卵圆形；雄蕊6~8；柱头3裂。瘦果三棱形，褐色。花期7~10月。果期8~11月。
生境分布	生于田野水边。全国大部分地区有栽培。
采收加工	6~7月或9~10月分两次采收叶，晒干，或割取茎上部，切段，晒干。
性味功能	味苦，性寒。有清热解毒，凉血清斑的功能。
主治用法	用于温邪入营，高热神昏，发斑发疹，黄疸、热痢、痄腮、喉痹、丹毒、痈肿。用量9~15g。外用鲜品适量，捣烂敷患处。

应用
1. 乙脑，流脑：蓼大青叶15g，黄豆50g，水煎服。
2. 腮腺炎、感冒发热 蓼大青叶15g，海金砂根15g，水煎服。
3. 流行感冒：蓼大青叶50g，水煎服。

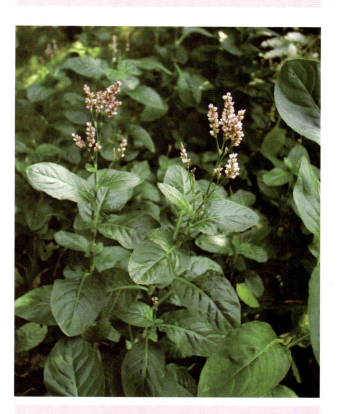

珠芽蓼 Polygonum viviparum L.

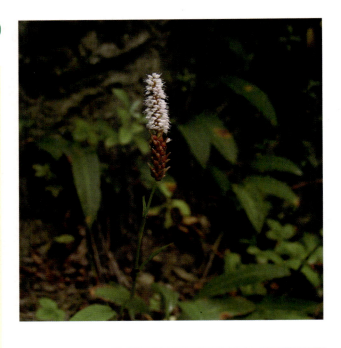

基　源　为蓼科植物珠芽蓼的根茎。
原植物　多年生草本，茎单一，直立。根茎团块状或扁圆形，有时尾部细尖弯曲呈蝎尾状，棕黑色。基生叶有长柄；叶狭长或披针形，革质，边缘微向下反卷。花序穗状，较细，中下部苞片苞腋有珠芽。
生境分布　生于山坡、草丛或林间阴湿处。分布于吉林、内蒙古、新疆、陕西、甘肃、青海、四川、西藏等省自治区。
采收加工　春、秋季采挖，晒干，除去须根。
性状鉴别　本品根茎呈扁圆柱形而弯曲，常对折卷起呈弯虾形，表面棕褐色，粗糙，一面较隆起，一面具凹槽或稍平，有层状的粗环纹及未除净的须根，或残留的白色根痕，有的先端具棕褐色纤维状的叶鞘残基。质坚硬，折断面平坦，粉紫红色，可见白色小点（维管束）断续排列成环。气微弱，味苦涩。
性味功能　味苦、涩，性微寒。有清热，解毒，消肿，止血的功能。
主治用法　用于肠炎，痢疾，肝炎，外用于口腔糜烂，咽喉溃疡，痔疮出血，毒蛇咬伤。用量4.5~9g。外用适量，煎汤敷患处。
现代研究
1. 化学成分　本品根茎经预试，有蒽醌、鞣质、多糖、黄酮苷、香豆精、有机酸、脂肪酸的反应。
2. 药理作用　本品有抗氧化、抗菌、抗癌和止泻等作用。

应用
1. 细痢，肠炎：珠芽蓼9g，压片，口服。
2. 口腔糜烂，咽喉溃痛：珠芽蓼，煎汤含漱。
3. 毒蛇咬伤，疮疖肿痛，外伤出血：鲜珠芽蓼，捣烂外敷或干品研末，调敷患处。

翼蓼（红药子） Pteroxygonum giraldii Damm. et Diels

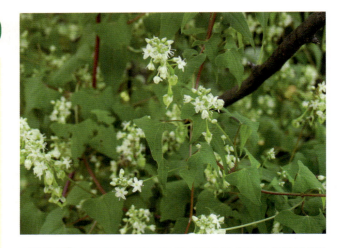

基　源　红药子为蓼科植物翼蓼的干燥块根。
原植物　别名：红要子、白药子、金荞仁。多年生蔓性或缠绕草本。块根肥厚，肉质，断面鲜时色白，干后变红棕。单叶互生或2~4簇生，具长柄，三角形或三角状卵形，先端锐尖，基部心形，全缘，托叶鞘膜质。总状花序腋生，白色或淡绿色，苞片膜质，果时稍增大。瘦果卵形，紫黑色，顶部有3个膜质翅，基部有3个角状突起物，果梗有下延的窄翅。花期6~8月。
生境分布　生于山坡、沟边湿地，路旁或灌木林下。分布于山西、陕西、河南及四川等省区。
采收加工　秋季采挖块根，除去须根，切片晒干。
性味功能　味酸、苦、涩，性凉。有清热解毒，止血止痛的功能。
主治用法　用于肠炎，痢疾，腰腿痛，便血，崩漏；外用于烧伤，疮疖，狂犬咬伤。用量6~15g。外用适量，捣烂敷患处或研粉油调涂患处。

应用
1. 急性菌痢：红药子12g，制成片剂，口服。
2. 肺炎，支气管炎，扁桃体炎：红药子15g。水煎服。
3. 胃脘痛：红药子6g。水煎服。
4. 疮毒，外伤感染，狂犬咬伤：红药子，制成软膏，涂敷患处。

油茶（油茶根） Camellia oleifera Abe

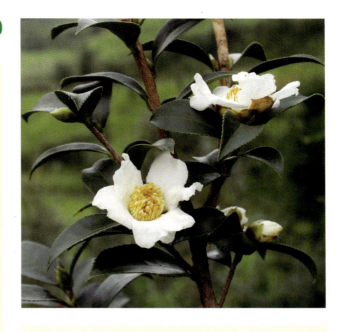

基　源	来源油茶根为山茶科植物油茶的根，种子油及茶子饼亦供药用。
原植物	常绿灌木或小乔木，光滑不裂，小枝微被短柔毛；芽鳞密被淡黄白色长绢毛。叶互生，革质，卵状椭圆形或卵形，先端尖，基部楔形，边缘有细锯齿。花1~3朵生于枝顶或腋生；萼片5，外被绢毛；花瓣5~7，白色，外被毛；蒴果近球形，被细毛；室背2~3裂。花期9~11月，果期次年10月。
生境分布	生于山坡灌木丛中或栽培。分布于长江以南各省区。
采收加工	根全年均可采挖，切片，晒干。果实秋季采摘，晒干，取出种子。
性状鉴别	本品种子扁圆形，背面圆形隆起，腹面扁平，长1~2.5cm，一端钝圆，另一端凹陷，表面淡棕色，富含油质。气香，味苦涩。
性味功能	味苦，性平；有小毒。有清热解毒，活血散瘀，止痛的功能。种子有行气疏滞的功能。茶油味甘，性凉。有清热化湿，杀虫解毒的功能。
主治用法	用于急性咽喉炎，胃痛，骨折，扭挫伤，腹痛，皮肤瘙痒，烫烧伤。用量根30~60g。茶子饼外用皮肤瘙痒，外用适量。种子6~9g。茶油15~30g。

现代研究
1. 化学成分　本品种子油茶皂苷，其水解后得山茶皂苷元A、茶皂醇A及B，D-葡萄糖醛酸、D-葡萄糖、D-半乳糖、D-木糖等。
2. 药理作用　本品种子中所含油茶粗皂苷，能使豚鼠血清胆固醇显着降低；还有抗真菌作用。

应用
1. 胃痛：油茶根45g。煎水服。
2. 皮肤瘙痒：茶子饼，研细末外敷患处。
3. 肠梗阻：茶油30~60g。冷开水送服。
4. 疥癣发痒：用茶油适量外搽。

猕猴桃（猕猴桃根） Actinidia chinensis Planch.

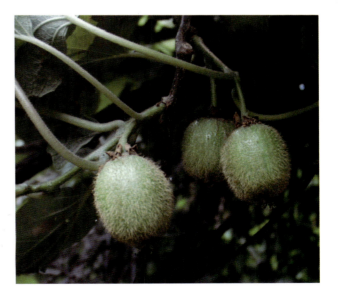

基　源	猕猴桃根为猕猴桃科植物猕猴桃的根。果实亦可入药。
原植物	藤本。叶互生，纸质，椭圆形或倒卵形，边缘有刺毛状齿，下密被绒毛。花杂性，3~6朵聚伞状花序腋生；萼片5，外被黄色绒毛；花瓣5，初时乳色，后变橙黄色；浆果卵圆形或长圆形，密被棕色长毛。花期4~5月，果期8~9月。
生境分布	生于山坡或灌木丛中。分布于陕西、甘肃、河南、山东及长江以南各省区。
采收加工	秋季采挖根，晒干。
性状鉴别	本品浆果近球形、圆柱形、倒卵形或椭圆形，长4~6cm。表面黄褐色或绿色，被茸毛、长硬毛或刺毛状长硬毛，有的秃净，具小而多的淡褐色斑点，先端喙不明显，微尖，基部果柄长1.2~4cm，宿存萼反折；果肉外部绿色，内部黄色。种子细小，长2.5mm。气微，味掌酸、甘、微涩。
性味功能	根味苦、涩，性凉。有清热解毒，化湿健胃，活血散结的功能。果味酸、甘，性寒。有调中理气，生津润燥，解热除烦的功能。
主治用法	根用于颈淋巴结结核，癌症，急性肝炎，高血压，跌打损伤。用量根15~50g。果实用于消化不良，食欲不振，呕吐，鲜食或榨汁服。

现代研究
1. 化学成分　本品果实含猕猴桃碱、大黄素、大黄素甲醚、大黄素酸、中华猕猴桃蛋白酶以及游氨基酸、有机酸、维生素、色素、鞣质及挥发性的烯醇类成分。
2. 药理作用　本品食用鲜果及其果汁可以防止亚硝酸胺（致癌物质）的产生，还可降低血中胆固醇及甘油三脂水平，对高血压、心血管病具有显著的防治作用。

应用
1. 乳腺癌：猕猴桃根、野葡萄根各30g，土南星3g，水煎服。
2. 胃癌：猕猴桃根120g，水杨梅根90g，蛇葡萄梅、白茅根、凤尾草、半边莲各15g。水煎服。
3. 急性肝炎：猕猴桃60~90g，红枣12枚，水煎代茶饮。

黄海棠（红旱莲） Hepericum ascyron L.

基　　源	红旱莲为藤黄科植物黄海棠的干燥全草。
原 植 物	别名：湖南连翘、金丝桃、红旱莲、元宝草。多年生草本。叶对生，长圆形或卵状披针形，先端尖，全缘，基部心形抱茎，质薄，疏被淡色透明腺点。花数朵顶生聚伞花序伞房状或窄圆锥状；花瓣5，金黄色，倒披针形，极弯曲，宿存；雄蕊5束，雄蕊多数。蒴果卵球形或卵球状三角形，5瓣裂，深褐色。花期6~7月，果期7~9月。
生境分布	生于荒山坡、山野林下、路边。我国东北地区及黄河、长江、珠江流域均有分布。
采收加工	7~8果实成熟时，割取地上部，热水泡过，晒干。
性状鉴别	干燥全草，叶通常脱落，茎红棕色，中空，节处有叶痕，顶端具果实3~5个。果实圆锥形，长约1.5厘米，径约0.8厘米，外表红棕色，顶端5瓣裂，裂片先端细尖，坚硬，内面灰白色，中轴处着生多数种子。种子红棕色，圆柱形，细小。果实微香。以去根、有叶、茎红棕色、种粒饱满者佳。
性味功能	味微苦，性寒。有平肝、止血、败毒、消肿的功能。
炮　　制	将原药除去残根等杂质。略浸，润透，切短段。干燥，筛去灰屑。
主治用法	用于头痛、吐血、跌打损伤、疮疖等。红旱莲用量4.5~9g。水煎服或浸酒。

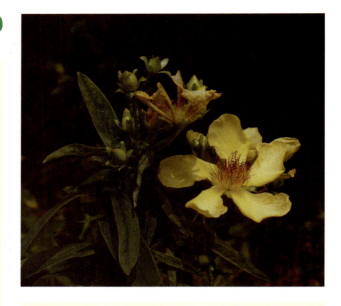

现代研究
1. 化学成分　本品全草含蛋白质、胡萝卜素、核黄素、尼克酸。尚含挥发油、槲皮素等。
2. 药理作用　本品有平喘、祛痰、镇咳作用；还有抗菌作用。

应用
1. 疟疾寒热：红旱莲，水煎服。
2. 吐血、鼻出血：红旱莲，金银花，旱莲草各15g。水煎服。
3. 疮疖：鲜红旱莲、适量，捣烂敷患处。
4. 风火牙痛：红旱莲、龙芽草、金银花各15g。水煎服。

地耳草（田基黄） Hypericum japonicum Thunb.

基　　源	田基黄为藤黄科植物地耳草的干燥全草。
原 植 物	别名：对月草、七寸金。一年生草本，全株无毛。茎直立或倾斜，具四棱，节明显，生不定根。单叶对生，无叶柄；叶片卵形或卵状长圆形，先端钝，基部近圆形，抱茎，全缘，两面具透明油点。聚伞花序顶生，成叉状分枝；花小，黄色；萼片5，披针形；花瓣5。蒴果长圆形，成熟时开裂成3果瓣。种子多数，淡褐色。花期5~6月，果期6~7月。
生境分布	生于山野、路旁较潮湿的地方。分布于河南、江苏、安徽、浙江、江西、福建、台湾、湖北、湖南、广东、广西、贵州、四川、云南等省区。
采收加工	春、夏二季开花时采挖，晒干。
性状鉴别	干燥全草，茎略呈四棱柱状，外表淡黄棕色或暗红棕色。叶片黄褐色或灰青色，皱缩，纸质，易碎，以放大镜观之，有细小透明油点。花序多折断而不完整，花萼花瓣干缩，雄蕊仅存花丝，子房甚小，易脱落。蒴果红棕色，长卵形，多裂成3瓣，顶端喙尖；种子细小，多数；不成熟的果实，尚残存破碎的花萼、花瓣及少数花蕊。气微，味淡。
性味功能	味苦、辛，性平。有清热利湿，消肿解毒，止痛的功能。
炮　　制	除去杂质，洗净，润透，切丝，干燥。
主治用法	用于急慢性肝炎，泄泻，痢疾，疮疖肿痛，跌打损伤，蛇咬伤。用量9~15g。水煎服。外用适量。

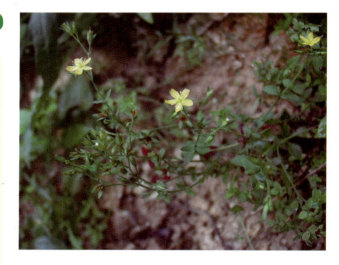

现代研究
1. 化学成分　本品含黄酮类、内酯（香豆精）、鞣质、蒽醌、氨基酸、酚类。
2. 药理作用　本品有保肝、抗癌、抗疟和抗菌等作用。

应用
1. 急、慢性传染性肝炎：田基黄100g，水煎服。
2. 伤寒及副伤寒：田基黄15g，切碎，水煎服。
3. 痢疾：田基黄15g，红糖水煎服。
4. 急性结膜炎：田基黄30~60g，水煎熏洗患眼。

贯叶连翘　Hypericum perforatum L.

基　源	为藤黄科植物贯叶连翘的干燥全草。
原植物	别名：贯叶金丝桃、千层楼、赶山鞭。一年生草本，具黑色腺点。叶对生，椭圆形至线形，先端钝，基部抱茎，全缘。花生于枝端或顶生聚伞花序；花大，黄色；萼片5；花瓣5；雄蕊多数，花药有黑色腺点，基部连成3束；子房上位，花柱3，分离，顶端5裂。蒴果具背生的腺条及侧生的囊状腺体，顶端开裂；种子多数。花期6~7月，果期10月。
生境分布	生于山野，平原，路旁及树林草丛中。分布于河北、河南、山东、江苏、江西、湖北、湖南、四川、贵州、陕西、甘肃、新疆等省区。
采收加工	7~8月间连根拔或割取地上部分，晒干，捆成把。
性味功能	味苦涩，性平。有清热解毒，收敛止血，利湿的功能。
主治用法	用于风湿骨痛，口鼻生疮，肿毒，咯血，吐血，肠风下血，烫伤出血，头晕目赤，尿路感染，月经不调等。用量3~9g，水煎服。外用适量。

现代研究
1. 化学成分　本品全草含鞣质、挥发油和树脂。另含维生素C、胡萝卜素、芸香苷、金丝桃苷、、咖啡酸、绿原酸、β-谷甾醇等。
2. 药理作用　全草有收敛、抗菌和止血作用，还有利胆和驱虫作用。

应用
1. 吐血：贯叶连翘、仙鹤草各9g，水煎服。
2. 黄疸型肝炎：贯叶连翘100g，水煎服。
3. 烧烫伤：贯叶连翘研末，调麻油搽患处。
4. 创伤出血，痈疖肿毒：鲜贯叶连翘捣烂或干品研末敷患处。

木棉（木棉花）　Bombax malabaricum DC.

基　源	木棉花为木棉科植物木棉的花；根及树皮也供药用。
原植物	别名：攀枝花、古贝、英雄树。落叶大乔木。幼树干或老树的枝条有短粗圆锥状短刺。掌状复叶互生，小叶5~7；长圆形、长卵形或椭圆状披针形，全缘，两面无毛。花簇生于枝端，先叶开放，花大，红色，花萼杯状，5浅裂，花瓣5，肉质，长圆状倒卵形，两面被星状柔毛；雄蕊多数，花丝合生成短管，排成3轮，最外轮集成5束，中间10枚较短，最内轮5枚花丝先端分叉，各分又有1花药；子房上位。蒴果长圆形，木质，熟时5裂，内有绵毛。花期2~5月，果期4~6月。
生境分布	生于向阳坡地，村边或栽培。分布于福建、台湾、广东、海南、广西、云南、贵州、四川等省区。
采收加工	春季采摘盛开花朵，晒干或阴干；根于春秋季采挖，洗净，晒干。
性状鉴别	本品根呈不规则的片块状。质坚韧，不易折断，断面纤维性。根皮呈长条形，弯曲，内表面红棕色。味淡，微涩，嚼之有粘性。干燥花多皱缩，不具子房和花柄。花萼杯状，厚革质而脆，外表棕黑色，具不规则纵皱，内面被灰黄色短绒毛；花瓣5片，具纵纹，被星状柔毛；雄蕊多数，花丝红棕色，具粗纵纹，花药大部脱落。味淡微甘。
性味功能	味甘、淡，性温。有清热利湿，解毒止血的功能。
主治用法	用于泄泻，痢疾，痔疮出血，血崩，疮毒。用量9~15g。

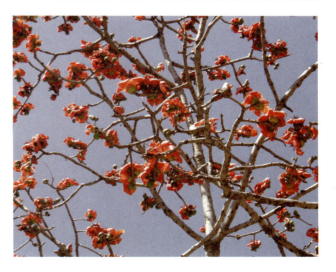

现代研究
1. 化学成分　本品根含鞣质和木棉胶。根皮含羽扇豆醇。花萼含水分85.66%，蛋白质1.38%，碳水化合物11.95%，灰分1.09%。种子含蛋白质9.3%。
2. 药理作用　本品水煎剂对小鼠肉瘤、ARS实体型及肝癌有明显抑制作用，对小鼠抗体形成也有明显抑制作用，但对艾氏腹水癌、艾氏皮下型等无效。

应用
1. 痢疾、便血、咳血：鲜花75g，水煎冲冰糖服。
2. 风湿性关节炎、腰腿痛：根50g，水煎或浸酒服。

紫花地丁 Violaphilippica Cav. (Viola yedoensis Makino)

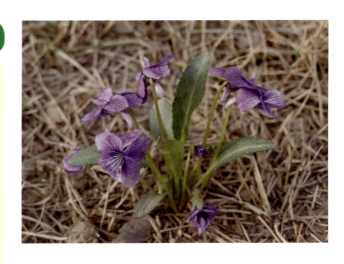

基　源	来源为堇菜科植物紫花地丁的干燥全草。
原植物	别名：辽堇菜、犁铧草。多年生草本。无地上茎，根茎粗短。叶舌形、长圆形或长圆状披针形，先端钝，基部截形或楔形，叶缘具圆齿；果期叶大，基部微心形。花瓣5，紫堇色或紫色；花距细管状。蒴果，长圆形，无毛。花4～5月，果期5～8月。
生境分布	生于路边、林缘、草地、荒地。分布于除西北外的各地。
采收加工	春、秋二季采挖全株，晒干。
性状鉴别	本品多皱缩成团。主根长圆锥形，淡黄棕色，有细纵皱纹。叶基生，灰绿色，展平后叶片呈披针形或卵状披针形；先端钝，基部截形或稍心形，边缘具钝锯齿，两面有毛；叶柄细，上部具明显狭翅。花茎纤细；花瓣5，紫堇色或淡棕色。蒴果椭圆形或3裂，种子多数，淡棕色。气微，味微苦而稍黏。
性味功能	味苦，性寒。有清热解毒，凉血消肿的功能。
炮　制	除去杂质，洗净，切碎，干燥。
主治用法	用于疔疮肿毒，痈疽发背，黄疸，丹毒，瘰疬，痢疾，腹泻，喉痹，毒蛇咬伤。用量15～30g。

现代研究
1. 化学成分　全草含有软脂酸、对羟基苯甲酸、反式对羟基桂皮酸、琥珀酸、地丁酰胺以及多糖、棕榈酸等。
2. 药理作用　紫花地丁煎剂对金黄色葡萄球菌、肺炎杆菌、甲型链球菌、乙型链球菌等菌有不同程度的抑制作用；水煎剂对堇色毛癣菌亦有抑制作用。

应用
1. 疔疮肿毒：鲜紫花地丁。捣汁服。
2. 腮腺炎：鲜紫花地丁6g，鲜骨碎补30g，木香3g，白矾6g。捣烂敷患处。
3. 化脓性感染，淋巴结核：紫花地丁、蒲公英、半边莲各15g。水煎服，药渣敷患处。
4. 前列腺炎：紫花地丁、紫参、车前草各15g，海金砂50g。水煎服。
5. 黄疸内热：紫花地丁9g，研细末，调酒服。

早开堇菜（紫花地丁） Viola prionantha Bge.

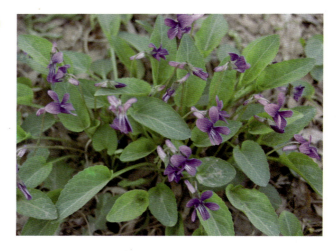

基　源	紫花地丁为堇菜科植物早开堇菜的干燥全草。
原植物	别名：早开地丁。多年生草本，无地上茎。根状茎垂直，短而粗壮。基生叶多数，花期呈长圆状卵形、卵状披针形或狭卵形，先端稍尖或钝，基部微心形、截形或宽楔形，稍下延，边缘密生细圆齿，果期显著增大，三角状卵形，最宽处千近中部，基部常心形；托叶苍白色或淡绿色，干后呈膜质，2/3与叶柄合生。花大，紫堇色或淡紫色，喉部色淡并有紫色条纹；上方花瓣，向上方反曲，下方花瓣末端钝圆且微向上弯。蒴果长椭圆形，顶端钝，有宿存花柱。花果期4月上旬至9月。
生境分布	生于路边、林缘、草地、荒地。分布于东北、华北及陕西、宁夏、甘肃、河南、山东、江苏、湖北等地区。
采收加工	春、秋二季采收，除去杂质，晒干。
性味功能	味辛、苦，性寒。有清热解毒，凉血消肿，除脓消炎的功能。
主治用法	用于疔疮肿毒，痈疽发背，黄疸，丹毒，毒蛇咬伤，尿路感染。用量15～30g。

应用
同紫花地丁。

假贝母（土贝母） Bolbostemmapaniculatum (Maxim.)Franq.

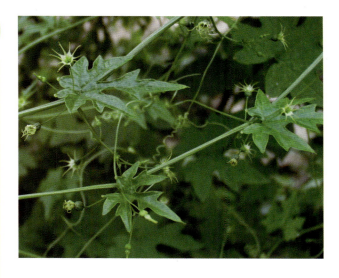

基　源	土贝母为葫芦科植物假贝母的干燥块茎。
原植物	别名：大贝母、土贝母。攀援草本。鳞茎肥厚，肉质，白色，扁球形。叶心形或卵形；掌状5深裂，再3~5浅裂，先端尖，基部心形，被短硬毛。花单性，雌雄异株，圆锥花序腋生或有时单生；花冠和花萼相似。蒴果，长圆形，顶端盖裂。种子6，棕黑色，有膜质翅。花期6~7月。果期8~9月。
生境分布	生于阴坡、林下。分布于辽宁、河北、河南、山东、山西、陕西、甘肃、云南等省区。
采收加工	秋季采挖，洗净，掰开，煮至无白心，取出，晒干。
性状鉴别	本品为不规则的块，大小不等。表面淡红棕色或暗棕色，凹凸不平。质坚硬，不易折断，断面角质样，光亮而平滑。气微，味微苦。
性味功能	味苦，性微寒。有清热解毒，散结消肿的功能。
炮　制	除去杂质，洗净，干燥，用时捣碎。
主治用法	用于乳痈、瘰疬、颈淋巴结结核、慢性淋巴结炎，肥厚性鼻炎，疮疡肿毒，外用于外伤出血，蛇虫咬伤。用量4.5~9g。外用适量，研末敷或熬膏外贴。

现代研究
1. 化学成分　本品块茎中含有麦芽糖，而在干燥以后则含有蔗糖，叶两主要含还原糖。叶主要含蔗糖。
2. 药理作用　本品有抗肿瘤、抗病毒、杀虫和杀精子作用，还可作为治疗乳腺炎、毒蛇咬伤的解毒剂。

应用
1. 乳痈初起，红肿热痛：土贝母、白芷各1.5g。研末，陈酒热服。
2. 颈淋巴结核未溃破：土贝母9g，水煎服；同时土贝母30g研粉，醋调外敷患处。
3. 刀伤、箭伤：土贝母，研细末，敷伤处。
4. 毒蛇咬伤，外伤出血：土贝母9g。研末敷患处。

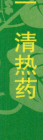

二、清热药

木鳖（木鳖子） Momordicacochinchinensis Spreng.

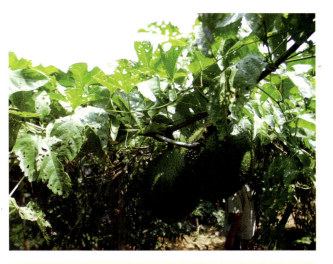

基　源	木鳖子为葫芦科植物木鳖的种子。
原植物	别名：木别子、木鳖瓜、藤桐子。多年生草质藤本。茎有棱线；卷须单一。叶互生，三角形，3~5掌状浅裂至深裂，近叶柄两侧处各有1~2个较大的腺体。花雌雄异株或单性同株，单生，花冠钟状，浅黄色，5裂，果实宽椭圆形至卵状球形，先端有1短喙，基部近圆形，橙黄色或红色，有肉质刺状突起。种子多数，稍似鳖甲状。花期6~8月。果期9~11月。
生境分布	生于山坡灌丛、林缘、河岸。分布于四川、江西、湖南、广东、广西、海南等省。
采收加工	冬季采收成熟果实，取出种子，干燥。
性状鉴别	本品种子呈扁平圆板状，中间稍隆起或微凹陷。表面灰棕色至黑褐色，有网状花纹，在边缘较大的一个齿状突起上有浅黄色种脐。外种皮质硬而脆，内种皮灰绿色，绒毛样。子叶2，黄白色，富油性。有特殊的油腻气，味苦。
性味功能	味苦、微甘，性温。有散结消肿，攻毒疗疮的功能。
炮　制	木鳖子：去壳取仁，捣碎。木鳖子霜：取净木鳖子仁，炒热，研末，用纸包裹，加压去油。本品为白色或灰白色的松散粉末。
主治用法	用于疮疡肿毒，乳痈、瘰疬、痔漏、干癣、秃疮，颈淋巴结结核，乳腺炎，关节疼痛，拘挛。用量0.6~1.2g。外用适量，研末醋调，敷患处。孕妇及体虚者忌服。

现代研究
1. 化学成分　本品含木鳖子酸、丝石竹皂苷元、齐墩果酸、α-桐酸、氨基酸、甾醇等。
2. 药理作用　本品水浸出液或醇浸出液对麻醉动物有降压作用。另外，具有抗炎及溶血作用。

应用
1. 痈疮肿痛，炎症不消：木鳖子适量。醋磨调敷。
2. 牙痛：木鳖子，醋磨，以棉花湿敷。
3. 外痔：木鳖子1g。焙干研粉水煎洗。
4. 牛皮癣、顽癣、湿疹：木鳖子、大风子、胡桃仁、蛇床子、樟脑各10g。捣烂与食醋调成糊状敷患处。

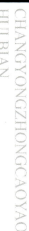

93

菘蓝（板蓝根，大青叶） Isatis tinctoria Linn.

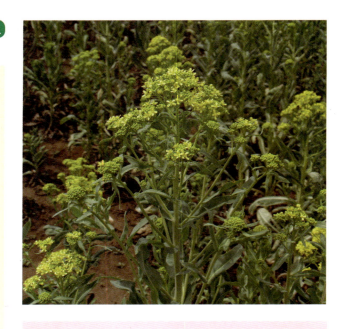

基　　源	板蓝根为十字花科植物菘蓝的干燥根；其干燥叶为大青叶。
原植物	二年生草本。主根圆柱形。基生叶莲座丛状，全缘，蓝绿色；茎生叶长圆状披针形，叶耳锐形，抱茎。总状花序圆锥状，黄色。花瓣具细长爪。短角果，不开裂，长圆形。花、果期4~6月。
生境分布	多为栽培，分布于全国各地。
采收加工	板蓝根：秋季采挖，晒干。大青叶：夏、秋二季分2~3次采收，晒干。
性状鉴别	本品呈圆柱形，稍扭曲，长10~20cm，直径0.5~1cm。表面淡灰黄色或淡棕黄色，有纵皱纹、横长皮孔样突起及支根痕。根头略膨大，可见暗绿色或暗棕色轮状排列的叶柄残基和密集的疣状突起。体实，质略软，断面皮部黄白色，木部黄色。气微，味微甜后苦涩。
性味功能	味苦，性寒。有清热解毒，凉血利咽的功能。
炮　　制	除去杂质，洗净，润透，切厚片，干燥。
主治用法	用于温病热盛烦渴，急性肝炎，菌痢，急性胃肠炎，肺炎，痈疮肿毒，发斑发疹，痄腮，喉痹等。用量9~15g。
现代研究	1.化学成分　本品根含靛蓝、靛玉红（蒽醌类、β-谷甾醇、γ-谷甾醇以及多种氨基酸。 2.药理作用　本品有抗菌、抗病毒和抗肿瘤作用解毒作用。

应用
1. 乙型脑炎：板兰根、生地、生石膏、大青叶、金银花、连翘、玄参、黄芩、干地龙。水煎服。
2. 流行性腮腺炎：板兰根12g，黄芩、连翘、柴胡、牛蒡子、玄参各9g，黄连、桔梗、陈皮、僵蚕各6g，升麻、甘草各3g，马勃、薄荷各4.5g。水煎服。
3. 急性传染性肝炎：板兰根、茵陈各50g，栀子9g。水煎服。
4. 病毒性脊髓炎：板兰根60g。水煎服。

九管血（朱砂根） Ardisia brevicaulis Diels

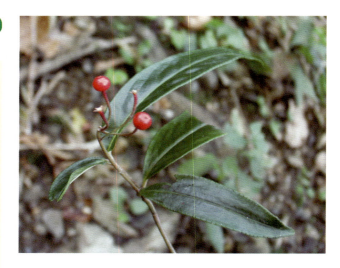

基　　源	朱砂根为紫金牛科植物九管血的干燥根。
原植物	别名：矮茎朱砂根、血党、矮八爪金龙、开喉箭。常绿小灌木，根状茎葡匐，根肉质，淡紫棕色，有侧根。光滑无毛。单叶互生，梢部叶密集；叶坚纸质，长椭圆形，两端钝尖，全缘或边缘微波状，网脉顶端有小腺点。伞形或伞房花序腋生，花淡红色；花5数；萼片卵形或披针形，急尖，有黑腺点；花冠钟状，裂片卵形，有黑腺点；雄蕊披针形，稍短于花冠裂片，着生于冠喉部，药背面有黑腺点；雌蕊与花冠裂片长几相同。核果球形，紫黑色，有疏散黑腺点，萼宿存。
生境分布	生于山坡林下阴湿处。分布于福建、台湾、江西、湖南、湖北、广西、广东、四川、贵州、云南等地。
采收加工	秋、冬采挖根部，晒干。
性味功能	味苦、涩，性寒。有清热利咽，活血消肿的功能。
主治用法	用于咽喉肿痛，痈肿疮疡，毒蛇咬伤，风湿关节疼痛，跌打损伤。用量9~15g。

应用
同朱砂根。

朱砂根　　Ardisia crenata Sims

基　源	为紫金牛科植物朱砂根的根。
原植物	常绿灌木；根状茎肉质柔软，微红色，断面有小血点。单中叶互生，革质或坚纸质，狭椭圆形，先端钝尖，基部楔形，边缘有圆齿，具腺点。伞形花序顶生，花小，淡紫白色有深色腺点，花5数；子房上位。核果球形，红色，有稀疏黑腺点，有宿存花萼和细长花柱。花期5~7月，果期9~12月。
生境分布	生于林下或灌丛中。分布于长江以南各等省区。
采收加工	秋季采挖，切碎，晒干。
性状鉴别	干燥根，多分枝，呈细圆柱状，略弯曲，长短不一，径4~10毫米。表面暗紫色或暗棕色，有纵向皱纹及须根痕。质坚硬，断面木部与皮部易分离，皮部发达，约占断面1/2，淡紫色，木部淡黄色。
性味功能	味苦、辛，性平。有清热解毒，消肿止痛，活血散瘀，祛风除湿的功能。
炮　制	1.净制：除去杂质，洗净。2.切制：洗净，切碎，晒干。
主治用法	用于咽喉肿痛，白喉，扁桃腺炎，淋巴节炎，跌打损伤，风湿痹痛等症。外用于外伤肿痛，毒蛇咬伤。
现代研究	1.化学成分　本品根含三萜皂苷，如朱砂根苷，朱砂根新苷A、B，百两金皂苷A、B。还含岩白菜素及其衍生物：11-O-没食子酰基岩白菜素、11-O-丁香酰基岩白菜素、β-谷甾醇等。 2.药理作用　本品煎剂试管内对金黄色葡萄球菌、大肠杆菌、绿脓杆菌有轻度的抑制作用。其醇提取物有抗早孕作用。

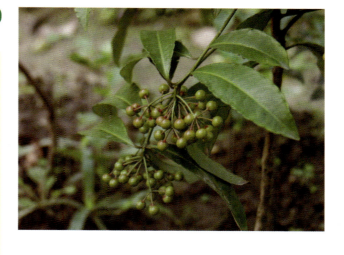

应用
1. 痢疾：朱砂根300g，凤尾草、旱莲草、爵床各15g。
2. 肾炎：朱砂根、爵床各30g，大蓟根、bian蓄各15g。
3. 扁桃体炎，咽喉肿痛：朱砂根、爵床、卤地菊各30g，水煎服。
4. 跌打损伤：朱砂根30g，马鞭草15g，乌药9g，水煎服。

罗伞树　　Ardisia quinquegona Bl.

基　源	为紫金牛科植物罗伞树的根、叶。
原植物	别名：高脚罗伞树、高脚罗伞。直立灌木，高可达5m；有分枝。单叶互生，纸质，矩圆状椭圆形、矩圆状倒披针形或倒披针形，先端渐尖，基部短尖形或渐窄成一短柄，全缘，无腺体，下面有暗褐色鳞片。聚伞花序或近伞花序侧生，总花梗纤细，花萼极小，裂片5，有疏散或相当密的腺点，有睫毛；花冠轮状，有腺点；雄蕊着生于花冠喉部，短于花瓣；雌蕊长于花瓣，常伸出花冠处。浆果，五角状扁球形，无腺点，有细密纵肋条。花期5~7月。
生境分布	生于山坡、山谷的林下或路旁。分布于福建、江西、湖南、广东、广西等省区。
采收加工	秋季采收，晒干。
性状鉴别	本品茎圆柱形，无毛。完整叶片披针形，先端渐尖，基部楔形，全缘，侧脉多。有时可见聚伞形花序。气弱，味苦、涩。
性味功能	味苦、辛，性平。有清咽消肿，散瘀止痛的功能。
主治用法	用于咽喉肿痛，风湿关节疼痛，疖肿，跌打损伤等症。用量15~30g。外用适量，鲜叶捣烂敷患处。
现代研究	1.化学成分　本品含紫金牛醌和紫金牛酚。 2.药理作用　暂无未查到。

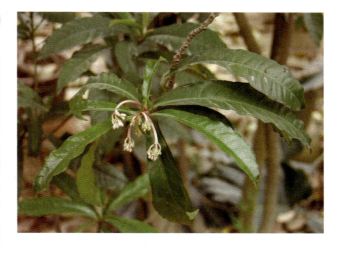

应用
1. 咽喉肿痛，扁桃体炎：罗伞树30g，水煎服。
2. 风湿关节疼痛：罗伞树30g。水煎服。
3. 疖肿：罗伞树30g，水煎汤，洗敷患处。
4. 跌打损伤：鲜罗伞树叶，捣烂涂敷患处。

二　清热药

点地梅（喉咙草） Androsace umbellata (Lour.) Merr.

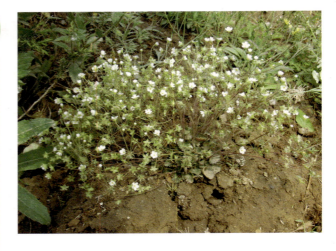

基　源	喉咙草为报春花科植物点地梅的全草。
原植物	一年或二年生草本，全株被白色细柔毛。基生叶10~30丛生，呈莲座状平铺于地面；叶半圆形或近圆形，先端圆形，基部浅心形，边缘有三角状钝齿，上面绿色，有时局部带紫红色。花茎自叶丛中抽出花葶3~7枝，直立，顶生小苞片4~6，卵形或披针形；花4~10朵，排成聚伞伞形花序；花萼5深裂，果后增大，星状展开；花冠漏斗状，白色，5裂，长圆形，外平展。蒴果扁球形，下有增大宿萼，成熟时5瓣裂。花期4月。果期5月。
生境分布	生于山野草地、林下、路边潮湿处。分布几遍全国各地。
采收加工	春季开花时采集，除去泥土，晒干或鲜用。
性味功能	味苦、辛，性寒。有清热解毒，消肿止痛的功能。
主治用法	用于扁桃体炎，咽喉炎，口腔炎，急性结膜炎，跌打损伤。并用于喉癌、咽癌。用量9~15g，水煎服。外用鲜品适量，捣烂敷患处。

应用
1. 咽喉癌：喉咙草，为极细末，吹于患处。
2. 咽喉肿痛、口腔炎：喉咙草9g，水煎服。

落地生根 Bryophyllum pinnatum Oken

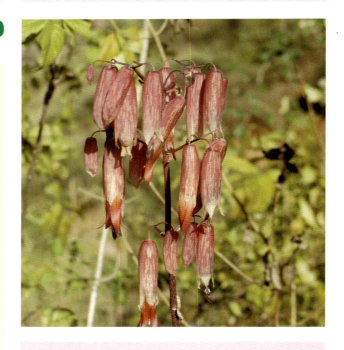

基　源	为景天科植物落地生根的全草。
原植物	别名：打不死、脚目草。多年生肉质草本。叶对生，单叶或羽状复叶，小叶3~5片，卵形或椭圆形，两端圆钝，边缘有粗圆齿，齿凹部分常生不定芽，芽长大后落地即成新苗。圆锥聚伞花序顶生，花淡红色或淡紫红色，下垂，花萼筒状，4浅裂；花冠管状，4浅裂；雄蕊8；心皮4。果包在花萼及花冠内；种子多数，细小。花期5~6月。
生境分布	生于山坡，溪边，沟谷等处的灌木丛中。有栽培。分布于福建、台湾、湖北、广西、广东、四川、云南等省区。
采收加工	全年可采，多鲜用。
性味功能	味淡、微酸、涩，性凉。有解毒消肿，活血止痛，拔毒生肌的功能
主治用法	外用痈疮肿毒，乳腺炎，丹毒，瘰疬疮毒，外伤出血，跌打损伤，骨折，烧、烫伤，中耳炎。鲜叶适量，捣烂敷患处或取汁滴耳。

现代研究
1. 化学成分　本品叶子含顺式乌头酸、抗坏血酸、阿魏酸、对羟基苯甲酸和其他有机酸，还含槲皮素、山柰酚、山柰酚-3-葡萄糖苷等。
2. 药理作用　本品叶和茎的煎剂对离体豚鼠回肠有非常显着的兴奋作用，还有抗菌作用。

应用
1. 中耳炎：鲜落地生根适量，捣烂取汁滴耳。
2. 痈疮肿毒，乳腺炎：鲜落地生根适量，捣烂敷患处。
3. 外伤出血：落地生根，研粉，撒敷伤口处。
4. 烧、烫伤：鲜落地生根适量，水煎洗伤处，并捣烂取汁敷伤口。

佛甲草　Sedum lineare Thunb.

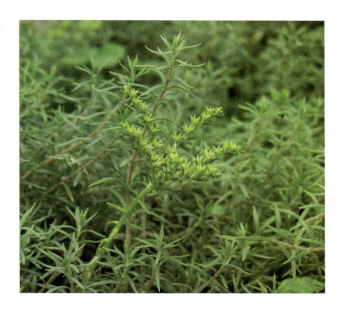

基　源	为景天科植物佛甲草的全草。
原植物	多年生肉质草本，高可达30cm。茎多数丛生，柔软，斜卧地面，着地部分节上生不定根。通常3叶轮生，少有对生的，无柄；叶片肉质多汁，条形或条状披针形，上方渐次呈细圆柱形，先端短尖，基部扁平，全缘。聚伞花序顶生；黄色小花，萼无距或有时具假距，条状披针形；花瓣5，矩圆形；雄蕊10个；雌蕊5个，成熟时分离。果。花期6~8月。
生境分布	生于山坡岩石上、路旁、山沟边等处。分布于山东、江西、福建、河南、湖南、广西、广东、四川、云南等省区。
采收加工	全年可采，洗净，鲜用或晒干。
性状鉴别	本品茎圆柱形，有分枝，表面淡棕绿色或浅棕红色，叶腋处常有白色长柔毛。叶多皱缩，线状。枝端常有花着生，萼片2，宽卵形，卷成帽状，花瓣多干瘪皱缩成帽尖状，深紫红色。蓇葖果帽状圆锥形，浅棕黄色，外被白色长柔毛，盖裂，内含多数深灰黑色细小种子。种子扁圆形或类三角形，具金属样光泽。气微香，味酸。
性味功能	有清热解毒，消肿止血功能。
主治用法	用于咽喉炎、肝炎、胰腺癌；外用于烧烫伤，外伤出血，带状疱疹，疮疡肿毒，毒蛇咬伤。用量30~60g；外用适量，鲜草捣烂敷患处。

现代研究

1. 化学成分　本品全草含金圣草素、红车轴草素、香豌豆苷、三十三烷及δ-谷甾醇等。
2. 药理作用　本品提取液具有增强机体活力和适应能力及对抗机体疲劳的作用。

应用

1. 迁延性肝炎：佛甲草30g，当归9g，红枣10个。水煎服。
2. 外伤出血：鲜佛甲草捣烂外敷，或干品研末敷患处。
3. 毒蛇咬伤：鲜佛甲草，捣烂敷伤口周围。
4. 外伤出血：鲜佛甲草捣烂外敷。

垂盆草　Sedum sarmentosum Bunge

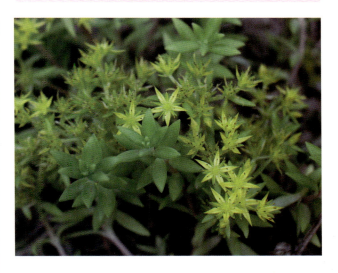

基　源	为景天科植物垂盆草的干燥全草。
原植物	别名：狗牙半支、石指甲。多年生肉质草本。茎匍匐生根。3叶轮生，倒披针形至矩圆形，顶端近急尖，基部有距，全缘。花序聚伞状，有3~5个分枝；花无梗，萼片5，披针形至矩圆形，基部无距，顶端稍钝；花瓣5，淡黄色；果。花期4~5月；果期6~7月。
生境分布	生于山坡岩石及阴湿处；有栽培。分布于东北及河北、河南、山西、陕西、山东、江苏、安徽、浙江、江西、福建、湖北、四川、贵州等省区。
采收加工	春季到秋季采收全株，秋季质量较佳。晒干或鲜用。
性状鉴别	本品茎纤细，长可达20cm以上，部分节上可见纤细的不定根。3叶轮生，叶片倒披针形至矩圆形，绿色，肉质，长1.5~2.8cm，宽0.3~0.7cm，先端近急尖，基部急狭，有距。气微，味微苦。
性味功能	味甘、淡，性凉。有清热，消肿利湿，解毒，排脓生肌，降低谷丙转氨酶的功能。
炮　制	除去泥沙杂质，干品切段。
主治用法	用于急性肝炎，迁延性肝炎，慢性肝炎，咽喉肿痛，口腔溃疡，痢疾，烧烫伤，痈肿疮疡，带状疱疹，毒蛇咬伤。用量15~30g，鲜品250g。外用鲜品适量。

现代研究

1. 化学成分　本品含N-甲基异石榴皮碱、二氢-N-甲基异石榴皮碱、景天庚酮糖、葡萄糖、果糖、蔗糖。
2. 药理作用　本品有保肝作用，对葡萄球菌、链球菌、伤寒杆菌、白色念珠菌等均有抑制作用。

应用

1. 肝炎：垂盆草30g，当归9g，红枣10个。水煎服，每日1剂。或垂盆草125g，紫金牛32g，分别煎煮两次，合并，浓缩，加入蔗糖30g，制成糖浆，每日分服。
2. 咽喉肿痛、口腔溃疡：鲜垂盆草捣烂绞汁1杯，含嗽5~10分钟，每日3~4次。

樱桃（樱桃核） Cerasus pseudocerasus G. Don (Prunus pseudocerasus Lindl.)

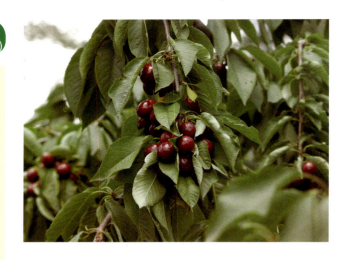

基　　源	樱桃核为蔷薇科植物樱桃的果核。叶也供药用。
原植物	灌木或乔木。叶互生，卵状椭圆形，先端渐尖，基部圆形，边缘有重锯齿，齿尖有腺点。3~6朵簇生或为总状花序；花梗被短柔毛，花白色，萼筒绿色，外被短柔毛，萼片5裂；花瓣5，先端微凹缺。核果近球形，鲜红色，多汁。种子1枚。花期3~4月。果期5月。
生境分布	多为栽培。分布于河北、山西、河南、山东、江苏、安徽、浙江、江西、福建、湖北、广西、贵州等省区。
采收加工	夏季果实成熟采摘，除去果肉，取其果核，洗净，晒干。
性状鉴别	本品果核呈卵圆形或长圆形，先端略尖，微偏斜，基部钝圆而凹陷。表面黄白色或淡黄色，有网状纹理，两侧各有一条明显棱线。质坚硬，不易破碎。敲开果核（内果皮）有种子1枚，种皮黄棕色或黄白色，常皱缩，子叶淡黄色。气无，味微苦。
性味功能	味辛，性平。有清热透疹，解毒消疽的功能。
主治用法	用于疹发不畅，高热不退，咽喉肿痛，声音嘶哑，或咳嗽；消疽瘤，眼皮生瘤，灭瘢痕。用量3~9g。

现代研究

1. 化学成分　本品种子含氰苷，水解产生氢氰酸。树皮中得芫花素、樱花素和一种甾体化合物。

2. 药理作用　本品可调节睡眠、清除自由基，并具有抗炎、镇痛、抗癌、抗氧化作用，还能预防心血管疾病、降低血糖、延缓衰老等。

应用

1. 出痘喉哑：樱桃核20枚。砂锅内焙黄色，煎汤服。
2. 眼皮生瘤：樱桃核磨水搽之，其瘤渐渐自消。

附注：叶味甘，性平。有透疹，解毒的功能。用于麻疹不透。外用于毒蛇咬伤。用量15~30g。外用适量，捣烂敷患处。

蛇莓 Duchesnea indica Focke

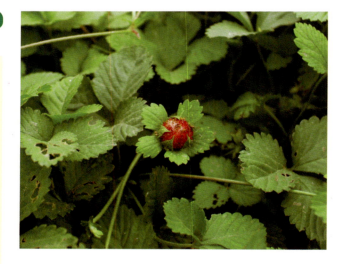

基　　源	为蔷薇科植物蛇莓的全草。
原植物	别名：三脚虎（福建）、落地杨梅（广西）。多年生草本。三出复叶基生或互生，小叶菱状卵形，先端钝，基部宽楔形，边缘具钝齿，散生柔毛或上面近无毛。花单生于叶腋；花萼2轮，内轮萼片5，较小，外轮萼片较宽，先端3浅裂；花冠黄色，花瓣5。瘦果多数，生在膨大球形花托上，聚合成卵状球形的聚合果。花期春末。
生境分布	生于草丛、路旁。分布于除东北和西北外的各省区。
采收加工	夏秋采收，鲜用或洗净晒干。
性状鉴别	本品全草多缠绕成团，被白色毛茸，具匍匐茎，叶互生。三出复叶，基生叶的叶柄长6-10cm，小叶多皱缩，完整者倒卵形，基部偏斜，边缘有钝齿，表面黄绿色，上面近无毛，下面被疏毛。花单生于叶腋，具长柄。聚合果棕红色，瘦果小，花萼宿存。气微，味微涩。
性味功能	味甘、酸，性寒。有小毒。有清热解毒，散瘀消肿的功能。
炮　　制	将原药除去泥屑等杂质。喷潮，略润。切中段。干燥，筛去灰屑。
主治用法	用于痢疾肠炎，感冒发热，咽喉肿痛，白喉，颈淋巴结核，黄疸型肝炎，水火烫伤，疔疮肿毒，毒蛇咬伤等症。用量9~30g。

现代研究

1. 化学成分　本品全草含甲氧基去氢胆甾醇、低聚缩合鞣质、并没食子鞣质、总蛋白、没食子酸、已糖以及蛋白质、鞣质、多糖等。

2. 药理作用　本品有抗癌、抗菌和降压作用作用，还有增强免疫功能的作用。

应用

1. 急性细菌性痢疾：鲜蛇莓全草60~120g，水煎服。
2. 白喉：鲜蛇莓，捣烂成泥状，加两倍冷开水浸泡4~6小时，过滤，即成50%浸剂，可加入蔗糖调味，每日4次。
3. 膀胱癌：蛇莓、白英、扁蓄、米仁根、连钱草各30g。水煎服。

路边青　Geum aleppicum Jacp.

基　源	为蔷薇科植物路边青全草。
原植物	别名：草本水杨梅。多年生草本，被长刚毛。基生叶丛生，羽状全裂或近羽状复叶，顶裂片菱状卵形至宽卵圆形，3裂或具缺刻，先端急尖，基部楔形或近心形，边缘有大锯齿，疏生长刚毛；侧生裂片小，1~3对，卵形或倒卵形，边缘有粗齿。茎生叶互生，卵形3浅裂或羽状分裂，基部有卵形或倒卵形托叶1对。花单生茎顶；花萼5裂，裂片先端尖，副萼片披针形；花冠黄色，花瓣5，宽卵形至近圆形，先端圆；雄蕊及心皮多数。聚合瘦果近球形，宿存花柱先端有长钩刺。花期6~8月。
生境分布	生于林缘、水边及山坡草丛中。分布于东北、华北、西北、中南及西南各地区。
采收加工	夏季采挖，切碎晒干。
性状鉴别	本品主根短，有多数条状细根。茎圆柱形具棱，密被短硬毛。基生叶有长柄，羽状复叶，卵形或宽卵形，边缘有大锯齿，两面被毛；茎生叶互生，卵形，3浅裂或羽状分裂。花顶生，常脱落。聚合瘦果近球形，瘦果顶端宿存扭曲的花柱和长硬毛。气微，味辛，微苦。
性味功能	有清热解毒，消肿止痛的功能。
炮　制	拣去杂质及枯叶，洗净，稍润，切段，晒干。
主治用法	用于肠炎，痢疾，小儿惊风，腰腿疼痛，跌打损伤，月经不调，白带；外用治疗疮、痈肿。用量6~9g；外用适量，鲜品捣烂敷患处。

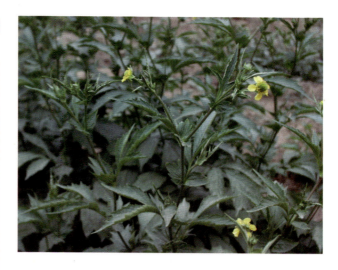

现代研究
1. 化学成分　本品叶和茎中含胡萝卜素、鞣质。根中含芳香苦味质、挥发油，油中主要成分为丁香油酚。根中含水杨梅苷。花序内含黄酮类，种子内含脂肪油。
2. 药理作用　本品对沙门氏菌属、金黄色葡萄球菌及宋内氏痢疾杆菌均有较强的抑制作用。

应用
1. 疗疮，痈肿：鲜路边青适量，捣烂外敷患处。
2. 肠炎、痢疾：路边青9g，水煎服。

棣棠花　Kerria japonica (L.) DC.

基　源	蔷薇科植物棣棠花的根、嫩枝叶及花入药。
原植物	落叶灌木。叶互生；三角状卵形或卵圆形，先端长渐尖或呈尾状，基部圆形、截形或微心形，边缘有尖锐重锯齿，下面沿脉或脉腋有柔毛。花单一，着生于当年生侧枝顶端；萼筒短，萼片5，顶端急尖，有小尖头，全缘，果时宿存；花瓣5，黄色，宽椭圆形，先端凹入。花期4~6月。果期6~8月。
生境分布	生于山坡林缘、灌木丛中或路旁，常有栽培。分布于河北、陕西、甘肃、河南、山东及长江以南各省区。
采收加工	根全年可采，晒干。嫩枝叶、花夏季采收，鲜用或晒干。
性状鉴别	本品花呈扁球形，直径0.5~1cm，黄色；萼片先端5，深裂，裂片卵形，筒部短广；花瓣金黄色，5片，广椭圆形，钝头，萼筒内有环状花盘；雄蕊多数；雌蕊5枚。气微，味苦涩。
性味功能	味苦，涩，性平。根有清热解毒，驱风的功能。枝叶有祛风利湿，解毒的功能。花有止咳化痰的功能。
主治用法	根、枝用于肺热咳嗽，风湿痹痛，痈疽肿毒，荨麻疹，湿疹。花用于肺结核咳嗽，消化不良，小便不利，风湿痛，热毒疮。用量9~15g。

现代研究
1. 化学成分　本品含蜡质色素，系土木香脑、叶黄素二棕榈酸酯、叶黄素油酸酯的混合物。叶含维生素C。另有谓棣棠含柳穿鱼苷。

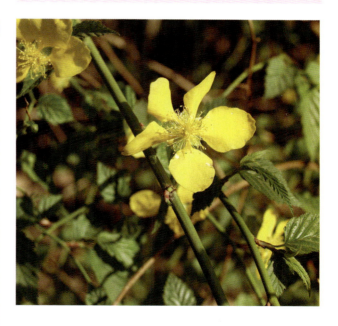

2. 药理作用　本品水煮醇沉液以4g（生药）/kg给大鼠灌服，可使大鼠给药5h后尿量显着提高，表现出利尿作用。

应用
1. 痈疽肿毒：根、嫩枝叶或花，薄荷，菊花，蒲公英各9~15g，水煎服。
2. 荨麻疹，湿疹，风湿关节痛：嫩枝叶或花适量，煎水外洗。
3. 肺热咳嗽：棣棠花，前胡，桑白皮，三颗针各9~15g，煎水服。

槐叶决明（决明子） Cassia sophera L.

基　源	决明子为云实科植物槐叶决明的种子。
原植物	别名：茳茫决明、豆瓣叶、望江南、野苦参。与望江南很接近，但本种的叶较小，有5~10对，椭圆状披针形，顶端急尖或短渐尖。荚果较短，长5~10cm，初时扁而稍厚，成熟时近圆筒形而多少膨胀。花期7~9月，果期10~12月。
生境分布	生于村边、路旁。分布于我国中部、东南部、南部及西南各省区。
采收加工	秋季采收成熟果实，晒干，打下种。
性味功能	味苦，性寒。有消炎，止痛，健胃的功能。
主治用法	用于痢疾，胃痛，肺脓疡，喉炎，淋巴腺炎；用量10~15g。外用于阴道滴虫，烧烫伤，外用适量，煎水熏洗。

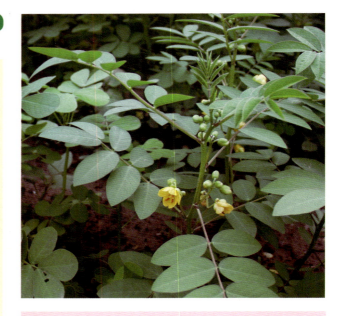

应用
1. 喉炎，淋巴腺炎：决明子15g。水煎服。
2. 滴虫、阴道炎：决明子适量，煎水熏洗。
3. 烧烫伤：决明子适量，煎水熏洗，并压汁，调红花油，敷患处。
4. 肝火上升头痛、头昏：决明子、钩藤、夏枯草各9g，龙胆草3g，珍珠母6g。水煎服。
5. 火眼红痛，怕光流泪：决明子、木贼、刺蒺藜、菊花各9g。水煎服。

响铃豆 Crotalaria albida Heyne ex Roth

基　源	为蝶形花科植物响铃豆的根及全草。
原植物	别名：黄花地丁、小响铃、马口铃。多年生簇生草本或半灌木状，高30~150cm，全株有白色丝毛。主根圆柱形，扭曲，多纵纹。叶互生，倒卵状针形或倒披针形，先端钝圆，有小突尖，基部楔形，上面光滑，下面生疏柔毛。总状花序顶生或腋生，黄色，萼深裂，上面2齿，下面3齿，有短毛；花冠蝶形，较萼稍长；雄蕊10，合生。荚果圆柱形，膨胀，光滑。种子6~12，风吹摇动即响，故名"响铃豆"。花期5~7月。
生境分布	生于山坡草丛、灌丛或坡地路旁。分布于华东、华南及西南等地区。
采收加工	夏、秋季采集全草，切碎，晒干。
性味功能	味苦、辛，性凉。有清热解毒，止咳平喘，截疟的功能。
主治用法	用于尿道炎，膀胱炎，肝炎，胃肠炎，痢疾，支气管炎，肺炎，哮喘，疟疾；外用于痈肿疮疡，乳腺炎。用量9~15g。外用适量，鲜叶捣烂外敷患处。

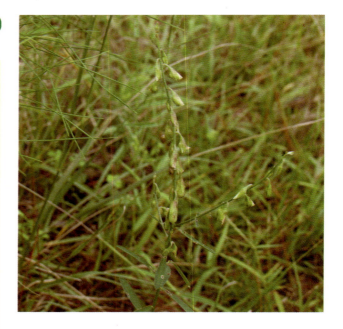

应用
1. 尿道炎，膀胱炎：响铃豆30~45g，水煎，白酒为引内服。
2. 痈肿疮疡，乳腺炎：鲜响铃豆叶，捣烂外敷患处。
3. 胃肠炎，痢疾：响铃豆30g，水煎服。

野百合（农吉利） Crotalaria sessiliflora L.

基　　源	农吉利为蝶形花植物野百合的的全草。
原植物	一年生草本，被紧贴粗糙毛。单叶互生，着生较密，有刚毛状小托叶，叶片条形或条状披针形，两端均窄，先端长渐尖，有束状毛，基部楔形，下延成不明显短柄，下面有丝光毛。总状花序顶生和腋生，花萼2深裂呈二唇形；花冠蝶形，紫色或淡蓝色；雄蕊10，花药二型；子房无毛。荚果下垂，长椭圆形，包于宿存花萼内，暗紫褐色。种子肾形。花期7~8。
生境分布	生于村边、路旁及溪沟草丛中。分布于华东、中南及西南各地区。
采收加工	秋季果实成熟时采收，除去杂质，晒干。
性味功能	味淡，性平；有毒。有清热、利湿、解毒的功能。
炮　　制	鲜品用清水洗净泥土，放木瓶内，蒸至上汽，取出晒干。干品，洗净晒干。
主治用法	用于疔疮、皮肤鳞状上皮癌、食道癌、宫颈癌。用量15~30g，必要时增至60g；外用，鲜品捣烂或干品研末醋调外敷。

现代研究
1. 化学成分　本品含有7种生物碱，其中含量较多者有农吉利乙素、农吉利丙素及农吉利甲素（野百合碱）。
2. 药理作用　本品有抗癌作用，其所含的野百合碱对麻醉狗有持久和显著的降低血压作用，并能抑制离体兔心，对平滑肌有兴奋作用。

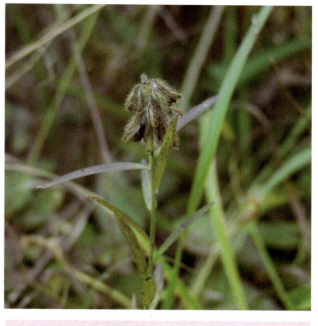

应用
1. 疔疮：鲜农吉利适量，捣烂外敷患处。或水煎外洗。
2. 毒蛇咬伤：鲜农吉利适量，捣烂外敷患处。
3. 喘息型慢性气管炎：农吉利100g，文火浓煎，加糖适量，口服。
4. 皮肤鳞状上反癌：农吉利鲜品适量捣烂，直接外敷或干草研粉，用水调糊外敷。

米口袋（甜地丁） Gueldenstaedia verna Boriss. subsp. multiflora Tsui

基　　源	甜地丁为蝶形花科植物米口袋的干燥全草。
原植物	多年生草本，全株被白色柔毛，果期后毛渐少。根茎短，主根长圆锥形或圆柱形。叶丛生，多数，奇数羽状复叶，广椭圆形、卵形或近披针形，基部圆形或广楔形，先端钝或微凹，具细尖，全缘。伞形花序梗从叶丛中抽出，顶端有花2~5(8)朵，小花梗极短，花萼钟形，5裂；花冠蝶形，紫堇色，基部渐窄成爪，翼瓣长圆形，上端稍宽，基部有细爪；雄蕊10枚，二体；子房密被柔毛。荚果圆筒状。种子肾形。花期4~5月，果期5~6月。
生境分布	生于向阳草地、山坡、田野、路旁。分布于全国各地。
采收加工	4~5月间挖取全草，洗去泥土，晒干。
性味功能	味甘、苦，性寒。有清热解毒，凉血消肿的功能。
主治用法	用于痈肿疔疮，湿热黄疸。用量6~30g。外用适量。

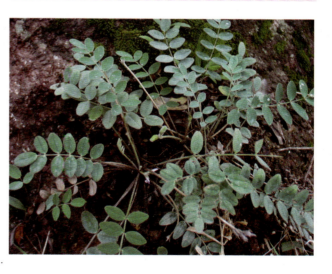

应用
1. 前列腺炎：甜地丁、紫参、车前草各15g，海金沙50g，水煎服。
2. 痈疽发背、疔疮、恶疮：鲜甜地丁，捣烂绞汁，敷患处。
3. 化脓性感染，淋巴结核：甜地丁、蒲公英、半边莲各15g，水煎服。
4. 湿热黄疸：甜地丁、虎杖各3g，水煎服。

木蓝（青黛） Indigofera tinctoria L.

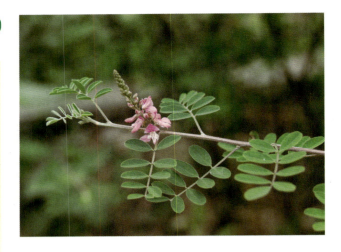

基　　源	青黛为蝶形花科植物木蓝的叶或茎叶的加工品。
原植物	灌木。茎直立，幼枝有棱，有白色短毛。单数羽状复叶，互生；小叶7~15，对生；小叶倒卵状椭圆形，先端钝圆，有小尖头，基部楔形，全缘，两面有丁字毛；叶干时带蓝黑色。总状花序，腋生；花萼较小，斜形，有毛，上部5齿裂；花冠蝶形，红黄色，旗瓣宽倒卵形，背面有毛，翼瓣卵圆形，龙骨瓣匙形，爪上有距。荚果条状圆柱形，稍弯曲，棕黑色，无毛。花期5~6月，果期7~8月。
生境分布	生于山坡草丛或灌丛中。分布于福建、台湾、广东、海南、广西、湖北、四川、云南等省区。
采收加工	夏、秋茎叶，入缸内，用清水浸2~3昼夜，至叶烂脱枝时，捞去枝条，每10斤叶加入石灰1斤，充分搅拌，至浸液成紫红色时，捞出叶面泡末，晒干。
性状鉴别	枝条圆柱形，有纵棱，被白色丁字毛。羽状复叶互生，小叶9~13，常脱落，小叶倒卵状距圆形或倒卵形，长1~2cm，宽0.5~1.5cm，先端钝，有短尖，基部近圆形，两面被丁字毛，叶柄、叶轴与小叶柄均被白色丁字毛。气微，味微苦。
性味功能	味咸，性寒。有清热解毒，凉血消斑的功能。
主治用法	用于肺热咳嗽，咽疮喉肿，流行性腮腺炎，病毒性肝炎，高热惊痫，热毒发斑，衄血，吐血，咯血，疮肿，丹毒等。用量1.5~3g。外用适量，干撒或调敷。

现代研究
1. 化学成分　本品全草含靛苷、鱼藤素、鱼藤酮等。叶子含有香豆精成分和黄酮类成分。种子含多糖、半乳糖、甘露聚糖。茎、果中含黄酮类化合物如芹菜素、山奈酚、木犀草素、和槲皮素等。
2. 药理作用　暂无。

应用
1. 乙型脑炎：青黛50g，水煎服。
2. 腮腺炎：青黛50g，水煎服。并加醋捣烂绞汁，涂敷患处。

了哥王 Wikstroemia indica (L.) C.A.Mey.

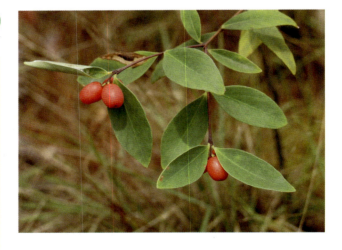

基　　源	为瑞香科植物了哥王的根。
原植物	别名：南岭荛花、山络麻、红灯笼半。常绿小灌木。茎皮多长韧纤维。单叶对生，薄革质，倒卵形或长椭圆形，先端钝圆或短尖，基部楔形，全缘，侧脉多数，极纤细，干时褐色。花绿黄色，数朵簇生于枝端；无苞片，花被管状，先端4裂；雄蕊8，成上下二轮着生于花被管内，花丝短，花药椭圆形；花盘2深裂或成4个鳞片；子房倒卵形，1室，柱头圆头状。浆果状核果卵形或椭圆形，红色。花期5~9月，果期6~12月。
生境分布	生于山坡草地、灌木丛中。分布于长江流域以南各地及西南地区。
采收加工	全年采挖，洗净晒干或剥取皮部晒干。
性状鉴别	本品茎圆柱形，有分枝；粗茎表面淡棕色至棕黑色，有不规则粗纵皱纹，皮孔突起，往往两个横向相连；细茎表面暗棕红色，有细纵皱纹，并有对生的叶柄痕。质硬，折断面皮部有众多绵毛状纤维。叶不规则卷曲，全缘，淡黄绿色至淡绿色，叶脉下面稍突出。质脆，易碎。气微，味微苦。
性味功能	味苦、辛，性寒。有清热解毒，消肿散结、止痛的功能。
炮　　制	蒸叶可捣烂外敷或挤汁外涂。根可蒸熟，切片、晒干。蒸叶洗净，阴干，切段，备用。
主治用法	用于瘰疬，痈肿，风湿痛，肺炎，气管炎，跌打损伤等。用量3~9g。外用适量。

现代研究
1. 化学成分　本品茎及茎皮含小麦黄素、山奈酚-3-O-β-D-吡喃葡萄糖苷、西瑞香素、南荛酚、松脂酚等。
2. 药理作用　本品具有较强的抗菌、抗炎、抗病毒的药理作用，对流行性感冒、扁桃体炎、急性呼吸道感染、单纯性颈淋巴结肿大、乳腺炎等有很好的疗效。

应用
1. 跌打损伤：了哥王根皮9g，研粉制成蜜丸。
2. 肺炎，气管炎：了哥王根皮注射液肌注，每次2ml。
3. 子宫颈炎：了哥王适量，水煎冲洗阴道，并宫颈湿敷。
4. 外伤出血：了哥王、断肠草各等量，水煎浓缩成浸膏，贴敷伤口，包扎。

露珠草（牛泷草） Circaea cordata Royle

基　源	牛泷草为柳叶菜科植物露珠草的干燥全草。
原植物	别名：牛泷草、心叶露珠草、夜抹光。多年生草本，高40~70cm。茎密被短柔毛。叶对生，卵形，先端渐尖，基部浅心形，边缘疏生锯齿，两面均被短柔毛；被毛。总状花序顶生，花序轴密被短柔毛；苞片小；花两性，白色；萼筒卵形，裂片2；花瓣2，短于萼裂片，顶端凹缺；雄蕊2；子房下位。果实坚果状，倒卵状球形，外被浅棕色钩状毛；果柄被毛，短于果实或近等长。
生境分布	生于山坡路边，林下阴湿处。分布于东北、华北、华东、西南及陕西等地。
采收加工	夏秋季割全草，切段，晒干。
性味功能	味辛，性凉，有小毒。有清热解毒，生肌的功能。
主治用法	用于疥疮，脓疮，刀伤。

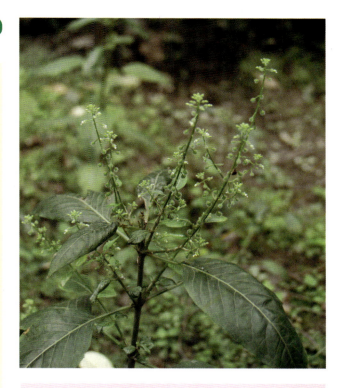

应用
1. 疥疮，脓疮：牛泷草，研细末，配硫黄、雄黄粉适量，用菜油调擦患处；或干粉撒扑溃烂处。
2. 刀伤：牛泷草捣绒敷伤处。

百蕊草 Thesium chinensis Turcz.

基　源	为檀香科植物百蕊草的带果干燥全草。
原植物	别名：青龙草、风芽蒿、石菜子。多年生半寄生草本，根上有吸器。基部分枝丛生，嫩枝有明显棱条。叶互生，线状披针形，先端渐尖，基部渐窄，全缘，光滑。小花腋生，绿白色，基部有2枚小苞片；花被筒状，5裂，顶端近锐尖而反折；雄蕊5，子房下位。坚果球形或椭圆形，有核桃壳样雕纹，先端有花被残基。花期4月，果期5月。
生境分布	生于山坡草丛、田野和砂地边缘。分布于华北、华中、华东、华南和西南各省区。
采收加工	夏秋季拔取全草，去净泥土，晒干。
性状鉴别	本品全草多分枝。根圆锥形；表面棕黄色，有纵皱纹，具细支根。茎丛生，纤细，暗黄绿色，具纵棱；质脆，易折断，断面中空。叶互生，线状披针形，灰绿色。小花单生于叶腋，近无梗。坚果近球形，，表面灰黄色，有网状雕纹，有宿存叶片状小苞片2枚。气微，味淡。
性味功能	味辛、苦，性温。有清热解毒，补肾涩精，解暑，消积，利湿的功能。
主治用法	用于急性乳腺炎，肺炎，扁桃体炎，咽喉炎，支气管炎，肺脓疡等。用量15~30g。

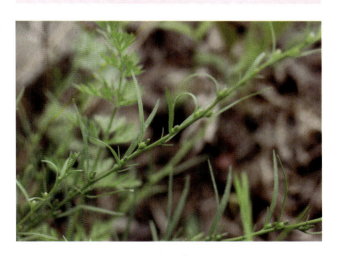

现代研究
1. 化学成分　本品全草含3,5,7,4′-四羟基黄酮-3-葡萄糖-鼠李糖苷、紫云英苷、山柰酚、丁二酸即琥珀酸以及生物碱、甾醇、挥发油、D-甘露醇等。
2. 药理作用　本品对金黄色葡萄球菌、卡他球菌、伤寒杆菌、变形杆菌、痢疾杆菌均有抑制作用。

应用
1. 急性乳腺炎、肺炎、肺脓疡、扁桃体炎、上呼吸道感染：百蕊草50g，水煎服。
2. 肾虚腰痛头晕：百蕊草50g，泡酒服。
3. 小儿疳积：百蕊草、马蹄香各3g，吴萸1.5g，水煎服。
4. 血吸虫病：百蕊草15g，水煎服。

救必应（铁冬青） Ilex rotunda Thunb.

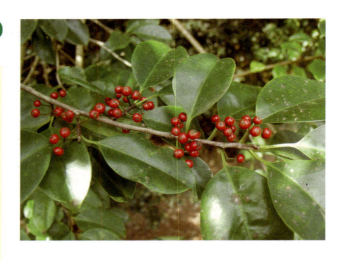

基 源	铁冬青为冬青科植物救必应的干燥根皮或树皮。
原植物	别名：白兰香、冬青子。常绿小乔木。树皮淡绿灰色，平滑，内皮黄色。茎枝灰绿色，圆柱形，有棱。单叶互生，椭圆形或卵圆形，先端短尖，基部楔形，全缘，薄革质，上面深绿色，有光泽，下面淡绿色，两面均无毛，侧脉6~8对，埋于叶肉间而不明显，中脉显著。雌、雄异株，伞形花序腋生，雄花4~6枚，雌花5~7枚，子房球形。果为浆果状核果，红色，花柱宿存，种子5个。花期5~6月，果期9~10月。
生境分布	生于荒山疏林中、丘陵或溪边。分布于江苏、浙江、安徽、江西、湖南、广东、广西、福建、台湾、云南等省区。
采收加工	全年可采，去掉外层粗皮，切片，晒干或鲜用。
性状鉴别	本品呈卷筒状、半卷筒状或略卷曲的板状，长短不一。外表面灰白色至浅褐色，较粗糙，有皱纹。内表面黄绿色、黄棕色或黄褐色，有细纵纹。质硬而脆，断面略平坦，气微香，味苦、微涩。
性味功能	味苦，性寒。有清热解毒，消肿止痛的功能。
炮 制	除去杂质，洗净，润透，切片，干燥。
主治用法	用于感冒、扁桃体炎、咽喉炎、急性肠胃炎、痢疾、骨痛等。外用于跌打损伤、痈疖疮疡、外伤出血、烧伤、烫伤等。用量9~30g。外用适量，煎浓汤涂敷患处。

现代研究
1. 化学成分　本品含黄酮苷、酚类、鞣质、β-香树脂醇及β-谷甾醇、铁冬青酸等。
2. 药理作用　本品有降低冠脉流量、抗心律失常和抗心肌缺血作用，还有降压、减慢心率以及体外抗菌作用。临床上可用于抗感染，治疗喉痛、神经性皮炎等。

应用
1. 烧伤、疮疡：铁冬青9~15g。水煎服，或研末调油涂患处。
2. 跌打损伤：鲜铁冬青叶捣烂外敷。

飞扬草 Euphorbia hirta L.

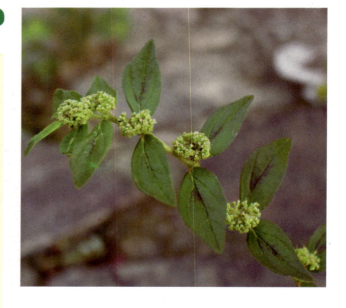

基 源	为大戟科植物飞扬草的全草。
原植物	别名：大飞扬草、大乳汁草。一年生草本，全株被粗毛，茎有白色乳汁。叶对生，披针状长圆形至近菱形，边缘有细锯齿，中部常有紫斑，两面被柔毛，下面及沿脉上的毛较密；托叶线状披针形。杯状花序多数，密集成腋生头状花序。蒴果卵状三棱形。
生境分布	生于荒地、路旁、田野或村边。分布于浙江、江西、湖南、福建、台湾、广东、广西等省区。
采收加工	夏秋季生长茂盛时采割全草，晒干。
性状鉴别	茎近圆柱形，表面黄褐色或浅棕红色；质脆，易折断，断面中空。叶对生，皱缩，展平后叶片椭圆卵状形或略近菱形；绿褐色，先端急尖，基部偏斜。杯状聚伞花序多数密集成头状。蒴果卵状三棱形。无臭，味淡、微涩。
性味功能	味微辛、酸，性凉，有小毒。有清热解毒，利湿止痒的功能。
炮 制	除去杂质，洗净，稍润，切段，干燥。
主治用法	消化不良，支气管炎。用量15~30g。

现代研究
1. 化学成分　本品含环木菠萝烯醇、蒲公英赛醇、豆甾醇等，还含有飞扬草鞣质、老鹳草鞣质等鞣质成分以及槲皮素、山柰酚、杨梅树皮素等黄酮类成分。
2. 药理作用　本品有镇痛、解热、抗炎、止泻作用，还有兴奋子宫作用，对阿米巴原有细胞毒作用。临床上可用于治疗急性肠炎及菌痢、慢性气管炎等。

应用
1. 细菌性痢疾、急性肠炎、消化不良、肠道滴虫：飞扬草60~300g。水煎服。
2. 慢性支气管炎：鲜飞扬草120g，桔梗9g。水煎2次，每次煎沸2小时，过滤，两次滤液混合浓缩至60ml，加白糖适量。每次服20ml，每日3次。

白屈菜　　Chelidonium majus L.

基源	为罂粟科植物白屈菜的干燥全草。
原植物	别名：山黄连、土黄连、断肠草。多年生草本。茎直立，全草含黄色液汁。叶互生，有长柄，1~2回羽状全裂；顶裂片常3裂，侧裂片基部具托叶状小裂片，边缘具不整齐缺刻或圆齿；叶上面绿色，下面绿白色，有白粉。花数朵成伞形聚伞花序。花瓣4，亮黄色，倒卵形。蒴果，细圆柱形。花、果期5~7月。
生境分布	生于山坡、水沟旁、林缘草地或草丛中。分布于东北、华北、西北及山东、江苏、浙江、江西、四川等地。
采收加工	夏、秋二季采挖，洗净，阴干或迅速晒干。
性状鉴别	本品根呈圆锥状，密生须根。茎圆柱形，中空；表面黄绿色，有白粉；质轻易折断。叶互生，多皱缩破碎；叶片完整者羽状分裂，裂片先端钝，边缘具不整齐的缺刻，上面黄绿色，下面灰绿色，具白色柔毛，尤以叶脉为多。花瓣4片，卵圆形，黄色，常已脱落。蒴果细圆柱形，有众多细小、黑色具光泽的卵形种子。气微，味微苦。
性味功能	味苦，性凉；有毒。有镇痛，止咳，利尿，解毒的功能。
炮制	全草入药，晒干或鲜用。
主治用法	用于胃痛，腹痛，咳嗽，黄疸，水肿，疮肿，蛇虫咬伤。用量9~18g，水煎服。
现代研究	1. 化学成分　本品含白屈菜碱，原阿片碱，消旋金罂粟碱，左旋金罂粟碱，别隐品碱，白屈菜玉红碱，血根碱，白屈菜红碱，黄连碱生物碱，还含白屈菜醇，茎叶还含胆碱，甲胺，组胺，酪胺，皂苷及游离黄酮醇等成分。 2. 药理作用　本品具有抗肿瘤、兴奋平滑肌作用，并有一定的镇痛、利胆降血压作用。

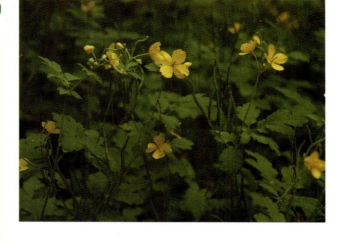

应用

1. 胃炎、胃溃疡、腹痛：白屈菜9g。水煎服。
2. 肠炎，痢疾：白屈菜15g。水煎服。
3. 百日咳：白屈菜，水煎服。
4. 水田皮炎：白屈菜、黄柏各60g，狼毒30g，加水煮1小时，过滤，反复3次，制成膏状，再加入樟脑6g。涂患处。

紫堇　　Corydalis edulis Maxim.

基源	为紫堇科植物紫堇的块根及全草。
原植物	一年生草本。基生叶有长柄；茎叶叶互生，柄较短；叶三角形，二至三回羽状全裂，一回裂片2~3对，二回裂片多三出，卵形，羽状不等分裂，顶端钝。花紫色，总状花序疏松，苞片卵形，萼片早落；花瓣上面一片有距；蒴果条形。种子扁球形，黑色，光亮，花期4~5月。果期5~6月。
生境分布	生于丘陵地、低山坡或草地。分布于长江中下游各省至陕西、河南、南达贵州等省。
采收加工	秋季采挖块根，晒干。夏季采集全草，晒干或鲜用。
性状鉴别	本品根呈椭圆形、长圆柱形或连珠形，长1~5cm，直径0.5~2.5cm。除去栓皮者表面类白色或黄白色，凹陷处有棕色栓皮残留；未去棕红色栓皮者，有明显纵槽纹和少数横长皮孔。质脆，易折断，断面粉性，皮部类白色，木部淡黄色，有放射状纹理；长圆柱状者纤维性较强。气微，味微甘、辛，有刺激性。
性味功能	味苦、涩，性凉。有毒。有清热解暑的功能。
炮制	全草，晒干或鲜用。
主治用法	用于中暑头痛，腹痛，尿痛，肺结核咯血；外用于化脓性中耳炎，脱肛，疮疡肿毒，蛇咬伤。用量6~9g。外用鲜品适量，捣汁涂敷或干品煎水洗患处。

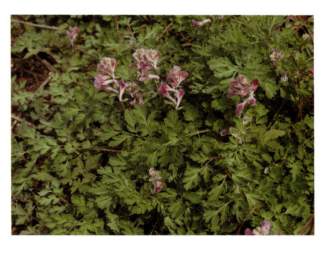

现代研究

1. 化学成分　本品含各种异喹啉类生物碱，有二氢血根碱、黄连碱、紫堇醇灵碱、四氢非洲防己胺等成分。
2. 药理作用　本品具有抗炎、抗菌、镇痛和抗病毒等作用，临床可用于化脓性中耳炎等疾病。

应用

1. 化脓性中耳炎：鲜紫堇全草，捣烂取汁，擦净患耳内脓液后，将药汁滴入耳内。
2. 蛇咬伤、秃疮：鲜紫堇全草，捣烂涂敷患处；或干品煎水洗患处。
3. 肺痨咳嗽：紫堇9g，水煎服或泡酒服。
4. 疮疡肿毒：紫堇根适量，煎水洗患处。

葎草 Humulusscandens(Lour.)Merr.

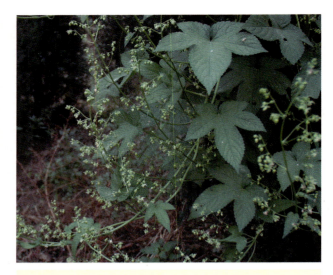

基　　源	为大麻科植物葎草的全草。
原植物	缠绕草本，有倒钩刺，茎有纵棱。叶对生，上部互生，肾状五角形，掌状5深裂，先端尖，基部心形，边缘有粗齿。花单性，雌雄异株，花序腋生；雄花成圆锥花序，淡黄绿色；雌花10余朵集成短穗状花序，每2朵雌花有1白毛刺苞片。果穗绿色，先端长尾尖。瘦果扁圆形，淡黄色。花期7~8月。果期8~9月。
生境分布	生于旷野、路边。分布于全国大部分地区。
采收加工	夏、秋采集，切段晒干备用。
性状鉴别	本品叶皱缩成团。完整叶片展平后为近肾形五角状，掌状深裂，裂片5-7，边缘有粗锯齿，两面均有毛茸，下面有黄色小腺点。叶柄长5-20cm，有纵沟和倒刺。茎圆形，有倒刺和毛茸。质脆易碎，茎断面中空，不平坦，皮、木部易分离。有的可见花序或果穗。气微，味淡。
性味功能	味甘、苦，性寒。有清热解毒，利尿消肿的功能。
炮　　制	净制：除去木质茎、残根及杂质；切制：除去杂质、木质茎、残根、淋水稍润，切段、晒干、筛去灰屑。
主治用法	用于肺结核潮热，胃肠炎，痢疾，感冒发热，小便不利，肾盂肾炎，急性肾炎，膀胱炎，泌尿系结石，淋病，疟疾，肺脓疡；用量9~18（鲜品60~120g），水煎服，或捣汁。外用适量，捣敷或煎水熏洗，用于痈疖肿毒，湿疹，毒蛇咬伤，癫疮，痔疮，瘰疬等。

现代研究
1. 化学成分　本品含木犀草素、葡萄糖苷、胆碱及天门冬酰胺，其他尚有挥发油、鞣质及树脂；球果含葎草酮及蛇麻酮，叶含大波斯菊苷、牡荆素；挥发油中主要含β-葎草烯、石竹烯、α-玷巴烯、α-芹子烯、β-芹子烯和γ-毕澄茄烯等成分。
2. 药理作用　本品具有抗菌、抗真菌、抗结核杆菌作用，并可利尿。

应用
1. 皮肤湿疹，脚癣，痔疮：鲜葎草，煎水洗或外敷患处。
2. 痢疾，小便淋沥：葎草100g，水煎，饭前服。
3. 蛇、蝎螫伤：鲜葎草，雄黄3g。捣烂敷贴。
4. 呼吸道炎，扁桃体炎，上感：鲜葎草，水煎服。

甜瓜（甜瓜蒂，甜瓜子） CucumismeloL.

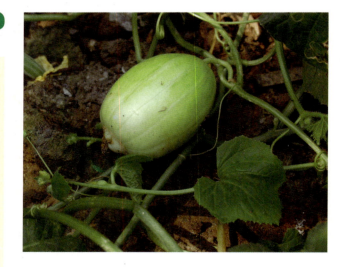

基　　源	甜瓜蒂为葫芦科植物甜瓜的干燥果柄，甜瓜子为其成熟种子。
原植物	一年生蔓生草本。茎具纵行凹槽，被短刚毛。卷须不分叉，具刺毛。叶互生，近圆形或肾形，3~7掌状浅裂，有柔毛，边缘有锯齿。花单性，雌雄同株，生于叶腋；雄花数朵簇生，雌花单生；花萼5裂，密被白色柔毛；花冠黄色，5裂，裂片卵状长圆形；雌花梗较短，子房下位。瓠果，长圆形，黄色、黄白色。花期6~7月，果期7~8月。
生境分布	栽培于温带及亚热带地区；我国各地均有栽培。
采收加工	于夏秋二季果实成熟时采收，除去杂质，阴干。
性状鉴别	本品瓠果肉质，一般为椭圆形，果皮通常黄白色或绿色，有时具花纹，果肉一般黄绿色，芳香；果梗圆柱形，具纵槽。种子多数，黄色或灰白色，扁长卵形。
性味功能	味苦，性寒。有毒。有催吐，吐风痰宿食，泻水湿停饮，退黄疸的功能。
炮　　制	洗净，鲜用。
主治用法	用于食积不化，食物中毒，癫痫痰盛，急、慢性肝炎，肝硬化。用量，甜瓜蒂0.6~1.5g，制成散剂，内服催吐；外用适量，纳鼻孔中。体弱及有心脏病者忌用。

现代研究
1. 化学成分　本品含有球蛋白，杂醇，皂苷，苹果酸，葡萄糖，氨基酸，甜菜茄，维生素C，转化酶和异葫芦苦素，葫芦素B等成分。
2. 药理作用　本品具有利尿、驱虫、解热和祛毒、催吐等作用。

应用
1. 鼻咽癌，鼻腔乳头瘤：瓜蒂粉、甘遂末各3g，硼砂、飞辰砂各1.5g，混匀，吹入鼻内，切勿入口。
2. 子宫颈癌、肝癌：甜瓜全株连根，晒干，水煎服，每次50g，1日2次。

甘蓝　Brassica oleracea Linn. var. capitata Linn.

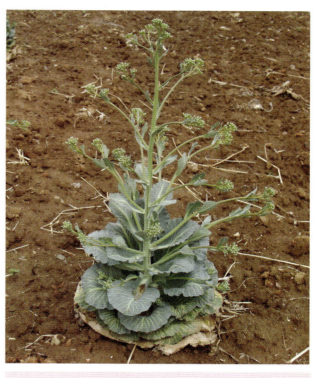

基　　源	为十字花科植物甘蓝的叶
原植物	别名：圆白菜、莲花白、包菜。二年生直立草本，矮而粗壮。茎无分枝。叶多数，纸质，带粉霜，层层包裹达球状体，矩圆倒卵形至圆形，基部聚窄成极短有宽翅的叶柄，边缘略呈皱波状；上部叶有明显锯齿，基部近抱茎，最上部叶线形。花淡黄色。长角果圆柱形，先端有短喙；果梗直立开展；种子球形，褐色。花期5～6月。
原植物	全国各地广泛栽培。
采收加工	鲜用随用随采。
性状鉴别	本品茎肉质且短，扁平圆形或圆锥形，直径10-40cm，被层层叶片包被。叶片自外层向内渐小，鲜时圆形、倒卵形或阔肾形，主脉较宽；外层叶片绿色或蓝绿色，内层叶片乳白色，全绿或边缘具浅钝齿，质厚；干燥叶片淡黄棕色，质薄。气微，味淡。
性味功能	味甘，性平。有清热，止痛的功能。
炮　　制	净制：取去根甘蓝，除掉不洁的外叶，洗净用。
主治用法	用于胃及十二指肠溃疡，疼痛。
现代研究	1. 化学成分　本品含有葡萄糖芸苔素、黄酮苷、花白苷、绿原酸、异硫氰酸烯丙酯、含硫的抗甲状腺物质、多量维生素U样物质，维生素B、C，胡萝卜素、钙、磷、铁等成分。 2. 药理作用　本品具有抗癌、保肝、抗胃部溃疡等作用。

应用
1. 胃及十二指肠溃疡：鲜圆白菜叶捣烂取汁，略加温，饭前饮服。
2. 上腹胀气疼痛：甘蓝250g，加盐煮。
3. 酒精中毒：甘蓝榨汁，饮服。

叶下珠　Phyllanthus urinaria L.

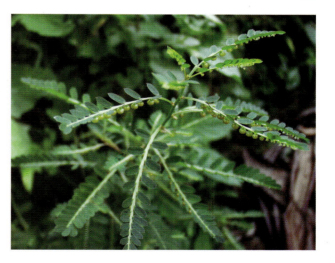

基　　源	为大戟科植物叶下珠的全草。
原植物	别名：珍珠菜、叶下珍珠、叶后珠。一年生小草本。茎直立，分枝，通常带赤红色。单叶互生，呈二列，极似羽状复叶，具短柄或近于无柄；叶片长椭圆形，先端斜尖或钝或有小凸尖，基部圆形或稍偏斜，全缘。花单性，雌雄同株，无花瓣。蒴果扁球形。花期秋季。
生境分布	生于山坡、路旁或田坎较干燥的地方。分布于长江流域至南部各省区。
采收加工	夏、秋季采集全草，去杂质，晒干。
性状鉴别	本品全草长15-40 cm。主根不发达，须根多呈灰棕色。茎类圆柱形，多分支，具纵棱；嫩枝微具毛茸。单叶互生，排成2列，形似羽状复叶；叶片卵状椭圆形至长椭圆形，长7-13mm，宽2-5 mm，先端圆或有小凸尖，基部偏斜或近圆形，叶片上表面绿色，下表面灰绿色，易脱落，叶缘处有短毛；叶柄极短；托叶小，2枚，披针形。花小，蒴果扁球形，黄色表面有瘤状突起物。种子呈橘瓣状，黄白色，表面有横纹。气微，味微苦。
性味功能	味微苦、甘，性凉。有清热利尿，明目，消积的功能。
炮　　制	采集全草，去杂质，晒干。
主治用法	用于肾炎水肿，泌尿系感染、结石，肠炎，痢疾，黄疸型肝炎；外用于青竹蛇咬伤。用量15～30g。
现代研究	1. 化学成分　本品主要含有没食子酸、甲氧基糅花酸、卵谷甾醇、丁二酸、胡萝卜苷、山茶素、阿魏酸、木脂素、槲皮素、短叶苏木酸、柯里拉京、黄酮、去氢诃子次酸、糅质、生物碱、芸香苷、糅料云实素、短叶苏木酸乙脂、短叶苏木酸甲脂、老鹳草素、短叶苏木酚酸和去氢诃子次酸三甲脂等成分。 2. 药理作用　本品具有抗病毒特别是抗HBV病毒的作用，并有保护肝脏、提高免疫力等功能。

应用
1. 急性肾炎：叶下珠、白花蛇舌草各9g，紫珠草、石韦各15g。水煎服。
2. 肾盂肾炎：叶下珠、白花蛇舌草各60g，广金钱草30g，水煎服。
3. 青竹蛇咬伤：鲜叶下珠，捣烂涂敷患处。

109

白蔹 Ampelopsis japonica (Thunb.) Makino

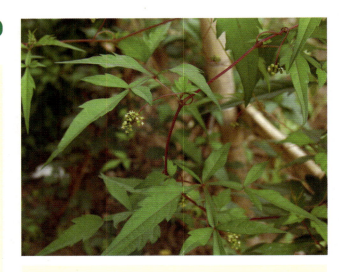

基　源	为葡萄科植物白蔹的干燥块根。
原植物	别名：猫儿卵、山地瓜。木质藤本。块根纺锤形。卷须与叶对生，枝端卷须常渐变成花序。叶为掌状复叶，小叶3～5，羽状分裂或缺刻；叶轴和小叶柄有狭翅，裂片基部有关节，无毛。聚伞花序，花序梗细长；花小，黄绿色；花萼5浅裂，花瓣5。浆果球形，蓝色或白色，有凹点。花期6～7月。
生境分布	生于荒山灌木丛中。分布于全国大部分省区。
采收加工	春、秋二季采挖，切成纵瓣或斜片，晒干。
性状鉴别	本品块根长圆形或纺锤形，多纵切成瓣或斜片。完整者长5-12cm，直径1.5-3.5cm。表面红棕色或红褐色，有纵皱纹、细横纹及横长皮孔，栓皮易层层脱落，脱落处显淡红棕色，剖面类白色或淡红棕色，皱缩不平。斜片呈卵圆形，长2.5-5cm，宽2-3cm，切面类白色或浅红棕色，可见放射状纹理，周边较厚，微翘起或略弯曲。体轻，质硬脆，粉性。气微，味微甜。
性味功能	味苦、甘、辛，性凉。有清热解毒，消痈散结，生肌，止痛的功能。
炮　制	除去茎及细须根，洗净，多纵切成两瓣、四瓣或斜片，晒干。
主治用法	用于痈肿疮毒，发背，疔疮，瘰疬，烫伤，扭伤，血痢，肠风。用量4.5～9g。
现代研究	1. 化学成分　本品块根含粘质和淀粉，酒石酸，β-谷甾醇，延胡索酸，胡萝卜苷。叶含没食子酸，1，2，6-三-O-没食子酰基-β-D-吡喃葡萄糖苷，1，2，3，6-四-O-没食子酰基-β-D-吡喃葡萄糖苷，1，2，3，4，6-五-O-没食子酰基-β-D-吡喃葡萄糖苷，二没食子酸，1，4，6-三-O-没食子酰基-β-D-吡喃葡萄糖苷，2，4，6-三-O-没食子酰基-D-吡喃葡萄糖苷，2，3，4，6-四-O-没食子酰基-D-吡喃葡萄糖苷，6-O-二没食子酰基-1，2，3-三-O-没食子酰基-β-D-吡喃葡萄糖苷，槲皮素-3-O-a-L-鼠李糖苷，槲皮素-3-O-（2-O-没食子酰基）-a-L-鼠李糖苷等成分。 2. 药理作用　本品具有抑制真菌、辅助镇痛和抗癌作用。

应用
1. 急性炎症，瘰疬，热痱，烫伤，烧伤：白蔹，研粉，酒精调糊涂敷患处。
2. 肿疖，痈肿疮毒：白蔹、白芨、络石藤各15g，研末，干撒疮上。
3. 扭挫伤，肿痛：白蔹加食盐。捣烂外敷。
4. 冻疮溃烂：白蔹、黄柏各15g。研末，先以汤洗疮，后用香油调涂。

无患子 Sapindus mukorosii Gaertn.

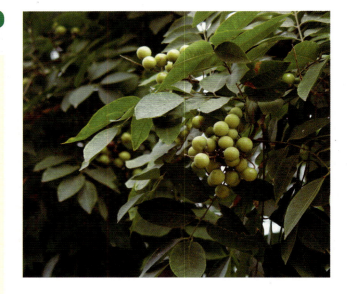

基　源	为无患子科物无患子的果实。
原植物	高大落叶乔木。双数羽状复叶互生；小叶8～16，互生或近对生，纸质，卵状披针形或长圆状披针形，先端尖，基部偏楔形，稍不对称，无毛。圆锥花序顶生，被短柔毛，花小，杂性同株；花瓣5，黄白色或淡黄色，边缘有睫毛。核果球形，肉质，有棱，黄色或棕黄色。种子球形，黑色，坚硬。花期5～6月。果期10～11月。
生境分布	生于山坡疏林中，村边向阳处或有栽培。分布于长江以南各省区。
采收加工	果实秋、冬季采摘，晒干。
性状鉴别	本品种子球形或椭圆形，直径约1.5cm。表面黑色，光滑，种脐线形，附白色绒毛。质坚硬。剖开后，子叶2枚，黄色，肥厚，叠生，背面的1枚较大，半抱腹面的1枚；胚粗短，稍弯曲。气微，味苦。
性味功能	味苦，微辛，性寒，有小毒。有清热祛痰，利咽止泻的功能。
炮　制	除去果肉、杂质，取种子晒干。
主治用法	用于白喉，咽喉炎，扁桃体炎，支气管炎，百日咳，急性肠胃炎（煅炭用）。用量6g。
现代研究	1. 化学成分　本品种仁含蛋白质，灰分，总非纤维碳水化合物，戊聚糖，淀粉，粗纤维。此外，尚含有脂肪酸，山葡酸及二十四烷酸等成分，种子含脂肪油及糖脂，并含天然表面活性物质。 2. 药理作用　本品具有降压及降血脂和抗血作用，并有一定的溶血作用。

应用
1. 白喉，扁桃体炎：无患子。多次蒸晒去毒，研粉。
2. 滴虫性阴道炎：无患子。水煎浓液，冲洗阴道。

橄榄（青果） Canarium album Raeusch.

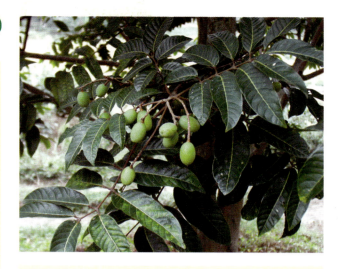

基　源	青果为橄榄科植物橄榄的果实。
原植物	常绿乔木。树干有胶粘性芳香树脂。单数羽状复叶互生，小叶9~15对生，革质，椭圆状披针形，先端渐尖，基部偏斜，全缘。圆锥花序顶生或腋生；花小，两性或杂性；花萼杯状，3~5裂；花瓣3~5，白色或绿白色，花盘明显。核果卵状纺锤形，青绿色或黄绿色，光滑；果核坚硬，纺锤形，有棱及槽。花期5~7月。果期8~11月。
生境分布	栽培于杂木林中或山坡上。分布于福建、台湾、广东、广西、海南、四川及云南等省区。
采收加工	秋季果实成熟时采摘，生用或晒干或阴干。
性状鉴别	本品果实呈纺锤形，两端钝尖，长2.5~4cm，直径1~1.5cm。表面棕黄色或黑褐色，有不规则深皱纹。果肉厚，灰棕色或棕褐色。果核（内果皮）梭形，暗红棕色，表面具纵棱3条，其间各有2条弧形弯曲的沟；质坚硬，破开后其内多分3室，各有种子1颗。外种皮黄色，常紧贴于内果皮上，内种皮红棕色，膜质，胚乳极薄，子叶2片。气无，果肉味涩，久嚼微甜。
性味功能	味甘、酸，性平。有清热解毒，利咽，生津的功能。
炮　制	洗净，鲜用或用微火烘干。
主治用法	用于咽喉肿痛，暑热烦咳，肠炎腹泻，预防脑膜炎；用量3~9g。鲜果汁用于河豚、鱼、蟹中毒，用量不限。

现代研究

1. 化学成分　本品果实含蛋白质，脂肪，碳水化合物，钙，磷，铁，抗坏血酸，种子含挥发油及香树脂醇等，种子油中含多种脂肪酸：已酸，辛酸，癸酸，月桂酸，肉豆蔻酸，硬脂酸，棕榈酸等。茎叶中含短叶老鹳草素，金丝桃苷，并没食子酸，a-香树脂醇，β-香树脂醇，乌苏-12-烯-3a，16β-二醇，乌苏-12-烯-3β,16β-二醇,齐墩果-12-烯-3a，16β二醇等成分。

2. 药理作用　本品具有保肝作用。

应用

1. 细菌性痢疾：鲜橄榄100g，水煎服。
2. 唇裂生疮：橄榄。炒黄，研末，油调涂患处。
3. 咽喉肿痛：鲜橄榄、鲜莱菔子，水煎服。
4. 湿疹皮炎，女阴溃疡，渗出性红斑：橄榄捣烂，文火煎煮，用滤液湿敷患处。

附注：根味淡，性平。有舒筋活络，祛风除湿的功能。用于风湿腰腿酸痛，产后风瘫，手脚麻木。用量9~15g。

黄栌（黄栌叶） Cotinus coggygria Scop.var.inerea Engl.

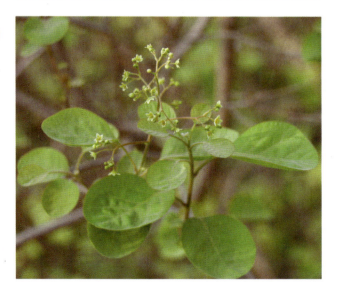

基　源	黄栌叶为漆树科植物黄栌的嫩枝及叶；根也供药用。
原植物	落叶灌木或小乔木。单叶互生，卵圆形或倒卵形，先端圆或微凹，基部近圆形或宽楔形，全缘，两面被灰色柔毛。圆锥花序顶生，被柔毛，花杂性；花萼5，裂片卵状三角形；花瓣5，黄绿色，卵形或卵状披针形。果序紫绿色。核果肾形，熟时红色。花期4~5月，果期6~7月。
生境分布	生于向阳山坡、疏林中或栽培。分布于华北及山东、浙江、湖北、贵州、四川、云南等省。
采收加工	夏季枝叶茂盛时砍下枝条，摘下叶晒干。
性状鉴别	本品叶片呈纸质多缩皱，破碎，完整者展平后卵圆形至倒卵形，长3~8cm，宽2.5~10cm。灰绿色，两面均被白色短柔毛，下表面沿叶脉处较密；叶柄长1~4~7.5cm。气微香，味涩、微苦。
性味功能	味辛、苦，性凉。有清热解毒，散瘀止痛的功能。
炮　制	叶：采收，扎成把，晒干。根：洗净，切段晒干。
主治用法	用于急性黄疸型肝炎，慢性肝炎，无黄疸型肝炎，麻疹不出。外用水、火烫伤，漆疮，丹毒，煎水洗患处。用量15~30g。外用适量。

现代研究

1. 化学成分　本品含硫黄菊素及其葡萄糖苷、杨梅树皮素及没食子酸等鞣质成分，主要成为三没食子酰葡萄糖；又含杨梅树苷、杨梅树素、异槲皮素、山奈素、漆树素及二氢漆树素等，另含挥发油，油中含香叶烯、α-蒎烯、莰烯、芳樟醇及萜品醇等成分。

2. 药理作用　本品具有抗炎、抑制细胞增生作用，也有收敛、抗菌作用。

应用

1. 急性黄疸型肝炎：制成黄栌糖浆，水丸或片剂。成人每次3g，儿减半，或枝叶30g，水煎服。
2. 漆疮，烫伤：枝叶适量，煎水洗患处。

盐肤木（五倍子） RhuschinensisMill.

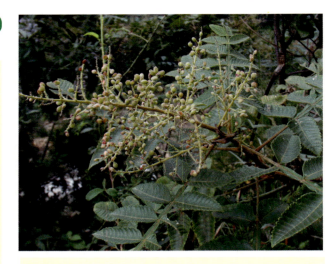

基　　源	五倍子为漆树科植物盐肤木受瘿绵蚜科昆虫角倍蚜寄生后形成的虫瘿，称角倍。
原植物	落叶乔木。单数羽状复叶互生，小叶 5~13，卵形、长卵形，先端尖，基部楔形，边缘有粗锯齿，密被淡褐色短柔毛。圆锥花序顶生；两性花萼片 5，绿黄色；花瓣 5，白色。果序直立；核果扁圆形，橙红色至红色，被灰白色短柔毛，种子 1，扁圆形。花期 6~9 月，果期 9~11 月。
生境分布	生于山坡上、荒野、灌丛中。分部于四川、贵州、云南、湖南、湖北、陕西、河南、浙江等省区。
采收加工	秋季采摘，置沸水中略煮或蒸至表面呈灰色，杀死蚜虫，取出，干燥。
性状鉴别	本品为奇数羽状复叶，长 12-20 厘米，总叶柄基部膨大，叶有灰褐色细毛，两侧有 3-6 对箭叶，初有短毛，后渐脱落，小叶 7-13 枚，无柄，顶部小叶广卵形或卵状广椭圆形，基部圆形而渐尖，先端急尖，长 5.5~9.5 厘米，宽 3.5~5 厘米，侧方小叶羽状长椭圆形以至卵形，稍有偏斜，长约 13 厘米，宽约 6.5 厘米，除基部外，边缘有波状钝齿，表面有疏毛，背面密生绒毛，羽状脉 10~17 对。
性味功能	味酸、涩，性寒。敛肺降火，涩肠止泻，敛汗止血，收湿敛疮的功能。
炮　　制	鲜用或切片晒干。
主治用法	用于肺虚久咳，肺热痰嗽，久泻久痢，盗汗，消渴，便血，痔血；外用于外伤出血，痈肿疮毒，皮肤湿烂。用量 3~6g，水煎服。外用：适量，研末撒敷或调敷。

现代研究
1. 化学成分　本品含 2 种黄酮苷元：为 3, 7, 4'- 三羟基黄酮, 3, 7, 3', 4'- 四羟基黄酮, 7- 羟基 -6- 甲氧基香豆素，没食子酸，没食子酸乙酯，水黄皮黄素，四甲氧基非瑟素，去甲氧基小黄皮精，二苯甲酰甲烷，椭圆叶崖豆藤酮，槲皮素，β- 谷甾醇等成分。
2. 药理作用　本品具有抗炎和抗菌等作用，临床可用治痢疾等症。

应用
1. 久泻久痢：五倍子、茯苓各等份。研细末，炼蜜为服。
2. 便血：五倍子 3g，槐花、地榆各 6g。水煎服。
3. 外伤出血：五倍子适量。研末敷伤口处。
4. 崩漏，血崩后虚脱：五倍子、龙骨、牡蛎。水煎服。

青麸杨（五倍子） RhuspotaniniMaxim.

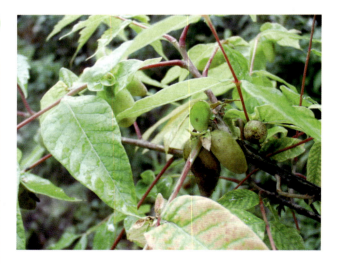

基　　源	五倍子为漆树科植物青麸杨受瘿绵蚜科昆虫肚倍蚜寄生后形成的虫瘿，称肚倍。
原植物	落叶乔木。单数羽状复叶小叶 5~9，椭圆形或椭圆状披针形，先端渐尖，基部圆形或广楔形，偏斜，全缘或幼时有粗锯齿。圆锥花序顶生，被细柔毛；花小，杂性，白色，花药黄色。果序下垂，核果近球形，血红色，密生细短毛，有宿存花柱。花期 5~6 月，果期 7~9 月。
生境分布	生于山坡干燥处灌木丛中。分布于陕西、甘肃、山西、河南、湖北、湖南、贵州、四川、西藏、云南等省区。
采收加工	秋季采摘，置沸水中略煮或蒸至表面呈灰色，杀死蚜虫，取出，干燥。
性味功能	味酸、涩，性寒。有敛肺降火，涩肠止泻，敛汗止血，收湿敛疮的功能。
炮　　制	洗净，除去表皮，留取韧皮部，晒干。
主治用法	用于肺虚久咳，肺热痰嗽，久泻久痢，盗汗，消渴，便血痔血；外伤出血，痈肿疮毒，皮肤湿烂。用量 3~6g，水煎服。外用适量，研末撒敷或调敷。

现代研究
1. 化学成分　单宁酸

应用
同盐肤木。

鸦胆子 Bruceajavanica(L.)Merr.

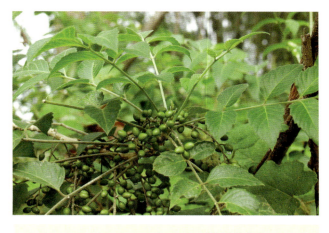

基 源	为苦木科植物鸦胆子的成熟种子。
原植物	别名：苦参子、老鸦胆。灌木或小乔木，全体被黄色柔毛。单数羽状复叶互生，小叶5~11，卵状披针形，基部宽楔形而偏斜，顶端短渐尖，边缘有粗锯齿。圆锥花序腋生，雌雄异株，雌花序长为雄花序的一半左右；花小，暗紫色。核果椭圆形稍扁，黑色，有皱纹，顶端有花柱残基。种子1，卵形，乳白色或黄白色，顶端短尖呈鸟嘴状，种皮薄，气微特异，味极苦。花期3~8月。果期4~10月。
生境分布	生于灌丛、林缘。分布于福建、台湾、海南、广西、云南。
采收加工	8~10月果实成熟时采收果实，晒干。临用时除去果皮。
性状鉴别	本品核果卵形或椭圆形，略扁，长0.6~1cm，直径4~7mm，表面黑色，有隆起网状皱纹，顶端有鸟嘴状短尖的花柱残基，腹背两侧有较明显的棱线，基部钝圆，有凹点状果柄痕，果肉易剥落，果核坚硬，破开后内面灰棕色平滑，内含种子1颗。种子卵形，长4~7mm，直径3~5mm，表面乳白色或黄白色，有稍隆起的网纹，顶端短尖呈鸟嘴状，其下有长圆形种脐，近基部有棕色圆形合点，种脐与合点间有稍隆起的种脊；种皮薄，胚乳和胚富油性，气微特异，味极苦。
性味功能	味苦，性寒，有毒。有清热燥湿，杀虫，解毒，止痢，止疟的功能。
炮 制	除净枝叶杂质，洗净，晒干。用时剥去外壳，取整仁生用。
主治用法	用于阿米巴痢疾，疟疾。外用赘疣，鸡眼等。用量0.5~2g。外用适量。捣烂敷患处。

现代研究
1. 化学成分 本品含生物碱（鸦胆子碱和鸦胆宁等）、糖苷（鸦胆灵、鸦胆子苷等）、酚性成分（鸦胆子酚等）和一种羟基羧酸称鸦胆子酸等，并含挥发油少许；皂化物，内含油酸、亚油酸、硬脂酸、棕榈酸等；还有类似苦木素的苦味成分：鸦胆子苦醇、鸦胆子素A、B、C、D、E、F、G、H等，和多种苦味成分：鸦胆子苦素A,B,C,D,E,F,G,I，鸦胆子苦醇，以及生物碱鸦胆灵等成分。
2. 药理作用 本品具有抗阿米巴作用、抗疟作用和抗肿瘤作用，并有提高免疫功能和杀灭寄生虫的作用。

应用
1. 阿米巴痢疾：鸦胆子2g。水煎服。
2. 溃疡性结肠炎，阴道炎：鸦胆子2g。水煎服。
3. 间日疟：鸦胆子仁，放入胶囊或桂圆肉中饭后吞服。
4. 皮肤赘疣，足底鸡眼：鸦胆子仁研成糊状，外敷患处。

苦木 Picrasmaquassioides(D.Don)Benn.

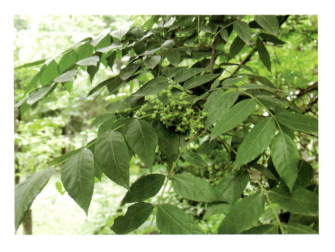

基 源	为苦木科植物苦木的根及树皮。
原植物	别名：苦皮树、苦胆木、苦皮子。落叶小乔木或灌木。树皮有灰色皮孔和斑纹，单数羽状复叶互生：小叶9~15，对生；卵形或卵状椭圆形，先端锐尖，基部楔形，偏斜，边缘有钝锯齿。聚伞花序腋生，有花6~8朵；花杂性异株，黄绿色，簇生，萼片4~5，花瓣4~5。核果倒卵形，3~4个并生，蓝绿色至红色。花期5~6月。果期8~9月。
生境分布	生于山坡、林缘及路旁。分布于全国大部分地区。
采收加工	全年可采。可将木材切成片或剁成碎片，晒干。
性状鉴别	茎类圆形，粗达30cm，或切片厚1cm。表面灰绿色或淡棕色，散布不规则灰白色斑纹。树心处的块片呈深黄色。横切片年轮明显，射线放射状排列。质坚硬，折断面纤维状。气微，味苦。
性味功能	味苦，性寒，有毒。有清热燥湿，解毒，杀虫的功能。
炮 制	除去杂质，枝洗净，润透，切片，晒干；叶喷淋清水，稍润，切丝，晒干。
主治用法	用于菌痢，胃肠炎，胆道感染，蛔虫病，急性化脓性感染，疥癣、湿疹，烧伤，毒蛇咬伤等症。用量0.35~1.5g。外用适量，捣烂外敷或煎水洗。

现代研究
1. 化学成分 本品含苦木内酯A~N、黄棣素C~G、苦木半缩醛，并含苦木酮、甲基苦木酮、l-羟甲基-β-卡波林等成分。
2. 药理作用 本品具有增加血流、抗癌作用，也具有抗单纯性疱疹病毒作用。

应用
1. 阿米巴痢疾：苦木1g，石榴皮15g，竹叶椒根9g，水煎，分2次服。
2. 菌痢：苦木61g研粉，分3~4次吞服。
3. 痈疖肿毒，疥癣：苦木适量，煎水外洗患处。
4. 烧伤，毒蛇咬伤：苦木，研末涂敷患处。

石椒草 Boenninghauseniasessilicarpa Lél.

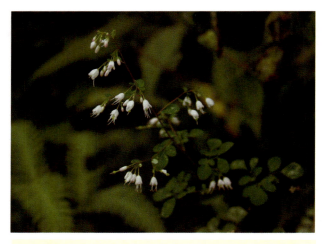

基源	为芸香科植物石椒草的干燥或新鲜全草。
原植物	别名：九牛二虎草、细绿草、羊不吃。多年生常绿草本，全株有强烈的气味。主根圆柱形，木质，表面有纵纹及黑色圆形小突起。茎直立，带紫红色。叶互生，2~3回三出羽状复叶；小叶纸质，倒卵形至矩圆形，先端浑圆或微凹，基部阔楔形，全缘，上面绿色，下面淡绿带红色，有透明腺点。圆锥花序式的聚伞花序顶生；花小；花萼4裂；花瓣4，白色，有透明腺点。果由3~5个蓇葖状的果瓣组成，熟时腹缝开裂。花期6~9月，果期8~10月。
生境分布	生于山坡、林边或灌丛中。分布于云南、四川西南部。
采收加工	夏、秋采收全株，晒干或鲜用。
性状鉴别	本品长30-80cm。根呈类圆柱形，多分枝，长8~25cm，直径1.5~8mm。表面黄白色或棕黄色，有纵纹及多数细根。茎圆柱形，直径1~2mm，有分枝，表面暗紫色或黄绿色。叶为二至三回羽状复叶，多卷曲。小叶展平后呈倒卵形或长圆形，长1.5~2cm，宽约1.5cm，先端钝圆或微凹，基部楔形，全缘，黄绿色或灰绿色，有透明油点。顶生圆锥花序有时可见小花或蓇葖果。气特异，味苦、辛。
性味功能	味苦、辛，性温。有小毒。有清热解毒，活血止痛功能。
炮制	除去泥沙，切段，晒干。
主治用法	用于感冒，扁桃体炎，腮腺炎，支气管炎，胃痛腹胀，血栓闭塞性管炎，腰痛，跌打损伤。用量6~15g。

现代研究
1. 化学成分　本品含黄酮苷芸香苷，香豆精类化合物香柑内酯，异茴芹内酯，芸香呋喃香豆酸乙酸酯，伞形花内酯，东莨菪素，7，7'－二甲氧基－6，8'－双香豆精，5，8－二甲氧基－2'，2'－二甲基吡喃并[5'，6'：6, 7]香豆精，石椒草内酯A。另外还含生物碱石椒草碱、加锡弥罗果碱和挥发油等成分。
2. 药理作用　本品具有抗炎、解热等作用。

应用
1. 预防感冒、流感：石椒草9g，杏叶防风、黄芩（炒）各6g，水煎服。
2. 风寒感冒，脘腹胀痛，痈肿疮毒，跌打瘀伤：石椒草9g，水煎服。
3. 皮肤瘙痒，风疹：石椒草、九里光、臭牡丹、杏叶防风各适量，煎水熏洗。

三叉苦 Euodialepta(Spreng)Merr.

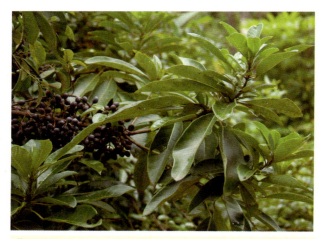

基源	为芸香科植物三叉苦的枝、叶及根。
原植物	灌木或小乔木，全株味苦。树皮灰白色或灰绿色，有淡黄色皮孔。三出复叶对生，纸质，长圆状披针形或长椭圆形，先端短渐尖，基部渐狭，侧生小叶基部稍偏斜，全缘或波状，叶面有腺点，叶干后褐绿色。伞房状圆锥花序腋生；花单性，花萼4深裂，花瓣4，黄白色，有腺点；果2~3，外果皮暗黄褐色或红褐色。花期4~7月，果期8~11月。
生境分布	生于丘陵地、林缘或灌丛中。分布于广东、广西、福建、台湾、海南、云南等省区。
采收加工	夏秋季枝叶繁茂时采，晒干。根全年可采挖，洗净切片，晒干。
性状鉴别	本品稍老枝呈圆柱状，嫩枝方柱形，直径0.3~1cm，或稍过之；常绿灰色，有直线纹。质硬而脆，易折断。小叶片皱缩或破碎，完整小叶片长圆披针形，长6~15cm，上面褐绿色，下面色浅，两面光滑无毛，有透明腺点，气微香，味极苦。
性味功能	味苦，性寒。有清热解毒，祛风除湿，散瘀止痛的功能。
炮制	根及叶入药，根洗净，切片晒干备用；叶阴干备用。
主治用法	用于腰腿痛，疟疾，黄疸，胃痛，咽喉肿痛，流行性感冒，乙型脑炎，扁桃体炎。用量根9~30g。枝叶9~15g。

现代研究
1. 化学成分　本品含有苯并吡喃类化合物：主要为6-(1'－羟乙基)-5,7－二甲氧基-2,2－二甲基-2H-[1]-苯并吡喃；6-(1'－乙氧乙基)-5,7－二甲氧基-2,2－二甲基-2H-[1]-苯并吡喃等；生物碱类：茉萸春、香草木宁、白鲜碱；挥发油类：1-(5,7,8－三甲氧基-2,2－二甲基-2H-1-苯并吡喃基-6)-乙酮；氨基酸类，尚含补骨脂素、茵芋碱、帕奇泼酚、β－谷甾醇、7－氧基-β－谷甾醇、蜡酸等成分。
2. 药理作用　本品具有体外抑菌作用，抗氧化作用，解热、镇痛、抗炎的作用，并对化学性肝损伤具有明显的保护作用等。

应用
1. 流行性脑脊髓膜炎，流行性乙型脑炎，流行性感冒：三叉苦20g，野菊花、金银花各15g。水煎服。
2. 流行性感冒，高热，畏寒：三叉苦根或茎，鸭脚木根或茎500g。加水煎浓缩，分服。

阳桃　Averrhoa carambola L.

基　源	酢浆草科植物阳桃的根、枝叶、花及果实入药。
原植物	常绿乔木。单数羽状复叶，互生；叶柄及总轴被短柔毛；小叶5~11，叶卵形或椭圆形，先端短尖，基部圆截形，全缘。圆锥花序生于茎枝上；花小，钟形，萼片5，红紫色；花瓣5，白色或淡紫色。浆果肉质，绿色有5翅状棱角。花期5~10月。果期6~11月。
生境分布	福建、台湾、广东、海南、广西、云南等省区有栽培。
采收加工	根、枝叶全年均可采。花春末夏初采摘。果实秋季采摘，鲜用或晒干。
性状鉴别	浆果卵状或椭圆状，长5-8cm，淡黄绿色，光滑，具3-5翅状棱。
性味功能	味酸、涩，性平。有涩精、止血、止痛的功能。枝性凉。有祛风利湿，消肿止痛的功能。花味甘，性平。有清热的功能。果实有生津止咳的功能。
炮　制	采果后鲜用或晒干
主治用法	根用于遗精，鼻衄，慢性头痛，关节疼痛。枝叶用于风热感冒，急性胃肠炎，小便不利，产后浮肿；外用于跌打损伤，痈疽肿毒。果实用于风热咳嗽，咽喉痛，脾脏肿大，疟疾。用量15~30g。外用适量。

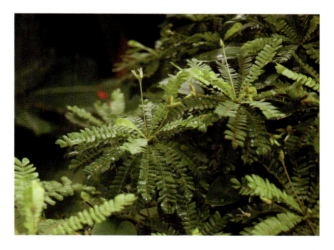

现代研究

1. 化学成分　本品含挥发性成分：l-二十三碳烯，亚油酸，十六碳酸l-二十五碳烯，γ-十二碳内酯，3，7，11，15-四甲基十六碳-l，3，6，10，14-五烯，芳香酯类、内酯和一些类胡萝卜素前体化合物，有1,1,5-三甲基-6-亚丁烯基-4-环乙烯的4个异构体等。尚含有维生素，并含草酸，枸橼酸（citric acid），苹果酸，蔗糖，果糖，葡萄糖等。
2. 药理作用　本品降低血脂、降低胆固醇等作用，还可保护肝脏、降低血糖。

应用
1. 慢性头痛：鲜阳桃根30g，豆腐200g共同炖服。
2. 跌打损伤，痈疽肿毒：鲜阳桃叶适量捣烂敷患处。能止血，止痛，散热拔毒。

感应草　Biophytum sensitivum (L.) DC.

基　源	为酢浆草科植物感应草的干燥全草。
原植物	别名：罗伞草、降落伞。多年生草本，高5~20cm，茎单一，生稀疏短毛。双数羽状复叶，多数聚生于茎顶端，叶轴被毛；小叶8~14对，矩圆形或矩圆状倒卵形，稍偏斜，无毛。聚伞花序排成伞形花序状，顶生；苞片小；萼片5；花瓣5，黄色；雄蕊10。蒴果椭圆状倒卵形，短于宿存萼，开裂后果瓣与中轴分离。
生境分布	生于疏林或灌木丛中。分布于台湾、广西、贵州、云南等省区。
采收加工	夏秋季采收全草，晒干。
性味功能	味甘、微苦，性平。有消积，利水的功能。
主治用法	用于小儿疳积，水肿。用量9~15g。

应用
1. 小儿疳积：鲜感应草9g。洗净与肝尖或瘦肉蒸熟后，食肉喝汤。
2. 水肿：感应草15g。水煎服，或与猪骨炖服。

熏倒牛（狼尾巴蒿） Biebersteinia heterstemon Maxim.

基 源	狼尾巴蒿为牻牛儿苗科植物熏倒牛的果实。
原植物	别名：狼尾巴蒿、臭花椒、臭蒿。一年生草本。根直立，细圆柱状，红褐色。全体有棕褐色密腺毛和白色短柔毛。叶互生，矩圆状披针形，向基部渐变狭，三回羽状分裂；小裂片披针形，尖头，有疏微柔毛；叶搓碎时，发出难闻的气味。圆锥花序顶生；花黄色，整齐，多数；萼片卵形，短渐尖；花瓣淡黄色，顶端波状。蒴果不开裂，顶端无喙，成熟时果瓣不向上反卷。
生境分布	生于山坡、沟边、田边。分布于新疆东部、甘肃、青海东部、西藏北部。
采收加工	果实成熟时，采摘果实，晒干。
性味功能	味辛，性凉。有清热镇惊的功能。
主治用法	用于小儿惊风高热，手足抽搐痉挛；腹胀腹痛，预防感冒。用量15g。

现代研究
1. 化学成分 本品含有2 5,8,3′,4′–四羟基黄酮–7–O–β–木糖苷，山羊豆碱、反式–4–羟基山羊豆碱、甘露糖醇、伞形花内脂、槲皮素。
2. 药理作用

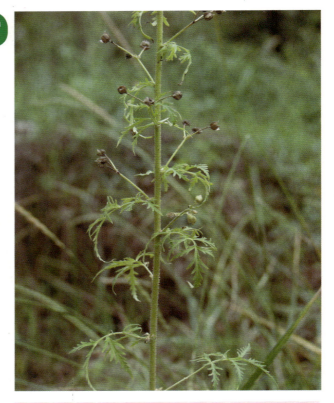

应用
1. 小儿惊风高热，手足抽搐痉挛：狼尾巴蒿15g。水煎服。
2. 预防感冒：狼尾巴蒿果10枚，贯众9g。水煎服。
3. 腹胀腹痛：狼尾巴蒿果5枚，当茶饮。

鸡骨常山 Alstonia yunnanensis Diels

基 源	为夹竹桃科植物鸡骨常山的干燥根、叶。
原植物	别名：云南鸡骨常山、三台高、细骨常山。直立灌木，多分枝。茎灰褐色。单叶无柄，3~5枚轮生，长圆状披针形或倒卵状披针形，先端渐尖，基部渐狭窄，全缘，上面绿色，下面灰绿色，被疏短柔毛，叶腋内外密生腺体。伞房状聚伞花序顶生或近顶腋生，粉红色。花萼短，5裂；花冠高脚碟状，花冠筒中部膨大；雄蕊5，内藏于花冠管喉部，不伸出；花盘为2枚舌状鳞片组成；心皮2；果2，离生，3cm。种子两端被极短柔毛。
生境分布	生于山坡疏林中阴湿处或栽培。分布于广西、贵州和云南等省区。
采收加工	秋、冬采收根，鲜用或晒干；夏季采叶，晒干。
性状鉴别	根呈圆柱形，稍弯曲，常有分枝，长10-25cm，直径1.5-3cm，表面暗棕色或灰褐色，皮部薄，常脱落，木部白色。质坚硬，难折断，折断面裂片状，类白色。气微，味苦。枝多切成厚约1mm的斜片。老枝直径6-8mm，外皮灰褐色，具纵纹，皮孔细小，突起，断面中心髓部细小而中空，木部白色。嫩枝较细，青灰色，外皮易剥离，髓部中空较大。叶轮生，多皱缩卷曲，展平后呈椭圆状或卵状长圆形至披针形，全缘。气微，味苦。
性味功能	味苦，性凉。有小毒。有解热截疟，止血，止痛的功能。
炮 制	洗净，晒干或鲜用。
主治用法	用于疟疾，口腔炎，骨折，跌打损伤。用量9~15g。外用适量，捣烂外敷患处。

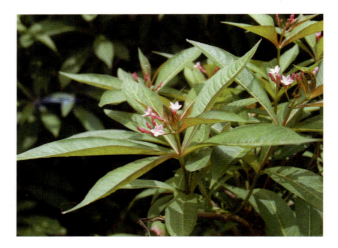

现代研究
1. 化学成分 本品含利血平；根中含维洛斯明碱，萨杷晋碱；另含有霹雳萝芙木碱，降马枯星碱B，四氢鸭脚木碱，洛柯宁碱，11甲氧基–19–羟基它波力碱，伪阿枯米京碱，鸭脚树叶碱，去乙酰基匹克拉林碱–3，4，5–三甲氧基苯甲酸酯，柯南碱，17–乙酰基萨杷晋碱，6–表杷晋碱，还含3，4，5–三甲氧基肉桂酸甲酯等成分。
2. 药理作用 本品具有利尿降压作用，也有抗炎作用。

应用
1. 骨折：鸡骨常山9g，水煎服。鲜鸡骨常山叶，捣烂绞汁外敷患处。
2. 疟疾：鸡骨常山15g，水煎服。
3. 跌打损伤：鲜鸡骨常山，泡酒，饮服并外涂患处。

黄花夹竹桃　Thevetiaperuviana(Pers.)K.Schum.

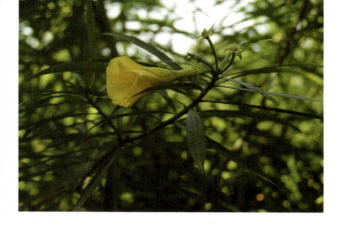

基　　源	为夹竹桃科植物黄花夹竹桃的种子或叶。
原植物	小乔木，光滑无毛，有乳汁。叶互生，近革质，线形或线状披针形，长10~15cm，宽5~12mm，两端渐尖，全缘，稍背卷。花大，芳香，单生或数朵成聚伞花序，腋生于枝端。花梗长2~4cm；花5数；花冠漏斗状，裂片5，花冠筒喉部有5个被毛鳞片。核果扁三角状球形，直径2.5~4cm，亮绿色，黑色，内果皮木质坚硬。种子2~4。花果期5~12月。
生境分布	原产热带美洲。我国南方栽培于庭院或路边。北方温室有栽培。
采收加工	果实成熟变黑时采摘，取出种子，晒干。叶鲜用，即时可采。
性状鉴别	本品果实呈扁三角状球形，直径2.5-4cm，表面皱缩，黑色，先端微凸起，基部有宿萼及果柄，外果皮稍厚，中果皮肉质，内果皮坚硬，破碎后内有种子2-4粒，卵形，先端稍尖，两面凸起，一侧有圆形种脐，贴附于果壳内侧面。 外种皮表面淡棕红色，内种皮乳白色，光滑，质脆，易破碎。颓废的胚乳呈白色丝绒状，贴附于子叶的外周，子叶2枚，富油性。气微，味极苦。
性味功能	味辛、苦，性温。有大毒。有强心，利尿，解毒，消肿的功能。叶有消肿的功能。
炮　　制	剥取种仁，晒干。
主治用法	用于心脏病引起的心力衰竭，阵发性室上性心动过速，阵发性心房纤颤。可用黄夹苷口服或静脉注射。本品有大毒，必须在医生指导下使用。叶外用于蛇头疮，水煎服或外敷。

现代研究
1. 化学成分　本品含有强心苷：黄花夹竹桃苷甲，黄花夹竹桃苷乙，黄花夹竹桃次苷甲，黄花夹竹桃次苷乙，黄花夹竹桃次苷丙，单乙酰黄花夹竹桃次苷乙和黄花夹竹桃次苷丁。黄花夹竹桃二糖苷，黄花夹竹桃次苷乙，单乙酰黄花夹竹桃次苷乙，黄花夹竹桃次苷戊，黄花夹竹桃次苷丙，黄花夹竹桃次苷甲，果实含多糖，并含脂肪酸：油酸、亚油酸、硬脂酸、棕榈酸等成分。
2. 药理作用　本品具有较强的强心作用，也有镇静、催眠作用，同时能改善冠状循环，并有抑制呼吸的副作用。

应用
1. 多种心脏病引起心力衰竭、阵发性室上性心动过速及心房纤颤：用黄夹苷片或注射剂。
2. 蛇头疮：鲜黄花夹竹桃叶适量，捣烂，和蜜调匀，包敷患处。

徐长卿　Cynanchumpaniculatum（Bge.）Kitag.

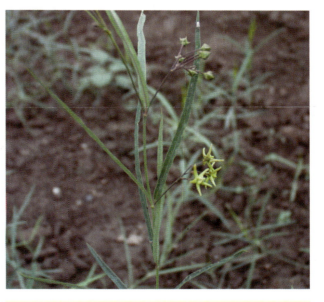

基　　源	为萝科植物徐长卿的根及根茎。
原植物	别名：老君须、寥竹、竹叶细辛、一枝香。多年生草本。根，生多数须状根。叶对生，线状披针形，先端渐尖，基部渐窄，叶缘外卷，有睫毛，聚伞花序圆锥形，近顶生腋生，有花10余朵；花冠深5裂，淡黄绿色；副花冠裂片5，黄色；果单生披针形，种子长圆形，顶端有白色长绒毛。花期6~7月，果期9~10月。
生境分布	生于山坡草丛、林缘、沟旁。分布于全国大部分省区。
采收加工	夏秋季采挖根茎，晒干；全草扎成小把，晒干。
性状鉴别	干燥的全草，茎呈细圆柱状，表面灰绿色，基部略带淡紫色，具细纵条纹。质稍脆，折断面纤维性。叶纸质，灰绿色，往往纵向卷折，主脉下面突出，呈淡黄色，茎下部的叶多脱落；干燥根茎短而弯曲，长0.5~3.5厘米，深黄褐色，表面具疣状突起的根痕，有时有线状环节。根细长，多数而丛生，直径约1毫米，表面深灰褐色。质脆易断，断面较平，粉质。气香，味微辛。
性味功能	味辛，性温。有祛风化湿，行气通络，解毒消肿，止痛止痒的功能。
炮　　制	根茎及根，洗净晒干；全草晒至半干，扎把阴干。
主治用法	用于风湿痹痛，胃痛胀满，牙痛，经痛，腰痛，毒蛇咬伤，跌打损伤；用量3~12g，不易久煎。外用于神经性皮炎，荨麻疹，带状疱疹等症。外用适量，鲜品捣烂或干品研粉敷患处。

现代研究
1. 化学成分　本品含牡丹酚，且含有有与肉珊瑚苷元、去酰牛皮泊苷元、茸毛牛奶藤苷元和去酰萝　苷元极为相似的物质以及醋酸、桂皮酸等。根含黄酮苷、糖类、氨基酸、牡丹酚等成分。
2. 药理作用　本品具有降压、抗菌作用和降血脂镇静镇痛作用，并能舒缓平滑肌，在临床上课增加冠状动脉血流量，改善心肌代谢，从而缓解心肌缺血症状。

应用
1. 动脉粥样硬化，高血脂：徐长卿、何首乌。水煎服。
2. 再生障碍性贫血：徐长卿、茜草、阿胶。水煎服。
3. 单纯型慢性气管炎：徐长卿。水煎服。
4. 毒蛇咬伤多种皮肤病：鲜徐长卿，捣烂敷患处。
附注：部分地区用徐长卿的全草入药。

挂金灯（锦灯笼） Physalis alkekengi L. var. frauchetii (Mast.) Makino

基　源	锦灯笼为茄科植物挂金灯的宿萼。
原植物	别名：酸浆、红姑娘、挂金灯。多年生草本，有节稍膨大，下部带紫色。茎下部叶互生或对生，广卵形或卵形，先端尖，基部圆或广楔形下延至叶柄上部，边缘波状或缺刻。单花腋生，花萼钟状；花冠白色，5裂。浆果包于宿萼囊中，球形，橙红色或朱红色；宿萼阔卵形囊状。种子多数，黄色。花期6~10月。果期7~11月。
生境分布	生于旷野，山坡，林缘等地。分布于全国大部分地区。
采收加工	秋季，宿萼由绿变红时，采摘带宿萼浆果晒干。
性状鉴别	本品宿萼膨大而薄，略呈灯笼状，多皱缩或压扁，长2.5~4.5cm，直径2~4cm；表面橘红色或淡绿色，有5条明显的纵棱，棱间具网状细脉纹，先端渐尖，微5裂，基部内凹，有细果柄。体轻，质韧，中空，或内有类球形浆果，直径约1.2cm，橘黄色或橘红色，表面皱缩，内含多数种子。种子细小，扁圆形，黄棕色。气微，宿萼味苦，果实微甜、微酸。
性味功能	味苦、酸，性寒。有清热解毒，利咽化痰的功能。
炮　制	去掉果实或连同果实一起晒干。
主治用法	用于咽喉肿痛，肺热咳嗽，感冒发热，湿热黄疸，风湿关节炎，天疱疮，湿疹等。孕妇忌服。浆果可作水果。用量4.5~9g。水煎服或蒸蛋。外用水煎洗，研末调敷或捣烂外敷。
现代研究	1. 化学成分 本品含有枸橼酸，酸浆甾醇A、B，β-谷甾醇，胆甾醇，24-甲基胆甾醇，24-乙基胆甾醇，豆甾醇，24-甲基-5，24-胆甾醇烯醇，28-异岩藻甾醇，24-亚甲基胆甾醇，24-乙基胆甾烷醇，7-胆甾烯醇，8-羊毛甾烯-3β-醇，羊毛甾醇，24-亚甲基。-8-羊毛甾烯-3β-醇，环木菠萝烷醇，环木菠萝烯醇及24-亚甲基环木菠萝烷醇等成分。 2. 药理作用 本品具有抗菌作用和抗肿瘤作用。

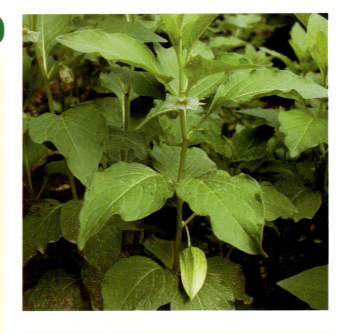

应用
1. 急性咽喉炎：锦灯笼50g，铺地锦15g，共捣烂冲蜜服。
2. 尿血：鲜锦灯笼、大蓟各50g，水煎服。
3. 咽喉肿痛：锦灯笼15g，甘草6g。水煎服。
4. 天疱疮、湿疹：酸浆适量，捣烂外敷。

泡囊草 Physochlaina physaloides (L.) G. Don

基　源	为茄科植物泡囊草的干燥根或全草。
原植物	多年生草本。根状茎肉质，粗壮，褐色。茎丛生。茎下部叶鳞片状，中、上部叶互生，卵形、阔卵形或三角状卵形，顶端急尖，基部截形或心形，全缘或微波状。伞房状聚伞花序顶生，花十余朵，有鳞片状苞片；花萼筒状钟形，密生柔毛，果时增大为卵状或球状，顶口不封闭。花冠漏斗状，5浅裂，紫色。蒴果包藏于膨大的宿存萼内，近球形，盖裂。种子多数，扁肾形，黄色。花期4~5月，果期5~7月。
生境分布	生于山坡草地、林边或山谷岩石下半阴处。分布于黑龙江、河北、内蒙古、新疆西藏等省区。
采收加工	夏末初秋地上部枯萎时挖根，晒干。
性状鉴别	根略呈长圆柱形，长10~14cm，直径2~3.5cm。根头顶端有2~3个茎基痕及点状突起，主根下部常有2~3分枝。表面棕褐色或浅棕色，有明显横向突起的皮孔。质轻，断面木部占绝大部分，可见4~5层同心环纹，且有多数放射状裂隙。气微，味微甘苦。
性味功能	味甘微苦，性热，有毒。有补虚温中、安神、定喘的功能。全草味苦，性平，有毒。有清热解毒，祛湿杀虫的功能。
炮　制	全草，阴干；秋根去泥土，切片晒干。
主治用法	用于咳嗽痰喘，虚寒泄泻，心慌不安，劳伤等症。用量3~6g。水煎服。
现代研究	1. 化学成分 本品含有新异芸香苷，槲皮素-3-(β-D-吡喃葡萄糖基-4-β-D-吡喃葡萄糖苷，芸香苷(rutin)，槲皮素-3-β-D-吡喃葡萄糖苷-(6→1)-α-L-吡喃鼠李糖苷-7-α-L-吡喃鼠李糖苷，还含有2个托品烷类生物碱：天仙子胺，山莨菪碱。 2. 药理作用 本品具有抗炎镇静作用，并可驱虫。

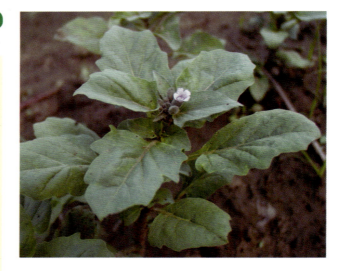

应用
1. 急性胃肠炎：泡囊草3g，青木香6g，石榴、柯子、荜茇各3g，研末，开水送服。
2. 咳嗽痰喘：泡囊草3g，甘草6g，水煎服。

龙葵 Solanum nigrum L.

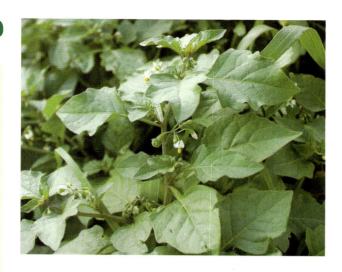

基　源	为茄科植物龙葵的干燥全草。
原植物	一年生草本。根圆锥形，木质化。叶互生，卵形或近菱形，先端短尖，基部楔形下延至叶柄，全缘或波状齿，疏生短毛。花序腋生，短蝎尾状，有花4~10朵，下垂；花萼杯状，5浅裂；花冠白色，辐状，5深裂。浆果球形，黑色，宿存宿萼。种子多数，扁圆形。花期6~10月，果期7~11月。
生境分布	生于田边、荒地、村旁、溪边、林缘等地。全国各地有分布。
采收加工	夏、秋季采收全草，洗去泥土，鲜用或晒干。
性状鉴别	圆柱形，多分枝，长30~70cm，直径2~10mm，表面黄绿色，具纵皱纹。质硬而脆，断面黄白色，中空。地皱缩或破碎，完整者呈卵形或椭圆形，长2~12cm，宽2~6cm，先端锐尖或钝，全缘或有不规则波状锯齿，暗绿色，两面光滑或疏被短柔毛；叶柄长0.3~2.2cm。花、果少见，聚伞花序蝎尾状，腋外生，花4~6朵，花萼棕褐色，花冠棕黄色。浆果球形，黑色或绿色，皱缩。种子多数，棕色。气微味淡。
性味功能	味苦，性寒。有清热解毒，利水消肿，活血的功能。
炮　制	去杂质，晾干。
主治用法	用于疮痈肿毒，皮肤湿疹，小便不利，慢性气管炎，白带过 15~50g；外用适量。
现代研究	1. 化学成分　本品含生物碱类：澳洲茄碱，澳洲茄边碱，β-

澳洲茄边碱，植物凝集素，澳洲茄胺，N-甲基澳洲茄胺，β-羟基澳洲茄胺，α-澳洲茄边碱，α-澳洲茄碱，乙酰胆碱，龙葵皂苷A、B，龙葵螺苷，胆甾醇等成分。
2. 药理作用　本品具有抗炎、降压、镇静、抗菌等作用，并对中枢神经系统产生双向调节作用，且有祛痰平喘作用；可增加免疫力。

应用
1. 痢疾：鲜龙葵100g，水煎调蜜服。
2. 疔疮肿毒：龙葵水煎服，并鲜龙葵捣烂敷患处。
3. 白带：龙葵50g，水煎服。
4. 咽喉肿痛：龙葵50g，甘草3g，水煎服。

海洲常山（臭梧桐） Clerodendrum trichotomum Thunb.

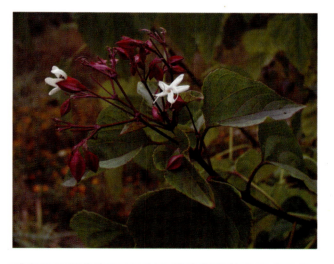

基　源	臭梧桐为马鞭草科植物海洲常山的叶。
原植物	别名：臭梧桐、八角梧桐。灌木或小乔木。叶对生，纸质，广卵形或三角状卵形，先端渐尖，基部楔形或；全缘或有波状齿。伞房状聚伞花序，常二歧分枝，疏散，末次分枝着花3朵；苞片叶状，花萼蕾时绿白色，后紫红色，基部合生，中部略膨大，有5棱脊，5深裂；花冠白色，稍带粉红色，5裂。浆果状核果近球形，包藏于增大的宿萼内，蓝紫色。花期6~8月，果期9~11月。
生境分布	生于向阳山坡灌丛中，路边或林间。分布于辽宁、河北、陕西、甘肃、山西、河南、山东及长江以南各省区。
采收加工	开花前，采叶晒干。
性味功能	味苦、微甘，性平。有祛风湿，止痛，降血压的功能。
主治用法	用于风湿痹痛，高血压，疟疾等。用量9~15g。

应用
1. 高血压：臭梧桐鲜叶9g，水煎当茶饮服。
2. 风湿性关节炎：臭梧桐500g，烯莶草400g，磨末和匀，炼蜜丸内服。
3. 内外痔：臭梧桐叶七片，瓦松七枝，皮硝9g，水煎薰洗患处。
4. 下腿溃疡：臭梧桐鲜叶捣烂拌桐油贴敷患处。
附注：根和茎亦供药用，与叶有相同的性能。

马鞭草 Verbena officinalis L.

基源 为马鞭草科植物马鞭草的地上部分。

原植物 别名：铁马鞭、马板草。多年生草本。棱及节有硬毛。茎四棱形，叶对生，卵圆形、倒卵形或长圆状披针形，基生叶边缘有粗齿，茎生叶3深裂，穗状花序细长，顶生和腋生，每花下有卵状钻形苞片1枚；花萼管状，膜质，有硬毛，裂齿5；花冠淡紫色或蓝色，5裂，裂片近二唇形。蒴果长圆形，包于萼内，成熟时裂成四个小坚果。花期6~8月。果期7~11月。

生境分布 生于林边路旁、山坡、田野、溪旁等处。分布于山西、陕西、甘肃、新疆及华东、中南、华南、西南等地区。

采收加工 7~10月间开花后采收，地上部分，晒干或鲜用。

性状鉴别 本品茎呈方柱形，多分枝，四面有纵沟，长0.5~1m；表面绿褐色，粗糙；质硬而脆，断面有髓或中空。叶对生，皱缩，多破碎，绿褐色，完整者展平后叶片3深裂，边缘有锯齿。穗状花序细长，有小花多数。无臭，味苦。

性味功能 味苦，性微寒。有凉血、破血、通经、利水消肿、清热解毒的功能。

炮制 除去残根及杂质，洗净，稍润，切段，晒干。

主治用法 用于经闭，腹部肿块，水肿腹胀，湿热黄疸，痢疾，疟疾，白喉，咽喉肿痛，痈肿、疮毒。用量4~9g。孕妇忌服。

现代研究
1. 化学成分 本品含马鞭草苷，5-羟基马鞭草苷；另含苦杏仁酶、鞣质；戟叶马鞭草苷，羽扇豆醇，β-谷甾醇，熊果酸，桃叶珊瑚苷，蒿黄素，马鞭草新苷，腺苷，β-胡萝卜素，并含少量水苏糖等成分。
2. 药理作用 本品具有抗炎止痛作用，镇咳作用和对子宫轻微的收缩作用，临床选方可用治疗疟疾、传染性肝炎治疗或流行性感冒等疾病。

应用
1. 跌打扭伤：鲜马鞭草，捣烂敷患处。或黄酒调匀敷患处。
2. 湿疹、皮炎：马鞭草，煎水外洗，并涂敷患处。
3. 闭经：马鞭草150g，红糖15g，黄酒120g，炖服。
4. 哮喘：马鞭草50g，豆腐100g。开水炖服。

金疮小草（筋骨草） Ajuga decumbens Thunb.

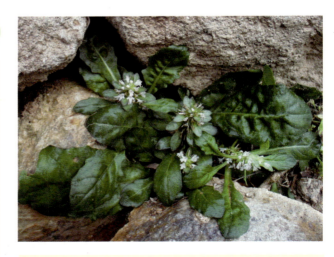

基源 筋骨草为唇形科植物金疮小草的全草。

原植物 别名：青鱼胆、苦草、白毛夏枯草。一年生草本。茎基部倾斜或匍匐，上部直立，多分枝，四棱形，略带紫色，全株密被白色柔毛。单叶对生，卵形或长椭圆形，先端圆钝或短尖，基部渐窄下延，边缘有波状粗齿，下面及叶缘常带有紫色，两面有短柔毛。腋生或在枝顶集成顶生；萼钟形5裂；花冠唇形，淡紫色或白色，花冠下唇长约为上唇的2倍。坚果灰黄色，具网状皱纹。花期春末夏初。

生境分布 生于路旁、林边、草地、村庄附近及沟边阴湿处。分布于华东、中南、华南及西南地区。

采收加工 野生品春、夏、秋三季可采集，晒干或鲜用。

性状鉴别 本品全体长10-25cm，呈灰黄色或暗绿色，密被白色柔毛。根细小，暗黄色，多分枝。茎方形，细瘦，质脆，易折断，髓部中空。叶多皱缩，破碎，完整者展开后呈匙形、长椭圆形或倒卵状披针形，长3cm~6cm，宽1.5cm~2.5cm或更长大，绿褐色，边缘有波状锯齿；叶柄具狭翅。轮伞花序腋生，小花2唇形，黄棕色。气微，味苦。

性味功能 味苦，性寒。有清热解毒、消肿止痛、凉血平肝的功能。

炮制 全草，拣净杂质，鲜用或晒干。

主治用法 用于上呼吸道感染，扁桃体炎，咽炎，支气管炎，肺炎，肺脓疡，胃肠炎，肝炎，阑尾炎，乳腺炎，急性结膜炎，高血压；外用治跌打损伤，外伤出血，痈疖疮疡，烧烫伤，毒蛇咬伤。用量15~60g；外用适量，捣烂敷患处。

现代研究
1. 化学成分 本品含新克罗烷又萜类化合物：主要是金疮小草素A、B、C、D、E、F，筋骨草素及筋骨草素A2、B2、G1、H1、F4；还含环烯醚萜类化合物：白毛夏枯草苷A、B、C、D，雷补妥苷，8-乙酰基哈帕苷；又含甾类化合物：杯苋甾酮蜕皮甾酮，筋骨草甾酮B、C，筋骨草内酯；黄酮类化合物：木犀草素；并含筋骨草多糖等成分。
2. 药理作用 本品具有镇咳、祛痰、平喘作用，抑菌作用和增强机体抵抗力的作用，并有缓慢而持久的降压作用和中枢安定作用。

应用
同筋骨草。

齿苞筋骨草 AjugalupulinaMaxim.

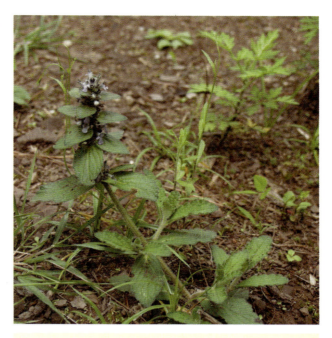

基　源	为唇形科植物齿苞筋骨草的全草。
原植物	多年生直立草本。全株密被白色柔毛。叶片披针状矩圆形，两面少被疏柔毛；叶柄短，具狭翅。轮伞花序6至多数，密集成假穗状花序；花苞片大，白色、白黄色或绿紫色；萼钟形，5齿；花冠白色、白绿色或白黄色，具紫斑，筒狭漏斗状，花冠檐部二唇形，上唇小，2裂，下唇伸延；雄蕊4；花盘环状，前方具1指状腺体。小坚果倒状三棱形，具网状皱纹。花期春末夏初。
生境分布	生于河滩砂地、高山草地或陡坡石缝中。分布于河北、山西、甘肃、青海、四川、西藏等省区。
采收加工	夏秋季植物生长茂盛时采割全草，晒干。
性状鉴别	本品株高25cm以上，被白色长柔毛。叶片纸质，卵状长圆形至菱状卵形。花序由多数花轮生组成穗状轮伞花，顶生；苞片大，黄白色或紫绿色至红紫色，边缘具齿；花萼钟状或略呈漏斗状，具5齿，齿狭三角形，具缘毛；花冠通常为紫蓝色或蓝色，具紫色斑纹；花丝和子房被长柔毛。
性味功能	味苦，性寒。有清热消炎，活血消肿的功能。
炮　制	拣净杂质，鲜用或晒干。
主治用法	用于外感风热，痨伤咳嗽，吐血气痛，跌损瘀凝，面神经麻痹，梅毒炭疽。用量6g。

现代研究
1. 化学成分　本品主要含有下列5个成分：6-去乙酰筋骨草素、香草酸、木犀草素、8-乙酰爪钩草苷和木犀草素-7-O-葡萄糖苷。
2. 药理作用　本品具有解热作用和抗炎作用，临床上组方可用治急性热病、流行性脑炎。

应用
1. 外感风热：齿苞筋骨草9g。水煎服。
2. 跌打损伤，瘀血肿痛：草齿苞筋骨草30g，捣烂敷伤处。
3. 梅毒炭疽：鲜齿苞筋骨草10g，水煎洗患处。或干品，研末撒敷患处。

光风轮菜 ClinopodiumconfineKuntze

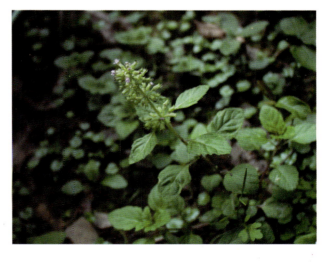

基　源	为唇形科植物光风轮菜的干燥全草。
原植物	别名：节节花、剪刀草、野仙草。一年或两年生草本。茎四棱形，光滑或有微柔毛。叶对生，菱形至卵形，先端尖或钝，基部楔形，边缘有疏圆锯齿，无毛。花多数集成轮伞花序，对生于叶腋或顶生于枝端，具苞叶；花萼管状，紫色，5齿裂，边缘有羽状缘毛，上3齿果时不向上反折；花冠紫红色下部管状，上唇短，下唇稍长。小坚果倒卵形，淡黄色，光滑。花期5~6月。果期6~8月。
生境分布	生于村旁、园地、田边、路边草丛。分布于山东、江苏、浙江、江西、湖南等地区。
采收加工	春夏采收全草，鲜用或晒干。
性状鉴别	本品干燥全草，茎枝柔细，直径不过1毫米；表面紫棕色，有纵棱；拆断面黄棕色。叶皱缩卷曲，黄棕色或淡绿色；质脆易落。上部花穗仅留黄绿色的花萼，花冠多已脱落，有时残存黄白色的小坚果。气微，味微苦。
性味功能	味苦、辛，性凉。有清热解毒，凉血止血的功能。
炮　制	洗净，鲜用或晒干。
主治用法	用于痈疖，乳腺炎，疮疡肿毒，刀伤，蛇、犬咬伤，荨麻疹，过敏性皮炎。用量9~15g；外用适量研末敷患处。

现代研究
1. 化学成分　本品含有挥发油、含橙皮苷和香蜂草苷等成分。
2. 药理作用　本品具有止血作用和抗炎作用。

应用
同风轮菜。

灯笼草（断血流） Clinopodium polycephalum C.Y.Wu et Hsuan

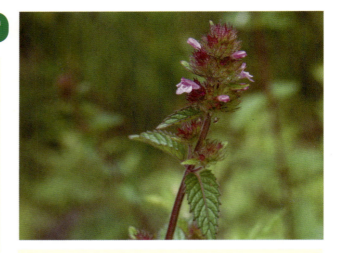

基源	断血流为唇形科植物灯笼草的地上部分。
原植物	别名：瘦风轮、荫风轮、山藿香。多年生草本。茎四棱形，基部匍匐，外被粗糙硬毛。伞花序总梗多分枝，花密集成圆球形。苞叶叶状，向上渐小成苞片状，苞片线形，被柔毛，边缘具缘毛；花萼管状，花冠紫红色或淡红色，二唇形。小坚果4，光滑。花期7~9月，果期8~10月。
生境分布	生于山地、路旁及田边。分布于河北、河南、陕西、甘肃、西藏及长江以南地区。
采收加工	7~8月开花期采收地上部分，阴干，或切段后阴干。
性状鉴别	全草长25~60cm。茎略呈扁方柱形，具棱，表面灰黄白色或灰青色，密被白色茸毛。叶皱缩卷曲，展平后呈卵圆形，长2~5cm，宽2~3cm，先端尖，基部楔形或微心形，近全缘或有不规则疏粗齿，暗绿色或黄绿色，两面被白色茸毛；齿长叶柄。叶依处具膨大似灯笼状的花萼，有的已压扁，长约2.5cm，宽约2cm，淡黄绿色，薄纸质，半透明，被有柔毛，内有暗黄绿色奖学金果，近圆形，直径约1cm。气微，味甘。
性味功能	味涩、微苦，性凉。有清热解毒，凉血止血的功能。
炮制	洗净，鲜用或晒干。
主治用法	用于妇科出血及其他出血症，肠炎，菌痢，疮疡肿毒，蛇犬咬伤。用量9~15g。

现代研究

1. 化学成分 本品含有酸浆双古豆碱，古豆碱，托品碱，3β-乙酰氧基莨菪烷，N-甲基吡咯烷基古豆碱A，N-甲基吡咯烷基古豆碱A，N-甲基吡咯烷基古豆碱B，3α-巴豆酸氧基莨菪烷，红古豆碱，灯笼草碱，3β-巴豆酰氧基莨菪烷，灯笼草内酯，还含多种黄酮苷：山柰酚-3-芸酚-3-香叶糖苷，山柰酚-3-刺槐二糖苷，山柰酚-3-芸香糖苷-7-葡萄糖苷，根中含右旋灯笼草碱，消旋灯笼草碱，右旋N，N-二甲甘灯笼草碱盐，睡茄灯笼草素。又含挥发性成分：2-甲基丁酸甲酯，5-辛酸内酯，β-紫罗兰酮，枸橼酸，和少量有机脂肪酸、苯甲酸等成分。
2. 药理作用 本品具有抗癌及抗微生物作用，临床选方可治疗慢性气管炎、天疱疮、湿疮等疾病。

应用

1. 内外科出血、妇产科、五官科及泌尿科出血：断血流30g，煎服，每日1剂，每日2~3次。
2. 感冒：断血流15g，柴胡9g，煨水服。
3. 腹痛：断血流50g。水煎服。

蓝萼香茶菜 Isodon japonica Hara var. glaucocalyx H.W.Li (Rabdosia japonica Hara var. glaucocalyx Hara)

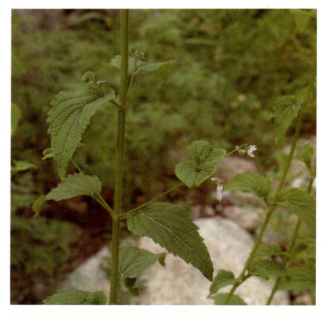

基源	为唇形科植物蓝萼香茶菜的干燥全草。
原植物	别名：香茶菜、山苏子、回菜花。多年生草本。叶对生，卵形或宽卵形，先端长尖，基部楔形，下延成柄边，边缘具粗齿。聚伞圆锥花序，花梗被白色细毛，花萼筒状钟形，5齿裂，灰蓝色，果时增大；花冠白色，二唇形，上唇向上弯，4齿状，内有深紫点，下唇舟形，稍向下伸。4小坚果，椭圆形，稍扁。花期秋季。
生境分布	生于山坡、灌木丛、林边。分布于东北、华北及宁夏、山东、江苏、安徽、河南等省区。
采收加工	夏、秋采割，晒干。
性状鉴别	本品根茎木质，粗大，有细长的侧根，茎四棱形，具4槽及细条纹，多分枝，叶对生，卵形或阔卵形，疏被短柔毛及腺点，边缘具锯齿，较钝，圆锥花序在茎及枝上顶生，由具3~7花的聚伞花序组成，花梗、总梗及序轴均被微柔毛及腺点；花萼钟形蓝色，外面密被贴生的微柔毛，花冠淡紫色、紫蓝色至蓝色，成熟小坚果卵状三棱形，黄褐色，顶端具疣状突起。
性味功能	味苦、甘，性凉。有清热解毒，活血化瘀的功能。
炮制	去杂质，晒干切段。
主治用法	用于感冒，咽喉肿痛，扁桃体炎，胃炎，肝炎，乳腺炎，闭经，跌打损伤，关节痛，蛇虫蛟伤。用量6~15g。

现代研究

1. 化学成分 本品主要含有蓝萼甲素、蓝萼乙素、蓝萼丙素、蓝萼丁素、蓝萼戊素、木栓酮、乙酰熊果酸、齐墩果酸、熊果酸、2α-羟基熊果酸、2α，3α-羟基果酸、ent-7β，14α，15β-三羟基-16-贝壳杉烯-3-酮、山香三萜二烯酸、阿江榄仁酸、毛花猕猴桃酸B等萜类化合物及槲皮素、芦丁、β-谷甾醇、胡萝b苷、果糖等黄酮和其他类化合物。
2. 药理作用 本品具有保护心肌、抗血小板凝聚、健胃、清热解毒、活血、抗菌消炎和抗癌作用。

应用

1. 蛇虫蛟伤：鲜蓝萼香茶菜适量，捣烂外敷患处。
2. 咽喉肿痛，扁桃体炎：蓝萼香茶菜9g。水煎服。
3. 食欲不振，消化不良：蓝萼香茶菜15g。水煎服。

碎米亚（冬凌草） Isodon rubescens Hara (Rabdosia rubescens Hara)

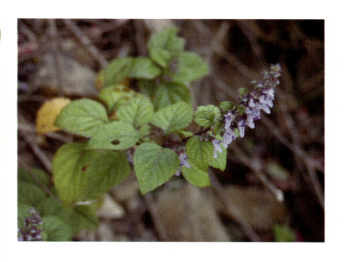

基　源原植物	冬凌草为唇形科植物碎米亚的干燥地上部分。小灌木，高30~100cm。茎直立，四棱形，密生绒毛。叶对生，菱形，长先端短尖，基部下延成假翅，边缘有粗齿，上面有柔毛及腺点。聚伞花序3~7花，在枝顶组成窄圆锥花序；花萼钟形，紫红色；花冠淡蓝色或淡紫红色，二唇形，花冠基部上方呈浅囊状；雄蕊4，2强；花柱2浅裂。小坚果倒卵状三棱形，褐色，无毛。花期8~10月。果期9~11月。
生境分布	生于山坡、谷地、灌丛、林地等处。分布于河南、河北、山西、甘肃及南方大部分省区。
采收加工	夏、秋采割地上部分，除去杂质泥土，晒干。
性味功能	味苦、甘，性微寒。有清热解毒，活血止痛的功能。
主治用法	用于咽喉肿痛，扁桃体炎，感冒头痛，气管炎，慢性肝炎，关节风湿痛，毒蛇咬伤。用量30~60g，水煎服。

应用
1. 肾炎：冬凌草、地胆草各30g，大蓟15g。水煎服。
2. 尿道炎：冬凌草、蒲公英各30g，车前草、紫花地丁各15g。水煎服。
3. 咽喉肿痛，扁桃体炎：冬凌草30g。水煎服。
4. 急性病毒性肝炎：冬凌草、地耳草各30g，白马骨15g。水煎服。

荔枝草 Salvia plebeia R. Br.

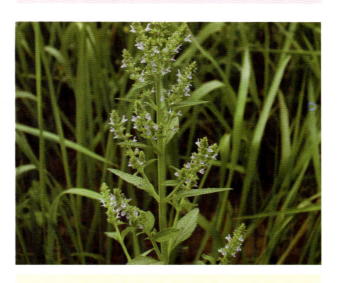

基　源原植物	为唇形科植物荔枝草的干燥地上部分。二年生草本，被短柔毛。茎方形。叶对生，长椭圆形或披针形，边缘有圆锯齿，皱折，下面有金黄色腺点。2~6花轮伞花序，聚成顶生及腋生假总状或圆锥状花序；花萼钟状；花冠唇形，淡紫色或蓝紫色。小坚果倒卵圆形，有腺点。花期5~6月。果期6~7月。
生境分布	生于山坡荒地或湿地。分布于全国大部分省区。
采收加工	6~7月，割取地上部分，扎成小把，晒干。
性状鉴别	全草长15~80cm，多分枝。茎方柱形，直径2~8mm，表面灰绿色至棕褐色，被短柔毛，断面类白色，中空。叶对生，常脱落或破碎，完整叶多皱缩或卷曲，展开后呈长椭圆形或披针形，长1.5~6cm，边缘有圆锯齿或钝齿，背面有金黄色腺点，两面均被短毛；叶柄长0.4~1.5cm，密被短柔毛。轮伞花序顶生或腋生，花序具花2~6，含集成多轮的假的总状或穗状花序；花冠的顶生或腋生，花序具花2~6，集成多轮的假总状或穗状花序；花冠多脱落；宿存花萼钟状，长约3mm，灰绿色或灰棕色，前面有金黄色腺点及短柔毛，内藏棕褐色倒卵圆形的上坚果。
性味功能	味苦、辛，性凉。有清热解毒，凉血止血，利尿消肿的功能。
炮　制	除去泥土，扎成小把，晒干或鲜用。
主治用法	用于咽喉肿痛，扁桃腺炎，肺结核咯血，支气管炎，血小板减少性紫癜等。外用于乳腺炎，痔疮肿痛，跌打损伤，毒蛇咬伤。用量9~30g，鲜品15~60g。

现代研究
1. 化学成分　本品全草含高车前苷，粗毛豚草素，楔叶泽兰素即是尼泊尔黄酮素，楔叶泽兰素即是尼泊尔黄酮素，楔叶兰素-7-葡萄糖苷即是尼泊尔黄酮苷，4-羟基苯基乳酸，咖啡酸、原儿茶酸等成分。
2. 药理作用　本品具有平喘作用和抑菌作用，并可组方具有镇咳作用。

应用
1. 阴道炎、宫颈炎：荔枝草50g，洗净切碎，煮沸过滤，冲洗阴道。
2. 慢性气管炎：鲜荔枝草。水煎服。
3. 咳血、吐血、尿血：荔枝草30g，瘦猪肉，炖汤服。
4. 跌打损伤：鲜荔枝草50g，捣烂取汁，以甜酒冲服，其渣杵烂，敷伤处。

半枝莲　Scutellariabarbata D.Don

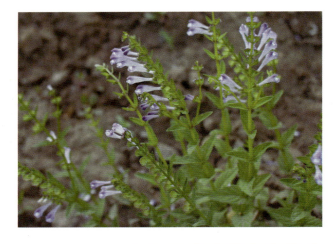

基　源	为唇形科植物半枝莲的全草。
原植物	别名：并头草、牙刷草、对叶草。多年生直立草本，高可达50cm。茎四棱形，分枝多，下部略呈紫色，无毛。叶交互对生，有短柄，叶片三角状长卵形至披针形，顶端略钝，边缘具疏钝齿，基部截形。花顶生于茎及分枝的上部，集成偏一侧的总状花序；花冠蓝紫色。花期5~10月，果期6~11月。
生境分布	生于田边、溪边、路旁、疏林潮湿地。分布于河北、山西、陕西、甘肃、新疆及华东、中南、西南等地区。
采收加工	夏、秋二季茎叶茂盛时割取全草，洗净，晒干或鲜用。
性状鉴别	本品长15-35cm，无毛或花轴上疏被毛。根纤细。茎丛生，较细，方柱形；表面暗紫色或棕绿色。叶对生，有短柄；叶片多皱缩，展平后呈三角状卵形或披针形，长1.5-3cm，宽0.5-1cm；先端钝，基部宽楔形，全缘或有少数不明显的钝齿；上表面暗绿色，下表面灰绿色。花单生于茎枝上部叶腋，花萼裂片钝或较圆；花冠二唇形，棕黄色或浅蓝紫色，长约1.2cm，被毛。果实扁球形，浅棕色。气微，味微苦。
性味功能	味辛、微苦，性平。有清热解毒，散瘀止血，消肿止痛，利尿消肿的功能。
炮　制	全株，拣除杂草，捆成小把，切段，晒干或阴干。
主治用法	用于吐血，衄血，血淋，赤痢，肺痈，肠痈，黄疸，咽喉肿痛，疔疮肿毒，跌打损伤，毒蛇咬伤，水肿，黄疸。用量15~30g；鲜品30~60g；外用适量。

现代研究

1. 化学成分　本品含红花素、异红花素、高山黄芩素、高山黄钤苷、β-谷甾醇、硬脂酸、生物碱多糖等成分，还含有汉黄芩素、半枝莲素、半枝莲种素、柚皮素、芹菜素、粗毛豚草素、圣草素、木犀草素、4-羟基汉黄芩素、原儿茶酸、能果酸、植物甾醇、植物甾醇β-D-葡萄糖苷等。
2. 药理作用　本品具有抑菌作用、解痉祛痰作用、抑瘤作用和免疫调节作用，并有抑制ATP生成和抗血小板凝聚作用。

应用

1. 急性乳腺炎：鲜半枝莲适量。捣烂敷患处。
2. 毒蛇咬伤：半枝莲、乌蔹莓各等量。捣烂绞汁，涂于伤口周围或敷伤口。
3. 痢疾：半枝莲30g，马齿苋、凤尾草各15g。水煎服。
4. 黄疸肝炎：半枝莲、地耳草各30g，车前草15g。水煎服。

连翘　Forsythiasuspense(Thunb.)Vahl

基　源	为木犀科植物连翘的果实。
原植物	别名：空壳，黄花条，青翘，老翘。落叶灌木。小枝节间中空，有髓。1~3三出复叶，卵形，有锐锯齿。花先叶开放，1~6花簇生叶腋。花萼基部合生成管状，4深裂；花冠金黄色，4裂。蒴果狭卵形，木质，生瘤点，顶端2裂。花期3~5月。果期7~8月。
生境分布	生于山坡灌丛、山谷疏林或草丛。多栽培。分布于全国大部分省区。
采收加工	不同成熟期采收果实，晒干。
性状鉴别	本品果实长卵形至卵形，稍扁，长1-2.5cm，直径0.5-1.3cm。"老翘"多自先端开裂，略向外反曲或裂成两瓣，基部有果柄或其断痕，果瓣外表面黄棕色，有不规则的纵皱纹及多数凸起的淡黄色瘤点，基部瘤点较少，中央有1条纵凹沟；内表面淡黄棕色，平滑，略带光泽，中央有一条纵隔，种子多已脱落，果皮硬脆，断面平坦。"清翘"多不开裂，表面绿褐色，瘤点较少，基部多具果柄，内有种子多数，披针形，微弯曲，长约0.7cm，宽约0.2cm，表面棕色，一侧有窄翅。气微香，味苦。
性味功能	味苦，性微寒。有清热解毒，散结消肿的功能。
炮　制	拣净杂质，搓开，除去果梗。
主治用法	用于风热感冒，温病初起，咽喉肿痛，斑疹，丹毒，痈结肿毒，淋巴结结核，高烧烦渴，神昏发斑，瘰疬，尿路感染等症。用量6~15g。

现代研究

1. 化学成分　本品含有木脂体类化合物：连翘苷、连翘苷元、右旋松脂酚、右旋松脂醇葡萄糖苷；黄酮类化合物：芸香苷；苯乙烯类衍生物：连翘脂苷A、C、D、E，连翘梾木苷，毛柳苷；乙基环己醇类衍生物：梾木苷，连翘环己醇，异连翘环己醇等，尚含三萜类化合物：桦木酸、熊果酸、齐墩果酸等成分。
2. 药理作用　本品具有抗细菌、抗真菌、抗病毒作用，强心及升压和抑制毛细血管通透性作用，并具有抑制弹性蛋白酶活力作用和抗辐射损伤作用。

应用

1. 急性肾炎：连翘18g。水煎服。
2. 血小板减少性出血性紫癜，过敏性紫癜：连翘18g。水煎服。
3. 视网膜出血：连翘18g，水煎服。
4. 咽喉肿痛：连翘、玄参、板蓝根、生地黄各9g。水煎服。

穿心莲　Andrographis paniculata (Burm.f.) Nees

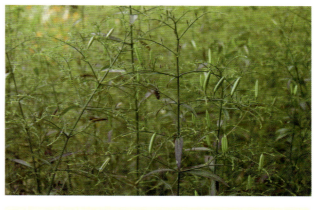

基　源	为爵床科植物穿心莲的地上部分。
原植物	多年生草本，全株味极苦。茎四棱形，节稍膨大。单叶对生，纸质，披针形至狭披针形，先端渐尖，基部楔形而下延，全缘或浅波状。圆锥形总状花序顶生或腋生；花萼裂片披针形；花冠二唇形，白色，上唇2齿裂，下唇3深裂，中裂片中央有2块紫黑色斑纹。蒴果长椭圆形，熟后2裂。种子黄色或深褐色。花期8~9月。果期9~10月。
生境分布	生于平原或丘陵地区。江西、福建、湖南、广东、广西、四川有栽培。
采收加工	夏秋季茎叶茂盛时采集地上部分，除去杂质，晒干。
性状鉴别	本品茎呈方柱形，多分枝，长50-70cm，节稍膨大；质脆，易折断。单叶对生，叶柄短或近无柄；叶片皱缩，易碎，完整者展平后呈披针形或卵状披针形，长3-12cm，宽2-5cm，先端渐尖，基部楔形下延，全缘或波状；上表面绿以，下表面灰绿色，两面光滑。气微，味极苦。
性味功能	味苦，性寒。有清热解毒，凉血消肿，消炎的功能。
炮　制	除去杂质，洗净，切段，干燥。
主治用法	用于感冒发热，扁桃体炎，咽喉炎，支气管炎，肠炎，化脓性中耳炎，尿路感染，痈肿疮疡；外伤感染，烫伤，毒蛇咬伤。用量3~9g，水煎服。外用适量。
现代研究	

1. 化学成分　本品含二萜类：穿心莲内酯，14-去氧穿心莲内酯，新穿心莲内酯，14-去氧穿心莲内酯苷，14-去氧-12-甲氧基穿心莲内酯，穿心莲潘林内酯；黄酮类：木蝴蝶素A，汉黄芩素，穿心莲黄酮，5,2-二羟基-7,8-二甲氧基黄酮，3-O-甲基魏岩穿心莲黄素即5-羟基-7,8,2,3-四甲基黄酮，芹菜素-4,7-二甲醚，5-羟基-7,8-二甲氧基黄烷酮，5-羟基-3,7,8,2-四甲氧基黄酮，5-羟基-7,8-二甲氧基黄酮，穿心莲黄酮苷A、B、C、D、E及、F，还含α-谷甾醇；多酚类：咖啡酸，绿原酸及二咖啡酰硅宁酸混合物等成分。

2. 药理作用　本品具有解热作用、抗炎作用、抗蛇毒及毒蕈碱样作用、抗肿瘤作用、保肝利胆作用和中止妊娠作用，对心肌损伤和实验性心肌梗塞缺血性损伤也有一定的保护作用，并可以增强对免疫功能。

应用

1. 支气管炎、肺炎：穿心莲、十大功劳各15g，陈皮6g。水煎服。
2. 化脓性中耳炎：穿心莲5g，研粉，酒浸后，加甘油制成滴剂，滴耳。
3. 急性扁桃体炎：穿心莲9g水煎，加冰糖服。

板蓝（板蓝根，大青叶）　Baphicacanthus cusia Bremek. (Strobilanthes cusia Kuntze)

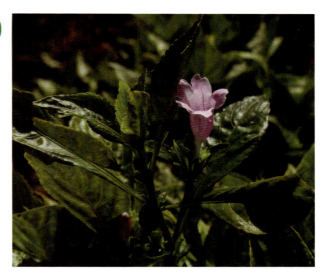

基　源	板蓝根为爵床科植物板蓝的根茎及根；大青叶为其干燥叶。
原植物	别名：马蓝。多年生草本。叶对生，卵状长圆形，先端渐尖，基部稍狭，边缘有粗齿，幼叶脉上有柔毛。穗状花序；花萼5裂；花冠筒状漏斗形，淡紫色，近中部弯曲，先端5裂，蒴果棒状，稍有4棱。种子4扁平，卵形，褐色。花期9~11月。果期11~12月。
生境分布	生于林下阴湿地。分布于浙江、江苏、福建、广东、广西、湖南、湖北、云南、四川等省区。
采收加工	初冬挖根茎和根，晒干。秋节采叶，晒干。
性状鉴别	本品呈圆柱形，稍扭曲，长10-20cm，直径0.5-1cm。表面淡灰黄色或淡棕黄色，有纵皱及横生皮孔，并有支根或支根痕；根头略膨大，可见轮状排列的暗绿色或暗棕色叶柄残基、叶柄痕及密集的疣状突起。体实，质略软，折断面略平坦，皮部黄白色，约占半经的1/2-3/4，木部黄色。气微，味微甜后苦涩。
性味功能	味苦，性寒。有清热凉血，解热毒的功能。
炮　制	除去杂质、芦头，抢水洗净，润软，切成厚2--3毫米顶头片，干燥。
主治用法	用于流行性乙型脑炎，流行性感冒，流行性腮腺炎，咽喉肿痛，肺炎，急性传染性肝炎，温病发热，发斑，丹毒，蛇咬伤等症。用量9~30g，煎服。
现代研究	

1. 化学成分　本品含有靛蓝，靛玉红，蒽醌类、β-谷甾醇，γ-谷甾醇以及多种氨基酸：精氨酸，谷氨酸，酪氨酸，脯氨酸，缬氨酸，γ-氨基丁酸。还含黑芥子苷，靛苷，β-色胺酮，腺苷，棕榈酸，蔗糖和含有12%氨基酸的蛋白多糖等物质。

2. 药理作用　本品具有抗菌抗病毒作用、抗钩端螺旋体作用、抗肿瘤作用和解毒作用，并能提高免疫功能，对白血病也有一定的治疗作用。

应用

1. 乙型脑炎：板蓝根、生地、生石膏各30g，大青叶、银花、连翘、玄参各15g，黄芩12g。水煎服。
2. 急性传染性肝炎：板蓝根、茵陈各50g，栀子9g，水煎服。

二　清热药

狗肝菜 Dicliptenachinensis(L.)Nees

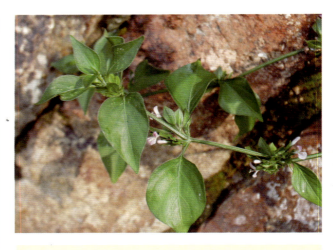

基　源	为爵床科植物狗肝菜的干燥全草。
原植物	别名：野青仔。一年生或二年生草本。茎四棱，节膨大。叶对生，纸质或近草质，卵形或阔卵形，顶端短渐尖，基部阔楔形，全缘或浅波状，有短缘毛。聚伞花序腋生，叶状苞片2；每个小花序内，有能育花和不育花各一；花萼5裂；花冠二唇形，粉红色，被柔毛，有紫色斑点；雄蕊2，着生在花冠筒上。蒴果卵形，开裂时胎座由蒴果底弹起。种子每室2，有小疣点。秋冬开花。
生境分布	生于路边、园中及水沟边。分布于江西、福建、台湾、广东、广西、云南等省区。
采收加工	夏秋二季采收全株，洗净，晒干或鲜用。
性状鉴别	本品长80cm。根须状，淡黄色。茎多分枝，折曲状，具棱，节膨大呈膝状，下面节处常匍匐具根。叶对生，暗绿色或灰绿色，多皱缩，完整叶片卵形或卵状披针形，纸质，长2~7cm，宽1~4cm，先端急尖或渐尖，基部楔形，下延，全缘，两面无毛或稍被毛，以上表面叶脉处较多；叶柄长，上面有短柔毛。有的带花，由数个头状花序组成的聚伞花序生于叶腋，叶状苞片一大一小，倒卵状椭圆形；花二唇形。蒴果卵形，开裂者胎座升起。种子有小疣点。气微，味淡微甘。
性味功能	味微苦，性微寒。有清热解毒、凉血、生津、利尿的功能。
炮　制	洗净，鲜用或晒干。
主治用法	用于感冒发热，热病斑疹，暑热烦渴，眼结膜炎，咽喉肿痛，疔疮，便血，尿血，小便不利。用量煎汤内服15~30g；外用鲜品适量捣敷。

现代研究
1. 化学成分　本品含有正三十六烷醇（Ⅰ）、硬脂酸（Ⅱ）、羽扇烯酮（Ⅲ）、羽扇豆醇（Ⅳ）、谷甾烷-4-烯-3-酮（Ⅴ）、豆甾烷-5-烯-7-酮-3β-棕榈酸酯（Ⅵ）、β-谷甾醇（Ⅶ）、齐墩果酸（Ⅷ）、3β,6β-豆甾烷-4-烯-3,6-二醇（Ⅸ）、6β-羟基-豆甾烷-4-烯-3-酮（Ⅹ）、3β-羟基-豆甾烷-5-烯-7-酮（Ⅺ）、去氢催叶萝芙叶醇（Ⅻ）和催叶萝芙叶醇（ⅩⅢ）等成分。
2. 药理作用　本品具有抗炎作用，临床组方用治急性肝炎、流行性乙型脑炎、斑疹发热、眼结膜炎、便血赤痢等疾病。

应用
1. 痢疾：狗肝菜30g，地锦草、爵床各15g，水煎服。
2. 肺炎：狗肝菜、蛇莓各30g，三叉苦24g，水煎服。
3. 口腔炎：狗肝菜、一点红各30g，水煎服。

爵床 Rostellulariaprocumbens(L.)Nees

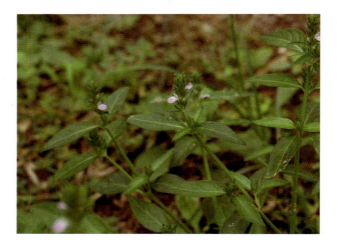

基　源	为爵床科植物爵床的干燥全草。
原植物	一年生细弱匍伏草本，被疏毛。茎簇生，节上生根，节稍膨大。叶对生，卵形或长圆形，全缘，先端尖或钝，基部楔形。穗状花序顶生或腋生，花小而稠密；苞片有睫毛；花萼裂片4，有膜质边缘和睫毛；花冠淡红色，二唇形；雄蕊2；子房卵形，有毛。蒴果棒状，被白色短柔毛。种子4，黑褐色，卵圆形稍扁，有瘤状皱纹。花期6~9月，果期9~11月。
生境分布	生于山林草地、旷野路旁和沟谷等阴湿处。分布于山东、浙江、江苏、江西、福建、安徽等省区。
采收加工	6~9月采收全草，晒干。
性状鉴别	本品全草长10-60cm，根细而弯曲。茎具纵棱，直径2-4mm，基部节上常有不定根；表面黄绿色；被毛，节膨大成膝状；质脆，易折断，断面可见白色的髓。叶对生，具柄；叶片多皱缩，展平后呈卵形或狼状披针形，两面及叶缘有毛。穗状花序顶生或腋生、苞片及宿存花萼均被粗毛；偶见花冠，淡红色。蒴果棒状，长约6mm。种子4颗，黑褐色，扁三角形。气微，味淡。
性味功能	味淡微苦，性凉。有清热解毒、利湿消滞、活血止血、利尿、抗疟的功能。
炮　制	采得后，除去泥土、杂质等，鲜用；或晒干用。
主治用法	用于感冒发热，疟疾，咽喉肿痛，小儿疳积，痢疾，肠炎，肝炎，肾炎水肿，筋骨疼痛，痈肿疮疖等症。用量10~15g；外用适量。

现代研究
1. 化学成分　本品含爵床脂定A，山荷叶素，爵床脂定E，新爵床脂纱A、B、C、D等成分。
2. 药理作用　本品具有较强的抑菌作用，临床用治发热感冒、小儿肾炎等疾病。

应用
1. 小儿肾炎：爵床45g，水煎服。
2. 结核性肛瘘：爵床、三叶五加各50g，水煎服。
3. 急性病毒性肝炎：爵床、积雪草、车前草各30g，水煎服。
4. 疟疾：爵床50g，水煎，于发作前三小时服下。

半边莲 Lobelia chinensis Lour.

基　　源	为桔梗科植物半边莲的全草。
原植物	别名：长虫草、细米草、小急解锁。多年生矮小匍匐草本，有乳汁。叶互生，狭小，披针形或线状披针形。小花腋生，花萼5裂，花冠筒状，淡红色或淡红紫色，5裂片向一边开裂，中央3裂片较浅，两侧裂片深裂达基部。蒴果熟时三瓣开裂，有宿萼。花期5~8月。果期8~10月。
生境分布	生于水田边、沟边、湿草地。分布于中南及安徽、江苏、浙江、江西、福建、台湾、贵州、四川等地区。
采收加工	夏季采收，带根拔起，洗净，晒干或鲜用。
性状鉴别	本品常缠结成团。根茎直径1~2mm，表面淡棕黄色，平滑或有细纵纹。根细小，黄色，侧生纤细须根。茎细长，有分枝，灰绿色，节明显，有的可见附生的细根。叶互生，无柄，叶片多皱缩，绿褐色，展平后叶片呈狭披针形，长1~2.5cm，宽0.2~0.5cm，边缘具疏而浅的齿。花梗细长，花小，单生于叶腋，花冠基部筒状，上部5裂，偏向一边，浅紫红色，花冠筒内有白色茸毛。气微特异，味微甘而辛。
性味功能	味辛、甘，性微寒。有清热解毒，利尿消肿的功能。
炮　　制	除去杂质，洗净，切段，晒干。
主治用法	用于晚期血吸虫病腹水，肝硬化水肿，毒蛇咬伤，肾炎水肿等。用量9~15g，水煎服。外用适量，研末调敷或鲜品捣敷。孕妇或患严重胃肠病者慎用。

现代研究
1. 化学成分　本品含生物碱，主要为L-山梗菜碱，山梗菜酮，山梗菜醇碱，异山梗菜酮碱，即去甲山梗菜酮碱，黄酮苷，皂苷，多糖；又另含菊糖，对-羟基苯甲酸，延胡索酸和琥珀酸和半边莲果聚糖等成分。
2. 药理作用　本品具有利尿、呼吸兴奋、利胆、抗蛇毒、轻泻、抑菌、凝血、抗癌作用，并有镇痛、镇静和降低体温的作用，尚有扩张支气管作用，即有显着的呼吸兴奋作用。

应用
1. 肝硬化腹水：半边莲30g，车前草、白马骨、大蓟根各15g。水煎服。
2. 水肿：半边莲30g。水煎服。
3. 眼镜蛇、青竹蛇、蝮蛇咬伤：半边莲120g，捣烂绞汁，热酒送服。或干品30g，水煎服。外用则以半边莲加盐捣烂成泥状，围敷伤口部。
4. 晚期血吸虫病腹水：半边莲30g~60g。水煎服。

白花蛇舌草 Hedyotis diffusa Willd.

基　　源	为茜草科植物白花蛇舌草的全草。
原植物	一年生草本，全株无毛。根圆柱形，白色。茎有时匍匐状，节间长。叶对生，革质，条形至条状披针形，先端渐尖，基部渐窄，全缘。花单生或对生于叶腋，花萼筒状，4裂，白色。蒴果扁球形，灰褐色，室背开裂。种子淡棕黄色，细小，有3棱角。花期7~9月。果期8~10月。
生境分布	生于旷野、潮湿的田边、沟边草丛中。分布于安徽、浙江、江苏、福建、广东、广西、云南等省区。
采收加工	夏秋二季采收，洗净，鲜用或晒干。
性状鉴别	本品干燥全草，扭缠成团状，灰绿色至灰棕色。有主根一条，粗约2~4毫米，须根纤细，淡灰棕色；茎细而卷曲，质脆易折断，中央有白色髓部。叶多破碎，极皱缩，易脱落；有托叶，长1~2毫米。花腋生。气微，味淡。
性味功能	味苦、甘，性寒。有清热解毒，利尿消肿，活血止痛的功能。
炮　　制	去杂质，洗净，晒干或鲜用。
主治用法	用于肺热咳嗽，扁桃体炎，咽喉炎，阑尾炎，痢疾，黄疸，盆腔炎，痈肿疔疮，泌尿系统感染，支气管炎，跌打损伤，毒蛇咬伤。用量15~60g。

现代研究
1. 化学成分　本品全草含车叶草苷，车叶草苷酸，去乙酰基车叶草苷酸，都桷子苷酸，鸡屎藤次苷，鸡屎藤次苷甲酯，6-O-对-羟基桂皮酰鸡屎藤次苷甲酯，6-O-对-甲氧基桂皮酰鸡屎藤次苷甲酯），6-O-阿魏酰鸡屎藤次苷甲酯，2-甲基-3-羟基蒽醌，2-甲基-3-甲氧基蒽醌，2-甲基-3-羟基-4-甲氧基蒽醌等，以及熊果酸，β-谷甾醇，三十一烷，豆甾醇，齐墩果酸，β-谷甾醇-β-葡萄糖苷，对-香豆酸等成分。
2. 药理作用　本品具有抗肿瘤作用抗菌、消炎作用。

应用
1. 急性阑尾炎：白花蛇舌草60g。水煎服。
2. 急性肾炎，小便有蛋白：白花蛇舌草、车前草各15g，白茅根30g，山栀子9g，苏叶6g。水煎服。
3. 盆腔炎：白花蛇舌草45g，海入地金牛9g，穿破石15g。水煎服。
4. 蛇咬伤：白花蛇舌草（鲜品）30g，白酒250g，煎服。

华南忍冬（金银花） Loniceraconfusa (Sweet)DC

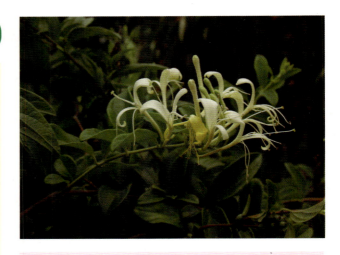

基　　源	金银花为忍冬科植物华南忍冬的干燥花蕾或带初开的花。
原 植 物	别名：山银花、土银花、土忍冬。藤本，被柔毛。叶卵形或卵状长圆形，先端钝，3~4对成对合成头状花序或短聚伞花序，腋生或顶生；苞片极小，披针形，非叶状；萼齿三角状披针形，连同萼筒外面密被短糙毛；花冠长3.2~5cm，先白色后转黄色，外被短糙毛腺毛。花期4~5月，果熟期10月。
生境分布	生于山坡杂木林或灌丛中，平原旷野，路旁或河边。野生或栽培。分布于广东、广西等地。
采收加工	夏初花开前采收，晒干。
性味功能	味甘，性寒。有清热解毒，疏风通络的功能。
主治用法	用于痈肿疔疮、喉痹、血痢，腮腺炎，上呼吸道感染，肺炎，流行性感冒。用量9~15g。

应用
同忍冬。

菰腺忍冬（金银花） LonicerahypoglaucaMiq.

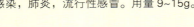

基　　源	金银花为忍冬科植物菰腺忍冬的干燥花蕾或带初开的花。
原 植 物	别名：红腺忍冬、腺叶忍冬、盾腺忍冬。藤本，被淡黄褐色短柔毛。叶对生，坚纸质至薄革质，卵形至卵状长圆形，先端短渐尖，基部钝或圆形至近心形，全缘而反卷，叶面绿色，背面粉绿色，具桔黄色或桔红色蘑菰状腺体，侧脉与中脉在叶面凹陷，在背面突起。苞片钻状披针形，小苞片圆状卵形；相邻2萼筒分离；花冠先白色，后转黄色，略有香气，细管状，二唇形。有稀疏短柄腺毛。果近球形，熟时黑色。花期4~5月，果期9~10月。
生境分布	生于灌丛或疏林中，分布于浙江、安徽、江西、福建、台湾、湖南、湖北、广东、广西、贵州、四川。
采收加工	夏初花开前采收，晒干。
性味功能	味甘，性寒。有清热解毒，疏风通络的功能。
主治用法	用于痈肿疔疮、喉痹、血痢用量6~15g。腮腺炎，上呼吸道感染，肺炎，流行性感冒。用量9~60g。

应用
同忍冬。

忍冬（金银花） Lonicera japonica Thunb.

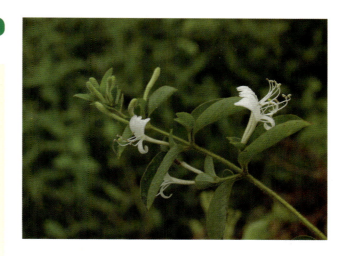

基　源	金银花为忍冬科植物忍冬的花蕾及初开的花。
原植物	别名：二花缠绕。藤本。叶对生，卵形，全缘。花成对腋生，初开白色，后渐变黄色；花梗密生短柔毛；苞片叶状；花萼5裂，先端尖，有长毛；花冠筒状，唇形，上唇4裂，下唇反转。被糙毛和长腺毛。浆果球形，黑色，有光泽。花期4~6月。果期7~10月。
生境分布	生于山坡灌丛、田埂、路边。分布于全国大部分省区。
采收加工	夏初采摘未开放花蕾，晒干。
性状鉴别	本品呈长圆柱形，多分枝，常缠绕成束，直径1.5~6mm。表面棕红色至暗棕色，有的灰绿色，光滑或被茸毛；外皮易剥落。枝上多节，节间长6~9cm，有残叶及叶痕。质脆，易折断，断面黄白色，中空。无臭，老枝味微苦，嫩枝味淡。
性味功能	味甘，性寒。有清热解毒，凉散风热的功能。
炮　制	除去杂质，洗净，闷润，切段，干燥。
主治用法	用于温病发热，风热感冒，热毒血痢，痈肿疔疮，喉痹，丹毒，扁桃体炎，急性结膜炎等。

现代研究

1. 化学成分　本品含有绿原酸，异绿原酸，马钱子苷（，断马钱子苷二甲基缩醛，六羟基穗花杉双黄酮，3-甲氧基-5,7,4-三羟基黄酮，5,7,4-三羟基黄酮等黄酮类成分，还含有柚皮素，木犀草素（luteolin），忍冬素，木犀草素-7-鼠李葡萄糖苷即忍冬苷和鞣质、生物碱等成分。

2. 药理作用　本品具有抗菌、抗炎、解热作用，并可调节机体免疫功，和降低血胆甾醇的作用。

应用

1. 菌痢、急性肠炎：金银花。浓煎服。
2. 疔毒疮疡、痈疖：金银花30g，紫花地丁20g，赤芍、连翘、夏枯草各9g，丹皮6g，黄连4.5g。水煎服。
3. 血痢：金银花，炒炭，研末，冲服。
4. 咽喉肿痛：金银花15g，甘草各3g。水煎服。

附注：其茎枝为忍冬藤：味甘，性寒。有清热解毒，疏风通络的功能。用于温病发热，热毒血痢，痈肿疮疡，风湿热痹。

灰毡毛忍冬（金银花） Lonicera macranthoides Hand.-Mazz.

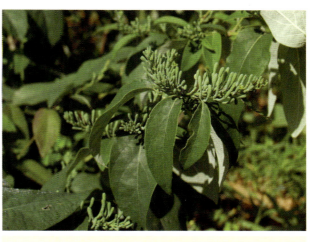

基　源	金银花为忍冬科植物灰毡毛忍冬的干燥花蕾或带初开的花。
原植物	别名：拟大花忍冬发、大山花、大金银花。藤本，幼枝或其顶梢及总花梗均被薄绒状短糙伏毛，有时兼有微腺毛。叶革质，卵状披针形，下面被极短糙毛，并散生暗桔黄色微腺行，网脉明显隆起。苞叶非线状。萼筒常有蓝白色粉，无毛，有时上半部或全部有毛；花冠长3.5~6cm，连同萼齿背面均密被倒生短糙伏毛和少数橘黄色腺毛，下唇长约与花冠筒近相等。
生境分布	生于山谷溪旁，山坡或山顶混交林、灌丛中。分布于安徽、浙江、福建、江西、湖南、广东、广西、云南、贵州等地。
采收加工	夏初花开前采收，晒干。
性状鉴别	本品花蕾长棒状，略弯曲，长1~5cm，上部稍膨大。表面棕绿色或棕黄色，密被倒生的短糙毛或微被腺毛，萼筒上半部有毛；萼齿五裂，被毛。开放者花冠二唇形，雄蕊5，黄色，雌蕊1，花柱无毛。气清香，味淡，微苦。
性味功能	味甘，性寒。有清热解毒，疏风通络的功能。
炮　制	除去杂质，洗净，干燥。
主治用法	用于感冒发烧，咽喉肿痛，荨麻疹，腮腺炎，上呼吸道感染，肺炎，流行性感冒。用量9~60g。

现代研究

1. 化学成分　本品含有绿原酸、异绿原酸、新绿原酸等咖啡酰奎宁酸类；灰毡毛忍冬次皂苷乙，灰毡毛忍冬次皂苷甲等总皂苷类，另含灰毡毛忍冬素G，灰毡毛忍冬素F等成分。

2. 药理作用　本品具有抗菌、抗炎、解热作用，并有降低白血病细胞和结肠癌细胞的作用。

应用

同忍冬。

黄花败酱（败酱根） Patrinia scabiosaefolia Fisch.

基　源	败酱根为败酱科植物黄花败酱的根茎及根。
原植物	别名：黄花龙芽、野黄花、土龙草。多年生草本，有特殊臭气。基生叶丛生，有长柄，叶片卵形或长卵形，边缘有粗锯齿，茎生叶对生，有短柄或近无柄，叶片羽状深裂或全裂，裂片5~11枚，上部叶较狭小，常仅3裂，顶裂片较大。聚伞圆锥花序；花冠黄色。瘦果长方椭圆形。花期7~9月，果期9~10月。
生境分布	生于山坡、沟谷灌丛边、半湿草地。分布于全国各地。
采收加工	春、秋两季采挖其根茎及根，洗净，晒干。
性状鉴别	本品折叠成束，根茎圆柱形，弯曲，长5~15cm，直径2~5cm，顶端粗达9cm，表面有栓皮，易脱胎落，紫棕色或暗棕色。节疏密不等，节上有芽痕和根痕；断面纤维性，中央具棕色木心。根长圆锥形或长圆形，长达10cm，直径1~4cm。表面有纵纹，断面黄白色，茎圆柱形，直径2~8cm；表面黄绿色或黄棕色，具纵棱及细纹理，有倒生粗毛。茎生叶多卷缩或破碎，两面疏被白毛，完整叶多羽状深裂或全裂，裂片5~11，边缘有锯齿，茎上部叶较小，常3裂，有的枝端花序或果序，小花黄色，瘦果长椭圆形，无膜质翅状苞片。
性味功能	味辛、苦，性微寒。有解毒、消肿、活血、安神的功能。
炮　制	除去杂质，洗净，闷润，切段，干燥。
主治用法	用于阑尾炎、痢疾、肠炎、肝炎、眼结膜炎、产后瘀血腹痛、痈肿疔疮、神经衰弱失眠。用量9~15g

现代研究

1. 化学成分　本品含有多种皂苷：黄花败酱皂苷A、B、C、D、E、F、G，败酱皂苷A、B、C、D、C1、D1、E、F、G，常春藤皂苷元，等；尚含挥发油，特有成分为α-古芸烯，β-谷甾醇葡萄糖苷、生物碱、鞣质、淀粉、齐墩果酸、熊果酸等成分。
2. 药理作用　本品具有利尿，镇痛，镇静、抗肿瘤、抗菌、抗病毒、保肝利胆及调节免疫系统、调节循环系统等方面的药理作用。

应用

1. 阑尾脓肿：败酱草、金银花、紫花地丁、马齿苋、蒲公英、制大黄各15g，水煎服。
2. 急性化脓性扁桃体炎，急性阑尾炎，胆道感染：黄花败酱草注射液，肌肉注射。
3. 流行性腮腺炎：鲜败酱，加生石膏捣烂，再加鸡蛋清调。

攀倒甑（败酱草） Patrinia villosa Juss.

基　源	败酱草为败酱科植物攀倒甑的根状茎和根或全草。
原植物	别名：白花败酱。多年生草本。根茎细长，有特殊臭气。茎密生白色倒粗毛。基生叶丛生。呈聚伞花序成伞房状圆锥花丛顶生，花冠5裂；瘦果膜质，有翅状苞片。花期7~8月。果期8~9月。
生境分布	生于灌丛、山坡及路旁。分布于全国大部分省区。
采收加工	春、秋季采挖根茎及根，洗净，晒干。夏季将全株拔起，晒干。
性状鉴别	本品全株，长短不等；根茎有节，上生须状细根。茎圆柱形，外表黄棕色或黄绿色，有纵向纹理，被有粗毛。质脆，易折断，断面中空，白色。叶多皱缩、破碎，或已脱落。全株有陈腐的豆酱气，味苦。
性味功能	味辛、苦，性微寒。有清热解毒、消肿排脓、活血祛瘀、宁心安神的功能。
炮　制	晒至半干，扎成束，再阴干。
主治用法	用于阑尾炎，痢疾，眼结膜炎，产后瘀血腹痛，痈肿疔疮，用量9~15g（鲜者60~120g）。水煎服。外用适量，捣烂敷。

现代研究

1. 化学成分　本品含有多种三萜类皂苷（败酱苷等）和环烯醚萜及含有以败酱烯和异败酱烯为主成分的挥发油，此外还含有内酯、香豆素、黄酮类及微量的生物碱。
2. 药理作用　本品具有镇静、镇痛、抗菌、抗病毒、抗肿瘤、

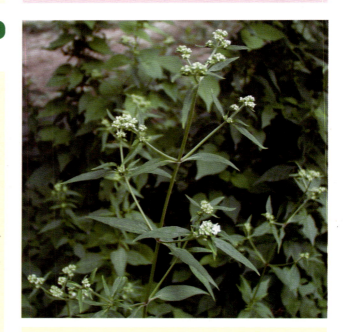

保肝利胆、止血和增强免疫力等多方面的药理作用。

应用

1. 痢疾：败酱草、龙芽草各15g，广木香3g。水煎服。
2. 腮腺炎：败酱草、爵床各15g。水煎服。另用鲜败酱适量，捣烂，绞汁涂敷患处。
3. 阑尾炎：败酱草50g，蒲公英15g，鬼针草30g，川楝子10g，紫花地丁24g，水煎服。
4. 胆囊炎：败酱草30g，海金沙、金钱草各15g，枳壳9g，水煎服。

藿香蓟　Ageratum conyzoides Linn.

基　源	为菊科植物藿香蓟的全草及嫩叶。
原植物	别名：胜红蓟、白花草、胜红药、消炎草。一年生草本。茎直立，分枝，疏被白色短粗毛。单叶对生，宽卵圆形，先端钝，基部钝或稍带浅心形，边缘具圆齿。头状花序排列成稠密的伞房状，顶生或腋生，花淡蓝色或白色；总苞钟状；苞片2~3列，披针形；花全部管状；聚药雄蕊5；雌蕊位于中央，伸出冠外。瘦果柱状，具5棱，黑色，顶端具5片膜状冠毛，上部芒状，基部具细齿。花期6~8月。
生境分布	生于草丛、路旁。分布于我国南方大部分省区。
采收加工	夏、秋季采收全草，鲜用或晒干。
性状鉴别	本品茎稍微带紫色，被白色多节长柔毛，幼茎幼叶及花梗上的毛较密。叶卵形或菱状卵形，长4-13厘米，宽2.5-6.5厘米，两面被稀疏的白色长柔毛，基部圆形或宽楔形，边缘有钝圆锯齿；叶柄长1-3厘米。头状花序较小，直径约1厘米，在茎或分支顶端排成伞房花序；总苞片矩圆形，外面被稀疏白色多节长柔毛；花淡紫色或浅兰色；冠毛鳞片状。辛，微苦。
性味功能	味辛、微苦，性凉。有清热，止痛止血，排石的功能。
炮　制	除去根部，鲜用或切段晒干。
主治用法	用于上呼吸道感染，扁桃体炎，咽喉炎，急性胃肠炎，胃痛，膀胱炎；湿疹，鹅口疮，痈疮肿毒，蜂窝织炎，下肢疡，中耳炎，外伤出血。用量15~30g。
现代研究	1. 化学成分　本品含有黄酮类化合物：胜红蓟黄酮A、B、C，川陈皮素，甜橙素，钓樟黄酮B，5-甲氧基川陈皮素，5,6,7,8,5-五甲氧基-3,4-亚甲二氧基黄酮，槲皮素，山柰酚-3-芸香糖苷，山柰酚-3,7-双葡萄糖苷。全草还含有生物碱：石松胺，刺凌备草碱，及三萜类化合物：无羁萜，豆甾醇。所含挥发油的成分中有胜红蓟色烯，香豆精，β-丁香烯。色烯类化合物：7-甲氧基-2,2-二甲基色原烯，7,8-二甲氧基-2,2-二甲基色烯等成分。 2. 药理作用　本品具有抗菌作用。

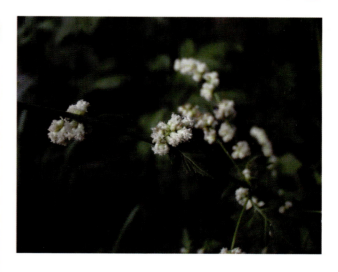

应用
1. 胃溃疡，急慢性腹痛：胜红蓟，煅存性，研末，嚼服，30分钟内不喝水。
2. 蜂窝织炎：鲜胜红蓟、鲜水田七等份，混合捣碎，敷贴肿胀部位。
3. 中耳炎：鲜胜红蓟适量，捣烂绞汁滴耳。
4. 外伤出血：胜红蓟适量，研末撒敷患处。

白苞蒿（鸭脚艾）　Artemisia lactiflora Wall. ex DC.

基　源	鸭脚艾为菊科植物白苞蒿的干燥全草。
原植物	别名：四季菜、真珠菜、珍珠菊、鸭脚菜。多年生草本。茎生叶有柄和假托叶；叶片广卵形，羽状分裂，裂片2~5，卵状椭圆形或椭圆状披针形像鸭脚，先端圆钝或短尖，基部楔形，边缘具锐锯齿，顶端裂片3浅，茎上部叶无柄，3裂。头状花序小而极多，形成顶生穗状花序；总苞片白色，膜质；花黄色，缘为雌花，盘花为两性花，均为管状。瘦果椭圆，无毛。花期8~9月，果期9~10月。
生境分布	生于山坡、草地上。分布于华东及中南地区；有栽培。
采收加工	春、秋季采收全草，晒干或鲜用。
性状鉴别	本品茎有棱，灰棕色，直径5-10mm。叶羽状深裂，裂片3-5，上面无毛，下面沿脉有微毛。茎梢头状花序集成圆锥状花序，花细小，白色或浅黄色，气微弱，味淡。
性味功能	味甘、微苦，性平。有理气，活血调经，利湿，解毒，消肿的功能。
炮　制	去杂质，晒干。
主治用法	用于月经不调，闭经，慢性肝炎，肾炎水种，荨麻疹，腹胀；外用于跌打损伤，外伤出血，烧、烫伤，疮疡，湿疹。用量9~18g，水煎服。
现代研究	1. 化学成分　本品含挥发油，成分有黄酮苷、酚类，还含氨基酸及香豆素等物质。 2. 药理作用　本品保肝利胆作用和抗菌作用。

应用
1. 慢性肝炎，肝硬化：鸭脚艾18g。水煎服。
2. 跌打损伤：鲜鸭脚艾，捣烂外贴敷患处。
3. 外伤出血，烧、烫伤：鸭脚艾适量，研粉，撒敷伤处。
4. 疮疡，湿疹：鸭脚艾适量，水煎汤，洗患处，并研末撒敷患处。

二　清热药

婆婆针（鬼针草） Bidens bipinnata L.

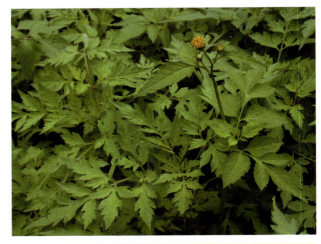

基　源	鬼针草为菊科植物婆婆针的全草。
原植物	别名：鬼针草、鬼叉草。一年生草本。茎直立，四棱形，上部多分枝，稍带淡紫色。中、下部叶对生，2回羽状深裂，裂片披针形或卵状披针形，先端尖或渐尖，边缘有不规则的细尖齿或钝齿，两面稍有短毛，有长柄；上部叶互生，较小，羽状分裂。头状花序，有梗，总苞杯状，苞片线状椭圆形，先端尖或钝，有细短毛；花托托片椭圆形，花杂性，边缘舌状花黄色，中央管状花黄色，两性，全育，裂片5。瘦果长线形；顶端冠毛芒状，3~4枚。花期8~9月。果期9~11月。
生境分布	生于山坡、草地或路旁。分布于全国各地。
采收加工	夏、秋间采收地上部分，切段，晒干。
性状鉴别	本品茎略呈方形或圆柱形，幼茎有稀疏短柔毛，尤以节处为多。叶纸质，黄绿色，易碎，多皱缩或破碎，常脱落，展平后，完整叶2回羽状深裂，裂片披针形，上面无毛，下面主脉有稀疏毛。茎顶常有扁平盘状花托，着生10余枚针束状、有四棱的果实，偶见黄色的头状花序。气微，味淡。
性味功能	味苦，性平。有清热解毒、散瘀消肿，活血的功能。
炮　制	去杂质，洗净，晒干。
主治用法	用于疟疾、腹泻、痢疾、急性黄疸型传染性肝炎、上呼吸道感染、急性肾炎、胃痛、肠痛、咽喉肿痛、跌打损伤、蛇虫咬伤等。用量15~30g。外用适量。
现代研究	1. 化学成分　本品含有苯丙素苷类化合物：4-O-(6″-O-对-香豆酰基-β-D-吡喃葡萄糖)-对-香豆酸(1)，4-O-(2″-O-乙酰基-6″-O-对-香豆酰基-β-D-吡喃葡萄糖)-对-香豆酸(2)及4-O-(2″，4″-O-二乙酰基-6″-O-对-香豆酰基-β-D-吡喃葡萄糖)-对-香豆酸(3)；还含有(顺)-6-O-(4″，6″-二乙酰基-β-D-吡喃葡萄糖)-6，7，3′，4′-四羟基橙酮(4)，胡萝卜苷(5)，豆甾醇葡萄糖苷(6)，丁二酸(7)等成分。 2. 药理作用　本品具有抗炎作用、抑菌作用、对心血管系统的保护作用及抗肿瘤作用。

应用

1. 疟疾：鲜鬼针草250g，加鸡蛋煮汤服。
2. 痢疾：鬼针草嫩芽一把，水煎汤服。
3. 跌打损伤：鲜鬼针草全草60g，水煎，另加黄酒50g，温服，每日一次。

天名精（天名精，鹤虱） Carpesium abrotanoides L.

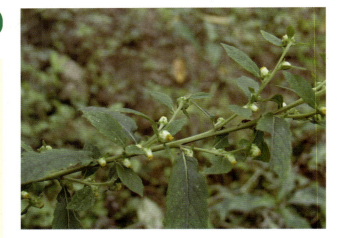

基　源	天名精为菊科植物天名精的全草；鹤虱为其成熟果实。
原植物	多年生草本，有臭气，密生短柔毛。下部叶宽椭圆形或矩圆形，顶端尖或钝，基部狭成具翅的叶柄，边缘锯齿或全缘；茎上部叶互生，向上渐小，矩圆形。腋生头状花序多数，近无梗；总苞钟形；苞片3层；全为管状花，黄色，外面为雌花，花冠管细长，先端3~5裂，中央为两性花，花冠筒状，顶端5齿裂。瘦果条形，具细纵条，顶端有短喙，无冠毛，具腺点，黄褐色。花期6~8月，果期8~11月。
生境分布	生于山坡草丛，田野路旁。分布于全国各省区。
采收加工	夏季采收全草，晒干或鲜用。秋季采收果实，晒干。
性状鉴别	本品根茎不明显，有多数细长的棕色须根。茎表面黄绿色或黄棕色，有纵条纹，上部多分枝；质较硬，易折断，断面类白色，髓白色、疏松。叶多皱缩或脱落，完整叶片卵状椭圆形或长椭圆形，长10-15cm，宽5-8cm，先端尖或钝，基部狭成具翅的短柄，边缘有不规则锯齿或全缘，上面有贴生短毛，下面有短柔毛或腺点；质脆易碎。头状花序多数，腋生，花序梗极短；花黄色。气特异，味淡微辛。
性味功能	天明精味苦，性寒。有清热解毒，祛痰，止血的功能。鹤虱有杀虫的功能。
炮　制	采收，洗净，鲜用或晒干。
主治用法	天明精用于咽喉肿痛，扁桃体炎，支气管肺炎胃炎，外用治创伤出血，无名肿毒。用量9~15g。鹤虱用于绦虫病、蛔虫病、蛲虫病等。用量3~9g。

现代研究

1. 化学成分　本品全草含倍半匹萜内酯：天名精内酯酮（carab-rone），鹤虱内酯，大叶土木香内酯，依瓦菊素，天名精内酯醇，依生依瓦菊素，11（13）-去氢腋生依瓦菊素，特勒内酯，异腋生依瓦菊素及11（13）-二氢特勒内酯等成分。
2. 药理作用　本品具有抗菌、降温、退热作，尚可引起血压降低，抑制呼吸，且对中枢神经系统有较显著的作用。

应用

1. 急性黄疸型传染性肝炎：鲜天明精200g，生姜3g，水煎空腹服。
2. 急性肾炎：鲜天明精50g，捣烂，加红糖或食盐拌匀，外敷脐部。
3. 吐血：天明精，研末，茅花泡汤调水冲服。

菊苣 Cichorium intybus L.

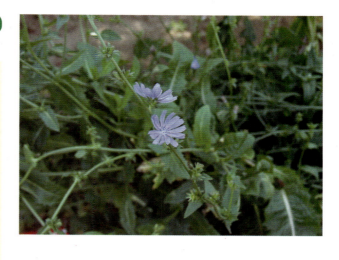

基　源	为菊科植物菊苣的干燥全草。
原植物	多年生草本。根粗状肥大。茎直立中空，有条棱，多分枝，有疏粗毛或绢毛。基生叶倒长椭圆状披针形，羽状分裂或不分裂，具齿，基部渐狭成有翅的叶柄，两面稍有毛，叶脉及叶柄密被粗毛；茎生叶渐小，波针状卵形至披针形，基部无柄稍抱茎，全缘，有粗毛。头状花序单生于茎、枝顶端，或2~3簇生于叶腋；花全为舌状花，蓝色，聚药雄蕊蓝色；柱头2裂，有向上的短刚毛。瘦果有棱角，顶端截形，冠毛短鳞片状。花期6~8日，果期7~9月。
生境分布	生于路边、草地、山沟及田边荒地。分布于东北、西北、华北地区及山东，江西等省。
采收加工	夏季采收，切段晒干。
性状鉴别	本品茎近光滑，茎呈圆柱形，稍弯曲，表面灰绿色或带紫色，具纵棱；断面黄白色，中空。茎生叶少或退化，长圆状披针形，叶多破碎，灰绿色，。头状花序少数，簇生；苞片2层，外短内长，无毛。气微，味咸、微苦。
性味功能	味苦、甘，性凉。有清肝利胆的功能。
炮　制	采割，除去杂质，晒干。
主治用法	用于治疗黄胆型肝炎。用量3~9g；外用适量。

现代研究
1. 化学成分　本品全草含苦味物质马栗树皮素、马栗树皮苷、野莴苣苷、山莴苣素和山莴苣苦素；根含山莴苣素、α-山莴苣醇、野莴苣苷；叶含单咖啡酰酒石酸、菊苣酸；新鲜花瓣含花色苷。

2. 药理作用　本品具有兴奋中枢神经系统并增强心脏活动，且有抗菌、收敛作用，能提高食欲，改善消化功能，并有轻泻等作用。

应用
1. 黄胆型肝炎：菊苣9g，水煎服。
2. 脾虚，小便不利：菊苣250g，食盐腌制，加入黄酒，佐餐食用。

野菊（野菊花） Dendranthema indicum Des (Chrysanthemum indicum L.)

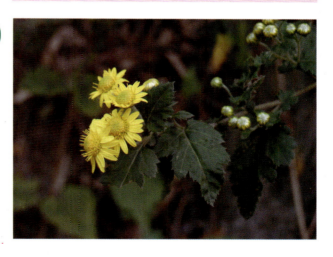

基　源	野菊花为菊科植物野菊的头状花序。
原植物	别名：野菊花、山菊花。多年生草本。有横走的匍匐枝。茎簇生，直立，上部多分枝，被白色疏柔毛。叶互生，卵形，羽状半裂，浅裂或分裂不明显而边缘有浅锯齿，头状花序，排成伞房状圆锥花序或少数排成伞房花序。花黄色，瘦果。
生境分布	生于路边、荒地及林缘。除新疆外，全国各地有分布。
采收加工	秋季花初开时采摘，拣去残叶，晒干或蒸后晒干。
性状鉴别	本品高25-100cm，根茎粗厚，分枝，有长或短的地下匍匐枝。茎直立或基部铺展。基生叶脱落；茎生叶卵形或长圆状卵形，长6-7cm，宽1-2.5cm，羽状分裂或分裂不明显；顶裂片大；侧裂片常2对，卵形或长圆形，全部裂片边缘浅裂或有锯齿；上部叶渐小；全部叶上面有腺体及疏柔毛，下面灰绿色，毛较多，托叶具锯齿。头状花序，在茎枝顶端排成伞房状圆锥花骗子或不规则的伞房花序；总苞片边缘宽膜质；舌状花黄色，气微香，味苦。
性味功能	味苦、微辛，性微寒。有清热解毒，泻火，消肿，降血压，清肝明目的功能。
炮　制	采收，去杂质，晒干。
主治用法	用于头痛眩晕，目赤肿痛，疔疮肿毒，高血压病，肝炎，肠炎，蛇虫咬伤等。用量9~15g。外用适量，煎汤外洗或制膏外涂。

现代研究
1. 化学成分　本品含挥发油、蒙花苷、木犀草素的苷、矢车菊苷、菊黄质、多糖、香豆精类、野菊花内酯。挥发油中主要为莰烯、樟脑、葛缕酮等成分。
2. 药理作用　本品具有降压作用，抗病毒、抗菌作用，并可促进白细胞吞噬功能，对心肌缺血也有明显保护作用。

应用
1. 疮疖肿毒，毒蛇咬伤：野菊花30g，水煎服。并洗敷患处。
2. 高血压，高脂血症：野菊花，开水泡，代茶饮。
3. 病毒性肝炎：野菊花、金银花、紫花地丁、大青叶各30g，紫背天葵10g。水煎服。

二　清热药

133

地胆草 Elephantopus scaber L.

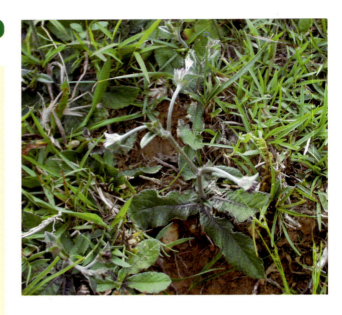

基 源	为菊科植物地胆草的全草。
原植物	别名：地苦胆、苦地胆、草鞋根。多年直立生草本，高30~60cm。根状茎短，着生多数须状根。茎粗壮，二歧分枝，被白色粗硬毛。叶多基生，匙形或矩圆状倒披针形，边缘稍具钝锯齿。头状花序着生长梗上，4~8呈疏单枝聚伞排列，花冠淡紫色。瘦果有棱，被白色柔毛；冠毛1层，中上部细长，基部宽阔。花期夏季。
生境分布	生于丘陵、坡地、路边。分布于福建、广东、广西、贵州、云南等省区。
采收加工	夏、秋季采收，去杂质，洗净晒干或鲜用。
性状鉴别	本品高10~50厘米，茎2歧分枝，或有白色粗毛，叶片匙形或长圆状倒披针形，边缘稍有钝锯齿；茎生叶少，极小，头状花序成束，生于枝顶，有叶状总苞片3~4片；花紫红色。瘦果有棱，顶端有4~6枚长而硬的冠毛。
性味功能	味苦，性凉。有清热解毒，利尿消肿的功能。
炮 制	去杂质，洗净晒干或鲜用。
主治用法	用于感冒，急性扁桃体炎，咽喉炎，眼结膜炎，流行性乙型脑炎，百日咳。用量15~30g。孕妇慎服。

现代研究
1. 化学成分 本品含有倍半萜内酯类：异苦地胆苦素和苦地胆苦素；黄酮类化合物：藤黄菌素-7-葡萄糖苷等，尚含二羟基苯甲醛，对香豆酸，香草酸，丁香酸，β-谷甾醇，胡萝卜苷，2,5-二甲氧基对苯醌和二十八烷酸等成分。
2. 药理作用 本品具有抗肿瘤作用和抗菌作用及抗炎作用。

应用
1. 流行性乙型脑炎：地胆草、三叉苦、积雪草各500g，钩藤、车前子各150g，地龙90g。加水煎1.5小时，过滤，浓缩成3000ml。每次服30ml，每日3次；小儿酌减。
2. 眼结膜炎：地胆草、小叶榕树叶各30g。水煎服。

多须公（佩兰） Eupatorium chinense L.

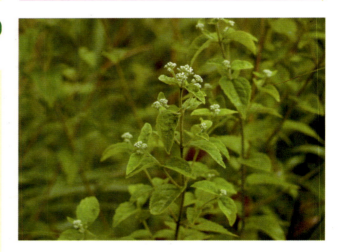

基 源	佩兰为菊科植物多须公的全草。
原植物	别名：华佩兰。多年生草本或半灌木。茎上部或花序分枝被细毛。叶卵形，叶无柄或几无柄。两面被白色短柔毛及腺点，但无粗涩感。顶端急尖、短尖或长渐尖，基部圆形或截形，边缘有规则的圆锯齿，头状花序多数，生于茎顶或分枝顶端排列成伞房或复伞房花序；总苞狭钟状；头状花序有5小花。瘦果有腺点。
生境分布	生于路旁、山坡、林缘、林下及灌丛。分布于浙江、安徽、福建、两广、贵州、四川。
采收加工	夏秋季采收，割取地上部分，阴干或晒干。
性状鉴别	本品根多数，着生于粗壮的根状茎上；根呈细长圆柱形，有的稍弯曲，长5~35cm，最长可达50cm。表面灰黄色至棕褐色，有细微纵皱及稍疏的须根痕。质硬而脆，易折断。断面纤维状，皮部棕灰色，易分离，中心木部较大，黄白色。气香，味微辛、苦。
性味功能	味微苦，性寒。有发表去湿，和中化浊的功能。
炮 制	采集，去泥土，晒干。
主治用法	用于伤暑头痛，无汗发热，胸闷腹满，口中甜腻，口臭等症。用量4.5~9g。

现代研究
1. 化学成分 本品含少量生物碱、鞣质、植物甾醇和烯丙基过氧化氢愈创木内酯A，B及愈创木内酯；尚含挥发油和含香豆素、棕榈酸、α-香树脂醇、表木栓醇、木栓酮、β-谷甾醇和α-香树脂醇乙酸酯等成分。
2. 药理作用 本品具有抑菌作用和抗炎作用。

应用
同佩兰。

千里光 Senecio scandens Buch-Ham.

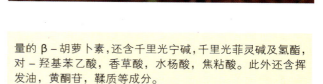

基　源	为菊科植物千里光的全草。
原植物	多年生草本。茎圆柱形，攀援状曲折，上部多分枝，下部木质化。叶互生，具短柄，椭圆状三角形或卵状披针形，顶端渐尖，基部截形或戟形，有时基部有2~4对深裂片。头状花序顶生，排成复总状伞房花序；花梗密被白毛；总苞筒状，基部有数个条形小苞片；舌状花黄色，雌性，先端3裂；管状花黄色，两性，先端5齿裂；雄蕊5；子房下位。瘦果圆柱形，具5棱，棕褐色；冠毛白色。花期9~10月。果期10~11月。
生境分布	生于山坡，林缘，灌丛，沟边，路旁。分布于我国西北部至西南部，中部，东南部地区。
采收加工	9~10月割取地上部，扎成小把或切段，晒干。
性状鉴别	本品干燥全草长60~100厘米，或切成2~3厘米长的小段。茎圆柱状，表面棕黄色；质坚硬，断面髓部发达，白色。叶多皱缩，破碎，呈椭圆状三角形或卵状披针形，基部戟形或截形，边缘有不规则缺刻，暗绿色或灰棕色，质脆。有时枝梢带有枯黄色头状花序。
性味功能	味苦，性寒。有清热解毒，凉血消肿，清肝明目，杀虫止痒的功能。
炮　制	采收，洗净，鲜用或晒干。
主治用法	用于上呼吸道感染，咽喉炎，肺炎，结膜炎，痢疾，肠炎，阑尾炎，丹毒，疖肿，湿疹等病。用量15~30g，外用适量。

现代研究

1. 化学成分　本品全草含大量的毛茛黄素、菊黄质，及少量的β-胡萝卜素，还含千里光宁碱，千里光菲灵碱及氢酯，对-羟基苯乙酸，香草酸，水杨酸，焦粘酸。此外还含挥发油，黄酮苷，鞣质等成分。
2. 药理作用　本品具有抗菌作用、抗螺旋体作用、降低血压作用并有抗肿瘤作用。

应用

1. 上呼吸道感染：鲜千里光、鲜爵床各30g，野菊花15g。水煎服。
2. 流行性感冒、各种炎症性疾病：千里光60g，水煎服。
3. 痈疽疮毒：鲜千里光30g，水煎服。并用鲜品，水煎洗及捣烂敷处。
4. 毒蛇咬伤：千里光根60g，水煎代茶饮；并用鲜全草适量，水煎洗伤口，及捣烂敷患处。

水飞蓟 Silybum marianum (L.) Gaertn.

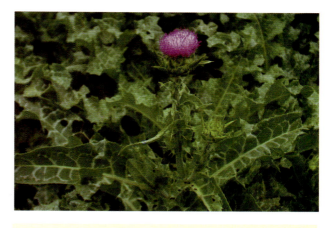

基　源	为菊科植物水飞蓟的瘦果。
原植物	一或两年生草本。茎多分枝，有纵棱，具白色蛛丝状毛。基生叶大型，莲座状，具柄，长椭圆状披针形，羽状裂，边缘有锯齿，齿尖具硬尖刺，光滑，具乳白色斑点，叶背疏生白柔毛，叶脉明显凸出，被长糙毛；茎生叶小，无柄，披针形，顶端渐尖，基部抱茎。头状花序顶生或腋生；总苞近球形，质硬，具长刺；花托肉质，具硬托毛；花全为管状花，两性，淡红色至紫红色，少有白色。瘦果椭圆状卵形，棕色至黑褐色，有纵棱及凸出的腺体；冠毛多数，刚毛状，基部合生成环，白色。花期5~7月，果期6~8月。
生境分布	原产欧洲及北非，我国西北及华北地区有引种栽培。
采收加工	当花枯萎变黄褐色时，采收果序，晒干，脱粒取出瘦果。
性状鉴别	本品高30-120cm。茎直立，多分枝，有棱长。基生叶大，莲座状，具柄，叶片长椭圆状披针形，长15-40cm，宽6-14cm，羽状深裂，缘齿有硬刺尖，叶上面具光泽，有很多乳白色斑纹，下面短毛，脉上被长糙毛，头状花序，顶生或腋生，弯垂；总苞近球形；总苞片多层，质硬，具长刺；花托肉质，具硬托毛；花全为管状花，淡紫色或紫红色；瘦果，椭圆形，长约7mm，宽约3mm，棕色或深棕色，表面有纵纹，腺体突起。
性味功能	味苦，性凉。有清热解毒，保肝，利胆，健脑，抗X线的功能。
炮　制	采收，去杂质，晒干。
主治用法	用于急、慢性肝炎，脂肪肝，肝硬化，代谢中毒性肝损伤，胆结石，胆囊炎，胆管炎，胆管周围炎等症。

现代研究

1. 化学成分　本品全草含有黄酮类及延胡索酸；种子含水飞蓟宾、异水飞蓟宾、脱氢水飞蓟宾、水飞蓟宁、水飞蓟亭、水飞蓟宾聚合物及肉桂酸、肉豆蔻酸、棕榈烯酸、花生酸等成分。
2. 药理作用　本品具有较强的保肝、利胆作用，可对抗肝脏中毒；并具有保脑，抗X射线等作用。

应用

急慢性肝炎，脂肪肝，肝硬化，代谢中毒性肝损伤：水飞蓟，水煎服。

海芋 Alocasiamacrorrhiza(L.)Schott

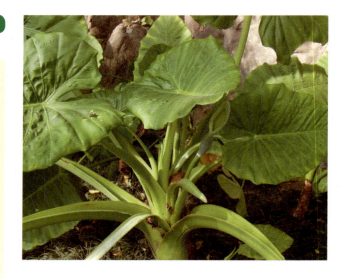

基　源	为天南星科植物海芋的茎及根茎。
原植物	多年生草本。根茎肉质，圆柱状，黑褐色。具残留叶痕成环状节纹，基部生不定芽。叶极大，叶柄下部粗大抱茎；叶片箭状卵形，先端短尖，基部心状箭形，边缘浅波状，花序柄2～3，丛生，圆柱形；佛焰苞管部长圆卵形或卵形，黄绿色，肉穗花序短于佛焰苞；顶端附属器圆锥状，先端钝。浆果红色，卵圆形。花期4～5月。果期6～7月。
生境分布	生于村边、沟边或林下阴湿地。分布于江西、福建、台湾、湖南、广东、广西、四川、贵州、云南等省区。
采收加工	全年可采，去掉外层粗皮，切片，晒干或鲜用。
性状鉴别	干燥的根茎，呈椭圆形、长椭圆形或圆柱形，大小不一，长者可达90厘米，直径3～6厘米或更粗。有时可见未除尽的栓皮及环状的节和圆形的根痕。质坚实，横断面白色粉质，维管束呈淡黄色点状散在，内皮层环清晰。气微，味淡，嚼之发麻刺喉。
性味功能	味辛，性寒；有大毒。有杀虫，清热解毒，消肿散结，祛风，理气的功能。
炮　制	采集，去外层粗皮，切片，以清水浸漂6～7天，多次换水，取出晒干或鲜用。
主治用法	用于淋巴结核，流行性感冒，肺结核。用量9～30g；外用虫蛇咬伤，疥癣。
现代研究	

1. 化学成分　本品含维生素B1、B2，山芋碱，烟酸，抗坏血酸，去氢抗坏血酸，胆甾醇，菜油甾醇，豆甾醇，β谷甾醇，岩藻甾醇，胡萝卜素，草酸钙，三半乳糖基二甘油酯，糖脂，磷脂，亚油酸，棕榈酸，亚麻酸，油酸等成分。
2. 药理作用　本品具有抗炎作用，临床上组方可用治慢性萎缩性鼻炎、狂犬病或肺结核等疾病。

应用
1. 肺结核：鲜海芋500g，加水5kg，久煎浓缩至0.5kg，加糖。每次服10～15ml，每日3次。
2. 鼻咽癌咽喉部放射性黏膜炎：鲜海芋120g去皮，以布袋包裹，吊离锅底，文火蒸2小时以上。

魔芋 Amorphophallusrivieri Durieu

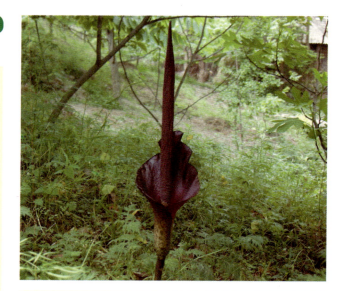

基　源	为天南星科植物魔芋的块茎。
原植物	多年生草本。块茎扁球形，巨大。叶柄粗壮，具暗紫色斑；掌状复叶，小叶又羽状全裂，小裂片披针形，先端尖，基部楔形，佛焰苞大，广卵形，下部筒状，暗紫色，具绿纹。花单性，先叶出现；肉穗花序圆柱形，黄白色，伸出佛焰苞外，上部为多数细小褐色雄花，附属物膨大呈棒状，暗紫色，高出苞外；浆果球形或扁球形，黄赤色。花期6～8月。
生境分布	生长疏林下、林缘、溪边，或栽培于庭园。分布于我国东南至西南各省区。
采收加工	5～8月挖取块茎，洗净，阴干或鲜用。
性状鉴别	本品呈扁圆形厚片，切面灰白色，有多数细小维管束小点，周边暗红褐色。有细小圆点及根痕，质坚硬，粉性，微有麻舌感。
性味功能	味辛，性寒；有毒。有消肿散结，解毒止痛的功能。
炮　制	取原药材，除去杂质，洗净，润透，切厚片，干燥，筛去灰屑。
主治用法	用于脑瘤、鼻咽癌、甲状腺癌、腮腺癌等，对乳腺癌及恶性淋巴瘤也有一定疗效。对放、化疗出现毒副反应，炎症或肿瘤压迫疼痛有缓解作用。用量9～15g，大剂量可用至30g；外用适量，捣烂敷患处。
现代研究	

1. 化学成分　本品含葡甘露聚糖，甘露聚糖，甘油，枸橼酸，阿魏酸(，桂皮酸)，甲基棕榈酸，二十一碳烯，β-谷甾醇，3，4-二羟基苯甲醛葡萄糖苷，另外，还含有多种氨基酸，粗蛋白及脂类等成分。
2. 药理作用　本品具有抑癌作用、抗炎和抗菌作用、通便作用、降血脂作用和降血糖作用，并可延缓脑神经胶质细胞、心肌细胞和大、中动脉内细胞的老化过程，预防动脉粥样硬化，改善心、脑和血管功能。

应用
1. 脑肿瘤：魔芋30g，苍耳草、贯众各20g，蒲黄、重楼各15g。煎服，每日1剂，连服10～30剂。
2. 宫颈癌：魔芋30g，阿魏10g，芙蓉叶20g，穿心莲12g。煎服，每日1剂，连服30～60剂。

玉簪 Hostaplantaginea(Lam.)Aschers.

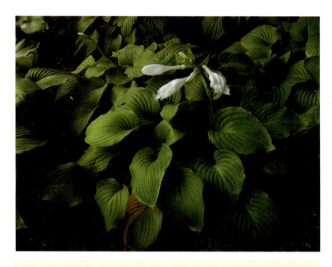

基　源	为百合科植物玉簪的全草。
原植物	多年生草本。根状茎粗壮，下生多数须根。叶基生成丛，通常无翅；叶片卵形至心状卵形，先端急尖，基部心形，脉多条平行纵列，明显。花大，白色芳香，花葶超叶，下部具叶状苞片1片；总状花序顶生；花梗基部常有膜质大小苞片各1片，花被管状漏斗形，裂片短于管部，近直立或稍外展。蒴果细长。花期夏秋季。
生境分布	生于阴湿地，多见于人工栽培。南方各省区有少数野生，其他地区均为栽培。
采收加工	全草四季可采，多为鲜用。花多在夏季含苞待放时采取，阴干备用；根秋后采挖为宜，鲜用或晒干备用。
性状鉴别	叶根生；叶柄长20-40cm；叶片卵形至心状卵形，长15-25cm，宽9-15.5cm。1枚膜质的苞片状叶，后者长4-6cm，宽1.5-2cm；总状花序，花梗长1.2-2cm，基部具苞片，苞片长2-3cm，宽1-1.2cm；花白色，芳香，花被筒下部细小，长5-6cm，直径2.5-3.5cm，花被裂片6，长椭圆形，长3.5-4cm，宽约1.2cm；雄蕊下部与花被筒贴生，与花被等长，或稍伸出花被外；子房长约1.2cm；花柱常伸出花被外。蒴果圆柱形，长6cm，直径1cm。
性味功能	味甘，性凉。有毒。有热解毒，清咽喉热，凉血止血，止咳，利尿，通经的功能。
炮　制	采收，洗净，鲜用或晾干。
主治用法	根：外用治乳腺炎，中耳炎，颈淋巴结结核，疮痈肿毒，烧烫伤。叶：外用治下肢溃疡。花：用于治咽喉肿痛，小便不利，痛经；外用治烧伤。用量3~6g。鲜品适量捣烂敷患处，或捣烂取汁滴耳中。

现代研究

1. 化学成分　本品含有甾体皂苷类，黄酮类，生物碱类成分。
2. 药理作用　本品具有镇痛作用和抗炎作用。

应用

1. 烧伤：玉簪花500g，香油2000g，浸泡两个月，取油备用。清洁疮面后，用消毒棉球蘸油涂患处。
2. 颈淋巴结结核：玉簪花根捣烂成泥，贴敷患处。

七叶一枝花（重楼） ParispolyphyllaSmith.

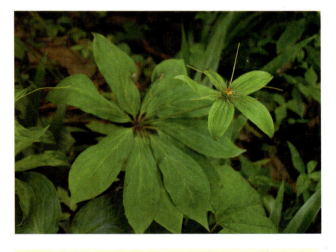

基　源	重楼为百合科植物七叶一枝花的根茎。
原植物	多年生草本。根肥厚圆柱形，黄褐色，粗糙，结节明显，生多数须根。茎直立，青紫色或紫红色，基部有1~3片膜质叶鞘包茎。叶5~8轮生茎顶，通常7片，叶倒卵状披针形或长圆状披针形，先端急尖或渐尖，基部楔形，全缘。单花从茎顶抽出；外轮花被片绿色，叶状；内轮花被片黄绿色，线形；花瓣丝状，常等长或长于萼片，上部非窄匙形。蒴果球形，黄褐色，瓣裂。种子多数，鲜红色，卵形。花期4~7月。果期8~11月。
生境分布	生于山坡林下或溪边阴湿处。分布于四川、贵州、云南、西藏等省区。
采收加工	夏、秋季采挖根茎，晒干或切片晒干。
性状鉴别	本品干燥根茎呈灰黄至灰褐色，圆柱形，略扁压，长4.5~8.5厘米，径2.5~3.5厘米，节结密生，呈盘状隆起，棕色鳞叶多已脱落，残留须根及其痕迹。茎基处下陷，时有灰白的残茎，周围密被棕色菲薄鳞叶。质坚实，不易折断。断面平坦，粉质，黄白色至浅灰黄色。气微，略有辣味。
性味功能	味苦，性微寒。有小毒。有清热解毒，消肿止痛，解痉定惊的功能。
炮　制	除去杂质，洗净，润透，切薄片，晒干。
主治用法	用于咽喉肿痛，小儿惊风，白喉，痈疮，瘰疬，无名肿毒，毒蛇咬伤，腮腺炎。用量6~9g。

现代研究

1. 化学成分　本品根含七叶一枝花皂苷A，薯蓣皂苷元-3-O-α-L吡喃鼠李糖基（1→4）-β-D-吡喃葡萄糖苷，蚤休皂苷，蚤休皂苷A、B，薯蓣皂苷，七叶一枝花皂苷C、D、E、F、G、H，蚤休甾酮，甲基原薯蓣皂苷，以及丙氨酸，天冬酰胺等多种氨基酸。
2. 药理作用　本品具有抗菌作用镇静、镇痛作用和平喘、止咳作用。

应用

1. 毒蛇咬伤，外伤出血：鲜重楼3g。研粉或酒醋磨汁敷处。
2. 流行性腮腺炎、疮毒：重楼适量，用醋磨汁，涂患处；另用6~9g，水煎服。

滇重楼（重楼） Parispolyphylla Sm.var.yunnanensisH.-M

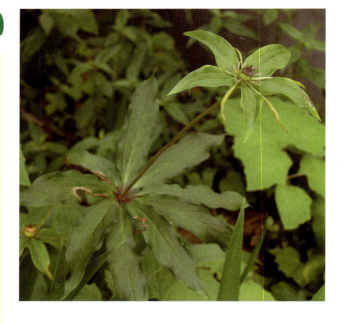

基　源	重楼为百合科植物滇重楼的根茎。
原植物	根茎较粗壮，节结明显。叶6~10片轮生，叶片厚纸质，披针形、卵状长圆形至倒卵形，外轮花被片披针形或长卵形，绿色，长3.5~6cm；内轮花被片线形而略带披针形，黄色，长为外轮的1/2左右至近等长，中部以上宽2~6mm；雄蕊8~10，花药长1~1.5cm，花丝比花药短，药隔突出部分1~2mm。花期6~7月，果期9~0月。
生境分布	生于山地林下或路旁草丛的阴湿处。分布于福建、湖北、湖南、广西、四川、贵州及云南等省区。
采收加工	秋季采挖，除去须根，洗净，晒干。
性状鉴别	本品根茎类圆形，多平直，直径1.2-6cm，长4.5-12cm。表面黄棕色，少数灰褐色，环节较稀疏；茎痕半圆形或扁圆形，不规则排列。质坚硬，不易折断，断面粉性。
性味功能	味苦，性微寒。有小毒。有清热解毒，消肿止痛，熄风定惊的功能。
炮　制	除去杂质，洗净，润透，切薄片，晒干。
主治用法	用于疔肿痈肿，咽喉肿痛，毒蛇咬伤，跌打伤痛，惊风抽搐，流行性乙型脑炎，胃痛，阑尾炎，淋巴结结核，扁桃体炎，腮腺炎，乳腺炎等症。用量3~9g。外用适量，研末调敷。

现代研究

1. 化学成分　本品含多种甾体皂苷，为薯蓣皂苷元（diosgenin）和偏诺皂苷元的二、三、四糖苷，另含β-蜕皮激素、胡萝卜苷等成分。

2. 药理作用　本品具有抗菌作用镇静、镇痛作用和平喘、止咳作用。

应用

同七叶一枝花。

华重楼（重楼） Parispolyphylla Sm.var.chinensis(Franch.)Hara

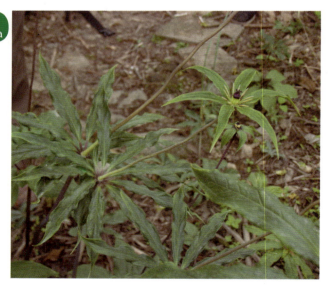

基　源	重楼为百合科植物华重楼的根茎。
原植物	别名：七叶一枝花、草河东七叶莲。多年生草本。根茎肥厚，黄褐色，结节明显，生须根。茎直立，基部带紫红色，有1~3片膜质叶鞘包茎。叶5~8，7枚轮生茎顶，纸质或膜质，长圆状披针形或倒披针形，先端渐尖，基部楔形。花黄绿色，花葶由茎顶抽出。花两性，被片叶状4~6；内轮花被片4~6，细线形，短于外轮花被片。蒴果球形，成熟时瓣裂；种子多数，有鲜红色多汁外种皮。花期5~7月。果期8~9月。
生境分布	生于林下或沟边的草丛阴湿处。分布于长江以南各地区。
采收加工	秋季采挖根茎，洗净泥沙，晒干或切片晒干。
性状鉴别	本品根茎类圆锥形，常弯曲，直径1.3-3cm，长3.7-10cm，顶端及中部较膨大，末端渐细。表面淡黄棕色或黄棕色，具斜向环节，节间长1.5-5mm；上侧有半圆形或椭圆形凹陷的茎痕，直径0.5-1.1cm，略交错排列；下侧有稀疏的须根及少数残留的须根；膨大顶端具凹陷的茎残基，有的环节可见鳞叶。质坚实，易折断，断面平坦，粉质，少数部分角质，粉质者粉白色，角质者淡黄棕色，可见草酸钙针晶束亮点。气微，味苦。
性味功能	味苦，性微寒。有小毒。有清热解毒，消肿止痛，熄风定惊的功能。
炮　制	除去杂质，洗净，润透，切薄片，晒干。
主治用法	用于疔肿痈肿，咽喉肿痛，毒蛇咬伤，跌打伤痛，惊风抽搐，流行性乙型脑炎，胃痛，阑尾炎，淋巴结结核，扁桃体炎，腮腺炎，乳腺炎等症。用量3~9g。外用适量，研末调敷。

现代研究

1. 化学成分　蚤休苷、薯蓣皂苷、薯蓣皂苷元的3-葡萄糖苷、3-鼠李糖葡萄糖苷、3-鼠李糖阿拉伯糖葡萄糖苷和3-四糖苷等多种皂苷。

2. 药理作用　本品具有抗菌作用镇静、镇痛作用和平喘、止咳作用。

应用

同七叶一枝花。

水仙　Narcissus tazetta L. var. chinensis Roem

基　源	为石蒜科植物水仙的鳞茎。
原植物	多年生草本。鳞茎卵圆形，有多数白色须根。叶基生，扁平直立，质厚，带形，先端钝圆，全缘，上面粉绿色。花茎扁平，约与叶等长；佛焰苞膜质，管状；花葶由叶丛中生出，高与叶约等长，扁平，花5~8朵，排成伞形花序，芳香；花被高脚蝶状，下部管状，3棱，顶端6裂，倒卵形，扩展而向外反，白色；副花冠浅杯状，淡黄色，不皱缩。蒴果室背开裂。花期冬季。果期次年4~5月。
生境分布	生于潮湿地方，多栽于花圃中。分布于福建、江苏、广东、贵州、四川等省区。
性状鉴别	本品呈圆形，或微呈锥形，直径约4~5厘米，单一或数个伴生。表面被1-2层棕褐色膜质外皮，除去后内心为多数相互包裹的黄白色瓣片（鳞叶），层层包合，割皮后遇水，有粘液渗出。鳞片内有数个叶芽和花芽。鳞茎盘下有数10条细长圆柱形根。气微，味微苦。
采收加工	春、秋季采挖，洗净泥沙，用开水烫后，切片晒干或鲜用。
性味功能	味苦、辛，性寒。有毒。有清热解毒，散结消肿的功能。
炮　制	洗去泥沙，开水烫后，切片晒干或鲜用。
主治用法	用于腮腺炎，痈疖疔毒初起红肿热痛，百虫咬伤，鱼骨硬。本品对乳腺炎有较好效果。
现代研究	1. 化学成分　本品含有伪石蒜碱、石蒜碱、多花水仙碱、漳州水仙碱、雪花莲胺、石蒜胺碱等多种生物碱，尚含淀粉，鳞及蛋白质。 2. 药理作用　本品具有抗病毒作用和抗肿瘤、抗癌作用。

应用
水仙对多种肿瘤有效，因毒性大，不宜内服，多作外用，临床可试用于体表性肿瘤，如皮肤癌、骨癌、乳腺癌等，鲜品捣敷或煎水洗局部。

射干　Belamcanda chinensis (L.) DC.

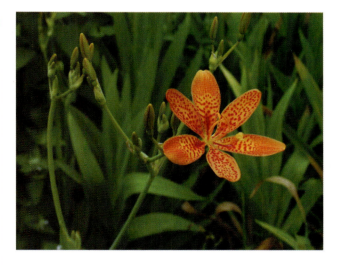

基　源	为鸢尾科植物射干的根茎。
原植物	别名：乌扇、蝴蝶花、老鸦扇。多年生草本。根茎横生，结节状，鲜黄色，生多数须根。茎直立，基部生叶，2列，嵌迭状排列，宽剑形，基部抱茎，全缘。伞房状聚伞花序顶生，叉状分枝；花桔黄色，散生暗红色斑点，花被6，2轮。蒴果倒卵形至长椭圆形，3瓣裂。种子黑色，有光泽。花期7~9月。果期8~10月。
生境分布	生于山坡、草原、及林缘处。分布于全国各地区。
采收加工	5~9月采挖根茎，除去茎叶及细根，晒干或烘干。
性状鉴别	本品干燥根茎呈不规则的结节状，长约3~10厘米，直径1~1.5厘米。表面灰褐色或有黑褐色斑，有斜向或扭曲的环状皱纹，排列甚密，上面有圆盘状茎痕，下面有残留的细根及根痕。质坚硬，断面黄色，颗粒状。气微，味苦。
性味功能	味苦，性寒。有清热解毒，消炎，利咽，散血消肿的功能。
炮　制	除去杂质，洗净，润透，切薄片，干燥。
主治用法	用于咽喉肿痛，闭经，乳腺炎，恶性肿瘤等。外用于水田皮炎，跌打损伤等。用量3~9g。外用煎水洗或捣敷患处。
现代研究	1. 化学成分　本品含射干定、鸢尾苷、鸢尾黄酮苷、鸢尾黄酮等成分。 2. 药理作用　本品具有抗病原微生物作用，抗炎作用和解热作用。

应用
1. 风热咳嗽，痰涎壅塞：射干、前胡、杏仁、贝母，水煎服。
2. 咽喉肿痛：射干9g，水煎服。或射干、山豆根各6g，桔梗、金银花、玄参各9g。水煎服。
3. 病毒性呕喉炎：射干6g。水煎服。
4. 水田皮炎：射干，食盐适量，热温擦患部。

马蔺（马蔺子） Iris lactea Pall.

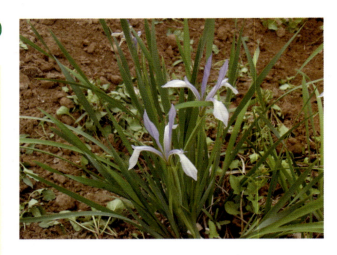

基　源	马蔺子为鸢尾科植物马蔺的干燥成熟种子。
原 植 物	多年生草本。叶基生，成丛，叶条形坚韧，灰绿色，基部带紫色，全缘，花葶从叶丛中抽出，顶端有花1~3，苞片3，叶状，窄矩圆状披针形；花蓝紫色，花被6，匙形，向外弯曲下垂，有黄色条纹，内轮3花被片倒披针形，直立，花被下部联合成筒状；花柱3深裂，花瓣状，顶端2裂。蒴果长椭圆形。
生境分布	生于全国大部分省区。
采收加工	秋天采收果实，晒干，搓出种子，炒熟或以醋拌炒熟。
性状鉴别	本品根状茎短而粗壮，有多数坚韧而垂直入地的细根。叶基生，成丛，有残存纤维状叶鞘，叶片条形，革质，坚韧。4～5月间，花葶从叶丛间生出。蒴果纺锤形，有3棱，先端具一尖喙。种子形状不规则，有棱，棕褐色，光滑。
性味功能	有清热利湿，消肿解毒，止血功能。
炮　制	去杂质，扎把晒干或鲜用。
主治用法	用于黄胆型肝炎、痢疾、吐血、衄血、血崩、白带、咽炎、痈肿、疝痛。用量5~10g。外用适量捣敷。

现代研究
1. 化学成分　本品含有马蔺子甲、乙、丙素，羽扁豆烯–3–酮，白桦脂醇，β–谷甾醇及植物蜡和脂肪酸类等成分。
2. 药理作用　本品具有抗迟发型超敏反应作用和避孕作用。

应用
1. 急性黄疸型传染性肝炎：马蔺子9g。水煎服。
2. 痢疾：马蔺子、干姜、黄连。水煎服。
3. 骨结核：马蔺子，炒干研粉，每服6g。
4. 淋巴结结核：马蔺子粉2份，凡士林5份，黄搅拌匀成膏，涂患处。

附注：其花、根亦入药。花味咸、酸、苦，性微凉。有清热凉血，利尿消肿的功能。用于吐血、咯血、衄血，咽喉肿痛，小便不利，泌尿系感染；外用于痈疖疮疡，外伤出血。根味甘，性平。有清热解毒的功能。

杜鹃兰（山慈菇） Cremastra appendiculata (D.Don) Makino

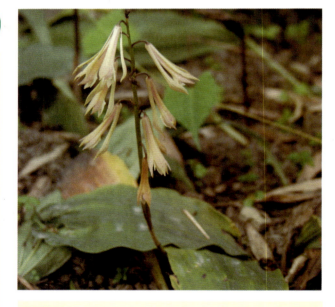

基　源	山慈菇为兰科植物杜鹃兰的假球茎。
原 植 物	多年生草本。假球茎卵球形，肉质。1~2片叶顶生，叶披针状长椭圆形，先端略尖，基部楔形，全缘。花茎直立，疏生3叶鞘，抱茎。总状花序疏生10~20朵花，花偏向一侧，紫红色；苞片薄膜质；花被片瓣状，顶端略开展，花下垂，绿色至红紫色；萼片及花瓣线状倒披针形，先端锐尖，唇瓣肥厚，基部稍膨大，先端3裂。蒴果长2~2.5cm，下垂。花期6~8月。
生境分布	生于山沟阴湿处。分布于黄河流域至西南、华南等省区。
采收加工	5~6月挖取假球茎，除去茎叶、须根，洗净，晒干。
性状鉴别	本品呈不规则扁球形或圆锥形，顶端渐突起，基部有须根痕。长1.8～3cm，膨大部直径1～2cm。表面黄棕色或棕褐色，有纵皱纹或纵沟，中部有2～3条微突起的环节，节上有鳞片叶干枯腐烂后留下的丝状纤维。质坚硬，难折断，断面灰白色或黄白色，略呈角质。气微，味淡，带黏性。
性味功能	味甘、微辛，性寒；有小毒。有消肿，散结，化痰，解毒的功能。
炮　制	除去地上部分及泥沙，分开大小置沸水锅中蒸煮至透心，干燥，用时捣碎
主治用法	用于痈疽疔肿、瘰疬、喉痹肿痛、蛇虫叮咬、狂犬伤。用量3~6g，水煎服。

现代研究
1. 化学成分　本品含有菲类、苷类和简单芳香化合物及其苷类，糖类等。
2. 药理作用　本品具有抗肿瘤、抗血管生成活性、和降压、抗菌作用和毒蕈碱M3受体阻断作用，且有对酪氨酸酶的激活作用，能明显促进小鼠外周血细胞回升及增强骨髓造血功能。

应用
1. 毒蛇咬伤，痈肿疔毒，疖肿：山慈菇9g。醋研捣烂敷患处。
2. 食道癌：山慈菇、夏枯草、急性子、半枝莲、莪术。水煎服。

扇脉杓兰（扇子七） Cypripedium japonicum Thunb.

基　源	扇子七为兰科植物扇脉杓兰的根状茎及带根全草。
原植物	别名：扇子还阳、阴阳扇、双扇兰、大对月草。多年生草本。根状茎节间较长，节上生须根。茎密生褐色长柔毛。叶2片，近对生，菱状圆形，先端急尖或有短尖头，基部楔形，脉平行扇形。花单一顶生，白绿色带紫斑，较苞片为短，密生长柔毛；苞片叶状，边缘具细缘毛；花被各片近等长，唇瓣膨大囊状，基部窄缩成短爪，囊中基部被长柔毛。蒴果长约5cm，被柔毛，先端有喙。花期夏季。
生境分布	生于山沟溪旁杂林木林下。分布于陕西、甘肃、安徽、湖北、四川和中南其他省区。
采收加工	四季采挖，晒干；或米泔水漂后，晒干，用酒炒后用。
性味功能	味辛，性平。有毒。有活血调经，祛风镇痛，截疟的功能。
主治用法	用于月经不调，跌打损伤，间日疟；皮肤瘙痒。用量1.5g，研粉冷开水吞服，或泡酒服。外用适量，全草煎水洗。

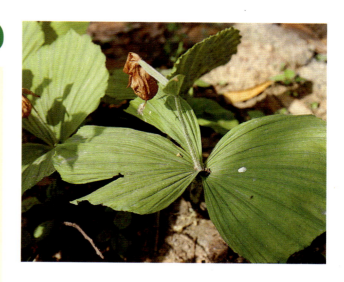

应用
1. 月经不调：扇子七1.5g，研粉冷开水吞服。
2. 跌打损伤疼痛：扇子七1.5g，研粉泡酒服。
3. 皮肤瘙痒：鲜扇子七全草适量，煎水外洗，并捣烂敷患处。

独蒜兰（山慈姑） Pleione bulbocodioides Rolfe

基　源	山慈姑为兰科植物独蒜兰的干燥假鳞茎。
原植物	别名：金扣子、一粒珠、扁叶兰。草本。假鳞茎狭卵形或长颈瓶状，顶生一叶，叶落后有一杯状齿环。叶和花同时出现，叶片椭圆状披针形，顶端稍钝或渐尖，基部收缩成柄，抱花茎，花一朵，顶生，苞片矩圆形，花淡紫色或粉红色，萼片狭披针形，花瓣几为条形，急尖，唇瓣扩大，基部楔形，不明显3裂。蒴果长圆形。生于山坡林下阴湿处。分布于甘肃、陕西、山西至长江以南各省区。
采收加工	夏季挖取其假鳞茎，除去茎叶，抖净泥土、晒干。有的地区在秋季花谢后采挖，洗净泥沙，置沸水锅上蒸至透心，取出摊开晒干或烘干。
性状鉴别	本品呈圆锥形，瓶颈状或不规则团块，直径1～2cm，高1.5～2.5cm。顶端渐尖，尖端断头处呈盘状，基部膨大且圆平，中央凹入，有1～2条环节，多偏向一侧。撞击外皮者表面黄白色，带表皮者浅棕色，光滑，有不规则皱纹。断面浅黄色，角质半透明。
性味功能	味甘微辛，性寒；有小毒。有消肿，散结，化痰，解毒的功能。
炮　制	除去地上部分及泥沙，分开大小置沸水锅中蒸煮至透心，干燥，用时捣碎。
主治用法	用于痈疽疔肿，瘰疬，喉痹肿痛，蛇虫叮咬，狂犬伤。用量3~6g，水煎服。
现代研究	1. 化学成分 二氢菲类和联苄类化合物，主要是秋水仙碱、

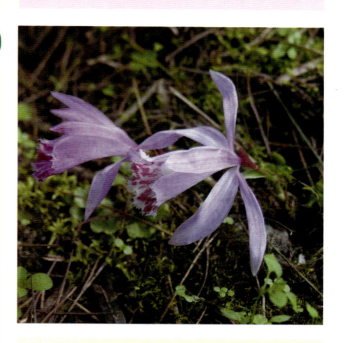

粘液质、葡配甘露聚糖及甘露糖等。
2. 药理作用 本品具有抗肿瘤、抗血管生成活性、和降压、抗菌作用和毒蕈碱M3受体阻断作用，且有对酪氨酸酶的激活作用，能明显促进小鼠外周血细胞回升及增强骨髓造血功能。

应用
1. 毒蛇咬伤，痈肿疔毒，疖肿：山慈菇9g。醋研捣烂敷患处。
2. 食道癌：山慈菇、夏枯草、急性子、半枝莲、莪术。水煎服。

莲子草 Alternanthera sessilis (L.) DC.

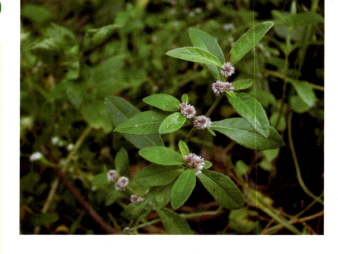

基　　源	为苋科植物莲子草的全草。
原 植 物	别名：虾钳菜、节节花、水牛膝、鲎脚菜。一年生草本。单叶对生，条状披针形或倒卵状矩圆形，先端钝尖，基部渐狭，全缘或具锯齿；无柄。头状花序1~4个腋生，球形或矩圆形，无总梗；花被片白色，宿存；雄蕊3，花丝基部联合成杯状，退化雄蕊三角状钻形，全缘；子房1室。胞果倒心形，边缘具翅，包于花被内。花期6~8月。
生境分布	生于旷野、田边等潮湿地带。分布于全国大部分省区。
采收加工	夏秋季采收全草，洗净，鲜用或晒干用。
性状鉴别	本品茎多分枝，上部方柱形，下部圆柱形，两侧各有一纵沟，在顶端及节部均有柔毛，叶长圆形、长圆状倒卵形或匙形，绿色或红色，或部分绿色杂以红或黄色斑纹，干后色泽不太鲜明。头状花序2-5个丛生于茎顶或叶腋，花小，花被5小瓣。气微，味微甘酸。
性味功能	味甘、淡，性凉。有清热凉血，利水消肿，拔毒止痒的功能。
主治用法	用于疾痢，鼻衄，咯血，便血，尿道炎、咽炎、乳腺炎，小便不利；外用于肿毒、湿疹、皮炎、体癣、毒蛇咬伤。用量15~30g。
现代研究	1. 化学成分　本品含黄酮苷、三萜皂苷、有机酸、酚性成分、香豆素、糖、脂肪、蛋白质等。 2. 药理作用　暂无。

应用
1. 疾痢：鲜莲子草30g。水煎服。
2. 肺结核咯血：鲜莲子草60g。水煎，冲冰糖服。
3. 毒蛇咬伤：鲜莲子草120g。捣烂取汁外敷伤口。或水煎浓汁洗敷患处。
4. 湿疹，皮炎，体癣：鲜莲子草120g。捣烂取汁洗敷患处。

草芍药（赤芍） Paeonia obovata Maxim.

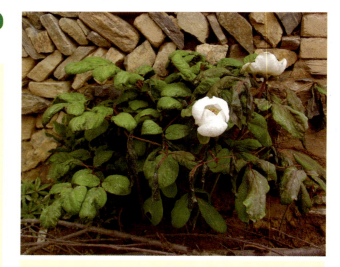

基　　源	赤芍为芍药科植物草芍药的根。
原 植 物	多年生草本。根粗大，圆柱形或纺锤形，有分枝，红棕色。茎直立，基部有数个鞘状鳞片。叶互生；2回三出复叶，顶生小叶较大，倒卵形或椭圆形，先端短尖，基部楔形，侧生小叶片稍小，基部楔形。花单生于茎顶；萼片2~3，淡绿色或淡红色；花瓣6~8，粉红色。果长圆形，粗糙，成熟时开裂，外卷，果皮内面红紫色。花期5~6月。果期8~10月。
生境分布	生于阔叶林下及山沟中。分布于东北、华北、西北及安徽、湖北、湖南、云贵川等省区。
采收加工	秋季采挖，除去根茎、须根及支根，洗净泥土，晒至半干，大小分别捆把，再晒至全干。
性状鉴别	本品呈圆柱形，稍弯曲，长5~40cm，直径0.5~3cm。表面棕褐色，粗糙，有纵沟及皱纹，并有须根痕及横向凸起的皮孔，有的外皮易脱落。质硬而脆，易折断，断面粉白色或粉红色，皮部窄，木部放射状纹理明显，有的有裂隙。气微香，味微苦、酸涩。
性味功能	味苦，性微寒。有活血散瘀，清热凉血的功能。
炮　　制	除去杂质，分开大小，洗净，润透，切厚片，干燥。
主治用法	用于胸胁疼痛，腹痛，月经不调，痛经，闭经，热入营血，衄血，吐血，血痢，目赤，痈肿，跌打损伤。用量3~12g，水煎服。忌与藜芦同用。

现代研究
1. 化学成分　本品含芍药苷、苯甲酸、葡萄糖等。
2. 药理作用　本品体外实验具抗癌活性；对平滑肌有松弛和解痉作用。此外，还有降压、镇痛、解热和抗菌作用。

应用
同川赤芍。

牡丹（丹皮） Paeonia suffruticosa Andr.

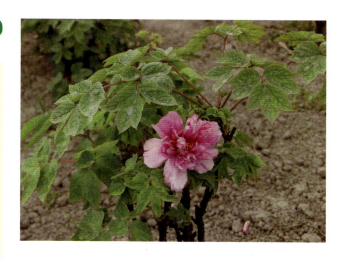

基 源	丹皮为芍药科植物牡丹的干燥根皮。
原植物	灌木。2回3出复叶；顶生小叶宽卵形，3裂至中部；花单生枝顶，花瓣5，常为重瓣，玫瑰色、红紫色、粉红色至白色，雄蕊多数。杯状，紫红色；心皮5，密生柔毛，革质花盘全包住心皮。果，长圆形，密生黄褐色硬毛。花期5~6月。
生境分布	生于向阳坡及土壤肥沃处。大量栽培于山东、安徽、陕西、甘肃、四川、贵州、湖北、湖南等省区。
采收加工	秋季采挖根部，除去细根，剥取根皮，晒干。
性状鉴别	本品牡丹皮呈筒状或半筒状，有纵剖开的裂缝，略向内卷曲或张开。外表面灰褐色或黄褐色，有多数横长皮孔及细根痕，栓皮脱落处粉红色。内表面淡灰黄色或浅棕色，有明显的细纵纹，常见发亮的结晶。质硬而脆，易折断，断面较平坦，淡粉红色，粉性。气芳香，味微苦而涩。
性味功能	味苦、辛，性微寒。有清热凉血，活血散瘀，通经止痛的功能。
炮 制	迅速洗净，润后切薄片，晒干。
主治用法	用于温毒发斑，吐血衄血，夜热早凉，无汗骨蒸，经闭痛经，痈肿疮毒，跌扑伤痛。用量6~12g。

现代研究
1. 化学成分 本品含牡丹酚、牡丹酚苷、芍药苷、羟基芍药苷、、挥发油、苯甲酸等。根及叶均含没食子酸。茎枝中含黄酮苷。
2. 药理作用 牡丹皮有抗炎作用；有镇痛、镇静和解热等作用，还有降压、抗动脉硬化、护肝、利尿、降血糖，免疫调节及抗肿瘤等作用。

应用
1. 慢性肝炎：丹皮、山栀子各6g，柴胡、白芍、白术、茯苓各9g，当归12g，生姜1片。水煎服。
2. 高血压：丹皮6g，野菊花、佩兰各6g，银花藤、鸡血藤各18g，石决明30g。水煎服。
3. 妇女虚热：丹皮、栀子、川芎各6g，当归、白芍各9g，熟地12g。水煎服。
4. 虚劳发热：牡丹皮、地骨皮、知母各9g，赤芍6g。水煎服。

川芍药（赤芍） Paeonia veitchii Lgnch

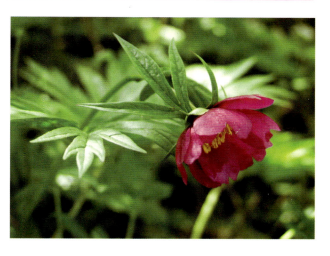

基 源	赤芍为芍药科植物川芍药的根。
原植物	别名：川赤芍、赤芍、条赤芍。多年生草本。根圆柱形，单一或有分枝。茎直立，圆柱形，稍带紫色，有纵棱。叶互生，2回三出复叶；小叶常2回深裂，小裂片条状披针形或披针形，先端尖，沿脉疏生短毛。花2~4朵顶生或腋生，萼片5，绿色；花瓣6~9，紫红色或粉红色，宽倒卵形，先端凹陷；蓇葖2~5，密生黄色毛。花期6~7月。果期7~9月。
生境分布	生于山坡林缘或草坡中。分布于山西南部、陕西、甘肃、青海东部、四川西部等地区。
采收加工	春、秋季挖根，晒至半干，捆成小把，晒干。或刮去粗皮再晒干。
性状鉴别	本品干燥根呈圆柱形，两端粗细近于相等。表面暗褐色或暗棕色，粗糙，有横向凸起的皮孔及根痕，具粗而深的纵皱纹。质硬而脆，易折断。断面平坦，皮层窄，中央髓部小，木质部射线明显，有时具有裂隙。气微香，味微苦涩。以根条粗长，外皮易脱落，皱纹粗而深，断面白色，粉性大者为佳。
性味功能	味苦，性微寒。有活血散瘀，清热凉血的功能。
炮 制	赤芍药：拣去杂质，分开大小条，用水洗泡约七、八成透，捞出，晒晾，润至内外湿度均匀，切片，晒干。炒赤芍药：取赤芍药片置锅内炒至微有焦点为度，取出凉透。
主治用法	用于胸胁疼痛，腹痛，痛经，经闭，热入营血，吐血，衄血，目赤，痈肿，跌打损伤等症。用量4.5~9g。不宜与藜芦同用。孕妇慎用。

现代研究
1. 化学成分 本品含芍药苷、芍药内酯苷、氧化芍药苷、苯甲酸、挥发油、脂肪油、粘液质等。
2. 药理作用 本品赤芍能扩张冠状动脉、抗心肌缺血，增加心肌耐缺氧能力；有镇痛、抗惊厥作用，还能保护肝损伤。另外还有抗菌、抗肿瘤的作用。

应用
1. 月经不调，痛经，经闭：赤芍、当归、熟地黄、香附各6g，川芎3g。水煎服。
2. 痢疾腹痛：赤芍、黄芩各9g，甘草6g。水煎服。
3. 冠心病，急性脑血栓形成：赤芍9g。水煎服。

木芙蓉（芙蓉叶） Hibisscusmutabilis L.

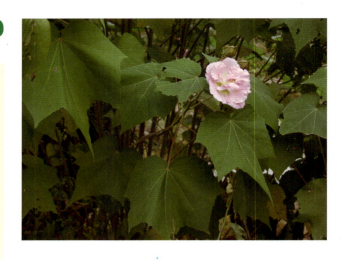

基源	芙蓉叶为锦葵科植物木芙蓉的叶。
原植物	落叶灌木。叶互生，宽卵圆形，基部心形，边缘有钝锯齿，5~7掌状分裂，先端渐尖，被疏星状毛。花单生叶腋或簇生枝端；花萼5裂；花瓣5或重瓣，初时白色或淡红色，后变为玫瑰红色。蒴果扁球形，被毛，果瓣5。种子肾形，被长毛。花期8~10月。果期9~11月。
生境分布	生于山坡、水边等地。分布于长江以南各省区。
采收加工	夏、秋季采收完整带细枝青叶，扎成约小把，晒干。
性状鉴别	本品干燥花呈钟形，或团缩成不规则椭圆状；小苞片8~10枚，线形；花萼灰绿色，5裂；表面被星状毛；花冠淡红色、红褐色至棕色，皱缩，质软，中心有黄褐色的花蕊。
性味功能	味微辛，性平。有清热解毒，凉血止血，消肿止痛的功能。
炮制	取原药材，除去杂质及梗，筛去灰屑。
主治用法	用于肺热咳嗽，吐血，崩漏，痈肿，疮毒，淋巴结炎，阑尾炎；用量9~30g。外用于痈疖脓肿，毒蛇咬伤，跌打损伤，腮腺炎，烧烫伤。

现代研究
1. 化学成分 本品花含黄酮苷和花色苷。
2. 药理作用 本品有抗菌和杀虫作用。

应用
1. 疔疮痈肿，乳腺炎：鲜木芙蓉叶，捣烂外敷患处。
2. 流行性腮腺炎：木芙蓉叶，研细粉，鸡蛋清调匀，涂于油纸上，贴于患处。
3. 烫伤、外伤出血：木芙蓉叶粉末加凡士林调成软膏，外敷。
4. 局部化脓性感染，痈疽肿毒：木芙蓉鲜叶、花适量，煎水洗，并敷患处。

附注：根及花与叶有同等功效。

木槿（木槿花） Hibisscus syriacus L.

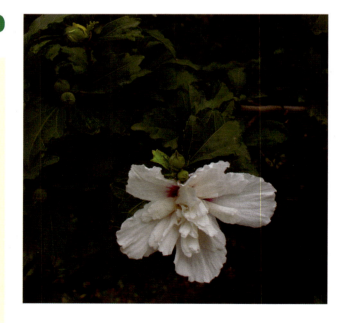

基源	木槿花为锦葵科植物木槿的花。
原植物	落叶灌木。叶互生，菱状卵形，3裂，先端渐尖，基部宽楔形，边缘有不规则粗锯齿，三出脉，两面疏被星状毛。花单生于叶腋；花萼钟形，萼片5，外被星状毛；花冠钟形，花瓣5或重瓣，淡紫色、白色或红色，蒴果长圆形或长卵形，密被星状绒毛，顶端有短喙。种子多数，黑色，外被白色长柔毛。花期7~10月。果期9~12月。
生境分布	我国南部省区有野生，各地有栽培。
采收加工	夏秋季待花初开时采摘，摊开晒干。
性状鉴别	本品多皱缩成团或不规则形，全体被毛。花萼钟形，黄绿色或黄色，先端5裂，裂片三角形，萼筒外方有苞片6-7，条形，萼筒下常带花梗，花萼、苞片、花梗表面均密被细毛及星状毛；花瓣5片或重瓣，黄白色至黄棕色，基部与雄蕊合生，并密生白色长柔毛；雄蕊多数，花丝下部连合成筒状，包围花柱，柱头5分歧，伸出花丝筒外。质轻脆，气微香，味淡。
性味功能	味甘、苦，性凉。有清热利湿，凉血的功能。
炮制	木槿皮：除去杂质，洗净。润软，切丝，干燥。
主治用法	用于痢疾，腹泻，痔疮出血，白带；用量3~9g。外用于疖肿。鲜品捣烂敷患处。

现代研究
1. 化学成分 本品花含胡萝卜素类色素：叶黄素-5,6-环氧化物、隐黄质、菊黄素、花药黄质。木槿根皮含鞣质、粘液质。
2. 药理作用 本品的花对致病大肠杆菌及痢疾杆菌均无明显的抑菌作用。其花粉有致敏作用。

应用
1. 肺热咳嗽吐血：木槿花9g，水煎服。
2. 跌打扭伤，蛇咬伤：木槿花，研末，酒、醋、浓茶调涂患处。
3. 吐血、下血、赤白痢疾：木槿花10朵，冰糖水炖服。
4. 细菌性痢疾：木槿花15g，研末，米汤冲服。

附注：木槿皮、果实也供药用。皮味甘，性寒。有清热利湿，杀虫止痒的功能。果实味甘，性平。有清肺化痰，解毒止痛的功能。

虎耳草　　Saxifraga stolonifera Meerb.

基　源	为虎耳草科植物虎耳草的全草。
原植物	多年生常绿草本。全体被毛。匍匐枝丝状，赤紫色，蔓延地面，枝端可长出幼苗。单叶，基部丛生；具长柄，柄上密生长柔毛；叶片圆形至肾形，肉质，边缘多作浅裂状，具疏生尖锐牙齿，下面紫赤色，无毛，密生小球形的细点。花白色，花萼赤红；花瓣5，3瓣小，卵形，下面2瓣较大，形似虎耳。蒴果卵圆形。花期6～7月。
生境分布	生于阴湿处的石缝间或岩石上。分布于东北、华东及河北、陕西、河南、湖南、台湾、广西、广东以及西南地区。
采收加工	夏季采收，鲜用或晒干。
性状鉴别	本品全体被毛。单叶，基部丛生；叶片圆形至肾形，肉质，宽4-9cm，边缘浅裂，疏生尖锐齿牙；下面紫赤色，无毛，密生小球形的细点。花白色，上面3瓣较小，卵形，有黄色斑点，下面2瓣较大，披针形，倒垂，形似虎耳。蒴果卵圆形。气微，味微苦。
性味功能	味辛、微苦，有小毒。有清热解毒，凉血消肿的功能。
炮　制	去杂质，切段备用。
主治用法	用于小儿发热，风疹湿疹，咳嗽气喘；外用于丹毒、中耳炎，耳廓溃烂，疖肿，湿疹。用量9～15g。
现代研究	1. 化学成分　本品叶中含岩白菜素、槲皮苷、没食子酸、原儿茶酸、琥珀酸和甲基延胡索酸。茎含儿茶酚。根含挥发油。 2. 药理作用　本品有强心和利尿作用。

应用
1. 中耳炎：鲜虎耳草，洗净捣烂取汁（或加冰片粉少许）滴耳，每日1～2次。
2. 耳廓溃烂：鲜虎耳草适量，捣烂调茶油涂患处；或加冰片0.3g，枯矾1.5g，共捣烂敷患处。

茅莓（茅莓根）　　Rubus parvifolius L.

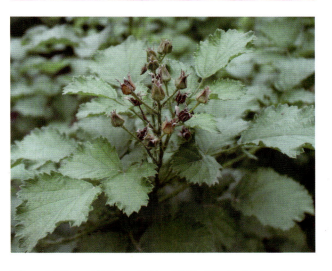

基　源	茅莓根为蔷薇科植物茅莓的干燥根。
原植物	别名：红梅消、虎梅刺、红琐梅。落叶小灌木。有短毛和有倒生皮刺。叶互生，复叶，小叶通常3，偶见5，上面深绿色，白色毛，小叶宽菱形至宽倒卵形；托叶针状。聚伞花序合成伞房状；花小，花瓣紫红色或粉红色。聚合果球形，成熟时红色。花期5～6月，果期7～8月。
生境分布	生于山坡、路旁、荒地灌丛和草丛中。分布于河北、山西、陕西、四川以及中南和华东各省。
采收加工	秋冬季挖根，晒干或鲜用。
性状鉴别	本品长短不一，枝和叶柄具小钩刺，枝表面红棕色或枯黄色；质坚，断面黄白色，中央有白色髓。叶多皱缩破碎，上面黄绿色，下面灰白色，被柔毛。枝上部往往附枯萎的花序，花瓣多已掉落，萼片黄绿色，外卷，两面被长柔毛。气微弱，味微苦涩。
性味功能	味甘、酸，性平。有清热凉血，散结止痛，利尿，消肿，杀虫的功能。
炮　制	取原药材，除去杂质，洗净，润透，切厚片，干燥，筛去碎屑。
主治用法	用于肠炎，肝脾肿大，跌打肿痛，痈肿，风湿痹痛，泌尿系统感染等。用量30～60g。
现代研究	1. 化学成分　本品叶含鞣质。果实含赤霉素及其他赤霉素。此外，还含有果糖、葡萄糖、维生素C、鞣质、β-胡萝卜素和α-生育酚。 2. 药理作用　本品有止血和抗血栓作用。

应用
1. 泌尿系结石：茅莓鲜根120g，洗净切片，加米酒120g，水适量，煮1小时，去渣取汁，2次分服，每日1剂。服至排出结石或症状消失为止。
2. 过敏性皮炎：茅莓根煎汤，加入明矾适量，外洗患处，每日1次。

余甘子　Phyllanthus emblica L.

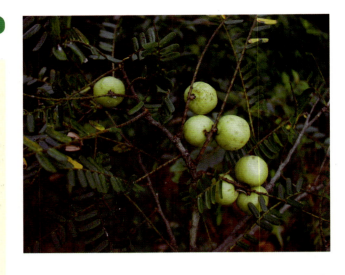

基　源	为大戟科植物余甘子的果实。
原植物	别名：柚柑、滇橄榄。落叶灌木。单叶互生，密集为二列，形似羽状复叶；先端钝，基部圆或偏斜，全缘。花单性，雌雄同株，花小，黄色，3~6朵呈团伞花序，簇生叶腋，每花簇有1朵雌花和数朵雄花。蒴果球形或扁圆形，淡黄色或紫红色，6棱，干后裂成6片。种子6，褐色，稍3棱形。花期4~5月。果期9~11月。
生境分布	生于林下、灌丛中或山坡阳处。分布于福建、台湾、广东、广西、四川、贵州、云南等省、自治区。
采收加工	秋季果实成熟时采收，除去杂质，晒干。
性状鉴别	本品呈球形或扁圆形。表面棕褐色至墨绿色，有浅黄色颗粒状突起，具皱纹及不明显的6棱，果梗约1mm。外果皮厚1~4mm，质硬而脆。内果皮黄白色，硬核样，表面略具6棱，背缝线的偏上部有数条筋脉纹，干后可裂成6瓣。种子6，近三棱形，棕色。气微，味酸涩。
性味功能	味甘、酸、涩，性凉。有清热凉血，消食健胃，生津止咳的功能。
主治用法	用于高血压，消化不良，咳嗽，喉痛，口干，烦渴，牙痛，维生素C缺乏症。用量3~9g。多入丸散服。

现代研究
1. 化学成分　余甘子果实含大量维生素C，又含鞣质。果皮含没食子酸和油柑酸、没食子酚。种子油含亚麻酸、亚油酸、油酸、肉豆蔻酸等。
2. 药理作用　干燥果实的提取物对葡萄球菌、伤寒杆菌等有抑菌作用；对家兔有一定的降血脂作用。

应用
1. 喉热，咽喉炎：鲜余甘子，含嚼。
2. 高血压，高血脂：余甘子，水煎服。
3. 糖尿病：余甘子，嚼服。
4. 感冒发热、咳嗽、口干烦渴：鲜余甘子30枚，水煎服。
附注：其根、叶亦供药用。味辛，性平。根用于高血压，胃痛，肠炎，淋巴结结核。叶用于水肿，皮肤湿疹，用量9~18g。

茄（茄根）　Solanum melongena L.

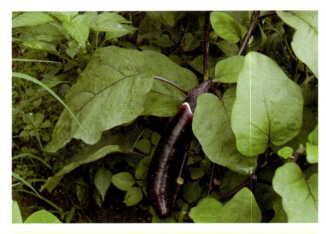

基　源	茄根为茄科植物茄的根。
原植物	草本。小枝紫色，被星状绒毛，有皮刺。叶互生，卵形至长圆状卵形，顶端钝，基部歪斜，边缘波状或裂，具星状柔毛。能孕花单生，被密毛，花后下垂，不孕花蝎尾状与能孕花并出；花萼钟状，有小皮刺，顶端5裂；花冠辐状，紫兰色，被星状毛。浆果大，圆形或圆柱形，紫色或白色，萼宿存。花期6~8月，果期7~10月。
生境分布	全国各地区有栽培。
采收加工	9~10月，植株枯萎时，挖取根部，晒干。
性状鉴别	一年生草本。茎直立，粗壮，高60~100厘米，基部木质化，上部分枝，绿色或紫色，无刺或有疏刺，全体被星状柔毛。单叶互生；叶片卵状椭圆形，长6~18厘米，宽3.5~12厘米，先端钝尖，基部常歪斜，叶缘常波状浅裂，表面暗绿色，两面具星状柔毛；叶柄长2~5厘米。聚伞花序侧生，仅含花数朵；花萼钟形，顶端5裂，裂片披针形，具星状柔毛；花冠紫蓝色，横径约3厘米，裂片长卵形，开展，外具细毛；雄蕊5，花丝短，着生花冠喉部，花药黄色。分离，围绕花柱四周，顶端孔裂；雌蕊1，子房2室，花柱圆柱形，柱头小。浆果长椭圆形、球形或长柱形，深紫色、淡绿色或黄白色，光滑；基部有宿存萼。花期6~8月，花后结实。
性味功能	味甘、淡，性平。有清热利湿，驱风止咳，收敛止血的功能。
主治用法	用于风湿性关节炎，老年慢性气管炎，小儿麻痹症，水肿，久嗽，久痢，白带，遗精，尿血，便血等症。用量9~18g。水煎服。

现代研究
1. 化学成分　含胡芦巴碱、水苏碱、胆碱、龙葵碱等多种生物碱。种子中龙葵碱的含量最高，为1.2~1.5%。果皮含色素茄色苷、紫苏苷，以及飞燕素-3-葡萄糖苷，飞燕草素-3,5-二葡萄糖苷等，另外，茄子中还含有苹果酸（malic acid）和少量枸橼酸（citric acid）。
2. 药理作用　果、叶（新鲜或干燥后之粉末）口服或注射其提取物，能降低兔与人的血胆甾醇水平，并有利尿作用。

应用
1. 关节炎：茄根150g，酒水炖服。
2. 冻伤：茄根适量，水煎洗敷患处。
3. 慢性气管炎：茄根，制成糖浆。
4. 久痢不止：茄根烧灰，石榴皮，研末，以沙糖水冲服。

金灯藤（菟丝子） Cuscuta japonica Choisy

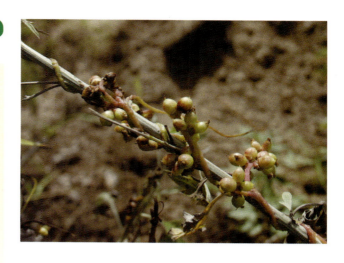

基　源	菟丝子为旋花科植物金灯藤的种子。
原植物	别名：大菟丝子。一年生寄生草本。茎较粗壮，黄白色，常带紫红色瘤状斑点，无叶。花序穗状，苞片鳞片状，顶端尖；花萼碗状，5裂，顶端尖；花冠钟状，绿白色，5浅裂，裂片卵状三角形；雄蕊5，花药卵圆形，花丝无或几无；鳞片5，矩圆形，边缘流苏状；子房二室，花柱长，合生为一，柱头2裂。蒴果长卵圆形，近基部盖裂；种子1~2个，光滑，褐色。
生境分布	寄生于草本植物上。分布于我国南北各省区。
采收加工	秋季种子成熟时与寄主一同割下晒干，打下种子，去杂质。
性状鉴别	干燥茎多缠绕成团，呈棕黄色，常具紫红色小瘤状斑点，圆柱形，柔弱。叶鳞片状，三角形，长约2mm，多已脱落。短穗状花序，有分枝；花多数簇生，卷缩成小球形，花萼具紫红色疣状斑点。带有卵圆形或扁球形果实，光滑，淡褐色或黄棕色。气微，味微苦。以干燥、色黄棕、无杂质者为佳。
性味功能	味甘、辛，性平。有滋补肝肾，固精缩尿，安胎，明目的功能。
主治用法	用于阳痿遗精，尿频，腰膝酸软，目昏耳鸣，肾虚胎漏，胎动不安，止泻。外治白癜风。用量6s~12g。

现代研究
1. 化学成分　金灯藤的干燥成熟种子中，所含化学成分以有机酸为主。
2. 药理作用　暂无

应用
同菟丝子。

软紫草（紫草） Arnebia euchroma Johnst.

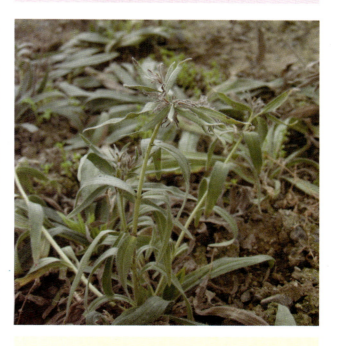

基　源	紫草为紫草科植物新疆紫草的干燥根。
原植物	别名：新疆紫草。多年生草本，全株被白色糙毛。根粗壮，紫色，多扭曲，栓皮多层，木部枯朽残茎数个。茎直立，单一圆锥形或从基部分成二歧。基生叶丛生，叶线状披针形，全缘，黄绿色；茎生叶互生，较短小。蝎尾状聚伞花序密生于茎顶，花序近头状；苞片叶状，线状披针形，具硬毛；花萼短筒状，先端5裂；花冠长筒状，紫色，喉部光滑，先端5裂，花柱2裂。小坚果骨质。花期6~7月。果期8~9月。
生境分布	生于高山向阳山坡草丛中。分布于新疆。
采收加工	春季刚出苗或秋季果后，采挖根部，除去残茎，晒干。
性状鉴别	呈不规则的长圆柱形，多扭曲，长7~20cm，直径1~2.5cm。表面紫红色或紫褐色，皮部疏松，呈条形片状，常10余层重叠，易剥落。顶端有的可见分歧的茎残基。体轻，质松软，易折断，断面不整齐，木部较小，黄白色或黄色。气特异，味微苦、涩。
性味功能	味苦，性寒。有凉血活血、清热解毒、滑肠通便的功能。
炮　制	除去杂质，切厚片或段。
主治用法	用于预防麻疹、热病斑疹、黄疸、紫癜、吐血尿血、血淋、血痢、湿疹、丹毒等。用量5~9g。外用适量，熬膏敷患处。脾胃虚寒、大便泄泻者忌服。

现代研究
1. 化学成分　根含乙酰紫草醌、异丁酰紫草醌、β，β-二甲基丙烯紫草醌、β-羟基异戊酰紫草醌、3，4-二甲基戊烯-3-酰基紫草醌。
2. 药理作用　本品有抗菌、抗炎作用，对金黄色葡萄球菌、灵杆菌亦能抑制。前苏联产紫草的酊剂对化脓菌、大肠杆菌有抑制作用；煎剂对健康家兔及蟾蜍之离体或整体心脏，皆有明显的兴奋作用。

应用
同紫草。

紫草 Lithospermum erythrorhizon Sieb. et Zucc.

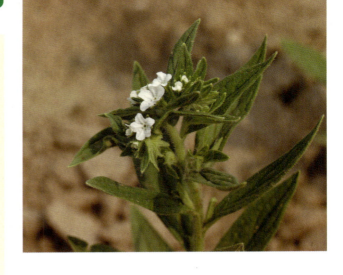

基　源	紫草为紫草科植物紫草的根。
原植物	别名：硬紫草、大紫草、红紫草。多年生草本。根长条状，肥厚暗红紫色。叶互生，长圆状披针形，有糙伏毛。总状聚伞花序顶生；苞片叶状，花萼短筒状，5 裂；花冠白色，筒状，5 裂，喉部有 5 个小鳞片，基部毛状。小坚果，生于增大宿存花萼中，淡褐色，平滑有光泽。种子 4 枚。花期 5~6 月。果期 7~8 月。
生境分布	生于草丛、路边及山坡。分布于东北、华北、中南及河南、陕西、江苏、安徽、江西、贵州等省区。
采收加工	4~5 月或 9~10 月挖根，晒干或烘干（忌水洗）。
性状鉴别	呈圆锥形，扭曲，有分枝，长 7 ~ 14cm，直径 1 ~ 2cm。表面紫红色或紫黑色，粗糙有纵纹，皮部薄，易剥落。质硬而脆，易折断，断面皮部深紫色，木部较大，灰黄色。
性味功能	味甘、咸，性寒。有凉血，活血，清热，解毒透疹的功能。
炮　制	除去杂质，洗净，润透，切薄片，干燥。
主治用法	用于麻疹不透，急、慢性肝炎，便秘，吐血，衄血，血小板减少性紫癜，尿血，血痢，烧烫伤，下肢溃疡，冻伤，痈肿，湿疹。用量 4.5~9g。外用适量。

现代研究
1. 化学成分　根含乙酰紫草醌、异丁酰紫草醌、β,β-二甲基丙烯紫草醌、β-羟基异戊酰紫草醌、3,4-二甲基戊烯-3-酰基紫草醌。

应用
1. 热毒发疹：紫草、生地、丹皮、赤芍。水煎服。
2. 烧、烫伤：紫草用麻油慢火煎 30 分钟，取油外擦。
3. 角膜炎，中耳炎，皮肤湿疹：紫草。调油外敷。
4. 过敏性紫癜：紫草 9g。水煎服。

滇紫草 Onosma paniculatum Bur. et Franch.

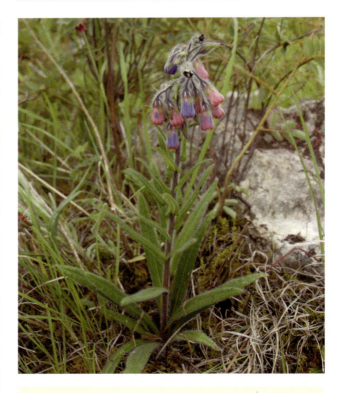

基　源	紫草科植物滇紫草的根入药。
原植物	多年生草本，有长硬毛。根直长，圆柱形，坚硬，紫红色，木栓鳞片状剥落，叶互生，长圆状披针形或窄长圆形，先端渐尖，基部楔形，全缘，两面有粗伏毛；茎生叶，稍抱茎；宽披针形，上部叶较小，披针形，带紫色。圆锥形花序顶生；萼筒近全裂，线形或披针形，有糙毛；花冠长筒状，红色、粉色或蓝紫色，先端 5 浅裂，三角形，反卷。小坚果卵形，淡褐色。花期初夏。
生境分布	生于向阳荒山顶，岩山及山坡草丛中。分布于四川、贵州、云南、西藏等省区。
采收加工	春、秋季挖根，除去残茎（勿水洗），晒干或烘干。
性状鉴别	为滇紫草的根除去外皮的木部，亦称硬紫草，圆柱形，长约 15 厘米，直径 1 ~ 2 厘米。下部长分歧。表面紫褐色，被暗紫色粉末，具扭曲的纵皱。质坚硬，不易折断，断面颗粒状，木部黄白色而稍紫，髓部紫色。气微弱，味微酸。滇紫草皮：为滇紫皮的根皮，呈不规则的碎片，长约 0.5 ~ 5 厘米，宽约 0.5 ~ 2 厘米，常数层相迭。表面紫褐色、内面平滑。质脆易断。气弱，味淡。
性味功能	味甘、咸，性寒。有清热凉血，活血，解毒透疹的功能。
炮　制	除去杂质，洗净，润透，切薄片，干燥。
主治用法	用于急、慢性肝炎，血小板减少紫癜，麻疹不透，便秘，烫伤，下肢溃疡，冻伤，痈肿，湿疹。用量 3~9g。外用适量，熬膏或用植物油浸泡涂敷。

现代研究
1. 化学成分 同紫草。
2. 药理作用 同紫草。

应用
同紫草。

地黄 Rehmannia glutinosa Libosch.

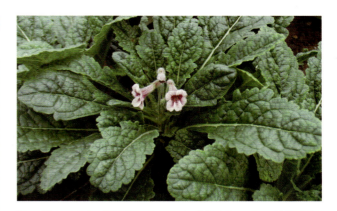

基　源	为玄参科植物地黄的块根。
原植物	别名：蜜蜜罐、野生地。多年生草本，密生灰白色长柔毛及腺毛。根肥厚肉质，圆柱形或纺锤形；叶倒卵状披针形，边缘有钝齿。1~3 丛生总状花序；花冠宽筒状，外暗紫色，内带黄色，有紫纹，先端 5 浅裂，稍二唇状。蒴果球形或卵圆形，宿存花萼。花期 4~5 月。果期 5~6 月。
生境分布	生于荒坡、田埂等处。河南、山东、陕西、河北等省有栽培。
采收加工	9~11 月采挖根部，鲜用或加工成生地、熟地。
性状鉴别	呈不规则的圆形或长圆形块状，长 6 ~ 12 厘米，直径 3 ~ 6 厘米。表面灰棕色或灰黑色，全体皱缩不平，具不规则的横曲纹。细小的多为长条状，稍扁而扭曲。质柔软，干后则坚实，体重，不易折断，断面平坦，紫黑色或乌黑色而光亮，显油润，具粘性。气微香，味微甜。以肥大、体重、断面乌黑油润者为佳。
性味功能	味甘、苦，性寒。有清热，滋阴，凉血，生津的功能。
炮　制	干地黄：用水稍泡，洗净泥砂杂质，捞出焖润，切片晒干或烘干。生地黄炭：取洗净的干地黄，置煅锅内装八成满，上面覆盖一锅，两锅接缝处用黄泥封固，上压重物，用文武火煅至贴在盖锅底上的白纸显焦黄色为度，挡住火门，待凉后，取出；或将干地黄置锅内直接炒炭亦可。鲜地黄：用水洗净泥土，除去杂质，切段。熟地黄：取净生地黄，照酒炖法，炖至酒吸尽，取出，晾晒至外皮黏液稍干时，切厚片或块，干燥，即得。每 100kg 生地黄，用黄酒 30 ~ 50kg；取净生地黄，照蒸法，蒸至黑润，取出，晒至约八成干时，切厚片或块，干燥，即得。
主治用法	用于热病热盛，烦躁口渴，发斑发疹，吐血，衄血，尿血，咽喉肿痛。用量 12~30g。生地：用于热病烦躁，发斑发疹，阴虚低热，消渴，吐血，衄血，尿血，崩漏。用量 9~15g。熟地：用于阴虚血少，头昏耳鸣，腰膝酸软，消渴，遗精，经闭，崩漏。用量 9~15g。水煎服或入丸服。
现代研究	1. 化学成分　地黄中含多种苷类，其中主含环烯酰萜及其苷类。 2. 药理作用　煎剂、浸剂或醇浸膏给家兔灌胃或注射有降低血糖作用；本品对某些致病性真菌有一定抑制作用。

应用
1. 舌绛、口渴、便秘、失眠：生地、麦冬各 24g，玄参 30g。水煎服。
2. 吐血、衄血：生地、茅根、芦根。水煎服。
3. 糖尿病：生地、天冬、枸杞子。水煎服。

玄参 Scrophularia ningpoensis Hemsl.

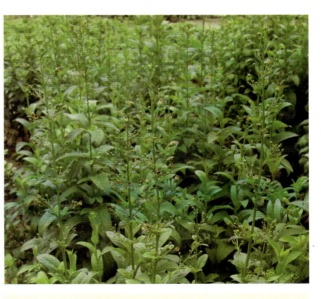

基　源	为玄参科植物玄参的根。
原植物	别名：元参、浙玄参。多年生草本，根肥大，圆锥形或纺锤形，下部常分叉，灰黄色干时内部变黑，茎四棱形，带暗紫色，有柔毛。叶对生，或互生，卵形或卵状披针形，边缘有细锯齿。聚伞花序圆锥状顶生，花序轴及花梗有腺毛；花冠暗紫色，管部斜壶状，先端 5 裂。蒴果卵球形，有喙。花期 7~8 月。果期 8~9 月。
生境分布	生于山坡林下或草丛中。分布于陕西、江苏、安徽、浙江、江西、福建、湖北、湖南、广东、四川等省区。
采收加工	10~11 月间采挖根部，晒至半干且内部变黑，剪去芦头及须根，堆放 3~4 天（发汗）后，再晒干或烘干。
性状鉴别	本品呈类圆柱形，中间略粗或上粗下细，有的微弯曲，长 6 ~ 20cm，直径 1 ~ 3cm。表面灰黄色或灰褐色，有不规则的纵沟、横向皮孔及稀疏的横裂纹和须根痕。质坚实，不易折断，断面黑色，微有光泽。气特异似焦糖，味甘、微苦。
性味功能	味苦、咸，性寒。有凉血滋阴泻火、润燥的功能。
炮　制	除去残留根茎及杂质，洗净，润透，切薄片，干燥；或微泡，蒸透，稍晾，切薄片，干燥。
主治用法	用于阴虚火旺，热病烦毒，潮热，目赤，发斑，淋巴结结核，肠燥便秘。用量 9~15g。不宜与藜芦同用。
现代研究	1. 化学成分　含生物碱、糖类、甾醇、氨基酸、脂肪酸、微量挥发油、胡萝卜素等。 2. 药理作用　水浸剂、乙醇水浸液及煎剂，对麻醉犬、猫、兔有显着的降压作用；流浸膏对正常家兔皮下注射（5 克/公斤），可使血糖略有降低。

应用
1. 慢性咽炎、扁桃体炎：玄参 12g，生地 18g，沙参、玉竹各 9g，四叶参 30g。水煎服。
2. 颈淋巴结核、淋巴结炎：玄参、浙贝各 30g，牡蛎 120g（先煎），水煎服。
3. 血栓闭塞性脉管炎：玄参、金银花各 9g，当归 6g，甘草 30g。水煎服。

二　清热药

153

阴行草　Siphonostegia chinensis Benth.

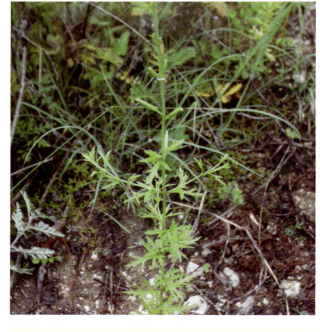

基　源	为玄参科植物阴行草的干燥全草。
原植物	一年生草本，密被锈色短柔毛，干时变为黑色。茎直立，上部多分枝，小枝常对生。茎中、下部叶对生，上部渐互生；二回羽状全裂，裂片约3对，条形或条状披针形，全缘。花对生于茎上部，总状花序，花梗短；花萼膜质，5齿，齿长为萼的1/4~1/3。花冠二唇形，上唇红紫色，唇兜状，全缘；下唇黄色，3裂，被柔毛；雄蕊4，2强；子房上位。蒴果长椭圆形，先端尖，包于宿存萼内。种子多数，黑色。花期7~9月，果期8~10月。
生境分布	生于山坡，草地，分布于全国大部分省区。
采收加工	8~9月割取地上部分，晒干。
性状鉴别	一年生草本植物，高30-80厘米，叶对生，叶片二回羽状全裂，裂片狭线形。花对生于茎枝上部，成稀疏总状花序。花冠二唇形，上唇微带紫色、下唇黄色。花对生于茎枝上部，成稀疏总状花序。花冠二唇形，上唇微带紫色、下唇黄色。
性味功能	味苦，性寒。有清热利湿，活血祛瘀，凉血止血，通经，敛疮消肿的功能。
炮　制	去净杂质，切段，晒干或鲜用。
主治用法	用于黄疸，小便赤短，水肿，外伤出血，便血，尿血，痛经，产后瘀血，脚癣等。用量5~15g；外用适量。
现代研究	1. 化学成分　阴行草含10-对香豆酰桃叶珊瑚苷，8-异马钱素和阿克苷。全草含挥发油类。 2. 药理作用　该品能明显降低醋酸棉酚引起的大鼠SGPT升高；对胆汁分泌有一定的抑制作用。

应用
1. 便血、尿血：阴行草研末茶水调，空腹服。
2. 痢疾：鲜阴行草100g，乌梅七粒，水煎服。
3. 骨折：鲜阴行草、蒲姜心、糯米饭共捣烂敷患处。
4. 跌打损伤，瘀血作痛：阴行草研末，泡酒服。

一点红　Emilia sonchifolia (L.) DC.

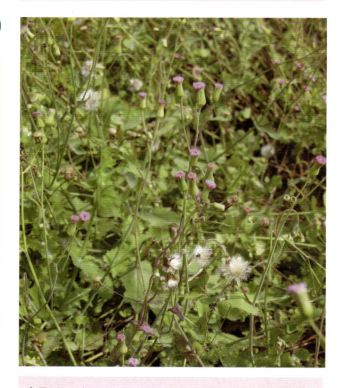

基　源	为菊科植物一点红的干燥全草。
原植物	别名：红背叶、叶下红、羊蹄草。一年生直立草本，无毛或被疏毛。叶稍肉质，茎下部叶卵形，琴状分裂，边缘具钝齿；茎上部叶较小，基部耳状，抱茎，全缘或有细齿，上面绿色，下面常为紫红色。头状花序具长梗，组成疏散的伞房花序，花枝常2歧分裂；全为管状两性花，花冠紫红色，5齿裂。瘦果狭矩圆柱形，有棱，具白色柔软的冠毛。花期7~11月，果期9~12月。
生境分布	生于山坡草地、村旁、路边。分布于长江以南各省区。
采收加工	夏、秋季采收全草，晒干或鲜用。
性状鉴别	多年生肉质草本，根状茎短而肥厚，稍呈块状，节处有明显环纹，断面红色，有短而弯曲的须状根多条。基生叶具长柄，肉质，膜质托叶卵状披针形，棕色，光滑。聚伞状花序着生先端，蒴果无翅。
性味功能	味苦，性凉。有清热解毒，散瘀消肿，活血，利尿的功能。
主治用法	用于感冒，咽喉肿痛，口腔溃疡，肺炎，急性肠炎，泌尿系统感染等症。用量15~25g，水煎服。
现代研究	1. 化学成分　地上部分含生物碱、黄酮类成分和三萜类成分等。 2. 药理作用　临床上用于治疗治赤白痢证及远年便血、肾盂肾炎、无名肿毒等。

应用
1. 断乳：一点红50g，麦芽15g。水煎服。
2. 咽喉炎：鲜一点红、积雪草、马鞭草、旱莲草各9g，食盐少许共捣烂绞汁，含漱。
3. 水肿：一点红、灯心草各50g。水煎服。
4. 泌尿系感染：一点红、狗肝菜各50g，车前草25g。水煎服。

鸭跖草　　Commelina communis L.

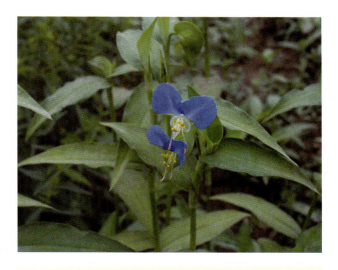

基　源	为鸭跖草科植物鸭跖草的干燥地上部分。
原植物	葡匐一年生草本。节上生根，单叶互生，卵状披针形，叶鞘膜质，白色。佛焰苞有柄，心状卵形，边缘对合折叠，基部不相连，被毛；花蓝色，具长爪，萼片，薄膜质；花瓣3，分离。蒴果2室；花、果期6~10月。
生境分布	生于路旁，田埂，山坡阴湿处。分布于大部分地区。
采收加工	夏、秋二季采收，晒干。
性状鉴别	本品长可达60cm，黄绿色或黄白色，较光滑。茎有纵棱，直径约0.2cm，多有分枝或须根，节稍膨大，质柔软，断面中心有髓。叶互生，多皱缩、破碎，完整叶片展平后呈卵状披针形或披针形，先端尖，全缘，基部下延成膜质叶鞘，抱茎，叶脉平行。花多脱落，总苞佛焰苞状，心形，两边不相连；花瓣皱缩，蓝色。气微，味淡。
性味功能	味甘、淡，性微寒。有清热解毒，利水消肿的功能。
炮　制	除去杂质，洗净，切段，晒干。
主治用法	用于风热感冒，高热不退，咽喉肿痛，肾炎水肿，痈肿疔毒及毒蛇咬伤。用量15~30g，鲜品60~90g；外用适量。

现代研究
1. 化学成分　全草含左旋-黑麦草内酯、无羁萜、β-谷甾醇、对-羟基桂皮酸、胡萝卜苷和D-甘露醇及正三十烷醇。地上部分含生物碱：1-甲氧羰基-β-咔啉、哈尔满及去甲哈尔满。花瓣含花色苷、鸭跖黄酮苷、丙二酸等。
2. 药理作用　本植物茎叶的水浸剂或煎剂能兴奋子宫、收缩血管，并能缩短凝血时间。

应用
1. 流感：鸭跖草30g，紫苏、马兰根、竹叶、麦冬各9g，豆豉15g，水煎服。
2. 上呼吸道感染，支气管炎：鸭跖草、蒲公英、桑叶各30g，水煎服。
3. 急性咽炎，扁桃体炎：鲜鸭跖草30g，水煎服；或捣烂，取汁，含咽。
4. 四肢水肿：鸭跖草15g，赤小豆60g，水煎服。
5. 四肢水肿：鸭跖草板蓝根各30g，贯众、黄芩各15g，射干9g，水煎服。

朱蕉（铁树叶）　　Cordyline fruticosa (L.) Cheval.

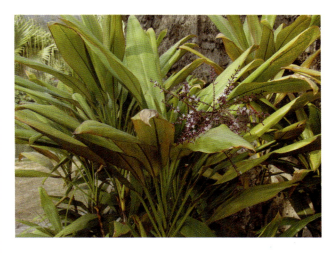

基　源	铁树叶为百合科植物朱蕉的叶。
原植物	别名：铁树。小灌木。茎不分枝或少分枝，节间短，中下部无叶，有明显大叶痕。叶聚生于茎顶；叶柄紫红色，基部扩大抱茎；叶椭圆披针形至窄长椭圆形或条形；先端渐尖，基部窄楔形，下延，侧脉羽状平行，多而密，两面带紫红色。多花成一广阔圆锥花序，淡红或带紫青色，花近无梗，基部有2小苞片，花被管状，6裂，裂片直立；雄蕊6，与裂片对生；子房窄长，有细长花柱。浆果紫色。花期6~9月，果期9~11月。
生境分布	福建、广东、广西有栽培。其它地省区有温室盆栽。
采收加工	随时可采，鲜用或晒干备用。
性状鉴别	叶皱缩卷曲，展平后完整者呈长条形或长披针形，长20-48cm，宽3-8cm。上表面暗灰绿色，中脉明显，稍下陷；下表面黄绿色，中脉突起，两面侧脉较细，先端短尾尖，基部渐狭，不对称下延；叶柄长10-14cm，腹面成槽状，背面强烈突起，基部渐宽成鞘状，基部断面呈毛须状。质柔韧，不易折断。气微，味淡。
性味功能	味甘、淡，性凉、平。有清热、止血、散瘀的功能。
炮　制	净制，鲜用或晒干。
主治用法	用于治痢疾、吐血、便血、胃痛、尿血、月经过多，跌打肿痛。

现代研究
1. 化学成分　暂无
2. 药理作用　暂无

应用
1. 赤痢：铁树叶50g，石榴皮15g，马齿苋50g，银花15g。水煎服。
2. 大便出血：铁树叶50g，猪精肉200g，煮服。

◆清虚热药◆

银柴胡 Stellaria dichotoma L. var. Lanceolata Bge.

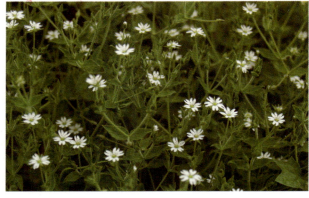

基 源	为石竹科植物银柴胡的干燥根。
原植物	多年生草本。株高20~40cm，密被腺毛或柔毛。茎多数，丛生，由基部明显多次二歧分枝，节膨大。叶无柄，披针形，长0.5~3cm，宽1.5~4mm，先端急尖，基部圆形。二歧聚伞花序顶生，具多花。苞片叶状。花梗细，长6~16mm，有柔毛。花瓣5，白色。蒴果广椭圆形，较萼短一半，6瓣裂，具1~2种子。种子黑褐色。花期6~7月。
生境分布	生于干燥草原及山坡悬崖石缝中。分布于甘肃、陕西、内蒙古等地。
采收加工	春、夏间植株萌发或秋后茎叶枯萎时采挖，晒干。
性状鉴别	本品呈类圆柱形，表面淡棕黄色或浅棕色，有扭曲的纵皱纹及支根痕，多具孔穴状或盘状凹陷，习称"砂眼"，从砂眼处折断可见棕色裂隙中有细砂散出。根头部略膨大，有密集的呈疣状突起的芽苞、茎或根茎的残基，习称"珍珠盘"。质硬而脆，易折断，断面不平坦，较疏松，有裂隙，皮部甚薄，木部有黄、白色相间的放射状纹理。气微，味甘。
性味功能 炮 制	味甘，性微寒。有清虚热，凉血，除疳热的功能。银柴胡：拣去杂质，去声，用水洗净，稍浸泡捞出，润透，切片，晒干。鳖血银柴胡：取银柴胡片，置大盆内，淋入用温水少许稀释的鳖血，拌匀，闷润，置锅内用文火微炒，取出，放凉。

主治用法 用于阴虚发热，疳积发热，骨蒸劳热，慢性腹泻，小儿疳积。用量3~9g。

现代研究
1. 化学成分　本品含甾体类、黄酮类、挥发性成分等。其中含菠莱甾醇、7-豆甾烯醇、银柴胡环肽Ⅱ、豆甾醇、α-菠莱甾醇-葡萄糖苷、7-豆甾烯醇葡萄糖苷等。
2. 药理作用　本品有解热作用；还能降低主动脉类脂质的含量，有抗动脉粥样硬化作用。

应用
1. 骨蒸盗汗，痨热：银柴胡、胡黄连、地骨皮、知母各9g，鳖甲15g（先煎），青蒿、秦艽各6g，甘草3g。水煎服。
2. 疳热：银柴胡、栀子、黄芩、连翘。水煎服。
3. 阴虚潮热：银柴胡、秦艽、地骨皮、青蒿、知母各9g，生地12g。水煎服。

腊肠树 Cassia fustula L.

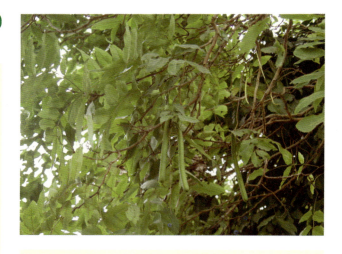

基 源	为云实科植物腊肠树的果实。根、叶、花及种子也供药用。
原植物	落叶乔木。双数羽状复叶，小叶3~4对对生，薄革质，宽卵形、卵形或长圆形，先端短渐尖，基部楔形，全缘。总状花序长达30cm，疏散下垂，花与叶同时开放；无苞片；萼片5，长卵形，开放时反折；花瓣5，黄色，倒卵形，有明显的脉。荚果圆柱形，黑褐色，不开裂，具槽纹3条。种子多数，为横隔膜所分开。花期6~8月。果期10月。
生境分布	生于山地，丘陵地或河岸。台湾、福建、广东、海南、云南等省区有栽培。
采收加工	秋季果实成熟时采摘，晒干。根、树皮，全年可采取，晒干，叶花夏季采收。
性状鉴别	荚果圆柱形，顶端尖，基部有时具木质状的果柄；表面暗褐色，平滑而带光泽，腹缝、背缝明显。果皮薄，硬而木质状，内有多数横隔，每隔种子1粒，具长而暗色的珠柄，附着于腹缝。种子扁卵圆形，赤褐色，光滑而质坚。有特异臭，味甜而微酸。
主治用法	根用于腹泻，便秘，痢疾，热病高烧，心痛。叶用于皮肤病，轮癣，风湿病，中风。花用于便秘，果实用于骨蒸痨热，胃脘病，便秘，胃酸过多，食欲不振等。外用于风湿性疼痛，毒蛇咬伤，胸部闭塞，风痛。种子用于催吐。

现代研究
1. 化学成分　本品果皮含黄酮、蒽醌、生物碱、甾醇、三萜，半干的种子油含大量游离脂肪酸、蜡及烃类。果肉含芦荟大黄素苷、精氨酸、亮氨酸、谷氨酸等多种氨基酸。荚果含番泻苷。
2. 药理作用　本品果实或果肉有泻下和镇静作用；离体鼠小肠及兔十二脂肠有兴奋作用。果肉及种子有抗菌作用。

应用
胃脘痛：取腊肠果制成煎剂，每10ml含鲜果约50g，为1次量，每日服3次，7天为1疗程。

白薇 Cynanchum atratum Bunge

基　源	为萝科植物白薇的根及根茎。
原植物	别名：直立白薇、老鸹瓢根、白马尾。多年生草本，有香气，具白色乳汁。根茎短，下端色，不分枝，密生灰白色短毛。叶对生，卵形或卵状长圆形，全缘，被白色绒毛。花多数，在茎顶叶腋密集成伞形聚伞花序，花暗紫色。果单生，角状长椭圆形。种子多数，卵圆形，有狭翅，种毛白色。花期5~7月。果期8~10月。
生境分布	生于荒坡草丛或林缘。分布于吉林、辽宁、河北、山东、河南、陕西、山西及长江以南。
采收加工	春、秋季采挖根部，除去地上部分，洗净泥土，晒干。
性状鉴别	本品根茎粗短，有结节，多弯曲。上面有圆形的茎痕，下面及两侧簇生多数细长的根，根长10~25cm，直径0.1~0.2cm。表面棕黄色。质脆，易折断，断面皮部黄白色，木部黄色。气微，味微苦。
性味功能	味苦、咸，性寒。有清热凉血，利尿，解毒的功能。
炮　制	除去杂质，洗净，润透，切段，干燥。
主治用法	用于温邪伤营发热，阴虚发热，骨蒸劳热，产后血虚发热，热淋，血淋，痈疽肿毒。用量4.5~9g。

现代研究
1. 化学成分　白薇根中含直立白薇苷、白前苷，还含有白前苷元和直立白薇新苷；蔓生白薇根中含有蔓生白薇苷、蔓生白薇新苷和白前苷。

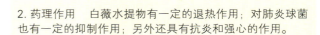

2. 药理作用　白薇水提物有一定的退热作用；对肺炎球菌也有一定的抑制作用；另外还具有抗炎和强心的作用。

应用
1. 产后体虚发热，热淋：白薇、党参各9g，当归15g，甘草6g。水煎服。
2. 温病后期有潮热，骨蒸劳热，阴虚低热：白薇、生地、青蒿。水煎服。
3. 体虚低烧，夜眠出汗：白薇、地骨皮各12g。水煎服。
4. 尿道感染：白薇15g，车前草50g。水煎服。
5. 火眼：白薇50g。水煎服。

蔓生白薇（白薇） Cynanchum versicolor Bunge

基　源	白薇为萝科植物蔓生白薇的根及根茎。
原植物	别名：蔓白薇、变色白薇、白马尾。多年生草本。茎上部缠绕，下部直立。植株体不具有白色乳汁。根茎短，下端簇生多数细长条状根。叶对生，具短柄，卵圆形，先端渐尖，基部圆形，地较薄；花较小，初开时黄绿色，后渐变为黑紫色。副花冠小形，较蕊柱短。
生境分布	生于山地灌木丛中。分布于辽宁、河北、山西、山东、安徽、河南等省。
采收加工	春、秋季采挖根部，除去地上部分，洗净泥土，晒干。
性状鉴别	本品干燥根茎类圆柱形，略横向弯曲，呈结节状；表面灰棕色至棕色；质坚脆，易折断，断面略平坦，类白色。根呈细长圆柱状，有时弯曲或卷曲，丛生于根茎上，形如马尾，表面黄棕色，有细纵皱。质脆，易折断。断面略平坦，类白色至浅黄棕色，皮部发达，木部很小。气微弱，味苦。
性味功能	味苦、咸，性寒。有清热凉血，利尿通淋，解毒疗疮的功能。
炮　制	拣净杂质，除去茎苗，洗净，稍浸，润透，切段，晒干。
主治用法	用于温邪伤营发热，阴虚发热，骨蒸劳热，产后血虚发热，热淋，血淋，痈疽肿毒。用量4.5~9g。

现代研究
1. 化学成分　本品根含白薇素、挥发油、强心苷。

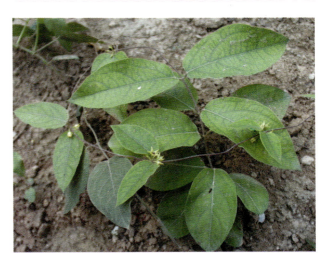

2. 药理作用　本品能加强心肌收缩，同时有解毒、利尿、抗菌等作用。

应用
1. 热病后期低热不退，骨蒸劳热，阴虚低热，颧红：白薇、黄花蒿、地骨皮、生地黄、枇杷叶各9g。水煎服。
2. 产后血虚发热，热淋：白薇、黄芪各15g，当归3g。水煎服。

金鸡纳　Cinchona ledgeriana Moens ex Trim.

基　源	为茜草科植物金鸡纳的树皮、树枝及根皮。
原植物	乔木，成年树高可达25m，分枝低而密，树冠圆锥形，树皮褐色。幼枝四棱形，初被褐色短柔毛，后渐脱落。叶对生，上面深绿色，下面浅绿色；托叶对生，早落，具痕；叶椭圆状披针形或椭圆状长圆形，先端钝或短尖，基部楔形，全缘。聚伞花序腋生或顶生，花序梗均被褐色短柔毛；花萼短小，5齿裂，宿存；花冠筒状，乳白色至淡黄色，有强烈臭气，先端5裂，边缘有长白毛；花期7~9月，果期翌年2~3月。
生境分布	我国台湾、广东、海南、广西、云南有栽培。
采收加工	选5~8年树龄的植株，自地面以上砍倒，剥取树皮。
性味功能	味苦，性寒。有镇痛抗疟和退热局部麻醉的功能。
主治用法	用于疟疾和高热，煎汤内服。用量3~9g。

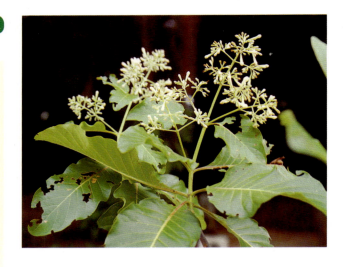

应用
1. 疟疾：金鸡纳3g，肉桂1.5g，煎服。
2. 解酒：金鸡纳少量，煎汤内服。

黄花蒿（青蒿）　Artemisia annua L.

基　源	青蒿为菊科植物黄花蒿的干燥地上部分。
原植物	别名：臭蒿、臭青蒿、草蒿。一年生草本。具浓烈挥发性香气。茎直立，具纵沟棱，无毛，多分枝。下部叶花时常枯萎；中部叶卵形，2~3回羽状全裂，呈栉齿状，小裂片线形，先端锐尖，全缘或具1~2锯齿，密布腺点；上部叶小，常1~2回羽状全裂。头状花序，球形，极多数密集扩展而呈金字塔形的圆锥状。花管状，黄色。花、果期8~10月。
生境分布	生于旷野、山坡、路边、河岸。分布于全国各地。
采收加工	秋季花盛开时采割，除去老茎，阴干。
性状鉴别	本品干燥全草。茎圆柱形，表面浅棕色或灰棕色，有纵向棱线，质硬，折断面粗糙，中央有白色的髓，嫩枝具多数叶片，质脆，易碎裂。带果穗或花序的枝，叶片多已脱落，花序仅残存小球状棕黄色的苞片，如鱼子，质脆易碎。有特异香气，味苦，有清凉感。
性味功能	味苦，性寒。有清热凉血，解暑，除蒸，截疟的功能。
炮　制	除去杂质，喷淋清水，稍润，切段，晒干。
主治用法	用于暑邪发热，痢疾，骨蒸劳热，疟疾寒热，湿热黄疸。用量4.5~9g。
现代研究	1. 化学成分　本品含挥发油，油中成分有蛔蒿酮、异蛔蒿酮、τ-樟脑，1.8-桉叶素、丁香油荟和倍半荟醇等。 2. 药理作用　本品有抗疟、抗菌、抗寄生虫和解热作用。

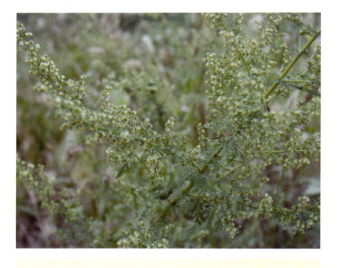

其所含的黄花蒿素可减慢心率，抑制心肌收缩力，降低冠脉流量。

应用
1. 血虚发热、潮热盗汗、骨蒸劳热：青蒿、地骨皮各9g，白薇3g，秦艽6g。水煎服。
2. 紫斑：青蒿、升麻、鳖甲、当归、生地。水煎服。
3. 鼻出血：鲜青蒿，捣烂取汁加冷开水冲服。
4. 疟疾，寒热往来：黄花蒿、知母、生地黄各9g，牡丹皮6g。水煎服。

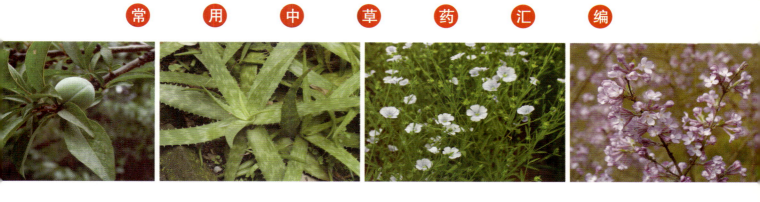

三 泻下药

泻下药是指能引起腹泻，润滑大肠，促进排便的药物。根据其作用特点及适应症不同，可分为攻下药、润下药及峻下逐水药。

临床上主要用于大便秘结，胃肠积滞，实热内结及水肿停饮等里实证，还可用于疮痈肿毒及瘀血证。

现代药理研究证明，泻下药主要通过不同的作用机理刺激肠道黏膜使蠕动增加而致泻，大多具有利胆、抗菌、抗炎、抗肿瘤及增强机体免疫功能等作用。

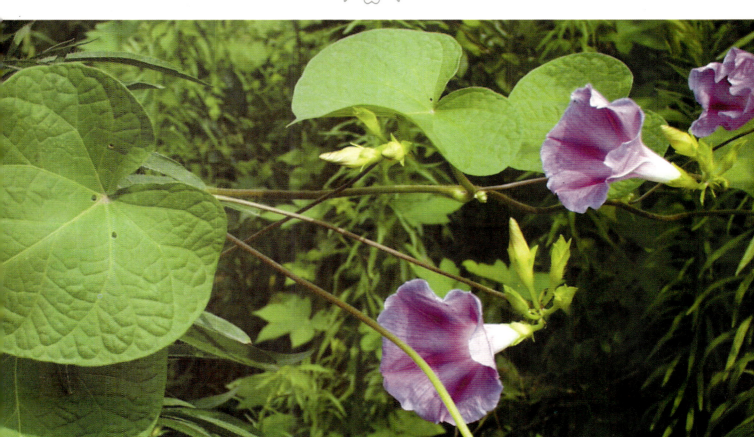

◆攻下药◆

华北大黄（祁黄） Rheum franzenbachii Munt.

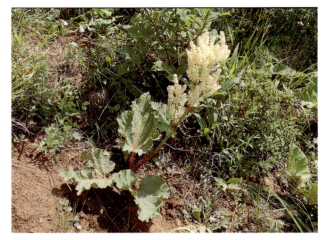

基　　源	祁黄为蓼科植物华北大黄的干燥根茎及根。
原植物	别名：山大黄、河北大黄、峪黄。多年生草本。根肥大。基生叶宽卵形，质厚，先端钝圆，基部心形，边缘波状。茎生叶先端圆钝，基部心形，全缘或波状。托叶鞘膜质，红棕色。圆锥花序顶生或腋生。苞片肉质，内有白色小花3~5朵；花被6深裂。瘦果三棱形，具翅，顶端略下凹，基部近心形。花期7~8月，果期8~9月。
生境分布	生于林下、阴坡或沟谷石缝中。分布于华北、东北等省自治区。
采收加工	秋末落叶枯萎或次春发芽前采挖，去细根，切断，晒干。
性状鉴别	本品干燥根肥厚粗大，外表暗褐色，皱折而不平坦，残留多数细根。一般切成块状，断面黄色，可见有由表面凹入的深沟条纹。
性味功能	味苦，性寒。有泻热通便，行瘀破滞的功能。
炮　　制	取原药材，除去杂质，洗净，润透，切厚片，干燥，筛去碎屑。
主治用法	用于大便秘热，经闭腹痛，湿热黄疸；外用口疮糜烂，痈肿疔疮，烫火伤。用量9~15g，鲜品15~30g。外用适量，研末调敷患处。
现代研究	1. 化学成分　本品根主要含含蒽醌类化合物，如游离的大黄素、大黄素甲醚、大黄酚等。 2. 药理作用　本品能促进排便；促进胆汁分泌；促进胰液分泌；抗肝损伤；抗胃、十二指肠溃疡；抗真菌、抗病毒。其煎剂可使小鼠凝血时间显著缩短。

应用
1. 口疮糜烂：祁黄、枯矾各3g，共研末，擦患处。
2. 烫火伤：祁黄，研末，敷患处。
3. 经闭腹痛，产后瘀血腹痛：祁黄6g，当归、红花各3g，黄酒适量，水煎服。
4. 创伤瘀血肿痛：大黄6g，杏仁3g，以黄酒煎煮，饮服。

药用大黄（大黄） Rheum officinale Baill

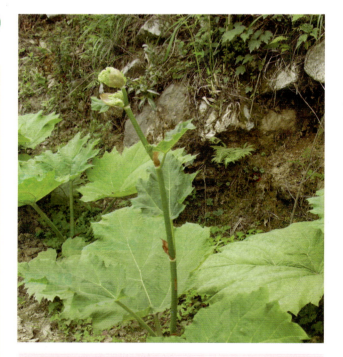

基　　源	大黄为蓼科植物药用大黄的根茎及根。
原植物	别名：南大黄。多年生草本，根状茎粗壮。基生叶近圆形，掌状5浅裂，裂片呈大齿形或宽三角形，基部心形；托叶鞘筒状，膜质。花序大，圆锥状；花较大，黄白色；花蕾椭圆形。果枝开展，果翅边缘不透明，瘦果有3棱。沿棱生翅，红色。
生境分布	生于山地林缘或草坡上，有栽培。分布于陕西南部、河南西部、湖北西部、贵州、四川、云南西北部等省区。
采收加工	秋末茎叶枯萎时或春季芽未萌发时采挖，刮外皮，切片或块，绳穿成串，晾干或晒干。
性状鉴别	本品干燥根茎多横切成段，一端稍大，形如马蹄，少数亦呈圆锥形或腰鼓形，长约6~12厘米，直径约5~8厘米，栓皮已除去，表面黄棕色或黄色，有微弯曲的棕色线纹（锦纹）。横断面黄褐色，多空隙，星点较大，排列不规则，质较疏松，富纤维性。气味较弱。
性味功能	味苦，性寒。有泻火通便，破积滞，行瘀血的功能；外用有清火解毒，消肿的功能。
炮　　制	除去杂质，洗净，润透，切厚片或块，晾干。
主治用法	用于实热便秘，谵语发狂，瘀血闭经，产后瘀阻，黄疸，水肿，热淋，食积痞满腹痛，泻痢里急后重，目赤牙龈肿痛，口舌生疮，用量3~12g。外用于跌打损伤，痈肿疮毒，烫伤。
现代研究	1. 化学成分　本品主要成分有大黄素、大黄酸、芦荟大黄等蒽醌类衍生物及苷类。 2. 药理作用　本品具有泻下、抗菌、抗病毒、保肝利胆、止血活血等作用。

应用
1. 热积便秘：大黄12g（后下），厚朴6g，枳实9g。水煎服。
2. 湿热黄疸，急性黄疸传染性肝炎：大黄、栀子、茵陈、厚朴、枳实等。水煎服。

掌叶大黄（大黄） Rheum palmatum L.

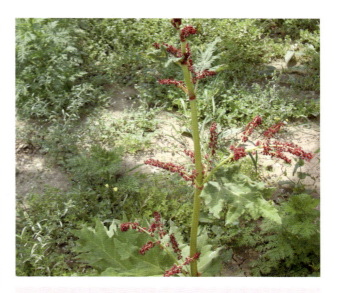

基　　源	大黄为蓼科植物掌叶大黄的根及根茎。
原 植 物	多年生高大草本。根状茎及根肥大，黄褐色。基生叶宽卵形或圆形，掌状半裂，每1裂片有时再羽状裂或有粗齿，基部稍心形；茎生叶较小，互生；托叶鞘状，膜质，密生短柔毛。圆锥花序大型，顶生，花小，数朵成簇，紫红色或带红紫色。瘦果有3棱，棱上生翅。花期6~7月。果期7~8月。
生境分布	生于山地林缘或草地，有栽培。分布于陕西、甘肃、青海、四川、云南西北部，西藏东部。
采收加工	秋末冬初挖取地下部分，切片晒干或烘干。
性状鉴别	本品呈类圆柱形、圆锥形、卵圆形或不规则块状。除尽外皮者表面黄棕色至红棕色，有的可见类白色网状纹理及星点散在；未除去外皮者表面棕褐色，有横皱纹及纵沟，顶端有茎叶残基。质坚实，不易折断，折断面淡红棕色或黄棕色，颗粒性。根茎横切面髓部较宽，其中可见星点，排列成环或散在；根部横切面则无星点，木质部发达，具放射状纹理，形成层环明显。气清香，味苦微涩，嚼之黏牙，有沙粒感。
性味功能	味苦，性寒。有泻火通便，破积滞，行瘀血的功能。
炮　　制	除去杂质，洗净，润透，切厚片或块，晾干。
主治用法	用于实热便秘，谵语发狂，食积痞满腹痛，泻痢里急后重，头痛，目赤，牙龈肿痛，口舌生疮，吐血，衄血，瘀血经闭，产后瘀阻，黄疸，水肿，热淋，跌打损伤，痈肿疮毒，水火烫伤。用量3~12g。

【现代研究】
1. 化学成分　本品根及根茎主要含蒽醌类化合物，如游离的大黄素、大黄素甲醚、大黄酚等。
2. 药理作用　本品能促进肠蠕动，抑制肠内水分吸收，促进排便；促进胆汁分泌；促进胰液分泌；抗肝损伤；抗胃、十二指肠溃疡；抗真菌、抗病毒；抗炎；止血；降血脂；抗肿瘤；利尿；降低血中尿素氮和肌酐等。

应用
1. 大便秘结：大黄6g，牵牛子1.5g，研细末，水煎服。
2. 打扑伤痕，淤血：大黄末，姜汁调涂。
3. 晚期血吸虫病出血患者：大黄炭、白芍炭各1.5g，加葡萄糖粉，研细末，冲水服。
4. 烫火灼伤：大黄研末，蜜调涂敷患处。

鸡爪大黄（大黄） Rheum tanguticum Maxim. ex Regel (Rheum palmatum L. var. tanguticum Maxim. ex Rgl.)

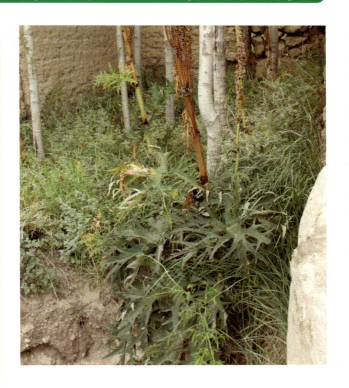

基　　源	大黄为蓼科植物鸡爪大黄的根及根茎。
原 植 物	别名：唐古特。大黄多年生高大草本。基生叶宽卵形或近圆形，掌状深裂，裂片再羽状裂，先端锐尖，基部稍心形；茎生叶较小，互生，有短柄；圆锥花序顶生，幼时捏浓紫色，亦有绿白色，分枝紧密，花小，花被6，2轮。瘦果有3棱，沿棱生翅。花期6~7月。果期7~8月。
生境分布	生于山地林缘或草地，有栽培。分布于甘肃、青海、西藏东北部。
采收加工	秋末冬初茎叶枯萎时，采挖切片晒干或烘干。
性状鉴别	同"掌叶大黄"。
性味功能	味苦，性寒。有泻火通便，破积滞，行瘀血的功能。
炮　　制	除去杂质，洗净，润透，切厚片或块，晾干。
主治用法	用于实热便秘，谵语发狂，食积痞满腹痛，泻痢里急后重，头痛，目赤，牙龈肿痛，口舌生疮，吐血，衄血，瘀血经闭，产后瘀阻，黄疸，水肿，热淋，跌打损伤，痈肿疮毒，水火烫伤。用量3~12g。生用力大，制用力缓，炒炭用于止血，体质虚弱或妇女胎前产后均应慎用。

【现代研究】
1. 化学成分　本品主要成分有大黄素、大黄酸、芦荟大黄等蒽醌类衍生物及苷类。
2. 药理作用　本品能促进排便；促进胆汁分泌；促进胰液分泌；抗肝损伤；抗胃、十二指肠溃疡；抗真菌、抗病毒；抗炎；止血；降血脂等。

应用
同掌叶大黄。

芦荟　Aloe vera L. var. chinensis (Haw) Berger

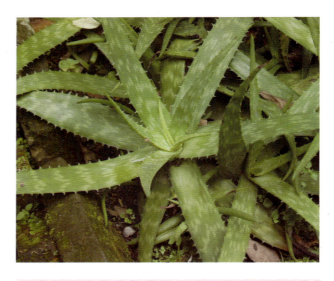

基　源	为百合科植物芦荟的鲜叶。
原植物	别名：斑纹芦荟。多年生肉质常绿草本，有短茎。叶莲座状，肥厚，多汁，叶片披针形，基部较宽，先端长渐尖，粉绿色，具白色斑纹，边缘疏生三角形齿状刺，刺黄色。花葶单一或分枝，有少数苞片。总状花序顶生，下垂，花被管状，花黄色或具红色斑点。蒴果三角形，室背开裂。花期7~8月。
生境分布	喜生于湿热地区，多栽培于温室中。
采收加工	随采随鲜用；或自基部切断叶，收集流出的汁，干燥。
性状鉴别	本品呈不规则的块状，大小不一。老芦荟显黄棕色、红棕色或棕黑色；质坚硬，不易破碎，断面蜡样，无光泽，遇热不易溶化。新芦荟显棕黑色而发绿，有光泽，粘性大，遇热易溶化；质松脆，易破碎，破碎面平滑而具玻璃样光泽；有显著的酸气。
性味功能	味苦，性寒。有清肝热、通便的功能。
炮　制	净制：拣去杂质，斫成小块。炒制：取芦荟块用微火炒至焦黑色。
主治用法	用于头晕，头痛，耳鸣，烦燥，便秘，小儿惊痫。用量3~15g。外用于龋齿，疖痈肿毒，烧烫伤。

现代研究
1. 化学成分　本品含有芦荟大黄素、芦荟大黄素苷、大黄酚、大黄酚葡萄糖苷、蒽酚等蒽类以及葡萄糖、甘露糖、阿拉伯糖等糖类物质。
2. 药理作用　本品有泻下、抗菌、抗肿瘤等作用；对实验性肝损伤有保护作用；能治疗创伤。

应用
1. 习惯性便秘、热积便秘：芦荟21g，朱砂15g，研细末，酒少许为丸，每服3.6g。
2. 小儿疳积：芦荟、白芍、独脚金、蓄、甘草、厚朴、山楂、布渣叶。水煎服。
3. 肝火旺，头痛，耳鸣，易怒，大便秘结：芦荟、大黄、青黛各15g，龙胆草、黄柏、黄芩、栀子各30g，木香6g，制丸，姜汤送服。
4. 胆道结石合并感染：芦荟、龙胆草。水煎服。

好望角芦荟（芦荟）　Aloe ferox Mill.

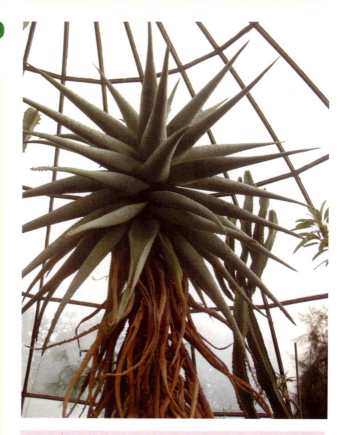

基　源	芦荟为百合科植物好望角芦荟鲜叶或叶的液汁浓缩干燥物。
原植物	多年生肉质常绿草本，茎直立叶30~50片簇生于茎顶；叶片披针形，长达60~80cm，宽12cm，具刺，深绿色至蓝绿色，被白粉。圆锥状花序长约60cm；花梗长约3cm；花被6，呈管状，基部连合，上部分离，微外卷，淡红色至黄绿色，带绿色条纹；雄蕊6，花药与花柱外露。蒴果。花期7~8月。
生境分布	喜生于湿热地区，多栽培于温室中。
采收加工	四季可采，鲜用；夏末秋初将叶自基部切断，收集流出的叶汁，干燥。
性状鉴别	呈不规则块状，大小不一。表面呈暗褐色，略显绿色，有光泽。体轻，质松，易碎，断面玻璃样而有层纹。
性味功能	味苦，性寒。有清肝热、通便的功能。
炮　制	砍成小块。
主治用法	用于肝经实热头晕，头痛，耳鸣，烦燥，便秘，小儿惊痫。外用治龋齿，疖痈肿毒，烧烫伤，湿癣。用量3~15g用，煎服；外用适量，研末敷患处。

现代研究
1. 化学成分　本品芦荟叶的新鲜汁液含芦荟大黄素苷及异芦荟大黄素苷。
2. 药理作用　同"芦荟"。

应用
同库拉索芦荟。

库拉索芦荟（芦荟） AloeveraL.

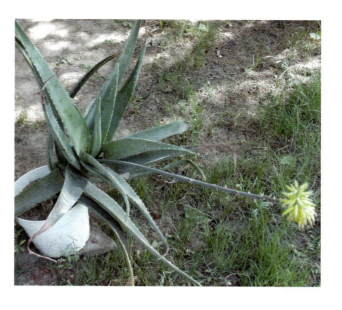

基　　源	芦荟为百合科植物库拉索芦荟的叶液汁浓缩干燥物或鲜叶。
原 植 物	多年生肉质常绿草本。茎极短，有匍枝。叶丛生于茎上，莲座状，肥厚，多汁，叶片披针形，基部较宽，先端长渐尖，灰绿色，边缘有刺状小齿。花红黄色带斑点，有少数苞片；总状花序顶生，花下垂，花被管状，6裂，裂片稍外弯；花黄色或具红色斑点。蒴果三角形，室背开裂。花期 7~8 月。
生境分布	喜生于湿热地区，多栽培于温室中。
采收加工	四季可采，鲜用；夏末秋初将叶自基部切断，收集流出的叶汁，干燥。
性状鉴别	本品呈不规则块状，常破裂为多角形，大小不一。表面呈暗红褐色或深褐色，无光泽。体轻，质硬，不易破碎，断面粗糙或显麻纹。富吸湿性。有特殊臭气，味极苦。
性味功能	味苦，性寒。有清肝热、通便的功能。
炮　　制	砍成小块。
主治用法	用于头晕，头痛，耳鸣，烦燥，便秘，小儿惊痫。外用于龋齿，疔痈肿毒，烧烫伤。用量 3~15g。外用适量。

现代研究
1. 化学成分　库拉索芦荟叶的新鲜汁液含芦荟大黄素苷、对香豆酸、少量 α-葡萄糖、戊醛糖、蛋白质及许多草酸钙结晶。
2. 药理作用　同"芦荟"。

应用
1. 疳积，虫积：芦荟、砂仁、胡黄连、大黄、六曲、槟榔、山楂、麦芽、炒山楂、炙甘草、使君子。共研细粉，水泛为丸，每服 1.5g。
2. 烧烫伤：鲜芦荟叶捣汁涂敷患处。
3. 湿癣：芦荟，研粉撒敷患处。
4. 蚊虫叮咬　鲜芦荟叶，抹擦患处。

三、泻下药

◆润下药◆

大麻（火麻仁） Cannabis sativa L.

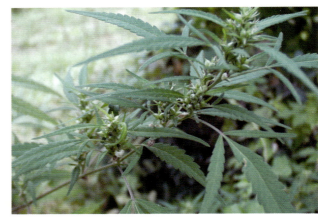

基　　源原植物	火麻仁为大麻科植物大麻的干燥成熟果实。一年生草本，高1~3m。茎灰绿色，具纵沟，密生柔毛。掌状复叶互生或下部叶对生；裂片3~9，披针形，先端渐尖，基部渐窄；边缘具锯齿；上面被粗毛；下面密生白色毡毛；叶柄细长，被糙毛。花单性，雌雄异株。雄花序疏生圆锥花序。雌花序短，腋生，球形或穗状。瘦果扁卵形，为宿存的黄褐色苞片所包，种子1，果皮坚脆，具细网纹，灰色。花期5~7月，果期8~10月。
生境分布	生长于排水良好的砂质土壤。全国各地均有栽培。
采收加工	秋季果实成熟时采收，除去杂质，晒干。
性味功能	味甘，性平。有润燥，滑肠，通便，补虚的功能。
主治用法	用于血虚津亏，肠燥便秘，大便秘结等。用量9~15g。

应用
1. 习惯性便秘：火麻仁。捣烂煮糊，加冰糖，搅匀食。
2. 疖肿：火麻仁，捣烂外敷患处。
3. 胃热所致口腔炎：火麻仁、金银花、甘草各9g。水煎服。
4. 产后血虚便秘：火麻仁、当归、柏子仁各9g，生地12g。水煎服。

榆叶梅（郁李仁） Amygdalus triloba Ricker (Prunus triloba Lindl.)

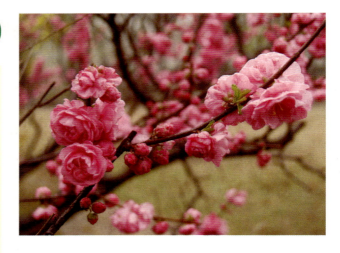

基　　源原植物	郁李仁为蔷薇科植物榆叶梅的种子。落叶灌木，叶互生，椭圆形，倒卵形或卵圆形，先端渐尖，常3裂，基部宽楔形，边缘有粗重锯齿，下面被短柔毛。花先叶开放，花1~2朵，腋生，萼筒钟状，萼片5，花瓣5，粉红色，；雄蕊多数；子房被短柔毛。核果近球形，红色，被柔毛，果肉薄；果核球形，顶端有小尖，基部稍圆，果壳厚，有沟纹。花期3~4月，果期6~7月。
生境分布	生于山野灌木丛中或荒山坡。分布于东北及河北、山西、山东等省区。
采收加工	秋季果实成熟时采摘，取出种子，晒干。
性味功能	味辛、苦、甘，性平。有缓泻，利尿，消肿的功能。
主治用法	用于大便秘结，水肿，小便不利。用量3~9g。

应用
1. 大便秘结：郁李仁、火麻仁、柏子仁各120g，桃仁9g。水煎服。
2. 小便不利，浮肿：郁李仁、陈皮、白术、茯苓、槟榔、生姜、大枣等。水煎服。

欧李（郁李仁） CerasushumilisSok. (PrunushumilisBge.)

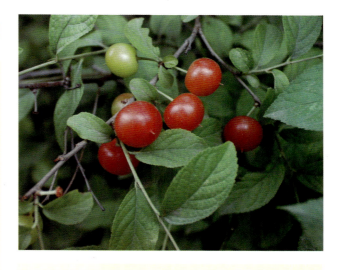

基　源	郁李仁为蔷薇科植物欧李的干燥成熟种子。
原植物	落叶小灌木。分枝多，嫩枝被短柔毛。叶长圆状倒卵形至长圆状披针形，先端急尖，基部楔形，边缘具细锯齿，两面无毛，网脉较浅；叶柄极短。花1～2朵，与叶同时开放；花梗被稀柔毛。萼筒钟状，无毛或微具毛；萼片三角形，先端急尖，花后反折。花瓣淡红色。子房长圆形，花柱无毛。核果，近球形，鲜红色外面无沟。花期5月，果期7～8月。
生境分布	生于荒山坡或沙丘边上。分布于我国大部分地区。
采收加工	夏、秋二季采收成熟果实，除去果肉及核壳，取出种子，干燥。
性状鉴别	本品种子卵形，长5～8mm，直径3～5mm。表面黄白色或浅棕色，一端尖，另端钝圆。尖端一侧有线形种脐，圆端中央有深色合点，自合点处向上具多条纵向维管束脉纹。种皮薄，子叶乳白色，富油性。味微苦。
性味功能	味辛、苦、甘。性平。有润燥滑肠，下气，利尿的功能。
炮　制	筛去泥屑，淘净，拣净杂质和碎壳，晒干，用时捣碎。
主治用法	用于津枯肠燥，食积气滞，腹胀，便秘，水肿，脚气，小便不利等症。用量3～9g。
现代研究	1. 化学成分　本品含苦杏仁苷（amygdalin）、脂肪油、皂苷等。 2. 药理作用　本品有缓泻作用。郁李仁水煎剂能显著缩短燥结型便秘模型小鼠的排便时间，并增加排便次数。此外，还有降压、抗炎、镇痛作用。临床上常用于肠燥便秘，水肿腹满，脚气浮肿。

应用
1. 高血压：郁李仁，制成酊剂。
2. 肿满小便不利：郁李仁、槟榔、茯苓、白术各30g，甘遂15g，为末。每服6g，姜枣汤下。
3. 大便秘结：郁李仁、火麻仁、柏子仁各12g，桃仁9g。水煎服。
4. 脚气水肿：郁李仁、薏苡仁、赤茯苓、滑石。水煎服。

郁李（郁李仁） Cerasusjaponica(Thunb.) Lois.(PrunusjaponicaThunb.)

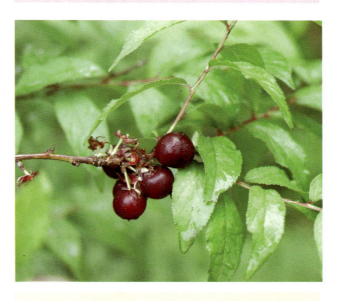

基　源	郁李仁为蔷薇科植物郁李的种子。
原植物	别名：小李仁、麦李。落叶灌木。叶互生，长卵形或卵圆形，先端渐尖，叶片中部以上最宽，基部圆形，边缘有锐重锯齿。花2～3朵簇生，花梗长5～10cm。花瓣5，浅红色或近白色，花柱被柔毛。核果近球形，深红色，光滑无沟；核圆形或近圆形，黄白色。种子上端尖，下端钝圆，种皮红棕色。花期4～5月。果期5～6月。
生境分布	生于向阳山坡、路旁或小灌木丛中。分布于华北、华东、中南等省区。
采收加工	秋季采摘成熟果实，蒸后，碾碎果核，取出种子，晒干。
性状鉴别	小李仁：呈卵形，长5～8mm，直径3～5mm。表面黄白色或浅棕色，一端尖，另端钝圆。尖端一侧有线形种脐，圆端中央有深色合点，自合点处向上具多条纵向维管束脉纹。种皮薄，子叶2，乳白色，富油性。气微，味微苦。大李仁：长6～10mm，直径5～7mm，表面黄棕色。
性味功能	味辛、苦、甘，性平。有缓泻，利尿，消肿的功能。
炮　制	筛去泥屑，淘净，拣净杂质和碎壳，晒干，用时捣碎。
主治用法	用于大便秘结，水肿，小便不利，四肢浮肿，脚气等症。用量3～9g。孕妇慎服。
现代研究	1. 化学成分　本品含苦杏仁苷、脂肪油58.3～74.2%、挥发性有机酸、粗蛋白质、纤维素、淀粉、油酸。又含皂苷及植物甾醇、维生素B1。 2. 药理作用　本品有缓泻作用。郁李仁水煎剂能显著缩短燥结型便秘模型小鼠的排便时间，并增加排便次数。此外，还有降压、抗炎、镇痛作用。临床上常用于肠燥便秘，水肿腹满，脚气浮肿。

应用
同欧李。

李（李仁） PrunussalicinaLindl.

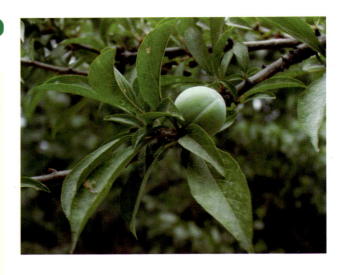

基　源	李仁为蔷薇科植物李的种仁。根、叶、果实也供药用。
原植物	落叶灌木。叶互生，近顶端有2~3腺体；叶长圆状倒卵形或椭圆状倒卵形，先端渐尖或短尖，基部楔形，边缘有重锯齿。花先叶开放，3花簇生；萼筒无毛萼片5，卵形，边缘有细齿；花瓣5，白色。核果卵球形，顶端尖，基部凹陷，有深沟，绿色、黄色或淡红色，有光泽，外被蜡粉，核有皱纹。种子1，扁长椭圆形。花期3~4月。果期5~7月。
生境分布	生于山坡、路旁、疏林，为栽培果树。除内蒙古、新疆、西藏外，全国各省区多有栽培。
采收加工	夏季采收果实，取种子，晒干。根全年可采，剥皮，晒干。叶夏秋间采，晒干。
性状鉴别	果实呈球状卵形，直径2-4cm，先端微尖，基部凹陷，一侧有深沟，表面黄棕色或棕色。果肉较厚，果核扁平长椭圆形，长6-10mm，宽4-7mm，厚约2mm，褐黄色，有明显纵向皱纹。气微，味酸、微甜。
性味功能	味甘、苦，性平。有散瘀，利水，滑肠的功能。
炮　制	除去杂质，生用捣碎或炒研。
主治用法	用于跌打损伤，瘀血，痰饮，咳嗽，水气肿满，大便秘结，虫蝎蜇伤。用量9~12g。外用适量。

现代研究

1. 化学成分　本品果实含赤霉素。还含胡萝卜类色素，如β-胡萝卜素、隐黄质、叶黄素、堇黄质及新黄质，并含维生素A。
2. 药理作用暂无。

应用

蝎、蜂蜇伤：李仁捣烂外敷。

附注：根味苦，性寒。有清热止喝，镇痛解毒，利湿的功能。用于淋痛，痢疾，牙痛，丹毒，消渴。用量9~15g。叶味甘，酸，性平。用于小儿壮热，惊痫，水肿，金疮。用量6~9g。果实味苦，酸，性微温。有清肝祛热，生津利水的功能。用于虚劳骨蒸，消渴，腹水。用量15~30g。

亚麻（亚麻子） LinumusitatissimumL.

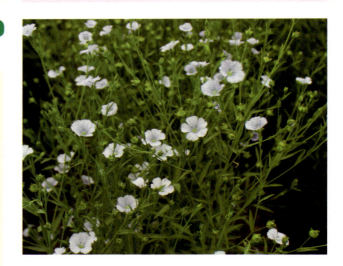

基　源	亚麻子为亚麻科植物亚麻的成熟种子。
原植物	别名：野胡麻、胡麻仁、大胡麻。一年生草本。茎直立，基部稍木质。互生，线形或线状披针形，先端锐尖，基部渐窄，全缘。花单生于枝顶及上部叶腋；萼片5；花瓣5，蓝色或白色；雄蕊5。蒴果球形，稍扁，淡褐色，5瓣裂。种子扁平卵圆形，黄褐色，有光泽，一端钝圆，另端尖而略偏斜。花期6~7月。果期7~9月。
生境分布	全国各地有栽培。主要分布于东北、华北及内蒙古、山东、湖北、陕西、四川、云南。
采收加工	秋季果实成熟时采收种子，除去杂质，晒干。
性状鉴别	本品种子呈扁平卵圆形，表面红棕色或灰褐色，平滑而有光泽，放大镜下可见微小的凹点；种脐位于尖端凹入部分，种脊浅棕色，位于一侧边缘。种皮薄，除去种皮后可见棕色薄膜状的胚乳，内有子叶2片，黄白色，富油性，胚根朝向种子的尖端。气无，嚼之有豆腥味。
性味功能	味甘，性平。有润燥，通便，养血，祛风的功能。
炮　制	除去杂质，生用捣碎或炒研。
主治用法	用于皮肤干燥瘙痒，麻风，眩晕，便秘，疮疡湿疹，毛发枯萎脱落等。用量4.5~9g。

现代研究

1. 化学成分　本品含脂肪油30~48%，蛋白质18~33%，粘质5~12%，糖12~26%，有机酸及维生素。此外，尚含有少量的氰苷即亚麻苦苷。
2. 药理作用　本品所含的亚麻苦甘对小肠的分泌、运动功能有调节作用。亚麻油有轻泻作用，能用来预防高脂血症或动脉粥样硬化。临床上选方可用于过敏性皮炎，脂溢性脱发，咳嗽气喘等。

应用

1. 溢脂性脱发：亚麻子、鲜柳枝各50g。水煎洗。
2. 老人皮肤干燥，起鳞屑：亚麻子、当归各6g，紫草3g。研末，制蜜丸，开水送服。
3. 过敏性皮炎，皮肤瘙痒：亚麻子、白鲜皮、地骨皮各3g。制蜜丸。开水送服。
4. 肠燥便结：亚麻子9g，火麻仁15g，郁李仁12g。水煎服。

◆峻下逐水药◆

商陆　Phytolacca acinosa Roxb.

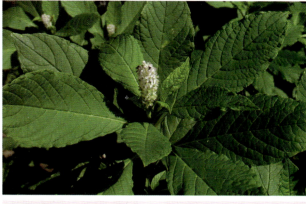

基　源	为商陆科植物商陆的干燥根。
原植物	多年生草本，肉质，根粗壮。圆锥形。单叶互生，椭圆形或长卵状椭圆形，先端急尖，基部狭楔形，全缘，总状花序顶生或与叶对生，直立；苞片线形，膜质；花白色、淡黄绿色或带粉红色；花药淡红色。肉质浆果扁球形，紫黑色。种子肾形，黑褐色。花期4~7月。果期7~10月。
生境分布	生于山沟边、林下、林缘、路边。分布于全国大部分地区。
采收加工	秋季至次春采挖，切成片，晒干或阴干。
性状鉴别	本品干燥根横切或纵切成不规则的块片，大小不等。横切片弯曲不平，边缘皱缩，外皮灰黄色或灰棕色；切面类白色或黄白色，粗糙，具多数同心环状突起。纵切片卷曲，表面凸凹不平，木质部成多数突起的纵条纹，质坚，不易折断。气微；味稍甜，后微苦，久嚼之麻舌。
性味功能	味苦，性寒，有毒。有逐水，解毒，利尿，消肿消炎的功能。
炮　制	商陆：洗净，稍浸泡，润透，切片，晒干；醋商陆：取净商陆片，置锅内加米醋煮之，至醋吸尽，再炒至微干。
主治用法	用于水肿胀满，尿少，便秘；外用于痈肿疮毒。用量3~9g。孕妇忌服。

现代研究
1. 化学成分　本品含有商陆碱、淀粉，尚含商陆酸，商陆皂苷甲、乙、丙、丁、戊、己三萜皂苷类和多量硝酸钾及甾体混合物。
2. 药理作用　本品具有祛痰、镇咳、平喘作用；抗菌及抗病毒作用和利尿作用。

应用
1. 慢性肾炎水种：商陆、泽泻、杜仲各3g。水煎服。
2. 腹水：商陆6g，冬瓜皮、赤小豆各30g，泽泻12g，茯苓24g。水煎服。
3. 水肿腹胀实症，大小便不利：商陆、红大戟各3g，槟榔4.5g，茯苓12g，泽泻9g，水煎服。
4. 痈肿疮毒：鲜商陆加食盐，同捣敷患处。

美国商陆（商陆）　Phytolacca americana L.

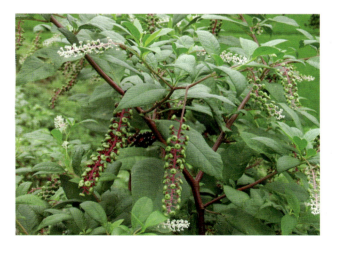

基　源	为商陆科植物美国商陆的干燥根。
原植物	别名：垂序商陆。多年生草本。无毛。根肉质，肥大，圆锥形。茎直立，带紫红色。叶椭圆状卵形或披针形，长10~20cm，宽5~10cm，先端短尖，基部楔形，全缘。总状花序下垂，顶生或侧生，长约10~15cm。花两性，微带紫红色。雄蕊、心皮通常为10个，合生。浆果扁球形，直径7~8mm，成熟时紫色。种子肾形，黑褐色。花期7~8月，果期8~10月。
生境分布	多栽培。分布于北京、山东、江苏、浙江、江西、湖北、广西、云南等省区。
采收加工	秋季至次年春季采挖，切块或切片晒干。
性状鉴别	本品根圆锥形，有多数分枝枝。表面灰棕色或灰黄色，有明显的横向皮孔及纵沟纹。商品多为横切或纵切的块片。横切片为不规则圆形，边缘皱缩，切面浅黄色或黄白色，有多个凹凸不平的同心性环纹。纵切片为不规则长方形，弯曲或卷曲，表面凹凸不平，木部呈多数隆起的纵条纹。质坚硬，不易折断。气微，味甘淡，久嚼麻舌。
性味功能	味苦，性寒，有毒。有逐水，解毒，利尿，消炎消肿的功能。
炮　制	同"商陆"
主治用法	用于水肿，胀满，尿少，便秘；外治痈肿疮毒，脚气病，喉痹。用量3~9g。孕妇忌用。

现代研究
1. 化学成分　本品含美商陆苷A、B、D、E、G，美商陆皂苷B，美商陆皂苷元，美商陆毒素，黄美味草醇，美商陆根抗病毒蛋白，美商陆根抗真菌蛋白等成分。
2. 药理作用　本品具有利尿作用，抗菌作用和体外诱生免疫干扰素的作用。

应用
同商陆。

芫花　Daphne genkwa Sieb. et Zucc.

基　源	为瑞香科植物芫花的花蕾。
原植物	别名：南芫花、闷头花。落叶灌木。枝条稍带紫褐色，幼时有绢状柔毛。叶对生，偶为互生，椭圆形至长椭圆形，稍革质，全缘，先端尖，叶柄短，密布短柔毛。花先叶开放，淡紫色，3~7簇生于顶端叶腋。核果革质，白色。花期3~4月。
生境分布	生于路旁，山坡，或栽培于庭园。分布于河北、陕西、河南、山东、安徽、福建、浙江、江苏、湖北、湖南、四川等省区。
采收加工	春季4月当花未开放前采摘花蕾，拣去杂质，晒干或烘干，炮制后用。
性状鉴别	本品花蕾呈棒槌状，稍压扁，多数弯曲，常3~7朵簇生于一短柄上，基部有1~2片密被黄色绒毛的苞片。花被筒表面淡紫色或灰绿色，密被白色短柔毛，先端4裂，裂片卵形。质软。气微，味微辛。
性味功能	味辛、苦，性温，有毒。有泻下逐水，祛痰解毒的功能。
炮　制	芫花：拣净杂质，筛去泥土；醋芫花：取净芫花，加醋拌匀，润透，置锅内用文火炒至醋吸尽，呈微黄色，取出，晾干。
主治用法	用于痰饮癖积，喘咳，水肿，胁痛，心腹症结胀痛，痈肿、肺癌结块。用量1.5~3g，水煎或入丸、散。

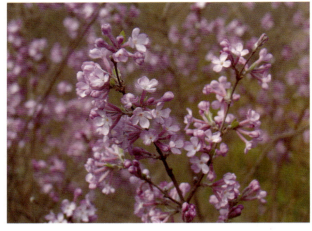

现代研究
1. 化学成分　本品含有二萜原酸酯类化合物：芫花酯甲，芫花酯乙，芫花酯丙等；黄酮类化合物：芫花素3'-羟基芫花素，即木犀草素-7-甲醇，芫根苷；挥发油：大量脂肪酸，棕榈酸、油酸和亚油酸等成分。
2. 药理作用　本品具有利尿作用，镇咳、祛痰作用，抗惊厥作用、抗菌作用，抗生育作用和抗白血病作用。

应用
1. 肝硬化腹水，肾炎水肿：醋炒芫花。水煎服。或配白蜜煎服。
2. 冻疮：芫花、甘草。水煎，外洗。

瑞香狼毒（狼毒）　Stellera chamaejasme L.

基　源	狼毒为瑞香科植物瑞香狼毒的根。
原植物	多年生草本。根粗大，圆柱形，木质，外皮棕色，断面淡黄色，有绵性纤维。茎直立，数茎丛生。叶互生，无柄，披针形至椭圆状披针形，全缘，无毛。圆头状花序顶生，未开时像一束火柴头；总苞绿色；花黄色或白色、淡红色；花被管状细瘦，基部稍膨大，先端5裂，裂片有紫红色网纹；雄蕊10，几无花丝，成2轮着生于花被管中；子房上位。果实圆锥形，为花被管基部所包。花期夏季。
生境分布	生于高山及草原上。分布于东北及河北、内蒙古、甘肃、青海、宁夏、西藏等省区。
采收加工	秋季采挖，洗净，切片，晒干。
性状鉴别	本品呈纺锤形、圆锥形或长圆柱形，稍弯曲，单一或有分枝，长短不等，根头部有地上茎残迹，表面棕色至棕褐色，有扭曲的纵沟及横生隆起的皮孔和侧根痕，栓皮剥落处露出白色柔软纤维。体轻，质韧，不易折断，断面呈纤维状。皮部类白色，木部淡黄色。气微，味微辛。
性味功能	味苦、辛，性平。有大毒。有散结，逐水，止痛，杀虫的功能。
炮　制	去茎叶、泥砂，洗净，晒干。
主治用法	用于水气肿胀，淋巴结结核；外用于疥癣，杀蝇、蛆。用量0.9~2.4g；外用适量，煎水洗或研粉敷患处。

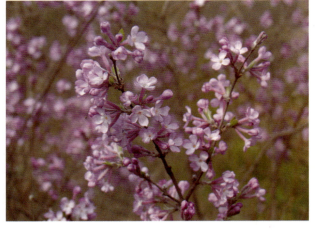

现代研究
1. 化学成分　本品含有黄酮类：双二氢黄酮狼毒素A、B、C、D，新狼毒素A、B等；香豆素类：伞形花内酯，瑞香内酯等；二帖类和三萜类等成分。
2. 药理作用　本品具有抗肿瘤活性，抗病毒，抗惊厥，抗菌，和杀虫等作用，并能提高免疫力。

应用
1. 疥癣：狼毒适量，煎水洗患处；或研粉敷撒患处。
2. 外伤出血：狼毒，捣烂研粉外敷或干者研末敷患处。
3. 牛皮癣：狼毒，水煎煮浓缩至一定粘度，冷后涂布患处。
4. 蝇、蛆：狼毒、白狼毒、藜芦各适量，加水浸七日，喷洒。

河朔荛花（黄芫花叶） Wikstroemia chamaedaphne Meissn.

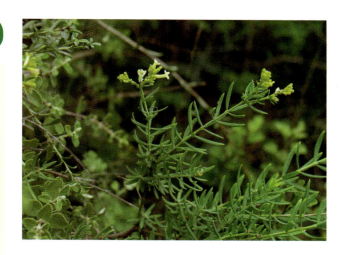

基　　源	黄芫花叶为瑞香科植物河朔荛花的干燥叶和幼嫩枝梢。
原 植 物	落叶小灌木，枝细长，老枝棕紫色，嫩枝绿色。枝皮折断时可见绵状纤维。单叶对生，叶柄短。披针形，光滑无毛，灰绿色，全缘，先端尖，基部楔形或渐尖。顶生伞形花序，常数个集合成圆锥花序。花被筒状，黄色，先端4裂，外被白色毛；雄蕊8，两轮着生于花被管内；子房下位，椭圆形，柱头短，圆形。核果卵圆形。花期6～8月，果期7～9月。
生境分布	生于干旱阳坡、草地、路边灌丛中。分布于内蒙古、河北、山西、陕西、甘肃等省区。
采收加工	6～8月间花蕾期，收集叶和幼嫩枝梢，晒干。
性状鉴别	本品花呈棒状或细长筒状，多散在聚集成束，两性，不具花瓣，萼圆筒状而细，少弯曲，表面浅灰绿色或灰黄色，密被短柔毛，先端裂片为全长的1/6～1/4，背面也有短柔毛。气微弱，味甘有辣感。
性味功能	有小毒。有泻下逐水的功能。
炮　　制	去杂质，阴干或烘干。
主治用法	用于水肿胀满，痰饮咳喘，急慢性肝炎，精神分裂症，癫痫。并用于人工引产。用量1.5～3g，内服，发热，体弱，溃疡病患者及孕妇忌用。不宜与甘草用。

现代研究
1. 化学成分　本品含有芫花酯甲，木犀草素及狼毒原毒素；尚含黄酮类化合物：5，7-二羟基-3'-甲氧基黄酮-4'-O-D-葡萄糖苷，5，7，4'-三羟基黄酮-3'-O-β-D-葡萄糖苷，5，7，3'，4-四羟基黄酮-3-O-β-D-葡萄糖苷等，另有三十一烷，三十烷醇，廿八烷醇等成分。
2. 药理作用　本品具有抗心律失常，抗早孕作用，并有促癌作用。

应用
1. 妄想型精神分裂症，神经官能症：黄芫花研粉，3～4.5g，饭前服。
2. 急、慢性传染性肝炎：黄芫花水浸膏片，内服。
3. 牙痛：黄芫花。研为末，擦痛处令热。

巴豆 Croton tiglium L.

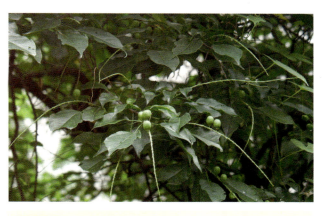

基　　源	为大戟科植物巴豆的干燥成熟果实。
原 植 物	别名：猛子仁、巴仁。小乔木。叶卵形至矩圆状卵形，顶端渐尖，掌状3出脉，被稀疏星状毛，基部两侧各有1无柄腺体。总状花序顶生；花小，单性，雌雄同株；萼片5；雄蕊多数；雌花无花瓣，子房3室，密被星状毛。蒴果矩圆状，有3棱，种子长卵形，淡褐色。花期3～6月。果期6～9月。
生境分布	生于山谷、林缘、溪旁或密林中，常栽培。分布于浙江、江苏、福建、台湾、湖南、湖北、广东、广西、云南、贵州、四川等省区。
采收加工	秋季果实成熟时采收，堆置2～3天，摊开，干燥。
性状鉴别	本品卵圆形，一般具三棱。表面灰黄色或稍深，粗糙，有纵线6条，顶端平截，基部有果梗痕。破开果壳，可见3室，每室含种子1粒。种子呈略扁的椭圆形，表面棕色或灰棕色，一端有小点状的种脐及种阜的疤痕，另端有微凹的合点，其间有隆起的种脊；外种皮薄而脆，内种皮呈白色薄膜；种仁黄白色，油质。无臭，味辛辣。
性味功能	味辛，性热，有大毒。有泻下祛积，逐水消肿的功能。
炮　　制	晒干后，除去果壳，收集种子，晒干。巴豆仁：拣净杂质，用粘稠的米汤或面汤浸拌，置日光下曝晒或烘裂，搓去皮，簸取净仁；巴豆霜：取净巴豆仁，碾碎，用多层吸油纸包裹，加热微烘，压榨去油，每隔2天取出复研和换纸1次，如上法压榨六、七次至油尽为度，取出，碾细，过筛。
主治用法	用于寒积停滞，胸腹胀痛，腹水肿胀，喉痹。外用于疮毒，顽癣。巴豆种子有大毒。内服务必去油用（巴豆霜）。用量巴豆霜0.15～0.3g各入丸、散剂。

现代研究
1. 化学成分　本品含有巴豆油：为巴豆油酸，巴豆酸等组成的甘油酯，巴豆醇-1，2，13-二酯，巴豆醇三酯，巴豆醇酯，尚含巴豆毒素以及巴豆苷、生物碱、β-谷甾醇、氨基酸等成分。
2. 药理作用　本品具有泻下作用、抗病原微生物和抗肿瘤作用。

应用
1. 恶疮疥癣：巴豆，碾轧成细泥状，去油，涂敷患处。
2. 神经性皮炎：巴豆50g，去壳，雄黄3g，磨碎用纱布包裹，擦患处。
3. 腹水膨胀，二便不通，实症水肿：巴豆90枚，杏仁60枚，去皮心炙黄，捣烂为丸，每服1丸。

月腺大戟（狼毒） Euphorbia ebracteolata Hayata

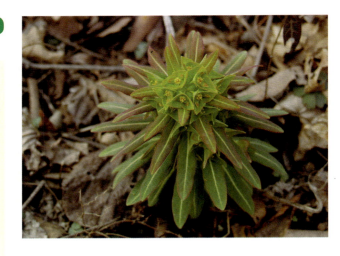

基　　源　狼毒为大戟科植物月腺大戟的根。

原 植 物　多年生草本。根肥厚肉质，有黄色乳汁。叶生，无柄，茎下部叶小，长圆状披针形，先端钝，基楔形，全缘。总花序腋生或顶生，基部具卵状披针形的叶状苞片5，每伞梗再二叉状分枝，分枝处有三角卵形苞片2，分枝先端具2片较小苞片及1杯状聚伞花序；杯状总苞具5裂片，先端浅裂，腺体4，半月形，小花梗与花丝有节。雌花1，雌蕊1，伸出总苞下垂；花柱3，2裂。蒴果无毛。花期4～6月，果期5～7月。

生境分布　生于山坡、草地或林下。分布于河南、山东、陕西、江苏、安徽、浙江、湖北、湖南、四川、福建等省区。

采收加工　春、秋季采挖，洗净，切片，晒干。

性状鉴别　本品多为横切片，圆形或略呈椭圆形，大小悬殊，直径1.5～8cm，厚约1cm。栓皮灰褐色，易剥落而显淡灰黄色，切面类白色，有异型维管束而形成黄色环纹或不规则大理石样纹理，黄色部分常为凝着的分泌物。质较轻脆，粉性。味微辛。

性味功能　味苦、辛，性平，有毒。有散结、杀虫的功能。

炮　　制　洗净，切片晒干。

主治用法　用于水肿腹胀，食、虫积，心腹疼痛，慢性气管炎，咳嗽，气喘，淋巴结、结核，疥癣，痔瘘。用量1.5~2.4g。

现代研究

1. 化学成分　本品含狼毒甲素、狼毒乙素、24-次甲基-环木菠萝烷醇、γ-大戟甾醇、菜油甾醇、豆甾醇等成分。

2. 药理作用　本品具有抗肿瘤作用，抑菌作用和杀虫、抗惊厥作用，并能提高机体免疫力。

应用

1. 牛皮癣、神经性皮炎、慢性湿疹：狼毒切碎，水煎煮，至浓缩至一定浓度，冷后涂布敷患处。
2. 结核病：狼毒、大枣3:4制成狼毒枣，服枣10粒。
3. 慢性气管炎：狼毒0.5g。水煎服。

泽漆 Euphorbia helioscopia L.

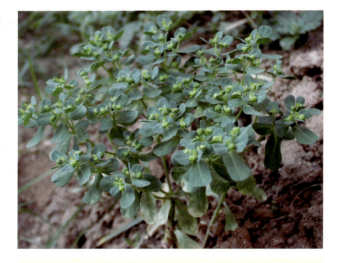

基　　源　为大戟科植物泽漆的全草。

原 植 物　别名：猫眼草、五凤草、五朵云。一年或二年生草本，肉质，富含乳汁，光滑无毛。茎分枝多而倾斜，下部淡紫红色，上部淡绿色。叶互生，无柄，倒卵形或匙形，先端钝圆或微凹，基部广楔形或突然狭窄而成短柄状，边缘在中部以上有细锯齿。多歧聚伞花序顶生，有5伞梗，每伞梗再生3小伞梗，每小伞梗又分为2叉；杯状花序钟形，黄绿色，总苞顶端4浅裂，裂间有4腺体；子房3室，花柱3。蒴果无毛。种子卵形，表面有凸起的网纹。

生境分布　生于路旁、田野，沟边等处。分布于宁夏、山东、江苏、江西、福建、河南、湖南、四川、贵州等省区。

采收加工　春、夏采集全草，晒干，切成段状。

性状鉴别　本品长约30cm，茎光滑无毛，多分枝，表面黄绿色，基部呈紫红色，具纵纹，质脆。叶互生，无柄，倒卵形或匙形，先端钝圆或微凹，基部广楔形或突然狭窄，边缘在中部以上具锯齿；茎顶部具5片轮生叶状苞，与下部叶相似。多歧聚伞花序顶生，有伞梗；杯状花序钟形，黄绿色。蒴果无毛。种子卵形，表面有凸起网纹。气酸而特异，味淡。

性味功能　味辛、苦，性凉，有毒。有逐水消肿，散结，杀虫的功能。

炮　　制　除去杂质和残根，抢水洗净，稍润，切段，干燥。

主治用法　用于水肿，肝硬化腹水，细菌性痢疾等；外用于淋巴结结核，结核性瘘管，神经性皮炎。用量3~9g；外用适量。

现代研究

1. 化学成分　本品含槲皮素-5,3-二-D-半乳糖苷、泽漆皂苷（泽漆素）、金丝桃苷、槲皮素、没食子酸、琥珀酸、三萜、丁酸、泽漆醇、葡萄糖、果糖、麦芽糖等成分。

2. 药理作用　本品具有镇咳和祛痰作用、抗痛作用，且能抗结核杆菌，并具有降低毛细血管通透性作用。

应用

1. 流行性腮腺炎：泽漆15g，水煎服。
2. 细菌性痢疾：泽漆9g，水煎服。
3. 无黄疸型传染性肝炎：泽漆，水煮成膏，饭后服。
4. 淋巴结结核、无名肿毒：泽漆全草，熬膏，涂敷患处。

甘遂 EuphoribakansuiLiou

| 基　源 原植物 | 为大戟科植物甘遂的根。别名：猫儿眼、胜于花。多年生草本，全体含乳汁。根部分呈连珠状或棒状，棕褐色。叶互生，狭披针形，先端钝，基部阔楔形，全缘。杯状聚伞花序成聚伞状排列，5~9枚簇生于茎端，基部苞片轮生叶状，从茎上部叶腋抽出1花枝，先端再生出1~2回聚伞式3分枝，萼状总苞先端4裂，腺体4枚，新月形；花单性，雄花仅有雄蕊1，雌花位于花序中央，雌蕊1。蒴果圆形。花期6~9月。 |

生境分布	生于山荒。分布于河北、陕西、山西、甘肃等省区。
采收加工	春季或秋末，采挖根部，除去外皮，晒干。
性状鉴别	本品呈椭圆形、长圆柱形或连珠形，长1~5cm，直径0.5~2.5cm。表面类白色或黄白色，凹陷处有棕色外皮残留。质脆，易折断，断面粉性，白色，木部微显放射状纹理；长圆柱状者纤维性较强。气微，味微甘而辣。
性味功能	味苦、甘，性寒；有毒。有泻水饮，破积聚，通二便的功能。
炮　制	醋甘遂：取净甘遂，用醋拌匀，炒至微干，晾凉。
主治用法	用于水肿满，留饮，结胸，癫痫，噎隔，症瘕，积聚，二便不通等症。甘遂有大毒。加工及使用应慎重。

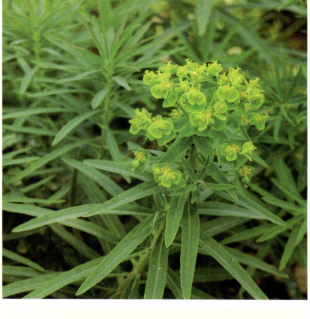

现代研究
1. 化学成分　本品含三萜类化合物：大戟酮、大戟二烯醇、α-大戟醇等，尚含有甘遂萜酯A、B，棕榈酸、柠檬酸、草酸、鞣质、树脂、葡萄糖、蔗糖、淀粉及维生素B1等成分。
2. 药理作用　本品具有泻下作用，利尿作用和镇痛作用，并具有引产作用。

应用
1. 腹水胀满，二便不通：甘遂1g，牵牛子4.5g，红枣5个。水煎服。
2. 胸腔积水：甘遂、红大戟各1g。研细粉，大枣10枚煎汤送服。

山乌桕 Sapiumdiscolor(Champ.exBenth.)Muell.-Arg.

| 基　源 原植物 | 大戟科植物山乌桕的根皮、树皮及叶入药。落叶乔木。叶互生，纸质，长椭圆形，基部宽楔形，全缘。叶柄顶端有1~2腺体。穗状花序顶生；花单性，雌雄同株，大部分为雄花，花萼杯状，无花瓣及花盘。花序近基部有雌花。萼片3，三角形。蒴果近球形，黑色，有3棱。花期5~6月。果期7~8月。 |

生境分布	生于山坡疏林中，河谷或杂木林中。分布于浙江、江西、福建、湖南、广东、海南、广西、贵州等省区。
采收加工	根皮或树皮全年可采，晒干。叶夏秋季采，晒干或鲜用。
性状鉴别	本品叶片菱状卵形，长3~9cm，宽2.5~5cm，先端长尖，基部楔形，全缘，上面暗绿色，微有光泽，下面黄绿色，基部有密腺1对。
性味功能	味苦，性寒，有小毒。有泻下逐水，散瘀消肿的功能。叶有散瘀消肿，祛风止痒的功能。
炮　制	洗净，晒干或鲜用。
主治用法	根皮、树皮用于肾炎水肿，肝硬化腹水，大小便不利，痔疮，皮肤湿疹。叶外用于乳痈，跌打肿痛，湿疹，过敏性皮炎，带状疱疹，毒蛇咬伤。孕妇及体虚者忌服。用量，根皮、树皮3~9g。叶外用适量。鲜叶捣烂敷患处或煎水洗。

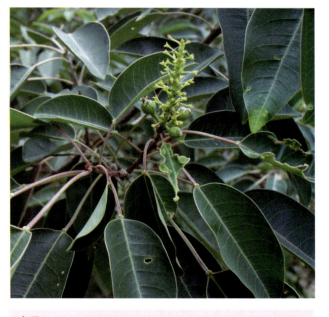

现代研究
1. 化学成分　本品叶含蒲公英赛醇，β-谷甾醇和没食子酸等成分。
2. 药理作用　本品具有抗菌活性。

应用
1. 大便秘结：山乌桕根50g，水煎服。
2. 痔疮，皮肤湿痒：山乌桕根、金银花等各适量，水煎洗患处。
3. 毒蛇咬伤：山乌桕根9~15g，水煎冲酒服，并用鲜叶捣烂敷伤口周围。

牵牛（牵牛子） Ipomoea nil Roth (Pharbitis nil (L.) Choisy)

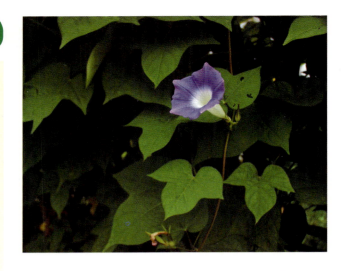

基　源	牵牛子为旋花科植物牵牛的种子。黑色的称"黑丑"，淡黄白色者称"白丑"，两种混合者称"二丑"。
原植物	一年生缠绕草本。茎左旋，被倒生短毛。叶互生，阔卵形，3裂，基部心形，中裂片较长，长卵形，侧裂片底部阔圆，先端长尖，基部心形不收缩。花1~3朵腋生，花萼5深裂，先端尾状长尖，基部有长毛；花冠漏斗状，紫色、淡红色、淡蓝色或蓝紫色，上部色深，下部色浅或为白色，早晨开放，中午花冠收拢。蒴果球形，为宿存花萼所包被。种子卵状三棱形，黑色或淡黄白色，平滑。花期6~9月。果期7~10月。
生境分布	生于灌丛、墙边或栽培。分布于东北、华北及河南、山东、江苏、浙江、台湾、广东、广西、贵州、四川等省、自治区。
采收加工	秋季果实成熟、未开裂时采收，割下地上部分，晒干后打下种子，除去杂质，将黑、白二色丑分开后晒干。
性状鉴别	本品似桔瓣状，略具3棱，表面灰黑色（黑丑），或淡黄白色（白丑），背面弓状隆起，两侧面稍平坦，略具皱纹，背面正中有一条浅纵沟，腹面棱线下端为类圆形浅色种脐。质坚硬，横切面可见淡黄色或黄绿色皱缩折叠的子叶2片。水浸后种皮呈龟裂状，有明显粘液，气微味辛、苦、有麻舌感。
性味功能	味苦，性寒，有小毒。有泻水，下气，驱虫的功能。
炮　制	炒牵牛子：将净牵牛子置锅内加热，炒至微鼓起，取出放凉。
主治用法	用于水肿，喘满，痰饮，脚气，虫积，大便秘结。用量3~6g。水煎服。胃弱气虚及孕妇忌用。不宜与巴豆同用。

现代研究
1. 化学成分　本品含牵牛子苷，牵牛子酸，巴豆酸，裂叶牵牛子酸，α-甲基丁酸及戊酸等，以及裸麦角碱，野麦碱，狼尾草麦角碱等。又含脂肪油及其他糖类。
2. 药理作用　本品具有泻下作用，利尿作用和驱虫作用。

应用
同圆叶牵牛。

圆叶牵牛（牵牛子） Ipomoea purpurea Voigt (Pharbitis purpurea (L.) Voigt)

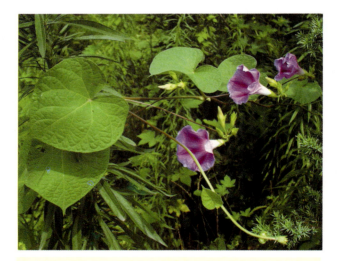

基　源	牵牛子为旋花科植物圆叶牵牛的干燥成熟种子。种子黑色者称"黑丑"，淡黄白色者称"白丑"，两种混合者称"二丑"。
原植物	一年生缠绕草本，密生白色刺毛。叶阔心形，全缘，被倒向柔毛。腋生1~5朵组成伞形聚伞花序；萼片5，长椭圆形，花萼裂片卵状披针形；花冠较小，漏斗状，直径为4~5cm，紫红色或粉红色，花冠筒近白色。蒴果球形；种子卵状三棱形，黑色或黄白色。花期6~9月，果期9~10月。
生境分布	生于灌丛、路旁等。分布于我国大部分地区。
采收加工	秋季果实成熟、未开裂时采收，晒干。
性状鉴别	本品呈桔瓣状，略具3棱，表面灰黑色或淡黄白色，背面弓状隆起，两侧面稍平坦，略具皱纹，背面正中有一条浅纵沟，腹面棱线下端为类圆形浅色种脐。质坚硬，横切面可见淡黄色或黄绿色皱缩折叠的子叶2片。水浸后种皮呈龟裂状，有明显粘液，气微味辛、苦、有麻舌感。
性味功能	味苦，性寒；有小毒。有泻水，下气，驱虫的功能。
炮　制	炒牵牛子：将净牵牛子置锅内加热，炒至微鼓起，取出放凉。
主治用法	用于水肿，喘满，痰饮，脚气，虫积，大便秘结。用量3~6g。水煎服。胃弱气虚及孕妇忌用。不宜与巴豆同用。

现代研究
1. 化学成分　本品含牵牛子苷，赤霉素 A3、A5、A8、A17、A19、A20、A26、A27、A29、A33、A44、A55。又含圣苯素-7-O-β-D-吡喃木糖基-O-β-D-吡喃阿拉伯糖苷，2-羟基-1,4-戊二酮，栗木甾酮和麦角类生物碱等成分。
2. 药理作用　本品具有泻下作用，利尿作用，并有驱虫作用。

应用
1. 肝硬化腹水：牵牛子（研末）24g，大黄15g，明粉12g，枳实9g，水煎服。
2. 肾性水肿：牵牛子、甘遂、芫花、大戟、大黄、青皮、陈皮、木香、槟榔。水煎服。

CHINESE HERBAL MEDICINE COMMONLY USED
IN THE ORIGINAL COLOR ILLUSTRATIONS OF PLANTS

常用中草药汇编
原植物彩色图鉴

主 编 邱文清　　副主编 郑 冉

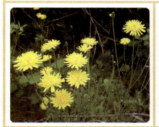
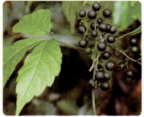
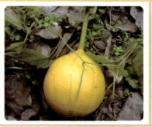
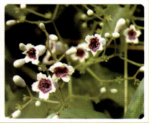

中

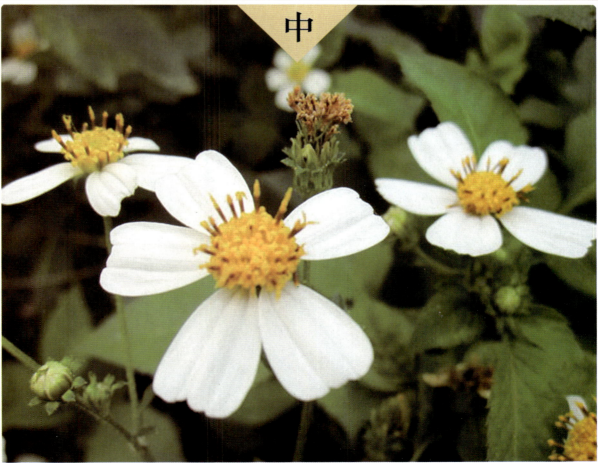

中医古籍出版社

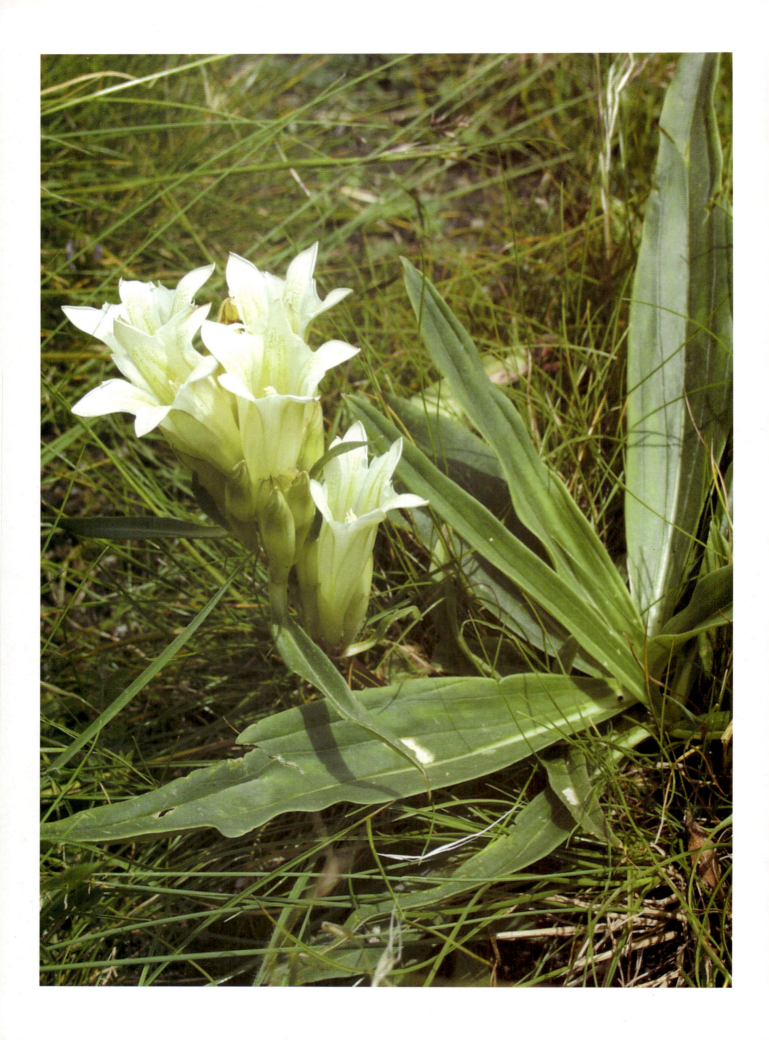

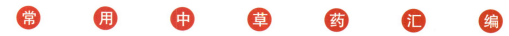

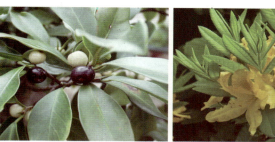 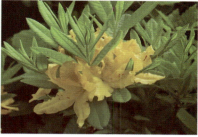 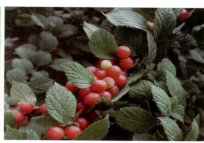 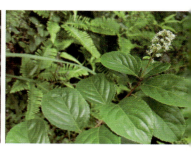

四 祛风湿药

祛风湿药是指能祛除风湿，解除痹痛，以治疗风湿痹症为主要作用的药物。根据其药性和功效的不同，可分为祛风湿寒药、祛风湿热药、祛风湿强筋骨药。

临床上主要用于风湿痹痛证之肢体疼痛，关节不利、肿大，筋脉拘挛，腰膝酸软等症。

现代药理研究证明，祛风湿药具有抗炎、镇痛及镇静等作用。广泛用于治疗风湿性关节炎、类风湿性关节炎、坐骨神经痛、肩周炎、骨质增生及半身不遂等。

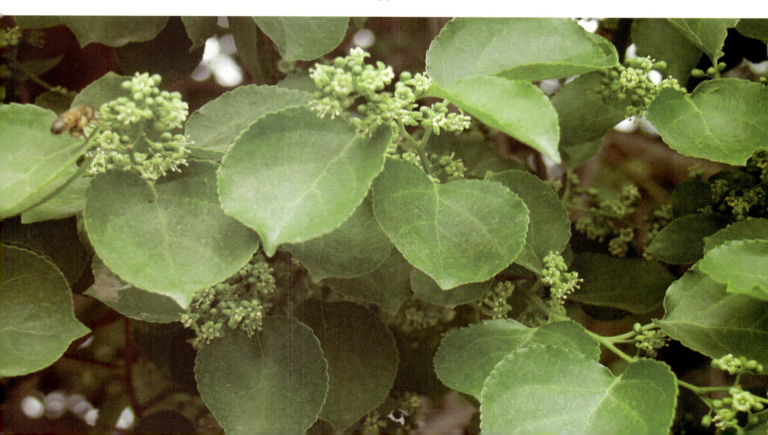

◆祛风寒湿药◆

灯笼草（伸筋草） Palhinhaea cernua (L.) Franco et Vasc.

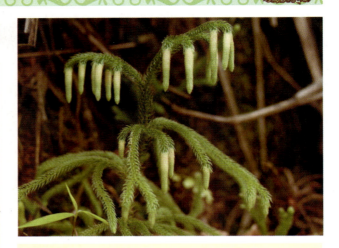

基　源	伸筋草为石松科植物灯笼草的干燥全草。
原植物	主茎直立（基部有次生匍匐茎），高30~100cm，上部多分枝，小枝细弱，有时顶端呈弯钩形。叶密生，螺旋状排列，线状钻形，顶端芒刺状，全缘，通常向上弯曲。孢子囊穗小，单生于小枝顶端，无柄，长圆形或圆柱形，成熟时下指；孢子叶覆瓦状排列，阔卵圆形，顶端急狭，长渐尖头，边缘流苏状，顶端芒刺状。孢子囊近圆形。孢子钝三角形至三角状圆形，有不规则的拟网状饰纹。
生境分布	生于海拔150~1100米的湿润酸性土壤中。分布于我国长江以南各省区。
采收加工	夏、秋二季茎叶繁茂时连根拔起，晒干。
性状鉴别	本品茎略呈扁方柱形，具棱，表面灰黄白色或灰青色，密被白色茸毛。叶皱缩卷曲，展平后呈卵圆形，先端尖，基部楔形或微心形，近全缘或有不规则疏粗齿，暗绿色或黄绿色，两面被白色茸毛；齿长叶柄。花萼，淡黄绿色，薄纸质，半透明，被有柔毛，内有暗黄绿色浆金果，近圆形。气微，味甘。
性味功能	味苦，辛，性温。有散风祛寒，除湿消肿，舒筋活络的功能。
主治用法	用于风寒湿痹、关节酸痛，皮肤麻木，四肢软弱，水肿，跌打损伤。用量9~12g。外用适量捣敷患处。

现代研究
1. 化学成分　本品根含有机酸、氨基酸、黄酮苷、酚类及糖类。叶含绿原酸。果实含丰富的胡萝卜素。此外，尚含无定形的苷、鞣质、还原糖等。
2. 药理作用　本品有抗癌及抗微生物作用。

应用
1. 风痹筋骨痛：伸筋草9g，水煎服。
2. 关节酸痛：伸筋草、大血藤各9g，虎杖根、水煎服。
3. 带状疱疹：伸筋草研粉，麻油调成糊状，涂患处。
4. 手足麻痹：伸筋草、丝瓜、大活血，水、酒各半，煎服。患处。

石松（伸筋草） Lycopodium japonicum Thumb

基　源	伸筋草为石松的全草。
原植物	别名：筋骨草、过山龙。 多年生草本。主茎下部伏卧，随处生根，营养枝为多回分叉。叶小，多列密生。叶线状钻形，顶端芒状，螺旋状排列，全缘或微锯齿。孢子枝从第二或第三年营养枝上生出，高出营养枝。孢子囊穗棒状，有柄，单生或2~6个着生于孢子枝上部；孢子叶卵状三角形，边缘有不规则锯齿，孢子囊肾形，淡黄褐色，有密网纹及不突起。孢子期6~8月。
生境分布	生于疏林及溪边酸性土壤中。分布于吉林、内蒙古、陕西、新疆、河南、山东及长江以南各省、自治区。
采收加工	夏、秋季茎叶繁茂时连根拔起，除去泥土、杂质，舒筋活络的功能。
性状鉴别	本品匍匐茎呈细圆柱形，略弯曲，其下有黄白色细根。直立茎作二叉分枝。叶密生茎上，螺旋状排列，皱缩弯曲，红形或针形，黄绿色至淡黄棕色，无毛，称端芒状，全缘，易碎断。质柔软，断面皮部浅黄色，木部类白色。无臭，味淡。
性味功能	味微苦，辛。性湿，有祛风寒，除湿消肿，舒筋活络的功能。
炮　制	除去杂质，洗净，切短段，干燥，筛去灰屑。
主治用法	用于风寒湿痹，关节酸痛，肢体麻木，四肢软弱，水肿，跌打损伤。用量3~12g。外用适量，捣敷患处。

现代研究
1. 化学成分　本品全草含石松碱、棒石松碱、石松灵碱等生物碱，香荚兰酸、阿魏酸、伸筋草醇石松醇、石松宁等三萜化合物。
2. 药理作用　本品水浸剂对由皮下注射枯草浸剂引起发热之家兔有降温作用；石松碱适当剂量能升高麻醉猫血压。

应用
1. 风痹筋骨不舒：伸筋草9~50g，水煎服。
2. 关节酸痛：伸筋草9g，虎杖根15g，大血藤9g，水煎服。

华山松（油松节） Pinus armandi Franch.

基　源	油松节为松科植物华山松的枝干结节。
原植物	高大乔木。枝条平展，树冠柱状塔形；针叶5针一束。雄球花黄色，卵状圆柱形，基部鳞片集成穗状，排列较疏松。球果圆锥状长卵圆形，黄色或褐黄色；中部种鳞近斜方状倒卵形，鳞盾近斜方形或宽三角状斜方形，先端钝圆或微尖；种子黄褐色、暗褐色或黑色，倒卵圆形。花期4~5月，球果第二年9~10月成熟。
生境分布	生于气候温凉而湿润的山地。分布于陕西、甘肃、山西、河南、贵州、四川、云南及西藏。
采收加工	冬季采收，锯取后，晒干。
性味功能	味苦，性温；有祛风湿，止痛的功能。
主治用法	用于关节疼痛，屈伸不利。用量9~15g。

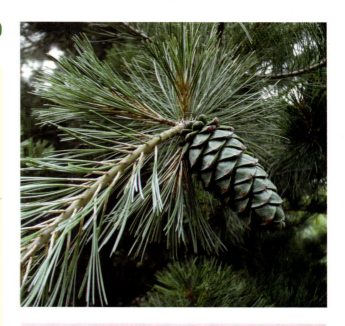

应用
1. 脚转筋疼痛挛急者：油松节 50g，乳香 3.3g，慢火炒焦，矸细，每服 3.3~6.6g，热木瓜酒调下。
2. 大骨节病：油松节 7.5kg，蘑菇 0.75kg，红花 0.5kg，加水 50kg，煎至 25kg，过滤，加白酒 5kg。
3. 水田皮炎：油松节、艾叶适量，制成松艾酒精，涂抹患处。
4. 风湿性关节炎、腰腿痛：油松节，制成注射液，肌肉注射。

马尾松（松花粉，油松节） Pinus massoniana Lamb.

基　源	松花粉为松科植物马尾松的干燥花粉；油松节为其瘤状节或分枝节。
原植物	高大常绿乔木。树冠宽塔形或伞形。针叶两针一束，稀三针一束，细柔；横切面树脂道4~8个；叶鞘初呈棕色，后渐变成灰黑色，宿存。雄球花淡红棕色，圆柱形，弯垂，聚生于新枝下部苞腋，穗状；雌球花单生或2~4个聚生于新枝近顶端。球果卵圆形或圆锥状卵圆形，绿色，成熟时棕色；种子长卵圆形。花期4~5月。
生境分布	生于山地。分布于淮河流域及长江流域各地以及福建、广东、云南等省。
采收加工	松花粉：春季花刚开时，采摘花穗，晒干，收集花粉。油松节：全年均可采收，以冬季为多，锯取后晒干。
性味功能	味甘，性温。松花粉有燥湿，收敛止血的功能。油松节有祛风湿，止痛的功能。
主治用法	松花粉用于湿疹，黄水疮，皮肤糜烂，脓水淋漓，外伤出血；尿布性皮炎。外用适量。油松节用于关节疼痛，屈伸不利。用量9~15g。

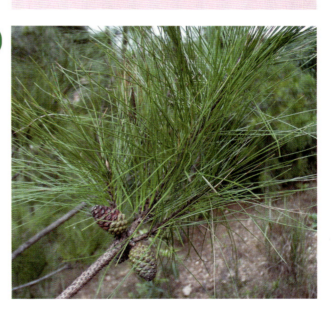

应用
同油松。
附注：松香，松针也药用。松香：味苦，性温。有生肌止痛，燥湿杀虫的功能。

油松（松花粉，油松节） Pinus tabulaeformis Carr.

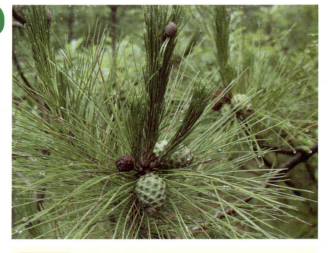

基　源	松花粉为松科植物油松的干燥花粉；油松节为油松的瘤状节或分枝节。
原植物	常绿乔木。叶二针一束，粗硬。叶鞘褐色，宿存。球果卵球形，开裂，在树上宿存数年不落。种鳞的鳞盾肥厚，扁菱形或菱状多角形，横脊明显，鳞脐凸起。种子卵形或长卵形。花期4~5月，球果次年9~10月成熟。
生境分布	生于山地。分布于全国大部分省区。
采收加工	松花粉：春季花开时，采摘花穗，晒干，收集花粉。油松节：全年均可采收，以冬季为多，锯取后晒干。
性状鉴别	本品呈扁圆节段状或呈不规则的片状或状，短粗细不一。表面黄棕色、灰棕色或红棕色，稍粗糙，有时带有棕色至黑棕色油脂斑，或有残存的栓皮。质坚硬而重。横断面木部淡棕色，心材色稍深，可见有同心环纹，有时可见散在棕色小孔状树脂道，显油性；髓部小，淡黄棕色，纵断面纹理直或斜，不均匀。有松节油香气，味微苦辛。
性味功能	味甘，性温。松花粉有燥湿，收敛止血的功能。松节有祛风湿，止痛的功能。
炮　制	劈成薄片或小块。
主治用法	松花粉用于湿疹，黄水疮，皮肤糜烂，脓水淋漓，外伤出血；尿布性皮炎。3~6g，外用适量。油松节用于关节疼痛，屈伸不利。用量9~15g。

现代研究
1. 化学成分　本品含有纤维素、木质素、树脂及少量挥发油，挥发油主要成分为 α- 和 β- 蒎烯及樟烯、二戊烯等。另含熊果酸、异海松酸。
2. 药理作用　本品有镇痛、抗炎作用；其提取的酸性多糖有抗肿瘤作用；其提取的多糖类物质、热水提取物和酸性提取物都具有免疫活性。

应用
1. 风湿骨痛：松节、当归、鸡骨草各12g，半枫荷30g，熟地15g。水煎服。
2. 胃及十二指溃疡：松花粉3.3g，冲服。
3. 外伤出血：松花粉，外敷伤口。
4. 婴儿湿疹：松花粉、炉甘石粉各3g，熟鸡蛋黄三个，油调成膏，涂敷患处。

云南松（松香，松节） Pinus yunnanensis Franch.

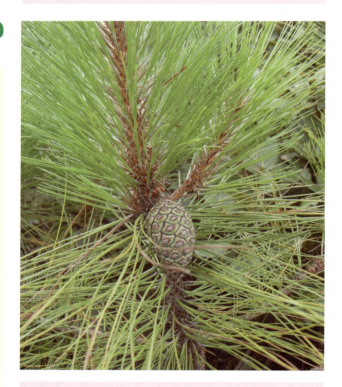

基　源	松香为松科植物云南松的树干中松油脂，蒸馏后所得树脂；其瘤状节或分枝，为松节。
原植物	乔木。针叶3针一束，稀2针一束，先端尖，边缘具细锯齿。雄球花圆柱状腋生，聚成穗状。球果栗褐色，圆锥状长卵圆形，有短梗；中部种鳞有短刺；种子褐色，卵圆形或倒卵形，微扁。花期4~5月，球果第二年9~10月成熟。
生境分布	生于山地。分布于广西、贵州、四川、云南、西藏东部等省区。
采收加工	松香：松油脂，经蒸馏后所得固体树脂。松节：全年均可采收，锯取后晒干。
性味功能	味苦，性温。松香有生肌止痛，燥湿杀虫的功能。松节：具祛风湿，止痛的功能。
主治用法	松香用于痈肿恶疮，疥癣，湿疹等。油松节：用于关节疼痛，屈伸不利。用量9~15g。

应用
1. 慢性骨髓炎，骨结核：松香、樟脑、血竭、银朱、铅粉、石膏、冰片、篦麻子。捣成膏状，外敷患处。
2. 小儿湿疹：松香、煅石膏、枯矾、雄黄、冰片，加凡士林。调成软膏，涂于患处，用纱布包扎，隔日擦1次。
附注：其花粉、松针也可药用。

金钱松（土荆皮） Pseudolarix amabilis (Nelson) Rehd.

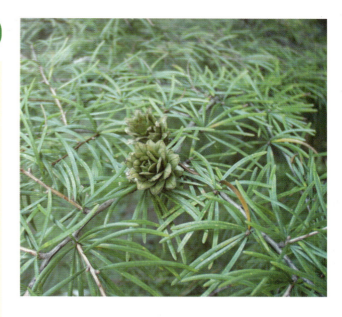

基　源原植物	土荆皮为松科植物金钱松的根皮或近根树皮。高大落叶乔木。茎干直立，枝轮生，平展；叶在长枝上螺旋状散生，在短枝上15~30片簇生，呈辐射状。叶线形，先端尖，基部渐狭。花单性，雌雄同株；雄花柔荑状，下垂，黄色；雌球花单生短枝顶端，苞鳞大于珠鳞。球果卵圆形，种翅稍厚。花期4~5月。果期10~11月。
生境分布	喜生于向阳处。分布于江苏、浙江、福建、安徽、江西、湖南及湖北、广东等省区。
采收加工	多于5月剥取根皮或近根树皮，晒干。
性味功能	味辛，性温，有毒。有祛湿止痒的功能。
主治用法	外用于手脚癣，神经性皮炎，湿疹，癞痢头。外用适量。浸醋或酒涂擦或研末调敷。

应用
1. 头癣：土荆皮30g，地榆末12g，烧酒浸七天，蘸酒搽患处。
2. 阴囊湿疹：土荆皮6g，浸白酒1~2天，外搽患处。
3. 神经性皮炎，湿疹：土荆皮研粉，以醋调敷患处。
4. 癣疥、皮肤真菌：土荆皮酒浸或水煎，洗敷患处。

山胡椒 Lindera glauca (Sieb. et Zucc.) Bl.

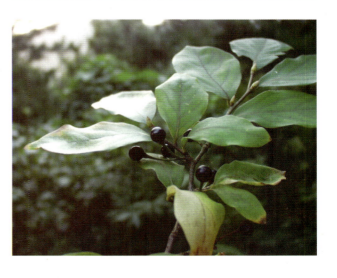

基　源原植物	樟科植物山胡椒的根、树皮、叶及果实入药。灌木或小乔木。叶互生，近革质，宽椭圆形或狭卵形，全缘，被灰白色柔毛。伞形花序腋生，每总苞内有3~8花；雄花梗密被白色柔毛；花被片6，黄色，椭圆形；雌花花被片6，黄色。果实近球形，黑褐色。花期3~4月，果期7~8月。
生境分布	生于山坡，林缘或路边。分布于山西、陕西、甘肃、河南、四川及华东、中南等省区。
采收加工	根、树皮全年均可采，切片晒干。叶夏季采。果实秋季采摘，晒干。
性状鉴别	本品干燥根呈圆锥形，支根为圆柱形，弯曲而略扭转，多有支根。外表面灰棕色至灰黄色，有不规则而纵长的隆起和纵沟。栓皮较松，易于脱落。质坚硬，不易折断，折断面不平坦，横切面射线极纤细，微带芳香，味苦，皮部较木质部更苦
性味功能	根味辛，性温。有祛风活络，利湿消肿的功能。树皮味苦，性寒。有清热收敛的功能。叶味辛，性平。有清热解毒，收敛止血的功能。果实味辛，性热。有温中健胃，祛风的功能。
主治用法	根用于风湿痹痛，劳伤失力，感冒，扁桃腺炎，咽炎，浮肿。树皮用于烫伤。叶用于疮疖，外伤出血。果实用于胃痛，气喘。用量，根30~60g。树皮、叶外用适量。果实30~60g。

现代研究
1. 化学成分　本品果实含挥发油，油中主要成分为罗勒烯、α-及β蒎烯、樟烯、龙脑等成分。种子中含脂肪酸，如癸酸、月桂酸、硬脂酸、棕榈酸等。
2. 药理作用　本品有抗病原微生物作用，体外试验山胡椒挥发油对常见的14种革兰阳性和阴性细菌均有不同程度的抗菌作用。

应用
1. 烫伤：山胡椒树皮研粉或煅存性研粉，调敷患处。
2. 外伤出血：山胡椒叶研粉，麻油调敷。
3. 中风：山胡椒果实、黄荆子，共研碎，开水冲服。

四　祛风湿药

金粟兰 Chloranthus spicatus (Thunb.) Makino

基　　源	为金粟兰科植物金粟兰的干燥全株。
原植物	别名：珠兰、鱼子兰。半直立或稍披散灌木，高30~100cm。茎节膨大。单叶对生；叶柄基部多少合生；托叶细小；叶倒卵状椭圆形，先端短尖，基部宽楔形，边缘有钝齿，齿尖有一腺体。穗状花序顶生，少有腋生，数条排成圆锥花序，小花黄绿色，极香；雌雄花成对生于苞腋内，苞片近三角状；无花被；雄蕊3，肉质，黄色；子房下位。核果。花期7~8月。
生境分布	多为栽培。分布于福建、广东、四川、云南等省区。
采收加工	夏季采收全株，晒干。
性状鉴别	全株长30~60cm。茎圆柱形，表面棕褐色；质脆，易折断，断面淡棕色，纤维性。叶棕黄色，椭圆形或倒卵状椭圆形，长4~10cm，宽2~5cm；先端稍钝，边缘具圆锯齿，齿端有一腺体；叶柄长约1cm。花穗芳香。气微，味微苦涩。
性味功能	味辛、甘、微涩，性温。有祛风除湿，接筋骨，止痛止血的功能。
主治用法	用于感冒，风湿关节疼痛，跌打损伤，刀伤出血。用量15~30g。

现代研究
1. 化学成分　本品花含顺式茉莉酮酸甲酯、顺式-β-罗勒烯、β-蒎烯等。根中含有金粟兰内酯A、C，异莪术呋喃二烯和银线草呋喃醇。
2. 药理作用　暂无。

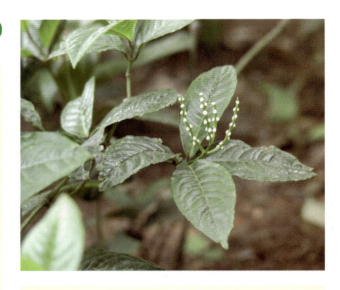

应用
1. 风湿疼痛，跌打损伤：金粟兰100g，泡酒服。
2. 癫痫：金粟兰50g，水煎服。
3. 刀伤出血：鲜金粟兰适量，捣烂敷伤口处；或干品研末撒敷伤口处。

绵毛马兜铃（寻骨风） Aristolochia mollissima Hance

基　　源	寻骨风为马兜铃科植物绵毛马兜铃的干燥全草。
原植物	别名：巡骨风、白毛藤。多年生攀援状半灌木，全株密被白色绵毛。叶互生，卵状心形或卵圆形，先端短尖或钝圆，基部心形，全缘。花腋生，花下部具叶状苞片，花被管弯曲呈烟斗状，内侧黄色，喉部紫色。蒴果椭圆形，室间6开裂，黑褐色。种子多数，扁平。花期5~7月，果期9~10月。
生境分布	生于山地、路旁、田边及山坡向阳草丛中。分布于陕西、山西、河南、山东及长江以南各省区。
采收加工	夏、秋或五月开花前采收，晒干，扎成小把。
性状鉴别	本品根茎呈细圆柱形，多分枝，长短不一；表面棕黄色，有细纵纹及节，节处有须根，有的有芽痕；质韧，断面黄白色，有放射状纹理。茎细长，淡绿色，密被白色柔毛。叶互生，叶片展平后呈卵圆形或卵状心形，先端钝圆或短尖，基部心形，两面密被白柔毛，全缘，脉网状。气微香，味苦而辛。
性味功能	味苦，性平。有祛风，活络，止痛的功能。
炮　　制	除去杂质，洗净，切段，干燥。
主治用法	用于风湿痹痛，关节酸痛。用量9~15g，水煎服或浸酒。

现代研究
1. 化学成分　本品根茎含有尿囊素、马兜铃内酯和绵毛马兜铃内酯等。茎叶含马兜铃酸A和D、β-谷甾醇、挥发油等。
2. 药理作用　本品有抗肿瘤作用，其所含的挥发油及总生物碱对大鼠蛋清性关节炎有明显的预防作用。

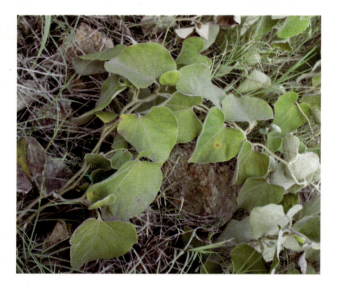

应用
1. 风湿性、类风湿性关节炎：寻骨风15g，水煎服。
2. 骨痛：寻骨风9g，水煎服或嚼服。
3. 钩蚴皮炎：寻骨风50g，水煎洗患处。
3. 疟疾：寻骨风，放饭上蒸出汁，发疟前二小时服。
4. 风湿关节痛：寻骨风120g，白酒500g，浸泡1个月，每日服2次。或寻骨风粗粉加水煎煮，加蔗糖制成寻骨风糖浆，每日服。

地枫皮　Illicium difengpi K.I.B. et K.I.M.

基　源	为八角科植物地枫皮的树皮或枝皮。
原植物	别名：钻地枫、风榔、矮丁香。常绿灌木，高1~3m；全株具芳香气味。树皮灰棕色。叶3~5聚生枝顶或节上；叶厚革质，有光泽，倒披针形至长椭圆形，先端短渐尖，基部楔形，全缘，无毛，密布褐色油点。花红色或紫红色，腋生或近顶生；花被片15~20，宽卵形，下凹，肉质；雄蕊多数；心皮12~13枚。聚合果由9~11果组成，果顶端喙细尖，常内弯。种子扁卵形，黄色，光亮。花期4~5月，果期8~9月。
生境分布	生于石灰岩山的石缝中或疏林下。分布于广西西南部及南部。
采收加工	春、秋二季剥取树皮或枝皮，晒干。
性状鉴别	本品呈卷筒状或槽状，长5~15cm，直径1~4cm，厚0.2~0.3cm。外表面灰棕色至深棕色，有的可见灰白色地衣斑，粗皮易剥离或脱落，脱落处棕红色。内表面棕色或棕红色，具明显的细纵皱纹。质松脆，易折断，断面颗粒状。气微香，味微涩。
性味功能	味涩、微辛，性温；有小毒。有祛风除湿、行气止痛的功能。
炮　制	除去杂质，洗净，打碎，晒干。
主治用法	用于风湿性关节痛、腰肌劳损等症。用量6~9g。

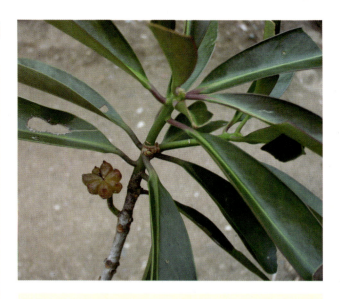

现代研究
1. 化学成分　本品含挥发油，油中成分有：α-和β-蒎烯、樟烯、1,8-桉叶素、芳樟、樟脑等。
2. 药理作用　暂无。

应用
1. 小儿急性脓胸：地枫皮复方，加热外敷患处。
2. 蜈蚣咬伤：地枫皮，研粉酒调外涂患处。
3. 风湿性关节痛、腰肌劳损：地枫皮9g。水煎服。

牛扁　Aconitum barbatum Pers. var. puberulum Ledeb.

基　源	为毛茛科植物牛扁的干燥根。
原植物	别名：曲芍、扁桃叶根、翻叶莲。多年生草本，有直根。茎有反曲的短柔毛。基生叶1~5片，和下部茎生叶有长柄；叶圆肾形，两面有短伏毛，三全裂，中央裂片菱形，在中部3裂，二回裂片有窄卵形小裂片。总状花序，密生反曲的短柔毛；萼片5，花瓣状，黄色，花瓣2，有长爪；雄蕊多数；心皮3，离生。果长约8mm。花期8~9月，果期9~10月。
生境分布	生于山地林中或林边草地。分布于河北、山西、陕西、山西、甘肃等省。
采收加工	春、秋采挖根，洗净晒干。
性状鉴别	本品根圆锥形，长10~15cm，中部直径2~4cm。表面暗棕色，外皮脱落处深棕色，粗糙，略显网纹；根头部常有多数根茎聚生，其下根分数股，每股有几个裂生根，互相扭结成辫子状。质轻而松脆，易折断，断面不平坦，木心淡黄褐色。气微，味苦、微辛。
性味功能	味苦，性温。有毒。有祛风止痛，止咳，平喘，化痰的功能。
主治用法	用于慢性支气管炎，腰脚痛，关节肿痛；外用于疥癣，淋巴结结核。用量3~6g。外用适量。

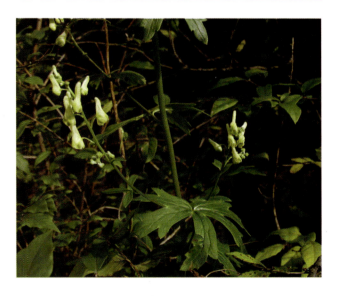

现代研究
1. 化学成分　本品根含刺乌头碱、毛茛叶乌头碱、牛扁碱、北方乌头碱、北方乌头定碱、牛扁宁碱、牛扁定碱等。
2. 药理作用　暂无。

应用
1. 风湿性关节炎、类风湿关节炎，腰腿痛：牛扁，研末，白酒浸2日，擦涂患处。
2. 疥癣：牛扁适量，水煎，洗敷患处。
3. 慢性支气管炎：牛扁6g，炙甘草4g。水煎服。

四　祛风湿药

伏毛铁棒锤（雪上一枝蒿） Aconitum brachypodum Diels

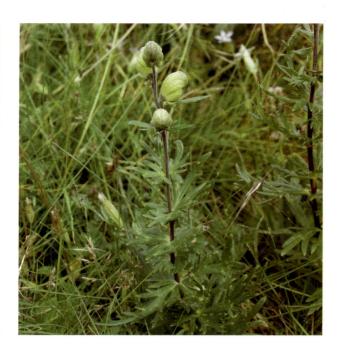

基　源	雪上一枝蒿为毛茛科植物伏毛铁棒锤的块根。
原植物	别名：短柄乌头、铁棒锤、三转半。多年生草本。块根成对，棕色，长圆柱形至长圆锥形。茎直立，下部无毛，上部密被短柔毛。叶互生，茎下部叶果期枯萎，茎生叶密生于中部以上，叶3深裂，裂片再二至三回羽状深裂，小裂片线形，无毛。总状花序顶生；花序轴密生反曲短柔毛，花蓝紫色，盔瓣船形，侧瓣宽倒卵形，下片斜长圆形，被短柔毛；蜜叶2，无毛，有长爪。果长圆形，长约1.5cm，无毛。花期8~9月，果期9~10月。
生境分布	生于高山草丛中。分布于甘肃、四川西南、云南西北、青海等省地区。
采收加工	秋末冬初采挖块根，晒干。
性状鉴别	本品块根圆柱形，长6~8cm，直径1~1.5cm。表面棕色，光滑，具少数侧根。断面乳白色。
性味功能	味苦、辛，性温，有大毒。有祛风，镇痛的功能。
炮　制	同"铁棒锤"
主治用法	用于风湿疼痛，跌扑损伤。用量25~50mg。本品有剧毒，应在医师指导下服用。
现代研究	1. 化学成分　本品块根含乌头碱，3-乙酰乌头碱，欧乌头碱、伏毛铁棒锤碱、新乌宁碱、伏毛铁棒锤精等。 2. 药理作用　本品具有镇痛、抗炎、局部麻醉和解热作用；有致心律失常作用。

应用
1. 跌扑损伤，风湿关节炎：雪上一枝蒿，浸酒，外擦。
2. 腰肌劳损，坐骨神经痛：雪上一枝蒿，注射液，局部或穴位注射。

乌头（附子，草乌） Aconitum carmichaeli Debx.

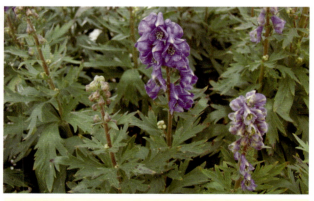

基　源	附子为毛茛科植物乌头子根；草乌为其干燥母根。
原植物	块根2个连生。叶互生，革质，卵圆形，掌状三裂几达基部，两侧裂片再2裂，中央裂片菱状楔形，上部再3浅裂，边缘有粗齿或缺刻。总状花序窄长；花青紫色，盔瓣盔形，侧瓣近圆形；雄蕊多数；心皮3~5，离生。果长圆形。花期6~7月，果期7~8月。
生境分布	生于山地、丘陵地、林缘。分布于辽宁、河南、山东、江苏、安徽、浙江、江西、广东、四川等地区。
采收加工	附子：采挖后，除去母根。草乌：除去子根，晒干。
性状鉴别	干燥的子根，圆锥形。表面灰褐色，有细的纵皱纹，顶端有凹陷的芽痕，侧边常留有自母根摘寓的痕迹，下端尖，周围有数个瘤状隆起的支根，习称"钉角"。质坚实，难折断，断面外层褐色，内面为灰白色，粉性，横切面有一多角形环纹。无臭，味辛辣而麻舌。 干燥的母根，呈瘦长的圆锥形，或带有残余的茎杆。表面棕褐色，皱缩不平，或有锥形的小瘤状侧根，并具割去附子后遗留的痕迹。质坚实，断面粉白色或微带灰色，横切面可见多角形的环纹。无臭，味辛辣而麻舌。均以个匀、肥满、坚实、无空心者为佳。
性味功能	附子：味辛，性大热。有回阳救逆，补火助阳，温中止痛，逐风寒湿邪的功能。草乌：味辛，性温。有大毒。有祛风除湿，温经止痛，麻醉的功能。
炮　制	取净乌头，大小分开，用水浸泡至内无干心，取出，加水煮沸4~6h（或蒸6~8h），至取大个及实心者切开内无白心、口尝微有麻舌感时，取出，晾至六成干或闷润后切厚片，干燥。
主治用法	附子用于亡阳虚脱，肢冷脉微，阳痿，宫冷，阴寒水肿，寒湿痹痛。草乌用于风寒痹痛，关节疼痛，心腹冷痛，麻醉止痛。本品有毒，需炮制后用。用量1.5~4.5g。
现代研究	1. 化学成分　乌头含有多种生物碱，如次乌头碱、新乌头碱、乌头碱、川乌碱甲、塔拉胺等。 2. 药理作用　本品有镇痛、抗炎、镇静、解热、局麻作用。还有强心和降压作用。

应用
1. 风湿性关节炎、类风湿关节炎，腰腿痛：制草乌6g，制川乌、制何首乌各15g，追地风、千年健各9g，白酒浸2日，内服。
2. 大骨节病：生草乌，水煮3小时，取出晒干，研粉，制成10%酒剂。

黄花乌头（关附子） Aconitum coreanum Rap.

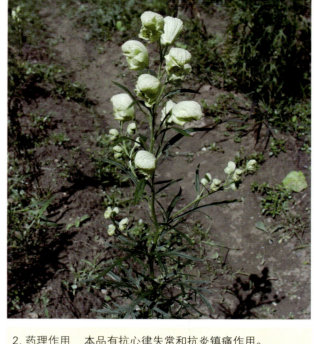

基　　源	关附子为毛茛科黄花乌头的干燥块茎。
原植物	别名：山喇叭花、乌拉花。多年生草本。块根倒卵形或纺锤形，二个连生在一起。叶互生，3~5掌状全裂，裂片再二回羽状分裂，最终裂片线形，先端锐尖。总状花序顶生，花萼淡黄色，内带紫色网纹；灰瓣帽状，侧瓣扁圆形；花瓣退化为蜜腺。果3~5，被白毛。种子在棱处具翅。花期8~9月，果期10月。
生境分布	生于荒山坡的灌木丛或高草丛边。分布于东北及河北、河南、山东等省。
采收加工	9~10月挖取块茎，洗净，晒干。
性状鉴别	母根长圆锥形，表面灰棕色，有纵皱纹、沟纹及横长突起的根痕，顶端有茎基。子根呈卵形或椭圆形，长1.5~3.5cm，直径0.6~2cm，表面棕黄色，有细纵纹，顶端有芽痕。质坚硬，断面类白色，粉性，中柱部分导管呈星点状。气微，味辛辣麻舌。
性味功能	味辛，大温，有小毒。有祛风痰，逐寒湿，镇痉的功能。
炮　　制	拣净杂质，洗净，晒干。
主治用法	用于中风痰壅，口眼歪斜，偏头痛，破伤风，淋巴结结核，痈肿。毒性大，一般炮制后使用，3~6g；外用生品适量捣烂，熬膏或研末以酒调敷患处。

现代研究
1. 化学成分　本品含乌头碱、关附素A~H等。
2. 药理作用　本品有抗心律失常和抗炎镇痛作用。

应用
1. 中风口眼斜：关附子、石膏、全蝎（去毒）各1g。研粉，热酒调服。
2. 破伤风：关附子、天麻、羌活、白芷、防风。研粉，热酒调服。
3. 疯犬咬伤：关附子研粉，搽伤处。

露蕊乌头 Aconitum gymnandrum Maxim.

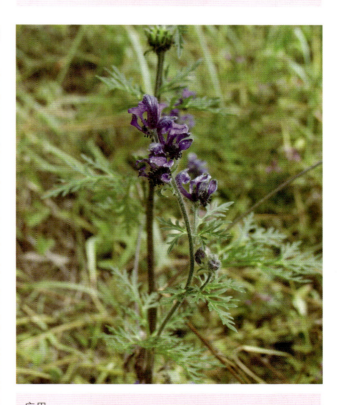

基　　源	为毛茛科植物露蕊乌头的干燥根。
原植物	别名：罗砣巴。一年生草本，具直根。茎常分枝，有短柔毛。基生叶1~6，具长柄；叶宽卵形，三全裂，裂片细裂，小裂片狭卵形，全缘或生1~3牙齿。总状花序具花6~16，疏生柔毛；小苞片生花梗上部或与花邻接，条形，有时下部约叶状；萼片5，蓝紫色，具长爪，上萼片船形；花瓣2，爪粗，瓣片扇形，具纤毛，距极短；雄蕊多数；心皮6~13。果长0.8~1.2cm。
生境分布	生于草坡或村边草地。分布于青海、甘肃、四川、西藏等省区。
采收加工	夏秋季采挖根，晒干。
性味功能	味辛，性温。有大毒。有驱风镇痛的功能。
炮　　制	去净泥土、枯叶，切段，晒干。
主治用法	用于风湿麻木，关节疼痛。用量1.5~4.5g。

现代研究
1. 化学成分　本品根含盐酸阿替新、塔拉胺、露乌碱、甲基露乌碱。
2. 药理作用　本品的根可用于治关节疼痛。花可用于治麻风。叶内服驱虫；碾末撒布，治疥癣。

应用
1. 风湿性关节炎、类风湿关节炎：露蕊乌头，酒浸一周，调敷患处。
2. 麻疯：露蕊乌头花，水煎服。
3. 疥癣：露蕊乌头叶，研末，撒敷患处。

瓜叶乌头 Aconitum hemsleyanum Pritz.

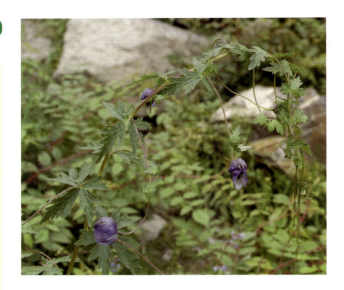

基　源	毛茛科植物瓜叶乌头的干燥块根作草乌入药。
原植物	别名：藤乌头、羊角七。多年生草本，茎缠绕，无毛，多分枝；根圆锥形，深棕色，有纵皱纹及须根痕。茎中部的叶片五角形，3深裂至距基部8mm以上处，叶中央裂片梯状菱形，先端尖，3浅裂，上部边缘具粗牙齿。花序有2~12花，萼片5，蓝紫色，盔瓣高盔形，具短喙；花瓣2，无毛；雄蕊多数；心皮5。果。花期8~9月，果期9~10月。
生境分布	生于山地灌丛或林中。分布于四川、湖北、江西北部、浙江、安徽、河南、陕西等地区。
采收加工	6月至8月上旬采挖根，晒干。
性状鉴别	干燥的块根，一般呈圆锥形而稍弯曲，形如乌鸦头。顶端平圆，中央常残留茎基或茎基的残痕，表面暗棕色或灰褐色，外皮皱缩不平，有时具短而尖的支根，习称"钉角"。质坚，难折断，断面灰白色，粉性，有曲折的环纹及筋脉小点。无臭，味辛辣而麻舌。
性味功能	味辛，性温。有大毒。有祛风除湿，温经止痛，麻醉的功能。
炮　制	制草乌：取净草乌，用凉水浸漂，每日换水2~3次，至口尝仅稍留麻辣感时取出，同甘草、黑豆加水共煮，以草乌熟透；内无白心为度，然后除去甘草及黑豆，晒至六成干，闷润后切片，晒干。
主治用法	用于风寒痹痛，关节疼痛，心腹冷痛，麻醉止痛。炮制后用，用量1.5~4.5g。

现代研究
1. 化学成分　乌头各部分含生物碱，其中主要成分为乌头碱。乌头碱水解后生成乌头原碱、醋酸及苯甲酸。叶中还含肌醇及鞣质。
2. 药理作用　本品有镇痛、抗炎、镇静、解热、局麻作用。还有强心和降压作用。

应用
同乌头。

北乌头（草乌，草乌叶）Aconitum kusnezoffii Reichb.

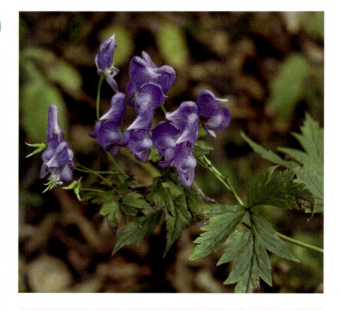

基　源	草乌为毛茛科植物北乌头的干燥块根；其叶为草乌叶。
原植物	别名：草乌、五毒根。多年生草本。块根倒圆锥形，暗黑褐色。茎下部叶具长柄，花时常枯萎。茎中部叶五角形，基部心形，3裂。花序分枝，小苞片线形。萼片5，紫蓝色，外面几无毛；上萼片盔形。花瓣2。雄蕊多数；心皮4~5。果。种子有膜质翅。花果期7~9月。
生境分布	生于山地、丘陵、林下。分布于河北、山东、山西、安徽、湖北、湖南、陕西、四川、贵州、云南等省区。
采收加工	草乌：秋季茎采挖，除去须根，干燥。草乌叶：夏季叶茂，花未盛开时采收，除去杂质，干燥。
性状鉴别	部分地区作草乌用，同"瓜叶乌头"。
性味功能	味辛，性热。有大毒。有祛风除湿，散寒，温经止痛，去痰，消肿，麻醉的功能。草乌叶：有清热，解毒，止痛的功能。
炮　制	同"瓜叶乌头"。
主治用法	用于风寒湿痹，关节疼痛，心腹冷痛，寒疝作痛，麻醉止痛。用量1~1.2g。炮制后用。草乌叶用于热病发热，泄泻腹痛，头痛，牙痛。用量1~1.2g。

现代研究
1. 化学成分　同"瓜叶乌头"。
2. 药理作用　同"瓜叶乌头"。

应用
1. 受寒吐泻，突然大汗、肢冷，虚脱：制草乌、干姜各6g，炙甘草4g。水煎服。
2. 心腹冷痛，食少便溏，畏寒肢冷，浮肿：制草乌、肉桂、干姜各3g，炒白术9g。水煎服。

铁棒锤 Aconitum pendulum Busch

基　源	为毛茛科植物铁棒锤的干燥块根。
原植物	别名：八百棒、铁牛七、雪上一枝蒿。多年生草本。块根倒圆锥形。叶宽卵形，3全裂，裂片细裂，末回裂片条形。总状花序长密生伸展的黄色短柔毛；萼片5，花瓣状，淡黄绿色，稀紫色，外面有短毛，上萼片浅盔状或船状镰刀形；花瓣2，藏于灰萼下，呈钩状弯曲；雄蕊多数；心皮5。果有毛，种子多数。花期8~9月，果期9~10月。
生境分布	生于高山山坡草丛或林边。分布于陕西、甘肃、青海、河南、四川及云南等地。
采收加工	秋季采挖块根，去须根及泥沙，晒干。
性状鉴别	本品干燥根呈圆柱状或近纺锤形；表面灰棕色或黑褐色，稍粗糙，有纵皱或细密纹理，先端有芽痕或茎基残痕。基部略尖，通体有粗细不等似"钉角"的支根。质硬，不易折断，断面灰白色。气微，味涩略苦，且有持久的麻舌感。
性味功能	味苦、辛，性温。有大毒。有祛风除湿，散瘀止血，消肿拔毒的功能。
炮　制	用清水浸漂7日，每日换水2次，待中心软透后切片，置蒸笼中蒸2~3小时，取出晒干，再用熟猪油拌炒后入药，或用湿纸包裹煨透，去纸，浸入童便中一昼夜，取出漂净晒干。
主治用法	用于风湿关节疼痛，腰脚痛，跌打损伤；淋巴结核，痈疮肿毒。用量0.06~0.15g。研粉凉开水送服；外用适量，研粉敷或磨汁或煎水洗患处。
现代研究	1. 化学成分　本品块根含雪乌碱、次乌头碱、3-乙酰乌头碱、乌头碱等。 2. 药理作用　本品镇痛、抗炎、局部麻醉和解热作用；有致心律失常作用。

应用
1. 风湿性、类风湿关节炎，腰腿痛：铁棒锤0.06g，白酒浸2日，内服。
2. 跌打损伤：铁棒锤适量，研粉，浸酒，擦洗患处。
3. 痈疮肿毒：铁棒锤适量。研粉，敷贴患处。
4. 淋巴结核：铁棒锤适量。水煎，擦洗患处。

松潘乌头（金牛七） Aconitum sungpanense Hand.-Mazz.

基　源	金牛七为毛茛科植物松潘乌头的干燥块根。
原植物	别名：火烟子、千锤打。多年生草本。块根近圆柱形。茎缠绕，长达1.5m。叶五角形，3全裂，中央裂片卵状菱形，渐尖，近羽状浅裂，有缺刻状牙齿，侧生裂片不等2深裂。总状花序有花2~9朵花，萼片5，花瓣状，淡蓝紫色，外面无毛或疏生短毛，上萼片盔状，喙不明显；花瓣2，有长爪；雄蕊多数；心皮3~5。果5。花期8~9月，果期9~10月。
生境分布	生于山地灌丛。分布于山西南部，陕西、甘肃、宁夏、青海东部及四川西部等地。
采收加工	秋季采挖块根，去须根及泥沙，用甘草水浸泡，炒后用。
性状鉴别	部分地区作草乌用，同"瓜叶乌头"。
性味功能	味苦、辛，性温。有大毒。有祛风止痛，散瘀止血，消肿拔毒的功能。
炮　制	同"瓜叶乌头"。
主治用法	用于跌打损伤，风湿关节疼痛，腰脚痛；外用痈疮肿毒。用量0.06~0.15g。研粉凉开水送服；外用适量，研粉敷或磨汁或煎水洗患处。
现代研究	1. 化学成分　同"瓜叶乌头"。 2. 药理作用　同"瓜叶乌头"。

应用
1. 风湿、类风湿关节炎：金牛七0.06g，白酒浸2日。
2. 跌打损伤：金牛七适量，以酒醋磨汁，擦涂患处。
3. 痈疮肿毒：金牛七适量。研粉，敷贴患处。
4. 淋巴结核：金牛七适量。水磨汁涂擦患处。

四　祛风湿药

芹叶铁线莲（驴断肠） Clematisae thusifolia Turcz.

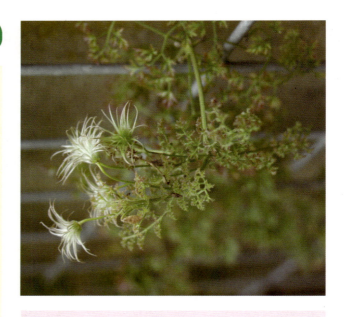

基　　源	驴断肠为植物芹叶铁线莲的干燥全草。
原 植 物	别名：驴断肠、透骨草、白拉拉秧。半木质藤本。茎及枝条疏生短柔毛，后变无毛。羽状复叶对生；羽片3~5对，又三回羽裂，末回裂片倒披针形或披针状条形。聚伞花序腋生，具1~3花，花黄白色；苞片叶状；萼片4，窄卵形，边缘密生短绒毛；无花瓣，雄蕊多数；心皮多数。瘦果倒卵形而扁，长约2mm，羽状花柱长约1cm。花期6~8月，果期8~9月。
生境分布	生于山坡，路边及灌丛中。分布于东北、华东及陕西、甘肃、青海等省、自治区。
采收加工	夏季采收全草，晒干。
性状鉴别	本品茎细长盘绕，表面灰黄绿色至红棕色，有明显的纵线棱，断面灰白色。节稍膨大，叶对生，叶为3～4回羽状复叶，叶片常破碎脱落；完整叶叶柄较短，裂片细小，倒披针形或披针形条状，全缘。叶柄及羽轴常卷曲。气微香而特异，味淡。
性味功能	味辛，性温。有祛风利湿，解毒止痛的功能。
主治用法	用于风湿筋骨痛，下肢浮肿，痈疖肿毒。用量3~9g；外用适量，煎水洗或捣烂外敷。

现代研究
1. 化学成分 本品花、叶含槲皮素、山柰酚等黄酮类成分。
2. 药理作用 暂无。

应用
1. 风湿关节炎：驴断肠500g，煎水熏洗患病关节。
2. 痈疖肿毒：鲜驴断肠适量，捣烂，涂敷患处。
3. 下肢浮肿：驴断肠，切碎，入白酒炖服。

威灵仙 Clematis chinensis Osbeck

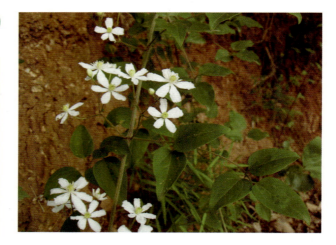

基　　源	为毛茛科植物威灵仙的根及根茎。
原 植 物	别名：老虎须。攀援藤本。根丛生，细长圆柱形。根茎圆柱形，淡黄色，皮部脱落呈纤维状。叶对生，1回羽状复叶；小叶5，狭卵形或三角状卵形，先端尖，基部宽楔形，全缘，主脉3条。圆锥花序顶生或腋生，总苞片线形，密生细毛，萼片4或5，花瓣状，白色或绿白色，外生白色毛；雄蕊多数；子房及花柱上密生白毛。瘦果扁狭卵形，有短毛，花柱宿存，延长成白色羽毛状。花期5~6月。果期6~7月。
生境分布	生于山坡林边或灌丛中。分布于全国大部分省区。
采收加工	秋季采挖根及根茎，晒干或切段晒干。
性状鉴别	根茎呈柱状；表面淡棕黄色；顶端残留茎基；质较坚韧，断面纤维性；下侧着生多数细根。根呈细长圆柱形，稍弯曲；表面黑褐色，有细纵纹，有的皮部脱落，露出黄白色木部；质硬脆，易折断，断面皮部较广，木部淡黄色，略呈方形，皮部与木部间常有裂隙。气微，味淡。
性味功能	味辛、咸，性温。有祛风湿，通经络，止痛的功能。
炮　　制	威灵仙：拣净杂质，除去残茎，用水浸泡，捞出润透，切段，晒干。酒灵仙：取威灵仙段，用黄酒拌匀闷透，置锅内用文火微炒干，取出放凉。
主治用法	用于风湿痹痛，关节不利，四肢麻木，跌打损伤，骨哽咽喉，扁桃体炎，黄疸型性肝炎，丝虫病；外用于牙痛，角膜溃烂。用量6~10g；外用适量。

现代研究
1. 化学成分 本品主要含威灵仙苷、威灵仙新苷、白头翁素等，又含以常春藤皂苷元和齐墩果酸为苷元的多种皂苷等。
2. 药理作用 本品具有镇痛、利胆、抗菌、对抗组织胺的兴奋及抗利尿作用。还有引产作用，能松弛平滑肌，对鱼骨刺有软化作用，并使局部肌肉松弛，促使骨刺脱落。

应用
1. 腮腺炎：鲜威灵仙，捣烂，米醋浸3日，涂敷患处。
2. 急性黄疸型传染性肝炎：威灵仙9g研粉，鸡蛋1个，麻油煎后服。
3. 关节炎：威灵仙，切碎，入白酒炖服。
4. 扁桃体炎：鲜威灵仙，水煎当茶饮。

铁线莲 Clematis florida Thunb.

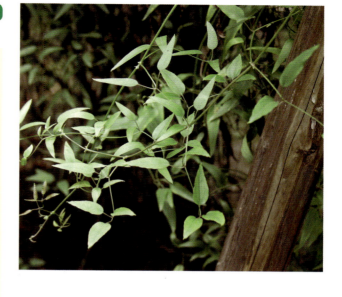

基　　源	为毛茛科植物铁线莲的干燥根及全株。
原植物	别名：山木通、铜脚灵仙、威灵仙、金包银。木质藤本，疏被短毛。茎褐色或红褐色，有条纹。叶对生，为二回三出至羽状复叶，最终小叶有短柄；叶卵形至卵状披针形，全缘或具1~2裂片，下面疏生短毛；小脉明显。花单生腋生；花梗长，中部以下有一对苞片，苞片无柄，卵形；花被6，白色，平展；雄蕊多数；心皮多数，离生。瘦果。花期8~9月。
生境分布	生于丘陵、山坡及灌丛中。分布于江苏、浙江、湖南、湖北、广西、广东等省。
采收加工	秋、冬季采收茎藤，扎成小把，晒干。
性状鉴别	茎藤细长圆柱形，常缠绕，表面黄棕或紫棕色，有6条纵棱，节膨大。叶对生，二回三出复叶，小叶片狭卵形或卵状披针形，全缘或具1~2裂片。花单生，较大，直径约5cm，黄白色。气微，味微苦。根茎呈不规则圆柱形，棕褐色，其两侧和下方生有少数粗壮的根，长约25cm，直径2~smm。表面棕褐色，有明显的纵纹。折断面不甚平坦，木部较大，纤维性，可见导管小孔。气微，味淡
性味功能	味辛，性温。有利尿，理气通便，活血止痛的功能。
炮　　制	同"威灵仙"。
主治用法	用于小便不利，腹胀，便闭；外用于关节肿痛，虫蛇咬伤。用量9~15g。外用适量，鲜叶加酒或食盐捣烂外敷患处。

现代研究
1. 化学成分　本品根含常春藤皂苷元。
2. 药理作用　同"威灵仙"。

应用
1. 小便不利：铁线莲、通草各9g。水煎服。
2. 关节肿痛：鲜铁线莲叶，加酒或食盐捣烂外敷患处。
3. 虫蛇咬伤：铁线莲，研细末，外敷伤处。

大叶铁线莲（威灵仙） Clematis heracleifllia DC.

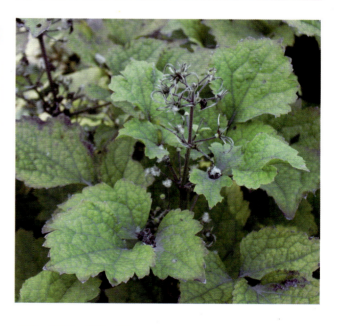

基　　源	威灵仙为毛茛科植物大叶铁线莲的根及全株。
原植物	别名：木通花。直立粗壮草本及灌木。主根木质化，棕黄色。茎密生白色糙绒毛。三出复叶，亚革质或厚纸质，卵圆形至圆形，顶端短尖，基部圆形或楔形，边缘有粗锯齿，聚伞花序顶生或腋生，被糙绒毛，花杂性，雄花与两性花异株；花萼蓝紫色，萼片4枚，反卷部分增宽。瘦果卵圆形，两面凸起，红棕色，花柱比状，宿存。花期8~9月，果期10月。
生境分布	生于山坡沟谷、林边及路旁的灌丛中。分布于湖南、湖北、陕西、河南、安徽、浙江、江苏等省区。
采收加工	秋、冬季采收茎藤，扎成小把，晒干。
性状鉴别	本品根粗大，木质化；表面棕黄色。茎圆柱形，下段茎木化，上段茎草质，黄绿或绿褐色，具纵棱。叶对生，完整叶为三出复叶，先端小叶较大，宽卵形，先端短尖，基部楔形，不分裂或3浅裂，边缘有粗锯齿，具柄；侧生小叶近无柄，较小。聚伞花序顶生或腋生，花梗粗壮有白色糙毛，花淡蓝色。气微，味微苦。
性味功能	味辛，性温。有利尿，理气通便，活血止痛，祛风除湿，解毒消肿的功能。
炮　　制	切段，晒干。
主治用法	用于风湿关节痛，结核性溃疡。

现代研究
1. 化学成分　花和叶含槲皮素、山柰酚等黄酮类化合物。
2. 药理作用　同"威灵仙"。

应用
同棉团铁线莲。

柱果铁线莲 Clematis uncinata Champ. ex Benth.

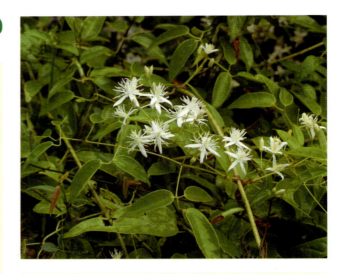

基　　源	为毛茛科植物柱果铁线莲的干燥根及叶。
原植物	别名：铁脚威灵仙、黑木通、一把扇。常绿藤本。一至二回羽状复叶对生，小叶3~9，薄革质，窄卵形，先端渐尖，基部宽楔形，全缘，下面被白粉。聚伞圆锥花序，腋生，花序基部及小花梗上均有一对窄披针形苞片；花被片4，白色，顶端急尖，边缘有短柔毛；无花瓣；雄蕊多数；心皮多数，离生。瘦果圆柱状，先端锥尖，果皮光滑无毛，羽毛状花柱长达2cm。花期8~9月。
生境分布	生于山坡、路旁。分布于江苏、安徽、浙江、江西、湖北、湖南、广西、广东及贵州等省区。
采收加工	夏、秋季采收根及叶，分别晒干。
性状鉴别	本品根茎呈不规则块状，黄褐色，上端残留木质茎基，下侧丛生多数细根。根细长圆柱形，长约8~16cm，直径约1~4mm，略弯曲，表面棕褐色或棕黑色，有细纵纹。质坚脆易折断，皮部与木部易脱离，断面平坦，类圆形，皮部灰黄色，木部黄白色。根茎质较坚韧，断面不平坦，纤维性。气微弱，味微苦。
性味功能	味辛，性温。有祛风除湿，舒筋活络，镇痛的功能。
炮　　制	拣净杂质，除去残茎，用水浸泡，捞出润透，切段，晒干。
主治用法	根用于风湿筋骨疼痛，牙痛，骨鲠喉。用量9~15g。叶外用于外伤出血。外用适量，水煎洗或捣烂外敷患处。

现代研究
1. 化学成分　本品含有白头翁素、白头翁内酯；三萜皂苷；铁线莲苷A、A'、B、C；香豆精类、山柰酚等黄酮类及生物碱、甾醇、糖类、氨基酸、挥发油、树脂等成分。
2. 药理作用　本品具有降血糖作用；抗利尿、抗菌作用和降血压作用。

应用
1. 风湿筋骨疼痛：鲜柱果铁线莲适量，捣烂外敷患处。或柱果铁线15g，水煎服。
2. 疮疖肿毒：鲜黄花铁线莲叶，加酒或食盐捣烂外敷患处。
3. 外伤出血：柱果铁线莲，研细末，外敷伤处。或鲜叶捣烂敷患处。

还亮草 Delphinium anthriscifolium Hance

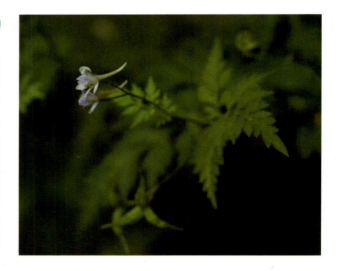

基　　源	为毛茛科植物还亮草的全草。
原植物	别名：飞燕草、鱼灯苏。一年生草本。茎少毛或被白色丝状柔毛，基部带紫色，上部常双叉分枝。叶三角窄卵状或菱状卵形，一至三回羽状分裂，一回裂片斜卵形，中央小叶先端长渐尖，二回裂片窄卵形或披针形，仅浅裂或不分裂。总状花序，2~15花，花序轴有反曲的微柔毛；花淡紫红色，左右对称；小苞片生花梗中部或基部，条形；花萼5片，椭圆形；距细长柱状；花瓣2，瓣片不等裂；退化雄蕊2，无毛，瓣片斧形，2深裂；雄蕊多数；心皮3，离生，子房被毛。果长10~16mm，顶端花钩曲状。
生境分布	生于丘陵、低山草地或林中。分布于江苏、江西、河南、广西、广东及四川等省区。
采收加工	夏、秋季采收全草，晒干。
性状鉴别	本品长圆锥形，表面棕黄色至黑褐色，具细密纵纹，支根较多；根头密集叶柄残基；断面黄色。茎断面中空，纤维性。叶灰绿色，展平后，为二至王回羽状复叶；叶片菱状卵形或三角状卵形，两面疏被短柔毛；总状花序；小苞片披针状线形，多碎落，紫色，被短柔毛；花瓣紫色，斧形。有蓇葖果，种子扁球形，有横膜翅。气微，味辛、苦。
性味功能	味辛，性温。有毒。有祛风通络的功能。
炮　　制	洗净，切段，鲜用或晒干。
主治用法	用于中风半身不遂，风湿筋骨疼痛。外用于痈疮。用量3~6g。外用鲜草适量捣烂敷患处。

现代研究
1. 化学成分　本品含洋翠雀碱，洋翠雀康宁碱，洋翠雀枯生碱，翠雀胺等生物碱；花含洋槐苷等黄酮苷；谷甾醇，豆甾醇，等甾酮类，又含固定油，类脂等成分。
2. 药理作用　本品具有解痉作用和杀虫作用，并有肌肉毒性作用。

应用
1. 积食胀满，潮热：还亮草6g，麦芽12g。水煎，冲红糖服。
2. 痈疖癣痢：鲜还亮草捣汁涂患处或水煎洗。

风龙（青风藤） Sinomenium acutum (Thunb.) Rehd. et Wils.

基 源	青风藤为防己科植物风龙的干燥茎。
原植物	别名：青藤、大风藤、青防己、黑防已。多年生缠绕藤本。根块状。茎圆柱状，灰褐色，内面黄褐色，有放射状髓部，有纵纹。叶互生，厚纸质或革质，心状圆形至阔卵形，先端尖，基部稍心形，有时近截平或微圆，全缘或至3~7角状浅裂，裂片尖或钝圆，嫩叶被绒毛。花序圆锥状，单性，雌雄异株，花瓣6，淡绿色。核果扁球形，熟时蓝黑色，种子半月形。花期6~8月。果期9~11月。
生境分布	生于山地灌木丛中。分布于河南、陕西、江西、湖北、湖南和四川等省。
采收加工	春夏季收取藤茎，切段，晒干。
性味功能	味苦、辛，性温。有祛风湿，通经络的功能。
主治用法	用于风湿关节痛，关节肿痛，肌肤麻木，搔痒。

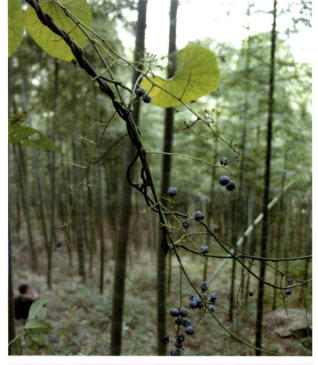

应用
1. 急性风湿性关节炎，关节红肿：青风藤15g，汉防已9g。水煎服。
2. 跌打瘀肿：青风藤9g，水煎服；或水煎，外敷。
3. 骨节风气痛：青风藤适量，水煎，常洗痛处。
4. 皮肤搔痒：青风藤适量，水煎，外敷患处。

土荆芥 Chenopodium ambrosioides L.

基 源	为藜科植物土荆芥的全草。
原植物	别名：臭草、红泽兰。一年或多年生直立草本。茎有棱。单叶互生，长圆状披针形，边缘有不规则钝齿或呈波浪形，上部的叶较小，线形或线状披针形，全缘，先端钝；有腺点，有特异香气。花小，穗状花序，3~5朵花簇生于苞腋内；花束为腋生及顶生；萼片5，花被5裂。胞果藏于萼内。种子细小，红棕色。花期夏、秋季。
生境分布	生于村旁、旷地、路旁，亦有栽培。分布于福建、广东、广西及西南各地。
采收加工	8~9月采收全草，摊放通风处或捆束悬挂阴干，避日晒雨淋。
性状鉴别	本品干燥带有果穗的茎枝，茎下部圆柱形，粗壮，光滑；上部方形有纵沟，具毛茸。下部叶大多脱落，仅留有茎梢线状披针形的苞片；果穗成束，簇生于枝腋及茎梢，触之即落，淡绿色或黄绿色；剥除宿萼，内有1棕黑色的果实。有强烈的特殊香气，味辣而微苦。
性味功能	味辛、苦，性微温。有祛风，杀虫，通经，止痛的功能。
炮 制	除去杂质及根，切细。
主治用法	用于风湿痹痛，钩虫，蛔虫，痛经，经闭，湿疹，蛇虫咬伤。用量3~9g，水煎服。

现代研究
1. 化学成分 本品含挥发油（土荆芥油），油中主成分为驱蛔素、对聚伞花素、α-蒎烯、l-松香芹酮、双松香芹

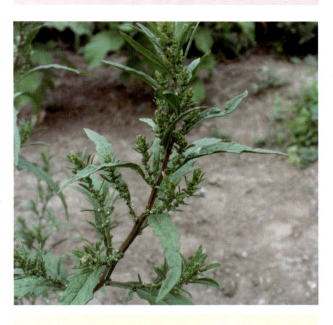

酮及黄樟醚等，及其他帖类物质如土荆芥酮等，尚含饱和烃三萜皂苷；藜属皂苷B；黄酮化合物土荆芥苷和草酸、枸橼酸及无机盐等成分。
2. 药理作用 本品具有驱虫作用和抑菌作用。

应用
1. 钩虫病：鲜土荆芥制成土荆芥油，成人每次服0.8~1.2ml，儿童每岁0.05ml。
2. 蛔虫病：土荆芥，研成细末，早晨空腹服0.6~2g，连服2天。

白花丹　Plumbago zeylanica L.

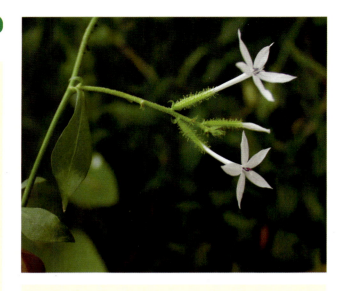

基　源	为蓝雪科植物白花丹的根，其叶也入药。
原植物	别名：千里及、白皂药。亚灌木。叶互生，纸质，矩圆状卵形至卵形，先端短尖或渐尖，基部渐窄，全缘或微波状，叶柄基部抱茎。穗状花序顶生；花萼管状，具5棱，被长腺毛，有粘性；花冠高脚碟状，白色或略带蓝色，花冠管纤弱，裂片5；雄蕊5，与花冠分离。蒴果膜质，盖裂。花期6~8月。
生境分布	生于水边或村边湿地。分布于我国南部各省区。
采收加工	秋季采集，根晒，鲜叶仅供外用。
性状鉴别	本品主根呈细长圆柱形，多分枝，略弯曲，细根多，表面灰褐色或棕黄色。茎圆柱形，有分枝，表面黄绿色至淡褐色，节明显，具细纵棱；质硬，易折断，断面皮部呈纤维状，淡棕黄色．中间呈颗粒状．淡黄白色．髓部白色。叶片多皱缩破碎，完整者展平后呈卵形或长圆状卵形，上面淡绿色至黄绿色，下面淡灰绿色至淡黄绿色。穗状花序顶生，被有柄腺体，花白色至淡黄色。气微，味辛辣。
性味功能	味苦、辛、微甘，性温。有毒。有祛风止痛，散瘀消肿功能。
炮　制	切段晒干或鲜用。
主治用法	根用于风湿骨痛，跌打肿痛，胃痛，肝脾肿大。叶外用于跌打肿痛，扭挫伤，体癣。用量根9~15g（久煎3~4小时以上），孕妇忌服；叶外用适量，捣烂敷患处，一般外敷不宜超过30分钟，局部有灼热感即除去。

现代研究
1. 化学成分　本品含有白花丹素，3-氯白花丹素、毛鱼藤酮、异白花丹酮和3,6'-双白花丹素、羽扇豆醇、α-和β-香树脂醇、蒲公英甾醇。尚含谷甾醇、β-谷甾醇、香草酸及白花丹酸等成分。
2. 药理作用　本品具有抗菌、抑制杆菌作用，并具有降压作用和兴奋中枢神经系统作用。

应用
1. 小儿胎毒：白花丹叶焙干研末，调茶油涂患处。
2. 跌打损伤：白花丹叶适量，捣烂调黄酒加热，揉擦患处。
3. 牛皮癣：白花丹全草适量，水煎，熏洗患处。

刺山柑（老鼠瓜）　Capparis spinosa Linn.

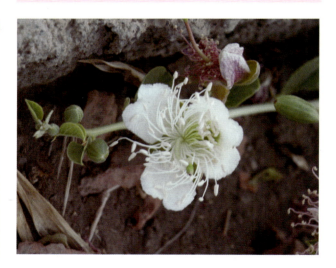

基　源	老鼠瓜为白花菜科植物刺山柑的果皮、花芽、果、叶。
原植物	别名：野西瓜、勾刺槌果。藤、抗旱草藤本状半灌木。枝条平卧，呈辐射状，小枝淡绿色，幼时有柔毛，后无毛。单叶互生，托叶作倒勾状；叶纸质，椭圆形或近圆形，先端具针尖，基部圆形，全缘。花单生于叶腋，白色；萼片卵形，无毛；花瓣白色、粉红色或紫红色，倒卵形；雄蕊多数，较花被长。浆果椭圆形，光滑，种子多数。花期5~6月。
生境分布	生于干沙地，戈壁及低山的阳坡。分布于甘肃、新疆的戈壁、沙漠地区。
采收加工	秋季果将成熟时采收果、叶，挖根剥下根皮，鲜用。
性状鉴别	本品花蕾总花序2~4梗成伞形顶生，基部2~4叶轮生，卵状被针形，顶端渐尖，每伞梗有2三角状卵形苞片；杯状总苞顶端2~5裂腺体4，半月形，两端有短而钝的角。蒴果球形，花单生于叶腋，花瓣白色或淡绿色。
性味功能	味辛、苦，性温。有毒。有祛风除湿，散寒的功能。
炮　制	醋浸花蕾，密藏于玻璃瓶中，并贮于暗处。
主治用法	用于急、慢性风湿性关节炎，布氏杆菌病。叶用于痛风病。

现代研究
1. 化学成分　本品具有挥发油、芥子油苷类、生物碱、萜类、黄酮类等，如芸香苷、癸酸、阿魏酸和芥子酸，C_{18}不饱和脂肪酸等多种成分。
2. 药理作用　本品具有保肝、抗炎、抗病毒、抗氧化、免疫调节、降血糖、降血脂等多种生物活性和抗坏血病的作用。

应用
1. 急、慢性风湿性关节炎：鲜老鼠瓜根皮4份，鲜老鼠瓜叶4份（或果1份），捣成糊状（不成糊状可加热白酒适量），用纱布包裹敷患处，15~30分钟后取下。
2. 痛风：鲜老鼠瓜叶，捣烂外敷患处。
3. 坏血病：老鼠瓜花芽，腌制，服用。

羊踯躅（闹羊花，八厘麻） Rhododendronmolle(Bl.)G.Don

基　　源	闹羊花为杜鹃花科植物羊踯躅的花；八厘麻为其果实。
原植物	落叶灌木。叶互生，长椭圆形至披针形，全缘，边缘具缘毛。伞形总状花序，花冠，金黄色，先端5裂，上面1片大，有淡绿色斑点；雄蕊5，花药孔裂，花丝稍伸出花冠之外。蒴果长椭圆形，深褐色。花期4~5月，果期6~7月。
生境分布	生于丘陵灌木丛中。全国大部分地区有栽培。
采收加工	4~5月花盛开时采收，鲜用或晒干。秋季摘果，晒干。
性状鉴别	本品花多皱缩。花梗灰白色，长短不等。花萼5裂，边缘有较长的细毛。花冠钟状，5裂，顶端卷折，表面疏生短柔毛，灰黄色至黄褐色。雄蕊较花冠为长，弯曲，露出花冠外，花药棕黄色，2室，孔裂，花萼及花梗已常除去。气微，味微苦。
性味功能	花味辛，性温，有大毒；有祛风除湿，散瘀定痛，杀虫的功能。果味苦，性温。有大毒；有搜风止痛，止咳平喘的功能。
炮　　制	净制，晒干，除去杂质及花梗。
主治用法	花用于风湿痹痛，皮肤顽癣，龋齿痛。果用于跌打损伤，风湿关节痛。用量0.6~1.2g。

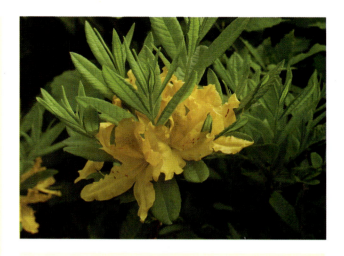

现代研究
1. 化学成分　本品含榉木毒素（即木藜芦毒素Ⅰ或杜鹃花毒素），石楠素，羊踯躅素Ⅲ、日本杜鹃素Ⅲ（即日本羊踯躅素Ⅲ、闹羊花毒素Ⅲ或八厘麻毒素Ⅲ），木藜芦毒素Ⅲ及山月桂萜醇等成分。
2. 药理作用　本品具有镇痛作用、降低血压、减慢心率作用，并具有杀虫作用。

应用
1. 皮肤顽癣、疥癣：闹羊花，捣烂搽敷患处。
2. 龋齿痛：闹羊花，煎水含漱。
3. 跌打损伤：八厘麻、地鳖虫、制元胡各30g，红花6g，姜半夏18g，制成片剂，温开水送服。

附注：羊踯躅的根、茎叶亦供药用。风湿关节痛：鲜羊踯躅根适量，捣烂，炖熟加红酒敷患处。

毛樱桃（郁李仁） PrunustomentosaThunb.(Cerasustomentosa(Thunberg)Wallich)

基　　源	郁李仁为蔷薇科植物毛樱桃的干燥成熟种子。
原植物	幼枝密生黄色绒毛，花单生或两个并生，花梗极短，花冠白色或粉红色。花筒管状；萼片直立或开展，子房密被短柔毛或不具毛。花期5月，果期7~8月。
生境分布	生于丘陵地区的向阳石质山坡、干旱草原及荒漠草原。分布于东北、华北、西北、西南和西藏等地区。
采收加工	秋季果熟时采收，除去果肉，破核壳，取出种子，晒干。
性味功能	味甘，性温。有益气、祛风湿的功能。
主治用法	用于瘫痪、四肢不利，风湿腰腿痛，冻疮等。用量3~9g。孕妇慎服。

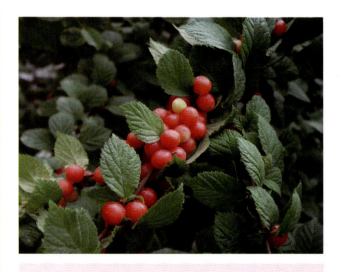

现代研究
1. 化学成分　本品含有胡萝卜素、烟酸、粗纤维、粗脂肪、总蛋白质、果胶、单宁、淀粉、总糖、总酸、维生素、矿物质及微量元素等成分。
2. 药理作用　本品具有抗氧化作用。

应用
1. 蛇咬伤：郁李仁适量，捣烂敷患处。
2. 冻疮：郁李仁适量，浸酒，捣烂敷患处。
3. 脚气水肿：郁李仁、薏苡仁、赤茯苓、滑石。水煎服。
4. 四肢麻木，风湿腰腿痛：郁李仁，浸酒服。

木瓜 Chaenomelessinensis(Thouin)Koehne

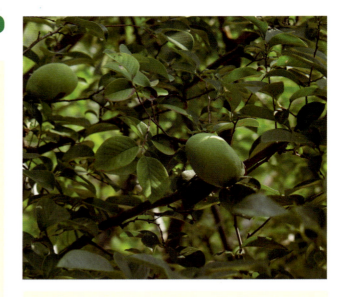

基　源	为蔷薇科植物木瓜的果实。
原植物	别名：光皮木瓜。小乔木。小枝无刺；叶卵圆形或长圆形；基部楔形，边缘有尖锐锯齿，齿尖有腺齿，下面沿主脉微有绒毛；叶柄密生柔毛。花单生于叶腋，萼筒钟状，无毛；萼片三角状披针形，先端渐尖，边缘有腺齿，内面密生褐色绒毛，反折。花瓣淡粉红色。果实长椭圆形，暗紫色，木质，干后果皮不皱。花期4月，果期9~10月。
生境分布	广泛栽培。分布于河南、陕西、山东、安徽、江苏、浙江、福建、湖北、江西、广东、贵州和四川等省区。
采收加工	夏、秋二季果实绿黄色时采摘，纵剖成二或四瓣，置沸水中烫后晒干。
性状鉴别	本品多呈纵剖成对半的长圆形，长4~9cm，宽2~5cm，厚1~2.5cm。外表面紫红色或红棕色，有不规则深皱纹；剖面边缘向内卷曲，果肉红棕色，中心部分凹陷，棕黄色。种子扁长三角形，多脱落，质坚硬。气微清香。
性味功能	味酸、涩，性温。有舒筋活络，和胃化湿的功能。
炮　制	清水洗净，稍浸泡，闷润至透，置蒸笼内蒸熟，切片，日晒夜露，以由红转紫黑色；炒木瓜：用文火炒至微焦。
主治用法	用于风湿痹痛，脚气肿痛，菌痢，吐泻，腓肠肌痉挛等症。用量6~9g。

现代研究
1. 化学成分　本品含苹果酸、酒石酸、枸橼酸和皂苷，还含齐墩果酸等成分。
2. 药理作用　本品具有保肝作用、抗菌作用和抑制癌症作用。

应用
1. 细菌性痢疾：木瓜15g，水煎，加红糖适量顿服。
2. 急性肠胃炎，腓肠肌痉挛：木瓜，吴茱萸，茴香，甘草，生姜，苏梗。水煎服。
3. 贫血、血虚所致肌肉抽搐：木瓜、当归、白芍。水煎服。
4. 风湿性关节炎：木瓜，苓草，老鹳草各9g，水煎服。

贴梗海棠（木瓜） Chaenomelesspeciosa (Sweet) Nakai

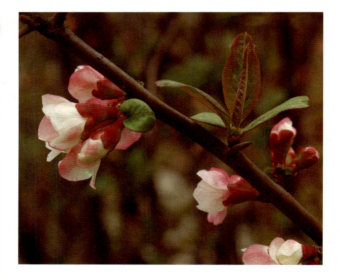

基　源	木瓜为蔷薇科植物贴梗海棠的果实。
原植物	别名：贴梗木瓜、宣木瓜。落叶灌木。枝外展，有长2cm直刺，小枝棕褐色，无毛。叶互生，托叶草质，斜肾形、半圆形或卵形，边缘有重锯齿；两面无毛。花先叶或同时开放，3~5朵簇生于2年生枝上，花直径3~5cm；花瓣5，绯红色、淡红色或白色，基部有短爪；雄蕊多数。果实球形或卵形，黄色或黄绿色，表面皱缩。花期3~5月。果期9~10月。
生境分布	多为栽培。分布于陕西、甘肃、山东、安徽、江苏、浙江、江西、福建、湖北、湖南、广东、四川、云南等省区。
采收加工	秋季果熟果采摘。放沸水中烫至外皮呈灰白色，对半纵剖，晒干。
性状鉴别	本品呈长圆形，常纵剖为卵状半球形，长4~8cm，宽3.5~5cm，厚2~8mm。外皮棕红色或紫红色，微有光泽，常有皱折，边缘向内卷曲。质坚硬，剖开面呈棕红色，平坦或有凹陷的子房室，种子大多数脱落，有时可见子房隔壁。种子三角形，红棕色，内含白色种仁1粒。果肉味酸涩，气微。
性味功能	味酸涩，性温。有舒筋活络，和胃化湿的功能。
炮　制	清水洗净，稍浸泡，闷润至透，蒸熟切片，日晒夜露成紫黑色。
主治用法	用于风湿痹痛，脚气肿痛，菌痢，吐泻，腓肠肌痉挛，四肢抽搐等症。用量6~9g。

现代研究
1. 化学成分　本品含苹果酸、酒石酸、枸橼酸、皂苷及黄酮类，鲜果含过氧化氢酶，种子含氢氰酸。
2. 药理作用　本品具有保肝作用、抗菌作用和抗癌作用。

应用
同木瓜。

沙冬青　Ammopiptanthus mongolicus Chengf.

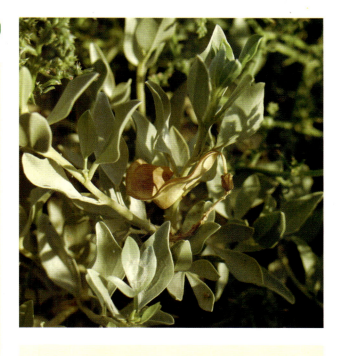

基　源	为蝶形花科植物沙冬青的茎、叶。
原植物	别名：蒙古黄花木、冬青。常绿小灌木，高达2m。树皮幼时淡黄褐色，后变灰色，小枝密被贴覆的灰白色柔毛。三出复叶互生，有短柄；托叶极小，与短叶柄合生抱茎；小叶无柄，小叶1~3，长椭圆形或菱状椭圆形，先端急尖或圆形，全缘，基部楔形。短总状花序顶生，花8~10，黄色；萼钟形，疏被柔毛；花冠蝶形；雄蕊分离；子房条形。荚果扁，长方扁柱状。种子4，肾形。花期4~5月。
生境分布	生于沙丘、河边或山坡开阔处。分布于内蒙古、甘肃及宁夏等省区。
采收加工	随用随采，鲜用。
性状鉴别	本品小枝短柔毛；木质枝具暗褐色髓。叶为掌状三出复叶，少有单叶；叶柄长5~10mm，密生银白色短柔毛；托叶小，三角形或三角状披针形，与叶柄结合；小叶菱状椭圆形至宽披针形，先端锐尖或钝，基部楔形，两面密被银白色绒毛。
性味功能	味辛、苦，性温；有毒。有祛风除湿，活血散瘀的功能。
炮　制	洗净，鲜用或晒干。
主治用法	用于冻伤，慢性风湿性关节痛。
现代研究	1. 化学成分　本品含有生物碱：右旋3a-羟基羽扇豆碱，还含白藜芦醇、鹰爪豆碱、右旋羽扇豆碱、黄花木碱、黄花木胺、大豆素、刺芒柄花素、芒柄花苷等成分。 2. 药理作用　本品具有镇痛作用和抗癌作用。

应用
1. 冻伤：沙冬青鲜茎叶、茄根，煎洗患处，并熬5小时成浓缩膏涂敷患处。
2. 慢性风湿性关节痛：沙冬青鲜枝叶、侧柏叶各500g，沙红柳、麻黄各1000g，小白蒿1500g。煎水熏洗患处。

小沙冬青　Ammopiptanthus nanus Chengf.

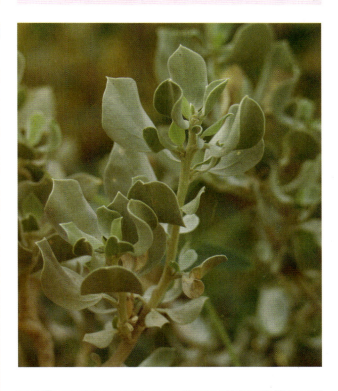

基　源	蝶形花科植物小沙冬青的茎、叶。
原植物	与沙冬青相似，区别在于：叶通常为单叶，稀三出复叶；小叶阔椭圆形或近卵形。荚果矩圆形，微膨胀。
生境分布	生于沙丘、河边或山坡开阔处。分布于新疆地区。
采收加工	随用随采，鲜用。
性状鉴别	本品老枝粗，草褐色或黄绿色，木质部淡黄色；小枝被短柔毛，呈灰白色。托叶披针形，被短柔毛；叶为单叶，极少为三出复叶；小叶宽椭圆形、宽倒卵形或倒卵形，长2~2.5cm，宽1~2cm，先端锐尖，基部宽楔形或稍圆，具3主脉，两面密被短柔毛，呈灰绿色。
性味功能	味辛、苦，性温；有毒。有祛风除湿，活血散瘀的功能。
炮　制	洗净，鲜用或晒干。
主治用法	用于冻伤。
现代研究	1. 化学成分　本品含有生物碱：右旋3a-羟基羽扇豆碱，还含白藜芦醇、鹰爪豆碱、右旋羽扇豆碱、黄花木碱、黄花木胺、大豆素、刺芒柄花素、芒柄花苷等成分。 2. 药理作用　本品具有镇痛、抗癌作用。

应用
1. 冻伤：沙冬青鲜茎叶、茄根，煎洗患处，并熬5小时成浓缩膏涂敷患处。
2. 慢性风湿性关节痛：沙冬青鲜枝叶、侧柏叶各500g，沙红柳、麻黄各1000g，小白蒿1500g。煎水熏洗患处。

紫藤 Wisteria sinensis Sweet

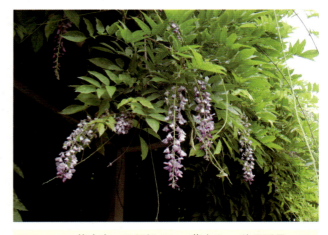

基　源原植物	为蝶形花科植物紫藤的根、茎皮、花及种子。缠绕落叶藤木。单数羽状复叶互生，有长柄，托叶线状披针形，早落。叶轴被疏柔毛；小叶3~6对，小叶柄极短，被密柔毛，小叶卵形或卵状披针形，先端渐尖，基部圆形或宽楔形，全缘被柔毛，总状花序生于枝顶，下垂，花密集；花萼钟形，密被毛，5裂齿；花冠大，蝶形，蓝色或深紫色，旗瓣大，外反，内面近基部有2个胼胝体状附属物，翼瓣基部有耳，龙骨瓣镰状；荚果扁，宽线形，密生黄色绒毛。花期3~4月。果期5~6月。
生境分布	生于向阳山坡疏林边，溪谷旁或栽培于庭园中。分布于辽宁、陕西、甘肃及华北和长江以南各省区。
采收加工	夏、秋季采，分别晒干。
性状鉴别	本品的茎粗壮，分枝多，茎皮灰黄褐色，复叶羽状，互生，有长柄，叶轴被疏毛；小叶7~13，叶片卵形或卵状披针形，先端渐尖，基部圆形或宽楔形，全缘，幼时两面有白色疏柔毛；小叶背被短柔毛。
性味功能	甘、苦，性温。有小毒。根有祛风通络的功能。茎皮有和胃、驱虫、止吐泻的功能。花及种子有止痛、杀虫的功能。
炮　制	采收茎或茎皮，晒干。
主治用法	根用于内湿痹痛，水肿，利小便。茎皮用于腹痛，腹泻，呕吐，蛲虫病；花及种子外用于防腐，恶疮，外用捣烂外敷或煎水洗。种子用于蛲虫病。用量根15g，茎皮3g。外用适量。

现代研究
1. 化学成分　本品含有紫藤苷及树脂；叶含木犀草素7-葡萄糖鼠李糖苷、木犀草素7-鼠李糖葡萄糖苷、芹菜素7-鼠李糖葡萄糖苷，又含廿七烷和22，23-二氮豆甾醇等。
2. 药理作用　本品具有镇痛作用，但有毒，可引起呕吐、腹泻乃至虚脱。

应用
1. 风湿痹痛：紫藤根15g，锦鸡儿根15g，水煎服。
2. 痛风：紫藤根15g，与其他痛风药同煎服。
3. 关节炎：紫藤根、枸骨根、菝葜根各50g（均鲜品），水煎米酒兑服。
4. 食物中毒，腹痛，吐泻，蛲虫病：紫藤种子3g（炒熟），鱼腥草12g，醉鱼草21g。水煎服。

瑞香 Daphne odora Thunb.

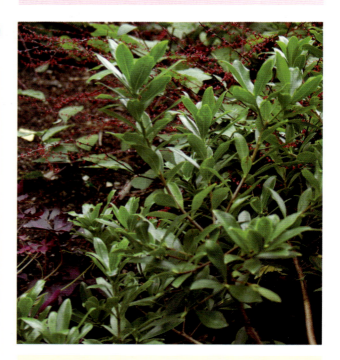

基　源原植物	为瑞香科植物瑞香的根、树皮、叶及花。别名：雪冻花、雪花皮、对雪开、雪地开花。常绿灌木，高2m左右。树皮纤维强韧，小枝略带褐紫色。叶互生，质厚，长椭圆形或倒披针形，先端钝，基部楔形，全缘，上面深绿色，有光泽，下面淡绿色，光滑无毛。多花密集枝顶成圆头状，白色或淡红色，芳香，无总梗，基部有数枚小苞片；花被细长管状，先端4裂，外面带红紫色，内面白色；雄蕊8；子房上位。浆果状核果红色，有宿存小苞片。花期冬末春初。
生境分布	生于山野、溪旁的阴湿处；多栽培。分布于浙江、江西、湖南、四川、贵州等省。
采收加工	全年可采，晒干或鲜用。
性状鉴别	本品枝圆柱形，表面黄灰色，幼枝无毛或几无毛，外皮纤维长而韧。叶互生，长椭圆形至倒披针形，长6~12cm，宽1~3cm，先端渐尖，基部狭楔形，全缘，两面无毛，气特异。
性味功能	味辛、甘，性温。有祛风除湿，活血止痛的功能。
炮　制	去杂质，晒干或鲜用。
主治用法	用于风湿性关节炎，坐骨神经痛，咽炎，牙痛，乳腺癌初起，跌打损伤，毒蛇咬伤。用量6~12g。

现代研究
1. 化学成分　本品含有挥发油，瑞香素、木犀草素、芹菜素、瑞香苷、瑞香素-8-葡萄糖苷、芫花灵和1，2-二氢瑞香毒素等成分。
2. 药理作用　本品具有镇痛作用，并能降低血液凝固性。

应用
1. 毒蛇咬伤：瑞香根，用烧酒磨成浓汁，涂伤口周围及肿胀部分，干后再涂。
2. 风湿病：瑞香茎叶，煎水洗。
3. 坐骨神经痛：瑞香花0.4g，研粉装入胶囊，每次2粒。

八角枫 Alangiumchinense(Lour.)Marms

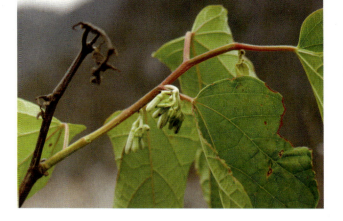

基　　源	为八角枫科植物八角枫的细根。
原植物	落叶灌木或小乔木。茎灰绿色，"之"字形曲折。叶互生，绿色或带红色；叶形变异较大，卵形或椭圆形，先端长渐尖或短渐尖，基部不对称，全缘或2~7掌裂，幼叶具毛茸，老叶仅叶背脉腋有簇毛。聚伞花序腋生，花序轴及苞片被毛，花两性，白色，萼钟状，被疏毛，6~8裂，裂片三角状短齿形，口部有纤毛；花瓣与萼片同数，线形，顶端钝圆，内外均有细毛，外卷；核果卵圆形，熟时黑色，花萼宿存。花期6~7月，果期10月。
生境分布	生于山谷，溪边或丘陵中。分布于陕西、甘肃、河南及长江以南各省区。
采收加工	全年可采，以9~10月份为好，挖出后，除去泥沙，晒干。切忌水洗。
性状鉴别	本品根细呈圆柱形，略成波状弯曲，有分枝及众多纤细须状根或其残基。表面灰黄色至棕黄色，栓皮纵裂，有时剥离。质坚脆，折断面不平坦，黄白色，粉性。气微，味淡。
性味功能	味辛，性微温，有小毒。有祛风除湿，舒筋活络，散瘀止痛的功能。
炮　　制	根 除去泥沙，斩取侧根和须状根，晒干即可；叶及花：晒干备用或鲜用。
主治用法	用于风湿痹痛，麻木瘫痪，跌打损伤。用量3~9g。

现代研究
1. 化学成分　本品含有喜树次碱和消旋毒黎碱，其中含有β-香树脂醇已酸酯、三十烷醇、β-谷甾醇等成分。
2. 药理作用　本品具有肌肉松弛及镇痛作用和避孕作用，并能降血压。

应用
1. 风湿性关节痛：八角枫侧根30g，白酒1kg，浸7天，每日早晚各服15g。
2. 跌打损伤：八角枫1.5g，牛膝30g，混和醋炒，水煎服。

南蛇藤 CelastrusorbiculatusThunb.

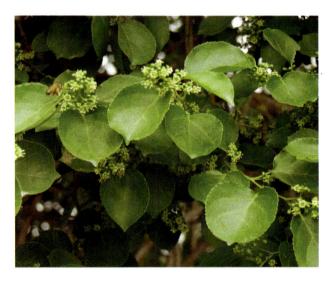

基　　源	为卫予科植物南蛇藤的藤茎、根、叶。
原植物	叶互生，近圆形至广倒卵形，先端尖，基部楔形，边缘有钝锯齿，下面叶脉隆起。短聚伞花序腋生，花淡黄绿色，雌雄异株，花萼裂片5；花瓣5，卵状长椭圆形；雄花雄蕊5，花药2室，纵裂；子房上位，柱头3裂。蒴果球形，种子卵形至椭圆形。花期4~5月，果期9~10月。
生境分布	生于丘陵、山沟及山坡的灌木丛中。分布于东北、华北、华东及湖北、湖南、四川、贵州、云南、西北等省区。
采收加工	根及茎全年可采，叶夏季采，晒干或鲜用。
性状鉴别	本品根呈圆柱形，细长而弯曲，有少数须根，外表棕褐色，具不规则的纵皱。主根坚韧，不易折断，断面黄白色，纤维性；须根较细，亦呈圆柱形，质较脆，有香气。叶互生，叶片近圆形、宽倒卵形或长椭圆状倒卵形，先端渐尖或短尖，基部楔形，偶为截形，边缘具钝锯齿。
性味功能	根、茎味辛，性温。根、茎有祛风除湿，活血行脉，消肿解毒的功能。叶味苦，性平。有解毒散瘀的功能。
炮　　制	用水洗净，捞出润透，切片，晒干。
主治用法	根、茎用于筋骨疼痛，四肢麻大，小儿惊风，痢疾、跌打损伤，痧气呕吐腹痛，痈疽肿毒。叶用于湿疹，痈疖，蛇咬。用量茎：10~15g。根：25~50g。叶：外用适量。

现代研究
1. 化学成分　本品根含有南蛇藤醇、卫矛醇等，叶含脂肪油等。
2. 药理作用　本品具有抑菌镇静及安定、降压作用，且有解痉和降温效力。

应用
1. 风湿性关节炎：南蛇藤根50g，酒水各半炖服。
2. 蛇咬伤：鲜南蛇藤叶，捣烂绞汁冲酒服，渣敷伤处。
3. 带状疱疹：南蛇藤根15g，研末，醋调搽敷。
4. 痢疾：南蛇藤茎25g。水煎服。

四　祛风湿药

香椿 Toonasinensis(A.Juss.)Roem.

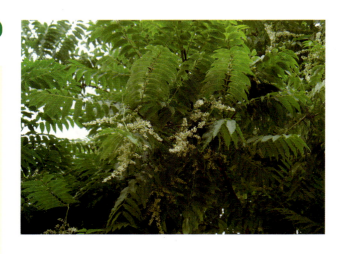

基 源	为楝科植物香椿的根皮、叶、嫩枝及果实。
原植物	乔木。双数羽状复叶，互生，有特殊香气；小叶5~11对，对生；纸质，长圆形或披针状长圆形，先端长渐尖，基部偏斜不对称，一边圆形，另一边楔形，边缘有疏细锯齿或近全缘。圆锥花序顶生或腋生，常下垂，花两性；萼片短小；花瓣5，白色或绿白色。果序下垂，蒴果狭椭圆形，5瓣开裂。种子椭圆形，一边有膜质长翅。花期6~7月。果期8~9月。
生境分布	生于村边、路旁、宅院等，多为栽培。分布于华北、华东、中南及西南等省区。
采收加工	根皮全年均可采剥，洗净，晒干。嫩枝、叶夏、秋季采，晒干。果实秋、冬季采摘，晒干。
性状鉴别	本品干燥果实，果皮开裂为5瓣，裂片披针形，先端尖，外表黑褐色，有细纹理，内表黄棕色，光滑，质脆。果轴呈圆锥形，顶端钝尖，黄棕色，有5条棕褐色棱线。断面内心松泡色黄白。种子生于果轴及果瓣之间，5裂，有极薄的种翅，黄白色，半透明，基部斜口状，气微弱。
性味功能	味苦、涩，性温。有祛风利湿，止血止痛的功能。
炮 制	采收，洗净，晒干。
主治用法	根皮用于痢疾，肠炎，泌尿感染，便血，白带，血崩，风湿腰腿痛。嫩枝及叶用于痢疾。果实用于胃及十二指肠溃疡，慢性胃炎。

现代研究
1. 化学成分 本品含有多酚类成分。
2. 药理作用 本品具有镇痛和抗氧化作用。

应用
1. 急性细菌性痢疾：香椿15g，水煎服。
2. 唇上生疔：鲜香椿叶捣烂，和酒饮服。
3. 小儿头生白秃，发不生出：香椿、楸叶、桃叶，捣烂取汁敷患处。

无梗五加（五加皮） EleutherococcussessiliflorusS.Y.Hu

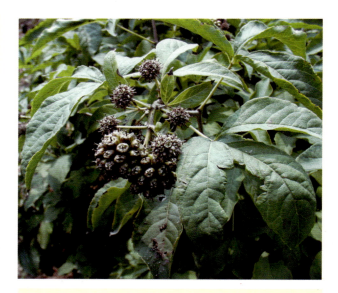

基 源	五加皮为五加科植物无梗五加的根皮。
原植物	灌木或小乔木。叶掌状复叶3，稀5小叶，纸质，倒卵形或长圆状倒卵形至长圆状披针形，先端渐尖，基部楔形，边缘有锯齿，稀重锯齿状。头状花序，球形，花多数，5~6个组成顶生圆锥花序或复伞形花序，总花梗密生短柔毛；花无梗；萼密生白色绒毛，边缘有5小齿；花瓣5，浓紫色，有短柔毛，后脱落；果实倒卵状椭圆球形，黑色，稍有棱，花柱宿存。花期8~9月，果期9~10月。
生境分布	生于森林或灌丛中。分布于东北及河北和山西等省区。
采收加工	夏、秋季采挖根部，剥皮，晒干或切片晒干。
性状鉴别	本品根茎结节状不规则圆柱形，直径1.4~4.2cm；表面灰褐色，有皱纹；上端有不定芽发育的细枝。根圆柱形，多分枝，常扭曲，长3.5~12cm，直径0.3~1.5cm；表面灰褐色或黑褐色，粗糙、皮薄，剥落处呈灰黄色。质硬，断面黄白色，纤维性。有特异香气，味微辛、稍苦、涩。
性味功能	味微苦、辛，性温。有祛风湿，补肝肾，强筋骨的功能。
炮 制	去泥土，晒干。
主治用法	用于风湿痹痛，腰腿酸痛，半身不遂，跌打损伤，水肿。用量9~15g。外用适量。

现代研究
1. 化学成分 本品含木脂素化合物；五加苷A，B(9—1)，C，D(9—2)、芝麻明、新疆圆柏素等，还有强心苷、皂苷、胡萝卜苷，另含无梗五加苷等成分。
2. 药理作用 本品具有镇痛作用、镇静作用和抗菌消炎作用及抗癌作用。

应用
同五加。

刺楸（川桐皮） Kalopanax septemlobus (Thunb.) Koidz.

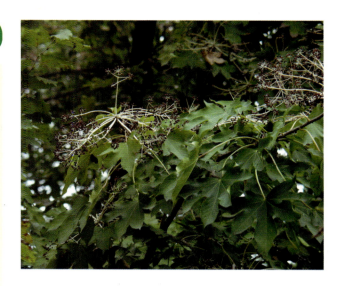

基　源	川桐皮为五加科植物刺楸的树皮。
原植物	落叶乔木，枝干有粗大硬刺。单叶在长枝上互生，短枝上簇生，叶片直径7~20cm，或更大，掌状5~7裂，裂片三角状卵圆形至椭圆卵形，先端渐尖或长尖，边缘有细锯齿，无毛或下面基部脉腋有簇毛，叶柄长30~60cm。伞形花序聚生为顶生圆锥花序；花白色或淡黄绿色，花萼5齿；花瓣5；雄蕊5，花丝长于花瓣1倍以上；子房下位，2室，花柱2，合生成柱状，顶端分离。果球形，成熟时蓝黑色，直径约5mm。花期7~8月，果期9~10月。
生境分布	生于山谷、溪旁、林缘或疏林中。分布于东北、华北、华中、华南和西南。
采收加工	全年可采，多在初夏。剥取树皮，洗净，晒干。
性状鉴别	本品干燥树皮呈卷筒状或条块状，厚1~2mm。栓皮粗糙，表面灰白色至灰棕色，有较深的纵裂纹及横向小裂纹，散生黄色圆点状皮孔，并有纵长的钉刺；钉刺灰白色，有黑色斑点，顶端尖锐或已磨成钝头，基部长圆形；钉刺脱落，露出黄色内皮。内表面黄色或紫红色，光滑，有纵纹。质坚硬，折断面裂片状。气弱，味苦。
性味功能	有小毒。有祛风，除湿，通络，止痛，杀虫的功能。
炮　制	用水洗净，去刺，润透，切丝，晒干。
主治用法	用于风湿痹痛、腰膝酸痛；外治皮肤湿疹、疥癣。用量9~15g，外用适量。

现代研究
1. 化学成分　本品含鞣质、多炔化合物、脂肪油等，尚含黄酮苷、香豆精苷、少量生物碱、挥发油、三萜皂苷、树脂、淀粉等成分。
2. 药理作用　本品具有抗炎、抗菌、抗类风湿和镇痛作用，并有抗癌作用。

应用
1. 风湿痹痛、腰膝酸痛：川桐皮9g。水煎服。
2. 皮肤湿疹、疥癣：川桐皮适量，水煎洗患处。

重齿当归（独活） Angelica biserrata Yuan et Shan (Angelica pubescens f. bserrata Shan et Yuan)

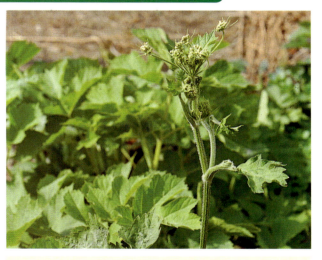

基　源	独活为伞形科重齿当归的干燥根。
原植物	别名：重齿毛当归、香独活、山大活。多年生草本。根茎圆柱形，棕褐色，有香气。叶二回三出羽状全裂，基部膨大成兜状半抱茎的膜质叶鞘，边缘有尖锯齿或重锯齿，顶生小裂片3深裂，基部沿叶轴下延成翅。复伞形花序顶生或侧生，密被短糙毛；花白色，无萼齿，花瓣顶端内凹。果实椭圆形，背棱线形，隆起。花期8~9月，果期9~10月。
生境分布	生于阴湿山坡，林下草丛中或稀疏灌丛中。分布于安徽、浙江、江西、湖北、四川等地。
采收加工	秋末采挖，烘至半干，堆置2~3天，再烘至全干。
性状鉴别	本品根头及主根粗短，略呈圆柱形，下部有数条弯曲的支根，表面粗糙，灰棕色，具不规则纵皱纹及横裂纹，并有多数横长皮孔及细根痕；根头部有环纹，具多数环状叶柄痕，中内为凹陷的茎痕。质坚硬，断面灰黄白色，形成层环棕色，皮部有棕色油点（油管），木部黄棕色；根头横断面有大形髓部，亦有油点。香气特异，味苦辛，微麻舌。
性味功能	味辛、苦，性微温。有祛风除湿，散寒止痛的功能。
炮　制	去除枯萎茎、叶、晾干，柴火熏，至五成干，扎成小捆，再炕至全干。
主治用法	用于风寒湿痹，手足挛痛，腰膝酸痛等。用量3~9g。

现代研究
1. 化学成分　本品含有苦士香豆精类化合物：二氢山芹醇及其已酸酯，毛当归醇，当归醇D、G、B等，还含γ-氨基丁酸及挥发油：佛术烯，百里香酚，α-柏木烯等成分。
2. 药理作用　本品具有抗菌、镇痛、镇静和抗炎作用，并有解痉作用，且对血小板聚集有抑制作用，可抗血栓。

应用
1. 风湿关节痛等：独活、防风、秦艽、杜仲、桑寄生。水煎服。
2. 头痛、头晕：独活、羌活、藁本、蔓荆子。水煎服。
3. 慢性气管炎，咳喘：独活9g，加红糖，水煎服。
4. 痈疽：独活、细辛、黄芩、当归、川芎、大黄、赤芍各50g，加猪蹄煮，取汤液，涂洗患处。

大叶醉鱼草 BuddlejadavidiiFranch.

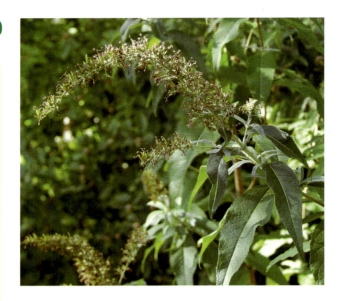

基 源	为醉鱼草科植物大叶醉鱼草的根皮及枝叶。
原植物	别名：紫花醉鱼草、大蒙花、酒药花。灌木。枝长而扩散，四棱形，具短柔毛。单叶对生，披针形，具短柄，先端长渐尖，基部楔形，边缘具密齿，上面暗绿色，下面密被白色绒毛。花淡紫色，总状圆锥花序直立或稍下垂；花萼具柔毛，4裂；花冠管细而直，外面疏生星状绒毛及鳞片，喉部为橙黄色；雄蕊4；子房2室。蒴果长圆形，先端尖，无毛或稍有鳞毛。种子多数，两端有长尖翅。花期夏秋季。
生境分布	生于山沟、路边、岩石山脚或山坡灌木丛中。分布于陕西、甘肃、江苏、浙江、湖北、湖南、四川、贵州、云南等省。
采收加工	春、秋采收根皮，夏秋季采枝叶，晒干。
性状鉴别	本品叶色灰绿，叶大对生，长约25cm，圆锥花序，花序长约40cm，有紫色、兰色、粉色、白色、黄色。
性味功能	味辛、微苦，性温。有毒。有驱风散寒、活血止痛的功能。
主治用法	用于风湿关节痛，跌打损伤，骨折；外用于脚癣。用量1.5~3g，外用适量煎水洗、捣烂敷或研末敷患处。

现代研究
1. 化学成分 本品含有齐墩果酸、α－菠甾醇葡萄糖苷、1－二十六烷醇、二十九烷、β－谷甾醇、胡萝卜苷等成分。
2. 药理作用 本品具有抗炎、抗细胞毒作用。

应用
1. 跌打肿痛，骨折：大叶醉鱼草3g，酒水各半煎服，并用鲜叶适量，捣烂敷患处。
2. 脚癣：大叶醉鱼草，水煎洗脚；并研粉，调敷患处。

虎刺 DamnacanthusindicusGaertn.f.

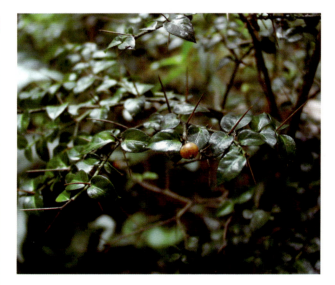

基 源	为茜草科植物虎刺的干燥全株。
原植物	小灌木。枝常二叉分枝，棕灰色，被短柔毛，刺一对，着生于叶腋上，黄绿色或棕灰色。叶对生，革质有短柄，叶片卵形或宽椭圆形，一对较大而邻接一对叶较小，基部圆形，全缘或微波状，上面深绿色，有光泽，下面黄绿色，有时被疏毛。花1或2朵近枝端腋生，白色有短梗；花4数；萼片倒卵形，宿存；花冠筒状漏斗形，喉部有长柔毛；核果近球形，红色，有4个坚硬的分核。花期4~5月，果期11~12月。
生境分布	生于山坡、河边和溪谷两旁的灌丛中。分布浙江、江西、福建、广东、广西、湖南和云南等地。
采收加工	全年各季均可采集。全株洗净，切碎，晒干。
性状鉴别	本品根粗大分枝，或缢缩呈念珠状，根皮淡黄色。枝条细，灰白色，分枝多，有直刺，长1~2cm，常对生于叶柄间，黄绿色，小枝有灰黑色细毛。叶对生，卵形或阔椭圆形，长1~2.5cm，先端凸尖，基部圆形，表面有光泽，革质，全缘。
性味功能	味苦，性平。有祛风利湿、止咳、活血止痛的功能。
炮 制	洗净，切碎，晒干。
主治用法	用于痛风，风湿痹痛，腰痛，荨麻疹，痰饮咳嗽，肺痈，水肿，肝脾肿大，经闭，跌打损伤。用量9~15g。

现代研究
1. 化学成分 本品含有多种蒽醌类成分：虎刺素、虎刺醇、虎刺尼定、羟基虎刺素、去甲基虎刺素、去甲基羟基虎刺素、苄基紫黄茜素、茜素－1－甲醚、5－羟基茜素－1－甲醚等。
2. 药理作用 暂无

应用
1. 急性肝炎：鲜虎刺根30g，阴行草9g，车前草15g，冰糖适量，水煎服。
2. 肝脾肿大：虎刺根、甘蔗根各30g，水煎服。
3. 肺脓疡：虎刺根60g，翻白草30g，冰糖适量，水煎服。

六耳铃 Blumealaciniata(Roxb.)DC.

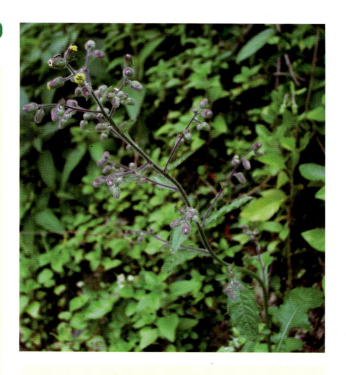

基 源	为菊科植物六耳铃的全草或叶。
原植物	别名：走马风、六耳苓、水马胎。多年生直立草本；茎被长柔毛，下部叶卵形，琴状羽裂而有粗齿，基部下延成具翅的叶柄；上部叶渐小，无柄。头状花序多数，密生长柔毛和腺毛；总苞片半球状，总苞片4~5层，顶端尖，带紫色，密生长柔毛；两性花的花冠筒状，裂片三角形，有微毛。瘦果小，矩圆形，具10棱，疏微毛；冠毛白色。花期春末至秋。
生境分布	生于草地、路旁阴湿处。分布于福建、台湾、广东、江西、广西、四川、贵州、云南等地。
采收加工	全年可采收全草。
性状鉴别	本品长40~80cm，密被灰黄色柔毛。茎直径0.6~0.8cm，有分枝，具4~6条绿色全缘的直翅。叶多卷曲皱缩，绿黄色至暗枯黄色，平展后长圆形或匙形，有疏细齿，两面均被腺体。头状花序多数，下垂，淡紫色。气香，味微辛苦。
性味功能	味辛、苦，性温。有祛风除湿，通经活强的功能。
炮 制	割取地上部分，晒干。
主治用法	用于妇女头风痛，风湿骨痛，头痛，跌打肿痛，湿疹，毒蛇咬伤。用量15~30g，外用捣烂外敷患处。

现代研究

1. 化学成分　本品含有原儿茶酸、香叶木素、芹菜素、4-羟基-3,5-二甲氧基苯甲酸、东莨菪素等成分。

2. 药理作用　本品具有抑菌和镇痛作用。

应用

1. 跌打肿痛：六耳铃、泽兰、土加皮、鹰不扑各适量，共捣烂，用酒炒热后，敷患处。

2. 风湿骨痛：六耳铃、大风艾、大力王各适量，共捣烂，用酒炒热后，敷患处；或水煎，熏洗患处。

四　祛风湿药

◆祛风湿热药◆

黄兰（黄缅桂） Micheliachampaca L.

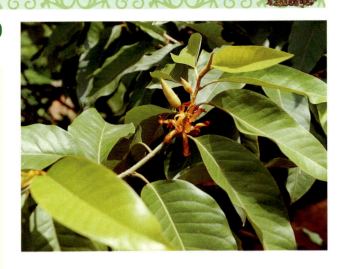

基源 黄缅桂为木兰科植物黄兰的根、果。

原植物 乔木，被淡黄色、柔毛。叶互生，薄革质，披针状卵形或披针状长椭圆形，先端长渐尖或近尾状，基部楔形，全缘。花单生于叶腋，橙黄色，极香；花被片15~20，披针形；穗状聚合果；果倒卵状长圆形，外有白色斑点；种子2~4，有红色假种皮，具皱纹。

生境分布 生于气候温暖的地区，常栽培于村边、庭园中。分布于云南南部和西南部，长江以南各省区均有栽培。

采收加工 根全年可采收，切片晒干。果实夏、秋采收，去皮晒干研粉备用。

性味功能 根、果：味苦，性凉。根有祛风除湿、利咽喉的功能。果有健胃止痛的功能。

主治用法 根用于风湿骨痛等症。果用于胃痛，消化不良。用量，根：15~30g，泡酒服；果：研粉冲开水服，每用1~2g。

现代研究
1. 化学成分　本品根含小白菊内酯。树皮含黄心树宁碱、鹅掌楸碱、木兰花碱等，又含β-谷甾醇。
2. 药理作用　本品所含黄心树宁碱对葡萄球菌、沙门氏菌属、分支杆菌以及枯草杆菌皆有显著的抑菌作用。

应用
1. 风湿骨痛：黄兰根15~50g。泡酒服。
2. 骨刺卡喉：黄缅桂，切成薄片，每含1~2片，徐徐咽下药液，半小时后更换。
3. 胃痛、消化不良：黄兰果研粉，开水冲服。

广防已（防已） Aristolochia fangchi Y.C.Wu ex L.D.Chow

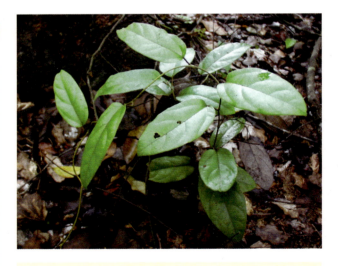

基源 防已为马兜铃科植物广防已的根。

原植物 别名：防已马兜铃。木质藤本，块根条状，具木栓层，断面粉白色；枝密被褐色长柔毛。叶薄革质或纸质，长圆形或卵状长圆形，全缘。花单生或3~4朵排成总状花序，生于老茎近基部；密被棕色长柔毛。花被管中部弯曲，弯曲处至檐部较下部短而狭，紫红色，外面密被褐色茸毛，蒴果圆柱形6棱。花期3~5月，果期7~9月。

生境分布 生于山坡灌丛或疏林中。分布于广东、广西等省区。

采收加工 秋季采挖，刮去栓皮，切段，粗根纵剖2~4瓣，晒干。

性状鉴别 本品干燥根呈圆柱型，屈曲不直。表面黑褐色，有深陷而扭曲的沟纹，可见横长的皮孔状物及除去枝根的痕迹。质较坚硬，呈木质性，不易折断。断面黄白色，无粉质，皮部极薄，木部可见放射状狭窄的导管群穿过。气无，味微苦。

性味功能 味苦、辛，性寒。有祛风止痛，清热利水的功能。

炮制 原药材用水洗净，捞出润透，切片，晒干。

主治用法 用于湿热身痛，风湿痹痛，下肢水肿，小便不利。用量4.5~9g。

现代研究
1. 化学成分　本品含马兜铃酸、木兰花碱、尿囊素、马兜铃内酰胺、β-谷甾醇等。
2. 药理作用　本品有镇痛、抗炎、抗菌、抗过敏、抗心律失常、抗肿瘤、降血糖等作用。

应用
1. 高血压：防已，制成片剂，口服。
2. 遗尿，小便涩：防已、葵子、防风。水煎服。
3. 风湿性关节炎急性发作：防已、黄芪各12g，白术6g，生姜3片，大枣4枚。水煎服。
4. 心力衰竭所致水肿和喘息：防已、党参各12g，桂枝6g，生石膏18g，水煎服。

衡州乌药　Cocculus laurifolius (Roxb.) DC.

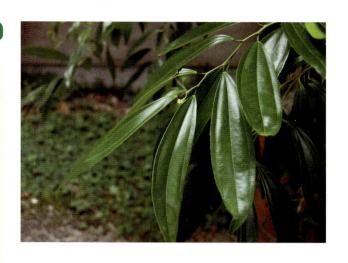

基　源	为防己科植物衡州乌药的根及茎。
原植物	常绿灌木。树皮灰绿色，光滑无毛。叶互生，近革质，椭圆状长圆形或长圆状披针形，先端渐尖，基部狭楔形，全缘，干时边缘呈微波状，基出脉3。聚伞状圆锥花序生于叶腋，少单生；雌雄异株；雄花萼片6；花瓣6，宽倒三角形，先端2深裂，有时裂片再2浅裂雄蕊6；雌花的萼片、花瓣与雄花相似。核果扁球形。花期5~6月，果期7~8月。
生境分布	生于山地，林中或林缘。分布于江西、湖南、贵州、四川、云南、广东、广西、海南、福建、台湾等省区。
采收加工	春、冬季采收，晒干。
性味功能	味苦，性微寒。有祛瘀消肿，祛风止痛，消食止泻的功能。
主治用法	用于风湿腰腿痛，跌打损伤，脚气，高血压，头痛，疝气，腹痛，腹泻，胸膈痞胀，小便不利，驱虫等。用量6~15g。外用适量。

现代研究
1. 化学成分　本品叶含衡州乌药定、衡州乌药灵和木兰花碱等。根和木质含衡州乌药弗林、衡州乌药胺。树皮和木质含乌药碱、木防己碱、樟叶木防己碱等。
2. 药理作用　本品有有箭毒样作用和降压作用；有镇痛、抗炎、抗菌、抗过敏等作用。

应用
1. 风湿腰腿痛，胸膈痞胀，胸腹痛：衡州乌药根9~15g，水煎服。
2. 疝气肿痛、跌打损伤：衡州乌药根9g，水煎服。
3. 腹泻、腹痛：衡州乌药茎叶15g，水煎服。

木防己　Cocculus orbiculatus (L.) DC.

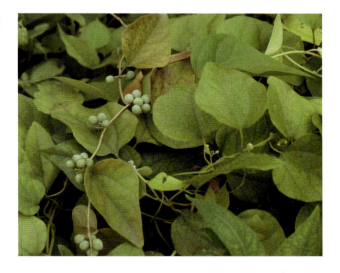

基　源	为防己科植物木防己的根。
原植物	缠绕藤本。根圆柱形，黄褐色，断面黄白色，有放射状纹理。小枝纤细而韧，有纵线纹和柔毛。叶互生，宽卵形或卵状长圆形，基部楔形或略呈心形，全缘或3浅裂，中央裂片较长，两面被短柔毛。圆锥聚伞花序腋生，小花淡黄色，雌雄异株；花萼6片，二轮；花瓣6片，二轮，较花萼小，先端2裂。核果近球形，蓝黑色，有白粉。花期7~8月，果期9~10月。
生境分布	生于山坡草地及灌木丛中。我国大部分省区有分布。
采收加工	春、秋采挖，洗净，切片，晒干。
性状鉴别	本品根呈不规则的圆柱形，直径约1.5cm。表面黄褐色或灰棕色，略凹凸不平，有明显的纵沟及少数横皱纹。质坚硬，断面黄白色，有放射状纹理。
性味功能	味苦，性寒。有祛风止痛，利尿消肿，解毒，降血压的功能。
炮　制	除去杂质，水浸半日，洗净，取出分档，润透，切厚片，晒干。
主治用法	用于风湿关节痛，肋间神经痛，急性肾炎，尿路感染，高血压病，风湿性心脏病，水肿；外用治毒蛇咬伤。用量6~15g。

现代研究
1. 化学成分　本品根含多种生物碱，如木兰碱、木防己碱、高木防己碱、木防己胺碱及木防己新碱等。
2. 药理作用　本品有镇痛、抗炎、抗菌、抗过敏、抗心律失常和降压等作用。

应用
1. 尿路感染：木防己、黄芪、茯苓各9g，桂枝6g，甘草3g。水煎服。
2. 毒蛇咬伤：木防己适量，捣烂外敷患处。
3. 咽喉肿痛：木防己根15~30g，水煎，咽服。

千金藤 Stephaniajaponica(Thunb.)Miers

基　　源	为防已科植物千金藤的根及藤茎。
原 植 物	别名：金线钓乌龟、野桃草。多年生缠绕藤本。茎下部木质化，小枝圆柱形，有细纵条纹。叶互生，叶柄盾状着生，有细条纹；叶宽卵形或卵形，先端钝，基部近截形或圆形，上面深绿色，有光泽，下面粉白色。雌雄异株，花多数，排成复伞花序，腋生；花小，淡绿色；雄花萼片6~8，卵形或倒卵形；花瓣3~5，卵形；雌花萼片与花瓣同数，均为3~5，无退化雄蕊。核果球形，成熟时红色。花期5~6月。果期8~9月。
生境分布	生于山坡溪旁，路旁林缘或草丛中。分布于长江以南各省区。
采收加工	春、秋季采收，洗净切片，晒干。
性味功能	味苦、辛，性寒。有祛风活络，清热解毒，利湿的功能。
主治用法	用于风湿性关节炎，偏瘫，痢疾，湿热淋浊，咽痛喉痹，疮疖，毒蛇咬伤等。用量9~15g。水煎服。外用适量，捣烂外敷。研末涂患处。
现代研究	1. 化学成分　本品茎和根含千金藤碱、表千金藤碱和原千金藤碱等。叶含氧代千金藤默星碱、16-氧代原间千金藤碱、千金藤比斯碱。果实含一种新生物碱原千金藤那布任碱。 2. 药理作用　本品所含的季胺型生物碱轮环藤酚碱有松弛横纹肌的作用，还有致痉作用和降压作用。

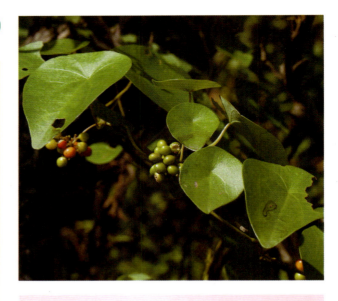

应用
1. 痢疾：千金藤根15g，水煎服。
2. 脚气肿胀：千金藤根、三白草根、五加皮各15g，水煎服。
3. 湿热淋浊：千金藤鲜根30g。水煎服。

构棘（穿破石） CudraniacochinchinensisKudoetMasam.(Macluracochinchinensis(Lour.)Corner)

基　　源	为桑科植物构棘的根。
原 植 物	常绿直立或攀援灌木，全株有白色乳汁。根长而粗壮，圆柱形，金黄色或橙红色。枝有5~10mm棘刺，粗壮。叶互生，革质，倒卵状椭圆形或椭圆形，先端钝或短渐尖，基部楔形，全缘。头状花序单生或成对腋生。花单性，雌雄异株；雄花被片3~5枚，有毛；雌花序球状，结果时增大，花被片4，顶端厚，有绒毛。聚花果肉质球形，灰绿色，橙红色，被毛。瘦果包围于肉质花被和苞片中。花期4~5月，果期9~10月。
生境分布	生于山坡、溪边，灌丛中。分布于湖南、安徽、浙江、福建、广东、广西等省区。
采收加工	全年可采，挖出根部，切段或切片晒干。
性味功能	味淡微苦，性凉。有祛风利湿、活血通经的功能。
主治用法	用于风湿关节疼痛、肺结核、湿热黄疸、淋浊、闭经、劳伤咳血、跌打损伤、疔疮痈肿。用量15~30g；外用适量。

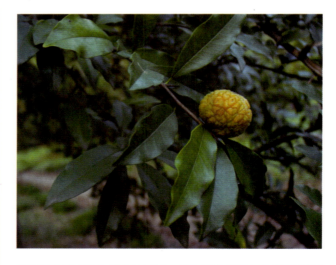

应用
1. 肺痨，风湿：穿破石、铁包金、甘草。水煎服。
2. 体虚白带：穿破石50g。水煎服。
3. 急、慢性肝炎：穿破石、五指毛桃、葫芦茶。水煎服。

榕树（榕须） Ficus microcarpa L.f.

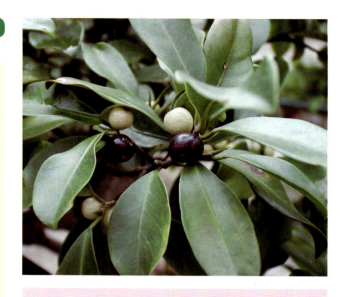

基　源	榕须为桑科植物榕树的气生根，叶也供药用。
原植物	常绿乔木。树干或枝生生根，下垂。叶互生，革质，卵状椭圆形或倒卵形，先端钝尖或短尖，基部楔形或圆形，全缘或微波状，基出脉3，上面不明显。花序托单生或成对生于叶腋，卵球形，乳白色，成熟时黄色或淡红色，无梗，苞片，宿存。雄花，瘿花和雌花同生于一花序托中；花序托成熟时黄褐色，并带褐斑点。瘦果卵形。花期5月。果期9月。
生境分布	生于村边或山林中。分布于浙江、江西、福建、台湾、广东、海南、广西、贵州、云南等省区。
采收加工	全年均可采，晒干。
性状鉴别	本品干燥的叶茶褐色，多呈不规则卷曲状，展开后呈倒卵状长圆形，长3～8cm，宽2～4cm，先端短尖，基部稍狭，边全缘，革质。气微，味淡。
性味功能	味微苦，性平。有祛风除湿，调气通络的功能。
主治用法	榕须用于风湿性关节痛，疝气，胃痛，扁桃腺炎，跌打损伤，久痢等。叶用于牙痛，乳痈，烫伤，流行性感冒，急性肠炎，疟疾，百日咳。用量15~30g。

现代研究
1. 化学成分　叶含三萜皂苷、黄酮苷、酸性树脂、鞣质。
2. 药理作用　本品主要有抗菌作用，用于治疗慢性气管炎和急性菌痢及肠炎。

应用
1. 扁桃腺炎：鲜榕须180g，黑醋1碗，煎液，含漱。
2. 细菌性痢疾：鲜榕树叶500g，水煎服。
3. 慢性气管炎：鲜榕树叶72g，陈皮18g，水煎浓缩，制成糖浆。

红蓼（水红花子） Polygonum orientale L.

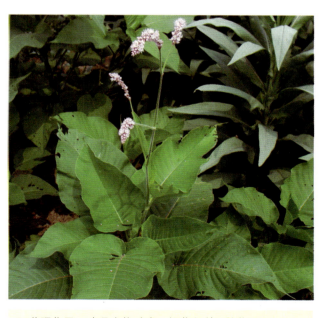

基　源	水红花子为蓼科植物红蓼的干燥成熟果实。
原植物	别名：蓼子实。一年生草本。单叶互生，宽椭圆形或卵形，先端长尖，基部近圆形或心形，全缘或浅波状。总状花序顶生或腋生，单一或数个花序集成圆锥状，花淡红色或白色。瘦果近圆形，扁平，黑棕色，有光泽。花期7~8月。果期8~10月。
生境分布	生于田间、村边或水边。多栽培。分布于全国各地。
采收加工	10~11月间果实，揉搓宿存的苞片，晒干。
性状鉴别	本品种子呈扁圆形，直径2～3.5mm，厚1～1.5mm。表面棕黑色，有的红棕色，有光泽，两面微凹，中部略有纵向隆起。顶端有突起的柱基，基部有浅棕色略突起的果梗痕，有的有膜质花被残留。质硬。气微，味淡。
性味功能	味咸，性微寒。有散血消肿，化痞散结，清热止痛，健脾利湿的功能。
炮　制	取原药材，去除杂质及灰屑。炒制：取净水红花子置锅内，用文火加热，炒至爆裂，有香气逸出为度，取出，放凉。
主治用法	用于瘰疬痞块，肝脾肿大，食积不消，胃脘胀痛，颈淋巴结核。用量15~30g。

现代研究
1. 化学成分　本品地上部分含槲皮苷和3,3′,5,6,7,8-六甲氧基-4′,5′-亚甲二氧基黄酮以及洋地黄黄酮等。叶含荭草素，荭草苷A、B及牡荆素等。
2. 药理作用　本品有抗肿瘤、抑菌和利尿等作用。

应用
1. 痞块腹胀：水红花子30g。水煎服。
2. 慢性肝炎，肝硬化腹水：水红花子15g，大腹皮12g，黑丑9g。水煎服。
3. 风湿疼痛：水红花子30g。水煎服。
4. 瘰疬：水红花子6g，一半微炒，一半生用，同研末，酒调服。

附注：荭草为其地上部分。味辛，性温；有小毒。有祛风利湿，活血止痛的功能。用于风湿性关节炎，用量15-30g。

四　祛风湿药

刺桐（海桐皮） ErythrinavariegataL.（ErythrinavariegataL.var.orientalis(L.)Merr.）

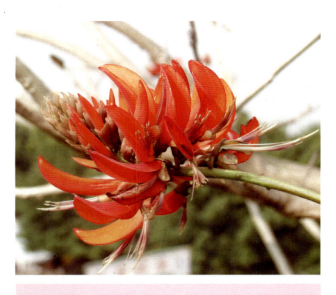

基　　源	海桐皮为蝶形花科植物刺桐的干燥树皮或根皮。
原 植 物	高大乔木。枝上有叶痕及皮刺。复叶互生，密集枝端，基部有一对膨大密槽；小叶3，菱状肾形，顶端尖，基部圆，稍偏斜，基出脉3条。总状花序顶生，密生黄色星状柔毛；花萼佛焰苞状，萼齿3~5；花冠蝶形鲜红色，旗瓣倒卵状披针形，翼瓣与龙骨瓣近等长。荚果串珠状，木质，肥厚，长达30cm。种子圆肾形，红褐色。花期3~9月，果期4~10月。
生境分布	生于山地、村旁、山坡林中，也有栽培。分布于浙江、福建、湖南、湖北、广东、广西、贵州及云南等省区。
采收加工	全年可砍枝或挖根，剥下树皮或根皮后晒干。
性味功能	有祛风湿，通经络，止痒的功能。
主治用法	用于风湿痹痛，腰膝疼痛。外用于疥癣、湿疹。用量6~12g；外用适量。

应用
1. 跌打肿痛，风湿性腰腿痛：海桐皮9g，酒浸二周，外揉患处研粉。
2. 小儿疳积、蛔虫病：海桐皮3g，冲服。
3. 中恶霍乱：海桐皮，煮汁服。
4. 产后关节风痛：海桐皮9g，五加皮、钻地风适量，水煎服。

苦皮藤 CelastrusangulatusMaxim.

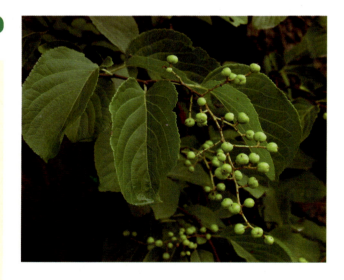

基　　源	为卫矛科植物苦皮藤的根、根皮和茎皮。
原 植 物	藤状灌木根皮淡褐色至黄褐色，具纵皱纹。小枝常4~6锐棱，红褐色，发亮，密生细小皮孔。单叶互生，革质，矩圆状宽卵形或近圆形，先端短尖；基部圆形或近截形，边缘有锯齿。聚伞状圆锥花序顶生，雌雄异株；花梗粗壮有棱；花小，多而密生，绿白色或黄绿色，5数；雄花萼片三角状卵形，花瓣边缘锯齿。蒴果，近球形，黄色3瓣裂；种子每室2粒，被红色假种皮。花期4~6月，果期8~10月。
生境分布	生于山坡灌丛中。分布于陕西、甘肃、河南、山东、安徽、江苏、浙江、江西、湖北、湖南、云南等省区。
采收加工	全年可采，洗净，剥取根皮或茎皮，晒干。
性状鉴别	本品茎皮呈单卷状、槽状或长片状，长20-55cm，宽2-10cm，大多数已除去栓皮。未去栓皮的幼皮表面棕绿色，皮孔细小，淡棕色，稍突起；未去栓皮的老皮表面棕褐色，圆形皮孔纵向排列，中央下凹，四周突起，常附有白色地衣斑纹。内表面黄白色，平滑。质脆，易折断，折断面略粗糙，可见微细的纤维。气微，味苦。
性味功能	味辛、苦，性凉。有小毒。有清热解毒，消肿，杀虫，透疹，调经，舒筋活络的功能。
主治用法	根用于风湿痛。根皮或茎皮用于黄水疮、头癣秃疮、头虱、骨折肿痛、跌打损伤。用量25~50g。外用适量。

现代研究
1. 化学成分 本品含苦木西藏I、J、K、T。
2. 药理作用 本品有抗菌、降压和减慢心率作用。

应用
1. 经闭：苦皮藤50g，大过路黄根50g。煨水服，用酒为引。
2. 秃疮：苦皮藤、盘龙七、黄柏各适量。共研细末，菜油调敷。
3. 黄水疮：苦皮藤研粉，菜油调敷患处。

菝葜　　Smilax china L.

基　源	为菝葜科植物菝葜的根茎。
原植物	落叶攀援状灌木。根茎横走,粗大,坚硬,木质,膨大部分呈不规则的菱角状,疏生须根,棕色。茎有疏刺。叶互生,片革质,有光泽,干后红褐色或古铜色,宽卵形或椭园形,先端短尖或圆形,基部近圆形或心形,全缘,光滑,下面微白。伞形花序腋生于小枝上；花单性,雌雄异株,绿黄色,花6数。浆果球形,红色,种子1~3粒。花期4~5月。果期6~8月。
生境分布	生于山坡林下、灌丛中。分布于我国南方大部分省区。
采收加工	全年可采挖根茎,晒干；或用盐水浸泡后蒸熟,晒干。
性状鉴别	本品根茎不规则块状或略呈扁柱状,有隆起的结节,长10~20cm,直径1~2.4cm。表面黄棕色或紫棕色,稍凹凸不平,有圆锥状突起,其先端留有坚硬细根断痕。质极坚实,折断面红棕色,粗纤维性。
性味功能	味甘、酸,性平。有发汗祛风,除湿利尿,益肝肾,强筋骨,解毒消肿的功能。
炮　制	将原药用清水浸洗,润透,切成薄片,晒干。
主治用法	用于胃肠炎,风湿性关节痛,跌打损伤,痢疾,糖尿病,癌症,蜂窝组织炎,急性淋巴结炎等症。用量15~30g。

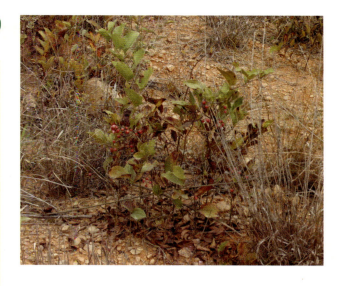

现代研究
1. 化学成分　本品含菝葜皂苷A、B、C,另含生物碱、酚类、氨基酸、糖类等。
2. 药理作用　本品具有利尿、解毒作用和抗锥虫作用。

应用
1. 糖尿病：菝葜120g,猪胰脏,水煎服。或菝葜叶,水煎代茶饮。
2. 关节痛：菝葜120g,加猪蹄100g,共煎服。
3. 高血压：菝葜、龙葵各15g,玉米须15g。水煎服。
4. 乳糜尿：菝葜、荠菜各30g,水煎服。

光叶菝葜（土茯苓）　　Smilax glabra Roxb.

基　源	土茯苓为菝葜科植物光叶菝葜的干燥根茎。
原植物	别名：羊舌藤、千尾根、山遗粮。常绿攀援状灌木。根状茎短粗,不规则块状,具明显节结,暗褐色,坚硬。茎与枝光滑无刺。叶互生,具鞘和卷须,叶片薄革质,狭椭园状披针形至狭卵状披针形,先端渐尖,基部园形或楔形,全缘,下面常绿色,有时带苍白色。花单性,雌雄异株,绿白色,六棱状球形,10余朵组成伞形花序腋生；花序托膨大,具多枚宿存小苞片；花数6。浆果球形,紫黑色,具粉霜。花期7~8月,果期9~10月。
生境分布	生于林中、灌丛中。分布于长江流域及以南各省区。
采收加工	秋、冬采挖根茎,晒干,或趁鲜切片晒干。
性状鉴别	本品干燥根茎为不规则块状,略呈扁柱形而弯曲不直,多分歧,有结节状隆起,长约5~15cm,直径约2~5cm；表面土棕色或棕色,粗糙,常有刀伤切以及侧根残余部分,上端具茎痕；质坚硬,不易折断,断面粗糙,有粉性,淡棕色；气微,味甘淡。
性味功能	有清热解毒,除湿,利关节的功能。
炮　制	用水浸漂,泡透,捞出切片,干燥。
主治用法	用于风湿性关节炎,消化不良,腹泻,肾炎,膀胱炎,钩端螺旋体病,梅毒,热淋,湿热疮毒。用量10~60g。

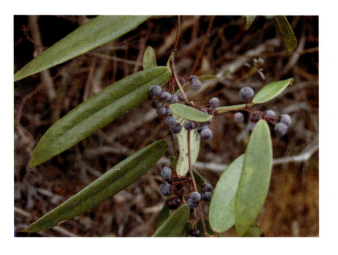

现代研究
1. 化学成分　本品含薯蓣皂苷元苷、鞣质、树脂生物碱、挥发油、己糖、植物甾醇及亚油酸、油酸等,另含落新妇苷、异黄杞苷、琥珀酸、胡萝卜苷等成分。
2. 药理作用　本品具有抗肿瘤作用和对棉酚的解毒作用。

应用
1. 小儿疳积：土茯苓、野棉花根等量,研末,冲服。
2. 梅毒：土茯苓、苍耳子、甘草、金银花、白藓皮各15g,水煎服。
3. 牛皮癣：鲜土茯苓60g。水煎服。
4. 黄疸性肝炎：土茯苓、金樱子根各60g,半边莲15g。水煎服。

穿龙薯蓣（穿山龙） Dioscoreanipponica Mak.

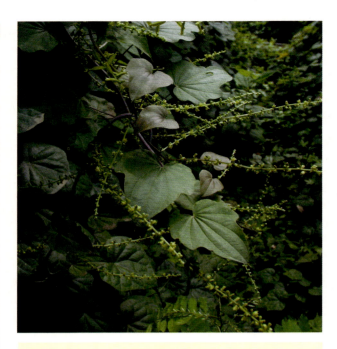

| 基源原植物 | 穿山龙为薯蓣科植物穿龙薯蓣的干燥根茎。多年生缠绕草本。根茎肉质圆柱状，横走，具分枝，外表成薄片状剥落。茎圆柱形，具沟纹。叶具长柄；叶片广卵形或卵心形，掌状3~7浅裂，叶脉隆起，密布细毛，叶基心形。雌雄异株；雄花序穗状，生于叶腋；雄花具短柄，雄蕊6；雌花序下垂，单生于叶腋；花小，黄绿色；花被片6，椭圆形。蒴果，倒卵形至长圆形，具3翅；种子的顶端具长方形翅。花期7~8月，果期8~9月。 |

生境分布	生于林边或灌木丛中。分布于全国大部分地区。
采收加工	秋季采挖根茎，除去地上部分、须根和晒干。
性状鉴别	本品根茎类圆柱形，稍弯曲，有分枝，长10-15cm，直径0.3-1.5cm。表面黄白色或棕黄色，有不规则纵沟，具点状根痕及偏于一侧的突起茎痕，偶有膜状浅棕色外皮和细根。质坚硬，断面平坦，白色或黄白色，散有淡棕色维管束小点。
性味功能	味甘、苦，性温。有活血舒筋，祛风止痛，止咳，祛痰的功能。
炮制	采集，去杂质，晒干。
主治用法	用于腰腿疼痛，筋骨麻木，跌打损伤，闪腰岔气，咳嗽喘息。用量9~15g，水煎服。

现代研究

1. 化学成分 本品含有薯蓣皂苷、纤细薯蓣皂苷、穗菝葜甾苷、25-D-螺甾-3,5-二烯及对羟基苄基酒石酸等成分。

2. 药理作用 本品具有镇咳、祛痰平喘、作用，并有降低血胆甾醇及血压作用。

应用

1. 风湿痹痛、筋骨麻木：穿山龙9g，水煎服。
2. 风湿性关节炎：穿山龙60g，浸酒一周，饮服。
3. 慢性支气管炎：穿山龙、黄芩、川贝母各等量，制成片剂。
4. 疟疾：穿山龙9g，青蛙七、野棉花各6g，水煎服。

◆祛风湿强筋骨药◆

金毛狗脊（狗脊） Cibotium barometz (L.) J.Smith.

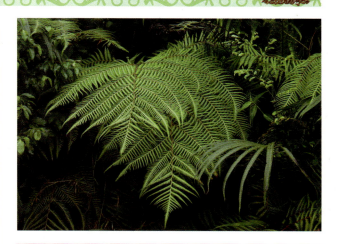

基　源	狗脊为蚌壳蕨科植物金毛狗脊的根茎。
原植物	别名：金毛狗、金毛狮子、猴毛头。多年生大型蕨类植物。根茎粗壮，顶端同叶柄基部密生金黄色长柔毛，有光泽。叶片大，三回羽状分裂，末回裂片线形略呈镰刀形。叶革质或厚纸质。孢子囊群生于下部小脉顶端，囊群盖坚硬，棕褐色，横长圆形，两瓣状，成熟时张开如蚌壳。
生境分布	生于沟边及林下阴处。分布于南方大部分省区。
采收加工	全年可采挖根茎，切片晒干，为生狗脊。或蒸后，晒至六七成干时，再切片晒干，为熟狗脊。
性状鉴别	本品根茎呈不规则的长块状。外附光亮的金黄色长柔毛，上部有几个棕红色木质的叶柄，中部及下部丛生多数棕黑色细根。质坚硬，难折断。
性味功能	味苦、甘，性温。有补肝肾，强腰膝，除风湿的功能。
炮　制	取砂子置锅内炒至轻松，加入拣净的狗脊，用武火炒至鼓起并显深黄色，取出，筛除砂子，反晾后，擂去或刮净黄绒毛。
主治用法	用于风寒湿痹，腰背强痛，足膝无力，小便失禁，白带过多。用量4.5~9g。肾虚有热，小便不利或短涩黄赤，口苦舌干者忌服。

现代研究
1. 化学成分　本品根茎含淀粉30%左右。并含鞣质类。
2. 药理作用　本品的金黄色茸毛对外伤性出血有明显的止血效果，其作用较明胶海绵迅速。

应用
1. 外伤出血，创口不愈溃疡：狗脊，研末，撒敷患处。
2. 风寒骨痛，腰肌劳损，半身不遂：狗脊15g，水煎服。或浸酒服。
3. 风湿性关节炎：狗脊15g，石楠藤9g，酒水各半煎服。
4. 腰腿痛：狗脊、何首乌、茜草、牛膝、杜仲、五加皮各9g，水煎服。

狗脊蕨（狗脊贯众） Woodwardia japonica Sm.

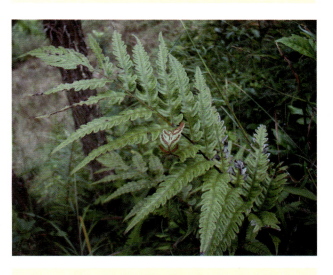

基　源	狗脊贯众为乌毛蕨科植物狗脊蕨带叶柄基的根茎。
原植物	多年生草本。根茎粗大，倾斜，密有棕褐色膜质披针形鳞片及黑色细根。叶卵状长圆形，近革质或厚纸质，叶轴顶部无芽孢，2回羽状深裂，基部不对称，羽裂较浅约1/2；裂片三角状卵形或长圆状三角形，先端有软骨质尖锯齿。孢子囊群着生在近主脉两侧的一行网脉上，囊群盖长肾形，褐色，成熟时向内开裂。
生境分布	生于疏林下。分布于浙江、江西、福建、湖北、湖南、广东、广西、四川、贵州、云南等省区。
采收加工	春、秋采挖，削去叶柄、须根，除净泥土，晒干。
性味功能	味甘，性温，有小毒。有除风湿，强腰膝的功能。
性状鉴别	本品圆柱状或四方柱形，挺直或稍弯曲。上端较粗钝，下端较细。根茎粗壮，密被粗短的叶柄残基，棕红色鳞片和棕黑色细根。叶柄残基近半圆柱形，镰刀状弯曲，背面呈肋骨状排列，腹面呈短柱状密集排列。质坚硬，难折断，叶柄残基横切面可见黄白色小点2~4个（分体中柱），内面的1对成"八"字形排列。气微弱，味微苦、涩。
主治用法	用于风寒骨痛，腰肌劳损。用量4.5~9g，水煎服。

头段有不同程度的抑制和松弛作用。

应用
1. 风寒骨痛，半身不遂，腰肌劳损：狗脊贯众15g。水煎服。
2. 类风湿性脊椎炎：狗脊贯众、牛膝、续继、杜仲、当归各9g。水煎服。
3. 外伤出血，创口不愈引起的溃疡：狗脊贯众，研末，涂敷患处。
4. 风湿性关节炎：狗脊贯众，研末，酒调敷患处。

现代研究
1. 化学成分　本品含痕量的东北贯众素及儿茶酚衍生物。
2. 药理作用　本品根茎及叶柄基部的煎剂在体外对猪蛔虫

单芽狗脊蕨（狗脊贯众） Woodwardia unigemmata Nakai

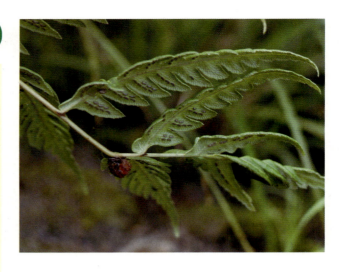

基　源	狗脊贯众为乌毛蕨科植物单芽狗脊蕨的带叶柄基的根茎。
原植物	多年生草本。根茎粗大，倾斜，密被棕褐色膜质披针形鳞片及黑色细根。孢子叶与营养叶同型；叶柄黄绿色；叶片卵状长圆形，近革质或厚纸质，在叶轴顶部和羽片着生处下面生有具红棕色鳞片包被的芽孢，2回深羽裂达4/5，基部对称；裂片三角状卵形或长圆状三角形，先端有软骨质尖锯齿。孢子囊长肾形，褐色，成熟时向内开裂。
生境分布	生于林下或灌丛中。分布于陕西、甘肃、江苏、浙江、江西、福建、台湾、湖北、湖南、广东、广西、四川、贵州、云南、西藏等省区。
采收加工	春、秋采挖，削去叶柄、须根，晒干。
性味功能	味苦、甘，性温。有补肝肾，强腰膝，除风湿的功能。
性状鉴别	本品呈长圆柱形或削成方柱状，红棕色至黑褐色。鳞片红棕色披针形。叶柄残基横切面可见黄白色小点5~8个（分体中柱），余同"狗脊蕨"。
主治用法	用于风湿性关节炎，膝腿痛，手足麻痹，下肢无力，小便失禁，血崩，白带。用量4.5~9g。

现代研究
1. 化学成分　本品含痕量的东北贯众素及含儿茶酚衍生物。
2. 药理作用　同"狗脊蕨"。

应用
1. 体弱老人类风湿性脊椎炎：狗脊贯众、牛膝、续断、杜仲、桑枝、当归身、宣木瓜等各9g，秦艽、桂枝各6g。水煎服。
2. 关节炎：狗脊贯众、石楠藤各9g。酒水各半，煎服。
3. 肾病腰腿痛：狗脊贯众、何首乌、茜草、牛膝、杜仲、五加皮各9g。水煎服。

中华槲蕨（骨碎补） Drynaria baronii (Christ) Diels

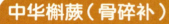

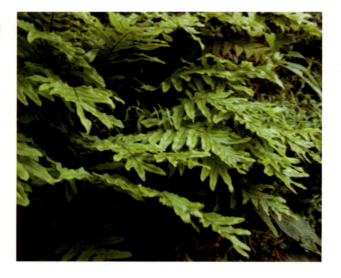
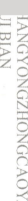

基　源	骨碎补为槲蕨科植物中华槲蕨的根茎。
原植物	多年生附生草本。根状茎粗壮，肉质，被棕黄色鳞片。叶二型，营养叶稀少，矩圆状披针形，羽状深裂，急尖，无毛，上面被毛；孢子叶有长柄，有窄翅，羽状深裂几达中轴，边缘锯齿状，两面多被疏短毛，叶脉联结成网状。孢子囊群在中脉两侧各排列1行，非两行。
生境分布	附生于岩壁或树上。分布于陕西、山西、宁夏、甘肃、青海及西南地区等省、自治区。
采收加工	全年可采根茎，除去叶片及泥沙，晒干或蒸熟后晒干，或再用火燎毛茸。
性味功能	味苦，性温。有补肾，壮骨，祛风湿，活血止痛的功能。
主治用法	用于肾虚腰痛，风湿性关节炎，跌打损伤，阑尾炎；外用于斑秃，鸡眼。用量3~10g。

应用
1. 跌打损伤：骨碎补15g，红花、赤芍、土鳖虫各9g。水煎服。
2. 关节脱位，骨折：骨碎补、榔榆根皮，捣烂，加面粉调成糊状，复位后，敷患处。
3. 鸡眼：骨碎补，研末，浸酒精3日，温水泡软患处，去厚皮，再涂药酒。
4. 腰肌劳损，肾虚腰痛：骨碎补15g，盐炒。水煎服。

槲蕨（骨碎补） Drynaria fortunei (Kunze) J.Smith

基　　源	骨碎补为槲蕨科植物槲蕨的根茎。
原 植 物	多年生附生草本。根茎粗壮，肉质，横走，密生棕黄色钻状披针形鳞片，有睫毛。叶二型，厚革质，红棕色或灰褐色，无柄，宽卵形，边缘羽状浅裂，叶脉明显。孢子叶绿色，厚纸质，有短柄，柄有翅，叶长圆形或长椭圆形，羽状深裂，裂片互生，先端尖，边缘有不规则浅波状齿；叶脉网状。孢子囊群圆形，黄褐色，沿中脉两侧各排成2～3行，无囊群盖。
生境分布	附生于树干、山林石壁或墙上。分布于浙江、江西、福建、台湾、湖北、湖南、广东、广西、贵州、四川、云南等省、自治区。
采收加工	全年可采根茎，晒干或蒸熟后晒干，或再用火燎毛茸。
性味功能	味苦，性温。有补肾，壮骨，祛风湿，活血止痛的功能。
主治用法	用于肾虚腰痛，久泻，风湿性关节炎，跌打损伤，瘀血作痛，牙痛，耳鸣，阑尾炎；外用于斑秃，鸡眼。用量3～10g。鲜品6～15g。外用适量研末敷或酒浸涂患处。

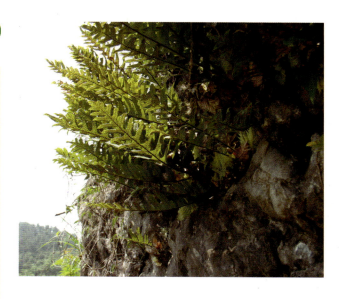

应用
1. 退化性骨关节病：骨碎补9g，水煎服。
2. 链霉素中毒性耳鸣、耳聋等急性症状：骨碎补15g，水煎服。或注射液肌注。

苏铁 Cycas revoluta Thunb.

基　　源	为苏铁科植物苏铁的根、叶、花及种子。
原 植 物	灌木或乔木。羽状复叶多数，丛生于茎顶，倒卵状狭披针形，基部两侧有齿状刺；羽状裂片条形，质坚硬，疏生柔毛或无毛。雌雄异株，雄球花圆柱形，密生黄褐色或灰黄色长绒毛；雌花序为半球状的头状体，密生淡黄色或淡灰黄色绒毛。种子倒卵圆形或卵圆形，稍扁，熟时朱红色。花期6～7月，种子10月成熟。
生境分布	分布于福建、台湾、广东，全国各地普遍栽培。
采收加工	根、叶四季可采，夏季采花，冬季采种子，晒干。
性味功能	味甘淡，性平，有小毒。根有祛风活络，补肾的功能。叶有理气活血的功能。花有活血化瘀的功能。种子有消炎止血的功能。
主治用法	根用于肺结核咳血，肾虚，牙痛，腰痛风湿关节麻木，跌打损伤。叶用于肝胃气痛，经闭，难产，咳嗽，吐血，跌打损伤，刀伤等。花用于吐血，咳血，遗精，带下等。种子用于痰多咳嗽，痢疾等。用量根及种子9～15g。叶及花30～60g。

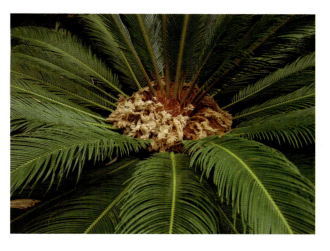

应用
1. 宫颈癌：苏铁叶120g，红枣12枚，水煎服。
2. 妇女经闭：叶晒干烧存性研末，每次取6g，用红酒送下，日服一次。

四　祛风湿药

掌楸 Liriodendron chinense (Hemsl.) Sarg.

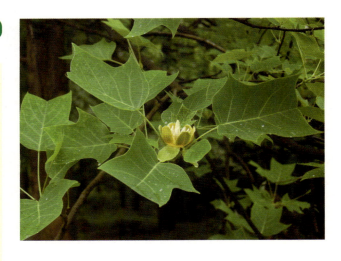

基　源	为木兰科植物鹅掌楸的根和树皮。
原植物	别名：马褂木。大乔木。叶互生，马褂状，先端平截或微凹，基部浅心形，边缘2裂片，裂片先端尖。花单生于枝顶，杯状；花被片9，外3片萼片状，绿色。内6片花瓣状，直立，黄色。聚合果黄褐色，卵状长圆锥形，由具翅的小坚果组成，小坚果含种子1~2粒。花期5月。果期9~10月。
生境分布	生于山林或阴坡水沟边；或栽培观赏。分布于安徽、浙江、江西、湖北、四川等地。
采收加工	秋季采收根，晒干。夏、秋季采剥树皮。晒干。
性味功能	味辛、性温。有祛风除湿、强壮筋骨、止咳的功能。
主治用法	根用于风湿关节炎；皮用于因水湿风寒所引起的咳嗽，气急，口渴，四肢微浮。用量25~50g。
现代研究	1. 化学成分　本品叶含土里比诺内酯及表土里比诺内酯。树皮含大牻儿内酯、广木香内酯、鹅掌楸内酯等。木部含鹅掌楸碱、海罂粟碱、白兰花碱等。 2. 药理作用　暂无。

应用

1. 风寒咳嗽：鹅掌楸树皮50g，芫荽15~20g，老姜三片，甘草10g，水煎，冲红糖，早、晚饭前服。
2. 痿症（肌肉萎缩）：鹅掌楸根、大血藤各50g，茜草根10g，豇豆、木通各15g，红花25g。泡酒服。
3. 风湿关节痛：鹅掌楸根、刺桐各50g。煨水服。

鹿蹄草 Pyrola calliantha H. Andr.

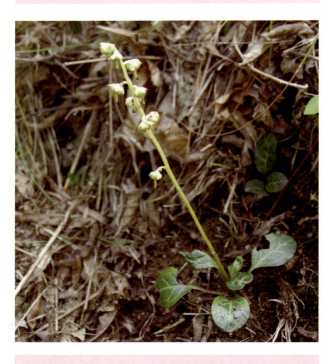

基　源	为鹿蹄草科植物鹿蹄草的干燥全草。
原植物	别名：鹿含草、鹿衔草、破血丹。多年生草本。4~7叶基生丛生，薄革质，卵状圆形至圆形，先端圆，基部圆形至宽楔形。花葶由叶丛中抽出，总状花序有花9~13朵；花萼5深裂，先端尖；花冠广钟状，花瓣5。蒴果扁球形，具5棱，胞背开裂，种子多数。花期4~6月，果期6~9月。
生境分布	生于山谷林下或阴湿处。分布于全国大部分省区。
采收加工	4~6月挖取全株，晒至半干时堆积，使叶片变成紫红色，再晒干。
性味功能	味甘、苦，性温。有补虚、益肾、祛风除湿、止血的功能。
主治用法	用于肺虚咳嗽，劳伤吐血，风湿关节痛，崩漏，白带，外伤出血，痈肿疮毒，蛇咬伤。用量9~15g。外用适量，煎水洗、捣烂或研末敷患处。
现代研究	1. 化学成分　本品叶含土里比诺内酯及表土里比诺内酯。树皮含大牻儿内酯、广木香内酯、鹅掌楸内酯等。木部含鹅掌楸碱、海罂粟碱、白兰花碱等。 2. 药理作用　暂无。

应用

1. 毒蛇咬伤，痈肿疮毒：鲜鹿蹄草30g，水煎洗患处，并捣烂敷患处。
2. 外伤出血：鲜鹿蹄草。捣烂敷患处。
3. 慢性风湿关节炎，类风湿性关节炎：鹿蹄草、白术各12g，泽泻9g。水煎服。
4. 肺结核咯血：鹿蹄草、白芨各200g。水煎服。

普通鹿蹄草（鹿衔草） Pyroladecorata H.Andr.

基　源 原植物	鹿衔草为鹿蹄草科植物普通鹿蹄草的全草。 别名：鹿蹄草。多年生绿草本。叶薄革质，椭圆形或卵形，基部楔形，边缘有疏齿，叶面深绿色通常沿叶脉为白色或淡绿色，背面色浅，有时带紫红色。花葶有鳞片1~2；总状花序有花5~8朵；苞片狭条形；花乳白色，俯垂，宽钟状；萼片先端尖；花瓣倒卵状长圆形。蒴果扁球形。花期6~8月，果期9~10月。
生境分布	生于山地林下或草坡中。分布于陕西、甘肃、西藏、四川、贵州、湖南、湖北、江西、安徽、浙江、云南、台湾等省区。
采收加工	在4~6月。挖取全株，晒至半干时堆积，使叶片变成紫红色或紫褐色，再晒干。
性味功能	味甘、苦，性温。有强筋骨、祛风湿的功效。
主治用法	用于风湿性及类风湿性关节炎、过敏性皮炎。捣烂外敷可止外伤出血。

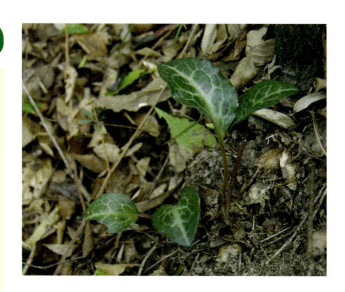

现代研究
1. 化学成分　普通鹿蹄草含鹿蹄草素即2,5-二羟基甲苯、山奈酚-3-O-葡萄糖苷、槲皮素-3-O-葡萄糖苷等。
2. 药理作用　同"鹿蹄草"。

应用
1. 风湿关节痛：鹿衔草30g，萱草根24g，桑枝10g，当归6g，水煎服。
2. 慢性痢疾：鹿衔草45g，金锦香30g，水煎服。
3. 神经衰弱：鹿衔草30g，夜香牛15g，水煎服。

石楠（石楠叶） Photiniaserrulata Lindl.

基　源 原植物	石楠叶为蔷薇科植物石楠的叶。 常绿灌木或小乔木。树皮灰褐色，多分枝，无毛。叶互生，叶柄长2~4cm；叶革质，长椭圆形、长倒卵形或倒卵状椭圆形，先端急尖或渐尖，基部阔楔形或近圆形，边缘有带腺点的锯齿，上面深绿色，有光泽，下面常有白粉。圆锥状伞房花序顶生，花萼钟状，萼片5，三角形，宿存；花瓣5，广卵圆形，白色。梨果近球形，熟时红色，顶端有宿存花萼。花期4~5月。果期9~10月。
生境分布	生于山谷、河边、林缘及杂木林中，有栽培。分布陕西及长江以南各省区。
采收加工	夏秋采摘叶，晒干。
性状鉴别	本品茎呈圆柱形。表面暗灰棕色，有纵皱纹，皮孔呈细点状。质坚脆，易折断，断面皮部薄，暗棕色，木部黄白色。叶互生，具柄，上面有一纵槽；先端尖或突尖，基部近圆形或楔形，边缘具细密的锯齿；上面棕色或棕绿色，无毛，羽状脉，中脉凹入。下面中脉明显突出。叶片革质而脆。
性味功能	味辛、苦，性平，有小毒。有祛风通络，益肾，止痛的功能。
炮　制	切制　取原药材，除去杂质，洗净，润透，切小段，干燥。
主治用法	用于风湿痹症，腰背酸痛，肾虚脚弱，偏头痛，阳痿，滑精，宫冷不孕，月经不调等症。用量4.5~9g。

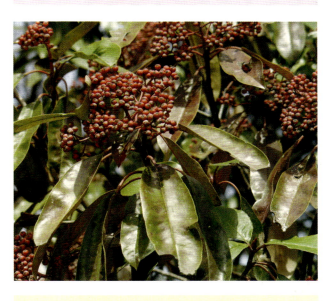

现代研究
1. 化学成分　本品叶含氢氰酸、野樱皮苷（prunasin）、熊果酸、皂苷、挥发油。
2. 药理作用　暂无。

应用
1. 腰背酸痛，脚弱无力：石楠叶、白术、黄芪、鹿茸、肉桂、枸杞子、牛膝、木瓜、防风、天麻，制成丸剂，内服。
2. 头风头痛：石楠叶、白芷、川芎，水煎服。
3. 风疹瘙痒：石楠叶15g，水煎服。

油茶离瓣寄生（桑寄生） Helixanthera sampsoni Danser

基　　源	桑寄生为桑寄生科植物油茶离瓣寄生的带叶茎枝。
原 植 物	小灌木。幼枝、叶密被锈色星状毛，后脱落。叶对生，卵形、椭圆形或卵状披针形，先端尖，基部宽楔形或楔形。总状花序 1~2 腋生，具 2~4(5) 花，苞片卵形，被毛；花红色，被星状毛，花托坛状，副萼环状；花瓣 4。果卵球形，红或橙色，顶部骤窄，平滑。花期 4~ 月，果期 8~10 月。
生境分布	生于常绿阔叶林中或林缘，寄生于油茶、山茶或樟科、柿科、大戟科等植物上。分布于福建、广东、海南、广西、云南等省区。
采收加工	夏季砍下枝条，晒干；或沸水捞过后，再晒干。
性味功能	味苦，性平。有祛风湿，补肝肾，强筋骨，降血压，安胎下乳的功能。
主治用法	用于风湿痹痛，腰膝酸软，高血压，胎动不安，产后乳少等症。用量 9~15g。

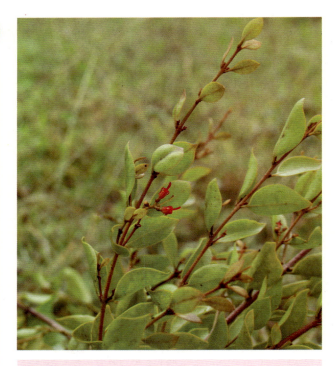

应用
1. 冠心病心绞痛：桑寄生 15g。制成冲剂，口服。
2. 冻伤：桑寄生适量，煮沸熬膏，涂敷患处。或研末，加甘油调敷。
3. 风湿关节疼痛，腰膝酸软：桑寄生、独活、续断、当归各 9g。水煎服。
4. 胎动不安，心腹刺痛：桑寄生、艾叶、阿胶。水煎服。

红花寄生（寄生） Scurrula parasitica L.

基　　源	寄生为桑寄生科植物红花寄生的带叶茎枝。
原 植 物	常绿小灌木。叶对生，卵形或长卵形，顶端钝，基部宽楔形或圆形，主脉两面突起，花红色，2~3 朵成腋生的聚伞花序，被褐色星状毛，总花梗短；苞片卵状三角形；花托陀螺状，副萼环状；花冠蕾时管状，弯曲，纤细，开放时下部稍膨胀，顶端 4 裂，裂片外折。果梨形，红黄色，有毛，长约 1cm，下部渐狭成柄状。花果期 10 月至竖年 4 月。
生境分布	寄生于柚、桔、油茶、夹竹桃等多种植物上。分布于福建、台湾、广东、广西、湖南、江西、贵州、四川、云南等省区。
采收加工	夏季砍下枝条，晒干，扎成捆。
性状鉴别	本品茎枝圆柱形，多分枝。表面有众多点状和黄褐色或灰褐色横向皮孔，以及不规则、粗而密的纵纹。质坚脆，易折断，断面不平坦。叶对生或近对生，易脱落；叶片多破碎，卷缩；完整者卵形至长卵形；花蕾管状，顶部长圆形，急尖，开放时，先端 4 裂，裂片反折，可见雄蕊 4 枚及花柱；果梨形，顶端钝圆，下半部渐狭呈长柄状。气清香，味微涩而苦。
性味功能	有祛风湿，补肝肾，强筋骨，降血压，安胎下乳的功能。
主治用法	用于风湿痹痛，腰膝酸软，高血压，胎动不安，产后乳少等症。用量 9~15g。

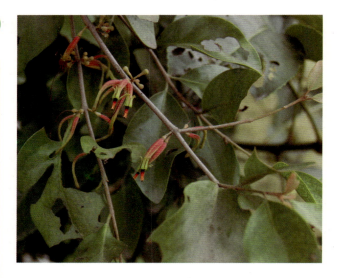

现代研究
1. 化学成分　本品茎叶中含槲皮素。
2. 药理作用　暂无。

应用
1. 风湿关节疼痛，腰膝酸软：桑寄生、独活、续断、当归各 9g。水煎服。
2. 高血压：桑寄生 9g。水煎服。

广寄生（寄生） Taxillus chinensis (DC.) Danser

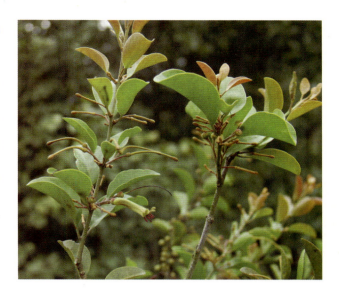

基　　源	桑寄生为桑寄生科植物广寄生的带叶茎枝。
原植物	别名：寄生。常绿寄生小灌木。老枝无毛，茎黄绿色或绿色，常2~3叉状分枝，节部膨大，节间圆柱形，具灰黄色皮孔。叶对生或近对生，卵形或卵圆形，顶端钝或圆，基部圆形或阔楔形，全缘。花1~3朵排列成聚伞花序，1~2个生于叶腋，被红褐色星状毛，总花梗长4~5mm，苞片小，鳞片状；花萼近球形，花冠狭管状；柔弱，稍弯曲，紫红色，顶端卵圆形，裂片4，外展。果椭圆形，具小瘤体及疏毛。花期4~10月。
生境分布	寄生于多种树上。分布于福建、台湾、广东、广西省区。
采收加工	在夏季砍下枝条，晒干，扎成捆。
性味功能	味苦，性平。有祛风湿，补肝肾，强筋骨，降血压，安胎下乳的功能。
主治用法	用于风湿痹痛，腰膝酸软，高血压，胎动不安，产后乳少等症。用量9~15g。

现代研究
1. 化学成分　本品含鹿蹄草素、槲皮素-3-O-葡萄糖苷、金丝桃苷、鹿蹄草苷和高熊果酚苷等。
2. 药理作用　暂无。

应用
1. 妊娠胎动不安：寄生150g，艾叶25g，阿胶50g，水煎服。
2. 高血压：桑寄生9g。水煎服。
3. 风湿关节疼痛，腰膝酸软：桑寄生、独活、续断、当归各9g。水煎服。

四川寄生 Taxillus sutchuenensis Danser

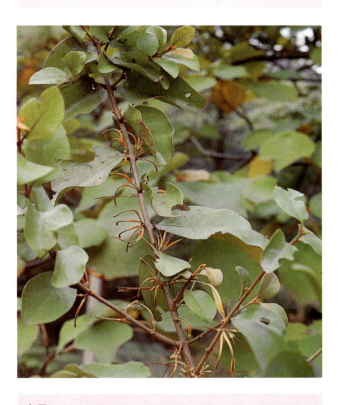

基　　源	为桑寄生科植物四川寄生的带叶茎枝作桑寄生入药。
原植物	别名：桑寄生、毛叶寄生。常绿寄生小灌木，嫩枝被褐色或红褐色叠生星状毛，小枝黑色或灰褐色。单叶对生或近对生，革质，全缘，卵形、长卵形或椭圆形，顶端钝圆，基部楔形，成长叶上面无毛，下面被茸毛。总状花序腋生，2~3朵花，密集成伞状，密被茸毛；花红色，花冠具冠筒，冠筒顶部分裂成4裂片。果长圆形，黄绿色，具颗粒状体和疏毛，干后赤褐色。花期6~8月。
生境分布	寄生于桑树等多种植物上。分布于四川、云南、贵州、福建、广西、广东、湖南省、江西等省。
采收加工	夏季砍下枝条，晒干或沸水捞过后，再晒干。
性味功能	味苦，性平。有祛风湿，补肝肾，强筋骨，降血压，安胎下乳的功能。
主治用法	用于风湿痹痛，腰膝酸软，高血压，胎动不安，产后乳少等症。用量9~15g。

现代研究
1. 化学成分　本品含有槲皮素、槲皮素3-O-β-D-半乳糖苷、异槲皮苷、槲皮苷、没食子酸、阿魏酸、β-谷甾醇、胡萝卜苷等。
2. 药理作用　本品具有祛风湿、安胎、降压等作用。

应用
1. 高血压：四川寄生9g。水煎服。
2. 尿少，水肿：四川寄生9g。水煎服。
3. 风湿关节疼痛，腰膝酸软：四川寄生、独活、续断、当归各9g。水煎服。

四　祛风湿药

槲寄生　Viscumcoloratum(Kom.)Nakai.

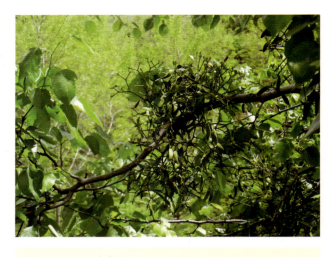

基　源	为槲寄生科植物槲寄生的茎叶。
原植物	别名：北寄生、冻青、飞来草。常绿半寄生小灌木。茎枝圆柱状，黄绿色或绿色，稍有肉质，2~3叉状分枝，各分枝处膨大成节，单叶对生，生于枝端节上分枝处，无柄；叶近肉质，椭圆状披针形或倒披针形，先端钝圆，基部楔形，全缘，主脉5出，中间3条显著。雌雄异株，生于枝端或分叉处，雄花3~5朵，米黄色；雌花1~2朵生于粗短的总花梗上。浆果圆球形，半透明，熟时橙红色。花期4~5月。
生境分布	寄生于各种树上。分布于东北及河北、内蒙古、陕西、江苏、湖北、湖南、四川等省区。
采收加工	全年可采，切碎，晒干备用。
性状鉴别	本品茎枝呈圆柱形，2~5叉状分枝，表面黄绿色、金黄色或黄棕色，有纵皱纹；节膨大，节上有分枝或枝痕。体轻，质脆，易折断，断面不平坦，皮部黄色，木部色较浅，射线放射状，髓部常偏向一边。叶对生于枝梢，易脱落，无柄；叶片呈长椭圆状披针形，先端钝圆，基部楔形，全缘；表面黄绿色，有细皱纹，主脉5出，中间3条明显。革质。浆果球形，皱缩。无臭，味微苦，嚼之有黏性。
性味功能	味甘、苦，性平。有补肝肾，强筋骨，祛风湿，滋阴养血的功能。
炮　制	除去杂质，略洗，润透，切厚片，干燥。
主治用法	用于风湿关节痛、腰背酸痛，原发性高血压，胎动不安，咳嗽，冻伤等。并用于骨瘤、泌尿系肿瘤等。用量20~30g。

现代研究
1. 化学成分　本品含三萜类化合物：齐墩果酸、b-香树脂素乙酸酯，含黄酮类化合物：槲寄生新苷Ⅰ、Ⅱ、Ⅲ、Ⅳ、Ⅴ、Ⅵ、Ⅶ。另含磷脂成分。
2. 药理作用　本品具有降压作用，抗心肌缺血的作用，抗心律失常作用，改善微循环，抗血小板凝聚作用和抗肿瘤作用。

应用
1. 风湿关节疼痛，腰膝酸软：槲寄生、独活、续断、当归各9g。水煎服。
2. 胎动不安、先兆流产：槲寄生、白芍、当归、续断各3g。水煎服。

丝棉木　EuonymusmaackiiRupr. (EuonymusbungeanusMaxim.)

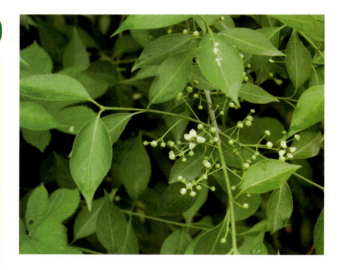

基　源	为卫矛科植物丝棉木的根，茎皮及枝叶。
原植物	落叶灌木或小乔木。小枝灰绿色，疏被柔毛，折断后有白丝，幼枝具4棱。叶对生，革质，宽卵形、长圆状椭圆形或近圆形，边缘有细锯齿。聚伞花序腋生，1~2次分枝，花两性，淡绿色，萼片4；花瓣4，椭圆形；花盘肥大与子房连合。蒴果倒圆锥形，粉红色。种子淡黄色，有红色假种皮，上端有小圆口，稍露出种子。花期5~6月。果期7~9月。
生境分布	生于山坡林缘，路旁或灌木丛中。分布于辽宁、河北、河南、陕西、甘肃、山西、山东、安徽、江苏、浙江、江西、福建、湖北、湖南、四川等省区。
采收加工	茎皮春季采，切段晒干。枝叶夏秋季采，鲜用。
性状鉴别	本品呈浅槽状或单筒状，外表灰白色或灰黑色相间，内表面黄白色或淡红棕色，有细纵纹。断面有白色胶丝，疏而脆。
性味功能	味微苦，涩，性寒。有消炎，祛风湿，活血，止痛，补肾的功能。枝叶有解毒的功能。
炮　制	洗净，切片，晒干。
主治用法	根、茎皮用于血栓闭塞性脉管炎，风湿性关节炎，腰膝痛，外用于痔疮。用量9~30g。

现代研究
1. 化学成分　本品含雷公藤内酯A、B，没食子酸，齐墩果酸，丝木棉酸，橡胶及卫矛醇。
2. 药理作用　本品具有抗风湿，镇痛作用。

应用
1. 血栓闭塞性脉管炎：丝棉木根或茎皮30~120g，土牛膝15~30g，鲜品加倍，每日1剂。
2. 风湿性关节炎：丝棉木根、虎杖各30g，五加皮15g，白酒750~1000ml，冬天浸7天，夏天浸3~5天。每次服30~50ml。
3. 漆疮：枝叶，煎水熏洗。

牦牛儿苗（老鹳草）   Erodiumstephanianum Willd.

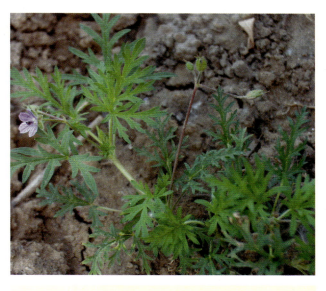

基　　源	老鹳草为牦牛儿苗科植物牦牛儿苗的干燥地上部分。
原植物	别名：长嘴老鹳草。一年生匍匐草本，全体有白色柔毛。叶对生；托叶三角状披针形，长渐尖，基部稍抱茎。叶二回羽状深裂或全裂，裂片线形，先端尖，基部下延，全缘或1~3粗齿。伞形花序腋生；每花序有花2~5；萼片5，先端突尖有芒，边缘膜质；花瓣5，蓝紫色，网脉明显。蒴果长椭圆形，顶端有长喙，成熟时5个果瓣与中轴分离，喙部呈螺旋状卷曲。花期4~5月。果期5~7月。
生境分布	生于草坡或沟边。分布于全国大部分地区。
采收加工	夏、秋两季果实近成熟时采割，捆成把晒干。
性状鉴别	本品全株被白色柔毛。茎类圆形，表面灰绿色带带紫色，有分枝，节明显而稍膨大，具纵沟及稀疏茸毛，质脆折断后纤维性。叶片卷曲皱缩，质脆易碎，完整者为二回羽状深裂，裂片狭线形，全缘或具1~3粗齿。蒴果长椭圆形，长约4cm，宿存花柱长2.5~3cm，形似鹳喙，向上卷曲呈螺旋。
性味功能	味苦、辛，性平。有祛风湿，通经络，止泻痢，活血的功能。
炮　　制	拣去杂质，除去残根，用水洗净，捞出，切段，晒干。
主治用法	用于风湿痹痛，痈肿疮毒，跌打损伤，泄泻痢疾。

现代研究
1. 化学成分　本品含挥发油，油中主要成分为牦牛儿醇，又含槲皮素及其他色素。
2. 药理作用　本品具有抗菌作用和抗病毒作用。

应用
1. 痢疾，肠炎：老鹳草60g。水煎服。
2. 风湿性关节炎：老鹳草30g，水煎服。
3. 风湿痹痛，拘挛麻木，跌打损伤：老鹳草120g。浸白酒一周，饮服。
4. 泡疹性角膜炎：老鹳草，水煎，洗眼。

老鹳草   Geraniumwilfordii Maxim.

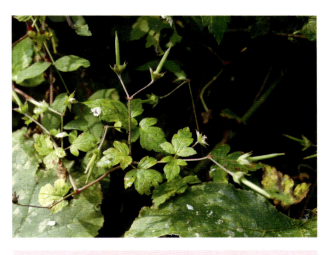

基　　源	为牦牛儿苗科植物老鹳草地上部分。
原植物	别名：短嘴老鹳草。多年生草本。茎直立，下部稍匍匐，密生细柔毛。叶对生，叶片3~5深裂，略呈五角形，中央裂片倒卵形，有缺刻或浅裂，先端尖，两面有毛。花对生于叶腋，腋生花梗上着生花2朵，花瓣5，淡红色。蒴果球形，成熟时由下向上开裂。种子长圆形。
生境分布	生于山坡草丛中、路旁或林下。分布于东北、华北及湖南等地区。
采收加工	夏秋季果实近成熟时采收地上部，捆成把，晒干。
性状鉴别	本品茎较纫，直径1~3mm，具纵沟，表面微紫色或灰褐色，有倒伏毛。叶肾状三角形，3~5深裂，裂片近菱形，边缘具锯齿，两面具伏毛。蒴果长约2cm，宿存花柱长1~2cm，成熟时5裂，向上卷曲呈伞形。
性味功能	味苦、辛，性平。有祛风，活血，清热解毒的功能。
炮　　制	拣去杂质，除去残根，用水洗净，捞出，切段，晒干。
主治用法	用于风湿痹痛，拘挛麻木，痈疽肿毒，跌打损伤，肠炎痢疾。用量9~15g。

现代研究
1. 化学成分　本品含有老鹳草鞣质和金丝桃苷。
2. 药理作用　本品具有抗菌作用、止泻作用和凝血作用。

应用
牦牛儿苗。

四　祛风湿药

五加（五加皮） EleutherococcusgracilistylusS.Y.H(AcanthopanaxgracilistylusW.W.Smith)

基　源	五加皮为五加科植物五加的根皮。
原植物	别名：细柱五加、南五加皮。灌木。枝节上疏生反曲扁刺。小叶5，长枝上互生，短枝上簇生，倒卵形，基部楔形，边缘有细钝齿。伞形花序单个或2个腋生或顶生于短枝上，花多数；花瓣5黄绿色。果实扁球形，黑色，花柱宿存。花期4~8月，果期6~10月。
生境分布	生于灌木丛。分布于山西、陕西及长江以南各省区。
采收加工	夏、秋季采挖根部，剥皮，晒干或切片晒干。
性味功能	味微苦，辛，性温。有祛风湿，补肝肾，强筋骨的功能。
主治用法	用于风湿痹痛，腰腿酸痛，半身不遂，跌打损伤，水肿。用量9~15g。外用适量。

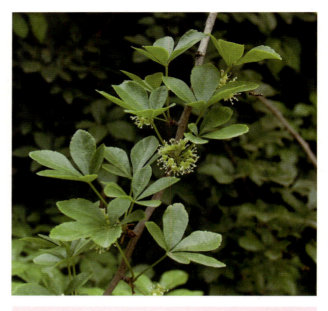

应用
1. 小儿发育迟缓、筋骨萎弱：五加皮15g，牛膝、桑寄生、续断各7.5g。研末，每服1.5g。
2. 水肿、小便不利：五加皮12g，茯苓15g，大腹皮9g，生姜皮、陈皮各6g，开水送服。
3. 风湿性关节炎：五加皮15g，苍术、秦艽、豨莶草各9g，老颧草12g，水煎服。
4. 风湿性关节炎，四肢关节疼痛：五加皮60g，浸酒服。

糙叶五加（五加皮） EleutherococcushenryiOliv.

基　源	五加皮为五加科植物糙叶五加的干燥根皮。
原植物	落叶灌木，高1~3m；枝疏生粗壮的略下弯的刺，小枝密被短柔毛，后脱落。掌状复叶；小叶5，稀3，椭圆形或卵状披针形，先端尖或渐尖，基部楔形，边缘或仅中部以上有细锯齿，上面粗糙，下面脉上有短柔毛。伞形花序数个顶生；萼几全缘；花瓣5；雄蕊5；子房下位，5室，花柱合生成柱状。果椭圆形，5棱，黑色。
生境分布	生于灌木丛林，山坡路旁。分布于山西、陕西、安徽、河南、湖北、四川等地。
采收加工	夏、秋季采挖根部，剥皮，晒干或切片晒干。
性状鉴别	本品干燥根皮呈卷筒状，单卷或双卷，长7~10cm，筒径约6mm，厚1~2mm。外表面灰褐色，有横向皮孔及纵皱，内表面淡黄色或淡黄棕色。质脆，易折断，断面不整齐；淡灰黄色。气微香，味微苦涩。
性味功能	味微苦，辛，性温。有祛风湿，补肝肾，强筋骨的功能。
炮　制	洗净，除去须根，趁鲜用木槌敲击，使木心和皮部分离，抽去木心，切段，晒干。
主治用法	用于风湿痹痛，腰腿酸痛，半身不遂，跌打损伤，水肿。用量9~15g。外用适量。

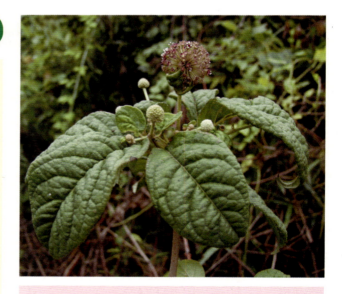

应用
同五加。

刺五加　Eleutherococcus senticosus Maxim.

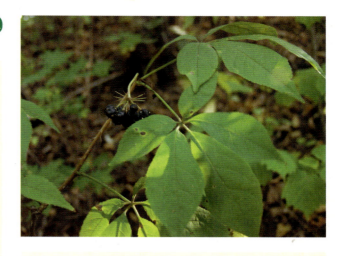

基　源	为五加科植物刺五加的根及根状茎。
原植物	灌木；密生直而细长针状刺。掌状复叶互生，小叶5，稀3，纸质，椭圆状倒卵形或长圆形，先端渐尖，基部阔楔形，边缘有锐利重锯齿。伞形花序单个顶生或2~6个组成稀疏圆锥花序，花多数，总花梗长5~7cm，无毛，花紫黄色；花瓣5，卵形；雄蕊5；子房5室，花柱全部合生成柱状。果实球形或卵球形，5棱，黑色。花期6~7月。果期8~10月。
生境分布	生于森林或灌丛中。分布东北及河北和山西等省。
采收加工	春、秋二季刨取根部，晒干。
性状鉴别	本品根茎呈结节状不规则圆柱形，直径1.4~4.2cm。根呈圆柱形，多扭曲，长3.5~12cm，直径0.3~1.5cm。表面灰褐色或黑褐色，粗糙，有细纵沟及皱纹，皮较薄，有的剥落，剥落处呈灰黄色。质硬，断面黄白色，纤维性。有特异香气，味微辛，稍苦、涩。
性味功能	味辛，微苦，性温。有益气健脾，补肾安神的功能。
炮　制	取原药材，除去杂质，洗净，润透，切薄片，干燥。
主治用法	用于脾肾阳虚，腰膝酸软，体虚乏力，失眠，多梦，食欲不振。跌打损伤，水肿。用量9~15g。

现代研究
1. 化学成分　本品含有刺五加苷A、B、B1、C、D、E和多种醣类，氨基酸，脂肪酸，维生素A、B1、B2及多量的胡萝卜素，另含有芝麻脂素、甾醇、香豆精、黄酮、木栓酮及多种微量矿物质等。
2. 药理作用　本品具有抗疲劳作用，抗癌作用，抗衰老作用，抗菌消炎作用和免疫增强作用。

应用
1. 腰痛：刺五加、杜仲（炒）。研末，酒糊丸，温酒送服。
2. 骨节皮肤肿湿疼痛：五加皮、远志各200g，以酒糊丸，温酒送服。
3. 神经衰弱、失眠、心悸、健忘、乏力：刺五加20g。水煎服。
4. 高血压、高血脂：刺五加适量。水煎服。

白勒（三加皮）　Eleutherococcus trifoliatus S.Y.Hu

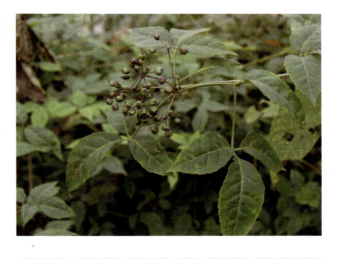

基　源	三加皮为五加科植物白勒的根皮。
原植物	别名：刺五加、刺三加。攀援灌木，枝铺散，小钩刺。叶互生，3小叶组成掌状复叶，长卵形或长椭圆形，先端尖，基部楔形或圆钝形，边缘有锯齿。伞形花序圆锥花序组成顶生，黄绿色，总花梗长2~7cm；花5数。果扁球形，黑色。花期8~11月，果期9~12月。
生境分布	生于灌木丛中、林缘，亦有栽培。分布于陕西、山西及长江以南各省区。
采收加工	四季可采，剥皮，晒干。
性状鉴别	本品根皮呈不规则筒状，稍弯曲，厚0.5~1mm。外表面灰红棕色，皮孔较小，类圆形或略横向延长，内表面灰褐色。折断面有棕色点状树脂道，可见其中的亮黄棕色油树脂。
性味功能	味苦、辛，性凉。有清热解毒，祛风利湿，舒筋活血的功能。
炮　制	采集，洗净，晒干。
主治用法	用于感冒高热，咳痰带血，风湿性关节炎，黄疸，跌打损伤，疖肿疮疡等。用量30~60g，水煎服。

现代研究
1. 化学成分　本品含异贝壳杉烯酸、β-谷甾醇、紫丁香苷、异秦皮定苷、棕榈酸、亚油酸、维生素B1等成分。
2. 药理作用　本品具有抗疲劳作用，抗癌作用，抗衰老作用，抗菌消炎作用和免疫增强作用。

应用
1. 黄疸：三加皮200g，鲜白萝卜100g，冰糖15g。水煎服。
2. 跌打损伤，风湿骨痛：三加皮、半枫荷、黑老虎、异形南五味藤、大血藤各15g，炖猪骨服。
3. 风湿性关节炎：三加皮15g，苍术、秦艽、茜草各9g，老鹳草12g，水煎服或泡酒服。

四　祛风湿药

鹅掌藤（七叶莲） Schefflera arboricola Hayata

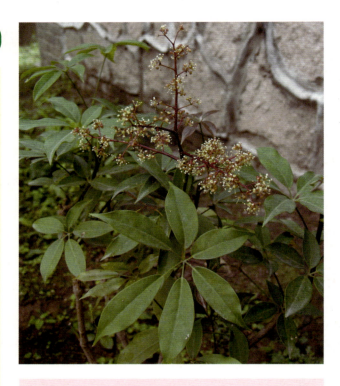

基　　源	七叶莲为五加科鹅掌藤的茎叶。
原植物	别名：鹅掌柴、汉桃叶、七叶藤。常绿蔓性灌木，全株有香气。茎圆柱形，绿色，有细纵纹。掌状复叶，互生，总叶柄长7~9cm，基部扩大，托叶在叶柄基部与叶柄合生；小叶7，长椭圆形，先端钝，基部钝圆，全缘。花小，绿白色，伞形花序集成总状花序状，顶生；花萼常5~6；花瓣5~6，分离，卵形。核果球形，橙黄色。花期4~5月。果期6~7月。
生境分布	生于沟谷常绿阔叶林中。分布于江西、福建、台湾、广东、广西等省区。
采收加工	全年均可采集，洗净，晒干或切段晒干，或鲜用。
性味功能	味苦、甘，性温。有止痛散瘀，消肿的功能。
主治用法	茎：用于跌打损伤，风湿关节痛，胃及十二指肠溃疡。叶外用于外伤出血。孕妇忌服。用量6~18g。水煎服。外用适量，鲜叶捣烂敷患处。

现代研究
1. 化学成分　本品含有挥发油，也含羽扇醇、桦木酸、齐墩果酸、3-乙酰齐墩果酸等三萜类化合物。
2. 药理作用　本品具有镇静、镇痛、抗炎作用，并有催眠作用。

应用
1. 跌打损伤：七叶莲、酒糟各适量。共捣烂，用芭蕉叶包好煨暖，敷患处。
2. 外伤出血：七叶莲适量。捣烂敷患处。
3. 风湿关节痛：七叶莲、红龙船花叶、大风艾各适量。共捣烂，用酒炒热后敷患处，用布包扎。

青龙藤 Biondia henryi Tsiang et P.T.Li

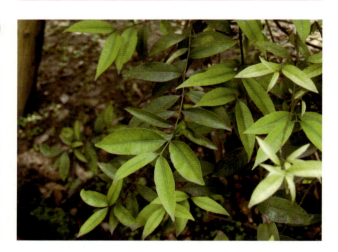

基　　源	为萝科植物青龙藤的干燥带根全草。
原植物	别名：青龙筋、捆仙丝、青蛇藤多年生缠绕藤本，茎柔弱。叶对生，窄披针形，无形，外面被短柔毛，内面基部有5个腺体；花冠近钟状，裂片5，内面被疏微毛；副花冠5裂，着生于花丝筒基部；合蕊柱近四方形；花粉块矩圆形，下垂；柱头近五角形。果单生或双生，条状披针形；种子顶端具白绢质毛。
生境分布	生于林下、崖边或石缝中。分布于陕西、浙江、安徽、江西、四川等省。
采收加工	全年可采收全草，鲜用或晒干。
性状鉴别	本品缠绕藤本。茎柔弱，无毛或幼枝上有微毛。叶对生；叶柄长约3mm，被微毛，顶端具丝状小腺体；叶片薄纸质；窄披针形，宽5-10mm，无毛，中脉在下面隆起，侧脉不明显。聚伞花序腋生，花萼5深裂，裂片披针形，外面被短柔毛，内面基部有5个腺体；花冠近钟状。种子先端具白绢质的种毛。
性味功能	味淡，性温。有活血舒筋，理气祛风的功能。
炮　　制	切段，晒干。
主治用法	用于跌打损伤，下肢冷痛麻木，风湿手足麻木，牙痛。用量9~30g。

现代研究
1. 化学成分　暂无
2. 药理作用　本品具有降血糖，镇痛作用。

应用
1. 风湿手足麻木，筋骨损伤：炖猪蹄服。
2. 牙痛：青龙藤根半寸，研粉，含在痛牙处。
3. 跌打损伤：青龙藤适量，浸酒一周，饮酒，并用酒涂敷患处。

隔山牛皮消（白首乌） Cynanchum wilfordii Hemsl.

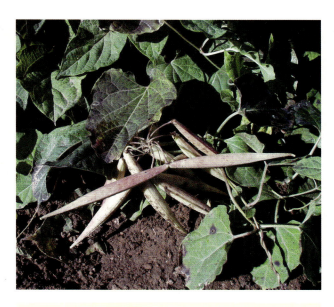

基　源	白首乌为萝科植物隔山消的干燥块根。
原植物	别名：隔山牛皮消。草质藤本；茎被单列毛。根肉质，纺锤形，土黄色。叶对生，薄纸质，广卵形，顶端短渐尖，基部耳垂状心形，两面被微柔毛。近伞房状聚伞花序半球形，花序梗被单列毛；花萼被短柔毛；花冠淡黄色，辐状，裂片不反折；副花冠裂片近四方形，内无附属物，明显短于合蕊柱。果单生，刺刀状，种子卵形，顶端具白绢质的种毛。
生境分布	生于山坡、石缝、林下。分布于吉林、辽宁、河北、江苏、湖北、湖南、甘肃、四川等省。
采收加工	立秋后采挖，切去两端，剖开或切片，晒干。
性状鉴别	本品根圆柱形或纺锤形，长10~20cm，直径1~4cm，微弯曲，表面白色或黄白色，具纵皱纹及横长反孔，栓皮破裂处显黄白色木部。质坚硬，折断面不平坦，灰白色，微带粉状。
性味功能	味微苦、甘，性平。有解毒，消痈，润肠通便的功能。
炮　制	采收，洗净，切片，晒干。
主治用法	用于久病虚弱，贫血，须发早白，痔疮，肠出血，瘰疬疮痈，风疹瘙痒，肠燥便秘。用量6~12g。

现代研究
1. 化学成分　本品含有隔山消苷C3N、C1N、C2N、C3G、C1G、D1N、K1N、M1N、F1N、W1N、G1G等成分。
2. 药理作用　本品具有双向免疫调节作用，抗肿瘤作用和抗衰老作用，还有促进毛发生长、降血脂、抑制心肌收缩、调节氧代谢等作用。

应用
1. 毒蛇咬伤，疔疮：鲜白首乌。捣烂敷患处。
2. 肝肾阴虚的头昏眼花，失眠健忘，血虚发白：白首乌、熟地黄各15g。水煎服。
3. 瘰疬：鲜白首乌。捣烂敷患处。
4. 老人便秘：鲜白首乌。水煎服。

千年健 Homalomena occulta (Lour.) Schott

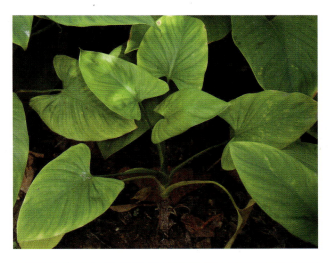

基　源	为天南星科植物千年健的干燥根茎。
原植物	多年生草本。根茎匍匐，长圆柱形，肉质。鳞叶线状披针形，向上渐狭；叶互生，具长柄，叶柄长15~30cm，肉质，上部圆柱形，有浅槽，下部膨大，呈翼状，基部扩大呈叶鞘；叶片近纸质，箭状心形或卵状心形，先端长渐尖，基部近心形，侧脉平展，向上斜升，干后呈有规则的皱缩。花序1~3，生于鳞叶之腋，短于叶柄；佛焰苞长圆形或椭圆形，开花前卷成纺锤形，先端尖；肉穗花序具短柄或无柄，花单性同株；雄花生在花序上部，雌花在下部，紧密连接；无花被；浆果。花期5~6月；果期8~10月。
生境分布	生于溪边或密林下阴湿地。分布于广西、云南等省区。
采收加工	春、秋二季采挖根茎，除去叶、苗，洗净泥土，折成段，晒干或刮去外皮后晒干。
性状鉴别	本品根茎圆柱形或略扁稍弯曲。长15~40cm，直径0.8~2cm。表面红棕色或黄棕色，粗糙，有多数扭曲的纵沟纹及黄白色的纤维束。质脆，易折断，折断面红棕色，有很多纤维束外露及圆形具光泽的油点。
性味功能	味苦、辛，性温。有祛风湿、壮筋骨、活血止痛的功能。
炮　制	拣净杂质，用水稍浸，捞出润透，切片晒干。
主治用法	用于风寒湿痹，肢节冷痛，筋骨无力；外用于痈疽疮肿。用量4.5~9g。

现代研究
1. 化学成分　本品含挥发油：α-蒎烯、β-蒎烯、柠檬烯、芳樟醇、α-松油醇、橙花醇、香叶醇、丁香油酚、香叶醛、β-松油醇、异龙脑、松油烯-4-醇、文藿香醇等成分。
2. 药理作用　本品具有抑菌作用。

应用
1. 风寒筋骨疼痛，拘挛麻木：千年健、地风各30g，老鹳草90g，共研细粉，每服3g。
2. 痈疽疮肿：千年健适量，研末调敷。
3. 胃痛：千年健，酒磨服。

四　祛风湿药

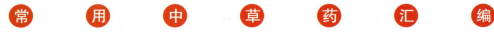

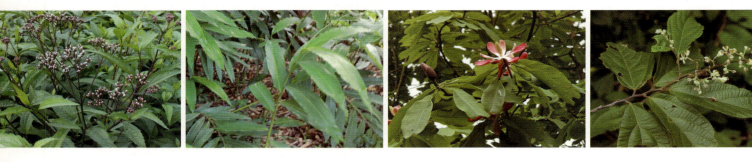

五 化湿药

化湿药是指气味芳香，性偏温燥，以化湿运脾为主作用的药物。

临床上主要用于湿浊内阻，脾为湿困，运化失常所致的脘腹痞满、呕吐泛酸、大便溏薄，食少体倦、舌苔薄白等证。

现代药理研究证明，化湿药大多能刺激嗅觉，味觉及胃黏膜，从而促进胃液分泌，兴奋肠管蠕动，使胃肠推进运动加快，以增强食欲，促进消化，排除肠道积气的作用。

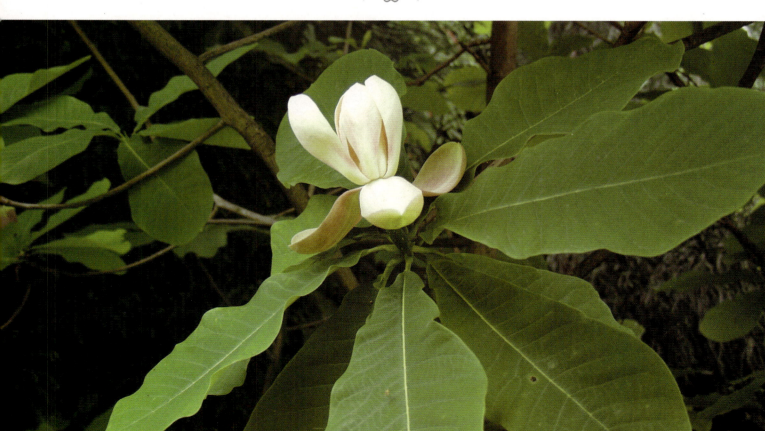

厚朴（厚朴，厚朴花） Magnoliaofficinalis Rehd.etwils.

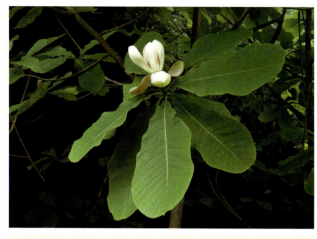

基源	厚朴为木兰科植物厚朴的树皮、根皮及枝皮。
原植物	别名：川朴。乔木。单叶互生；革质，倒卵形或倒卵状椭圆形，先端圆，有短尖，基部楔形。花与叶同时开放，花大，杯状，白色，芳香；花被片9～12，或更多，厚肉质，外轮3片，淡绿色，内两轮乳白色，倒卵状匙形。聚合果长椭圆状卵形，外皮鲜红色，内皮黑色。花期5～6月。果期8～9月。
生境分布	生于温暖、湿润的山坡。全国大部分地区有栽培。
采收加工	厚朴：5～6月剥取树皮，堆放"发汗"后晒干。厚朴花：春末夏初花蕾未开摘下，稍蒸后，晒干或烘干。
性状鉴别	本品干皮呈卷筒状或双卷筒状。外表面粗糙，灰棕色或灰褐色。内表面紫棕色或深紫褐色，较平滑，具细密纵纹，划之显油痕。质坚硬，不易折断，断面颗粒性，有油性。气香，味辛辣、微苦。根皮呈单筒状或不规则块片；有的弯曲似鸡肠，习称"鸡肠朴"。质硬，较易折断，断面纤维性。枝皮呈单筒状。质脆，易折断，断面纤维性。
性味功能	味苦、辛，性温。厚朴有温中燥湿，下气散满，消积，破滞的功能。
炮制	厚朴：刮去粗皮，洗净，润透，切丝，晒干。姜厚朴取生姜切片煎汤，加净厚朴，煮透，待汤吸尽，取出，及时切片，晾干。
主治用法	厚朴用于胸腹胀满，反胃呕吐，食积不消，肠梗阻，痢疾，喘咳痰多等症。厚朴花用于胸脘痞闷胀满，纳谷不香等症。用量3～9g。

现代研究
1. 化学成分 本品树皮含厚朴酚、异厚朴酚、四氢厚朴酚等挥发油，还含有木兰箭毒碱。
2. 药理作用 本品煎剂对多种细菌有抑制作用，对皮肤真菌也有一定的抑制活性；其醇提取物在体外对结核杆菌也有一定的抑制作用。

应用
1. 阿米巴痢疾：厚朴6g。水煎服。
2. 腹满痛大便闭者：厚朴、大黄、枳实。水煎服。
3. 虫积腹痛：厚朴、槟榔各6g，乌梅2个。水煎服。

凹叶厚朴（厚朴，厚朴花） MagnoliaofficinalisRehd.etWils.subsp.lobataLaw (MagnoliaofficinalisRehd.etWils.var.bilobaRehd.etWils.)

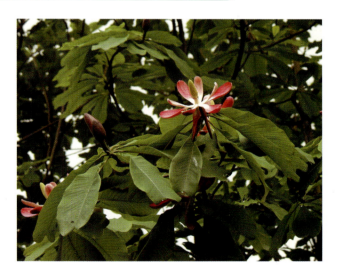

基源	厚朴为木兰科植物凹叶厚朴的干燥干皮、根皮及枝皮。厚朴花为其干燥花蕾。
原植物	落叶乔木，高达15m。树皮较薄，淡褐色。叶互生；气白色毛；叶片革质，狭倒卵形，顶端凹缺成2钝圆浅裂片，基部楔形。花单生枝顶，白色，芳香；花被片9～12，披针状倒卵形或长披针形。聚合果圆柱状卵形；果木质，有短尖头。花期4～5月，果期10月。
生境分布	生长或栽培于温暖、湿润、酸性肥沃沙壤土地。分布于陕西、甘肃及长江流域各省。
采收加工	4～6月剥取树皮、根皮及枝皮，直接阴干；置沸水中微煮后，堆置阴湿处，"发汗"至内表面变紫褐色或棕褐色时，蒸软，取出，卷成筒状，干燥。
性味功能	味苦、辛，性温。厚朴有温中燥湿，下气散满，消积，破滞的功能。厚朴花：有理气，化湿的功能。
主治用法	厚朴用于胸腹胀满，反胃呕吐，食积不消，肠梗阻，痢疾，喘咳痰多等症。厚朴花用于胸脘痞闷胀满，纳谷不香等症。用量3～9g。

现代研究
1. 化学成分 本品树皮含挥发油，如β-桉叶醇、厚朴酚、四氢厚朴酚及异厚朴酚。此外，尚含生物碱和皂苷。
2. 药理作用 暂无。

应用
同厚朴。

破布叶（布渣叶） Microcos paniculata L.

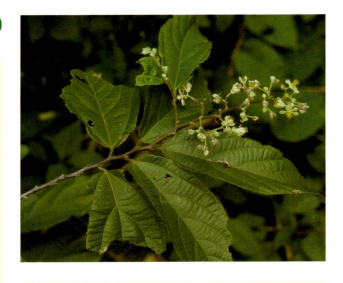

基　　源	布渣叶为椴树科植物破布叶的叶。
原植物	灌木或小乔木。树皮灰黑色。单叶互生；叶柄粗壮；托叶线状披针形，长为叶柄之半。叶片卵状矩圆形或卵形，纸质或薄革质，先端短渐尖，常破裂，基部渐窄，末端钝圆，边缘有不明显小锯齿，幼叶下面被星状柔毛，夏秋枝顶及上端叶腋抽出圆锥花序，由多个具3花的小聚伞花序所组成，被灰黄色短毛及星状柔毛；萼片长圆形；花瓣5，淡黄色。核果近球形，无毛。
生境分布	生于原野、山坡、林缘及灌丛中。分布于广西、广东和云南等省区。
采收加工	夏、秋采叶，晒干。
性状鉴别	本品干燥叶多皱缩、破碎，枯黄色或淡绿棕色，具短柄，完整者展平后呈卵形或卵状矩圆形，先端渐细，基部浑圆，边缘具小锯齿，基出主脉3，侧脉羽状，小脉网状，叶柄及主脉被星状柔毛。托叶线状披针形，长约为叶柄之半。
性味功能	味淡、微酸，性平。有清暑，消食，化痰的功能。
主治用法	用于感冒，中暑，食滞，消化不良，腹泻，黄疸等症。用量15~50g。

现代研究
1. 化学成分　叶主要含有黄酮类，三萜类和烃类与脂肪酸类的挥发油。茎和树皮中含有生物碱成分。
2. 药理作用　本品水提物有较好的解热作用和抗急性炎症的作用。其正丁醇提取物有明显的降酶退黄的功效。

应用
1. 小儿食欲不振，食滞腹痛：布渣叶、山楂、麦芽各9g，水煎服。
2. 小儿秋季腹泻：布渣叶、淮山药、云苓各12g，白术6g，炒番石榴叶9g，车前草15g。热重加黄芩6g；腹痛肠鸣加藿香6g。水煎服。
3. 消化不良，腹泻：布渣叶、番石榴叶、辣蓼各18g。

白背叶 Mallotus apelta Muell.

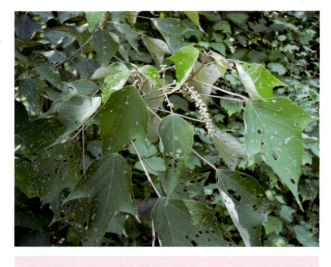

基　　源	为大戟科植物白背叶的根、叶。
原植物	灌木或乔木。单叶互生，近革质，长圆状卵形，先端渐尖，全缘或3浅裂，灰白色，被星状毛，具2腺体。花单性，雌雄异株，雄花穗状花序顶生，被灰白色星状毛；雌花穗状花序顶生或侧生；花萼3~6裂，外密被柔毛，无花瓣。蒴果近球形，密生羽毛状软刺及星状毛。花期5~6月。果期7~9月。
生境分布	生于山坡、灌丛。分布于我国南方大部分省区。
采收加工	根全年可采挖，切片晒干。叶夏秋采集，晒干或鲜用。
性状鉴别	单叶互生，具长柄；叶片圆卵形，先端渐尖，基部近截形或短截形，2腺点，全缘或不规则3浅裂，上面近无毛，下面灰白色，密被星状毛，有细密棕色腺点。
性味功能	味微苦，涩，性平，根有小毒。有清热平肝，健脾化湿，收敛固脱的功能。叶有清热利湿，消炎解毒，止血止痛的功能。
主治用法	根用于急慢性肝炎，肝脾肿大，胃痛，消化不良，风湿关节痛，目赤。叶外用于中耳炎，疖肿，湿疹，跌打损伤，外伤出血。用量15~30g。

现代研究
1. 化学成分　本品根含酚类、氨基酸、鞣质、糖类。果实中含有脂肪油。
2. 药理作用　本品煎剂或浸剂均能抑制钉螺活动，还能治疗慢性肝炎，对降低转氨酶和缩小肝脾有一定作用。

应用
1. 急、慢性肝炎：白背叶鲜根50g，水煎服。
2. 妊娠水肿：白背叶根、相思豆全草（除去种子）、大风艾。水煎服。
3. 化脓性中耳炎：白背叶，水煎，先用白醋洗耳，拭干，滴入药液擦涂。

藿香 Agastache rugosus (Fisch. et Mey.) O. Ktze.

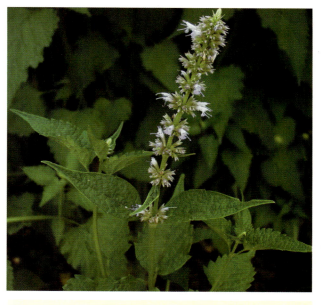

基　源	为唇形科植物藿香的干燥全草。
原植物	别名：土藿香、川藿香、鲜藿香。多年生草本。茎直立，四棱形，上部分枝。叶卵形至披针状卵形，缘具粗齿，被微毛。轮伞花序组成顶生穗状花序；花萼管状钟形。花冠淡紫蓝色，二唇形。雄蕊4，伸出花冠；花柱先端具相等的2裂。小坚果，卵状长圆形，褐色。花期6~9月，果期9~11月。
生境分布	生于草坡或路旁林中，分布于全国各地，广泛栽培。
采收加工	5~8月枝叶茂盛时或花初开时割取地上部分，阴干。
性状鉴别	本品茎呈四方柱形，四角有棱脊，表面黄绿色或灰黄色，毛茸稀少，或近于无毛；质轻脆，断面中央有髓，白色。老茎坚硬，木质化，断面中空。叶多已脱落，剩余的叶灰绿色，皱缩或破碎，两面微具毛；薄而脆。有时枝端有圆柱形的花序，土棕色，具短柄，花冠多脱落，小坚果藏于萼内。
性味功能	味辛，性微温。有祛暑解表，理气开胃的功能。
炮　制	藿香：拣去杂质，除去残根及老茎，先摘下叶，茎用水润透，切段，晒干，然后与叶和匀。藿梗：取老茎，水润透，切片晒干。
主治用法	用于暑湿感冒，胸闷，腹痛吐泻，食欲不佳。用量6~12g。
现代研究	1. 化学成分　本品含以甲基胡椒酚为主的挥发油，还含有微量的鞣质和苦味质。 2. 药理作用　本品煎剂对许兰氏毛癣菌等多种致病性真菌有抑制作用，其乙醚浸出液及醇浸出液亦能抑制多种致病性真菌。水煎剂对钩端螺旋体也有抑制作用。

应用
1. 夏季感冒有头痛、腹痛、呕吐、腹泻：藿香、半夏、厚朴、白芷。水煎服。
2. 急性胃炎：藿香、厚朴、陈皮各6g，清半夏、苍术各9g，甘草3g。水煎服。
3. 中暑发热，呕恶：藿香、连翘、制半夏各6g，陈皮3g。水煎服。
4. 脾虚，呕吐腹泻：藿香、葛根、党参、白术各9g，木香3g。水煎服。

广藿香 Pogostemon cablin (Blanco) Benth.

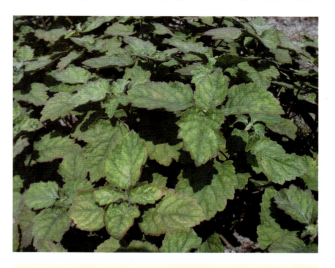

基　源	为唇形科植物广藿香的全草。
原植物	别名：枝香。一年生草本，全株有柔毛。茎直立，老茎木栓化。叶对生，揉之有特异香气；叶卵圆形或长椭圆形，边缘有不整齐粗锯齿，轮伞花序密呈穗状花序式，基部有时间断，花萼筒状，萼齿5，急尖；花冠淡红紫色，冠檐近二唇形，上唇3裂，下唇全缘。小坚果近球形，稍扁。花期4月。
生境分布	广东、海南、广西有栽培。
采收加工	生长旺盛时采收，日晒夜堆2~3天，再晒干。
性状鉴别	干燥全草长30~60cm，分枝对生。老茎略呈四方柱形，四角钝圆，表面灰棕色或灰绿色，毛茸较少，质坚不易折断，断面粗糙，黄绿色，中央有髓，白色。嫩茎略呈方形，密被柔毛，质脆易断。断面灰绿色。叶片呈灰绿色或黄绿色，多皱缩，破碎，两面被密柔毛，质柔而厚。气香，浓郁，味微苦而辛。
性味功能	味辛，性微温。有散邪化湿，和中止呕，理气开胃的功能。
炮　制	除去残根及杂质，叶另放；茎洗净，润透，切段，晒干，再与叶混匀。
主治用法	用于夏伤暑湿，寒热头痛，胸脘满闷，呕吐泄泻，腹痛纳呆，感冒夹湿。用量3~9g；水煎服。
现代研究	1. 化学成分　本品主要成分是挥发油，包含广藿香醇、广藿香酮、丁香油酚等，还含有多种倍半萜。 2. 药理作用　本品叶鲜汁抗菌作用。其水提物对高钾引起的离体豚鼠结肠带收缩有明显抑制。广藿香酮还能抑制青霉菌等霉菌的生长，可用于口服液的防腐。

应用
1. 夏季感冒而兼有头痛、腹痛、呕吐、腹泻：广藿香、法半夏、苏叶、白芷、大腹皮、茯苓、白术、陈皮、厚朴、桔梗、甘草。水煎服。
2. 急性胃炎：广藿香、厚朴、陈皮各6g，苍术、清半夏各6g，甘草3g。水煎服。
3. 中暑而有发热、烦渴、恶心呕吐：广藿香、连翘、制半夏各6g，陈皮3g。水煎服。

爪哇白豆蔻（白豆蔻） Amomum compactum Sol and ex Maton

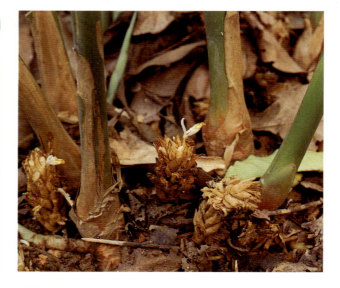

基　　源	白豆蔻为姜科植物爪哇白豆蔻的干燥成熟果实。
原植物	多年生丛生草木。根茎匍匐，粗壮。叶二列；叶鞘边缘纸质或膜质；叶舌先端圆形，几无叶柄；叶片披针形，先端尾尖，基部楔形。花序从根茎上抽出，常半掩于土中；花序倒卵形至倒锥形，土黄色，先端圆形至平截；苞片椭圆形，纸质，先端钝；花着生于苞腋；萼管状，白色，先端3齿裂；花冠白色，裂片3，唇瓣长圆形至倒卵形，白色，先端圆形或近平截，2浅裂，中肋略加厚，有2条紫红色条纹，先端常呈橘黄色；蒴果土黄色或间有棕红色，近球形，有三棱。花盛期4~6月，果期7~8月。
生境分布	生于沟谷或林下阴湿处。我国海南和云南栽培。
采收加工	7~8月间果实将黄熟但未开裂时采集果穗。
性味功能	味辛，性温。有化湿消痞，行气宽中，开胃消食，止呕的功能。
性状鉴别	本品果实类球形，全3钝棱，直径0.8-1.2cm，果皮无光泽，中轴胎座3室，每室有种子2-4粒。均以粒大、果皮薄而色洁白、饱满、气味浓者为佳。
主治用法	用于胃痛，腹胀，脘闷噫气，吐逆反胃，消化不良，湿温初起，胸闷不饥，寒湿呕逆，食积不消等症。用量2~5g。后下。

现代研究
1. 化学成分　本品种子含挥发油，其成分有1,8-桉叶油素、葛缕酮、α-蒎烯、芳樟醇等。
2. 药理作用　暂无。

应用
同白豆蔻。

白豆蔻 Amomum kravanh Pierre ex Gagnep.

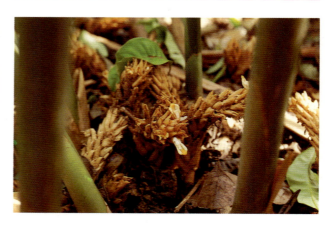

基　　源	为姜科植物白豆蔻的干燥成熟果实。
原植物	多年生草本。根茎粗壮，棕红色。叶二列；叶鞘边缘薄纸质，具棕黄色长柔毛；叶舌圆形，被粗长柔毛；叶片狭椭圆形或披针形，先端尾尖，基部楔形，两面无毛。花序2至多个从茎基处抽出，椭圆形或卵形；总苞片宽椭圆形至披针形，膜质或薄纸质，麦秆黄色，被柔毛；花萼管状，先端常膨大，3齿裂，被细柔毛；花冠管裂片3，白色，椭圆形；唇瓣椭圆形，勺状，白色，中肋处稍加厚，黄色，先端钝圆，2浅裂。蒴果黄白色或略带污红色，球形，略呈三棱形，易开裂。花期4~5月，果期7~8月。
生境分布	生于山沟阴湿处。原产于柬埔寨和泰国。我国的海南岛、云南和广西有栽培。
采收加工	7~8月间果实即将黄熟但未开裂时采集果穗，去净残留的花被和果柄后晒干。
性状鉴别	本品干燥果实略呈圆球形，具不显著的钝三棱。外皮黄白色，光滑，具隆起的纵纹25~32条；两端的棱沟中常有黄色毛茸。果皮轻脆，易纵向裂开，内含种子20~30粒，集结成团，习称"蔻球"。蔻球分为3瓣，有白色隔膜，每瓣种子7~10粒，习称"白蔻仁"或"蔻米"。质坚硬，断面白色，有油性。
性味功能	味辛，性温。有化湿消痞，行气宽中，开胃消食，止呕的功能。
炮　　制	拣净杂质，筛去皮屑，打碎，或剥去果壳，取仁打碎用。
主治用法	用于胃痛，腹胀，脘闷噫气，吐逆反胃，消化不良，湿温初起，胸闷不饥，寒湿呕逆，食积不消等症。用量2~5g。后下。

现代研究
1. 化学成分　本品果实含挥发油，其中有d-龙脑、d-樟脑、蒿草烯及其环氧化物、1,8-桉叶素、葛缕酮、香桧烯等。
2. 药理作用　本品有抑菌作用和平喘作用。其挥发油对豚鼠实验性结核，能增强小剂量链霉素的作用。

应用
1. 胃口寒作吐及作痛者：白豆蔻9g。研末，酒送下。
2. 脾胃气不和，止脾泄泻痢：白豆蔻、枳壳、肉桂、橘皮、诃子、当归、姜、枣，水煎服。
3. 呕吐哕：白豆蔻、藿香、半夏、陈皮、生姜。水煎服。

海南砂仁（砂仁） Amomum longiligulare T.L.Wu

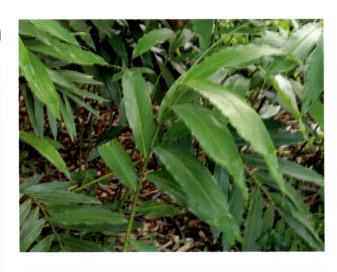

基　源	砂仁为姜科植物海南砂仁的干燥成熟果实。
原植物	多年生草本。叶片线形或线状披针形，顶端具尾状细尖头，基部渐狭；叶舌披针形，膜质。苞片披针形；小苞片长约2.2cm，下部结合；花萼白色，下部管状，顶端具3钝齿；花冠白色，下部结合，顶端具3裂片，裂片长圆形；唇瓣圆匙形，边缘白色，顶端2裂，具突出的黄色小尖头，中央隆起，紫色。退化雄蕊侧生，钻形。蒴果卵圆形，具钝三棱，长1.5~2.2cm，宽0.8~1.2cm，成熟时褐黑色，干时灰褐色或灰棕色，外被片状、分裂的短柔毛。花期4~7月，果期6~9月。
生境分布	福建、长春、海南，广东徐闻、湛江有栽培。生于山谷密林中阴湿处。
采收加工	夏秋间果实成熟时采收，晒干或低温干燥。
性状鉴别	本品果实卵圆形、椭圆形、梭状椭圆形或梨形，具有明显的3钝棱，长1~2cm，直径0.7~1.7cm，表成灰褐色或灰棕色，被片状、分枝的短刺；果皮厚而硬，内表面多红棕色；每室含种子4~24颗，种子多角形，长2.5~4mm，直径1.5~2mm，表面红棕色或深棕色，具不规则的皱纹。
性味功能	味辛，性温。有温脾止泻，食欲不振，理气安胎的功能。
主治用法	用于湿浊中阻，脾胃虚寒，呕吐，妊娠恶阻，胎动不安。用量3~6g，入煎剂宜后下。

现代研究
1. 化学成分　果实果含挥发油，油中的主要成分为α-蒎烯、β-蒎烯、桉叶素、芳樟醇、柠檬烯等。
2. 药理作用　暂无。

应用
同砂仁。

砂仁 Amomum villosum Lour.

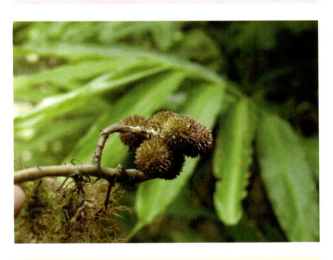

基　源	为姜科植物砂仁的果实。
原植物	别名：阳春砂、春砂仁。多年生草本。叶二列，狭长椭圆形，先端渐尖，基部渐狭，全缘，下面有微毛。花序从根状茎上生出，穗状花序疏松，花萼管状，白色，3齿裂；花冠3裂，白色，上方裂片兜状；唇瓣，白色，中央部分淡黄色，有红色斑点；唇瓣基部有侧生退化雄蕊2。蒴果球形或长圆形，有不分枝软刺，棕红色。种子多数，芳香。花期3~6月。果期7~9月。
生境分布	生于山沟林下荫湿处。现多有栽培。分布于福建、广东、广西和云南等省、自治区。
采收加工	果实成熟时剪下果穗，微火烘干或上覆以樟叶继续烘干。
性状鉴别	本品呈椭圆形或卵圆形，有不明显的三棱。表面棕褐色，密生刺状突起，顶端有花被残基，基部常有果梗。种子结集成团，具三钝棱，中有白色隔膜，将种子团分成3瓣，每瓣有种子5~26粒。种子为不规则多面体，直径2~3mm，表面棕红色或暗褐色，有细皱纹，外被淡棕色膜质假种皮；质硬，胚乳灰白色。
性味功能	味辛，性温。有行气宽中，健胃消食，温脾止泻，理气安胎的功能。
炮　制	砂仁：除去杂质及果壳，捣碎。盐砂仁：取净砂仁，用盐水浸泡拌匀，文火炒至微干，取出放凉。
主治用法	用于脘腹胀痛，食欲不振，呕吐。用量1.5~6g。

现代研究
1. 化学成分　本品主要含挥发油，油中成分有乙酰龙脑酯、樟脑、柠檬烯、α-蒎烯、β-蒎烯、月桂烯、α-水芹烯、芳樟醇等。
2. 药理作用　本品煎剂对乙酰胆碱和氯化钡引起的大鼠小肠肠管紧张性、强直性收缩有部分抑制作用；能增进肠道运动；能明显抑制血小板聚集；有明显的对抗由胶原和肾上腺素所诱发的小鼠急性死亡的作用。

应用
1. 消化不良，脾胃虚弱：砂仁、陈皮各4.5g，广木香3g，制半夏、白术各9g，党参12g，甘草3g。水煎服。
2. 急性肠炎：砂仁、苍术各6g，水煎服。
3. 胃腹胀痛，食积不化：砂仁4.5g，木香3g，枳实6g，白术9g。水煎服。

五　化湿药

绿壳砂（砂仁） Amomum villosum Lour. var. xanthioides T.L.Wu et Senjen

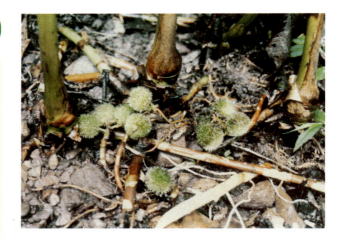

基　源	砂仁为姜科植物绿壳砂的干燥成熟果实。
原植物	别名：缩砂仁。多年生草本；具葡匐茎。根茎先端芽绿色。叶片披针形或矩圆状披针形，顶端具尾状细尖头，基部近圆形，无柄；叶舌绿色，叶鞘上可见凹陷的方格状网纹。穗状花序自根状茎发出，生于总花梗上；花萼白色；花冠管裂片卵状矩圆形，白色；唇瓣圆匙形，2裂、反卷、黄色的小尖头，中脉凸起，紫红色，其余白色；蒴果矩圆形，成熟时绿色。花期4~5月，果期7~9月。
生境分布	生于林下潮湿处。分布于云南南部。
采收加工	夏秋间果实成熟时采收，晒干或低温干燥。
性状鉴别	本品果实卵形、卵圆形或椭圆形，隐约呈现3钝棱，表面棕色、黄棕色或褐棕色，密被略扁平的刺状突起；果皮内表面淡黄色或褐黄色；每室含种子8~22颗；种子不规则多角形，表面淡棕色或棕色，具较规则的皱纹。
性味功能	味辛，性温。有行气宽中，健胃消食，温脾止泻，理气安胎的功能。
主治用法	用于湿浊中阻，脾胃虚寒，呕吐，妊娠恶阻，胎动不安。用量3~6g，入煎剂宜后下。

现代研究
1. 化学成分　本品果实含挥发油，油中成分有橙花叔醇、乙酰龙脑酯、芳樟醇、龙脑、樟脑烯和β-蒎烯等。
2. 药理作用　同"砂仁"。

应用
同砂仁。

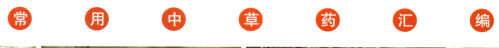
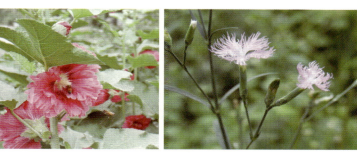
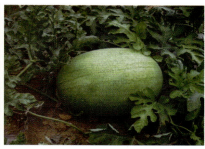
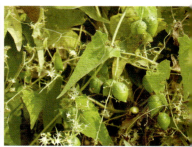

六 利水渗湿药

利水渗湿药是指能利水渗湿，以治疗水湿内停病证为主要作用的药物。

临床上主要用于小便不利、水肿、泄泻、淋证、黄疸、带下、湿温等水湿所致的各种病证。

现代药理研究表明，利水渗湿药大多具有利尿、抗病原体、利胆、保肝、降压、抗肿瘤等作用，还有降血糖、降血脂及调节免疫功能作用。

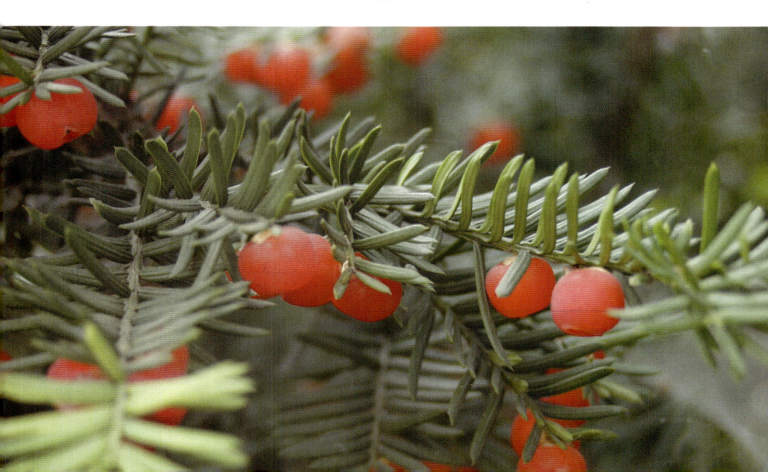

◆利水消肿药◆

猪苓　Polyporusumbellatus(Pers.)Fries

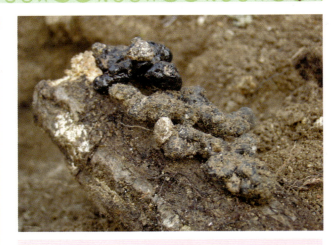

基　　源	为多孔菌科真菌猪苓的干燥菌核。
原植物	菌核形状不规则，为凹凸不平瘤状突起的块状球形，稍扁，有的分枝如姜状，棕色或黑色，有油漆光泽，内部白色至淡褐色，半木质化，干燥后坚而不实，较轻，略弹性。子实体在夏秋季且条件适宜时，从菌核体内伸出地面，伞状或伞状半圆形，有柄，无环纹，边缘薄而锐，常内卷；菌管与菌肉皆为白色，管口圆形至多角形。
生境分布	生于凉爽干燥的山坡阔叶林或混交林中，菌核埋生于地下树根旁。全国大部分地区有分布。
采收加工	春、秋二季采挖，除去泥沙，晒干。
性状鉴别	本品菌核呈不规则块状、条形、类圆形或扁块状，有的有分枝，长5~25cm，直径2~6cm。表面黑色、灰黑色或棕黑色，皱缩或有瘤状突起。体轻，质硬，断面类白色或黄白色，略呈颗粒状。
性味功能	味甘，性平。有利水渗湿，抗癌的功能。
炮　　制	洗净泥砂，润软切片，晾干。
主治用法	用于水肿，小便不利，泌尿系感染，腹泻，白带，淋浊，肿瘤等。用量6~12g。

现代研究
1. 化学成分　本品含有猪苓葡聚糖Ⅰ和甾类化合物：多孔菌甾酮A、B、C、D、E、F、G等成分。
2. 药理作用　本品具有利尿利用，免疫增强作用，抗肿瘤作用和对中毒性肝炎肝脏的保护作用，并有抗辐射作用。

应用
1. 肾炎浮肿，小便赤热：猪苓、茯苓、泽泻、滑石各9g，阿胶珠4.5g。水煎服。
2. 急性尿道炎：猪苓、木通、滑石各6g。水煎服。
3. 妊娠水肿，小便不利，微渴引饮：猪苓25g，研末，水冲服。
4. 热淋、尿急、尿频：猪苓、木通各6g，萹蓄、车前子各9g。水煎服。

茯苓　Poriacocos(Ochw.)Wolf.

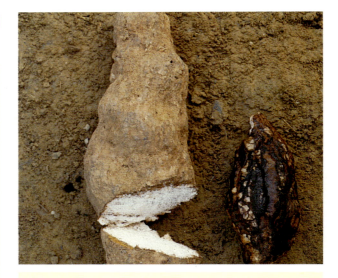

基　　源	为多孔菌科真菌茯苓的菌核。
原植物	菌核有特殊臭味，球形或不规则形，大小不等。新鲜时较软，干后坚硬。外为淡灰棕色或深褐色，有瘤状皱缩皮壳；内部由多数菌丝体组成，粉粒状，外层淡粉红色，内部白色；子实体平卧于菌核表面，白色，干燥后，变浅褐色，管孔多角形或不规则形，孔壁薄，孔缘渐变为齿状。
生境分布	生于向阳、温暖的山坡，多寄生于松属植物较老的根部。全国大部分省区有培育。
采收加工	于7~9月采挖，洗净，擦干，"发汗"5~8天，反复数次，至变褐色，阴干切片或切块。
性状鉴别	本品呈球形，扁圆形或不规则的块状，表面黑褐色或棕褐色，外皮薄而粗糙，有明显隆起的皱纹，体重，质坚硬，不易破开；断面不平坦，呈颗粒状或粉状，外层淡棕色或淡红色，内层全部为白色，少数为淡棕色，细腻，并可见裂隙或棕色松根与白色绒状块片嵌镶在中间。气味无，嚼之粘牙；白茯苓均已切成薄片或方块，色白细腻而有粉滑感。质松脆，易折断破碎，有时边缘呈黄棕色。
性味功能	味甘、淡，性平。有利水渗湿，健脾宁心的功能。
炮　　制	茯苓：用水浸泡，洗净，捞出，闷透后，切片，晒干；朱茯苓：取茯苓块以清水喷淋，稍闷润，加朱砂细粉撒布均匀，反复翻动，使其外表粘满朱砂粉末，然后晾干。
主治用法	用于水肿，尿少，痰饮眩悸，脾虚食少，便溏泄泻，心宁不安，惊悸失眠。用量9~15g。水煎服或入丸散。

现代研究
1. 化学成分　本品含β-茯苓聚糖和三萜类化合物：乙酰茯苓酸、茯苓酸、3β-羟基羊毛甾三烯酸。此外，尚含树胶、甲壳质、蛋白质、脂肪、甾醇、卵磷脂、葡萄糖、腺嘌呤、组氨酸、胆碱、β-茯苓聚糖分解酶、脂肪酶、蛋白酶等。
2. 药理作用　本品具有利尿作用，提高体液免疫功能，抑制毛细血管的通透性并能降低血糖。

应用
1. 脾胃虚弱，食少便溏，肢软无力：茯苓、党参、炒白术各9g，灸甘草3g，研末吞服。
2. 水肿，小便不利：茯苓、猪苓、泽泻、白术各9g，水煎服。
3. 脾虚咳嗽多痰：茯苓9g，陈皮4.5g，姜半夏9g，甘草3g，水煎服。

东北红豆杉（紫杉） Taxuscuspidata Sieb.etZucc

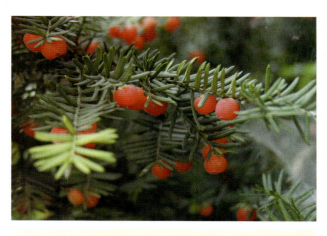

基　　源	紫杉为红豆杉科植物东北红豆杉的枝和叶。
原植物	常绿乔木。树皮红褐色或灰红褐色，成片状剥裂，内皮薄，外面紫色，内面黄白色，老时外皮深纵裂。枝密生，小枝互生，幼时深绿色，老时红褐色。叶螺旋状着生，呈不规则两排列，与小枝约成45度角斜展，条形，有短柄，先端尖，基部窄，中脉隆起，背面有2条较宽的灰绿色气孔带。雌雄异株，球花单生于前年枝的叶腋。种子卵圆形，稍扁，生于深红色肉质多汁的杯状或坛状假种皮内，基部有多对黄色鳞片，熟时紫褐色，具光泽。花期5~6月。果期7~8月。
生境分布	生于河岸、谷地，常针叶混交林中。分布于东北。
采收加工	全年可采，鲜用或作原料药材使用。
性状鉴别	本品枝条平展，小枝基部有宿存芽鳞，冬芽淡黄褐色，芽鳞先端渐尖，背面有纵脊。叶排成不规则的二列，斜上伸展，约成45度角，条形，通常直，稀微弯，基部窄，有短柄，先端通常凸尖，上面深绿色，有光泽，下面有两条灰绿色气孔带，气孔带较绿色边带宽二倍，干后呈淡黄褐色，中脉带上无角质乳头状突起点。
性味功能	味淡，性平。有利尿消肿，温肾通经的功能。
主治用法	用于水肿，小便不利，淋症，月经不调，产后瘀血，痛经，肾脏病，糖尿病。

现代研究
1. 化学成分　本品含有紫杉醇、紫杉素、紫杉碱、紫杉次素、紫杉次素A、金松黄酮等双萜类化合物。
2. 药理作用　本品具有抗白血病及肿瘤的作用，并有抑制糖尿病及治疗心脏病的效用。

应用
1. 糖尿病：紫杉叶6g，水煎服，日服2次。
2. 肾炎浮肿，小便不利：紫杉叶6g，木通9g，玉米须9g。水煎服，日服2次。
3. 恶性肿瘤：紫杉叶3~6g，或紫杉小枝（去皮）9~15g，水煎服。

红豆杉 Taxuschinensis(Pilger)Rehd.

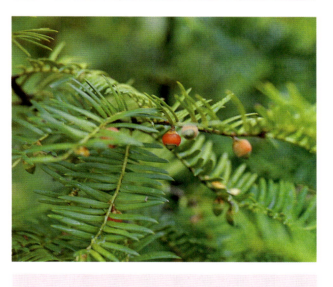

基　　源	为红豆杉科植物红豆杉的全株。
原植物	常绿乔木。树皮红褐色，条裂，小枝互生。叶螺旋状着生，基部排成二列，无柄，线形，常微弯，先端渐尖或稍急尖，基部微圆形，边缘向下微弯，下面沿中脉两侧有2条宽灰绿色或黄绿色气孔带，绿色边窄，中脉带上有密生均匀微小乳头点。雌雄异株，球花单生于叶腋；雌球花的胚珠单生于花轴上部侧生短轴顶端，基部有圆盘状假种皮。种子扁卵圆形，生于红色肉质、杯状假种皮中，先端稍有2脊，种脐卵圆形。
生境分布	生于山地、沟谷疏林中。分布于全国大部分地区。
采收加工	春、夏、秋季采集，晒干。
性味功能	味苦、辛，性微寒。有抗菌，抗癌，利尿消肿，驱虫的功能。
主治用法	种子用于食积，蛔虫病；其所含的紫杉醇对黑色素瘤和卵巢癌有较好的疗效。对胃癌、白血病、肺癌也有一定作用。用量种子9~18g。炒热，水煎服。紫杉醇静脉滴注。

现代研究
1. 化学成分　本品含有紫杉醇等。
2. 药理作用　本品具有抗肿瘤作用。

应用
恶性黑色素瘤：紫杉醇275mg，加1%葡萄糖150ml，静脉滴注，2周1次，共2次；或加卡铂100mg，再加10%葡萄糖150ml，静滴，每日1次，连用5日。

西瓜（西瓜翠） Citrulluslanatus(Thunb.) Mansfeld

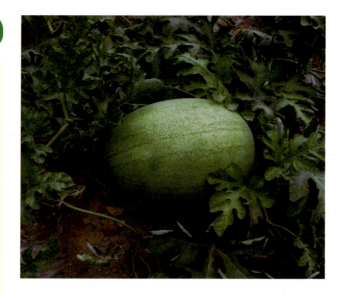

基　源	西瓜翠为葫芦科植物西瓜的外层果皮。
原植物	一年生蔓生草本。幼枝有白色长柔毛，卷须分叉。叶互生，广卵形或三角状卵形，羽状分裂、3深裂或3全裂，裂片又作羽状浅裂或深裂，先端圆钝，两面均有短柔毛。花单性，雌雄同株；花萼5深裂，被长毛；花冠合生成漏斗状，淡黄色，5深裂；雄花有雄蕊3，药室S形折曲；雌花较小，子房下位，密被白色柔毛。瓠果大型，球状或椭圆状，果皮光滑，绿色、深绿色、绿白色等，多具深浅不等的相间条纹，果瓤深红色、淡红色、黄色或玉白色，肉质，多浆汁。种子扁平光滑，卵形、黑色、白色，稍有光泽。花期4~7月，果期7~8月。
生境分布	全国各地均有栽培。
采收加工	夏、秋将食后的西瓜皮用刀削外层的青色果皮，收集，洗净，晒干。
性状鉴别	本品外层果皮常卷成管状、纺锤状或不规则形的片块，大小不一，厚0.5~1cm。外表面深绿以、黄绿色或淡黄白以，光滑或具深浅不等的皱纹，内表面色稍淡，黄白色至黄棕色，有网状筋脉（维管束），常带有果柄。质脆，易碎，无臭，味淡。
性味功能	味甘、淡，性微寒。有清热解暑，止渴，利尿的功能。
炮　制	削去内层柔软部分，洗净，晒干。
主治用法	用于暑热烦渴，小便不利，水肿，黄疸，口舌生疮。用量12~30g。

现代研究
1. 化学成分　本品含总糖、蛋白质、氮、鞣质，还含氨基酸：天冬氨酸、苏氨酸、丝氨酸、谷氨酸、赖氨酸等。
2. 药理作用　本品具有利尿作用。

应用
1. 肾炎、水肿：西瓜翠30g，鲜白茅根60g。水煎服。
2. 暑热尿赤：西瓜翠30g，水煎服。
3. 黄疸水肿：西瓜翠、鲜荷叶、银花。水煎服。

铁刀树 CassiasiameaLam.

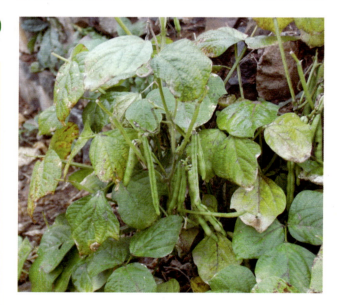

基　源	为云实科植物铁刀树的根、叶、花及种子。
原植物	乔木，高10m。双数羽状复叶，小叶对生，6~10对，革质，长圆形或长圆状椭圆形，先端圆钝，常微凹，有短尖头，基部圆形，全缘，上面光滑无毛，下面粉白色。总状花序生于枝顶叶腋，排成伞房花序状；苞片线形；萼筒短，萼片5，近圆形，不等长，花瓣5，黄色，阔倒卵形，有短柄。荚果扁平，边缘加厚，被柔毛，紫褐色。花期10~11月，果期12月至翌年1月。
生境分布	生于丘陵地、平原、河谷、村边杂木林中或栽培。分布于台湾、广东、海南、广西、云南等省区。
采收加工	根全年可采挖，晒干或鲜用。叶夏、秋季收，晒干。
性味功能	味苦，性平。有祛瘀消肿，利湿消肿的功能。
主治用法	根用于风湿性关节炎，痞满腹胀，头晕，跌打损伤，脚扭伤。叶、花、种子用于腹胀，便秘等。用量，根9~15g。外用适量。叶、花、种子6~9g。

应用
1. 风湿性关节炎：铁刀树根9~15g，水煎服或泡酒服。
2. 跌打损伤，脚扭伤：用铁刀树鲜根适量，捣烂，调敷患处。每日换1次药。
3. 便秘腹痛：铁刀树叶9g，水煎服，每日早服1次。

赤豆（赤小豆） VignaangularisOhwietOhashi (PhaseolusangularisWight)

基　源 原植物	赤小豆为蝶形花科植物赤豆的干燥成熟种子。一年生草本。三出羽状复叶。顶生小叶菱卵形或卵形，先端，基部宽楔形或圆形，全缘或三浅裂。侧生小叶斜卵形。总状花序腋生。花冠蝶形黄色。荚果圆柱形稍扁，近无毛。种子长圆形，暗红色。花期6~7月，果期8~9月。
生境分布	全国各地栽培。主要分布于吉林、北京、河北、陕西、安徽、江苏、浙江、江西、广东、四川、云南等省区。
采收加工	秋季果实成熟时，打下种子，除去杂质，晒干。
性状鉴别	本品呈矩圆形，两端圆钝或平截，种皮赤褐色或稍淡，表面紫红色或暗红棕色。一侧有线形突起的种脐，平滑有光泽，种脐位于侧缘上端，白色，不显著突出，亦不凹陷，质坚硬，不易破碎。
性味功能	味甘、酸，性平。有利水除湿，消肿解毒，和血排脓的功能。
炮　制	洗净，晒干。
主治用法	用于水肿胀满，脚气浮肿，黄疸尿赤，泻痢，便血，风湿热痹，痈肿疮毒，肠痈腹痛。用量9~30g。外用适量，研末调敷患处。

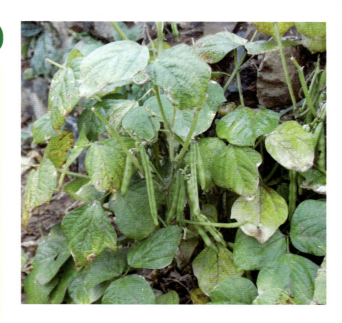

现代研究

1. 化学成分　本品含有齐墩果烯低聚糖苷：赤豆皂苷（azukisaponin）Ⅰ，即槐花二醇；赤豆皂苷Ⅱ，大豆皂醇B 赤豆皂苷Ⅲ，赤豆皂苷Ⅳ，赤豆皂苷Ⅴ和赤豆皂苷Ⅵ，黄烷醇鞣质：D-儿茶精、D-儿茶精等成分。
2. 药理作用　本品具有利尿作用和抑菌作用。

应用
同赤小豆。

赤小豆 Vignaumbellata(Thunb.)Ohwiet Ohashi(PhaseoluscalcaratusRoxb.)

基　源 原植物	为蝶形花科植物赤小豆的干燥成熟种子。一年生草本。三出羽状复叶，披针形，先端渐尖，基部圆形或近截形。总状花序腋生或顶生，有2~3朵花。花冠黄色。荚果细圆柱形，种子6~10粒，长圆形而稍扁，紫红色，无光泽，种脐凹陷或纵沟。花期6~7月，果期8~9月。
生境分布	全国各地栽培。主要分布于吉林、北京、河北、陕西、安徽、江苏、浙江、江西、广东、四川、云南等省区。
采收加工	秋季果实成熟时，打下种子，除去杂质，再晒干。
性状鉴别	本品干燥种子略呈圆柱形而稍扁，长5~7毫米，直径约3mm，种皮赤褐色或紫褐色，平滑，微有光泽，种脐线形，白色，约为全长的2/3，中间凹陷成一纵沟，偏向一端，背面有一条不明显的棱脊。质坚硬，不易破碎，除去种皮，可见两瓣乳白色于仁。气微，嚼之有豆腥味。
性味功能	味甘、酸，性平。有利水消肿，解毒排脓的功能。
主治用法	用于水肿胀满，脚气浮肿，黄疸尿赤，风湿热痹，痈肿疮毒，肠痈腹痛。用量9~30g。

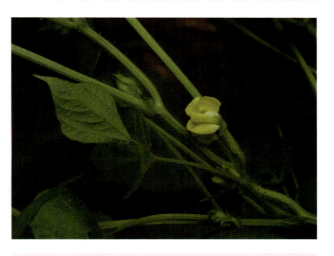

应用
1. 水肿胀满，脚气浮肿：赤小豆、薏苡仁、防己、甘草各15g，水煎服。
2. 湿热黄疸，发热，无汗：赤小豆、连翘各15g，麻黄9g，水煎服。
3. 肝硬化腹水：赤小豆、鲤鱼，同煮食。
4. 流行性腮腺炎：赤小豆，捣烂研粉与鸡蛋清调敷患处。

现代研究
1. 化学成分　本品含糖类，三萜皂苷。含蛋白质，脂肪，粗纤维灰分，钙，磷，铁，硫胺素，核黄素，烟酸等成分。
2. 药理作用　本品具有利尿作用和抑菌作用。

六　利水渗湿药

宝兴马兜铃（淮通） Aristolochiamoupinensis Franch.

基　源	淮通为马兜铃科植物宝兴马兜铃的根和茎。
原植物	别名：淮木通、青木香。攀援状半灌木，长3~4m，幼枝和芽密被黄色茸毛，老时被柔毛。单叶互生，叶卵状心形，先端锐尖至短渐尖，上面疏生短柔毛，下面毛较密。花单生叶腋，花梗长2~4cm，近中部具1卵形苞片；花被筒弯曲，密生黄柔毛，顶端3裂，裂片带紫色雄蕊6；子房6室。蒴果圆柱形，有6翅状棱，沿背缝线较宽，黑褐色，成熟时6瓣裂。花期6~8月，果期7~9月。
生境分布	生于峡谷林下阴湿处。分布于湖北、四川、贵州、云南等省区。
采收加工	春秋季采挖根，切片，晒干。
性味功能	味苦，性寒。有清热利湿，行水下乳，排脓止痛的功能。
主治用法	用于小便不利，水肿，尿路感染，阴道滴虫，风湿关节痛，湿疹，荨麻疹，痈肿疮疡。用量6~9g。孕妇忌服。

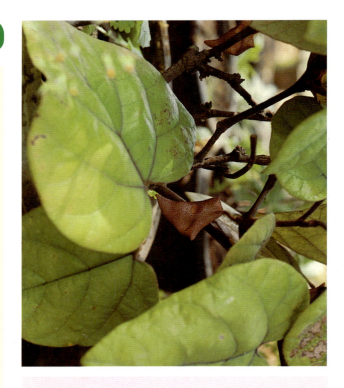

应用
1. 风湿关节痛：淮通适量。研细粉，酒浸五日，擦涂痛处。
2. 疮疖肿毒：淮通适量。水煎洗敷患处；或鲜根捣汁涂敷患处。
3. 湿疹，荨麻疹：淮通适量。研末，撒敷患处。
4. 阴道滴虫：淮通适量，水煎洗阴道。

耳叶马兜铃（黑面防己） Aristolochia tagala Champ.

基　源	黑面防己为马兜铃科植物耳叶马兜铃的根。
原植物	别名：卵叶马兜铃、木防己、麻疯龙、藤子防己。木质藤本。根粗壮，黑褐色，内面白色。单叶互生，纸质，卵形至长椭圆形，全缘。聚伞花序总排列，成对或单生于叶腋；花萼紫色或暗紫色，被毛；花萼管中部膨大成球形；雄蕊6。蒴果下垂，卵形至宽卵形或长圆状倒卵形，有数条平坦的纵线条，近基部处渐狭成长4~6的果柄。花期6~8月，果期9~10月。
生境分布	生于山地林中、路旁灌木丛中。分布于广西、广东及云南等省区。
采收加工	秋季采收根部，切片，晒干。
性味功能	味苦、辛，性凉。有利水，除湿，止痛，消炎的功能。
主治用法	用于泌尿道感染，水肿，风湿关节疼痛，胃溃疡。用量9~15g，水煎服。

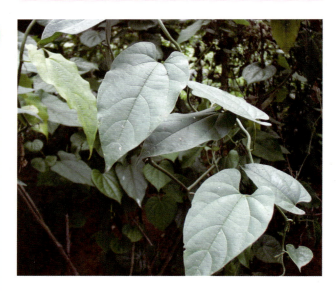

应用
1. 风湿性、类风湿性关节炎、骨痛：黑面防己15g，水煎服。
2. 骨痛：黑面防己9g，水煎服；或研粉，蜂蜜调服。
3. 风湿关节痛：黑面防己，水煎煮，加蔗糖制成糖浆，口服。
4. 泌尿道感染，水肿：黑面防己9g，水煎服。

感应草 Biophytum sensitivum (L.) DC.

基　源	为酢浆草科植物感应草的干燥全草。
原植物	别名：罗伞草、降落伞。多年生草本，高5~20cm；茎单一，生稀疏短毛。双数羽状复叶，多数聚生于茎顶端，叶轴被毛；小叶8~14对，矩圆形或矩圆状倒卵形，稍偏斜，无毛。聚伞花序排成伞形花序状，顶生；苞片小；萼片5；花瓣5，黄色；雄蕊10。蒴果椭圆状倒卵形，短于宿存萼。开裂后果瓣与中轴分离。
生境分布	生于疏林或灌木丛中。分布于台湾、广西、贵州、云南等省区。
采收加工	夏秋季采收全草，晒干。
性状鉴别	本品茎多分枝，遍体散生倒刺毛或锐刺。2回羽状复叶，羽片2~4，掌状排列，小叶14~48，长圆形，边缘及叶脉有刺毛；叶柄长1.5~4cm；托叶披针形，有刺毛。头状花序长圆形，2~3个腋生；花小，淡红色；花萼钟状，荚扁，边缘有刺毛，有3~4荚节，每节有1种子。
性味功能	味甘、微苦，性平。有消积，利水的功能。
炮　制	洗净，晒干。
主治用法	用于小儿疳积，水肿。用量9~15g。

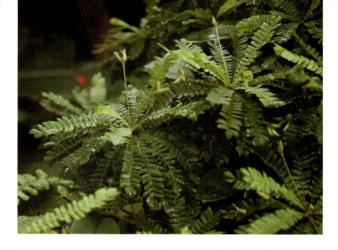

现代研究
1. 化学成分　本品含羞草碱苷、番红花酸，另含黄酮苷、酚类、氨基酸、有机酸等。
2. 药理作用　本品具有止咳及微弱的祛痰作用；有明显的抗乙酰胆碱作用，也有明显抑菌作用。

应用
1. 小儿疳积：鲜感应草9g。洗净与肝尖或瘦肉蒸熟后，食肉喝汤。
2. 水肿：感应草15g。水煎服，或与猪骨炖服。

通脱木（通草） Tetrapanax papyriferous (Hook.) K. Koch.

基　源	通草为五加科植物通脱木的干燥茎髓。
原植物	别名：大通草、通花五加。灌木或小乔木。茎髓大，纸质。叶大，集生于茎顶，近圆形，掌状5~11裂，再分裂为2~3小裂片，先端渐尖，基部心形，边缘具疏锯齿，有星状毛。圆锥花序大型，由多数球状聚伞花序集成，密生白色星状绒毛，花黄白色。核果状浆果，球形，紫黑色。花期10~12月，果期次年1~2月。
生境分布	生于山坡向阳处。分布于我国黄河以南各省区。
采收加工	秋季采收树杆，趁鲜用取出茎髓，晒干。
性状鉴别	本品呈圆柱形，表面白色或淡黄色，有浅纵沟纹。体轻，质松软，稍有弹性，易折断，断面平坦，显银白色光泽，中部有直径0.3~1.5cm的空心或半透明的薄膜，纵剖面呈梯状排列，实心者少见。
性味功能	味甘、淡，性寒。有清热利水，通气下乳的功能。
炮　制	通脱木：拣去杂质，切片；朱通脱木：取通草片，置盆内喷水少许，微润，加朱砂细粉，撒布均匀，并随时翻动，至外面挂匀朱砂为度，取出，晾干。
主治用法	用于小便不利，尿路感染，乳汁不下，水肿等。用量3~6g。水煎服。

现代研究
1. 化学成分　本品含灰分、脂肪、蛋白质、粗纤维、戊聚糖。尚含糖醛酸等成分。
2. 药理作用　本品具有利尿作用。

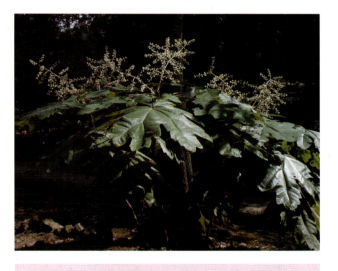

应用
1. 尿赤，小便不利：通草、滑石、生地、淡竹叶。
2. 乳汁不通：通草6g，炙山甲、王不留行各9g。
3. 水肿，淋浊：通草、茯苓皮、滑石、泽泻、白术。
4. 肾炎水肿：通草、木猪苓各等份。研末，米汤调服。
附注：通脱木根也作药用。味淡，性寒。有行气，利水，消食，下乳的功能。用于水肿，淋病，食积饱胀，乳汁不通。用量6~9g。

旱芹 ApiumgraveolensL.

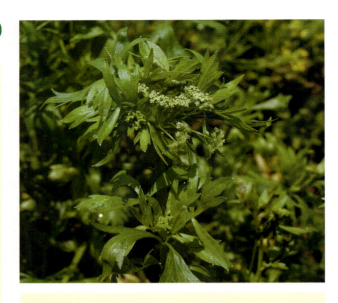

基源	为伞形科植物旱芹的全草。
原植物	别名：药芹、香芹。一年或二年生草本。全株具浓烈香气。茎圆柱形，上部分枝，具纵棱和节。基生叶丛生，奇数羽状复叶，1～2回羽状全裂，常三浅裂或深裂，小裂片近菱形，边缘有圆锯齿或锯齿。茎生叶楔形，三全裂。复伞形花序多数，顶生或侧生，无总苞和小总苞片；伞幅7～16，花小，绿白色，萼齿不明显；花瓣5，白色，先端内卷。双悬果近圆形至椭圆形，分果具5条锐棱，每棱槽内有油管1条，合生面平坦，有油管2条，每分果有种子1粒。花期4月，果期6月。
生境分布	喜生于向阳的沙壤土中。我国各地普遍栽培。
采收加工	春、夏、秋三季均可采挖。洗净鲜用。
性状鉴别	本品茎圆柱形，上部分枝，有纵棱及节。根出叶丛生，单数羽状复叶，倒卵形至矩圆形，具柄，小叶2～3对，基部小叶柄最长，愈向上愈短，小叶长、阔均约5cm，3裂，裂片三角状圆形或五角状圆形，尖端有时再3裂，边缘有粗齿；茎生叶为全裂的3小叶，复伞形花序侧生或顶生，有强烈香气。
性味功能	味甘、微辛，性凉。有降压利尿，凉血止血的功能。
炮制	洗净，多为鲜用。
主治用法	用于头晕脑胀，高血压病，小便热涩不利，尿血，崩中带下。用量30～60g。

现代研究

1. 化学成分 本品含芹菜苷、药芹二糖苷A、反式洋芫荽子底酸、佛手柑内酯、挥发油、有机酸、甘醇酸、胡萝卜素、维生素C、糖类等，挥发油中有α–芹子烯以及丁基苯酞苯酞衍生物成分，又含有毒的多炔类化合物。
2. 药理作用 本品具有降压作用，镇静、安定、抗惊厥作用，并有抗贫血效力，抗菌作用和利尿作用。

应用

1. 高血压：鲜旱芹适量，洗净榨汁。
2. 妇女月经不调，崩中带下，或小便出血：鲜旱芹50g，茜草6g，六月雪12g。水煎服。

夹竹桃 NeriumoleanderLinn.(NeriumindicumMill.)

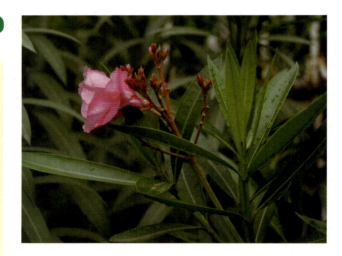

基源	为夹竹桃科夹竹桃的叶。
原植物	常绿灌木。3~4叶轮生，枝条下部为对生，革质，条状披针形，先端渐尖，基部楔形，全缘。聚伞花序顶生，花萼5裂，密被细毛；花冠漏斗状，5裂，桃红色或白色，有芳香气，常为重瓣；有条形附属体。副花冠鳞片状，顶端撕裂；雄蕊5，花丝短，被白色长毛，药端有丝状附属体，旋钮状，半球形，密被短毛；花柱圆柱形。果长圆形；种子顶端具黄褐色种毛。
生境分布	全国大部地区有栽培。
采收加工	结合整枝修剪时，采集叶片，晒干或烘干。
性状鉴别	本品叶窄披针形，长可达15cm，宽约2cm，先端渐尖，基部楔形，全缘稍反卷，上面深绿色，下面淡绿色，主脉于下面凸起，侧脉细密而平行；叶柄长约5mm。厚革质而硬。
性味功能	味辛、苦涩，性温。有大毒。有强心利尿，祛痰杀虫的功能。
炮制	取叶片及枝皮，晒干或炕干。
主治用法	用于心力衰竭，癫痫；外用于甲沟炎，斑秃。煎水洗或干品调敷。用量：干叶1～1.5g，鲜叶3～4片，水煎分3次服用。本品有大毒，不可过量，必须在医生指导下使用，孕妇禁用。

现代研究

1. 化学成分 本品含有欧夹竹桃苷丙，系夹竹桃苷元与夹竹桃糖所成的苷，欧夹竹桃苷甲，欧夹竹桃苷乙，去乙酰欧夹竹桃苷丙等，还含夹竹桃苷A、B、D、F、G、H、K等，系洋地黄毒苷元和乌他苷元的各种糖苷，尚含三萜皂苷（苷元为熊果酸及齐墩果酸），芸香苷，橡胶肌醇、酚性结晶物质、挥发油、棕榈酸、硬脂酸、油酸等。
2. 药理作用 本品具有强心作用、抗癌作用，并有利尿作用。

应用

1. 心力衰竭，癫痫：夹竹桃叶干粉装入胶囊，口服。
2. 斑秃：将夹竹桃老叶干粉装入有色瓶内，用酒精配成酊剂后放置1～2周，用时将药液擦于患处。
3. 蛇头疮：鲜黄花夹竹桃叶适量，捣烂，和蜜调匀，包敷患处。

娃儿藤（三十六荡） Tylophora ovata Hook. et Seud.

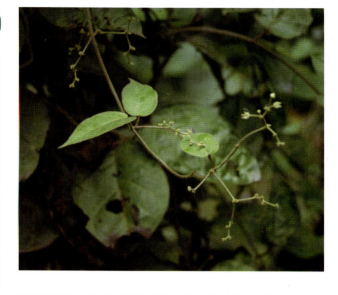

基　　源	三十六荡为萝科植物娃儿藤的根及根状茎。
原植物	多年生藤本，全株被锈黄色柔毛。根细长，叶对生，卵形，先端急尖，基部浅心形，全缘。聚伞花序伞房状，腋生；花小，淡黄色或黄绿色；花萼裂片5，卵形，有缘毛；花冠辐状，裂片5，花药顶端有圆形薄膜片，内弯向柱头；柱头盘状五角形，顶端扁平。果双生，卵状窄披针形。花期4~8月，果期8~12月。
生境分布	生于山地灌木丛中及山谷或向阳疏密杂树林中。分布于台湾、湖南、广东、广西、云南等省区。
采收加工	夏季开花前或秋季采。挖取根部，晒干。
性状鉴别	本品干燥根呈圆柱状，细小、多数、丛生，长5~18cm，表面淡黄色，具细小的纵皱纹，质脆而易折断，断面皮部黄白色，木部细小，淡黄色，茎细长圆柱形，直径2~5mm，表面灰褐色，具短柔毛，茎不分枝。叶卵形，皱缩而易破碎，淡黄色，两面具柔毛，展开长2.5~6cm，宽2~4.5cm，全绿，枝梢有淡黄色伞房状聚伞花序，果圆柱状披针形。
性味功能	味辛，性温；有小毒。有祛风除湿、散瘀止痛、止咳定喘、解蛇毒的功能。
炮　　制	洗净切段晒干或鲜用。
主治用法	用于风湿筋骨痛、咳嗽、哮喘、跌扑肿痛、毒蛇咬伤等症。用量3~9g。外用适量，鲜根捣烂敷患处。孕妇及体弱者忌用。

现代研究
1. 化学成分　本品含有娃儿藤碱、异娃儿藤碱、娃儿藤宁碱等成分。
2. 药理作用　本品具有抗癌和抗白血病作用。

应用
1. 慢性气管炎：三十六荡提取总碱，葫芦茶浸膏，加白糖6g及0.1%尼泊金。口服。
2. 眼镜蛇咬伤：鲜三十六荡全草适量，捣烂，调酒，由上向下擦敷患处（留出伤口不擦）。

猪殃殃 Galium aparine L. var. tenerum (Gren. et Godr.) Reichb.

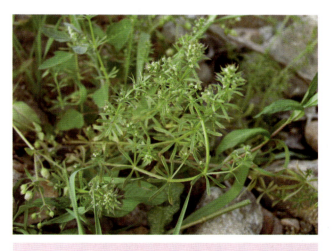

基　　源	为茜草科植物猪殃殃的全草。
原植物	蔓生或攀援状草本，茎细弱，多分枝，四棱形，棱上、叶缘及叶下中脉有倒生小刺毛。叶6~8片轮生，无柄；叶革质，条状倒披针形，先端有凸尖头，聚伞花序腋生或顶生，单生或2~3朵簇生；花小，黄绿色；萼筒全部与子房愈合，萼齿4，有钩毛；花冠辐状，花冠筒短，4深裂，裂片长圆形。花期4~5月。果期6~8月。
生境分布	生于路边、荒野、田埂边及草地上。分布于东北、中南、西南等省区。
采收加工	5~8月采收，除净泥沙，晒干或鲜用。
性状鉴别	本品纤细易破碎，表面浅棕色，茎呈四棱形，直径1~1.5mm，四棱上有多数倒生刺，无柄，叶片多卷缩破碎，展平后呈披针形或条状倒披针形，常残留腋生的细小花序，呈棕色。
性味功能	味辛、苦，性微寒。有清热解毒，利尿消肿，活血通络的功能。
炮　　制	洗净，晒干。
主治用法	用于水肿，尿路感染，痢疾，感冒，牙龈出血，急、慢性阑尾炎，痛经，崩漏，淋浊，尿血，跌打损伤，肠痈，中耳炎等。外用鲜草适量，捣敷患处。

现代研究
1. 化学成分　本品含有糖类、多糖、苷类、有机酸、内酯、香豆素、甾醇、三萜、生物碱等成分。
2. 药理作用　本品具有利尿作用和抗肿瘤作用。

应用
1. 白血病：猪殃殃60g，狗舌草30g。水煎服。
2. 恶淋巴瘤：猪殃殃90g，龙葵120g，白花蛇蛇草250g。水煎服，每日1剂，每剂3次煎服。
3. 阴茎癌：猪殃殃100~150g，洗净切碎，水煎浓汤外洗癌灶部位，日洗3~4次。

泽泻　　Alismaorentalis(Sam.)Juzep.

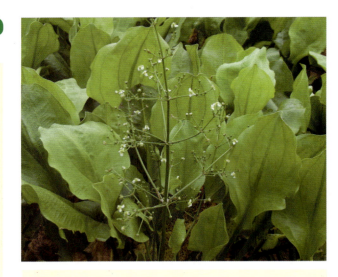

基　源	为泽泻科植物泽泻的块茎。
原植物	别名：水泽、如意菜、水白菜。多年生草本。块茎球形，褐色，密生多数须根。叶基生；叶柄长，基部膨大呈鞘状，叶卵状椭圆形，先端短尖，基部心形或圆形，全缘。花5~7集成大型轮生状圆锥花序；外轮花被片，萼片状，内轮花被片花瓣状，白色。瘦果扁平，花柱宿存。花期6~8月。果期7~9月。
生境分布	生于沼泽地、潮湿地。多栽培。分布于全国各地区。
采收加工	冬季茎叶枯萎时采挖，用火烘，干后撞去粗皮。浸泡、润软后切片，晒干。
性状鉴别	本品块茎类球形、椭圆形或卵圆形，长2~7cm，直径2~6cm。表面黄白色或淡黄棕色，有不规则的横向环状浅沟纹及多数细小突起的须根痕，底部有的有瘤状芽痕。质坚实，断面黄白色，粉性，有多数细孔。气微，味微苦。
性味功能	味甘，性寒。有利尿，渗湿，清热的功能。
炮　制	1. 除去茎叶及须根，洗净，用微火烘干，再撞去须根及粗皮。 2. 麸制：取麸皮，撒入锅内，待起烟时，加入泽泻片，拌炒至黄色，取出，筛去麸皮，放凉。 3. 盐麸制：取泽泻片，用盐匀润湿，晒干，再加入蜜制麸皮，按麸炒制法炮制，水适量。 4. 酒制：在100度热锅中加泽泻片，翻炒数次，用酒喷匀，炒干，取出放冷即可。 5. 盐泽泻：取泽泻片，用盐水喷洒拌匀，稍闷润，置锅内用文火微炒至表面略现黄色取出，晾干。
主治用法	用于小便不利，水肿胀满，泄泻尿少，痰饮眩晕，热淋涩痛，呕吐，尿血，脚气，高脂血症等。

用量6~9g。

现代研究
1. 化学成分　本品含挥发油、生物碱、苷类、天门冬氨酸、植物甾醇、脂肪酸、胆碱及泽泻醇等。
2. 药理作用　本品具有利尿作用，降血脂作用，抗脂肪肝作用。其它还有轻微降血糖作用，对心肌有轻度抑制作用，抑制结核菌生长和抗凝血作用。

应用
1. 肾炎水肿，脚气水肿：泽泻6g，茯苓12g，猪苓、白术各9g。水煎服。
2. 水肿，小便不利：泽泻、白术各12g，车前子9g，茯苓皮15g，西瓜皮24g。水煎服。
3. 湿热黄疸，面目身黄：泽泻、茵陈各50g，滑石9g，水煎服。

薏苡（薏苡仁）　　Coixlacryma-jobiL.var. ma-yuen(Roman)Stapf

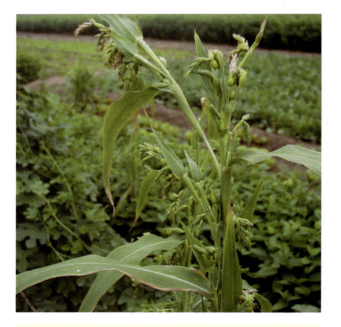

基　源	薏苡仁为禾本科植物薏苡的种仁。
原植物	别名：药玉米。一年或多年生草本。秆直立，节间中空，基部节上生根。叶互生，排成2纵列；叶长披针形，先端渐尖，基部阔心形，叶鞘抱茎，边缘粗糙。总状花序由上部叶鞘内成束腋生；小穗单性；雌雄同株；雄小穗于花序上部覆瓦状排列；雌小穗生于花序下部，包于念珠状总苞中。果实椭圆形或长椭圆形，总苞坚硬，内有1颖果。花期7~8月。果期9~10月。
生境分布	生于河边、山谷阴湿处。全国大部分地区有栽培。
采收加工	秋季采收，打下果实，晒干，收集种仁。
性状鉴别	本品种仁宽卵形或长椭圆形，长4~8mm，宽3~6mm。表面乳白色，光滑，偶有残存的黄褐色种皮。一端钝圆，另端较宽而微凹，有1淡棕色点状种脐。背面凸凹，腹面有1条罗宽而深的纵沟。质坚实，断面白色粉质。气微，味微甜。
性味功能	味甘、淡，性微寒。有健脾利湿，清热排脓的功能。
炮　制	炒薏苡仁：置锅内用文火炒至微黄色，取出，放凉即可。或用麸皮同炒。
主治用法	用于脾虚泄泻，水肿，脚气，湿痹拘挛，关节疼痛，小便不利，肺痿，肠痈，白带；还用于胃癌，子宫颈癌，绒毛膜上皮癌。用量10~30g。孕妇忌服。

现代研究
1. 化学成分　本品含蛋白质、脂肪、糖类、氨基酸、薏苡素、薏苡酯等成分。
2. 药理作用　本品具有抗肿瘤作用，提高免疫作用和降血糖、血钙、血压作用，并能抑制胰蛋白酶，也有诱发排卵作用。

应用
1. 慢性肾炎水肿：薏苡仁、鱼腥草。水煎服。
2. 肺痈：薏苡仁，冬瓜仁，苇茎，桃仁，水煎服。
3. 风湿性肌炎、多发性神经炎：白茅根、络石藤、茜草。
4. 皮肤扁平疣：白茅根50g，水煎服。

牛筋草 Eleusineindica(L.)Gaertn.

基 源	为禾木科植物牛筋草的干燥全草。
原植物	别名：蟋蟀草、路边草、鸭脚草。一年生草本。茎秆丛生，通常斜升。叶条形，扁平，疏生疣状柔毛，中脉突起；叶鞘压扁状，边缘近膜质，鞘口有毛。穗状花序纤细，淡绿色，数个呈指状排列于秆顶端，小穗密集于穗轴的一侧成两行排列，有小花3~6朵。颖果长椭圆形或近三角形。种子卵形，具波状皱纹。花、果期6~10月。
生境分布	生于荒地。广泛分布于全国各省区。
采收加工	夏、秋采收，洗净晒干。
性状鉴别	本品根呈须状，黄棕色，直径0.5-1mm。茎呈扁圆柱形，淡灰绿色，有纵棱，节明显，节间长4~8mm，直径1~4mm。叶线形，长达15cm，叶脉平行条状。穗状花序数个呈指状排列于茎顶端常为3个。
性味功能	味甘，性平。有清热解毒，祛风利湿，散瘀止血的功能。
炮 制	洗净，鲜用或晒干。
主治用法	用于伤暑发热，痢疾，小儿消化不良，黄疸型肝炎，睾丸炎，淋病，小便不利，风湿性关节炎，跌打损伤等症。并用于预防流行性乙型脑炎和脑脊髓膜炎。用量50~100g，水煎服。

现代研究
1. 化学成分 本品含有荭草素、木犀草素-7-O-芸香糖苷、小麦黄素、特荆素、异牡荆素、三色堇黄酮苷及3-O-β-D-吡喃葡萄糖基-β-谷甾醇等成分。

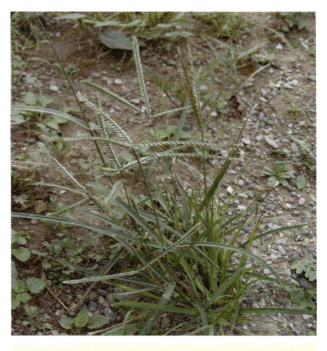

2. 药理作用 本品具有利尿作用和祛痰作用，临床组方可治腹泻。

应用
1. 疝气：鲜牛筋草100g，桂圆肉七枚，炖服。
2. 传染性肝炎：鲜牛筋草100g，绿豆50g。水煎饮。
3. 流行性乙型脑炎：牛筋草50g，板兰根15g。水煎服。
4. 预防乙脑：鲜牛筋草50g，食盐少许，水煎代茶饮。

大麦（麦芽） HordeumvulgareL.

基 源	麦芽为禾木科植物大麦的发芽颖果。
原植物	一年生或二年生草本。叶鞘无毛，先端两侧具弯曲钩状的叶耳；叶舌膜质；叶片扁平，长披针形，上面粗糙，下面较平滑。穗状花序长3~8cm，每节生3枚结实小穗，颖线形，顶端延伸成芒；外稃无毛，芒粗糙；颖果成熟后与稃体粘着不易脱粒，顶端具毛。花期3~4月，果期4~5月。
生境分布	全国各地均有栽培。
采收加工	将大麦浸泡4~6小时，装缸或箩内盖好，每天洒水保持湿润，至芽长6~9mm时取出晒干。
性状鉴别	本品果实呈梭形，长8~12mm，直径1~3mm。表面淡黄色，有1条纵沟。质硬。断面粉性，白色。
性味功能	味甘，性温。有健脾开胃，行气消食，回乳的功能。
炮 制	采收，晒干。
主治用法	用于食积不消，脘腹胀满，食欲不振，腹泻，乳汁郁积，乳房胀痛等症。用量9~15g；回乳炒用60g。

现代研究
1. 化学成分 本品含有碳水化合物、蛋白质、钙、磷，并含少量B族维生素和尿囊素等。
2. 药理作用 本品具有促进化脓性创伤及顽固性溃疡愈合的作用。

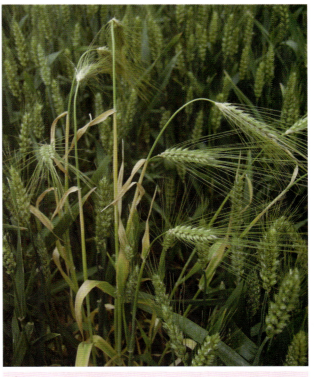

应用
1. 消化不良：麦芽、谷芽、神曲各6g，山楂4.5g，莱菔子、白术、连翘各3g，陈皮2.4g。水煎服。
2. 退乳：麦芽120g，微火灼黄，水煎服。
3. 食肉过多，腹痛胀满，大便稀烂：麦芽，炒黄，代茶饮。
4. 小儿疳积，食欲不振：麦芽，生用，研末，冲水服。

◆利水通淋药◆

海金沙 Lygodiumjaponicum(Thunb.)Sw.

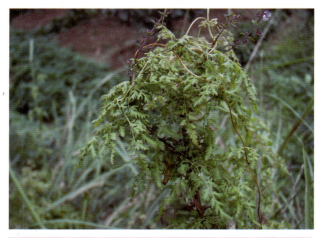

基　　源	为海金沙科植物海金沙的干燥成熟孢子。
原植物	多年生草本。茎细弱。1~2回羽状复叶，纸质，被柔毛；能育羽片卵状三角形，小叶卵状披针形，边缘有锯齿。不育羽片尖三角形，小叶阔线形或基部分裂成不规则的小片。孢子囊生于能育羽片背面，在二回小叶的齿及裂片顶端成穗状排列，孢子囊盖鳞片状，卵形，孢子囊卵形。孢子成熟期8~9月。
生境分布	生于山坡草丛中，攀援他物生长。分布于长江以南各地及陕西、甘肃南部。
采收加工	8~9月孢子成熟时，割取植株，置筐内，于避风处暴晒，干时叶背之孢子脱落，再用细筛筛去残叶，晒干。
性状鉴别	本品干燥成熟的孢子，呈粉末状，棕黄色或淡棕色，质极轻，手捻之有光滑感。置手掌中即由指缝滑落，撒在水中则浮于水面，加热后逐渐下沉；易着火燃烧而发爆鸣及闪光，不留灰渣。以干燥、黄棕色、质轻光滑、能浮于水、无泥沙杂质、引燃时爆响者为佳。
性味功能	味甘、淡，性寒。有清利湿热，通淋止痛的功能。
炮　　制	净制簸净杂质。
主治用法	用于热淋，砂淋，石淋，血淋，尿道涩痛。用量6~15g。

现代研究
1. 化学成分　本品含脂肪油。另含一种水溶性成分海金沙素。
2. 药理作用　本品主要为保肝利胆作用。

应用
1. 膀胱湿热，小便短赤：海金沙15g。水煎服。
2. 砂淋、血淋，尿道涩痛：海金沙、滑石、甘草、麦冬各9g。水煎服。
3. 泌尿系结石：海金沙15g，冬葵子、王不留行、牛膝、泽泻、陈皮、石韦各9g，枳壳6g，车前子12g。水煎服。

石韦 Pyrrosialingua(Thunb.)Farwell

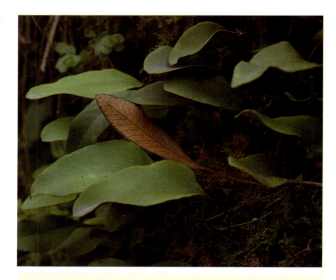

基　　源	为水龙骨科植物石韦的干燥地上部分。
原植物	别名：石兰、石剑、小石韦。多年生草本，高10~30cm。根状茎细长，密生棕色鳞片。叶远生，二型，革质；能育叶与不育叶同型，披针形或长圆状披针形，有渐尖头，上面有凹点，少有星状毛，下面密生褐色星状毛，侧脉明显。孢子囊群在侧脉间整齐而紧密排列，无囊群盖。
生境分布	生于岩石或树干上。分布于华东、中南、西南各地区。
采收加工	全年均可采收，除去根茎及须根，洗净，晒干或阴干。
性状鉴别	本品叶柄近圆柱形，棕色或棕黑色，有纵沟，无毛或疏被星状毛；叶片扭曲皱卷，平展后呈披针形，先端渐尖，叶基楔形至圆形，全缘，叶面棕色或灰棕色，无毛或疏具星状毛，布有黑色圆形小凹点，背面密被中心具红色圆点的粉棕色星状毛，毛的分枝较粗短，有的叶表面几乎全部布有孢子囊群。叶片革质，稍脆易折。
性味功能	味苦、甘，性微寒。有利尿通淋，清肺止咳，止血的功能。
炮　　制	除去杂质，洗净，切段，晒干，筛去细屑。
主治用法	用于小便不利，血淋，尿血，尿路结石，肾炎浮肿，肺热咳嗽，崩漏等。用量6~12g。

现代研究
1. 化学成分　本品含绵马三萜、皂苷、蒽醌、黄酮、β-谷甾醇等。
2. 药理作用　暂无。

应用
1. 热淋：石韦、车前子、滑石各12g。水煎服。
2. 肾结石血尿：石韦、冬葵子各30g，旱莲草、滑石各18g，当归、白芍、紫珠草、白术、瞿麦各12g，炙甘草4.5g，水煎服。
3. 白细胞减少：石韦30g，红枣15g，水煎服。
4. 热证吐血：石韦50g，水煎服。

有柄石韦（石韦） Pyrrosia petiolosa (Christ) Ching

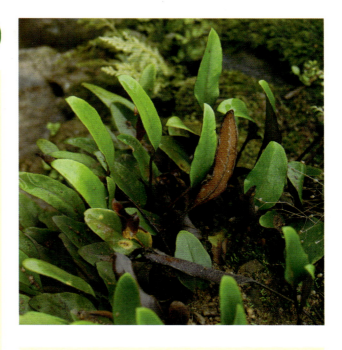

基　源	石韦为水龙骨科植物有柄石韦的干燥叶。
原植物	多年生草本。根状茎长而横走，密被棕褐色披针形鳞片，边缘有锯齿。叶二型，疏生；营养叶柄较孢子叶柄为短，革质，上面无毛，有排列整齐的小凹点，下面密被棕色星状毛，干后通常向上内卷成筒状。叶片长圆形或卵状长圆形，全缘，顶端钝头，偶为锐尖，叶脉不明显。孢子囊群深棕色，成熟时满布于叶片的背面。
生境分布	生于裸露干旱岩石上。分布于东北、华北、西南和长江中、下游各省区。
采收加工	全年均可采收。除去根状茎及须根，阴干或晒干。
性状鉴别	本品叶柄被棕色星状毛，有1纵浅槽，内密生毛；叶片卷曲成筒状，广披针形至长圆状披针形，，先端钝，叶基楔形，全缘，叶面灰棕色，无毛或疏被星状毛，散布黑色圆形小凹点，背面密生粉棕色的中心有红点的星状毛，毛的分枝较短粗，中脉明显，侧细脉均不显。薄革质。
性味功能	味甘、苦，性微寒。有利尿通淋，清肺止咳的功能。
炮　制	暂无。
主治用法	用于热淋、血淋、石淋、小便不通、淋沥涩痛，吐血，衄血，尿血，崩漏，肺热喘咳。用量6~12g。

现代研究
1. 化学成分　有柄石韦全草含绿原酸。北京产者还含杞果苷，而四川产者不含杞果苷。
2. 药理作用　本品镇咳平喘作用、抗菌作用；具有显着的抗单纯疱疹病毒作用。

应用
同有柄石韦。

庐山石韦（石韦） Pyrrosia sheareri (Baker) Ching

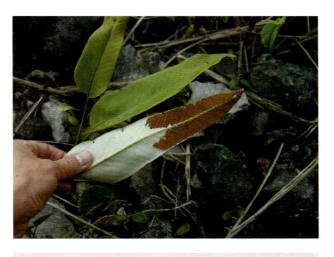

基　源	石韦为水龙骨科植物庐山石韦的干燥叶。
原植物	多年生草本，高20~60cm。根状茎粗壮，横走或斜生，密生棕色鳞片。叶近生，一型，坚革质；叶柄粗壮；叶片阔披针形，向顶端渐狭，有锐尖头，向基部渐宽，为不等圆耳形或心形，全缘不下延，上面有小凹点，下面被黄色紧密的星状毛。孢子囊群在侧脉间排成多行，无盖。
生境分布	生于林下岩石或树干上。分布于长江以南各省。
采收加工	全年可采收，除去根茎及须根，洗净，晒干或阴干。
性状鉴别	本品叶片略皱缩，展平后呈披针形。先端渐尖，基部耳状偏斜，全缘，边缘常向内卷曲；上表面黄绿色或灰绿色，散布有黑色圆形小凹点；下表面密生红棕色星状毛，有的侧脉间布满棕色圆点状的孢子囊群。叶柄具四棱，略扭曲，有纵槽。叶片革质。
性味功能	味苦、甘，性微寒。有利尿通淋，清肺止咳，止血的功能。
主治用法	用于热淋，石淋，小便不通，淋沥涩痛，吐血，衄血，尿血，尿路结石，肾炎浮肿，崩漏，肺热喘咳。用量6~12g。

现代研究
1. 化学成分　全草含里白烯、杞果苷、香草酸、原儿茶酸、延胡索酸、咖啡酸、β-谷甾醇等。
2. 药理作用　本品有镇咳、祛痰、平喘作用；对大鼠慢性气管炎的治疗作用。

应用
1. 热淋，小便不利，尿道涩痛：石韦、车前子、滑石各12g。水煎服。
2. 热证吐血：石韦50g，水煎服。
3. 肾炎、肾盂炎：石韦12g。水煎服。
4. 肾结石血尿：石韦、白葵子、旱莲草、滑石、紫珠草、白芍、瞿麦、白术、炙甘草。水煎服。
5. 白细胞减少症：石韦30g，红枣15g。水煎服。

野葵（冬葵子） Malva verticillata L.

基源原植物	冬葵子为锦葵科植物野葵的干燥成熟种子。别名：冬葵。一年或多年生草本，被星状柔毛。叶互生，掌状5~7裂，近圆形，基部心形，裂片卵状三角形，边缘有锯齿。花数朵簇生叶腋，淡粉色，萼5齿裂；花瓣5，三角状卵形；雌蕊联合成短柱状。蒴果扁球形，生于宿萼内，由10~11心皮组成，熟后心皮彼此分离并与中轴脱离，形成分果。花期4~5月。果期7月。
生境分布	生于村边、路旁草丛。分布于吉林、辽宁、河北、陕西、甘肃、青海、江西、湖南、四川、贵州、云南等省。
采收加工	夏、秋果实成熟时采收，筛出种子，除去杂质，阴干。
性味功能	味甘、苦，性微寒。有清热，利尿，消肿，滑肠通便，下乳的功能。
主治用法	用于尿路感染，尿闭，水肿，大便不通，乳汁不通。用量3~9g。

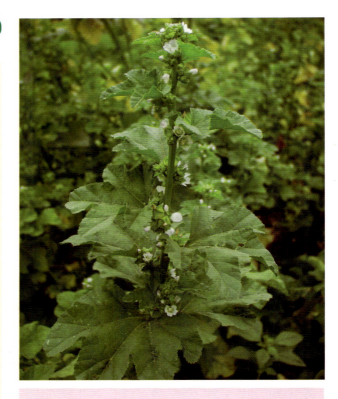

应用
1. 血淋，虚劳尿血：冬葵子，水煎服。
2. 盗汗：冬葵子9g，水煎兑白糖服。
3. 大便不通：冬葵子，研末，乳汁冲服。
4. 乳汁不通：冬葵子（炒香）、缩砂仁等分，研末，酒温服。

中国旌节花（小通草） Stachyurus chinensis Franch.

基源原植物	小通草为旌节花科植物中国旌节花的茎髓。落叶灌木。树皮灰褐色，小枝常暗紫色，髓部粗大。单叶互生，纸质，倒卵形、卵形至长椭圆状卵形，先端渐尖或尾状渐尖，基部圆形或宽楔形，边缘有细锯齿，上面暗绿色，光滑，沿中脉及侧脉稍有毛，下面淡绿色，中脉微被毛。总状花序腋生，下垂；花梗短，小苞片1对，三角状卵形；萼片4，椭圆形；花瓣4，淡绿色，倒卵形。浆果球形，熟时黄绿色，顶端有短尖头。花期3~4月。果期8~9月。
生境分布	生于山谷、沟边、林缘或林中。分布于陕西、甘肃、安徽、浙江、江西、福建、湖北、湖南、广东、广西、贵州、四川、云南等省区。
采收加工	夏、秋季采收，茎枝截成30~50cm长段，趁鲜时取出髓部，晒干。
性状鉴别	本品呈圆柱形，长20~40cm，直径1~2.5cm。表面白色或淡黄色，有浅纵沟纹。体轻，质松软，稍有弹性，易折断，断面平坦，显银白色光泽，中内有直径0.3~1.5cm的空心或半透明的薄膜，纵剖面呈梯状排列，实心者少见。
性味功能	味淡，性平。有清热利尿，通乳的功能。
炮制	将茎髓捅出，拉平，晒干切段。
主治用法	用于小便不利、赤黄、尿道感染、热病口渴、乳汁不通，闭经等。用量3~9g。

现代研究
1. 化学成分 本品含有木质素、灰分、脂肪、蛋白质、粗纤维、戊聚糖及糖醛酸、多糖类成分，还含有天冬氨酸、苏氨酸、侣氨酸、苯丙氨酸等氨基酸以及钙、钡、镁、铁等微量元素。
2. 药理作用 本品具有利尿、抗炎和解热作用，并可调节免疫和抗氧化作用。

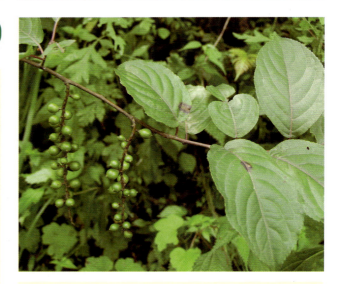

应用
1. 小便不利：小通草，车前子，水菖蒲各15g，灯心草，生石膏各3g，水煎服。
2. 闭经：小通草，川牛膝各9g。水煎服。

西域旌节花（小通草） Stachyurus himalaicus Hook.f.et Benth.

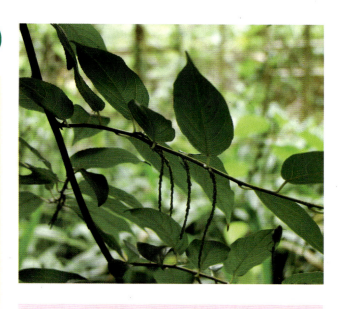

基　源	小通草为旌节花科植物西域旌节花的茎髓。
原植物	别名：喜马山旌节花。小乔木或灌木。单叶互生，叶片卵形、矩圆形或矩圆状披针形，先端尾状渐尖，基部圆形或近心形，边缘有密而细的锐锯齿，齿端有加厚小尖头。穗状花序腋生，先叶开花，花黄色，花萼、花瓣均为4片；雄蕊8，短于花瓣。浆果圆球形，绿色。花期3~4月。
生境分布	生于山坡丛林中。分布于江西、台湾、湖北、湖南、广西、广东、四川、贵州、云南、西藏等。
采收加工	秋季将嫩树枝砍下，捅出茎髓，拉平，晒干。
性味功能	味甘、淡，性寒。有清热利水，通气下乳的功能。
炮　制	将茎髓捅出，拉平，晒干切段。
主治用法	用于尿赤，淋病，尿闭，水肿，乳汁不下。用量3~9g。

现代研究
1. 化学成分　暂无
2. 药理作用　本品具有利尿、抗炎和解热作用，并可调节免疫和抗氧化作用。

应用
1. 产妇乳少：小通草6g，炙山甲、王不留行各9g，猪蹄90g。炖服。
2. 湿温尿赤，烦渴：小通草、滑石、生地、淡竹叶。水煎服。
3. 淋病：小通草9g。水煎服。

广东金钱草（广金钱草） Desmodium styracifolium Merr.

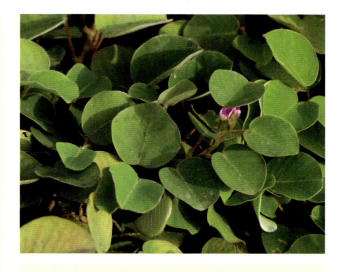

基　源	广金钱草为蝶形花科植物广东金钱草的干燥全草。
原植物	别名：金钱草、落地金钱、铜钱草。半灌木状草本。茎基部木质，枝与叶柄密被黄色短柔毛。叶互生，小叶1~3，中间小叶大，圆形，侧生小叶长圆形，较小，先端微凹，基部浅心形或近平截，全缘，上面无毛，下面密被银白色丝毛，侧脉羽状，平行，约为10对，小托叶钻形。总状花序腋生或顶生，苞片卵状三角形，每个苞片内有花2朵，花小；花萼被粗毛，萼齿披针形；花冠蝶形，紫色。荚果线状长圆形，被短柔毛和钩状毛。花期6~9月，果期7~10月。
生境分布	生于山坡草地或丘陵灌丛中。分布于福建、湖南、广西和广东等省区。
采收加工	夏、秋两季割取地上部分，切段，晒干或鲜用。
性状鉴别	本品干燥呈圆柱形，长可达60cm，粗2~5mm，表面淡棕黄色，密被黄色绒毛，质脆易断，断面淡黄色，中心具白色髓。叶皱缩，易脱落，上面灰绿色至暗绿色，无毛，下面浅绿色，密被白色茸毛。茎节处常有托叶，披针形锥尖，浅棕色。生药中偶见花果。
性味功能	味甘、淡，性微寒。有清热，利尿，排石功能。
炮　制	除去杂质，切段，晒干。
主治用法	用于泌尿系感染，泌尿系结石，胆石症，急性黄疸型肝炎。用量15~60g。孕妇忌服。

现代研究
1. 化学成分　本品含有生物碱、黄酮苷、酚类、鞣质等成分。
2. 药理作用　本品具有抗炎作用和利尿作用。

应用
1. 泌尿系感染：广金钱草24g，车前草、金银花、海金沙各15g。水煎服。
2. 黄疸型肝炎，湿热黄疸：广金钱草、茵陈蒿、栀子。各9g水煎服。

西藏青荚叶（小通草） Helwingia himalaica Hook.f.et Thoms.ex C.B.Clarke

基　　源	小通草为山茱萸科植物西藏青荚叶的干燥茎髓。
原植物	别名：西域青荚叶。落叶灌木。叶互生，纸质，披针形，倒披针形或椭圆披针形，顶端渐尖或尾状渐尖，基部楔形，边缘具刺状的疏齿，两边均无毛。花单性，雌雄异株；雄花10余朵排成聚伞花序，生于叶面上或生于嫩枝上；雌花淡绿色，2~5朵排成聚伞花序；无不育雄蕊；子房下位，柱头呈星状的3~5裂。浆果状核果近球形，暗红色，有3~4棱，有时5棱。
生境分布	生于林缘。分布于四川、贵州、云南、广西、广东等省。
采收加工	夏、秋季采收，将枝截成30~50cm长一段，趁新鲜时用细竹棒由小端向大端顶出髓部，理直，阴干或晒干。或用刀纵剖，剥去皮部及木质部，取出髓部，晒干。
性状鉴别	本品呈长椭圆形，长5-17cm，宽2.5-5cm。先端尾状渐尖，主脉上有的可见红核果，表面具棱，叶片较厚。
性味功能	味苦、微涩，性凉。有清热利尿，下乳的功能。
炮　　制	去杂质，洗净，晒干。
主治用法	用于小便不利，尿路感染，乳汁不下。用量2.5~4.5g。孕妇慎用。

现代研究
1. 化学成分　暂无

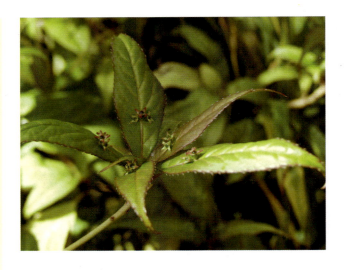

2. 药理作用　本品具有强心作用作用，抗炎、抗菌、抗应激、抗氧化作用，还有降血脂作用。

应用
1. 热病小便赤黄或尿闭：小通草3g。水煎服。
2. 水肿，小便不利：小通草3g。水煎服。
3. 乳汁不下：小通草6g，山甲珠12g，猪蹄2个。共煮吃汤食肉。

青荚叶（小通草） Helwingia japonica (Thunb.)Dietr.

基　　源	小通草为山茱萸科植物青荚叶的干燥茎髓。
原植物	落叶灌木。单叶互生，纸质，椭圆形或卵形，边缘有细锯齿，托叶钻形，早落。单性花、雌雄异株；雄花5~12朵排成密聚伞花序，雄花花瓣3~5，卵形，具雄蕊3~5；雌花具梗，单生或2~3朵簇生于叶上面中脉的中部或近基部，花瓣3~5，三角状卵形；子房下位，3~5室，花柱3~5裂，胚珠单生。浆果状核果黑色，球形，具3~5棱。花期4~5月，果期6~8月。
生境分布	生于山坡林缘。分布于陕西、河南、安徽、浙江、江西、福建、台湾、湖北、湖南、广东、广西、四川、贵川等省区。
采收加工	秋季割取茎，截成段，趁鲜取出髓部，理直，晒干。
性状鉴别	本品呈卵状或卵状椭圆形，长3~12cm，宽1.5~8cm。先端渐尖，基部楔形，边缘有细锯齿，上表面主脉处，有的可见球形黑褐色的果实，具3-5棱；下表面主脉明显。质较脆。
性味功能	味苦微涩、性凉。有清热，利尿，下乳的功能。
炮　　制	去杂质，洗净，晒干。
主治用法	用于小便不利，乳汁不下，尿路感染。用量3~9g。

现代研究
1. 化学成分　暂无

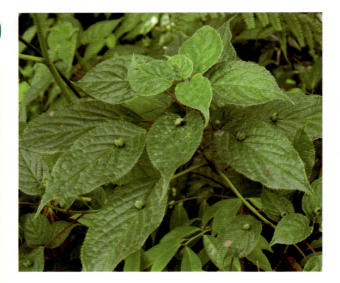

2. 药理作用　本品具有强心作用作用，抗炎、抗菌、抗应激、抗氧化作用，还有降血脂作用。

应用
1. 产后缺乳、乳汁不下：小通草6g，炙山甲、王不留行各9g，猪蹄90g，水炖服。
2. 淋症：小通草、滑石、生地、淡竹叶。水煎服。
3. 伤寒后呕哕：小通草、生芦根、橘皮、粳米。水煎服。

萹蓄　Polygonum aviculare L

基　源	为蓼科植物萹蓄的干燥地上的部分。
原植物	一年生草本。茎本卧或直立。叶窄椭圆形、长圆状倒卵形，先端钝尖，基部楔形，全缘，两面白色透明，具脉纹，无毛。花生于叶腋，1~5朵簇生。花被5裂，裂片具窄的白色或粉红色边缘。瘦果三棱状卵形，具明显浅纹，果稍伸出宿存花被。花期5~7月，果期8~10月。
生境分布	生于田野，路旁，湿地。分布于全国大部分地区。
采收加工	夏季叶茂盛时采收，除去根及杂质，晒干。
性状鉴别	本品茎圆柱形而略扁，有分枝，长10~40cm，直径1.0~3mm。表面灰绿色或棕红色，有细密微突起的纵纹，节部稍膨大，有浅棕色膜质的托叶鞘，节间长短不一；质硬，易折断，断面髓部白色。叶互生，叶片多脱落或皱缩破碎，完整者展平后呈长椭圆形或披针形，灰绿色或棕绿色。有时可见具宿存花被的小瘦果，黑褐色，卵状三棱形。
性味功能	味苦，性平。有清热利尿，解毒杀虫，止痒的功能。
炮　制	净杂质及根，洗净，润软，切段晒干。
主治用法	用于膀胱热淋，小便短赤，淋沥涩痛，皮肤湿疹，阴痒带下，肾炎，黄疸。用量9~15g。孕妇禁服。

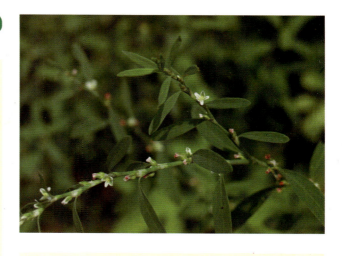

现代研究

1. 化学成分　本品含有黄酮类成分：槲皮素，萹蓄苷，槲皮苷，牡荆素，异牡荆素等；还含香豆精类成分：伞形花内酯，东茛菪素；又含酸性成分：阿魏酸芥子酸，香草酸；以及蛋氨酸，脯氨酸，丝氨酸，苏氨酸，还含葡萄糖，果糖，蔗糖，水溶性多糖等。
2. 药理作用　本品具有利尿作用、抑菌作用，还有驱蛔虫及缓下的作用。

应用

1. 尿道炎，尿道结石，输尿管结石：萹蓄、瞿麦、车前子、山栀子各90g，木通、甘草梢各6g，滑石12g，灯芯草、大黄各3g。水煎服。
2. 乳糜尿：萹蓄18g，木通9g，石苇、海金沙、小蓟各15g，川萆、茅根各30g，六一散24g。水煎服
3. 蛲虫病：萹蓄30g。水煎服。
4. 妇女外阴部瘙痒：萹蓄适量，煎水外洗患处。

肾茶　Clerodendranthus spicatus C.Y.Wu ex H.W.L.

基　源	为唇形科植物肾茶的干燥地上部分。
原植物	别名：肾菜、猫须草。多年生草本。茎四棱，常带淡紫色，被柔毛。单叶对生，菱状卵形或卵形，先端尖，基部楔形，被短柔毛，具腺点，边缘有锯齿。轮伞花序6花，枝顶组成间断的假总状花序；花萼卵形，果时增大，被柔毛及腺体，二唇形；花冠淡紫色或白色，花冠管细长，二唇状5裂，檐部大顶端微缺，下唇直伸。小坚果卵形，有网纹。花期7~8月，果期8~9月。
生境分布	生于林下或草地，多为栽培，分布于广东、广西、海南、云南等省区。
采收加工	全年可采，晒干切碎备用。
性状鉴别	本品茎枝呈方柱形，节稍膨大；老茎表面灰棕色或灰褐色，有纵皱纹或纵沟，断面木质，周围黄白色，中央髓部白色；嫩枝对生，紫褐色或紫红色，被短小柔毛。叶对生，皱缩，易破碎，完整者展平后呈卵形或卵状披针形，先端尖，基部楔形，中部以下的叶片锯齿，叶脉紫褐色，两面呈黄绿色或暗绿色，均有小柔毛。叶柄长约2cm。轮伞花序多已脱落。
性味功能	味甘淡、微苦，性凉。有清热去湿，排石利尿的功能。
炮　制	去杂质，晒干。
主治用法	用于急、慢性肾炎，膀胱炎，尿路结石，胆结石，咽炎，风湿性关节炎等病。用量50~100g。

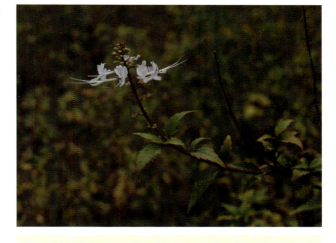

现代研究

1. 化学成分　本品含有酚酸类化合物、黄酮及黄酮苷香豆素二萜类成分和三萜类成分，尚含挥发油。
2. 药理作用　本品具有利尿、抗炎、抗菌和降压作用，并有降糖和抗肿瘤作用。

应用

1. 尿路感染：肾茶100g，紫茉莉、一点红各50g，水煎服。
2. 肾炎：肾茶、爵床各30g，茅莓根20g。水煎服。
3. 膀胱炎、肾盂肾炎：肾茶、一点红、马齿苋各30g，车前草、蒲公英各15g，水煎服。
4. 胆囊炎：肾茶、紫花地丁、蒲公英各30g，青皮9g，郁金10g，海金沙15g，水煎服。

六　利水渗湿药

活血丹　Glechoma longituba (Nakai) Kupr.

基　源	为唇形科植物活血丹的全草。
原植物	别名：连钱草、金钱草、透骨消、肺风草。多年生匍匐草本。叶对生，肾形、圆心形或，基部心形或近圆形，边缘有粗钝圆齿。轮伞花序腋生，花冠淡红紫色，二唇形，下唇3裂。小坚果长圆形，褐色，细小。花期4~5月。果期5~6月。
生境分布	生于田野、林缘、路边及沟边。分布于除甘肃、新疆、青海外全国大部分地区。
采收加工	夏季植株生长茂盛时，采取全株，晒干鲜用。
性状鉴别	本品呈方柱形，细而扭曲，表面黄绿色或紫红色，具纵棱及短柔毛，节上有不定根；质脆，易折断，断面常中空。叶对生，灰绿色或绿褐色，多皱缩，展平后呈肾形或近心形，边缘具圆齿叶柄纤细，轮伞花序腋生，花冠淡蓝色或紫色，二唇形，长达2cm。搓之气芳香，味微苦。
性味功能	味辛、微甘，性寒。有清热解毒，利尿通淋，散瘀消肿的功能。
炮　制	全草，晒干或鲜用。
主治用法	用于黄疸型肝炎，腮腺炎，胆囊炎，尿路结石，肝胆结石，疳积，淋症，多发性脓疡，疮疡肿毒，跌打损伤。用量15~60g。
现代研究	1. 化学成分　本品茎叶含挥发油，主成分为左旋松樟酮、左旋薄荷酮、α-蒎烯、β-蒎烯、芳樟醇、薄荷醇及α-松油醇等，此外尚含熊果酸、β-谷甾醇棕榈酸、琥珀酸、咖啡酸、阿魏酸、胆碱、维生素C及水苏糖等成分。 2. 药理作用　本品具有抑菌作用、溶解结石作用并有利尿和利胆作用。

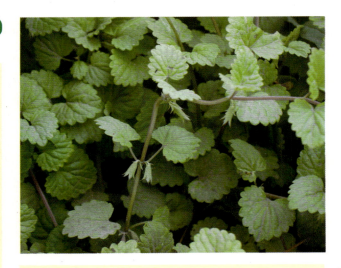

应用
1. 跌打扭伤，骨折：鲜活血丹50g，捣烂敷患处。并取汁调白糖内服。
2. 风湿骨痛：活血丹适量，研末，酒调敷患处。
3. 急性肾炎：活血丹、地、海金沙藤、马兰各30g，水煎服。
4. 肾及膀胱结石：鲜活血丹30g，水煎服。

车前（车前子）　Plantago asiatica L.

基　源	车前子为车前草科植物车前的种子。
原植物	多年生草本。须根多数。叶基出，直立或外展；椭圆形或卵形，有5或7条弧形脉。穗状花序顶生，花疏生，绿白色；花冠管4裂，淡绿色。蒴果卵状椭圆形或卵形，周裂。种子椭圆形，腹面明显平截，黑褐色。花期6~9月。果期7~10月。
生境分布	生于沟旁、路边或田野。分布于全国各地。
采收加工	8~9月果穗成熟时摘下，搓出种子晒干。
性状鉴别	本品须根丛生。叶在基部密生，具长柄；叶片皱缩，展平后为卵形或宽卵形，，先端钝或短尖，基部宽楔形，边缘近全缘，波状或有疏钝齿，表面灰绿色或污绿色。穗状花序数条，花在花茎上排列疏离，蒴果椭圆形，周裂，萼宿存。气微香，味微苦。
性味功能	味甘，性寒。有清热利尿，渗湿通淋，清肝明目，止咳化痰的功能。
炮　制	除去杂质，洗净，切段，晒干。
主治用法	用于淋病尿闭，暑湿泄泻，目赤肿痛，痰多咳嗽，视物昏花。用量9~15g。水煎服。孕妇忌服。
现代研究	1. 化学成分　本品含有熊果酸，正三十一烷，β-谷甾醇，豆甾醇，桃叶珊瑚苷，车前草苷A、B、C、D、E、F，车前黄酮苷，去鼠李糖异洋丁香酚，洋丁香酚苷，大车前苷，去鼠李糖异洋丁香酚，洋丁香酚苷，大车前苷，7-羟基大车前苷，尚含月水苏糖，蔗糖，棉子糖等糖类。 2. 药理作用　本品具有镇咳、平喘、祛痰作用，抗病原微生物作用、抗炎作用、抗氧化作用，并有较弱的肿瘤抑制作用。

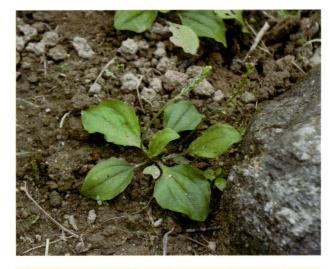

应用
同平车前。
附注：其全草亦供药用，称"车前草"。
1. 泌尿系感染：车前草、虎杖、马鞭草各30g，茅根、蒲公英、海金沙各15g，忍冬藤、紫花地丁、十大功劳各9g。水煎服。
2. 肠炎：鲜车前草15g。水煎服。

平车前（车前子） Plantago depressa Willd.

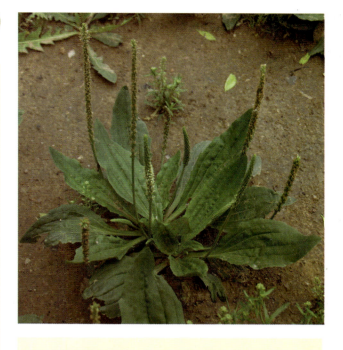

基　源	车前子为车前草科植物平车前的种子。
原植物	别名：主根车前。有圆柱状直根。叶柄长1.5~3cm；叶基生，平铺地面，椭圆形或椭圆状披针形，纵脉3~7条；叶柄基部具较宽叶鞘，边缘有小齿。穗状花序直立，长4~10cm，上部花较密，下部花较疏；花冠裂片4。蒴果圆锥状，褐黄色。种子4~5，长圆形，细小，黑棕色，光滑。花期5~9月。果期6~10月。
生境分布	生于山坡、路旁、田埂、河边及荒地。分布于东北、华北、西北及河南、山东等地区。
采收加工	8~9月果穗成熟时搓出种子，晒干。
性状鉴别	本品主根呈圆锥状，直而长。叶片长椭圆形或椭圆状披针形，长5~10cm，宽1~3cm，边缘有小齿或不整齐锯齿，基部狭窄，基出脉5~7条。穗状花序顶端花密生，下部花较稀疏，蒴果椭圆形，周裂，萼宿存。
性味功能	味甘，性寒。有清热利尿，渗湿通淋，清肝明目，止咳化痰的功能。
炮　制	除去杂质，洗净，切段，晒干。
主治用法	用于淋病尿闭，暑湿泄泻，目赤肿痛，痰多咳嗽，视物昏花。用量9~15g。布包入煎剂。孕妇忌服。

现代研究
1. 化学成分　本品含有熊果酸，正三十一烷，β-谷甾醇，豆甾醇，桃叶珊瑚苷，车前草苷A、B、C、D、E、F，车前黄酮苷，去鼠李糖异洋丁香酚，洋丁香酚苷，大车前苷，7-羟基大车前苷，尚含月水苏糖、蔗糖、棉子糖等糖类。
2. 药理作用　本品具有镇咳、平喘、祛痰作用，抗病原微生物作用、抗炎作用、抗氧化作用，并有抑制肿瘤作用。

应用
同大车前。

大车前（车前子） Plantago major L.

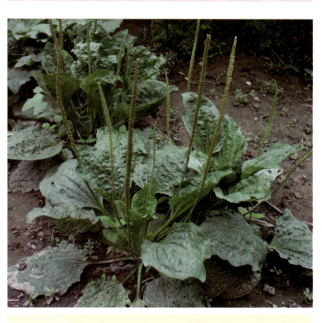

基　源	车前子为车前科植物大车前的种子。
原植物	多年生草本。根状茎粗短，具须根。基生叶直立，宽卵形，顶端圆钝。花葶数条；穗状花序，花密生，苞片有绿色龙骨状突起；花冠裂片卵圆形或卵形。蒴果圆锥形。种子矩圆形，棕色或棕褐色。花期6~9月，果期7~10月。
生境分布	生于沟边、路旁潮湿处。分布于全国大部分省区。
采收加工	4~10月采收全草，晒干或鲜用；车前子于8~9月采收果穗，晒干后搓出种子。
性状鉴别	本品具短而肥的根状茎，并有须根。叶片卵形或宽卵形，长6~10cm，宽3~6cm，先端圆钝，基部圆或宽楔形，基出脉5-7条。，波状或有疏钝齿，表面灰绿色或污绿色，穗状花序排列紧密，蒴果椭圆形，周裂，萼宿存。气微香，味微苦。
性味功能	味甘，性寒。有清热利尿，清肝明目，止咳化痰的功能。
炮　制	除去杂质，洗净，切段，晒干。
主治用法	用于淋病尿闭，暑湿泄泻，目赤肿痛，痰多咳嗽，急性扁桃体炎，皮肤肿毒等。车前子：5~15g。

现代研究
1. 化学成分　全草含齐墩果酸、β-谷甾醇、菜油甾醇、豆甾醇、木犀草素、车前醚苷、车叶草苷、山萝花苷、大车前草苷。
叶含延胡索酸、苯甲酸、桂皮酸、丁香酸、木犀草素、黄芩苷、绿原酸、新绿原酸及多糖。
2. 药理作用　本品具有镇咳、平喘、祛痰作用，抗病原微生物作用、抗炎作用、抗氧化作用，尚有抗肿瘤作用。

应用
1. 急慢性肾炎：车前子、淮山药、云苓各12g，怀牛膝、山萸肉、泽泻、附子各9g，熟地24g，肉桂3g，丹皮6g。水煎服。
2. 老年性白内障：车前子、当归、熟地、枸杞子、菟丝子。水煎服。
3. 疱性角膜炎：车前子、黄芩、龙胆草、羌活、菊花。水煎服。
附注：其全草亦供药用，称"车前草"。

六　利水渗湿药

灯心草　Juncus effusus L.

基　源	为灯心草科植物灯心草的茎髓。
原植物	多年生草本。茎丛生，直立，圆柱状，具纵条纹；髓部白色，下部鞘状叶数枚，红褐色或淡黄色，上部的绿色，有光泽；叶退化呈刺芒状。花序聚伞状，假侧生，多花，密集或疏散；花小，淡绿色，具短柄；花被片6，2轮，边缘膜质；雄蕊3；子房上位。蒴果卵状三棱形或椭圆形，3室，顶端钝或微凹。种子多数，卵状长圆形，褐色。花期5~6月，果期6~7月。
生境分布	生于湿地，沼泽边，溪边，田边等潮湿地带。分布于全国各地。
采收加工	夏、秋季采收地上部，晒干，剥出髓心，捆把。
性状鉴别	本品呈细圆柱形，长达90cm，直径1~3mm，表面白色或淡黄白色。置放大镜下观察，有隆起的细纵纹及海绵样的细小孔隙；微有光泽。质轻柔软，有弹性，易拉断，断面不平坦，白色。
性味功能	味淡，性平。有清心热，利尿，除烦安神的功能。
炮　制	茎秆，顺茎划开皮部，剥出髓心，捆把晒干。 灯心炭：取灯心草置锅内，上覆一口径略小的锅，贴以白纸，两锅交接处，用盐泥封固，不使泄气，煅至白纸呈焦黄色停火，凉透取出。 朱灯心：取剪好的灯心段，用水喷洒，使微湿润，放瓷罐内，加入朱砂细末，反复摇动至朱砂匀布。
主治用法	用于小便灼热，刺痛，失眠，心烦口渴，口舌生疮，疟疾等症。用量0.9~3g，外用适量。
现代研究	1. 化学成分　本品含多种菲类衍生物：灯心草二酚、6-甲基灯心草二酚、灯心草酚、去氢灯心草二酚、去氢灯心草醛、木犀草素、β-苯乙醇，还含挥发油：芳樟醇，2-十一烷酮，2-十三烷酮，α-及β-紫罗兰酮，又含苯丙氨酸、正缬氨酸等氨基酸葡萄糖、半乳糖、木聚糖等糖类。 2. 药理作用　本品具有利尿作用和止血作用。

应用
1. 小儿因心热而烦燥、夜啼：灯心草，水煎服。
2. 成人因心肾不交而致夜睡不宁或失眠：灯心草，淡竹叶。水煎服。
3. 肾炎水肿：鲜灯心草100g，车前草、地胆草50g，水煎服。
4. 小儿热惊：灯心草6g，车前草9g，水煎服。

东方香蒲（蒲黄）　Typha orientalis Presl

基　源	蒲黄为香蒲科植物东方香蒲的干燥花粉。
原植物	多年生沼生草本，直立，高1~2m。根茎粗壮，横走。叶线形，宽5~10mm，基部鞘状，抱茎。雌雄同株，穗状花序圆柱状，雄花序与雌花序彼此连接，雄花序在上；雌花无小苞片，有多数基生的白色长毛，毛等于或稍长于柱头，稀短于柱头，柱头匙形，不育雌蕊棍棒状。小坚果有一纵沟。花期6~7月，果期7~8月。
生境分布	生于池沼或水旁。分布于东北、华北、华东、陕西、湖南、云南等省区。
采收加工	夏季采收蒲棒上部的黄色雄花序，晒干后碾轧，筛取花粉。
性状鉴别	本品有节，茎直立，叶线形，宽5~10mm，基部鞘状，抱茎，具白色膜质边缘。穗状花序圆锥状，雄花序与雌花序彼此连接，雄花序在上，较细，长3~5cm，雄花无花被，雄蕊2~4，花粉粒单生，雌花序在下，长6~15cm，雌花无小苞片，有多数基生的白色长毛，毛与柱头近相等，子房长圆形，有柄。
性味功能	味甘、辛，性平。有止血，化瘀，通淋的功能。
主治用法	用于吐血，衄血，崩漏，外伤出血，经闭痛经，脘腹刺痛，跌打肿痛，血淋涩痛。用量4.5~9g；外用适量，敷患处。
现代研究	1. 化学成分　本品含有β-谷甾醇、胡萝卜苷、棕榈酸、棕榈酸乙酯、棕榈酸甘油酯、三十一烷醇、赤藓醇等成分。 2. 药理作用　本品具有消炎作用、利尿作用和止血作用。

应用
同水烛。

粉背薯蓣（粉草） Dioscorea collettii Hook.f.var.hypoglauca Pei et C.T.Ting(Dioscorea hypoglauca Palibin)

基　　源	薯蓣科植物粉背薯蓣的干燥茎。
原植物	别名：黄草、土黄连、黄姜多年生缠绕藤本。根状茎横走，竹节状，断面黄色。茎左旋，单叶互生，三角状心形，全缘，有黄白色硬毛。雌雄异株；雄花序穗状，花轴延长呈圆锥状穗状花序；雌花序为下垂的穗状花序，花全部单生。蒴果有三翅，膜质，叠于果实中轴中部。花期5~7月，果期6~9月。
生境分布	生于山谷及阴坡林下。分布于我国南方大部分省区。
采收加工	秋冬采收根茎，切片，晒干。
性状鉴别	本品为干燥根茎。切片厚约1~3mm，边缘不整齐或有棕黑色的外皮；切片表面黄白色，平坦细腻，有粉性及不规则的黄色筋脉花纹，对光照视，极为显著。质坚实有弹性，易折断。
性味功能	味苦、甘，性平。有祛风利湿的功能。
炮　　制	除去须根，洗净，切片，晒干。
主治用法	用于风寒湿痹，腰膝疼痛，淋浊，阴茎作痛，小便不利，湿热疮毒。用量9~15g。

现代研究
1. 化学成分　本品含有薯蓣皂苷，尚含纤细薯蓣苷、薯蓣皂素毒苷A、约诺皂苷、托克皂苷元-1-葡萄糖苷等皂苷。
2. 药理作用　本品具有杀昆虫作用，尚有抗真菌作用。

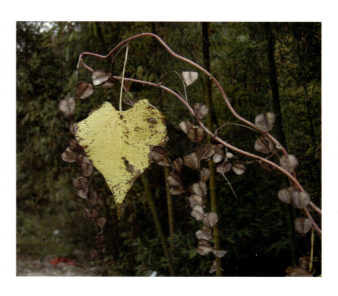

应用
1. 乳糜尿：粉草，复方，口服。
2. 慢性前列腺炎，前列腺增长，不育症：粉草，直肠滴入。
3. 银屑病：粉草，配硼酸软膏，外用敷患处。

绵萆薢 Dioscorea septemloba Thunb.

基　　源	为薯蓣科植物绵薯蓣的干燥根茎。
原植物	别名：萆薢、大草薢。多年生缠绕草质藤本。根状茎横走，分枝少，粗大，质地疏松，灰黄色，生多数细长须根。茎左旋。单叶互生，多为三角状心形，全缘或微波状，被白色粗毛，基部为掌状心形，边缘5~9深裂、中裂或浅裂，至顶部为三角状心形，不裂，叶干后不变黑。雄花为圆锥花序，腋生；花橙黄色，疏生，单生或间关2朵成对着生；能育雄蕊6；雌花序圆锥状，下垂，腋生。蒴果宽倒卵形，干后棕褐色。种子有薄膜状翅。花期6~8月，果期7~10月。
生境分布	生于山坡疏林或灌丛中。分布于浙江、江西、福建、湖南广东、广西等省自治区。
采收加工	秋季采挖根茎，切片晒干。
性状鉴别	本品呈纵切或切的圆片，大小不等，厚2-5mm 外皮黄棕色，较厚，周边多卷曲，切面浅黄白色，粗糙。有黄棕色点状维管束散在。质疏松，略呈海棉状。
性味功能	味苦、甘，性平。有祛风利湿的功能。
炮　　制	除去须根，洗净，切片，晒干。
主治用法	用于淋病白浊，白带过多，湿痹，腰膝盖痛，湿热疮毒。用量9~15g。

现代研究
1. 化学成分　本品含有薯蓣皂苷、纤细薯蓣皂苷，另含有原薯蓣皂苷、原纤细薯蓣皂苷及甲基原纤细薯蓣皂苷。

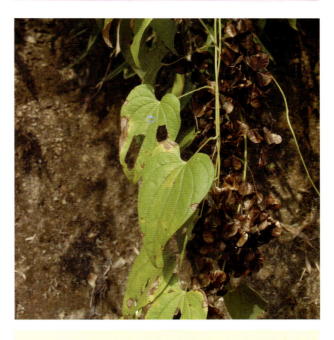

2. 药理作用　本品具有杀昆虫作用，并有抗真菌作用和利尿作用。

应用
1. 血脂高，防止动脉粥样硬化斑块形成：萆薢15g。水煎服。
2. 淋病白浊：绵萆薢100g。水煎服。
3. 皮肤病灭疱疮：绵萆薢，水煎，洗患处。
4. 创伤性出血，创伤性膝关节滑膜炎，皮肌炎：粉草薢，研末，水煎，洗敷患处。

六　利水渗湿药

◆利湿退黄药◆

井口边草(凤尾草) PterismultifidaPoir.

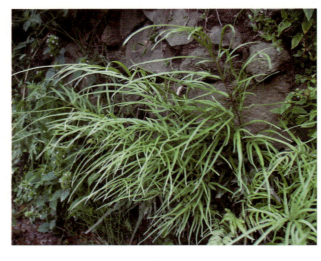

基 源	凤尾草为凤尾蕨科植物井口边草的全草。
原植物	别名：鸡爪莲、五指草、百脚草。多年生草本。根状茎密被钻形黑褐色鳞片。叶二型，丛生；生孢子囊的叶片卵形，一回羽状，下部羽片常2~3叉，沿羽片下面边缘着生孢子囊群。孢子囊群线形，囊群盖稍超出叶缘，膜质；不生孢子囊群的羽片或小羽片均较宽。
生境分布	生于半阴湿的石隙、井边和墙根等处。分布于河北、山东、安徽及长江以南各省区。
采收加工	夏、秋两季采全草，洗净晒干。
性味功能	味甘淡、微苦，性凉。有清热利湿，凉血止血，消肿解毒，生肌的功能。
主治用法	用于菌痢，肠炎，黄疸型肝炎，吐血，衄血，便血，白带，淋浊，崩漏，扁桃腺炎，腮腺炎，湿疹，痈疮肿毒。外用于外伤出血，烧烫伤。
现代研究	1. 化学成分 本品根茎含大叶凤尾蕨苷A、B、C、D。全草含$2\beta, 6\beta, 16\alpha$-三羟基-左旋-贝壳杉烷，蕨素A、B、C、F、S，大叶凤尾蕨苷A、B、C、E等。 2. 药理作用 本品有抗菌、抗癌抗肿瘤作用。

应用
1. 痢疾：凤尾草5份，钱线蕨、海金沙各1份，炒黑，水煎服。
2. 白带：凤尾草、车前草、白鸡冠花各9g，蓄、薏米根、贯众各15g，水煎服。
3. 急性黄疸型传染肝炎：凤尾草、酢浆草、连钱草各30g。水煎服。

毛茛 RanunculusjaponicusThunb.

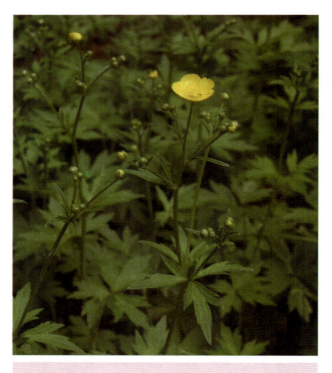

基 源	为毛茛科植物毛茛的全草或根。
原植物	多年生草本，全株有白色长毛。根须状，多数。基生叶有长柄，近五角形，基部心形，3深裂，中央裂片宽菱形或倒卵形，3浅裂，边缘疏生锯齿，侧生裂片不等2裂；茎中部叶有短柄；上部叶无柄，3深裂，裂片线状披针形，上端浅裂成数齿。花序有数花或单生。萼片5，淡绿色，船状椭圆形，外生柔毛；花瓣5，黄色，基部有蜜槽。聚合果近球形。花期4~5月。果期7~8月。
生境分布	生于山野、田间、路旁、溪涧、水沟或山坡草地。分布于全国大部分地区。
采收加工	夏、秋采集，洗净，切段，晒干或鲜用。
性状鉴别	本品茎与叶柄均有伸展的柔毛。叶片五角形，长达6cm，宽达7cm，基部心形。萼片5，船状椭圆形，长4-6mm，有白柔毛；花瓣5，倒卵形，长6-11mm。聚合果近球形，直径4-5mm。
性味功能	味辛，性温，有毒。有利湿，退黄，消肿，止痛，截疟，杀虫的功能。
主治用法	用于黄疸，肝炎，哮喘，风湿关节痛，恶疮，牙痛。一般仅作外用，适量，外敷穴位。
现代研究	1. 化学成分 全草含原白头翁素及其二聚物白头翁素。 2. 药理作用 本品有抗菌和抗组胺作用。

应用
1. 慢性血吸虫病：毛茛研粉压片，口服。
2. 风湿性关节痛、关节扭伤：毛茛，研碎，捣烂外敷。
3. 淋巴结结核：鲜毛茛捣烂，敷患处。
4. 风火牙痛：鲜毛茛，捣烂放于患牙对侧的耳尖部，10分钟左右取下。

细叶十大功劳（功劳木） Mahonia fortunei (Lindl.) Fedde

基　源	功劳木为小檗科植物细叶十大功劳的干燥茎。
原植物	常绿灌木。茎多分枝。奇数羽状复叶；小叶5~9，革质，长圆状披针形或狭状披针形，先端长渐尖，基部楔形，边缘各具6~13刺状锐齿。总状花序生自枝顶芽鳞腋间；花瓣6，花黄色。浆果，圆形或长圆形，蓝黑色，有白粉。花期7~8月。
生境分布	生于山坡、灌丛中，也有栽培。分布于江苏、浙江、江西、福建、湖北、湖南、四川、贵州等地。
采收加工	全年均可采收，切块片，干燥。
性状鉴别	本品羽状复叶，小叶5~9，小叶片多皱缩，革质，披针形，每侧有刺5~10。总叶柄长10~20cm，直径约至2mm，上面有凹槽。
性味功能	味苦，性凉。有清热解毒，消炎止痢，止血，健胃止泻的功能。
炮　制	取叶洗净 阴干备用。
主治用法	用于湿热泻痢，黄疸，目赤肿痛，胃火牙痛，疮疖，痈肿，黄疸型肝炎。用量9~15g。

现代研究
1. 化学成分　本品含小檗碱、掌叶防己碱、药根碱、木兰碱。
2. 药理作用　本品有亢菌和降压作用；提取物低浓度时能促进离体肠管的自发运动，高浓度时可导致张力上升、运动抑制。

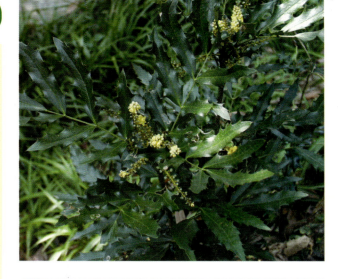

应用
1. 小儿急性扁桃体炎：十大功劳叶、朱砂根、岗梅、栀子、淡竹叶、木通、射干、甘草各9g，生石膏12g。水煎服。
2. 支气管炎、肺炎：十大功劳根、虎杖、枇杷叶各15g。水煎服。
3. 急性黄疸型传染性肝炎：十大功劳15g，赛葵15g。水煎服。
4. 眼结膜炎：十大功劳叶200g。水煎，高压消毒，滴眼。

虎杖 Polygonum cuspidatum Sieb. et Zucc.

基　源	为蓼科植物虎杖的干燥根茎和根。
原植物	多年生草本或亚灌木。根粗壮，常横生，黄色。茎有紫红色斑点。叶卵形、卵状椭圆形或近圆形，全缘。叶柄紫红色。花单性，雌雄异株，圆锥花序腋生或顶生。花梗细长，近下部具关节，上部具翅。瘦果倒卵形，3棱，红棕色，具光泽，包于翅状宿存花被内。花期7~9月。果期8~10月。
生境分布	生于湿润山坡、溪谷、路旁、灌丛。分布于河北、河南及长江以南各省区。
采收加工	秋季地上部枯萎时采挖，除去须根、洗净、趁鲜切段晒干。
性状鉴别	本品多为圆柱形短段或不规则厚片，长1~7cm，直径0.5~2.5cm。外皮棕褐色，有纵皱纹及须根痕，切面皮部较薄，木部宽广，棕黄色，射线放射状，皮部与木部较易分离。根茎髓中有隔或呈空洞状。质坚硬。
性味功能	味微苦，性微凉。有活血止痛，清利湿热，止咳化痰的功能。
炮　制	除去杂质，洗净，润透，切厚片，干燥。
主治用法	用于关节疼痛，经闭，湿热黄疸，慢性气管炎，高脂血症。外用于烫火伤，跌扑损伤，痈肿疮毒。用量9~15g。孕妇慎服。

现代研究
1. 化学成分　虎杖根和根茎含游离蒽醌及蒽醌苷，如大黄素、大黄素甲醚、大黄酚等。还含白藜芦醇、白藜芦醇苷、

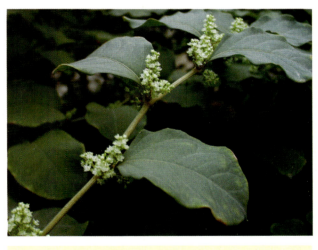

原儿茶酸以及糖类、氨基酸和鞣质等。
2. 药理作用　虎杖煎剂有抗菌作用。虎杖粗品及白藜芦醇苷有镇咳作用，煎剂有平喘作用；白藜芦醇苷对脂质过氧化有很强的抑制作用，减轻肝损伤，保护肝脏。

应用
1. 风湿腰腿痛，四枝麻木：虎杖、川牛膝、五加皮。水煎服。
2. 黄疸肝炎：鲜虎杖、水杨梅、薏米各30g。水煎服。
3. 胆囊结石：虎杖30g。水煎服。
4. 阑尾炎：鲜虎杖100g，水煎服。

柞木　XylosmaracemosumMiq.(Xylosmajaponicum(Walp.)A.Gray)

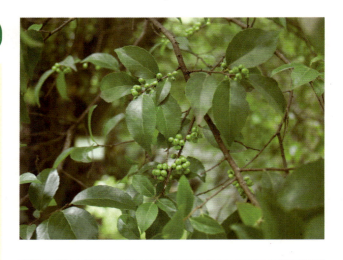

基　源	为大枫子科植物柞木的茎叶。
原植物	常绿灌木或小乔木，有时高达10m，枝干生长刺，尤以小枝为多。叶互生，叶柄长4~10mm，叶片革质，卵形或广卵形，长3~7cm，宽2~5cm，先端渐尖，基部圆形或宽形，边缘有锯齿。总状花序腋生，被微柔毛；花淡黄色，单性，雌雄异株；花被4~6片，卵圆形，无花瓣，雄蕊多数，子房生于多裂的花盘上。浆果球形，熟时黑色。种子2粒。
生境分布	生于路旁、沟边，分布于江西、湖北、湖南、四川等省区。
采收加工	全年可采，晒干备用。
性味功能	味苦、涩，性寒。有清热利湿，散瘀止血，消肿止痛的功能。
主治用法	用于黄疸，水肿，死胎不下，跌打肿痛，骨折，脱臼，外伤出血。用量9~12g；外用适量。

应用
1. 骨折，扭伤脱臼：柞木研粉，酒醋调敷伤处。
2. 跌打损伤肿痛：柞木1kg，米酒5kg，煮沸，浸1~2周，纱布浸湿后，敷患处，随干随洒酒。
3. 急性细菌性痢疾：柞木，水煎服。
4. 小儿消化不良：柞木，研细末，文火炒焦，米汤冲服。

旱柳　SalixmatsudanaKoidz.

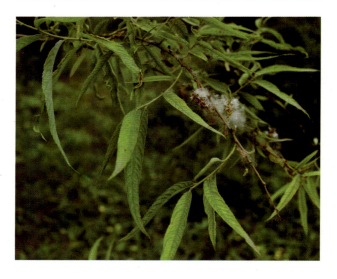

基　源	杨柳科植物旱柳的嫩叶或枝叶入药。
原植物	乔木。枝细长，直立或斜展。叶互生，叶柄短，上面有长柔毛，托叶披针形或缺，边缘有细锯齿，叶披针形，先端长渐尖，基部窄圆形或楔形，叶缘有细腺齿，上面绿色，下面苍白色或带白色。花序与叶同时开放；雄花序圆柱形，轴有长毛；腺体2；雌花序较雄花序短，轴有长毛，苞片同雄花，腺体2，背生和腹生。果序长达2.5cm。花期4月，果期4~5月。
生境分布	生于河岸及高原、固定沙地。分布于长江以北地区。
采收加工	嫩叶春季采，枝叶春、夏、秋三季均采，鲜用或晒干。
性味功能	味微苦性寒。有散风，祛湿，清湿热的功能。
主治用法	用于黄疸型肝炎，风湿性关节炎，急性膀胱炎，小便不利，外用于黄水疮，牙痛，湿疹等。用量9~15g；外用适量。

应用
1. 预防及治疗黄疸型肝炎：旱柳叶10g，开水泡，当茶喝，亦可酌加红糖。
2. 风湿性关节炎，发烧怕冷：旱柳叶15g，水煎服。
3. 关节炎肿痛：鲜旱柳枝叶，煎汤外洗。
4. 甲状腺肿大：鲜旱柳叶500g，加水2500ml煎至1000ml，每次服200ml。

过路黄(金钱草) Lysimachia christinae Hance

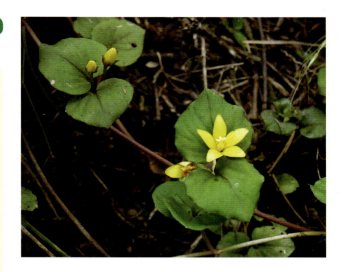

基　源	金钱草为报春花科植物过路黄的全草。
原植物	别名：大金钱草、对座草、路边黄。多年生草本。茎柔弱，匍匐地面。叶对生，叶柄与叶片约等长；叶片心形或宽卵形，先端钝尖或钝形，基部心形或近圆形，全缘，两面均有黑色腺条，主脉1，于叶背面隆起。花成对腋生；花冠5裂，黄色，有黑色短腺条。蒴果球形。花期5~7月，果期6~8月。
生境分布	生长于路边、沟边及山坡、疏林、草丛阴湿处。分布于黄河流域及以南省区。
采收加工	4~6月采收，拔取全草，切段，晒干或鲜用。
性状鉴别	本品茎下部圆柱形，红棕色，上部方柱形，绿褐毛。单数羽状得复叶互生，暗绿色，皱缩卷曲；质脆，易碎；叶片有大小2种，相间生于叶轴上，顶端小叶较大，完整小叶片展开后呈卵形或长椭圆形，先端尖，基部楔形，边缘有锯齿；托叶2，抱茎，斜卵形。总状花序细长；花萼下部呈筒状，萼筒上部有钩刺，先端5裂；花瓣黄色。
性味功能	味苦、酸，性凉。有清热解毒，利尿排石，活血散瘀功能。
主治用法	用于胆结石，胆囊炎，黄疸型肝炎，泌尿系结石，跌打损伤，毒蛇咬伤，毒蕈及药物中毒。用量15~60g。

现代研究
1. 化学成分　本品全草主要含黄酮类成分，还有酚性成分、甾醇类、氨基酸、鞣质、挥发油及胆碱。
2. 药理作用　本品有利胆、止血作用；有抗炎镇痛作用、抗菌及抗病毒作用。

应用
1. 胆结石，泌尿系统结石：金钱草60~120g，水煎服。
2. 胆囊炎：金钱草45g，虎杖根15g。水煎服，如有疼痛加郁金15g。
3. 黄疸型肝炎：金钱草、蒲公英、板蓝根各15g。水煎服。

聚花过路黄(金钱草) Lysimachia congestiflora Hemsl.

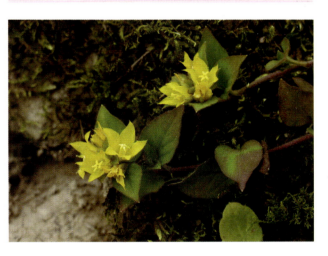

基　源	金钱草为报春花科植物聚花过路黄的全草。
原植物	多年生草本。茎匍匐或上部倾斜，初被黄褐色皱曲柔毛，后渐平滑，下部常生不定根。叶对生，卵形至宽卵形，两面疏生稍紧贴的短柔毛。花通常2~4朵集生于茎端；苞片近圆形，较花长或稍短。花萼5深裂，裂片狭披针形，花冠喉部紫色，裂片顶端有紫色小腺点；雄蕊稍短于花冠裂片，花丝基部连合成筒。蒴果球形。
生境分布	生于路边、溪边。分布于华东、中南、西南。
采收加工	4~6月采收，拔取全草，切段，晒干或鲜用。
性味功能	味苦、酸，性凉。有清热解毒，利尿排石，活血散瘀功能。
主治用法	用于肝、胆结石，胆囊炎，黄疸型肝炎，泌尿系结石，水肿，跌打损伤，毒蛇咬伤，毒蕈及药物中毒；外用治化脓性炎症，烧烫伤。用量15~60g。

应用
同过路黄。

六　利水渗湿药

点腺过路黄（金钱草） Lysimachia hemsleyana Maxim.

基源	金钱草为报春花科植物点腺过路黄的全草。
原植物	点腺过路黄多年生匍匐草本，全株被短毛。枝端延伸成细长鞭状。叶对生，叶柄长为叶片的1/2以下。花萼裂片具圆形或短长圆形腺条，较宽。
生境分布	生长于路边、沟边及山坡、草丛阴湿处。分布于黄河流域及以南省区。浙江产量大。
采收加工	4~6月采收，拔取全草，除去杂质，切段，晒干备用或鲜用。
性味功能	味淡，性微寒。有清热、利胆，利尿排石，解毒，活血散瘀的功能。
主治用法	用于胆结石，胆囊炎，黄疸型肝炎，泌尿系结石，水肿，毒蛇咬伤，毒蕈及药物中毒；外用治化脓性炎症，烧烫伤。用量15~60g。外用适量敷患处。

现代研究
1. 化学成分 全草中分离出氯化钾和混合糖类，初试尚有黄酮类、皂苷、内酯类和有机酸等反应。
2. 药理作用 同"过路黄"。

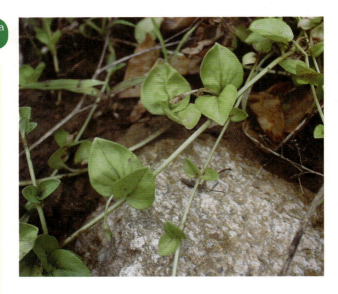

应用
同"金钱草"。

瓦松 Orostachys finbriatus (Tuscz.) Berg.

基源	为景天科植物瓦松的全草。
原植物	别名：瓦塔、石塔花、厝莲。二年生肉质草本，密生紫红色斑点。基生叶莲座状，匙状线形，先端增大，为白色软骨质，边缘有流苏状软骨片和1钊状尖头；茎生叶线形至倒卵形，先端长尖。开花时基生叶枯萎，由茎顶抽出花序，多分枝；花小，两性；花瓣5，淡粉红色，有红色斑点。Gutu 果。花期7~9月。果期8~10月。
生境分布	生于屋顶、墙头及山坡石缝中。分布于全国各省区。
采收加工	夏、秋季采收，鲜用或晒干。
性状鉴别	干燥的全草，茎呈黄褐色或暗棕褐色，长12~20cm，上有多数叶脱落后的疤痕，交互连接成棱形花纹。叶灰绿色或黄褐色，皱缩卷曲，多已脱落，长12~15mm，宽约3mm，茎上部叶间带有小花，呈红褐色，小花柄长短不一。质轻脆，易碎。
性味功能	味酸，性平，有毒。有清热解毒，止血，敛疮，消肿的功能。
炮制	除去残根及杂质，切段。
主治用法	用于急性黄疸型肝炎，吐血，鼻衄，血痢，疟疾等。用量15~30g，水煎服。外用适量。

现代研究
1. 化学成分 本品全草含槲皮素、槲皮素-3-葡萄糖苷、山奈酚、山奈酚-7-鼠李糖苷、草酸等。
2. 药理作用 本品有强心作用以及抗炎、镇痛作用。

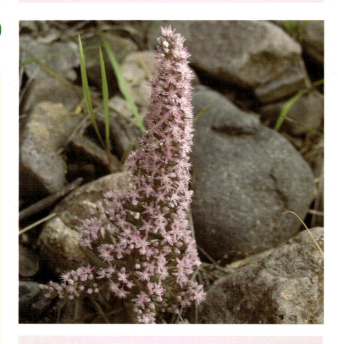

应用
1. 急性黄疸型传染性肝炎：瓦松鲜品60g，麦芽30g，垂柳嫩枝90g，水煎服。
2. 鼻衄：鲜瓦松1000g，洗净，捣烂取汁，加砂糖拌匀，置瓷盘内，晒干切成块，每次服1.5~3g，每日2次，温开水送服。
3. 咯血：鲜瓦松60g，水煎服。

含羞草决明　Cassia mimosoides L.

基　源	为云实科植物含羞草决明的干燥全草。
原植物	别名：软肝草、黄瓜香、水皂角、山扁豆亚。灌木状草本。茎多分枝，分枝瘦长，斜升或四散，多少被短毛。双数羽状复叶互生，托叶线形，长尖；小叶25～60对，镰刀状线形，先端短尖。单一或数朵排成短总状花序，花萼5，花瓣5，黄色；雄蕊10；子房线形而扁，花柱内弯。荚果扁平条形，有毛。种子16～25，深褐色，平滑有光泽。花期8～9月，果期9～10月。
生境分布	生于山坡，路旁，草丛中。分布于华北、南延至广东、广西、贵州、云南、台湾等省区。
采收加工	夏、秋季采集全草，晒干或焙干。
性味功能	味甘，性平。有清肝利湿，散瘀化积的功能。
主治用法	用于湿热黄疸，暑热吐泻，水肿，劳伤积瘀，小儿疳积，疔疮痈肿。用量6～25g。

应用
1. 黄疸型肝炎：含羞草决明100g，地星宿25g，煨水服。
2. 暑热吐泻：含羞草决明50g，水煎服。
3. 水肿、热淋：含羞草决明、蓄各50g，煨水服。
4. 疔疮：鲜含羞草决明叶适量，捣烂，加盐少许，外敷患处。

广州相思子（鸡骨草）　Abrus cantoniensis Hance

基　源	鸡骨草为蝶形花科植物广州相思子的全草。
原植物	小灌木，有浅棕黄色短粗毛。双数羽状复叶互生，托叶线状披针形；小叶8～12对，小叶柄短，小托叶刺毛状；小叶膜质，长圆形或倒卵形，先端平截，有小尖头，基部宽楔形或圆形，上面被疏毛，下面有紧贴粗毛，小脉两面凸起。总状花序腋生，3～5朵聚生于花序总轴短枝上，花萼杯状，黄绿色；花冠淡紫红色，旗瓣宽椭圆形，翼瓣狭，龙骨瓣弓形。荚果扁长圆形，有黄色短毛，先端有喙。花期7～8月，果期8～9月。
生境分布	生于旱坡地区性灌丛边或草丛中。分布于广东、广西等省区。
采收加工	全年均可采挖，除去泥沙及荚果，晒干。
性状鉴别	本品根多呈圆锥形，上粗下细，有分枝，长短不一；表面灰棕色，粗糙，有细纵纹，支根极细，有的断落或留有残基；质硬。茎丛生，长50～100cm，直径约0.2cm；灰棕色至紫褐色，小枝纤细，疏被短柔毛。羽状复叶互生，小叶8～11对，多脱落，小叶矩圆形，长0.8～1.2cm，先端平截，有小突尖，下表面被伏毛。气微香，味微苦。
性味功能	味微甘，性凉。有清热利湿，舒肝止痛，活血散瘀的功能。
炮　制	除去杂质及荚果，切段。
主治用法	用于慢性肝炎，肝硬化腹水，胃痛，小便刺痛，风湿骨痛，跌打损伤，毒蛇咬伤，乳腺炎。用量30～60g。

现代研究

1. 化学成分　全草含相思子碱胆碱、甾醇化合物、黄酮类、氨基酸、糖类。
2. 药理作用　本品根煎剂可显著增强其收缩幅度，麻醉兔灌胃或肌注煎剂也能使在位肠管张力提高，蠕动略增强。粗皂苷对四氯化碳（CCl_4）所致肝损伤有显著保护效果。

应用
同毛鸡骨草。

六　利水渗湿药

毛鸡骨草（鸡骨草） AbrusmollisHance

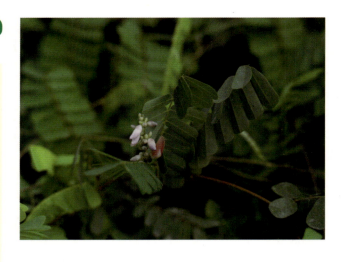

基　　源	鸡骨草为蝶形花科植物毛鸡骨草的全草。
原植物	别名：油甘藤。 缠绕藤本。全株密被黄色长柔毛，偶数羽状复叶，小叶11~16对，小叶片长圆形，最上的一对常为倒卵形，先端平截，有小尖头，小脉不明显。总状花序腋生。雄蕊9，花丝合生成一管。荚果长圆形，扁平，先端有喙。花期7~8月，果期8~9月。
生境分布	生于丘陵坡地灌丛中或林下。分布于广东、广西等省区。
采收加工	全年均可采挖，除去泥沙及荚果，晒干。
性味功能	味微甘，性凉。有清热利湿，舒肝止痛，活血散瘀的功能。
主治用法	用于慢性肝炎，肝硬化腹水，胃痛，小便刺痛，风湿骨痛，跌打损伤，毒蛇咬伤，乳腺炎。用量30~60g。

应用
1. 急性黄疸型传染性肝炎：鸡骨草（去果荚及种子）、茵陈、地耳草各30g，山栀子15g，水煎服。
2. 胆囊炎，肝硬化腹水，黄疸，胃痛：鸡骨草（去果荚及种子），水煎服。

木豆 CajanuscajanMillsp.

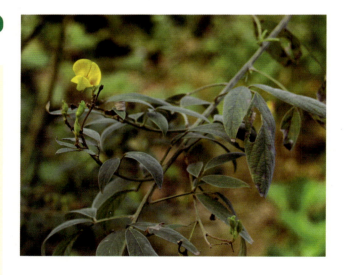

基　　源	为蝶形花科植物木豆的干燥根。
原植物	别名：豆蓉、三叶豆、野黄豆。灌木，高1~3m，全体灰绿色。小枝有灰色短柔毛。三出复叶互生，披针形，先端渐尖，两面被丝状白毛，下面毛密并有黄色腺点。总状花序腋生，有花数朵，花蝶形， 黄色；萼钟形，5齿，内外生短柔毛并有腺点；旗瓣背面有紫褐色纵线纹，基部有丝状短爪，爪顶有一对弯钩状附属体；雄蕊10；心皮1。荚果扁条形，有线状长喙，被黄色柔毛，果皮在种子间有凹陷的斜槽稍呈扭曲状。种子3~5，近圆形，暗红色，有时有褐色斑点。花期6~7月。
生境分布	江苏、广东、广西、四川、云南等省区有栽培。
采收加工	秋冬采挖根部，切段晒干。
性状鉴别	种子呈为扁球形，直径4-6cm，表面暗红色，种脐长圆形，白色，显着突起；质坚硬，内有两片肥厚子叶。气微，味淡，嚼之有豆腥气。
性味功能	味辛、涩，性平。有利湿消肿，散瘀止痛的功能。
炮　　制	拣净杂质，加工备用。
主治用法	用于黄疸型肝炎，风湿关节痛，跌打损伤，瘀血肿痛，便血，衄血。用量9~15g，水煎服。

现代研究
1. 化学成分　本品种子含苯丙氨酸和对羟基苯甲酸、γ-谷氨酰-5-甲基半胱氨酸、胰蛋白酶抑制剂等。

2. 药理作用　本品水浸剂对絮状表皮癣菌有抑制作用。

茵陈蒿 Artemisia capillaris Thunb.

基　源	为菊科植物茵陈蒿的干燥地上部分。
原植物	别名：茵陈、白蒿、绒蒿。半灌木状多年生草本，根斜生，树根状或直生呈圆锥形。茎斜生，数个丛生，具纵沟棱。基生叶2回羽状分裂，下部叶裂片较宽短，常被短绢毛；中部以上的叶裂片细，毛发状，先端微尖；上部叶羽状分裂，3裂或不裂。不育枝叶向上部渐长大，1~2回羽状全裂，裂片丝状线形。头状花序下垂，茎顶排列成扩展的圆锥状。瘦果。花期8~9月，果期9~10月。
生境分布	生于山坡、荒地、草地。分布于全国各地。
采收加工	春、秋季采收，晒干，称"绵茵陈"及"茵陈蒿"。
性状鉴别	本品干燥的幼苗多揉成团状，灰绿色，全体密被白毛，绵软如绒。茎细小，长6～10cm，多弯曲或已折断；分枝细，基部较粗，直径1.5mm，去掉表面的白毛后，可见明显的纵纹。完整的叶多有柄，与细茎相连，叶片分裂成线状。有特异的香气，味微苦。
性味功能	味苦、辛，性微寒。有清热利湿，利胆，退黄疸的功能。
炮　制	过筛，拣去杂质，除去残根，碾碎，再过罗去净泥屑。
主治用法	用于黄疸尿少，湿疮瘙痒，传染性黄疸型肝炎，胆囊炎。用量6~15g，水煎服。
现代研究	1. 化学成分　本品地上部分含挥发油，其中成分萜类有：α-、β-蒎烯，柠檬烯等。还有酚类和苯氧基色原酮类成分。

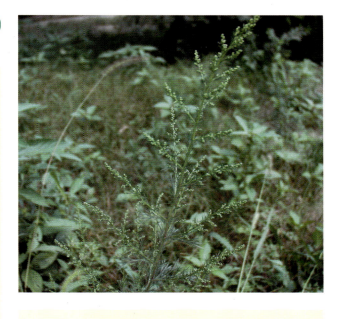

2. 药理作用　本品有利胆保肝作用；解热、降血压、抗菌和消炎等作用。

应用
1. 急性黄疸型传染性肝炎、胆囊炎：茵陈蒿50g，栀子12g，大黄9g。水煎服。
2. 湿热黄疸，小便不利：茵陈30g，云苓15g，猪苓、白术各12g，泽泻9g，桂枝6g。水煎服。
3. 慢性黄疸型传染性肝炎、肝硬化：茵陈18g，熟附子、干姜各9g，炙甘草3g。水煎服。
4. 感冒：茵陈15g，水煎服。

猪毛蒿（茵陈） Artemisia scoparia Waldst. et Kit.

基　源	茵陈为菊科植物猪毛蒿的去根幼苗。
原植物	别名：滨蒿、臭蒿、绵茵陈。多年生草本，根单一，直生，纺锤形，茎单一，基部半木质化。全株幼时被灰白色绢毛，成长后高40~100cm，基生叶有长柄，较窄，叶片宽卵形，裂片稍卵状，疏离；茎生叶，1~3回羽状全裂。最终裂片线形，老时无毛，叶脉丝状。头状花序无梗或有短梗，偏侧着生成短穗，总苞片有宽膜质边缘。外层雌花5~15朵，以10~12个为常见，中部两性花3~9朵。花期8~9月，果期9~10月。
生境分布	喜生于砂地、河岸及盐碱地。分布于东北、华北、西北及台湾、湖北、广西、云南等地。
采收加工	春季幼苗高6~10cm时采收或秋季花蕾长成时采割，除去杂质及老茎，晒干。春季采收的习称"绵茵陈"，秋季采割的称"茵陈蒿"。
性状鉴别	猪毛蒿幼苗卷缩成闭状，灰白色或灰绿色，全体密被白色茸毛，绵软如绒。茎细小，长1.5~2.5cm，直径0.1~0.2cm，除去表面白色茸毛后可见明显纵纹。质脆，易折断。叶具柄，展平后叶片长1~3cm；小裂片卵形或稍呈倒披针形，条形，先端锐尖。
性味功能	味苦，性平微寒。有清湿热，退黄疸的功能。
炮　制	同"茵陈蒿"。
主治用法	用于黄疸尿少，湿疮瘙痒，传染性黄疸型肝炎，胆囊炎。用量6~15g。

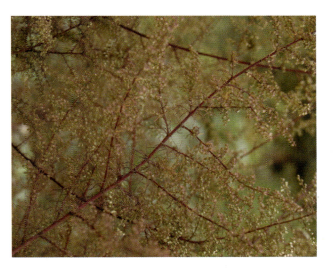

现代研究
1. 化学成分　本品全草含挥发油，其成分有丁醛、糠醛、桉叶素、葛缕酮。还含绿原酸、对-羟基苯乙酮、大黄素。
2. 药理作用　同"茵陈蒿"。

应用
同茵陈蒿。

六　利水渗湿药

蒌蒿(红陈艾) Artemisia selengensis Turcz. ex Bess.

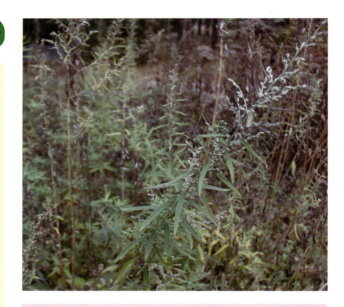

基　源	红陈艾为菊科植物蒌蒿的干燥全草。
原植物	别名：狭叶艾、水蒿、刘寄奴。多年生草本，高达1m多。具匍匐茎。茎下部带紫色，无毛，顶端略被白色细柔。上部有直立花序枝。下部叶花期枯萎；叶互生，茎中部叶密集，羽状深裂，侧裂片1~2对，条披针形，先端渐尖，有浅锯齿，基部渐窄成楔形短柄；上部叶3裂或不裂，条形，全缘。头状花序有短柄，多数密集成窄长的复总状花序，苞叶条形；总苞近钟形，干膜质；花全为管状，缘花雌性，中央两性；雄蕊5。瘦果微小，无冠毛。
生境分布	生于低山区向阳处。分布于东北及河北、山西、四川等省。
采收加工	秋季采收，多为鲜用。
性味功能	味苦、辛，性温。有破血行瘀，下气通络的功能。
主治用法	用于产后瘀血停积小腹胀痛，跌打损伤，瘀血肿痛，因伤而大小便不利。用量9~15g，作散剂、酒剂、煎剂。生用或酒炒用。

应用
1. 产后瘀血停积小腹胀痛：鲜红陈艾15g。水煎服。
2. 跌打损伤，瘀血肿痛：红陈艾15g。酒浸七日，外敷肿痛伤处，鲜红陈艾捣烂取汁洗敷患处。

甘菊 Dendranthema lavandulifolium Ling et Shih

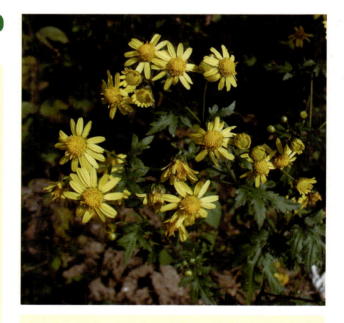

基　源	菊科植物甘菊的头状花序作野菊花入药。
原植物	别名：北野菊、甘野菊、岩香菊叶。二回羽状分裂，一回全裂或几全裂。二回为半裂或浅裂。头状花序在茎枝顶端排成疏松或稍紧密的复伞房花序。总苞蝶形，苞片5层，全部苞片边缘白色或浅褐色膜质。花期5~11月。
生境分布	生于山野路边、丘陵荒地及林地边缘。分布于东北、华北及华东，以及四川、湖北、云南、陕西、甘肃、青海及新疆东部。
采收加工	秋季花初开时采摘，拣去残叶，晒干或蒸后晒干。
性状鉴别	本品主根细。茎自基部分枝，被白色绵毛。叶灰绿色，叶片长圆形或卵形，二回羽状深裂，先端裂片卵形至宽线形，先端钝或短渐尖；叶柄长，基部扩大。总苞直径7-12mm，被疏绵毛至几无毛；总苞片草质；花托凸起，锥状球形；花黄棕色。
性味功能	味苦、辛，微寒。有清热解毒，消肿，凉肝明目，降血压的功能。
主治用法	用于头痛眩晕，目赤肿痛，疔疮肿毒，高血压病，肝炎，肠炎，蛇虫咬伤等。用量9~15g。外用适量，煎汤外洗或制膏外涂。

现代研究
1. 化学成分　本品全草和花含挥发油，油中含兰香油萜及原萜。还含母菊内酯、母菊内酯酮、胆碱和芹菜素等。
2. 药理作用　本品水煎醇沉制剂对离体兔心有显著扩张冠脉，增加冠脉流量的作用。还有抗病原微生物作用。

应用
同野菊。

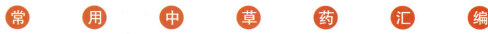
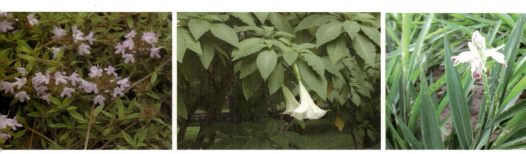
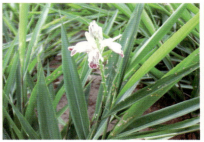
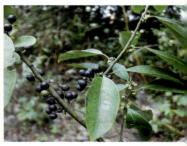

七 温里药

温里药是指能温里祛寒，以治疗里寒症为主要作用的药物。

临床上主要用于脾胃虚寒证、肺寒痰饮证、少腹痛、寒疝疼痛、肾阳不足证、心肾阳虚证和亡阳厥逆证等。

现代药理研究表明，温里药具有镇静、镇痛、健胃、抗血栓形成、抗溃疡、抗腹泻、抗缺氧、扩张血管等作用，还有强心、抗休克、抗惊厥、促进胆汁分泌等作用。主要用于治疗慢性胃炎、慢性肠炎、慢性支气管炎、休克等。

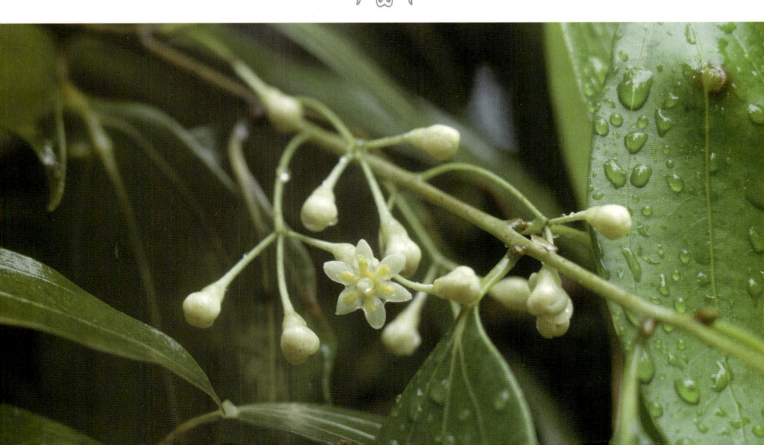

钝叶桂 Cinnamomum bejolghota Sweet

基　源	樟科植物钝叶桂的树皮作桂皮入药。
原植物	常绿乔木，高6~25m。树皮绿色，有香气，小枝圆柱形或钝四棱形。叶近对生，硬革质，椭圆状长圆形，长12~30cm，宽4~9cm，先端钝形，基部近圆形，全缘。离基三出脉。圆锥花序生于枝端叶腋，花多密集，花被筒短，花被片6，卵状长圆形，两面被灰色短柔毛，先端近无毛；能育雄蕊9，第1、2轮雄蕊花药卵圆状长圆形，药室4，内向，第3轮雄蕊药室外向，花丝近基部有1对具柄的肾形腺体；浆果状核果椭圆形，果托黄带紫红色，稍增大，裂齿先端平截，果柄紫色。花期3~4月。果期5~7月。
生境分布	生于山坡、沟谷林中。分布于广东、海南、广西、云南南部等省区。
采收加工	春季或冬季剥取树皮，阴干。
性味功能	味辛、甘，性热。有暖脾胃，散风寒，通血脉的功能。
炮　制	洗净切片，阴干或晒干研粉，亦可鲜用。
主治用法	用于脘腹冷痛，虚寒泄泻，呕吐，风湿痹痛，跌打瘀血，阳痿，月经不调。外用于外伤出血，骨折，毒蛇咬伤。鲜皮捣烂调水敷或研粉敷患处。用量3~6g。

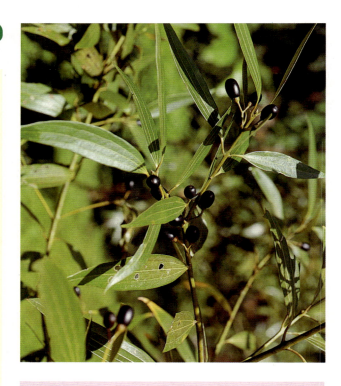

应用
同肉桂。

阴香 Cinnamomum burmannii (Nees) Bl.

基　源	为樟科植物阴香的树皮、根皮、枝。
原植物	乔木。叶互生或近对生，革质，卵圆形、长圆形或披针形，先端短渐尖，基部宽楔形，全缘。圆锥花序腋生或近顶生，花少，疏散，密被灰白色微柔毛，末端分枝为3花的聚伞花序；花绿白色；花被裂片长圆状卵圆形，密被灰白色微柔毛；第三轮雄蕊中有1对近无柄腺体。果卵球形，顶端具齿裂，齿顶端截平。花期10~12月。果期12至翌年3月。
生境分布	生于林中、灌丛中或溪边。分布于福建、广东、海南、广西、云南等省区。
采收加工	秋季采收，去杂质，阴干。
性状鉴别	本品呈槽状或片状，厚约3mm。外表面棕灰色，粗糙，有圆形突起的皮孔和灰白色地衣斑块，有时外皮部分刮去而现凹下的皮孔痕；内表面棕色，平滑。质坚，断面内层呈裂片状。
性味功能	味辛，微甘，性温。有祛风散寒，温中止痛的功能。
炮　制	卷为圆筒状，晒干。
主治用法	用于虚寒胃痛，腹泻，呕吐，风湿痹痛，月经不调。外用于跌打损伤，外伤出血。水煎或研粉吞服，外用研粉酒调或研粉敷患处。用量6~9g。外用适量。

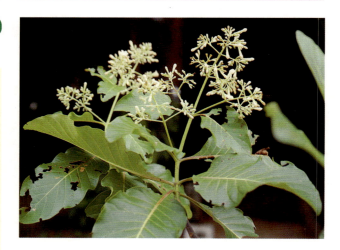

现代研究
1. 化学成分　本品含挥发油。油中的主要成分为桂皮醛。此外，还含有丁香油酚、黄樟醚等成分。
2. 药理作用　本品具有抑菌作用。

应用
1. 胃腹冷痛，虚寒腹泻：阴香3~6g研末，温开水送服。
2. 感冒风寒：阴香枝、白芍、生姜各6g，大枣2个，炙甘草3g，水煎服。
3. 外伤出血：阴香9g。研粉敷患处。

细叶香桂 Cinnamomum chingii Metaclf.

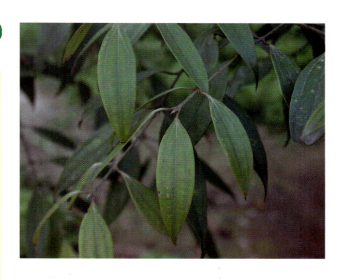

基　源	为樟科植物细叶香桂的干燥树皮、果实及叶。
原植物	别名：细叶月桂、香树皮、月桂。常绿高大乔木；树皮灰色；小枝密生绢毛。叶在新枝上对生，老枝上互生，革质，卵状椭圆形至近披针形，先端长渐尖，基部楔形，全缘，上面绿色，有光泽，下面密生绢状短柔毛，具离基三出脉，在背面显著隆起。圆锥花序腋生；总花梗和花梗密生白色短柔毛；花淡黄色；花被片6，基部筒状。浆果椭圆形，基部具宿存萼筒。花期5~6月。果期6~12月。
生境分布	生于山林。分布于安徽、浙江、福建、江西等省区。
采收加工	桂皮秋季剥皮，阴干。桂枝春、夏二季采收，晒干。
性味功能	味辛，性温。有温胃散寒，宽中下气的功能。
炮　制	将层叠为圆筒状，再晒干。
主治用法	用于胃寒气痛，胸腹胀痛，寒结肿毒。用量9~15g，水煎服。树皮、果实3~9g，研末吞服；外用鲜叶捣烂外敷。

现代研究
1. 化学成分　本品含有挥发油，主要成分有丁香酚、芳樟醇、香叶醇、桉叶素、柠檬醛、蒎烯及黄樟醚、桂皮醛等，并含脂肪油、鞣质。
2. 药理作用　本品具有镇静作用，降压、降温、镇痛作用，并有祛痰镇咳作用，且能抑制血小板聚集。

应用
同肉桂。

天竺桂 Cinnamomum japonicum Sieb.

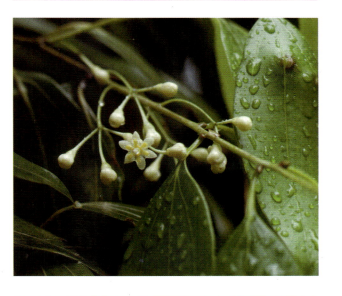

基　源	樟科植物天竺桂的树皮作桂皮入药。
原植物	常绿乔木，高10~15m。枝条红色或红褐色，具香气。叶近对生，在枝条上部者互生，卵圆形至长圆状披针形，先端锐尖至渐尖，基部宽楔形或钝形，革质，离基三出脉。圆锥花序腋生，无毛；花被裂片6，卵圆形，外面无毛，内面被柔毛；能育雄蕊9，内藏，花药4室，第一、二轮内向，第三轮外向并在花丝中部有一对圆状肾形腺体。果长圆形，无毛；果托浅杯状，顶部极开张，全缘或具浅圆齿。花期4~5月。果期7~9月。
生境分布	生于低山或近海的常绿阔叶林中。分布于江苏、安徽、浙江、江西、福建及台湾等省区。
采收加工	春、冬季剥取树皮，阴干。
性状鉴别	本品呈筒状或不整齐的块片，大小不等，一般长30~60cm，厚2~4mm。外皮灰褐色，密生不明显的小皮孔或有灰白色花斑；内表面红棕色或灰红色，光滑，有不明显的细纵纹，指甲刻划显油痕。质硬而脆，易折断，断面不整齐。
性味功能	味辛、甘，性温。有温中散寒，理气止痛的功能。
炮　制	将层叠为圆筒状，再晒干。
主治用法	用于胃痛，腹痛，风湿关节痛；外用治跌打损伤。用量15~20g。

现代研究
1. 化学成分　本品含有挥发油：水芹烯、丁香油酚、黄樟醚、1,8-桉叶素、甲基丁香油酚，丁香油酚等成分。
2. 药理作用　本品具有镇静、镇痛作用，并有祛痰镇咳作用。

应用
同肉桂。

山鸡椒（澄茄子） Litsea cubed (Lour.) Pers.

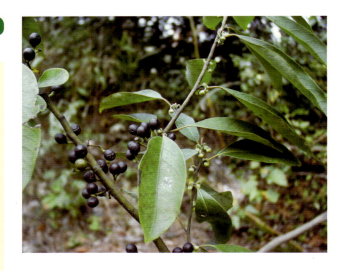

基　源	澄茄子为樟科植物山鸡椒的果实。
原植物	落叶灌木或小乔木。根圆锥形，灰白色。树皮幼时黄绿色，老时灰褐色，有浓烈的姜香，小枝细长。叶互生，长圆状披针形或长椭圆形，全缘，上面亮绿色，下面灰绿色。花小，雌雄异株，花序总梗纤细，每梗顶端有苞片4，上有4~6花组成小球状伞形花序；雄花花被6，椭圆形；雌花花被5~6，有多数不育雄蕊。浆果核果状球形，熟时黑色，果梗3~5mm。花期4~5月。果期7~11月。
生境分布	生于向阳山坡林缘、灌丛或杂木林中。亦有栽培。分布于长江以南各省区。
采收加工	果实秋季成熟后采收，晒干。
性状鉴别	本品呈近圆球形，直径3~6毫米。外皮棕黑色或黑褐色，有微细的网状皱纹。果基部常可见残留的小形宿萼，具6齿，下连细长的果柄，均易脱落。外果皮及中果皮柔软多油，内果皮薄而坚脆。内含种子1粒，子叶2片，黄棕色，富油质，旺根细小，朝向果实的顶端。气强烈芳香。
性味功能	味辛，微苦，性温。有温中下气，散寒止痛的功能。
主治用法	用于胃寒呕吐呃逆，气滞胸腹胀痛，寒疝腹痛，寒证，小便不利，小便浑浊等。用量1.5~3g。

现代研究
1. 化学成分　本品含有挥发油：d-香桧烯、d-蒈烯、1,4-桉叶素、柠檬醛、甲基庚烯酮，还含荜澄茄素、树脂、荜澄茄酸、荜澄茄内酯、荜澄茄脑、淀粉、树胶、脂肪油、色素等成分。
2. 药理作用　本品具有抗心律失常作用、抗心肌缺血，并有利胆作用、祛痰作用和抑菌作用。

应用
1. 脾胃虚弱，气滞胸腹胀痛，不思饮食：澄茄子3g，神曲。研末制丸，姜汤水送下。
2. 胃寒呕吐呃逆：澄茄子、高良姜各3g。水煎服。

荜茇 Piper longum L.

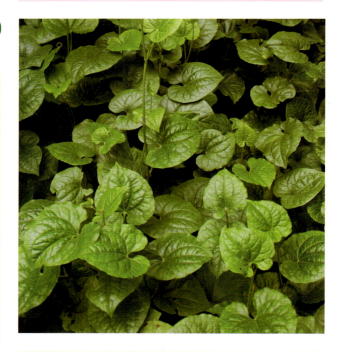

基　源	为胡椒科植物荜茇的干燥成熟果穗。
原植物	多年生攀援藤本，枝有粗纵棱和沟槽。叶互生，纸质；叶片卵圆形、卵形或卵状长圆形，先端渐尖，基部心形或耳状，基出脉5~7条。花单性，雌雄异株，排成与叶对生的穗状花序，无花被；雄蕊2，花丝粗短；雌花序果期延长，子房上位，无花柱，柱头3。浆果卵形。花期7~9月，果期10月至翌年春季。
生境分布	分布于印尼、菲律宾、越南、印度、尼泊尔，斯里兰卡。我国云南省德宏州盈江、瑞丽、潞西等县亦有野生，广西、广东、福建有栽培。
采收加工	当果实近成熟，由黄变红褐色时采下果穗，晒干。
性状鉴别	本品呈圆柱形，稍弯曲，由多数小浆果集合而成，长1.5~3.5cm，直径0.3~0.5cm。表面黑褐色或棕色，有斜向排列整齐的小突起，基部有果穗梗残余或脱落痕；质硬而脆，易折断，断面不整齐，颗粒状。小浆果球形，直径约1mm。有特异香气，味辛辣。
性味功能	味辛，性热。有温中散寒，行气止痛的功能。
炮　制	拣除杂质，去柄，筛净灰屑，用时捣碎。
主治用法	用于脘腹冷痛，呕吐，泄泻，偏头痛，牙痛。用量1.5~3g。

现代研究
1. 化学成分　本品含有胡椒碱、棕榈酸、四氢胡椒酸、荜茇明碱、长柄胡椒碱、双异桉脂素、挥发油、芝麻素、胡椒酰胺、几内亚胡椒酰胺、N-异丁基十八碳-2,4-二烯酰胺等成分。
2. 药理作用　本品具有抗菌、抗惊厥、镇静作用，并有舒张冠状动脉和抑制血清总胆固醇升高作用，尚有耐缺氧和抗急性心肌缺血的作用。

应用
1. 冠心病心绞痛：荜茇、冰片、檀香、延胡索。水煎服。
2. 牙疼：荜茇、高良姜、细辛，研粉涂患处。
3. 胃寒吐涎，吐酸水及心腹冷痛：荜茇、姜厚朴。水煎服。

胡椒（白胡椒，黑胡椒） Piper nigrum L.

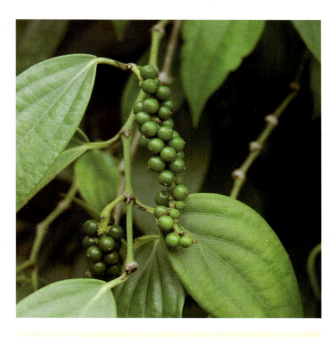

基　源	黑胡椒与白胡椒为胡椒科植物胡椒的果实。
原植物	攀援状藤本。叶互生，革质，阔卵形、卵状长圆形或椭圆形，全缘。花杂性，无花被，雌雄同株，排成与叶对生穗状花序；雄蕊2；子房上位。浆果球形，无柄，果穗圆柱状，熟时红黄色。花期4~10月。果期10至次年4月。
生境分布	生于荫蔽处的树林中。分布于东南亚、海南、广西、福建、台湾、云南等省、自治区有引种栽培。
采收加工	黑胡椒：果实近成熟果穗基部的果实变红时，晒干。白胡椒：全部成熟时采收，擦去果肉，洗净晒干。
性状鉴别	本品呈近圆球形，直径3~6mm。表面暗棕色至灰黑色，具隆起的网状皱纹，顶端有细小的柱头残基，基部有自果柄脱落的疤痕。质硬，外果皮可剥离，内果皮灰白色或淡黄色，断面黄白色，粉性，中央有小空隙。气芳香，味辛辣。
性味功能	味辛，性热。有温中散寒，健胃止痛，消解毒的功能。
炮　制	果穗先晒，后去皮，充分晒干。
主治用法	用于胃寒呕吐，腹痛泄泻，食欲不振，癫痫痰多。外用于受寒腹痛，疟疾，冻伤，湿疹等症。用量0.6~1.5g。

现代研究
1. 化学成分　本品含有多种酰胺类化合物：胡椒碱、胡椒酰胺、次胡椒酰胺、胡椒亭碱、胡椒油碱B，又含挥发油：向日葵素、二氢香苇醇、氧化丁香烯、隐品酮、反式-松香苇醇、胡椒酮、β-蒎酮、对聚伞花素-8-醇甲醚等成分。
2. 药理作用　本品具有抗惊厥作用，利胆作用，并有升压作用和杀虫作用。

应用
1. 小儿消化不良性腹泻：白胡椒粉、葡萄糖粉，水冲服。
2. 牛皮癣，湿疹：白胡椒，研末，水煎外洗敷。
3. 疟疾：白胡椒0.9g，研末，撒于膏药上，于发作前2小时，在第三胸椎或大椎穴处针刺几下，贴上膏药。

八角（八角茴香） Illicium verum Hook. f.

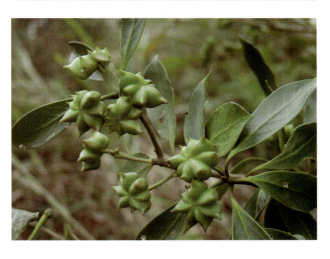

基　源	八角茴香为八角科植物八角的果实。
原植物	常绿乔木，高达20m。树皮灰褐色。叶互生或3~6簇生于枝端；叶片革质，椭圆状倒卵形或椭圆状倒披针形，长5~12cm，宽2~4cm，先端渐尖或急尖，基部楔形，全缘。花单生于叶腋或近顶生，花被7~12，覆瓦状排列，内轮粉红色至深红色。聚合果八角形，果扁平，先端钝尖或钝。花期4~5月，果期6~7月。
生境分布	生于湿润、土壤疏松的山地，多为栽培。分布于广东、广西、贵州、云南、福建、台湾等省。
采收加工	秋、冬季于果实变黄时采摘，置沸水中稍烫后干燥或直接干燥。
性状鉴别	本品为聚合果，多由8蓇葖果组成，放射状排列于中轴上。蓇葖果外表面红棕色，有不规则皱纹，顶端呈鸟喙状，上侧多开裂；内表面淡棕色，平滑，有光泽；质硬而脆。果梗长3~4cm，连于果实基部中央，弯曲，常脱落。每个蓇葖果含种子1粒，扁卵圆形，长约6mm，红棕色或黄棕色，光亮，尖端有种脐；胚乳白色，富油性。气芳香，味辛、甜。
性味功能	味辛，性温。有温中散寒，理气止痛的功能。
炮　制	筛去泥屑种子，拣去果柄杂质。
主治用法	用于胃寒呕吐，食欲不振，疝气腹痛，肾虚腰痛。用量3~6g。

现代研究
1. 化学成分　本品含有挥发油：茴香醚、茴香醛、d-蒎烯、l-水芹烯、α-萜品醇及少量黄樟醚、甲基胡椒酚，脂肪油约及蛋白质、树胶、树脂等
2. 药理作用　本品具有抑菌作用，升白细胞作用，并具雌激素活性。

应用
1. 阴寒腹痛，疝气：八角茴香、肉桂、生姜、沉香、乌药水。煎服。
2. 脘腹冷痛，呕吐食少：八角茴香、生姜水。煎服。

丁香　Eugenia caryophyllata Thunb.

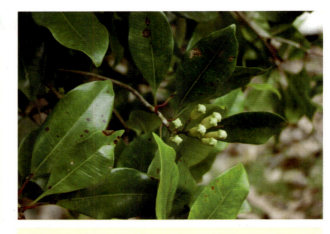

基　源	为桃金娘科植物丁香的花蕾。
原植物	别名：母丁香、公丁香。常绿小乔木。叶对生，革质，长圆状倒卵形，先端尖，基部渐狭至叶柄，全缘。聚伞状圆锥花序顶生，芳香；花萼肥厚，绿色后转淡紫色，长管状，先端4裂；花冠白色，带淡紫色，短管状，4裂。浆果红棕色，长方椭圆形，有光泽，先端宿存花萼，裂片肥厚，有香气。种子长方形，与果皮分离。花期6~7月。果期8~9月。
生境分布	我国广东、海南有栽培。
采收加工	9月至次年3月，花蕾由青转为鲜红时采摘，晒干。
性状鉴别	本品略呈研棒状，长1~2cm。花冠圆球形，直径0.3~0.5cm，花瓣4，复瓦状抱合，棕褐色至褐黄色，花瓣内为雄蕊和花柱，搓碎后可见众多黄色细粒状的花药。萼筒圆柱状，略扁，有的稍弯曲，长0.7~1.4cm，直径0.3~0.6cm，红棕色或棕褐色，上部有4枚三角状的萼片，十字状分开。质坚实，富油性。气芳香浓烈，味辛辣、有麻舌感。
性味功能	味辛，性温。有温中降逆，补肾助阳，止痛的功能。
炮　制	除去杂质，筛去灰屑。用时捣碎。
主治用法	用于脾胃虚寒，呃逆呕吐，食少吐泻，心腹冷痛，肾虚阳痿，小儿吐乳，腰膝酸痛，阴冷等症。用量1~3g。

现代研究
1. 化学成分　本品含挥发油即丁香油。油中主要含有丁香油酚、乙酰丁香油酚以及甲基正戊基酮、水杨酸甲酯，还含三萜化合物如齐墩果酸、山奈酚、番樱桃素、番樱桃素亭、异番樱桃素亭及其去甲基化合物异番樱桃酚等成分。
2. 药理作用　本品具有抗菌、抗真菌、平喘、驱虫、健胃作用，并有止痛作用作用和促进胆汁分泌作用。

应用
1. 胃寒呕逆：丁香、柿蒂各3g，生姜6g，党参12g。
2. 急性胃肠炎，消化不良：丁香、砂仁、白术、党参、陈皮、生姜。水煎服。
3. 胃痛：丁香6g，肉桂、木香、乌药各12g。共研细粉，每服2g，每日3次。
4. 头癣、体癣、手癣等：丁香，水煎，涂擦患处。

附注：母丁香为丁香的干燥果实。系在果实近成熟果采摘。

吴茱萸　Evodia rutaecarpa (Juss.) Benth.

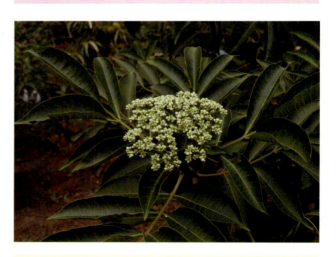

基　源	为芸香料植物吴茱萸的干燥近成熟果实。
原植物	别名：吴萸、曲药子、气辣子。小乔木。单数羽状复叶对生，小叶5~9，椭圆形或卵形，具淡褐色长柔毛及透明油点。聚伞状圆锥花序顶生，雌雄异株；花瓣5，黄白色。蒴果五角状扁球形，暗黄绿色至褐色，粗糙，有点状突起或油点，顶端有五角星状裂隙，其部残留果梗，紫红色，有油腺点。花期6~8月。果期9~11月。
生境分布	生于林下或林缘。分布于陕西、甘肃及长江以南各地区。
采收加工	8~11月果实未裂时，剪下果枝，晒干或微火炕干。
性状鉴别	本品类球形或略呈五角状扁球形，直径2-5mm。表面暗绿黄色至褐色，粗糙，有多数点状突起或凹下油点。顶端有五角星状的裂隙，基部有花萼及果柄，被有黄色茸毛。质硬而脆。气芳香浓郁，味辛辣而苦。
性味功能	味辛、苦，性热。有温中散寒，疏肝止痛的功能。
炮　制	炙吴茱萸　取甘草煎汤，去渣取汤，加入净吴茱萸，浸泡至汤液吸干为度，微火焙干。
主治用法	用于脘腹冷痛，呃逆吞酸，厥阴头痛，经行腹痛，呕吐腹泻，疝痛，痛经。外治口疮。用量1.5~4.5g。有小毒，阴虚火旺者忌服。

现代研究
1. 化学成分　本品含有挥发油：吴茱萸烯、吴茱萸内酯醇、柠檬苦素，并含吴茱萸碱、吴茱萸次碱、吴茱萸卡品碱、吴茱萸精、吴茱萸苦素，尚含天冬氨酸、色氨酸、苏氨酸、丝氨酸、及胱氨酸等十八种氨基酸等成分。
2. 药理作用　本品具有强心、升压、止呕、止泻、保肝、抗缺氧作用，并有驱蛔、抗菌作用，尚有抗胃溃疡作用。

应用
1. 高血压病：吴茱萸适量，研末，每晚醋调敷两脚心。
2. 湿疹、神经性皮炎黄水疮：吴茱萸研末，凡士林调成软膏，搽患处。
3. 慢性胃炎，胃溃疡：吴茱萸6g，党参12g，生姜15g，大枣5枚。水煎服。
4. 疝痛：吴茱萸、橘核。水煎服。

波氏吴茱萸（吴茱萸） Evodia rutaecarpa (Juss.) Benth. var. bodinieri (Dode) Huang

基　源	吴茱萸为芸香科植物波氏吴茱萸的果实。
原 植 物	别名：疏毛吴茱萸。与吴茱萸相似，区别在于：小枝被黄锈色或丝光质的疏长毛。叶轴被长柔毛，小叶5~11，叶形变化较大，长圆形、披针形、卵状披针形至倒卵状披针形，面脉上被短柔毛，沿脉清晰，油腺点小。花期7~8月，果期9~10月。
生境分布	生于村边路旁、山坡草地丛中。分布于江西、湖南、广东、广西及贵州等省区。
采收加工	8~11月果实未裂时，剪下果枝，晒干或微火炕干。
性味功能	味辛、苦，性热，有小毒。有温中散寒，疏肝止痛的功能。
主治用法	用于脘腹冷痛，呃逆吞酸，厥阴头痛，经行腹痛，呕吐腹泻，疝痛，痛经。外治口疮。用量1.5~4.5g。阴虚火旺者忌服。

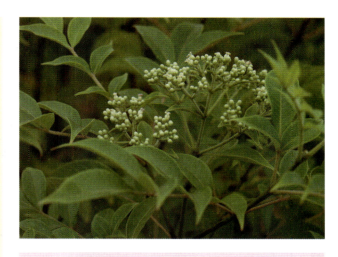

应用
同吴茱萸。

花椒 Zanthoxylum bungeanum Maxim.

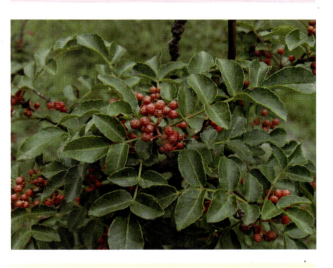

基　源	为芸香科植物花椒的果皮。
原 植 物	别名：川椒、红椒、蜀椒。小乔木。茎上有皮刺及皮孔。奇数羽状复叶互生，有小叶翼；小叶5~9，对生，纸质，卵形或卵状长圆形。顶生聚伞状圆锥花序，单性异株。果球形，自顶端沿腹背缝线开裂，成基部相连的两瓣状，红色至紫红色，极皱缩，外面密生疣状突起的腺体。种子圆球形，黑色，有光泽。花期3~5月。果期7~10月。
生境分布	生于山坡灌木丛或路旁，栽培于庭园。分布于河北、甘肃、陕西、河南、山东、江西、湖北、湖南、广东、广西及西藏等省治区。
采收加工	秋季果实成熟时采摘，晒干。
性状鉴别	本品由1~2，偶由3~4个球形分果组成，每一分果直径4.5-5mm，自先端沿腹缝线或腹背缝线开裂，常呈基部相连的两瓣状。分果顶端具微细小喙，基部大多具1~2个颗粒状未发育离生心皮，直径1~2mm。外表面深红色、紫红色或棕红色，皱缩，有众多点状凸起的油点。内果皮光滑，淡黄色，薄革质，与中果皮部分分离而卷曲。果柄直径约0.8mm，被稀疏短毛。果皮革质，稍韧，有特异香气，味持久麻辣。
性味功能	味辛，性温。有温中助阳，散寒燥湿，止痒，驱虫的功能。
炮　制	除去杂质，晒干。
主治用法	用于脘腹冷痛，呕吐，腹泻，阳虚痰喘，蛔虫、蛲虫病。外用于皮肤瘙痒、疮疥等。用量3~6g。水煎服。

现代研究
1. 化学成分　本品含有挥发油，其主要成分为柠檬烯、1,8-桉叶素、月桂烯，还含α-和β-蒎烯香草木宁碱、茵芋碱、单叶芸香品碱、青椒碱等成分。
2. 药理作用　抗菌、驱虫作用；抗应激性心肌损伤作用。

应用
1. 脘腹冷痛：花椒、干姜各6g，党参12g，加糖温服。
2. 寒湿泄泻：花椒、苍术、陈皮、木香。水煎服。
3. 虫积腹痛：花椒、生姜、榧子。水煎服。
4. 皮肤湿疹瘙痒：花椒、地肤子、苦参、白矾。煎水熏洗。

青椒（花椒） Zanthoxylumschinifolium Sieb.etZucc.

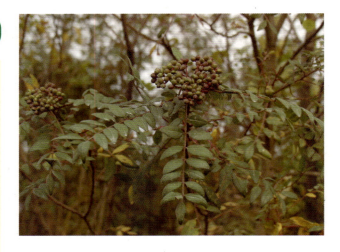

基源	花椒为芸香科植物青椒的干燥成熟果皮。
原植物	别名：香椒子、天椒、山椒、川椒、香花椒。小灌木，生硬皮刺。奇数羽状复叶，互生，叶轴具狭窄的翼，中间下陷成小沟状，小叶15~21，对生或近对生，不对称卵形至椭圆状披针形，先端急尖，有钝头，基部楔形，有时歪斜不整齐，边缘有细钝锯齿，齿间有腺点，小叶柄极短。伞房状圆锥花序顶生，单性，雌雄异株或杂性，花小而多；花萼5；花瓣5，青色。果草绿色至暗绿色，有细皱纹，腺点色深呈点状下陷，先端有极短的喙状尖。种子卵圆形，黑色，有光泽。花期8~9月，果期10~11月。
生境分布	生于林缘、灌木丛中或坡地石旁。分布于辽宁、河北、河南、山东、江苏、安徽、浙江、江西、湖南、广东、广西等地。
采收加工	秋季果实成熟时采摘，晒干。
性状鉴别	本品为1–3个球形分果。每一分果直径3–4mm，顶端具短小喙尖。外表面草绿色、黄绿色或棕绿色，有网纹及多数凹下的油点。内果皮灰白色。果柄无毛茸。果皮质薄脆，气清香，味辛微甜。以粒大、色紫红、香气浓烈者为佳。
性味功能	味辛，性温。有温中助阳，散寒燥湿，止痒，驱虫的功能。
炮制	除去杂质，晒干。
主治用法	用于脘腹冷痛，呕吐，腹泻，阳虚痰喘，蛔虫症，蛲虫病。外用于皮肤瘙痒、疮疥等。用量3~6g。水煎服。

现代研究
1. 化学成分 本品含有挥发油，其主成分为爱草脑，还含月桂烯、柠檬烯、α-和β-水芹烯、α-和β-蒎烯、香桧烯、β-罗勒烯-X、丁香油酚，此外还含茴香脑、茴香醚、香叶木苷、苯甲酸、青椒碱、香柑内酯等成分。
2. 药理作用 本品具有抑菌、镇痛、抑制血栓形成作用、抗凝血作用和止血作用，并可抗溃疡形成。

应用
同花椒。

茴香（小茴香） FoeniculumvulgareMill.

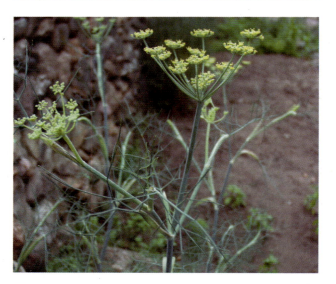

基源	小茴香为伞形科植物茴香的果实。
原植物	别名：小茴、香丝菜、小香。多年生草本，有强烈香气。叶柄，基部鞘状抱茎，上部叶柄部分或全部成鞘状；叶卵圆形或广三角形，3~4回羽状分裂，末回裂片线状或丝状。复伞形花序顶生或侧生；伞幅8~30；小伞形花序有花14~39，花黄色，有梗；花瓣5，先端内折；雄蕊5；子房下位。双悬果卵状长圆形，光滑，侧扁；分果有5条凸起纵棱，每棱槽中有油管1，合生面有2。花期6~7月。果期10月。
生境分布	我国各地区均有栽培。
采收加工	秋季果实刚熟时采割植株，打下果实，晒干。
性状鉴别	本品呈小圆柱形，两端稍尖，长5～8毫米，宽约2毫米。基部有时带小果柄，顶端残留黄褐色的花柱基部。外表黄绿色。分果呈长椭圆形，有5条隆起的棱线，横切面呈五边形，背面的四边约等长，结合面平坦。分果中有种子1粒，横切面微呈肾形。
性味功能	味辛，性温。有祛寒止痛，理气和胃的功能。
炮制	茴香：簸去灰屑，拣去果柄、杂质。盐茴香：取净茴香，用文火炒至表面呈深黄色、有焦香气味时，用盐水乘热喷入，焙干。
主治用法	用于胃寒胀痛，少腹冷痛，睾丸偏坠，脘腹胀痛，食少吐泻，痛经，疝痛等。用量3~9g。

现代研究
1. 化学成分 本品含挥发油，主要成分为茴香醚、小茴香酮、茴香酮，尚含α-蒎烯、α-水芹烯、莰烯、二戊烯、茴香醛、茴香酸、爱草脑，另含顺式茴香醚、对聚伞花素等成分。
2. 药理作用 本品具有抗菌、缓解痉挛、减轻疼痛作用。

应用
1. 消化不良：小茴香、生姜、厚朴。水煎服。
2. 睾丸鞘膜积液引起疼痛、肿痛：小茴香、木香各3g，川楝子一、白芍各12g，枳壳、黄柏各9g，生苡仁24g，木通6g。水煎服。
3. 前列腺炎小便不通：小茴香、椒目（炒熟，捣碎）各12g，威灵仙9g。水煎服。

辣椒　　CapsicumannuumL.

基　源	为茄科植物辣椒的果实，其根茎枝也入药。
原植物	别名：辣子、红海椒、牛角椒。单叶互生；叶片卵状披针形，全缘，先端尖，基部渐窄而下延至柄。花白色或淡黄绿色，1~3朵腋生，花梗俯垂；花萼杯状，有5~7浅裂；花冠幅状，片5~7；雄蕊5个，子房上位，2室。浆果俯垂，长指状，顶端尖而稍弯，少汁液，果皮和胎座间有空隙，熟后红色。
生境分布	我国各地广有栽培。
采收加工	6~7月果红熟时采收，晒干或鲜用。
性状鉴别	本品为长圆锥形而稍有弯曲，基部微圆，常有绿棕色，具5裂齿的宿萼及稍粗壮而或细直的果柄。表面光滑或有沟纹，橙红色、红色或深红色，具沟泽，果肉较厚。质较脆，横切面可见中轴胎座，有菲薄的隔膜将果实分实2~3室，内含多数黄白色，扁平圆形或倒卵形种子。干品果皮皱缩，暗红色，果肉干薄。气特异，催嚏性，味辛辣如灼。
性味功能	果：味辛，性热。有温中散寒，健胃消食的功能。根：有活血消肿的功能。
炮　制	晒干或现用。
主治用法	果：用于胃寒疼痛，胃肠胀气，消化不良；外用于冻疮，风湿痛，腰肌痛。根：外用于冻疮。外用适量，煎水患处。对胃及十二指肠溃疡、急性胃炎、肺结核及痔疮患者忌用。
现代研究	

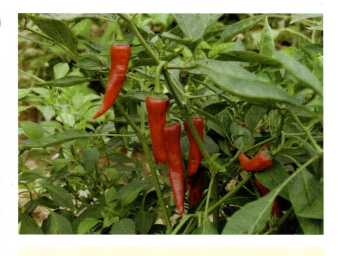

1. 化学成分　本品含有辣椒碱、二氢辣椒碱、降二氢辣椒碱、高辣椒碱、高二氢辣椒碱；壬酰香荚兰胺、辛酰香荚兰胺；色素为隐黄素、辣椒红素、微量辣椒玉红素、胡萝卜素；尚含维生素C、柠檬酸、酒石酸、苹果酸等成分。
2. 药理作用　本品具有促进食欲、改善消化的作用，尚有抗菌及杀虫、升压和解痉作用。

应用
1. 胃寒疼痛、气滞腹胀：辣椒粉拌菜吃。
2. 风湿性关节炎：辣椒20个，花椒50g，先将花椒煎水，数沸后放入辣椒煮软，取出撕开，贴患处，再用水热敷。
3. 冻疮：辣椒根煎水洗患处。

木本曼陀罗（洋金花）　　DaturaarboreaL.

基　源	洋金花为茄科植物木本曼陀罗的花、叶。
原植物	小乔木，高约2m。茎粗壮，上部分枝。叶卵状披针形、矩圆形或卵形，顶端渐尖或急尖，基部不对称楔形，全缘、微波状或缺刻状齿，两面有微柔毛。花单生，俯垂，花萼筒状，中部稍膨胀，裂片长三角形；花冠白色、脉纹绿色，长漏斗状，筒中部以下较细而向上渐扩大成喇叭状，檐部裂片有长渐尖头；雄蕊不伸出花冠筒，花柱伸出花冠筒，柱头稍膨大，浆果状蒴果，表面平滑，广卵状。
生境分布	原产美洲；福州、广州及西双版纳等地有栽培。
采收加工	夏季花初开时采收，晒干或低温干燥。
性味功能	味辛，性温，有毒。有定喘，祛风，麻醉止痛的功能。
主治用法	用于哮喘，风湿痹痛，脚气，疮疡疼痛。外科手术麻醉剂。用量：0.1g，水煎服。外用适量，煎水洗或研末调敷。
现代研究	

1. 化学成分　本品含东莨菪碱，还含莨菪碱。
2. 药理作用　本品具有平喘止咳、解痉、镇痛、麻醉、抗菌作用。

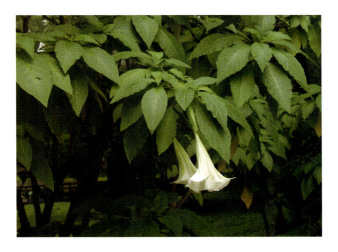

应用
1. 麻醉：洋金花、生草乌、川芎、当归。水煎服。
2. 慢性气管炎：洋金花注射液，肌肉注射。
3. 精神分裂症：洋金花，水煎服。
4. 诸风痛及寒湿脚气：洋金花、茄梗、大蒜梗、花椒叶。水煎熏洗。
5. 跌打损伤、蛇咬伤：鲜洋金花叶捣烂敷患处。

百里香（地椒） Thymus mongolicus Ronn.

基 源 原 植 物	地椒为唇形科植物百里香的干燥地上部分。别名：地椒、麝香草、千里香。矮小半灌木状草本，有强烈芳香气味。匍匐茎平卧，上面密生多数平行直立茎；茎四棱形，当年枝紫色，密被绒毛。叶小，对生，有短柄；叶片近革质，椭圆披针形或卵状披针形，两面有透明油点。花密集枝端成圆头状花序，序下苞叶较宽短，多呈宽椭圆形或近菱形；花萼略唇形，倒卵状，其上下唇近等长；花冠紫红色。花期春季。
生境分布	生于向阳山坡或林区阳坡灌木丛中。分布于东北、华北和西北各省区。
采集加工	夏季枝叶茂盛时采收，剪去根部后切段，鲜用或晒干。
性状鉴别	本品方柱形，多分枝，长5~18cm，直径约1mm；表面紫褐色，幼茎被白色柔毛。节明显，匍匐茎节上具细根。叶多皱缩，展平后呈卵圆形，长0.3~1cm，宽1.5~4mm，先端钝或稍锐尖，基部楔形，全缘，下面腺点明显。小花集成头状，紫色或淡紫色。小坚果近圆形或卵圆形，压扁状。
性味功能	味辛，性微温。有祛风解表，行气止痛，止咳，降压的功能。
炮 制	洗净，鲜用或晒干。
主治用法	用于感冒，咳嗽，头痛，牙痛，消化不良，急性胃肠炎，高血压病。用量6~15g。

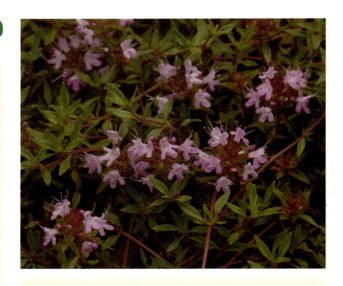

现代研究
1. 化学成分 本品含有挥发油、其中主要成分为百里香酚、香荆芥酚、芳樟醇和对聚伞花素等多种化合物，尚含黄芩素、葡萄糖苷、木犀草素–7–葡萄糖苷、芹菜素等黄酮成分。
2. 药理作用 本品具有抗微生物、抗风湿、抗菌、抗痉挛、抗虫、镇咳、消炎、防腐等作用，并可以利心脏、利尿，升高血压。

应用
同展毛地椒。

展毛地椒（地椒） Thymus quinquecostatus Celak var. przewalskii (Kom.) Rom.

基 源 原 植 物	地椒为唇形科植物展毛地椒的干部地上部分。落叶亚灌木。花序以下密被向下弯曲的疏柔毛，叶长圆状椭圆形或长圆状披针形，先端钝或锐尖，基部渐狭成短柄，全缘，边外缘卷，叶近革质，密生腺点。花序近头状；花萼管状钟形；花冠紫红色或粉红色，冠筒比花萼短。花期8月，果期9~10月。
生境分布	生于山坡石砾地或草地、沙滩。分布于东北、华北及陕西、甘肃等地。
采收加工	6~7月枝叶茂盛时采收地上部分，阴干或鲜用。
性状鉴别	本品方柱形，多分枝，长5~18cm，直径约1mm；表面紫褐色，幼茎被白色柔毛。节明显，匍匐茎节上具细根。叶多皱缩，展平后呈披针形，长0.9~1.2cm，宽3~5mm，先端钝或稍锐尖，基部楔形，全缘，下面腺点明显。小花集成头状，紫色或淡紫色。小坚果近圆形或卵圆形，压扁状。
性味功能	味辛，性微温。有祛风解表，行气止痛，止咳，降压的功能。
炮 制	洗净，鲜用或晒干。
主治用法	用于感冒，咳嗽，头痛，牙痛，消化不良，急性肠胃炎，腹胀冷痛，高血压等。用量9~15g。
现代研究	1. 化学成分 本品含黄芩素葡糖苷、水犀草素–7–葡萄糖苷、芹菜素等黄酮成分，挥发油中含香荆芥酚、对聚伞花素、γ–松油烯、α–松油醇、姜烯、龙脑等，尚含熊果酸、鞣质、

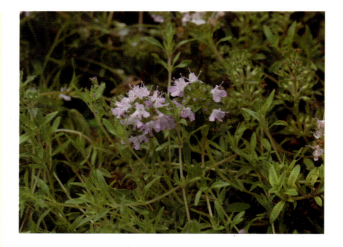

树胶、树脂、脂肪油、百里香酚等成分。
2. 药理作用 本品具有消炎作用和止痛作用。

应用
1. 牙痛：地椒、川芎各等量，研末，抹于痛处。
2. 急性胃肠炎，消化不良：地椒30g，甘草6g。水煎服。
3. 高血压：鲜地椒60g，红糖30g。水煎服。
4. 感冒，咳嗽：地椒3g。水煎服。
5. 百日咳，喉头肿痛：地椒、三颗针、车前9g。水煎服。

云南草蔻（草豆蔻） Alpiniablepharocalyx K.Schum.

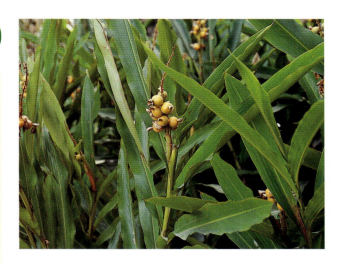

基　　源	草豆蔻为姜科植物云南草蔻的干燥种子。
原 植 物	多年生丛生草本。叶二列；叶舌厚纸质，舌状，先端钝尖；叶片椭圆状披针形，先端急尖，基部楔形，下面有长柔毛，边缘有黄白色缘毛，尤以叶前端为甚。总状花序顶生，略下垂，花序轴密被棕褐色至黄白色柔毛，苞片舟状，厚纸质，棕黄色至麦秆黄色，先端急尖；花萼管状，粉红色，先端3浅齿裂，花冠裂片3，长椭圆形，白色，上方裂片边缘浅波状，有短黄白色缘毛，下方2裂片稍狭，唇瓣近圆形，深红色，先端骤尖，浅裂为2披针形的裂片，中肋略加厚，呈棕黄色；果近球形至长圆形，熟时黄绿色。花期4~6月，果期6~8月。
生境分布	生于山沟林下阴湿处。分布于云南南部。
采收加工	于7~8月果将熟时采收，晒至7~8成干，剥去果皮，再晒干至足干。
性状鉴别	本品呈圆球形或略扁，直径1.5~2cm；表面灰黄棕色；每室种子9~16枚，密集成团。种子呈锥状四面体，外侧背面稍隆起，长5~6mm，直径3~4mm。
性味功能	味辛，性温。有祛寒燥湿、暖胃止呕的功能。
炮　　制	拣去杂质，筛去灰屑，用时捣碎。
主治用法	用于治胃寒腹痛、脘腹胀满、冷痛、嗳气、呃逆、呕吐、食欲不振等症。用量3~6g。

现代研究
1. 化学成分　本品含挥发油以及黄酮类和皂苷等成分。挥发油中含有1.8-桉油素、α-蛇麻烯芳樟醇、樟脑、乙酸龙脑脂、乙酸牻牛儿苗酯、橙花叔醇等和结晶性成分山姜素和豆蔻素等成分。
2. 药理作用　本品具有抗氧化作用。

应用
同草豆蔻。

红豆蔻 Alpiniagalanga(L.)Willd.

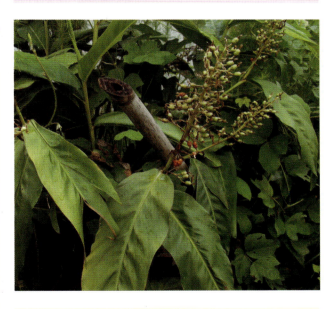

基　　源	为姜科植物红豆蔻的干燥成熟果实。
原 植 物	多年生草本。根状茎粗壮而横走，块状，淡棕红色，有多数环节，稍有香气。茎直立，叶排为2列，具细短柄；叶鞘长而抱茎；叶片长圆形至长披针形，无毛，有光泽；叶舌短而圆，圆锥花序顶生，直立，花序轴密生短柔毛，有多数双叉分枝，每分枝基部有长圆状披针形的苞片1枚，花绿白色稍带淡红色条纹，子房外露。果短圆形，橙红色，花萼宿存。种子多数，黑色，有香辣味。花期6~7月，果期7~10月。
生境分布	生于山野湿林下或草丛中。分布于广西、广东、云南等省区。
采收加工	9~10月间，果实近成熟时采收，晒干。
性状鉴别	本品呈长圆形，中部稍收缩，长0.7~1.5cm，直径0.4~1cm，表面红棕色或淡红棕色，光滑或皱缩，先端有突出的花被残基，基部有果柄痕；果皮薄，易碎。种子团长圆形或哑铃形，每室有种子2粒；种子呈不规则状四面体，长4~6mm 直径3~6mm，表面暗棕色或褐棕色，微有光泽，具不规则皱纹，外被淡黄色或灰黄色假种皮，背面有凹陷种脐，合点位于腹面，种脊成一浅纵沟。气芳香而浓，味辛、辣。
性味功能	味辛、性温。有温中散寒，健脾消食行气止痛功能。
炮　　制	拣去杂质，筛去灰屑，用时捣碎。
主治用法	用于胃寒疼痛，呕吐，泄泻，消化不良，腹部胀满等。用量3~6g。

现代研究
1. 化学成分　本品含挥发油、黄酮、皂苷和脂肪酸等；挥发油中含l-乙酰氧基胡椒酚乙酸酯、丁香烯环氧物、丁香醇I等成分。
2. 药理作用　本品具有抗真菌和细胞毒性作用，并抗癌作用和抗胃溃疡作用。

应用
1. 消化不良，胃肠胀痛，呕吐，泄泻：红豆蔻3g。水煎服。
2. 风寒牙痛：红豆蔻6g。研细末，冲服。

附注：其根茎做高良姜药用，功用同高良姜。

高良姜　Alpinia officinarum Hance

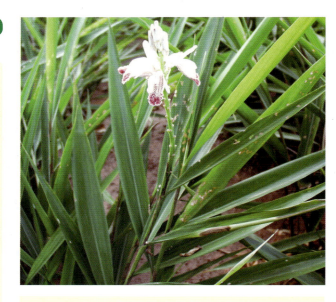

基　源	为姜科植物高良姜的根茎。
原植物	别名：良姜、小良姜。多年生草本。根茎圆柱形，有分枝块状节，节上有膜质鳞片，节上生根。叶2列，无柄，叶鞘抱茎，边缘及叶舌膜质，渐尖。叶线状披针形，先端尖，基部渐狭，全缘或有疏锯齿。圆锥总状花序顶生，花稠密，有柔毛，花序轴红棕色；花萼筒状，3浅裂；花冠白色或淡红色；花冠管漏斗状，3裂，长圆形；唇瓣淡红色，有紫红色条纹；侧生退化雄蕊1，生在花冠管喉部上方，花丝线形；子房下位，柱头2唇状，有缘毛。蒴果不开裂，球形，被绒毛，橘红色，种子有假种皮，具钝棱角，棕色。花期4~10月。果期9~11月。
生境分布	生于山坡草地或灌丛。分布于广西、广东、云南等地。
采收加工	夏末、秋初挖取生长4~6年的根茎，切成小段，晒干。
性状鉴别	本品呈圆柱形，多弯曲，有分枝，长4-9cm，直径1~1.5cm。表面棕红色或暗褐色，有细密纵皱纹及灰棕色波状环节，节间长0.5-1cm，下面有圆形根痕。质坚韧，不易折断，断面灰棕色或红棕色，纤维，内皮层环较明显，散有维管束点痕。气香，味辛辣。
性味功能	味辛，性热。有温胃，散寒，行气止痛的功能。
炮　制	拣净杂质，水洗，稍浸，捞出，润透，切片，晾干。
主治用法	用于脘腹冷痛，胃寒呕吐，消积食滞，消化不良，噎膈反胃，急性肠胃炎。用量3~6g。外用适量。

现代研究
1. 化学成分　本品含挥发油，其中主要成分是1,8-桉叶素和桂皮酸甲酯，尚有丁香油酚、蒎烯、荜澄茄烯等，尚含黄酮类，如高良姜素、山柰素、山柰酚、槲皮素、高良姜酚等成分。
2. 药理作用　本品具有温中止痛作用、抗菌作用，并可改善微循环，尚可快速止心绞痛。

应用
1. 胃、十二指肠溃疡，慢性胃等胃部疼痛：高良姜、香附。水煎服。
2. 胃寒呃逆：高良姜、毕澄茄、党参、茯苓等。水煎服。

小根蒜（薤白）　Allium macrostemon Bge.

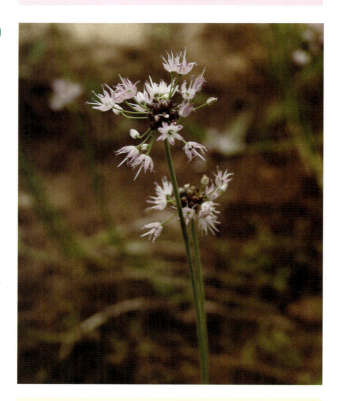

基　源	薤白为百合科植物小根蒜的鳞茎。
原植物	别名：野葱、小蒜。多年生草本。鳞茎卵圆形，附着1~3个小鳞茎，外包白色膜质鳞被，稍淡紫色。叶互生，窄条形，中空，先端渐尖，基部鞘状抱茎。单一花茎自叶丛中央抽出；伞形花序顶生，由多数小花集成球形，淡粉红色或淡紫色。蒴果倒卵形，先端凹入。花期5~6月。果期6~7月。
生境分布	生于山坡草丛中、田边、路旁。除新疆、青海外，分布于各地区。有栽培。
采收加工	春、夏季采挖鳞茎，蒸透或在沸水中烫透，晒干。
性状鉴别	本品呈不规则卵圆形，长0.5-2.0cm，直径0.7-1.8cm。表面黄白色或淡黄棕色，皱缩，半透明，有纵沟及皱纹或有类白色膜质鳞片包被，顶端有残存茎基事茎痕，基部有突起的鳞茎盘。质坚硬，角质样，不易破碎，断面黄白色。微有蒜气，味微辣。
性味功能	味辛、苦，性温。有温中助阳、理气宽胸的功能。
主治用法	用于胸胁刺痛，胸闷，心绞痛，咳嗽，慢性气管炎，慢性胃炎，痢疾等。用量5~10g。

现代研究
1. 化学成分　本品含薤白苷A、D、E、F，胡萝卜苷，腺苷，β-谷甾醇，琥珀酸，前列腺素A1及B1，又含具特异臭气的挥发油，主要有二甲基三硫化物、甲基丙基三硫化物、甲基丙基二硫化物等成分
2. 药理作用　本品具有抑菌、降压、利尿和抗癌作用，并可收缩血管和抗血栓、抗血小板聚集，并能降脂，可用于动脉粥样硬化的预防。

应用
同薤。

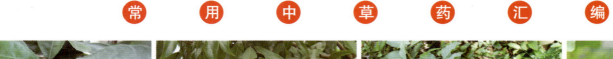
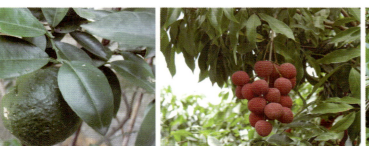
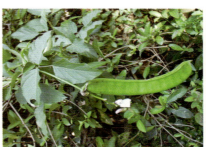
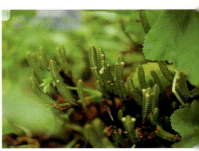

八 理气药

　　理气药是指疏理气机，以治疗气滞或气逆证为主要作用的药物，又称行气药。
　　临床上主要用于治疗脾胃气滞所致的脘腹胀痛、嗳气吞酸、恶心呕吐、腹泻或便秘等；肝气郁滞所致胁肋胀痛、疝气疼痛、乳房胀痛、月经不调等；肺气壅滞所致胸闷胸痛、咳嗽气喘等。
　　现代药理研究证明，大部分理气药具有抑制或兴奋胃肠平滑肌的作用，或促进消化液的分泌，或利胆等作用。本类药物现代多用于治疗胃炎、肠炎、消化道溃疡、胆囊炎以及慢性支气管炎等。

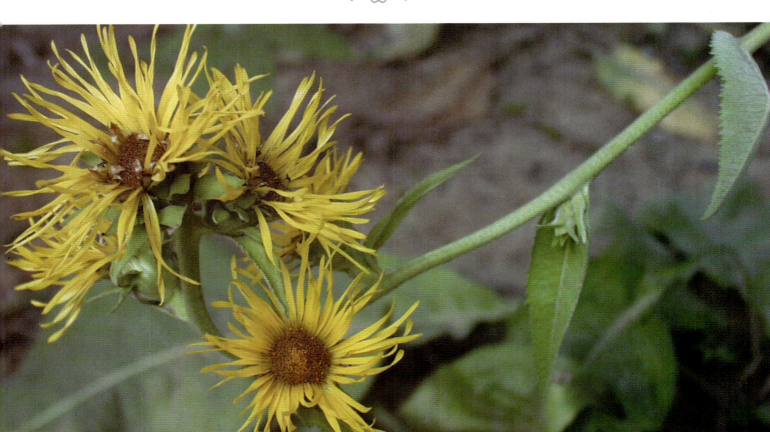

五叶木通(预知子) Akebiaquinata (Thunb.)Decne

基源	预知子为植物五叶木通的成熟果实。
原植物	别名：木通。落叶或半常绿缠绕藤本，高达3m以上。枝灰色，有条纹，茎具圆形突起皮孔。掌状复叶，常5叶簇生于短枝顶端；小叶5枚，革质，倒卵形至椭圆形，先端短尖或微凹，基部宽楔形或圆形，全缘，下面稍呈粉白色。总状花序腋生，花紫色，单性，雄花密生于花序上部；雌花1~2朵生于花序下部。浆果状果，长椭圆形或略呈肾形，成熟时紫色，沿腹缝线裂开。花期4~5月，果期5~8月。
生境分布	生于山坡、山沟、溪旁等处。分布于山东、陕西、河南、安徽、江苏、江西、湖北、湖南、四川、广东、广西等省区。
采收加工	8~9月摘取将成熟变黄的果实，晒干或焙干；或沸水中稍烫后再晒干或焙干。
性味功能	味苦，性平。有疏肝理气，活血止痛，除烦利尿的功能。
主治用法	用于胸胁疼痛，肝胃气痛，痛经，疝气，小便不利，赤白痢疾，腰痛，胃热食呆，烦渴，子宫下坠等症。用量3~9g。

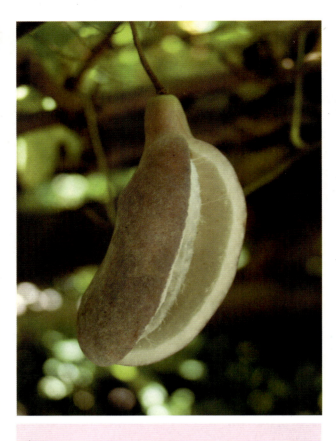

应用
同三叶木通

白木通(预知子，木通) AkebiatrifoliataKoidz.subsp.australisT. Shimizu(Akebiatrifoliate(Thunb.)Koidz.var.australis(Diels)Rehd.)

基源	预知子为木通科植物白木通的干燥成熟果实，木通为其干燥藤茎。
原植物	别名：八月瓜藤、八月炸、腊瓜。落叶或半常绿藤本。三出复叶，小叶革质，卵状矩圆形，先端钝圆，凹入，基部圆形或稍呈心脏形至宽楔形，全缘或微波状。花单性，雌雄同株，紫色微红或淡紫色，总状花序腋生，长约15cm；雄花着生于花序上部，具细小苞片，花被3，雄蕊6；雌花1~3朵生于花序下部，雌蕊3~6。浆果状果，成熟时紫色。花期3~4月，果期10~11月。
生境分布	生于山坡灌丛中或沟边半阴湿处。分布于河北、山西、甘肃、陕西、河南、山东及长江以南大部地区。
采收加工	8~9月果实将成熟变黄时摘取，晒干或焙干。
性状鉴别	本品干燥木质茎呈圆柱形而弯曲。表面灰褐色，外皮极粗糙而有许多不规则裂纹，节不明显，仅可见侧枝断痕。质坚硬，难折断，断面显纤维性，皮部较厚，黄褐色，木部黄白色，密布细孔洞的导管，夹有灰黄色放射状花纹。中央具小形的髓。
性味功能	味甘，性温。有疏肝理气，补肾，活血止痛的功能。
主治用法	用于胸胁疼痛，肝胃气痛，痛经，疝气，小便不利，赤白痢疾，腰痛，烦渴，子宫下坠等症。用量3~9g，水煎服。孕妇慎服。

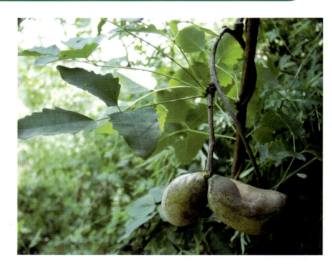

现代研究
1. 化学成分　本品藤茎含白桦脂醇、齐墩果酸、常春藤皂苷元、木通皂苷。此外，尚含豆甾醇、β-谷甾醇、胡萝卜苷。
2. 药理作用　本品主要有抗菌和利尿作用。

应用
同三叶木通。

三叶木通（预知子，木通） Akebia trifoliata (Thunb.) Koidz.

基 源	预知子为木通科植物三叶木通的干燥近成熟果实，木通为其干燥藤茎。
原植物	落叶木质藤本。三出复叶簇生枝端，小叶卵圆形，先端钝圆，中央微凹或具短尖，基部圆形或宽楔形，略心形，边缘浅裂或波状。花单性，雌雄同株，紫红色，总状花序腋生。果椭圆形，肉质，成熟时紫红色，沿腹缝线开裂。花期4~5月，果期8~10月。
生境分布	生于山谷、山坡灌丛、沟缘或疏林半阴湿处。分布于河南、江苏、江西、湖北、湖南、四川、广东、海南等省区。
采收加工	夏、秋二季果实绿黄时采收，晒干，或置沸水中略烫后晒干。
性味功能	味苦，性平。有疏肝理气，活血止痛，利尿，杀虫的功能。
主治用法	用于脘胁胀痛，经闭痛经，小便不利，蛇虫咬伤。用量3~9g。

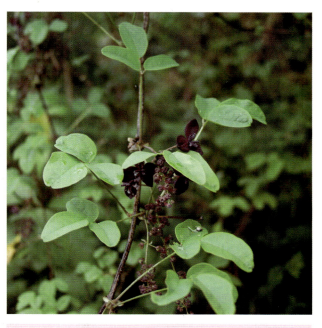

应用
1. 淋巴结核：预知子、金樱子，海金沙根各40g，天葵子80g。煎服。
2. 睾丸肿痛：预知子1个，金樱子30g，猪小肠120g。炖服。
3. 输尿管结石：预知子、薏仁各60g。水煎服。
4. 子宫脱垂：鲜预知子30g，升麻9g，益母草、棕树根各30g。水煎服。

粗叶榕（五指毛桃） Ficus hirta Vahl (Ficus simplicissima Lour. var. hirta Migo)

基 源	五指毛桃为桑科植物粗叶榕的根。
原植物	灌木或小乔木。全株被贴伏短硬毛和白色乳汁。根浅黄色，皮柔韧，有香气。叶互生，纸质，长椭圆状披针形或宽卵形，先端尖，基部圆形或心形，3~5深裂，边缘有锯齿或全缘。花序托球形，成对腋生；花小，黄绿色，单性；雄花生于花序内壁近顶部；雌花生另一花序内。瘦果内藏，椭圆形，有瘤状突体。花期6~8月，果期9~11月。
生境分布	生于旷地、山坡、沟谷、路旁或灌丛中。分布于福建、广东、广西、贵州、云南等省区。
采收加工	全年可采挖根部，趁新鲜时切片，晒干。
性味功能	味甘淡，微温。有健脾补肺、行气利湿，舒筋骨的功能。
主治用法	用于脾虚浮肿、食少无力、肺痨咳嗽、盗汗、风湿痹痛、肝炎、白带、产后无乳。用量15~30g。

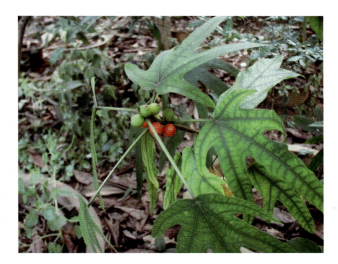

应用
1. 急性黄疸型肝炎、较重的慢性肝炎：五指毛桃、穿破石、葫芦茶。水煎服。
2. 产后无乳：五指毛桃100g，炖猪蹄服。
3. 白带：五指毛桃30g，水煎服。

岩须 Cassiope selaginoides J.D.Hook.et Thoms.

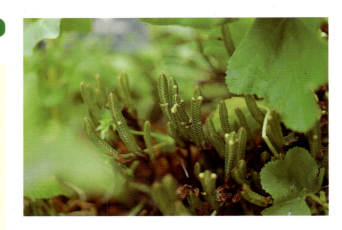

基　　源	为杜鹃花科植物岩须的干燥全株。
原 植 物	别名：草灵芝、八股绳、雪灵芝、水麻黄。匍匐或半直立常绿灌木，有时成丛状，多分枝，全株有清香气。叶细小，卵圆形至披针形，密集如鳞片状，覆瓦排列于小枝上，先端稍钝，幼时具1个紫红色的芒刺，基部钝，2浅裂，叶老时褐色。花单一腋生，下垂，花梗有长柔毛；花萼5裂，紫红色，无毛；花冠乳白色，钟形，5裂，裂片短而反曲；雄蕊10，花药紫色，顶端开裂。蒴果球形，花萼与花柱宿。花期6~7月。
生境分布	生于高山脊上或块地矮灌丛中。分布于四川、云南、西藏等省区。
采收加工	秋季采集，阴干。
性味功能	味辛、微苦，性平。有行气活血止痛，安神的功能。
主治用法	用于肝胃气痛，食欲不振，神经衰弱。用量15~30g。

刀豆 Canavalia gladiata (Jacq.) DC.

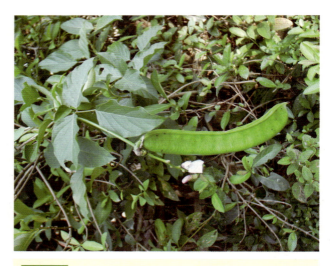

基　　源	为蝶形花科植物刀豆的干燥成熟种子。
原 植 物	一年生草质藤本。三出复叶，卵形，先端渐尖，基部宽楔形，全缘，侧生小叶基部圆形，偏斜。总状花序腋生，2~3朵簇生花序轴上；萼管上唇2裂，下唇3裂；花冠蝶形，淡红色或淡紫色，旗瓣顶端凹入，基部有耳及宽爪，翼瓣和龙骨瓣具向下的耳。荚果线形，扁而弯曲，先端弯曲或钩状，边缘有隆脊。种子椭圆形，粉红色、红色或褐色。花期6~9月，果期8~11月。
生境分布	栽培于温暖地带。分布于江苏、安徽、浙江、湖北、湖南、广东、广西、陕西、四川等省区。
采收加工	秋季种子成熟时采收荚果，剥取种子，晒干。
性状鉴别	本品呈扁卵形或扁肾形，长2~3.5cm，宽1~2cm，厚0.5~1.2cm。表面淡红色至红紫色，微皱缩，略有光泽。边缘具眉状黑色种脐，长约2cm，上有白色细纹3条。质硬，难破碎。种皮革质，内表面棕绿色而光亮；子叶2，黄白色，油润。无臭，味淡，嚼之有豆腥味。
性味功能	味甘，性温。有温中下气，益肾补元的功能。
炮　　制	除去杂质，用时捣碎。
主治用法	用于虚寒呃逆，呕吐，肾虚腰痛，痰喘。用量4.5~9g。

现代研究
1. 化学成分　本品含有尿素酶、雪球凝集素、刀豆氨酸、刀豆毒素以及淀粉、蛋白质、脂肪等。
2. 药理作用　本品有抗肿瘤作用，其中所含伴刀豆球蛋白酶与核糖、腺嘌呤协同有促进缺血后心功能不全恢复的作用。临床上选方可用于久痢，呕吐，肾虚腰痛，百日咳等。

应用
1. 小儿疝气：刀豆4.5g，研粉，开水冲服。
2. 气滞呃逆，膈闷不舒：刀豆6g，开水送服。
3. 百日咳：刀豆二粒，甘草3g。加冰糖适量，水煎服。
4. 鼻渊：刀豆9g，文火研干为末，酒服。

附注：刀豆的果壳有通经活血，止泻的功能，用于腰痛，久痢，闭经。根有散瘀止痛的功能，用于跌打损伤，腰痛。用量30~60g。

白木香（沉香） Aquilariasinensis(Lour.)GilgJ

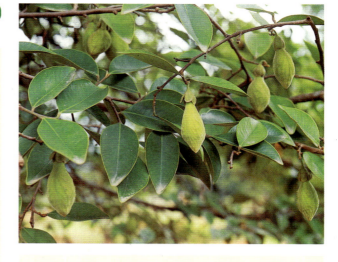

基　　源	沉香为瑞香科植物白木香含有树脂的木材。
原植物	别名：土沉香（海南）、女儿香（广东）。高大常绿乔木。叶互生，革质，长卵形、椭圆形，先端渐尖，有光泽，基部楔形，全缘。伞形花序顶生和腋生，花黄绿色；雄蕊10枚，着生于花被筒喉部；子房上位。蒴果木质，扁倒卵形，下垂，密被灰色毛，花被宿存。种子1，基部有长于种子两倍的角状附属体，棕红色。花期4~5月。果期7~8月。
生境分布	生于平地、丘陵。分布于广东、海南、广西省自治区。
采收加工	全年均可采收，在树干上顺砍数刀，待其分泌树脂，数年后，即可割取含树脂的木材，即"沉香"。
性状鉴别	本品树脂呈不规则块、片状或盔帽状，有的为小碎块。表面凹凸不平，有刀痕，偶有孔洞，可见黑褐色树脂与黄白色木部相间的斑纹，孔洞及凹窝表面多呈朽木状。质较坚实，断面刺状。气芳香，味苦。
性味功能	味辛、苦，性微温。有行气止痛，温中止呕，纳气平喘、暖肾的功能。
炮　　制	本品呈不规则块、片状或盔帽状，有的为小碎块。表面凹凸不平，有刀痕，偶有孔洞，可见黑褐色树脂与黄白色木部相间的斑纹，孔洞及凹窝表面多呈朽木状。质较坚实，断面刺状。气芳香，味苦。
主治用法	用于胸腹胀闷疼痛，胃寒呕吐呃逆，肾虚气逆喘急。

现代研究
1. 化学成分　品主要含挥发油，油中含有白木香醇、异白木香醇、去氢白木香醇、白木香酸和白木香醛等。
2. 药理作用　品煎剂对人体型结核杆菌有完全抑制作用。其挥发油成分有麻醉、止痛、肌松作用。尚有镇静、止喘作用。

应用
1. 月经不调：沉香2.4g（冲），台乌、槟榔各9g，木香3g（后下），延胡索6g，香附3g，水煎服。
2. 支气管哮喘：沉香1.5g，侧柏叶3g，研末，睡前水冲服。
3. 急性胃炎：沉香、丁香、肉桂，水煎服。
4. 血管神经性水肿：沉香、冬葵子、白头翁，水煎服。
5. 气虚便秘：沉香、肉苁蓉，水煎服。

檀香 SantalumalbumL.

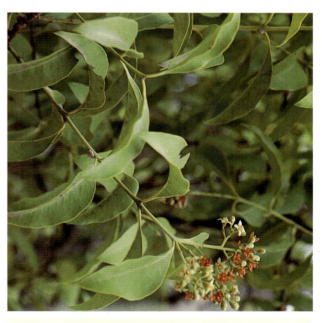

基　　源	为檀香科植物檀香树干的心材。
原植物	常绿乔木。具寄生根。树皮棕灰色，粗糙或有纵裂，多分枝，枝柔软，开展，幼枝圆形。单叶对生，革质，椭圆状卵形或卵状披针形，先端渐尖，基部楔形，全缘，上面绿色，下面苍白色。三歧或聚伞状圆锥花序，花小，初为淡黄花后变为紫黄色，花被钟形，先端4裂，裂片卵圆形，蜜腺4枚，呈圆形，着生于花被管中部与花被片互生。核果球形，成熟时黑色，肉质多汁，内果皮坚硬，具3短棱。花期为6~7月。
生境分布	印度、澳大利亚、印度尼西亚和南亚野生或栽培。我国广东、海南、云南等省有引种。
采收加工	采伐木材后，切成段，除去树皮和边材即得。
性状鉴别	本品为长短不一的圆柱形木段，有的略弯曲，一般长约1m，直径10~30cm。外表面灰黄色或黄褐色，光滑细腻，有的具疤节或纵裂，横截面呈棕黄色，显油迹；棕色年轮明显或不明显，纵向劈开纹理顺直。质坚实，不易折断。气清香，燃烧时香气更浓；味淡，嚼之微有辛辣感。
性味功能	味辛，忄生温。有理气，和胃，止痛的功能。
炮　　制	除去杂质，镑片或锯成小段，劈成小碎块。
主治用法	用于寒凝气滞，胸腹疼痛，胃寒作痛，气逆，呕吐，冠心病，心绞痛。用量：3~6g。或入丸散。

现代研究
1. 化学成分　本品心材含挥发油（白檀油），油中含α-檀香萜醇、β-檀香萜醇、檀萜烯、α-檀香萜烯和β-檀香萜烯等。
2. 药理作用　本品能增强胃肠蠕动，促进消化液的分泌；有抗菌作用。其所含的檀香油尚有利尿作用，麻痹离体兔小肠，对兔耳皮肤有刺激作用。

应用
1. 心腹冷痛：檀香9g，干姜15g。开水泡饮。
2. 噎膈饮食不入：檀香4.5g，茯苓、橘红各6g。研极细末，用人参汤调服。

北枳（枳子） Hovenia dulcis Thunb.

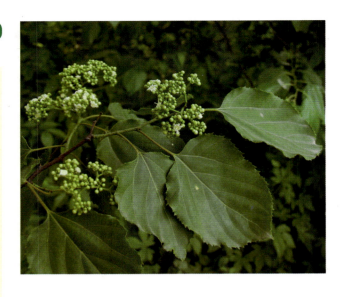

基　　源	枳子为鼠李科植物北枳的种子。果实、树皮也供药用。
原 植 物	别名：北拐枣。落叶乔木。叶互生，卵形或卵圆形，先端渐尖，基部圆形或心形，边缘有锯齿。复聚伞花序腋生或顶生；花杂性，淡黄绿色，萼片5，花瓣5。果实近球形或广椭圆形，灰褐色，无毛，不裂；花序轴于果熟时肥厚，红褐色，味甜。种子扁圆形，红褐色，有光泽。花期5~6月。果期9~10月。
生境分布	生于沟边、路旁或山谷林中，亦有栽培。分布于华北、华东、中南及陕西、贵州、四川、云南等省区。
采收加工	种子于果实成熟后采摘，洗净，晒干，碾碎果壳收取种子。树皮全年均可采。
性味功能	味甘，性平。有止渴除烦，清湿热，解酒毒的功能。
主治用法	种子用于热病烦渴，呃逆，呕吐，小便不利，酒精中毒。用量9~15g。

应用
1. 热病烦渴，小便不利：枳子，知母各9g，金银花24g，灯心草3g，水煎服。
2. 醉酒：枳子12g，葛花9g，水煎服。
附注：果实，也供药用，有健胃，补血的功能。树皮味甘，性温。有活血，舒筋，解痉的功能。用于腓肠肌痉挛，风湿，食积，中毒。

荔枝（荔枝核） Litchi chinensis Sonn.

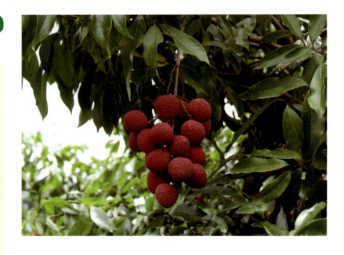

基　　源	荔枝核为无患子科植物荔枝的种子。
原 植 物	常绿乔木。双数羽状复叶互生；革质，长椭圆形，先端渐尖，基部楔形，全缘。圆锥花序顶生，绿白色或淡黄色，杂性；花被杯状，4裂，密被锈色柔毛。核果卵圆形，果皮干硬而薄，有瘤状突起，红色。种子外被白色假种皮，肉质。种子长圆形，有光泽。花期2~3月。果期6~7月。
生境分布	福建、广东、海南、广西、四川等省区有栽培。
采收加工	6~7月果皮变红时采摘，除去果皮及果肉，晒干。
性状鉴别	本品种子呈长圆形或卵圆形，略扁，长1.5~2.2cm，直径1~1.5cm。表面棕红色或紫棕色，平滑，有光泽，略有凹陷及细波纹。一端有类圆形黄棕色的种脐，直径约7mm。质硬，子叶2，棕黄色。
性味功能	味甘、涩，性温。有理气，祛寒，散结止痛的功能。
炮　　制	荔枝核：除去杂质，洗净，干燥。用时捣碎。盐荔枝核：取净荔枝核，捣碎后照盐水炙法炒干。
主治用法	用于胃脘痛，疝气痛，妇女气滞血瘀，腹痛。用量4.9~9g。
现代研究	1. 化学成分　种子含皂苷、鞣质。又含α-（亚甲环丙基）甘氨酸。 2. 药理作用　本品主要有降血糖作用，还能对抗鼠伤寒沙门氏菌的诱变作用。

应用
1. 血气刺痛：荔枝核烧存性25g，香附子50g，研末，盐酒送下。
2. 疝气，睾丸炎：荔枝核、陈皮、小茴香。研末糊丸，空心酒服。
3. 心腹胃脘久痛：荔枝核3g，木香2.4g。研末，水调服。
4. 脾虚久泻：荔枝核、大枣各7枚，山药、鸡内金各6g，水煎服。
附注：荔枝根及果肉也供药用。根有消肿止痛的功能。果肉味甘，酸，性温。有益气补血的功能。用于病后体虚，脾虚久泻，血崩等。

七叶树（娑罗子） AesuluschinensisBge.

基　　源	娑罗子为七叶树科植物七叶树的干燥成熟种子。
原植物	高大乔木。掌状复叶，有长柄，小叶5~7，较厚，上面无毛，长椭圆形或长椭圆状卵形，先端渐尖，基部广楔形。聚伞圆锥花序，连总梗长45cm，无毛，花萼具白色短柔毛，花瓣4，白色；雄蕊花丝甚长。果蒴近球形，果壳较厚，顶端微尖或圆钝，3瓣裂。花期5~6月。
生境分布	生于低海拔的丛林中，多为栽培。分布于河北、河南北部、山西南部及陕西南部等地。
采收加工	秋季果实成熟时采收，除去果皮，晒干或低温干燥。
性味功能	味甘，性温。有理气宽中，和胃止痛，截疟，杀虫的功能。
主治用法	用于胃脘胀痛，疳积，痢疾，疟疾。用量3~9g。

应用
1. 胃痛：娑罗子。去壳，捣碎煎服。
2. 心痛：娑罗子。烧灰，冲酒服。
3. 胸脘胀痛：娑罗子、八月札、青皮各9g。水煎服。
4. 乳房小叶增生：娑罗子9g，水煎代茶饮。

浙江七叶树（娑罗子） AesculuschinensisBge.var.chekingensis(HuetFang)Fang

基　　源	娑罗子为七叶树科植物浙江七叶树的果实。
原植物	落叶乔木，高达25m，小枝光滑。掌状复叶，叶片5~7，长椭圆形或长椭圆状卵形，长8~15cm，先端渐尖，基部广楔形，背面绿色，微有白粉；侧脉显著，有18~22对；小叶柄常无毛，较长，中间小叶的小叶柄长1.5~2cm，旁边的长0.5~1cm。圆锥花序较长而狭窄，长30~36cm，基部直径2.4~3cm；花萼无白色短柔毛。蒴果的果壳较薄，干后仅厚1~2mm，种脐白色，较小，占种子面积的1/3以下。花期6月，果期10月。
生境分布	生于低海拔丛林中。分布于江苏南部、浙江北部。
采收加工	秋季果实成熟时采收，除去果皮，晒干或低温干燥。
性味功能	味甘，性温。有理气宽中，通络止痛，杀虫的功能。
主治用法	用于胃寒作痛，胸脘胀痛，疳积，疟疾，痢疾。用量3~9g。

 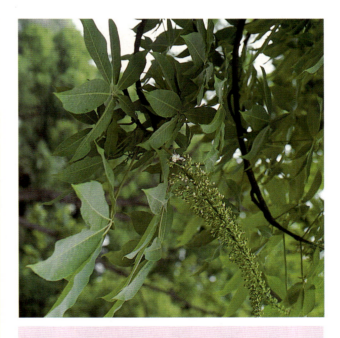 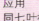

应用
同七叶树。

八　理气药

天师栗（娑罗子） Aesculus wilsonii Rehd.

基　　源	娑罗子为七叶树科植物天师栗的果实。
原植物	别名：猴板栗。落叶乔木。幼枝有长柔毛。掌状复叶对生，小叶5~7，长圆状倒卵形或长圆状倒披针形，边缘有细锯齿，上面仅在主脉上疏生细柔毛，下面密生细柔毛，叶侧脉20~25对。聚伞圆锥花序顶生，较大，圆筒形，花疏生；花杂性同株，雄花生于上部，两性花生于下部；花瓣4，白色，倒长卵形或椭圆形，外被柔毛，顶端圆，基部楔形，边缘具纤毛；两性花子房卵圆形，被黄色绒毛。蒴果卵圆形，黄褐色，顶端具短尖头，有斑点，果壳薄，3裂。种子1，近球形，棕褐色。花期4~5月，果熟期9~10月。
生境分布	生于阔叶林中。分布于陕西、河南、江西、湖北、湖南、广东、贵州、四川、云南等省。
采收加工	9~10月摘取成熟果实，除去果皮，晒干。
性味功能	味甘，性温。有理气宽中，通络止痛，杀虫的功能。
主治用法	用于胃寒作痛，胸脘胀痛，疳积，疟疾，痢疾。用量3~9g。

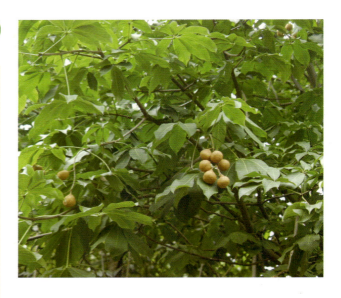

应用
同七叶树。

代代花（枳壳） Citrus aurantium L.cv.daidai Engl.

基　　源	枳壳为芸香科植物代代花的果实。
原植物	常绿灌木或小乔木。单身复叶互生，叶柄有宽倒心形；叶革质，椭圆形或卵状长圆形，边缘具波状锯齿，有半透明油腺点。花单生或数朵簇生于叶腋；花萼杯状，顶端5裂，具缘毛，花后花萼增长变厚；花瓣5，长圆形，白色；柑果近扁球形，橙黄色（留在树上的果实至次年夏间又转为污绿色），有增大的宿存花萼，顶端有一圈环纹；瓤囊约10瓣。花期5~8月。果期11~12月。
生境分布	生于丘陵、低山地带、江河湖沿岸或平原。主产于江苏、安徽、台湾、福建的低山地区。
采收加工	7~8月摘取未成熟的绿色果实，自中部横切两瓣，晒干或烘干。
性状鉴别	加工后药材呈半球形，直径3~4cm；表面绿黄色或灰黄棕色，有网状皱纹，果柄基有残存宿萼；外层果皮厚0.5~1cm，略向外翻，瓤囊9~11瓣，每瓣有未熟种子1至数粒，中轴宽4~8mm。
性味功能	味苦、辛、酸，性微寒。有行气宽中，消食，化痰的功能。
主治用法	用于胸腹满闷，腹胀腹痛，食积不化，痰饮内停，胃下垂，脱肛，子宫脱垂等症。用量3~9g。孕妇慎用。

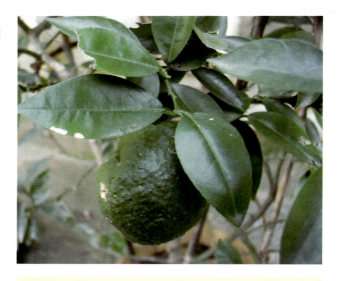

现代研究
1. 化学成分　本品含挥发油，主要为柠檬烯，并含癸醛、壬醛、十二烷酸、乙酸芳樟酯、乙酸龙牛儿酯。另含橙皮苷、新橙皮苷等。
2. 药理作用　本品具有强心、利尿、镇静及减慢心率的功能，能降低神经系统的兴奋性和脊髓反射机能亢进，用于急性病和慢性心功能不全。

应用
1. 子宫下垂：枳壳15g，升麻3g。水煎服。
2. 小儿秘涩：枳壳（煨、去瓤）、甘草各3g。以水煎服。

酸橙（枳实，枳壳） Citrus aurantium L.

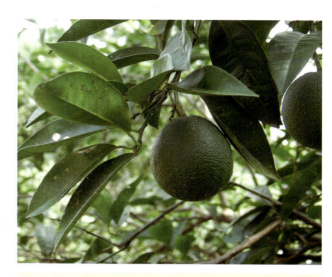

基　　源	枳实为芸香科植物酸橙的干燥幼果；其未成熟果实作枳壳入药。
原 植 物	别名：枸头橙。常绿小乔木。茎枝有长刺。叶互生，革质；叶柄有狭长形或倒心形叶翼；叶倒卵状椭圆形或卵状长圆形，先端短钝、渐尖或有微凹头，基部阔楔形或圆形，全缘或有微波状锯齿，有半透明油点。总状花序簇生叶腋，白色；花瓣5；雄蕊多数。果反粗糙，橙黄色，汁酸。花期4~5月。果熟期11月。
生境分布	多栽培于丘陵、低山地带。分布于我国长江流域地区。
采收加工	枳实：5~6月收集自落果实，切半，晒干。枳壳：于7月果皮尚绿时采收，切半，晒干。
性状鉴别	本品枳壳呈半球形。外果皮棕褐色或褐色，有颗粒状突起，突起的顶端有凹点状油室；有明显的花柱残迹或果梗痕。切面中果皮黄白色，光滑而稍隆起，边缘散有1~2列油室，瓤囊7~12瓣，少数至15瓣，汁囊干缩呈棕色至棕褐色，内藏种子。质坚硬，不易折断。
性味功能	味苦、酸，性微寒。有行气宽中，消食化痰的功能。
炮　　制	枳壳：除去杂质，洗净，润透，切薄片，干燥后筛去碎落的瓤核。
主治用法	用于胸胁胀痛，食积不化，痰饮，胃下垂，子宫脱垂等症。用量3~9g。

现代研究
1. 化学成分　本品枳壳均含挥发油和黄酮苷等物质。酸橙成熟果实外层果皮含挥发油。此外含橙皮苷、柚皮苷、新橙皮苷，以及苦味成分苦橙苷等。
2. 药理作用　本品能增加冠脉流量和肾血流量，可降低心肌氧耗量，有显著的增加脑血流量和降低脑血管阻力的作用；有升压和抗休克的作用。

应用
1. 产后子宫脱垂：枳壳30g。水煎服。
2. 男子疝气及脱肛：枳壳15g。水煎服。
3. 急性结膜炎：枳壳、防风、荆芥、黄芩、连翘各3g。水煎服。
4. 肺气肿喘嗽：枳壳、苏子、半夏、陈皮。水煎服。

黎檬 Citrus limonia Osbeck

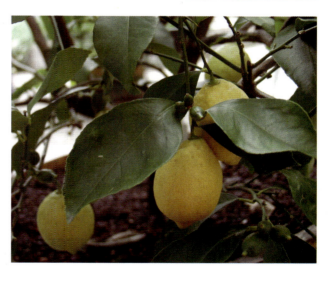

基　　源	为芸香科植物黎檬的果与根。
原 植 物	小乔木或灌木，具尖锐刺。单数复叶互生，宽椭圆形或长圆形，先端圆钝，边缘有钝齿；翼叶在春梢上为线形或仅有痕迹，夏梢上叶翼叶较明显。花簇生或单生叶腋，3~5朵组成总状花序；花萼5裂；花瓣5，淡紫色，内面白色。柑果扁圆形至圆球形，果皮薄，光滑，淡黄或橙红色，稍难剥离，瓤囊9~11，果肉淡黄或橙红色，味极酸，瓤囊壁厚且韧。种子长卵形，细小，平滑无棱。花期4~5月。果期9~10月。
生境分布	生于较干燥坡地或河谷两岸坡地。分布于福建、台湾、湖南、广东、广西和贵州西南部、云南南部。
采收加工	果秋冬季熟时采收，鲜用或切开晒干。根全年可采，鲜用或切片晒干。
性状鉴别	本品近圆形或扁圆形，长约4.5cm，直径约5cm，一端有短果柄，长约3cm，另端有乳头状突起。外表面黄褐色，密布凹下油点。纵剖为两瓣者，直径3-5cm，部囊强烈收缩。横剖者，果皮外翻显白色，瓤翼8-10瓣，种子长卵形，具棱，黄白色。质硬，味酸、微苦。
性味功能	果：味酸、甘，性平。有化痰止咳，生津健胃的功能。根：味辛、苦，性温。有行气止痛，止咳平喘的功能。
炮　　制	鲜用或切片晒干。
主治用法	果用于支气管炎，百日咳，食欲不振，维生素C缺乏症，中暑烦渴。根用于胃痛，疝气痛，睾丸炎，咳嗽，支气管哮喘。水煎服。用量鲜果15~30g，根30~60g。

现代研究
1. 化学成分　本品含有橙皮苷，β-谷甾醇、γ-谷甾醇，还含维生素B1、B2、C，蒎酸、糖类、钙、磷、铁等成分。
2. 药理作用　本品具有抗炎、降血糖作用和抗病毒作用。

应用
1. 支气管炎，百日咳：黎檬果实适量，煎水服。
2. VC缺乏症：黎檬果加冰糖煮食。

香橼 Citrus medica L.

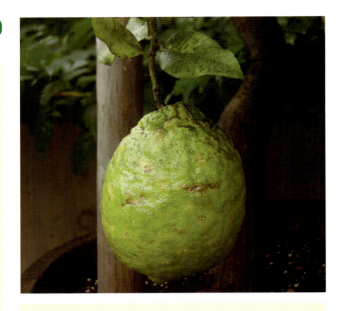

基　　源	为芸香科植物香橼的果实。
原植物	别名：枸橼。小乔木或灌木。枝具短硬棘刺。叶互生，无叶翅；叶革质，卵状长圆形，先端钝或短锐尖，基部宽楔形，边缘有锯齿，有半透明油腺点。总状花序或3~10朵簇生于叶腋；花萼浅杯状，5浅裂；花瓣5，内面白色，外面淡紫色。柑果长圆形、卵圆形，顶端有一乳头状突起，熟时柠檬黄色，芳香；果汁黄色，味极酸而苦。花期4月。果期10~11月。
生境分布	栽培于低山带或丘陵。分布于江苏、浙江、福建、台湾、湖北、湖南、广东、广西、四川、云南等省区。
采收加工	秋季采摘果实，放置2~3日，果皮稍干时切成片，或趁鲜切成片状，晒干或低温烤干。
性状鉴别	本品圆形或长圆形片，直径3~10cm，厚约2~5mm。横切面边缘略呈波状，外果皮黄绿色或浅橙黄色，散有凹入的油点；中果皮厚1.5~3.5cm，黄白色，较粗糙，有不规则的网状突起（维管束）。瓤囊11~16瓣，有时可见棕红色皱缩的汁胞残留；种子1~2颗。中轴明显，宽至1.2cm。质柔韧。气清香，味微甜而苦辛。
性味功能	味辛、苦、酸，性温。有理气，舒肝，和胃，化痰的功能。
炮　　制	趁鲜切片，晒干或低温干燥。
主治用法	用于胸胁脘腹胀痛，嗳气，呕吐，痰多咳嗽等。用量4.5~9g。

现代研究
1. 化学成分　本品含橙皮苷、枸橼酸、黄柏酮、黄柏内酯、苹果酸、果胶、鞣质及维生素C等，尚含乙酸牻牛儿醇酯、乙酸芳樟醇酯、右旋柠檬烯、柠檬醛等油类成分，还含有β-谷甾醇、胡萝卜苷和三萜苦味素、枸橼苦素等成分。
2. 药理作用　本品具有抗炎、抗病毒作用，并能促进肠胃蠕动和消化液分泌，且有祛痰作用和抑制血栓形成作用。

应用
1. 痰饮咳嗽：香橼（去核切片），酒煮令熟烂，蜜拌匀，呷服。
2. 脘腹胀痛：香橼1枚，砂仁6g，各煅存性为散，砂糖拌调，空心顿服。

佛手 Citrus medica L. var. sarcodactylis Swingle

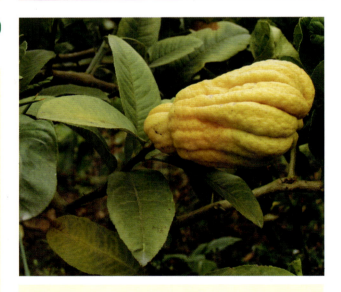

基　　源	为芸香科植物佛手的果实。
原植物	常绿小乔木。枝有短硬刺。叶互生，革质，有透明油点，长椭圆形或倒卵状长圆形，先端钝或凹缺，基部近圆形或楔形，叶缘有浅波状钝锯齿。花单生，簇生或为短总状花序；花瓣5，内面白色，外面紫色。柑果卵形、长圆形或矩圆形，分裂如拳状或指状，橙黄色，粗糙，果肉淡黄色。花期4~5月。果熟期10~12月。
生境分布	生于热带、亚热带，栽培。分布于浙江、江西、福建、广东、云南、四川等。
采收加工	秋季果实尚未变黄或变黄时采收，纵切成薄片，干燥。
性状鉴别	本品为类椭圆形或卵圆形的薄片，常皱缩或卷曲。长6~10cm，宽3~7cm，厚0.2~0.4cm。顶端稍宽，常有3~5个手指状的裂瓣，基部略窄，有的可见果梗痕。外皮黄绿色或橙黄色，有皱纹及油点。果肉浅黄白色，散有凹凸不平的线状或点状维管束。质硬而脆，受潮后柔韧。气香，味微甜后苦。
性味功能	味辛、苦、酸，性温。有舒肝和胃，行气止痛，消食化痰的功能。
炮　　制	纵切成薄片，晒干或低温干燥。
主治用法	用于胸闷气滞，胸胁胀痛，食欲不振，胃脘疼痛，呕吐，痰饮咳喘等症。用量3~9g。

现代研究
1. 化学成分　本品含柠檬油素、6,7-二甲氧基香豆精、柠檬苦素、胡萝卜苷、β-谷甾醇、棕榈酸、琥珀酸等，还含香叶木苷和橙皮苷等成分。
2. 药理作用　本品具有平喘、祛痰作用，抗炎、抗病毒作用，解痉、抗惊厥作用，并有抗凝血和止血作用，且有降血压作用。

应用
1. 消化不良：佛手、枳壳、生姜各3g，黄连0.9g，水煎服。
2. 痰气咳嗽：佛手9g。水煎服。

橘（陈皮，橘红，橘核） Citrusreticulata Blanco

基　源	陈皮为芸香科植物橘的成熟果皮；橘红为其外层果皮；橘核为其种子。
原植物	常绿小乔木。叶互生，革质，披针形或椭圆形，全缘或有细钝齿，有半透明油点。花单生或数朵生于枝端和叶腋，白色或带淡红色；花瓣5。柑果圆形，红色、橙黄色或淡红黄色，果皮疏松，易剥离。花期3~4月。果期10~11月。
生境分布	栽培于丘陵、山地或平原。分布于长江以南各省区。
采收加工	陈皮：9~12月采收成熟果实，剥去果皮，晒干。橘红：阴干或晒干。橘核：收集种子，晒干。
性状鉴别	本品柑果近圆形或扁圆形，横径4~7cm，果皮薄而宽，容易剥离，囊瓣7~12，汁胞柔软多汁。种子卵圆形，白色，一端尖，数粒至数十粒或无。
性味功能	味苦、辛，性温。陈皮有理气，健脾，燥湿，化痰的功能。橘红有散寒，燥湿，利气，消痰的功能。橘核有理气散结，止痛的功能。
炮　制	洗净，切片，晒干或鲜用。
主治用法	陈皮用于胸脘胀满，嗳气呕吐，食欲不振，咳嗽痰多。橘红用于风寒咳嗽，食积伤酒，呕恶痞闷。橘核用于小腹疝气，乳痈肿痛。用量3~9g。

现代研究
1. 化学成分　本品含橙皮苷、柚皮芸香苷、葡萄糖、苹果酸、枸橼酸、隐黄素、维生素、胡萝卜素、纤维素及果胶物质，并含β-谷甾醇、柚皮素、赤霉素等。
2. 药理作用　暂无。

应用
1. 风寒感冒，咳嗽痰多：陈皮、前胡、杏仁各9g，紫苏叶4.5g。水煎服。
2. 胸痞作呕：陈皮、半夏、茯苓各9g，甘草3g。水煎服。
3. 呕吐哕逆：陈皮、生姜3g，旋覆花、姜半夏各9g。

甜橙 Citrussinensis(L.)Osbeck

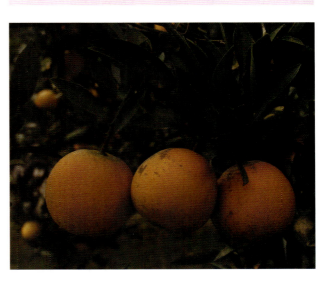

基　源	甜橙为芸香科植物甜橙的果皮。
原植物	常绿小乔木或灌木，枝少刺或近于无刺。单数复叶互生，卵形至椭圆形，先端短尖或钝，基部楔形或宽楔形，全缘，具透明油点。花单生叶腋或数朵成总状花序；花萼5裂；花瓣5，白色。柑果圆球形、扁圆形或椭圆形，橙黄至橙红色，果皮较难剥离，瓤囊9~12瓣，果肉淡黄、橙红或紫红色，味甜或稍带酸。花期3~5月。果期10~12月。
生境分布	均为栽培。分布于长江以南各省区。
采收加工	10~12月收集食后剥下的果皮，晒干或烘干。
性状鉴别	本品呈半球形，直径3~5厘米，果皮褐色或棕褐色，有颗粒状突起，突起的顶端有凹点状油室；有明显的花柱痕迹或果梗痕。切面黄白色，光滑而稍隆起，厚0.4~1.3厘米，边缘散有1~2列油室。质坚硬，不易折断。瓤囊7~12瓣，少数至15瓣，汁囊干缩呈棕色至棕褐色，内藏种子，气清香，味苦、微酸。
性味功能	味辛、微苦，性温。有理气化痰，健脾导滞的功能。
炮　制	鲜用或晒干备用。
主治用法	用于感冒咳嗽，痰稠而粘，食欲不振，胸腹胀满，肠鸣泻泄，乳痈初起等。用量5~15g，外用适量。

现代研究
1. 化学成分　本品含有黄酮苷、内酯、生物碱、有机酸等。黄酮苷中有橙皮苷、柚皮芸香苷、柚皮苷等成分；内酯中有柠檬苦素及其衍生物柠檬可汀，有机酸中主要为枸橼酸和苹果酸，尚含间苯三酚-β-D-葡萄糖苷及糖类、维生素、钙、磷、铁等成分。
2. 药理作用　本品具有止痢作用。

应用
1. 消化不良，食欲不振：甜橙（粗粉）制成酊剂，口服1次2~15ml，每日2~3次。
2. 咳嗽，痰稠：甜橙皮切细丝，煮烂，加蜜拌匀，常食。
3. 小儿咳喘：甜橙皮，加冰糖水炖服。

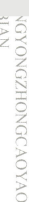

八　理气药

香圆(香橼) Citrus wilsonii Tanaka

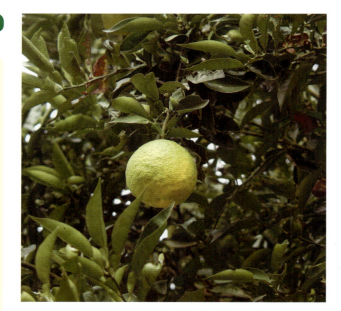

基 源	香橼为芸香科植物香圆的干燥成熟果实。
原植物	常绿乔木,分枝较多,有短刺。叶互生,革质,单身复叶,阔翼倒心形;叶长椭圆形,先端短钝或渐尖,基部钝圆,全缘或有波状锯齿。柑果圆形、长圆形或扁圆形,直径5~7cm,顶端有乳头状突起,橙黄色,果皮粗糙而有皱纹或平滑,有香气,味酸苦。种子多数,扁卵形。花期4~5月。果期10~11月。
生境分布	栽培。分布于陕西、江苏、浙江、江西、湖北、四川等省。
采收加工	秋季果实成熟时采收,切片,晒干。
性状鉴别	本品类球形或圆形片状,直径4~7cm。表面灰绿色或黄棕色,较粗糙,密布凹陷小油点,顶端有花柱残痕及圆圈状环纹,习称金钱环,基部有果柄痕。质坚硬,横切面边缘油点明显,中果皮厚约0.5cm,瓤囊9~12瓣,棕色或淡棕色,间有黄白色种子。气香,味酸而苦。
性味功能	味辛、苦、酸,性温。有理气、舒肝、和胃止痛、化痰功能。
炮 制	整个剖两半后晒干或低温干燥,生用。
主治用法	用于胸胁脘腹胀痛,胃脘痞满,食欲不振,嗳气,气逆呕吐,痰多咳嗽,胃痛,消化不良等。用量4.5~9g。
现代研究	1. 化学成分 本品含胡萝卜素类成分:堇黄质、叶黄素环氧化物、新黄质、隐黄质以及多量的维生素A活性物质,尚含生物碱:辛弗林、N-甲基酪胺等成分。 2. 药理作用 本品具有抗炎、抗病毒作用,并有祛痰作用。

应用
1. 胸胁满闷,胃脘胀痛,恶心呕吐,食欲不振:香橼、厚朴、香附、党参、茯苓、神曲各9g,陈皮6g,豆蔻仁3g。水煎服。
2. 咳嗽:香橼,煮烂,用蜜拌匀,常食。
3. 脾胃湿热,大便泄泻:香橼、白术各4.5g,黄连3g,黄芩6g。水煎服。
4. 痢疾腹痛:香橼、大黄、白芍各9g,厚朴4.5g。水煎服。

黄皮 Clausena lansium (Lour.) Skeels

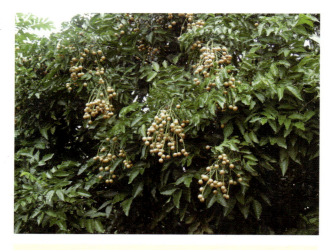

基 源	芸香科植物黄皮的根、叶、果实及种子入药。
原植物	常绿灌木或乔木。幼枝、叶柄和花序上常有瘤状突起的腺体。叶互生,奇数羽状复叶,阔卵形、椭圆形至披针形,先端钝,基部宽楔形,常偏斜,全缘或呈波状,密布透明腺点,揉之有柑桔香气。圆锥花序顶生或腋生,直立、由基部分枝;花黄白色,萼5,短三角状,外被短毛;花瓣5,匙形,开放时反展;雄蕊9~10;子房有柄,外被淡褐黄色的柔毛。果实球形,肉质,黄色,果皮具腺点及柔毛。花期4月。果期6~7月。
生境分布	贵州、云南、广东、广西、福建、海南等地栽培。
采收加工	根、叶全年可采,晒干。
性状鉴别	本品叶多皱缩、破碎、黄绿色至深绿色,完整者呈阔卵形或卵状椭圆形,密布半透明腺点及疏柔毛,长4~13cm,宽2~5cm,先端急尖或短渐尖,基部楔形或圆形,歪斜,两侧不对称,全缘或微带浅波状至圆齿状,边缘略反卷。小叶柄长2~4cm,叶脉于叶面凹下,于叶背面凸起,叶脉及小叶柄被短柔毛,质脆,气香,味微苦辛。
性味功能	叶味苦、辛,性平。有解表散热、顺气化痰的功能。根性微温,有行气止痛、健胃消肿的功能。
炮 制	去杂质,晒干或鲜用。
主治用法	叶用于流感,脑脊髓膜炎,疟疾。根及种子用于胃痛,腹痛,风湿骨痛。果实用于食积胀满,痰饮咳喘。用量9~15g。果实15~30g。

现代研究
1. 化学成分 本品含挥发油,又含酚类、黄酮苷、氨基酸、黄柏碱、掌叶防己碱等多种生物碱和粘液质,酯类等成分。
2. 药理作用 本品具有松弛肌肉紧张作用,并可刺激胆汁分泌,促进消化还有强心作用和镇咳、降低血糖作用。

应用
1. 流行性感冒:黄皮叶(阴干)500g,水煎2次,浓缩至1500ml。每次服30ml,连服3~6天。
2. 疟疾:黄皮叶水煎,浓缩至35% 每次服15~30ml,每日3次,连服7天。

金橘 Fortunellamargarita(Lour.)Swingle

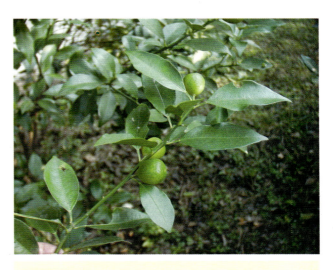

基　　源	芸香科植物金橘的根、叶、果实及种子入药。
原植物	常绿灌木。单叶复叶互生，翼叶狭，与叶片连接处有关节，叶质厚，披针形或长圆形，全缘或有细锯齿，下面散生细腺点。花单生或2~3花生于叶腋，白色，芳香，有短梗；花萼4~5裂，裂片卵圆形；花瓣5，宽椭圆形。柑果长圆形或倒卵圆形，橙黄色或橙红色，顶端圆形，基部稍狭，光滑，果皮味甜，果肉味酸。花期3~5月。果期10~12月。
生境分布	多为栽培。分布于浙江、江西、福建、台湾、湖北、广东、海南、广西、四川等省区。
采收加工	根全年均可采挖，切片，晒干。叶夏、秋季采，晒干。果实秋季采摘，鲜用、晒干或文火烘干。
性状鉴别	本品呈长圆形或卵圆形，金黄色，平滑，油腺密生；瓤囊4~5瓣，汁多味酸。种子卵状球形。气香，味酸甘。
性味功能	根味苦、辛，性温。有行气散结，健脾开胃，舒筋活络的功能。叶性微寒。有舒肝解郁，理气散结的功能。果实味辛、酸甘，性温。有理气解郁，化痰，醒酒的功能。种子性平。有明目，散结的功能。
炮　　制	切片，晒干。
主治用法	根用于胃气痛，食积胀满，痰滞气逆，疝气，醒酒。叶用于噫嗝，瘰疬。果实用于胸闷郁结，食滞，多痰。种子用于目疾喉痹，瘰疬结核。

现代研究
1. 化学成分　本品含金柑苷，丁香苷，柑属苷；还含有机酸，主要有枸橼酸、异枸橼酸、苹果酸；还含类胡萝卜素，维生素C、B1和氨基酸，其中主要有脯氨酸，天冬氨酸，精氨酸；另含无机元素钙、镁、钠、钾、磷等成分。
2. 药理作用　本品具有抗氧化、增强免疫功能作用，并可降低血脂，防止动脉硬化作用。

应用
1. 食积胀满：金橘根15g，水煎服。
2. 疝气：金橘根15g，荔枝核5个，酒水炖服。
3. 食滞，多痰：鲜金橘果实适量，煎水服。

枳（枳实，枳壳） Poncirustrifoliata(L.)Raf.

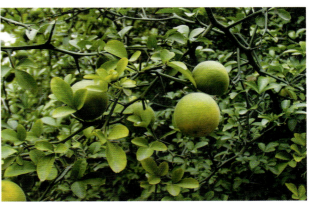

基　　源	枳实、枳壳分别为芸香科植物枳的幼果及成熟果实。
原植物	别名：枸橘、枸桔。灌木或小乔木，茎枝有粗大棘刺。三出复叶互生，顶生小叶倒卵形或椭圆形，先端微凹，基部楔形，有小细锯齿；侧生小叶较小。花单生或对生叶腋，先叶开放，白色，香气；花瓣5。柑果球形，橙黄色，短柔毛及油腺点。花期4~5月。果期7~10月。
生境分布	多栽培。分布于河北、河南、山东及长江以南各省区。
采收加工	7~9月采未熟（枳实）或成熟果实（枳壳）切两半或整个晒干。
性味功能	味苦、酸，性温。有健胃消食，理气止痛的功能。
主治用法	用于胃痛，消化不良，胸腹胀痛，便秘，子宫脱垂，脱肛，睾丸肿痛，疝痛。用量9~15g。

应用
1. 术、香附各9g，槟榔6g。水煎服。
2. 胃下垂：枳实，水煎服。
3. 急性胃肠炎、细菌性痢疾：枳实、生大黄、白术、茯苓、神曲各9g，黄芩、泽泻各6g，川连4.5g。水煎服。
4. 子宫脱垂：枳实30g，益母草、炙黄芪各15g，升麻6g，水煎服。

牛至　Origanumvulgare L.

基　源	为唇形科植物牛至的干燥地上部分。
原植物	别名：土香薷、土茵陈多年生草本，高25~65cm。茎直立，四棱形，多分枝，基部木质化，紫红色，上部有毛。叶对生，宽卵圆形，先端钝，基部圆形或宽楔形，全缘，两面均有腺点和细毛。伞房状圆锥花序，由多数小假穗状花序组成；花两型，两性花较大，雌花较小；花冠唇形，紫红色。坚果卵圆形。花期7~9月，果期10~12月。
生境分布	生于路旁、山坡、林下。有栽培。分布于全国大部分省区。
采收加工	夏末秋初开花时采收地上部分，除去杂质，阴干。
性状鉴别	本品根较细小，略弯曲，表面灰棕色；质略韧，断面黄白色。茎呈方柱形，紫棕色至淡棕色，密被细毛，节明显，叶对生，多皱褶或脱落，暗绿色或黄绿色，完整者展开后叶卵形或宽卵形，先端钝，基部圆形，全缘两面均有棕黑色腺点及细毛。聚伞花序顶生；苞片倒长卵形，黄绿色或黄褐色，有的先端带紫色；花萼钟状，先端5裂，边缘密生白色细柔毛。小坚果扁卵形，红棕色。
性味功能	味辛，性微温。有清暑解表，利水消肿的功能。
炮　制	抖净泥沙，晒干后扎成小把。
主治用法	用于暑湿感冒，头痛身重，腹痛吐泻，水肿。用量3~9g，水煎服。

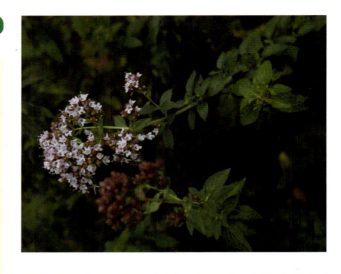

现代研究
1. 化学成分　本品含水苏糖和挥发油，油中主要含百里香酚，香荆芥酚，乙酸牛儿醇酯及聚伞花素等，还含熊果酸。
2. 药理作用　本品具有抗微生物作用，可增加对免疫功能的影响，且有明显的镇静、抗氧化、利尿作用，尚有降压作用和解痉作用。

应用
1. 皮肤湿热瘙痒：鲜牛至250g，水煎，洗浴。
2. 伤风发热，鼻塞，咳嗽：牛至9g，紫苏、枇杷叶各6g，灯心草3g。水煎服。
3. 黄疸，疳积：牛至9g。水煎服。
4. 感冒：牛至9g，水煎服或泡茶饮。

茉莉　Jasminum sambac (L.) Ait.

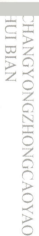

基　源	为木犀科植物茉莉的根及花入药。
原植物	常绿或落叶灌木。茎及枝有棱，多分枝，或扩展近藤状，被短柔毛。单叶对生；黄色细毛；椭圆形或阔卵形，先端钝尖，基部近圆形，全缘，下面叶脉突出，脉上疏生柔毛，花白色，单生或数朵成聚伞花序顶生或侧生；花直径约2cm；萼齿8~10，条形；花冠高脚碟状，顶端裂片椭圆形，4~9片或重瓣，浆果黑色，重瓣者常不结实。花期夏季。
生境分布	我国南部各省区较多栽培。
采收加工	秋后挖根，切片晒干；夏秋采花，晒干用。
性状鉴别	本品花多呈扁缩团状，长1.5~2cm，直径约1cm。花萼管状，有细长的裂齿8~10个。花瓣展平后呈椭圆形，长约1cm，宽约5mm，黄棕色至棕褐色，表面光滑无毛，基部连合成管状；质脆。气芳香，味涩。
性味功能	味辛，性凉。花：有清热解表，利湿功能。根：有毒。有镇痛功能。
炮　制	采集后，立即晒干或烘干。
主治用法	花：用于外感发热，腹泻；外用于目赤肿痛。根：用于失眠，跌打损伤。用量花3~6g，花外用适量，煎水洗眼。根3~6g，外用适量，捣烂敷患处。

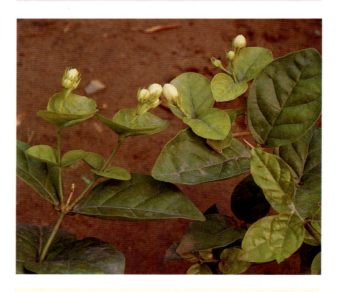

现代研究
1. 化学成分　本品主要含有芳樟醇、乙酸苯甲酯、顺式-茉莉酮、素馨内酯及茉莉酸酸甲酯等成分，尚有9'-去氧迎春花苷元，迎春花苷和8,9-二氢迎春花苷等。
2. 药理作用　本品具有镇静、催眠及镇痛作用，抑癌和抑乳作用，并有抗实验性心律失常作用。

应用
1. 外感发热，腹胀腹泻：茉莉花或干叶3~6g，与其他药配合，水煎服。
2. 目赤肿痛：茉莉花适量煎水洗眼。
3. 跌打骨折：茉莉根少许配合其他药做散外敷。

甘松 NardostachysjatamansiDC.

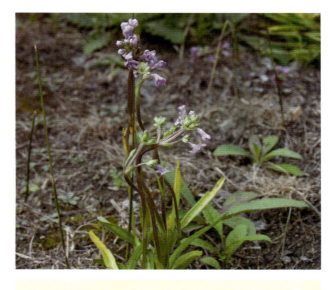

基　源	为败酱科植物甘松的根及根茎。
原植物	别名：宽叶甘松香。多年生草本。根茎短，顶端常分枝，下面有主根，顶端被叶鞘纤维，有强烈松脂臭。叶丛生，长匙形或倒披针形，长5~15cm，宽1~2cm，顶端钝渐尖，中部以下渐窄成叶柄状，基部稍扩展成鞘。花茎高达40cm，聚伞花序近圆头状，花序基部有4~6片披针形总苞，花淡粉色，小苞片2，较小；花萼5齿裂；花冠漏斗状，长7~8mm，里面有白毛，上部5裂；雄蕊4；子房下位，瘦果长倒卵形，被毛，顶端圆，宿萼不等大，3裂片较大。
生境分布	生于高山草原地带或疏林中。分布a于甘肃、青海、四川、云南、西藏等省区。
采收加工	春秋二季采挖，除净泥沙，晒干或阴干。
性状鉴别	本品多弯曲，上粗下细，长5~18cm。根茎短，上端有残留茎基，外被多层枯叶殖基，呈膜质片状或纤维状，外层棕黑色，内层棕色或黄色。根单一，有的数条交结，并列或分枝，长6~16cm，直径0.3~1cm；表面皱缩，棕褐色，有细根和须根。质松脆，易折断，断面粗糙，皮部深棕色，常成裂片状，木部黄白色。
性味功能	味甘，性温。有理气止痛，开郁醒脾的功能。
炮　制	除净杂质，抢水速洗，捞出，切段，晾干。
主治用法	用于脘腹胀痛、呕吐、食欲不振；外治牙痛、脚肿。用量2.5~4.5g；外用适量，泡汤漱口或研末敷患处或煎汤洗脚。

现代研究
1. 化学成分　本品含有倍半萜类成分：缬草萜酮、甘松新酮、甘松酮，以及环烯醚萜化合物甘松二酯，还含三萜成分：齐墩果酸、熊果酸以及乙基-β-D-吡喃葡萄糖苷、β-谷甾醇等。
2. 药理作用　本品具有抗菌、驱风及解痉作用和中枢镇静作用，抗心律失常作用，且有抗急性心肌缺血作用。

应用
1. 胃腹胀痛，食欲不振：甘松、香附、乌药、陈皮各9g，肉桂3g，麦芽15g。水煎服。
2. 肠胃疼痛：甘松、木香、厚朴。水煎服。
3. 湿脚气，收湿拔毒：甘松、荷叶心、蒿本。水煎，洗患处。
4. 神经性胃痛：甘松、香附、沉香。水煎服。

蜘蛛香 ValerianajatamansiJones

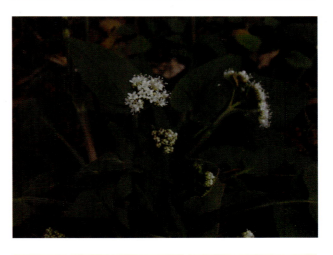

基　源	为败酱科植物蜘蛛香的根茎和根。
原植物	多年生草本，密被柔毛。根茎横走，肥厚，节间紧密，黄褐色，有特异气味。叶基生，卵状心形，先端短尖，基部心形或耳形，边缘锯齿或波状。茎生叶宽卵形或三出复叶状。圆锥状聚伞花序顶生，成伞房状；花小，花萼开花后展开成毛状；花冠管状，基端常有微突，先端5裂，白色或带紫色。瘦果长柱状，顶端有羽毛状宿萼。花期4~5月，果期6~7月。
生境分布	生于溪边、疏林或灌木林较潮湿处。分布于河南、湖北、四川、贵州、云南等省。陕西有栽培。
采收加工	野生品于秋冬采挖，栽培品于栽培3~4年10~11月将全株挖起，剪去残叶，除去泥沙，晒干或晾干。
性状鉴别	本品根茎呈圆柱形，略扁稍弯曲，具分枝，长2~7cm；直径0.5~2cm；表面灰褐色或灰棕色，有紧密的环节及突起的上噀状根痕，有的顶端膨大，具茎叶残基，质坚不易折断，断面较平整，灰棕色，可见维管束断续排列成环。根多数，细稍弯曲。气特异，味微苦辛。
性味功能	味辛，微苦，性温。有消食健胃，理气止痛，消炎止泻，祛风除湿的功能。
炮　制	洗净，剪去须根，切片，晒干。
主治用法	用于脘腹胀痛、消化不良、腹泻、痢疾、风湿痹痛、腰膝酸软、失眠。用量3~6g。

现代研究
1. 化学成分　本品含有挥发性成分，主要为α-蒎烯、柠檬烯、1,8-桉叶素、对-聚伞花素、乙酸龙脑酯、龙脑、缬草三酯、缬草苦苷、蒙花苷等，尚含绿原酸和咖啡酸。
2. 药理作用　本品具有镇静、催眠，抗惊厥和一定的镇痛作用。

应用
1. 毒疮：蜘蛛香磨醋，外擦患处。
2. 感冒：蜘蛛香15g，生姜9g。煨水服。
3. 风湿麻木：蜘蛛香50g。煨水服，并用药渣搽敷患处。
4. 跌打损伤，行血活血，筋骨痛，痨伤咳嗽：蜘蛛香9g。泡酒服。

川木香　Dolomiaea souliei Shih (Vladimiria souliei (Franch.) Ling)

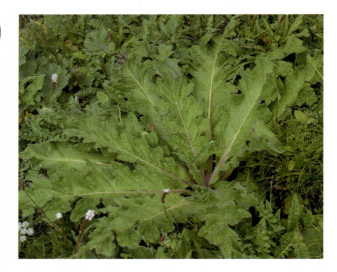

基　源	为菊科植物川木香的根。
原植物	多年生草本，根粗壮而直。叶成莲座状平铺地面；叶柄被白色茸毛；叶片卵状披针形或长圆状披针形，羽状中裂，具5~7对裂片，稀不分裂，裂片边缘具不规则齿裂，上面被稀疏的腺毛，下面被稀疏的伏毛和蛛丝状毛。头状花序数个集生于枝顶，总苞钟状，苞片4层，披针形，绿色带紫；花全为管状花。紫色。花期夏、秋季。
生境分布	生于山坡草地。分布于四川西部及西藏等地。
采收加工	10月至次年1月间采挖，洗净，晒干，切段，或剖开，干燥后撞。
性状鉴别	本品呈圆柱形，习称铁杆木香，或成纵槽状半圆柱形，习称槽子木香，稍弯曲，长10~30cm，直径1~3cm。表面黄褐色或暗褐色，具较细的纵皱纹，外皮脱落处可见丝瓜络状细脉纹，根头偶有黑色发粘的胶状特，习称油头或糊头。体较轻，质脆易折断。断面黄白色或黄色，散有黄色稀疏油点及裂隙，木栓较宽广，有放射状纹理；有的中心呈腐朽状。气微香，味苦，嚼之粘牙。
性味功能	味辛、苦，性温。有行气止痛，温中和胃的功能。
炮　制	除去杂质及油头，洗净，润透，切厚片，干燥。煨川木香：取净川木香片，在铁丝匾中，用一层草纸，一层川木香片，置炉火旁或烘干室内，烘煨，取出，放凉。
主治用法	用于多种肿瘤，胸腹胀痛，呕吐，泄泻，下痢里急后重，寒疝，肝胃气痛。用量3~9g。

现代研究
1. 化学成分　本品含有挥发油，主要成分为去氢木香内酯，尚含倍半萜内酯：愈创木-4(15)、10(14)、11(13)-三烯-12,6α-内酯、3β-乙酰氧基愈创木-4(15)、10(14)、11(13)-三烯-12，62-内酯、川木香醇A-F等成分。
2. 药理作用　本品具有抗炎、镇痛作用，还有抗菌和抗肿瘤作用

应用
1. 消化不良、食积、脘腹胀痛：川木香、党参、炒白术各9g，陈皮3g。水煎服。
2. 食积泻痢、气滞腹胀：川木香、炒白术各9g，炒枳壳、槟榔各6g。水煎服。

灰毛川木香（川木香）　Vladimiria souliei (Franch.) Ling var. cinerea Ling

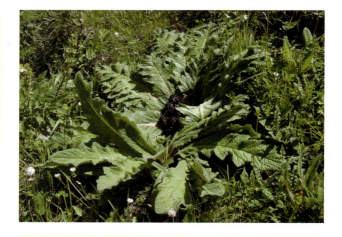

基　源	川木香为菊科植物灰毛川木香的干燥根。
原植物	多年生草本。根茎极短，叶成莲座状平铺地面；叶柄被白色茸毛；叶片卵状披针形或长圆状披针形，羽状中裂，具5~7对裂片，稀不分裂，裂片边缘具不规则齿裂，上面被稀疏的腺毛，叶柄及叶下面均密被灰白色蛛丝状毛。头状花序数个集生于枝顶，花全为管状花。
生境分布	生长于海拔3000米以上的高山草地。分布于四川省西部的阿坝、甘孜藏族自治区。
采收加工	8月至翌年3月均可采挖，以9~11月最适。鲜根去掉泥土、根头上的胶状物及须根，粗根可纵向剖开，在晒干或微火烘干的过程中去掉粗皮。不宜用大火烘烤。
性状鉴别	本品呈圆柱形或有纵槽的半圆柱形，稍弯曲，长10~30cm，直径1~3cm。表面黄褐色或棕褐色，具皱纵纹，外皮脱落处可见丝瓜络状细筋脉；根头偶有黑色发黏的胶状物，习称油头。体较轻，质硬脆，易折断，断面黄白色或黄色，有深黄色稀疏油点及裂隙，木部宽广，有放射状纹理；有的中心呈枯朽状。气微香，味苦，嚼之粘牙。
性味功能	味辛、苦，性温。有行气止痛，温中和胃消胀的功能。
炮　制	除去杂质及油头，洗净，润透，切厚片，干燥。煨川木香：取净川木香片，在铁丝匾中，用一层草纸，一层川木香片，烘煨至川木香中所含的挥发油渗至纸上，取出，放凉。
主治用法	用于腹胀肠鸣、食欲不振、腹痛、痢疾里急后重、两肋不适、肝胆疼痛等症。用量3~9g。

现代研究
1. 化学成分　本品含有挥发油，主要成分为去氢木香内酯，尚含倍半萜内酯等成分。
2. 药理作用　本品具有抗炎、镇痛作用，还有抗菌和抗肿瘤作用。

应用
同川木香。

藏木香（土木香） Iunlahelenium L.

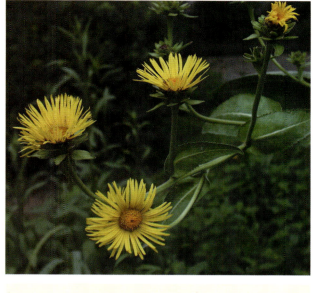

基　源	土木香为菊科植物藏木香的根。
原植物	别名：祁木香。多年生高大草木，高1~2m，密生短柔毛。主根肥大，侧根多，圆柱形至长圆锥形，有香气，深棕色。基生，广椭圆形或圆状披针形，边缘有不整齐锯齿，有绒毛；茎生叶较小，无柄，长椭圆形，半抱茎。腋生头状花序排列成伞房状，总苞半球形，总苞片5~10层，外层苞片叶质，有茸毛，内层干膜质。花黄色，外层舌状花雌性，线形，先端3齿裂；中央管状花两性。瘦果圆柱状有4~5棱。花期5~7月。果期7~9月。
生境分布	生于河边、田边及河谷等潮湿处。分布于我国大部分地区。
采收加工	秋末挖根，除去残茎，泥沙，截断，较粗的纵切成瓣，晒干。
性状鉴别	本品呈圆柱形或长圆锥形，稍弯曲或扭曲，表面深棕以，具纵皱纹及不明显的横向皮孔，头部稍膨大，先端具稍凹陷的茎痕及棕以叶柄残基。质坚硬，不易折断，折断面不平坦，稍呈角质样，乳白以至浅黄棕色，形成层环明显，木质部略显放射状纹理。气微，味微苦而灼辣。
性味功能	味辛、苦，性温。有健脾和胃，调气解郁，止痛安胎，驱虫的功能。
炮　制	拣尽杂质，水润切片，晒干。或麸拌煨黄后使用。
主治用法	用于胸腹胀满疼痛，慢性胃炎，胃肠功能紊乱，呕吐泄泻，痢疾里急后重，蛔虫病等症。用量3~10g。

现代研究
1. 化学成分　本品含挥发油，油中主要成分为土木香内酯，此外，尚含异土木香内酯、二氢土木香内酯、二氢异土木香内酯及三萜类成分达玛二烯醇乙酸酯，还含有豆甾醇、无羁萜、γ-及β-谷甾醇葡萄糖苷、廿九烷、羽扇醇、菊糖等
2. 药理作用　本品具有驱虫作用和抗菌作用。

应用
同总状土木香。

总状土木香（土木香） Iunlaracemosa Hook. f.

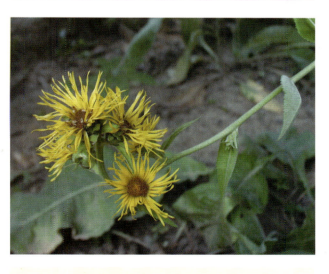

基　源	土木香为菊科植物总状土木香的根。
原植物	别名：藏木香。多年生草本，全株被毛。基生叶丛生，椭圆状披针形，先端渐尖，基部下延，边缘有锯齿；茎生叶长圆形，边缘有锯齿或圆齿，几无柄，上部叶抱茎。头状花序多排列成总状，无梗或具极短梗；总苞片4~6层；边花舌状，黄色，雌性；中央管状，两性，花冠5齿裂。瘦果，有浅黄色冠毛，放射状。花期7~8月。果期8~10月。
生境分布	生于田边、河谷或沼泽等阴湿处。分布于湖北、新疆、陕西、四川、西藏等省区。
采收加工	秋末挖根，截断，较粗的纵切成瓣，晒干。
性状鉴别	本品呈圆锥形，略弯曲，有多数支根，表面暗棕色，有纵皱纹，质坚硬，不易折断。断面形成层环明显，木质部略显放射状纹理。
性味功能	味辛、苦，性温。有健脾和胃，调气解郁，止痛安胎，驱虫的功能。
炮　制	除去杂质，洗净，润透，切片，晒干。
主治用法	用于胸腹胀满疼痛，慢性胃炎，胃肠功能紊乱，呕吐泄泻，痢疾里急后重，蛔虫病等。用量3~10g。

现代研究
1. 化学成分　本品含菊糖、押发油，油中主成分是土木香内酯、异土木香内酯、二氢异土木香内酯、土木香酸、土木香醇及三萜类成分达玛二烯醇乙酸酯、大牻牛儿烯D内酯及1-去氧-8-表狭叶依瓦菊素等成分。
2. 药理作用　本品具有驱虫作用和抗菌作用。

应用
1. 胃痛：土木香6g，川楝子、杭白芍各9g，神曲、谷芽、麦芽、蒲公英各15g。水煎服。
2. 慢性肠炎：土木香6g，神曲、凤尾草、马齿苋各15g。水煎服。
3. 痢疾：土木香6g，地榆、隔山消各9g，水煎服。

云木香 SaussureacostusLipsch. (AucklandialappaDecne.)

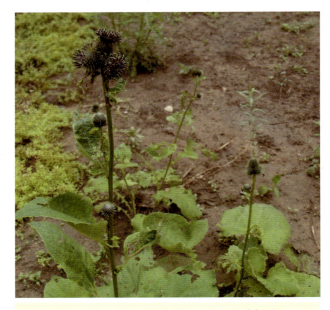

基　源	为菊科植物云木香的根。
原植物	别名：木香、广木香。多年生高大草本。主根圆柱形，稍木质。茎上被短柔毛。基生叶大，有长柄，三角状卵形，先端急尖，基部心或宽楔形，叶缘浅裂或微波状，有短毛；茎生叶较小，叶基翼状，下延抱茎。头状花序，2~3 个丛生于顶端，几无总花梗，腋生者单一，总花梗长；花全为管状花，暗紫色。花期 5~8 月，果期 9~10 月。
生境分布	栽培于高山地区。陕西、甘肃、湖北、湖南、广东、广西、四川、云南、西藏等省区有引种。
采收加工	霜降前采挖生长 2~3 年的根，除去残基及须根，切成短条或剖成 2~4 块，风干或低温烘干，而后去粗皮。
性状鉴别	本品呈圆柱形枯骨形或板状，长 5~15cm，直径 0.5~6cm。表面黄棕色至灰棕色，有明显的皱纹、纵沟及侧根痕。质坚，不易折断，断面略平坦，灰棕色至暗棕色，形成层环棕色，有放射状纹理及散在的棕色点状油室，老根中央多枯朽。气香浓烈而特异，味微苦。
性味功能	味辛、苦，性温。有行气止痛，温中和胃的功能。
炮　制	除去茎叶泥土，切成短段，粗大者纵剖 2~4 块，晒干。
主治用法	用于胸腹胀痛，呕吐，腹泻，痢疾等。用量 1.5~6g。
现代研究	

1. 化学成分　云木香含挥发油、木香碱，菊糖，油中主要成分为木香内酯、二氢木香内酯、α－木香醇、α－木香酸、去氢木香内酯、异去氢木香内酯以及单紫杉烯、α 及 β－木香烯、α 及 β－紫罗兰酮、β－芹子烯等。并含氨基酸约 20 种。
2. 药理作用　本品具有解痉及降压作用和抗菌作用。

应用
1. 食积、呕吐、下泻：云木香、山楂、麦芽、陈皮、香附、神曲、莱菔子、茯苓、甘草等。水煎服。
2. 虫积腹痛：云木香、槟榔。水煎服。
3. 细菌性痢疾：云木香、黄连。水煎服。
4. 急性肠炎：云木香、防风、厚朴、茯苓、木瓜、黄芩等。水煎服。

莎草（香附） CyperusrotundusL.

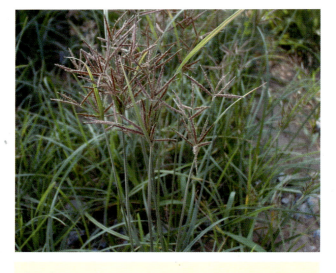

基　源	香附为莎草科植物莎草的块茎。
原植物	多年生宿根草本。匍匐根茎细长，顶端或中部膨大成纺锤形块茎，块茎紫黑色，有棕毛或黑褐色毛状物。茎直立，三棱形。叶基生，叶鞘棕色，裂成纤维状；叶片窄线形，先端尖，全缘。苞片叶状，长于花序；长侧枝聚伞花序单出或复出；小穗线形，3~10 个排成伞形。小坚果椭圆形，具 3 棱。花期 6~8 月，果期 7~11 月。
生境分布	生于草地，路边向阳处。分布全国大部分地区。
采收加工	春、秋采收块茎，晒干后撞去毛须。
性状鉴别	本品呈纺锤形，或稍弯曲，长 2~3.5cm，直径 0.5~1cm。表面棕褐色或黑褐色，有不规则纵皱纹，并有明显而略隆起的环节 6~10 个，节上有众多未除尽的暗棕色毛须及须根痕；去净毛须的较光滑，有细密纵脊纹。质坚硬，蒸煮者断面角质样，棕黄色或棕红色；生晒者断面粉性，类白色，内皮层环明显，中柱色较深，点状维管束散在。
性味功能	味辛微苦甘，性平。有理气解郁，调经止痛的功能。
炮　制	洗净，鲜用或晒干。
主治用法	用于胸腔胀满，两肋疼痛，月经不调等。用量 6~12g。
现代研究	

1. 化学成分　本品含有葡萄糖、果糖、淀粉、挥发油，挥发油中含 β－蒎烯、樟烯、古巴烯、桉叶素、柠檬烯、对－聚伞花素、绿叶萜烯酮 α－及 β－莎草醇、香附醇、异香附醇等，又含鼠李素－3-O-鼠李糖基(1-4)-吡喃鼠李糖苷等成分。
2. 药理作用　本品具有解热、镇痛、抑菌、作用，强心作用或减慢心率作用，抗炎作用，并对支气管痉挛有保护作用。

应用
1. 月经不调，腹痛有瘀块：香附、当归、炒白芍、艾叶、麦冬、杜仲、乌药、川芎、甘草。水煎服。
2. 气滞胁痛：香附、炒白芍各 9g，枳壳 4.5g，甘草 3g。水煎服。
3. 慢性肝炎：香附 9g，栀子、陈皮、法夏各 6g，川连 3g。水煎服。
4. 伏暑湿温所致胁痛，无寒但潮热：香附 3g，旋覆花、茯苓、苏子、陈皮、制半夏各 9g，薏苡仁 15g。水煎服。

薤（薤白） Alliumchinense G.Don.

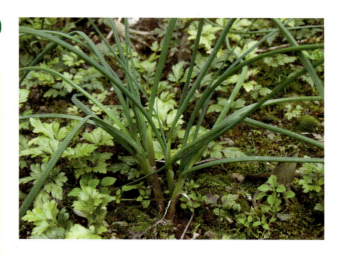

基　源	为百合科植物薤白鳞茎。
原植物	别名：薤、薤白头、荞头、野葱。多年生草本。鳞茎长狭卵形或卵形，数个聚生，外被淡紫红色或白色膜质鳞被，有多数须根。叶基生，直立，圆柱状，暗绿色，先端渐尖。花葶从基生叶丛中侧生，单一，圆柱形；顶生伞形花序，半球形，松散，有多数花，具苞片；花淡紫色或蓝紫色。蒴果倒卵形，先端凹入。花期7~8月，果期8~9月。
生境分布	生于山地较阴处。分布于河南、安徽、江苏、浙江、福建、江西、湖南、湖北、四川、贵州、云南等省。
采收加工	春、夏季采挖鳞茎，洗净泥土，蒸透或烫透，晒干。
性状鉴别	本品为盘状短缩茎，叶着生其上。叶片丛生，基叶数片，长50cm左右，纤长、中空，横断面呈三角形，有3~5棱，不明显。叶色浓绿色，稍带蜡粉。膨大的鳞茎为短纺锤形，长3~4cm，横径1~2cm，着生于短缩茎上，白色或稍带紫色。
性味功能	味辛、苦，性温。有通阳散结，行气的功能。
炮　制	洗净，鲜用或晒干。
主治用法	用于胸胁刺痛，泻痢后重等。用量6~9g。

现代研究
1. 化学成分　暂无
2. 药理作用　本品具有抗炎作用和对心血管保护作用，临床组方可用治冠心病、心绞痛、胃神经官能症、肠胃炎、久痢冷泻等症。

应用
1. 原发性高脂血症：薤白9g。水煎服。
2. 冠心病心绞痛：薤白、瓜蒌、丹参、红花、赤芍、川芎、降香。水煎服。
3. 快速性心律失常，心肌炎：薤白、瓜蒌、牡蛎、生龙骨、川芎、当归。水煎服。
4. 支气管哮喘发作、哮喘，胸胁刺痛：薤白9g。水煎服。
5. 泻痢后重：薤白、黄柏各6g。水煎服。

八　理气药

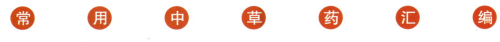
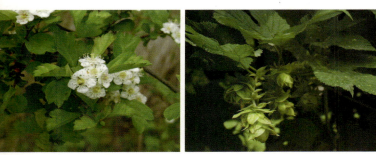
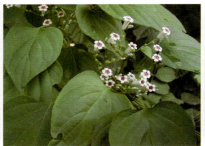
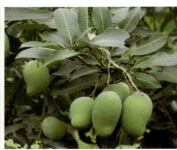

九 消食药

　　消食药是指能消化食积，以治疗饮食积滞为主要作用的药物。
　　临床上主要适用于食积停滞所致的脘腹胀满，嗳气泛酸，恶心呕吐，不思饮食，泄泻或便秘等症。
　　现代药理研究证明，消食药一般具有不同程度的助消化作用，个别药还具有降血脂、强心、增加冠脉流量及抗心肌缺血、降压、抗菌等作用。

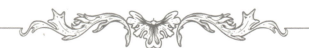

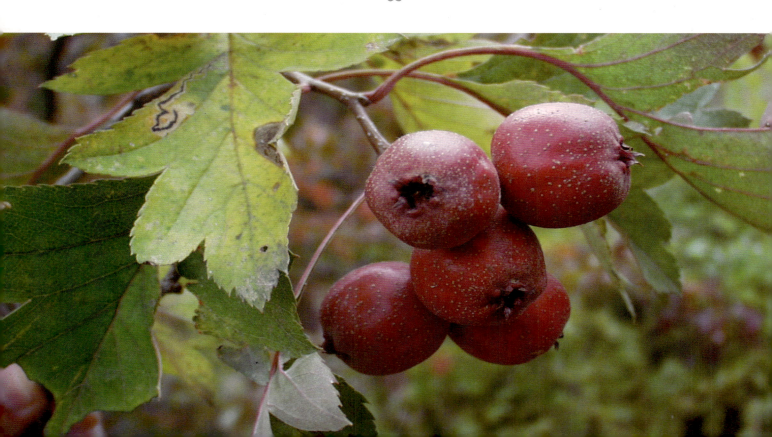

啤酒花　HumuluslupulusL.

基　源	为大麻科植物啤酒花的雌花序。
原植物	多年生缠绕草本，全株有倒钩刺。茎枝和叶柄密生细毛。叶对生，纸质，卵形，3裂或不裂，基部心形或圆形，边缘有粗锯齿，上面密生小刺毛，下面有疏生毛和黄色小油点。花单性，雌雄异株。雄花排列成圆锥花序；雌花2朵腋生，苞片覆瓦状排列成圆形穗状花序。果穗球果状；宿存苞片膜质且增大，有油点，瘦果1~2个。
生境分布	多为栽培，新疆北部有野生。分布于东北及河北、山东等地区。
采收加工	夏、秋花盛开时采摘雌花序，晒干。
性状鉴别	为压扁的球形体。全体淡黄色。膜质苞片覆瓦状排列，椭圆形或卵形，长0.5~1.2cm，宽0.3~0.8cm，半透明，对光视之可见棕黄色腺点。苞片腋部有细小的雌花2朵或有扁平的瘦果1~2枚。气微芳香，味微甘苦。
性味功能	味苦，性平。有健胃消食，镇静利尿，抗结核的功能。
炮　制	晒干，或烘干（烘烤温度开始为28℃，6小时后升至45℃为止，一般16~24小时即可干燥）。
主治用法	用于食欲减退，消化不良，腹胀，浮肿，膀胱炎，肺结核，失眠。水煎服或当茶饮。用量1.5~3g。

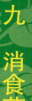

现代研究
1. 化学成分　本品含葎草二烯酮、葎草烯酮-II、葎草酮、蛇麻酮、α-考绕咖烯、γ-白菖考烯、黄芪苷、芸香苷、槲皮素等。
2. 药理作用　本品有抗菌、镇静、雌性激素样作用。另外尚有解痉、降压作用。

应用
1. 麻风病：啤酒花酒精浸膏，制成丸剂或片剂，内服。
2. 肺结核：啤酒花，片剂或乳剂，内服。
3. 矽肺及矽肺结核：啤酒花，浸膏片，加Vc，内服。
4. 淋巴结结核：啤酒花软膏，外敷患处。

梧桐（梧桐子）　FirmianasimplexW.F.Wight

基　源	梧桐子为梧桐科植物梧桐的种子。
原植物	高大落叶乔木。叶互生，心形，掌状3~5裂，裂片三角形，先端渐尖，基部心形，全缘或微波状，圆锥花序顶生，花单性或杂性，淡黄绿色；花萼管状，萼片5，向外卷曲，无花瓣。成熟前每心皮由腹缝开裂成叶状果瓣。种子球形，有皱纹。花期6~7月。果期9~10月。
生境分布	栽培于庭园的观赏树木。分布于河北、山西、河南、山东及长江以南各省区。
采收加工	种子成熟时，打下果实，拾取种子，晒干。
性状鉴别	品多皱缩、卷曲，展平后叶片呈广卵形或椭圆形，上表面绿黑色，下表面黄棕色，先端极尖，基部宽楔形或楔形，全缘或略有波状齿，两面均被茸毛，尤以叶脉处为多，叶柄长2~8cm，具纵沟，密被茸毛。枝类圆柱形或类方柱形，黄绿色，有纵向细皱纹，并分布黄色细点状皮孔，密被锈色短柔毛，稍老则毛茸脱落。质硬而脆，折断面木部淡黄色，髓部白色。气清香，味苦而涩。
性味功能	味甘，性平。有顺气和胃，消食，补肾的功能。
炮　制	拣去杂草，用清水略浸，润透，切成1厘米长的小段，晒干，生用。
主治用法	用于食伤腹泻，胃痛，疝气；外用于小儿口疮。用量3~9g。外用适量。

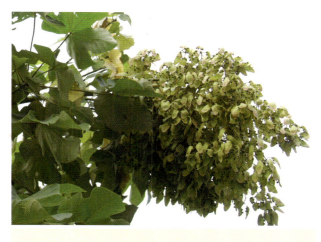

现代研究
1. 化学成分　本品叶含甜菜碱、胆碱、β-香树脂醇、β-谷甾醇及芸香苷等。子含有脂肪油、蛋白质、咖啡碱等。花含有芹菜素、β-谷甾醇、齐墩果酸等。
2. 药理作用　本品用于治疗小便不利，无名肿毒，创伤红肿，头癣，汤火伤，止血，降压等。

应用
1. 疝气：梧桐子炒香，剥壳食之。
2. 食伤腹泻：梧桐子炒焦研粉，每次3g，开水冲服。
3. 白发：梧桐子、黑芝麻各9g，何首乌、熟地黄各15g。水煎服。
4. 小儿口疮：梧桐6~9g，煅存性研末敷，调敷患处。

附注：梧桐叶：有清热解毒，降压的功能。用于高血压，偏头痛。根有除风祛湿的功能。用于风湿性关节痛，跌打损伤。

玉米（玉米须） Zeamays L.

基　源	玉米须为禾木科植物玉米的花柱和柱头。
原植物	一年生草本。叶互生，阔长条状披针形，先端渐尖，边缘波状，中脉明显，叶鞘包茎；叶舌紧贴茎。花序单生，雄花序顶生，大型园锥花序，小穗成对生于各节，花柱线形，质柔软；雌花序腋生，小穗成对排列于穗轴周围。颖果稍呈球形，超出颖片和稃片之外。花期6~8日。果期7~9月。
生境分布	全国各地广为栽培。
采收加工	秋季收获玉米时采收玉米须，晒干或鲜用。
性味功能	味甘，性平。有利尿消肿，利胆退黄，降压的功能。
主治用法	用于急、慢性肾炎，水肿，急、慢性肝炎，高血压，糖尿病，尿路结石，胆道结石等症。用量15~30g，水煎服。

现代研究
1 化学成分 玉米含碳水化合物，蛋白质，脂肪以及维生素E、B1、B2、B6及胡萝卜素，烟酸等。还含有丰富的赖氨酸、木质素以及谷胱氨酸等，玉米油富含维生素E、棕榈酸、硬脂酸、亚油酸等。
2 药理作用 玉米须有调节免疫功能；抗肿瘤、抗菌、抗氧化活性、利尿和抗尿路结石形成，降压、降血糖、降血脂的作用，还可保护肝损伤等。

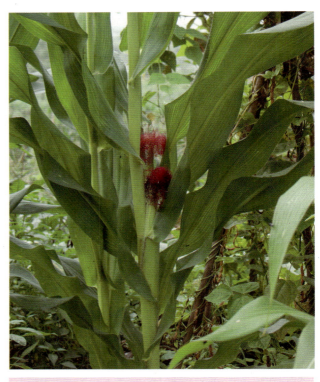

应用
1. 水肿，小便不利：玉米须、桂花、商陆1.5g，红枣数枚，水煎服。
2. 糖尿病：玉米须50g，积雪草100g，水煎服。
3. 高血压：玉米须50g，冰糖适量，水煎服。
4. 百日咳：玉米须50g，咸李干一个，水煎服。

山柰 Kaempferia galanga L.

基　源	为姜科植物山柰的根茎。
原植物	别名：沙姜、三柰。多年生草本。根茎块状，单个或数个相连，绿白色，芳香。叶2~4，贴地生长，近无柄；宽卵形，叶基具苞状退化叶，膜质，长圆形。穗状花序小苞片，绿色；花冠管细长，白色；侧生的退化雄蕊花瓣状，白色，唇瓣2裂至中部以下，微凹，白色，喉部紫红色。蒴果。花期8~9月。
生境分布	生于山坡、林下、草丛中，多为栽培。分布于广东、广西、云南、福建、台湾等省区。
采收加工	冬季地上茎叶枯萎时，挖取根茎，切片，晒干。
性状鉴别	本品多为圆形或近圆形的横切片，直径1~2cm，厚0.3~0.5cm。外皮浅褐色或黄褐色，皱缩，有的有根痕或残存须根；切面类白色，粉性，常鼓凸。质脆，易折断。气香特异，味辛辣。
性味功能	味辛，性温。有温中化湿、行气止痛的功能。
炮　制	洗净，除去须根，切片，晒干。
主治用法	有温中散寒，除湿辟秽的功用。用于心腹冷痛，寒湿吐泻，牙痛。用量6~9g；外用粉末适量塞龋孔中或擦牙。此外，本品亦常用为调味料。

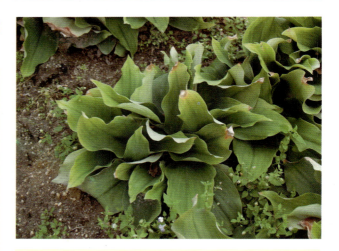

现代研究
1. 化学成分 本品主要含挥发油，如龙脑、桉油精、莰烯、对甲氧基苏合香烯等。还含有山柰酚、山柰素及蛋白质、淀粉、黏液质等。
2. 药理作用 本品种子对兔、豚鼠离体子宫、麻醉兔在位子宫均有明显的兴奋作用；有抗菌作用，其花对红色表皮癣菌、董色发癣菌及腹股沟表皮癣菌等均有抑制作用。全草地上部分有抗真菌、止血作用。

应用
1. 心腹冷痛：山柰、丁香、当归、甘草等分。研末，醋糊丸，酒下。
2. 牙痛：山柰6g，研末，塞龋孔中或擦牙。
3. 挫伤，痛经，癌痛：山柰、麝香。研末，敷痛处。
4. 乳痈：山柰、乳香、没药、樟脑。水煎服。

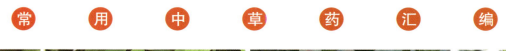
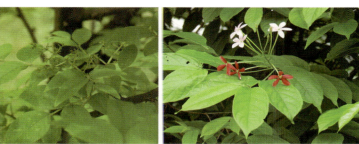
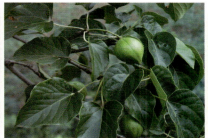
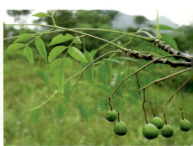

十 驱虫药

驱虫药是指能驱除或杀灭寄生虫，使虫除、痛止、积消，以治疗治疗人体寄生虫为主要作用的药物。临床上适用于治疗蛔虫、蛲虫、绦虫、钩虫等消化道寄生虫病。

现代药理研究表明：驱虫药对寄生虫体有麻痹作用，使其瘫痪以致死亡。部分驱虫药有抗真菌、抗病毒及抗肿瘤等作用。某些驱虫药物还有促进胃肠蠕动、兴奋子宫、减慢心率、扩张血管、降低血压等作用。

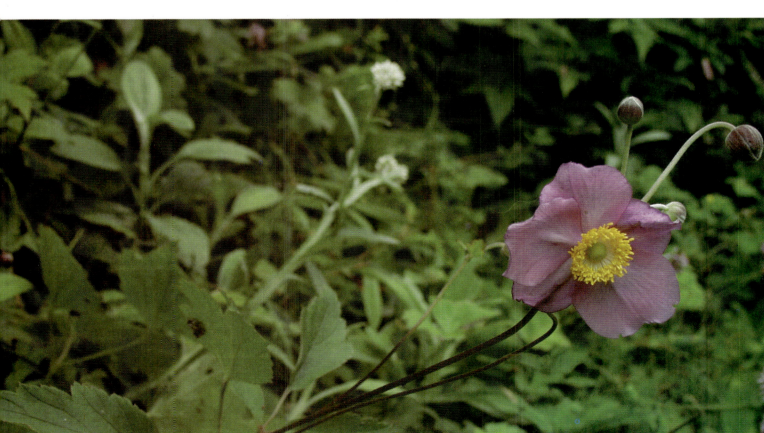

雷丸 Omphalia lapidescens Schroet.

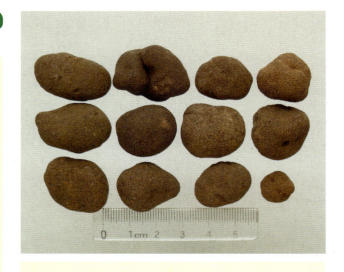

基　　源	真菌雷丸的干燥菌核。
原植物	腐生菌类。子实体寿命很短。菌核为不规则的坚块状至球形或近卵形，直径0.8~2.5cm，稀达4cm；黑棕色，具细密纹理或细皱纹，内面为紧密交织的菌丝体。质地坚硬，断面蜡白色，半透明，具白色纹理，略带粘性。
生境分布	多生于竹林中，竹根附近，或棕榈、油桐等树根下。分布于我国西北、西南、华南等地。
采收加工	秋季采挖，洗净，晒干。
性状鉴别	本品呈球形或不规则的圆块状，大小不等，直径1~2cm。表面呈紫褐色或灰褐色，全体有稍隆起的网状皱纹。质坚实而重，不易破裂；击开后断面不平坦，粉白色或淡灰黄色，呈颗粒状或粉质。质紧密者为半透明状，可见有半透明与不透明部分交错成纹理。气无，味淡，嚼之初有颗粒样感觉，微带粘液性，久嚼则溶化而无残渣。
性味功能	味苦，性寒；有小毒。有杀虫消积的功能。
炮　　制	拣去杂质，洗净润透，切片晒干；或洗净晒干，用时捣碎。
主治用法	用于虫积腹痛，小儿疳积，绦虫、钩虫、蛔虫病。用量10~20g。不宜入煎剂，多粉碎服用。

现代研究

1. 化学成分　本品含有灰分，醚浸出物，醇浸出物，主要成分是一种蛋白酶称雷丸素。
2. 药理作用　本品具有驱绦虫作用、驱蛔虫的作用和抗阴道毛滴虫作用。

应用

1. 绦虫：雷丸20g，研细粉，水调成膏，冲服。
2. 钩虫：雷丸9g研细粉，榧子肉、槟榔各9g，水煎，药液冲雷丸粉服。
3. 蛲虫：雷丸3g，大黄、二丑各9g，研粉，空腹，水冲服。

三尖杉 Cephalotaxus fortunei Hook. f.

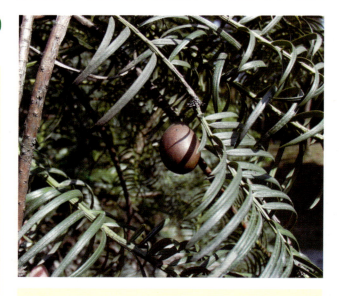

基　　源	为三尖杉科植物三尖杉的种子及枝、叶提取物。
原植物	高大乔木。叶两列，披针状条形，微弯，上部渐窄，先端有长尖头，基部楔形，中脉隆起。雌雄异株，雄球花8~10聚生成头状；雌球花胚珠3~8枚发育成种子。种子核果状，椭圆状卵形或近圆球形，假种皮成熟时紫色或红紫色，顶端有小尖头。花期4月，果期8~10月。
生境分布	生于阔叶树、针叶树混交林中。分布于南方大部分地区。
性状鉴别	本品小枝对生，基部有宿存芽鳞，叶螺旋状排成2列，常水平展开，披针状条形，长4~13cm，宽3~4mm，先端尖，基部楔形成短柄，上面深绿色，中脉隆起，下面中脉两侧有白色气孔带。气微、味微涩。
性味功能	种子：味甘、涩，性平。有驱虫、消积功能。枝、叶：味苦、涩，性寒。有抗癌的功能。
炮　　制	拣去杂质，切片晒干。
主治用法	种子用于蛔虫病、钩虫病，食积等症。用量4.5~15g。水煎，早、晚饭前各服1次，或炒熟食。

现代研究

1. 化学成分　本品含三尖杉碱、表三尖杉碱、乙酰三尖杉碱、去甲基三尖杉碱、三尖杉酮碱、三尖杉新碱、红杉醇等成分。
2. 药理作用　本品具有抗肿瘤作用，抗白血病作用和促进细胞分化作用。

应用

1. 蛔虫病、钩虫病，食积：三尖杉种子，炒熟食。
2. 淋巴肉瘤，肺癌：枝、叶提取三尖杉总生物碱，肌肉注射。
3. 粒细胞性白血病：枝、叶提取三尖杉酯碱和高三尖杉酯碱，肌肉注射。
4. 恶性肿瘤：枝、叶提取物。肌肉注射。

中国粗榧（粗榧） Cephalotaxus sinensis (Rehd.et Wils.) Li

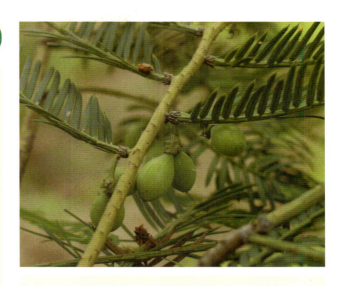

基　源	粗榧为三尖杉科植物中国粗榧的种子。
原植物	常绿小乔木。叶螺旋状着生，几无柄，排列成两列，条形，通常直，稀微弯，先端通常渐尖或微凸尖，基部近圆形，上部通常与中下部等宽或微窄，上面深绿色，中脉明显，下面有2条白色气孔带，较绿色边带宽2~4倍。雄球花6~7，聚生成头状，基部及总梗上有多数苞片，雄球花卵圆形，基部有1枚苞片；雌球花由数对交互对生，有长梗，通常有2~5胚珠发育成种子。花期3~4月，果期8~10月。
生境分布	为我国特有树种，分布于陕西南部、甘肃南部、河南、安徽南部、江苏南部、浙江、江西、福建、湖北、湖南、广东、广西、贵州东北部、四川、云南东南部等省区。
采收加工	秋季采摘果实，晒干。
性味功能	味甘涩，性辛。有驱虫，消积的功能。
炮　制	拣去杂质，切片晒干。
主治用法	用于食积，驱蛔虫，钩虫病。用量4.5~15g。水煎，早、晚饭前各1次，或炒熟食。

现代研究
1. 化学成分　本品含三尖杉碱、表三尖杉碱、乙酰三尖杉碱、去甲基三尖杉碱、三尖杉酮碱、三尖杉新碱、红杉醇等成分。
2. 药理作用　本品具有抗肿瘤作用，抗白血病作用和促进细胞分化作用。

榧树（榧子） Torreya grandis Fort. ex Lindl.

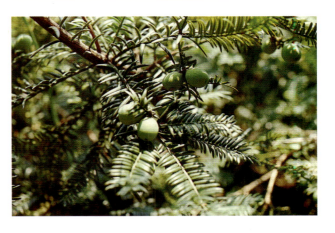

基　源	榧子为红豆杉科植物榧树的干燥成熟种子。
原植物	乔木。叶条形，两列。花单性，雌雄异株，雄球花单生于叶腋，雄蕊多数，4~8轮；雌球花成对着生叶腋，只1花发育。种子核果状，椭圆形、倒卵圆形，假种皮淡紫褐色，有白粉，顶端微凸，基部具宿存苞片。花期4月，种子翌年10月成熟。
生境分布	生于向阳凉爽山坡、旷地、路旁或屋边，常有栽培。分布于安徽、浙江、江西、福建、湖南及贵州等地。
采收加工	10~11月采摘种子，除去假种皮，洗净，晒干。
性状鉴别	本品呈椭圆形或长卵圆形，长2~4cm，直径1.5~2.5cm。外表面黄棕色至深棕色，微具纵棱，一端钝圆，具一椭圆形种脐，色稍淡，较平滑，另端略尖。种皮坚而脆，破开后可见种仁1枚，卵圆形，外胚乳膜质，灰褐色，极皱缩，内胚乳肥大，黄白色，质坚实，富油性。气微，味微甜涩。
性味功能	味甘，性平。有杀虫消积，润燥的功能。
炮　制	榧子：拣净杂质，或去壳取仁，用时捣碎；炒榧子：将净仁微炒至外表褐黑，内仁黄黑，发出焦香味为度。或用砂拌炒至熟透，内呈黄色，外具焦斑，取出，筛去砂，放冷。
主治用法	用于虫积腹痛，小儿疳积，燥咳，便秘，痔疮等症。用量15~30g。

现代研究
1. 化学成分　本品含脂肪油，大部分为不饱和脂肪酸。
2. 药理作用　本品具有驱钩虫与蛲虫作用。

应用
1. 丝虫病：榧子肉250g，血余炭50g，研末，调蜜搓成丸，口服。
2. 钩虫病：榧子150~250g，炒食；或榧子、使君子肉、大蒜，水煎服。
3. 大便秘结，小儿疳积：榧子，研末，水冲服。或炒食。
4. 蛔虫病、蛲虫病：榧子、使君子、大蒜，水煎服。
5. 绦虫病：榧子去皮，槟榔，南瓜子。共炒食。

鹰爪 Artabotrys hexapetalus Bhandari

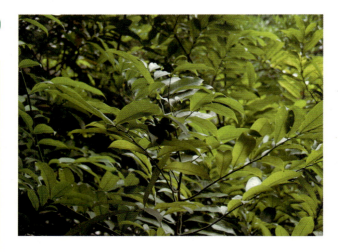

基　　源	为番荔枝科植物鹰爪的根。
原 植 物	攀援灌木，常借钩状总花梗攀援于它物上。全株无毛或近于无毛，高3~4m。叶纸质，矩圆形或矩圆状披针形，先端渐尖或急尖，基部楔形。花1~2朵生于木质钩状的总花梗上，花淡绿色至淡黄色，芳香，萼片3，卵形，下部合生；花瓣6，2轮排列，外轮比内轮大，长圆状披针形，近基部收缩；雄蕊多数，紧贴，药隔三角形。心皮多数，长圆形，柱头线状椭圆形。果卵形，顶端尖，数个聚生于花托上。
生境分布	生于海拔1300~1500m的阴湿林中，分布于四川、浙江、江西、云南、广东、广西、福建、台湾、等省区。多见栽培。
采收加工	挖取根部，放阴凉处风干半月，备用。
性味功能	有杀虫功能。
主治用法	用于治疗疟疾等。

现代研究
1. 化学成分　本品含有倍半萜：鹰爪甲素和乙素木脂素；异洋商陆素、异洋商陆醇、洋商陆素、鹰爪木脂醇以及(R)—鹰爪三醇、棕榈酸、B—谷甾醇和胡萝苷等成分。
2. 药理作用　本品具有杀虫作用和止痢作用。

打破碗花花 Anemone hupehensis Lem.

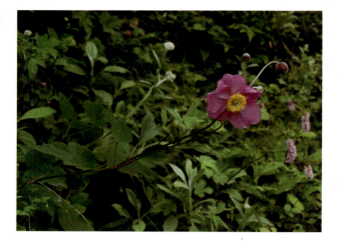

基　　源	为毛茛科植物打破碗花花干燥或新鲜的全草。
原 植 物	别名：压竹花、秋芍药、一扫光。多年生草本。基生叶3~5，为三出复叶；中央小叶较大，小叶片卵形至宽卵形，顶端尖，基部圆心形，边缘具粗锯齿，被疏毛，侧生小叶斜卵形。聚伞花序简单或2~3回分枝，具花3至多朵；萼片5，花瓣状，紫红色或粉红色，倒卵形，外密生短绒毛；聚合果球形，瘦果近卵形，密被白色绵毛。花期7~9月，果期9~10月。
生境分布	生于低山或丘陵的草坡或沟边。分布于浙江、江西、湖北、广东、广西、陕西、四川、贵州、云南等省区。
采收加工	夏秋两季茎叶茂盛花未开时采挖全草，除去泥沙及杂质，鲜用或阴干备用。
性状鉴别	本品根呈长圆柱形，平直或弯曲，直径0.5~2cm，长5~15cm；表面灰棕色；质坚硬，不易折断。根头部有1至数个茎基，基生叶为三出复叶或单叶，长10~40cm；小叶卵形或狭卵形，长4~12cm，宽2.5~12cm。茎纤细，长40~80cm，下部较粗，直径约4mm；表面密生短柔毛。茎生叶多为单叶；少有三出复叶，长4~8cm，宽1~8cm，上表面深绿色，下表面灰绿色，均被细毛茸，边缘有锯齿。聚伞花序顶生，二至三回分枝或成单花。
性味功能	味苦，性寒，有小毒。具有利湿、驱虫、杀虫、祛瘀的功能。
炮　　制	洗净、切片、晒干。
主治用法	用于痢疾，肠炎，蛔虫病，跌打损伤。用量根1.5~6g；茎叶外用适量。

现代研究
1. 化学成分　本品含有白头翁素和三萜皂齐墩果酸—3—O—β—D—吡喃核糖基—(1→3)—α—L—吡喃鼠李糖基—(1→3)—α—L—吡喃阿拉伯糖苷、齐墩果酸3—O—β—D—吡喃核糖基—(1→3)—α—L—吡喃鼠李糖基—(1→2)—β—D—吡喃木糖苷以及齐墩果酸等成分。
2. 药理作用　本品具有抑菌作用和杀虫作用。

应用
1. 各种顽癣：鲜茎叶捣烂，取浆汁外涂。
2. 杀蛆虫、子孓：鲜茎叶捣烂投入粪坑或污水中。

南瓜（南瓜子） Cucurbitamoschata (Duch.)Duch.exPoiret

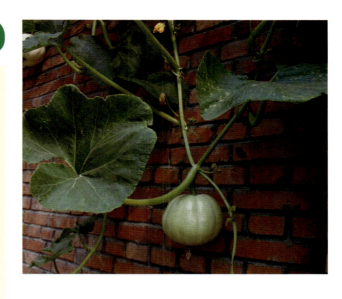

基　　源	南瓜子为葫芦科植物南瓜的种子。
原 植 物	一年生草质藤本。茎具棱，有粗毛。单叶互生，宽卵状心形，先端钝，基部深心形，边缘具有规则锯齿，具粗毛。花单性，雌雄同株；花萼5裂，裂片顶端扩展成叶状；花冠黄色，花瓣5，先端反曲，边缘皱折。果实扁圆形或壶形，果柄具角棱，基部膨大。种子卵形，黄白色，扁而薄。花期6~8月。
生境分布	全国各地广泛栽培。
采收加工	秋季采摘成熟果实，取出种子，洗净晒干。
性状鉴别	本品呈扁圆形，长1.2~1.8cm，宽0.7~1cm。表面淡黄白以至淡黄色，两面平坦而微隆起，边毋稍有棱，一端略尖，先端有珠孔，种脐稍突起或不明显。除去种皮，有黄绿色薄膜状胚乳。子叶2枚，黄色，肥厚，有油性。气微香，味微甘。
性味功能	味甘，性温。有驱虫，通乳的功能。
炮　　制	洗净，晒干。
主治用法	用于绦虫病，血吸虫，蛲虫，产后乳汁不下等。用量60~120g。水煎服。

现代研究
1. 化学成分　本品含油，其中主要脂肪酸为亚油酸、油酸、棕榈酸及硬脂酸，还有亚麻酸、肉豆蔻酸、南瓜子氨酸，还含类脂成分，内有三酰甘油、三酰甘油、单酰胆碱等。
2. 药理作用　本品具有驱虫作用和抗日本血吸虫作用。

应用
1. 绦虫病：南瓜子60g，研末，空腹服，2小时后服槟榔煎剂，30分钟后服硫酸镁25g。
2. 烧烫伤：鲜南瓜子，捣烂敷患处。
3. 产后缺乳，产后水足肿：南瓜子，炒熟，水煎服。
4. 百日咳：南瓜子，炒黄研粉，砂糖水调服。

使君子 QuisqualisindicaL.

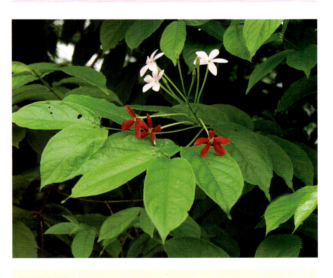

基　　源	为使君子科植物使君子的果实。
原 植 物	别名：留球子、索子果。落叶藤状灌木，高2~8m。叶对生，薄纸质；叶柄下部有关节，有毛，基部刺状；叶长椭圆状披针形，先端渐尖，基部圆形或微心形，全缘，两面有黄褐色短柔毛。10余朵花成穗状花序顶生，下垂；花瓣5，初放时白色，后渐转紫红色。果实橄榄状，稍木化，黑褐色或深棕色，有5棱，横断面五角星状。花期5~9月。果期6~10月。
生境分布	生于山坡、林缘或灌木丛中，亦有栽培。分布于江西、福建、台湾、湖南、广东、广西、贵州、四川、云南等省区。
采收加工	秋季果实成熟未开裂时采收，晒干或微火烘干。
性状鉴别	本品为椭圆形或卵圆形，具5条纵棱，偶有4~9棱，表面黑褐色至紫褐色，平滑，微具光泽，先端狭尖，基部钝圆，有明显圆形的果梗痕；质坚硬，横切面多呈五角星形，棱角外壳较厚，中间呈类圆形空腔。种子长椭圆形或纺锤形，长约2cm，直径约1cm，表面棕褐色或黑褐色，有多数纵皱纹；种皮薄，易剥离；子叶2，黄白色，有油性，断面有裂纹。气微香，味微甜。
性味功能	味甘，性温。有毒。有杀虫，消积，健脾的功能。
炮　　制	使君子仁：除去外壳，取净仁； 炒使君子仁：置锅内用文火炒至微有香气，取出，放凉。
主治用法	用于虫积腹痛，小儿疳积，乳食停滞，腹胀，泻痢等症。用量4.5~9g。捣碎入煎剂。小儿减半。

现代研究
1. 化学成分　本品含使君子氨酸、胡芦巴碱、使君子氨酸钾、甘露醇；脂肪油：肉豆蔻酸、棕榈酸、硬脂酸、油酸、亚油酸等脂肪酸，并含甾醇等。
2. 药理作用　本品具有驱蛔虫作用、蛲虫作用，并有抗皮肤真菌作用。

应用
1. 蛔虫病：使君子9g，槟榔4.5g，水煎，空腹服。
2. 疳积：使君子、胡黄连、芜荑。水煎服。
3. 蛲虫病：使君子。炒熟，于饭前半小时嚼食。
4. 腹大痞块，肌瘦面黄，渐成疳积：使君子9g，木鳖子15g。研末，为丸，蒸熟，空心食。

粗糠柴 Mallotus philippinensis (Lam.) Muell.-Arg.

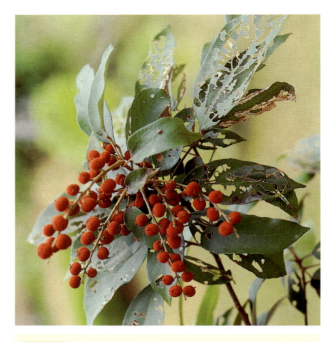

基　源	为大戟科植物粗糠柴的果实表面粉状毛茸和根入药。
原植物	常绿小乔木。小枝被棕褐色星状柔毛。单叶互生，近革质，长圆状卵形或卵状披针形，先端渐尖，基部圆或宽楔形，全缘或有波状齿，上面深绿色，下面密被短星状毛及红色腺点，近叶柄处有2腺体。花单性，雌雄同株；穗状花序顶生或生于枝上部叶腋内，花序梗密被星状柔毛及腺点；雄花黄白色，无花瓣；雌花萼管状，4~5裂齿；子房外被红色颗粒状腺点。蒴果球形，密被鲜红色粉状茸毛。花期3~4月，果期7~8月。
生境分布	生于山坡丛林中。分布于四川、贵州、浙江、湖北、湖南、云南、广东、广西、福建、海南、台湾等省区。
采收加工	根全年可采。果实秋季采，收取腺毛及毛茸晒干。
性状鉴别	本品腺毛及毛茸呈细粒状，暗红色，浮动性粉末，无臭，无味。置水上呈悬浮状，略使水变红。放入乙醇、醚、氯仿或苛性钠溶液中，可使溶液呈深红色。轻轻振动后，非腺毛部分(呈灰色)聚集于表面。
性味功能	根味微苦，微涩，性凉。有清热利湿的功能。果毛(腺体粉)，有毒。有驱虫的功能。
主治用法	根用于急慢性痢疾，咽喉肿痛。腺体粉末用于驱绦虫、蛲虫、蛔虫。用量根15~30g。腺粉末成人6~9g，小儿1.5g。

现代研究
1. 化学成分　暂无
2. 药理作用　本品具有止血、生肌和驱虫作用。

应用
1. 绦虫：腺体粉末4.5g，咖啡碱2.1g，石榴皮碱0.9g，蓖麻油4.5g，混合装入胶囊，每服1~2g。
2. 疮疡溃烂久不收口：叶煎水外洗或用叶研粉撒敷患处。

油桐 Vernicia fordii (Hemsl.) Ary-Shaw.

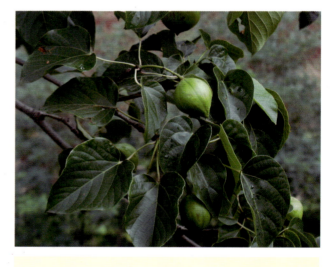

基　源	大戟科植物油桐的根、叶、花、果壳及种子入药。
原植物	乔木。单叶互生，卵状心形，先端急尖，基部心形，全缘或3浅裂，密生细毛，顶端有2腺体。聚伞状圆锥花序顶生；花单性，雌雄同株，先叶开放；花萼2~3裂，花瓣5，白色稍带红色。核果近球形，有短尖头，光滑。种子阔卵圆形，种皮厚壳状。花期4~5月。果期6~10月。
生境分布	生于山坡、路旁、村边。分布于陕西、甘肃、河南及江南各省区。
采收加工	根全年可采，切片晒干。叶夏秋季采，晒干。花凋落时收集。果实秋冬季采摘，晒干。
性状鉴别	本品单叶互生，具长柄，初被毛，后渐脱落；叶片卵形至心形，长8~20cm，宽6~15cm，先端尖，基部心形或楔形，不裂或有时3浅裂，全缘，上面深绿色，有光泽，初时疏生微毛，沿脉较密，后渐脱落，下面有紧贴密生的细毛。气微，味苦、涩。根条粗实，表面褐黑色，根皮厚，断面内心白色，较泡松，有绵性。
性味功能	根味辛，性温，有小毒。有消食利水、化痰、杀虫的功能。叶有杀虫的功能。花有清热解热、生肌的功能。种子有大毒，有催吐、消肿毒的功能。
炮　制	去杂质，晒干。
主治用法	根用于黄疸，风湿筋骨痛。叶用于痈肿，漆疮，肠炎。花用于烧烫伤，新生儿湿疹，秃疮毒疮，天疱疮。果外用于癣疥，烫伤，脓疮。果壳用于丹毒。种子用于疥癣，瘰疬。用量6~12g。

现代研究
1. 化学成分　本品含有脂肪酸和萜类，还有少量黄酮、甾醇、香豆素等成分。
2. 药理作用　本品具有消炎、抗癌、镇痛和抗病毒作用。

应用
1. 黄疸：油桐根、柘树根各30g，水煎服。
2. 烫火伤：生油桐适量，加花生油适量，调涂患处。
3. 新生儿湿疹，天疱疮：油桐花，麻油调敷患处。
4. 疥癣，瘰疬：油桐子适量，煎水洗。

苦楝（苦楝皮） Melia azedarach L.

基 源	苦楝皮为楝科植物苦楝的树皮及根皮。
原植物	别名：楝树、楝。高大落叶乔木。树皮纵裂，小枝绿色，有星状细毛，老枝紫褐色。叶互生，2~3回羽状复叶，卵形或椭圆形，先端长尖，基部圆形，两侧常不等，边缘有锯齿。圆锥伞形花序腋生或顶生；花淡紫色或紫色；花萼5，有柔毛；花瓣5，宽线形或倒披针形，平展或反曲，有柔毛。核果椭圆形或球形，淡黄色，内果皮坚硬。种子线状棱形，黑色。花期4~5月。果期10~11月。
生境分布	生于山坡、路旁、田野。多有栽培。分布于河北、陕西、甘肃、河南、山东及长江以南各地区。
采收加工	春、秋季剥取树皮，除去粗皮，晒干。
性状鉴别	本品呈不规则板片状、槽状或半卷筒状，长宽不一，厚2~6mm。外表面灰棕色或灰褐色，粗糙，有交织的纵皱纹及点状灰棕色皮孔，除去粗皮者淡黄色；内表面类白色或淡黄色。质韧，不易折断，断面纤维性，呈层片状，易剥离。
性味功能	味苦，性寒。有毒。有清热，燥湿，杀虫的功能。
炮 制	除去杂质，洗净，润透，切丝，干燥。
主治用法	用于蛔虫病，钩虫病，蛲虫病，阴道滴虫病，风疹，疥癣等症。用量4.5~9g；外用适量，研末，用猪脂调敷患处。肝炎，肾炎患者慎用。

现代研究
1. 化学成分 本品含有川楝素、苦楝酮、苦楝萜酮内酯、

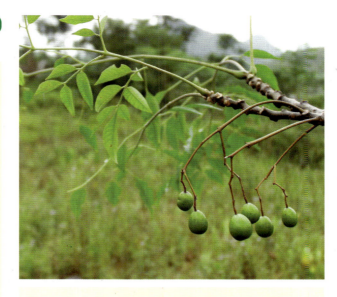

苦楝萜醇内酯、苦楝植酸甲酯、苦楝子三醇、异川楝素，另有β–谷甾醇（β–sitosterol）、正十三烷及水溶性成分。
2. 药理作用 本品具有驱虫作用和抗肉毒中毒作用，并对中枢有抑制作用。

应用
1. 胆道蛔虫病：苦楝皮，水煎服。
2. 小儿蛔虫性肠梗阻：苦楝皮，水煎服。
3. 蛇咬伤：苦楝皮、韭菜各200g，米酒250g，醋200g炖热放凉，药酒外擦，药渣外敷，内服少许药酒。
4. 顽固性湿癣：苦楝皮。烧灰，调茶油涂抹患处。

川楝（川楝子） Melia toosendan Sieb. et Zucc.

基 源	川楝子为植物川楝的果实。
原植物	高大落叶乔木。2回羽状复叶；小叶5~11，狭卵形或长卵形，先端渐尖，基部圆形，偏斜，全缘或小有疏齿，幼时两面密被黄色星状毛。圆锥花序腋生；花萼5~6；花瓣5~6，紫色或淡紫色。核果椭圆形或近圆形，黄色或黄棕色；内果皮木质坚硬，有棱。种子扁平，长椭圆形，黑色。花期3~4月。果期9~11月。
生境分布	生于平原，丘陵地或栽培。分布于陕西、甘肃、河南、湖北、湖南、贵州、四川、云南等省区。
采收加工	果实成熟呈黄色时采，晒干。
性状鉴别	本品核果呈类圆形，直径2~3.2cm。表面金黄色至棕黄色，微有光泽，皱缩，或略有凹陷，具深棕色小点。顶端有花柱残痕，基部凹陷，有果梗痕。外果皮革质，与果肉间常有空隙；果肉松软，淡黄色，遇水润湿显粘性。果核球形或卵圆形，质坚硬，两端平截，有6~8条纵棱，内分6~8室，每室含黑棕色长圆形的种子1颗。气特异，味酸、苦。
性味功能	味苦，性寒，有小毒。有清肝火，除湿热，止痛，杀虫的功能。
炮 制	川楝子：拣去杂质，洗净，烘干，轧碎或劈成两半； 炒川楝子：将轧碎去核的川楝肉，用麸皮拌炒至深黄色为度，取出放凉。
主治用法	用于热症脘腹胁肋诸痛，虫积腹痛，疝痛，痛经。用量4.5~9g。外敷治秃疮。

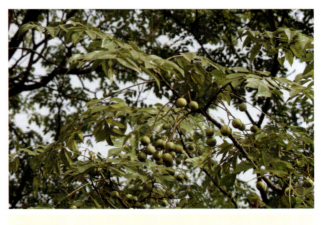

现代研究
1. 化学成分 本品含有川楝素、异川楝素，以及多种苦味的三萜成分：苦楝子酮、脂苦楝子醇、21-O-乙酰川楝子三醇、21-O-甲基川楝子五醇。
2. 药理作用 本品具有驱虫作用，对呼吸中枢的抑制作用和抗肉毒中毒作用。

应用
1. 慢性肝炎，尤其肝区疼痛、自觉痛处有热者：川楝子、延胡索各6g，研末，温开水送服。
2. 睾丸鞘膜积液、小肠疝气所致疼痛：川楝子9g，小茴香、吴茱萸各4.5g，木香3g（后下）。水煎服。
3. 头癣：川楝子。烤黄研末，调油成膏，外擦患处。
4. 胆石病：川楝子、木香、枳壳、黄芩各9g，金钱30g，生大黄6g，水煎服。
附注：树皮及根皮作苦楝皮药用。有杀虫的功能。用于蛔虫病。

椿叶花椒（浙桐皮） Zanthoxylumailanthoides Sich et Zucc.

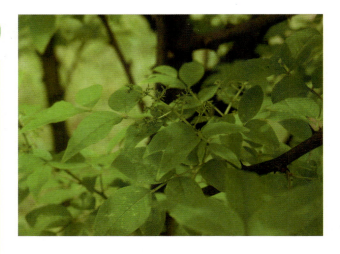

基　源	浙桐皮为芸香科植物椿叶花椒的树皮。
原植物	别名：樗叶花椒。落叶乔木。树皮具粗壮锐刺，髓部中空。单数羽状复叶互生，小叶11~27，对生，纸质，椭圆状长圆形，先端渐尖，基部圆形，不对称，边缘具锯齿，有透明腺点。花单性，伞房状圆锥花序顶生；花小而多，淡青或白色，花萼5；花瓣5，长椭圆形。果红色，顶端有喙嘴。花期7~8月。果期10~11月。
生境分布	生于山坡疏林及溪流旁。分布于浙江、福建、台湾、广东、广西等省区。
采收加工	5月剥下树皮晒干。果实：秋季采收，晒干。
性味功能	味平，性温。有祛风湿，通经络，止痛的功能。
主治用法	用于风湿痹痛，腰膝疼痛。外用疥癣等症。用量9~15g。外用适量。

应用
风湿痹痛，腰膝疼痛：树皮6~12g，水煎服或酒浸服。或研粉调敷患处。
附注：叶、根、果实也供药用。根味苦，性平。有小毒，有祛风通络，活血散瘀，解毒的功能。外用于跌打损伤，风湿关节痛。果实味辛，性温。有温中燥湿，止痛，杀虫的功能。用于心腹冷痛，寒饮，泄泻，冷痢，温痹。

竹叶花椒（花椒） Zanthoxylumarmatum DC.

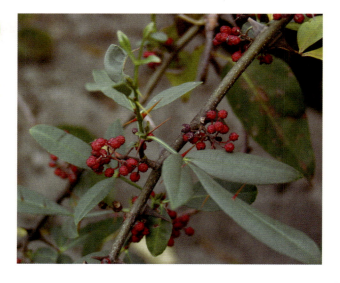

基　源	花椒为芸香科植物植物竹叶花椒的干燥果皮。
原植物	别名：竹叶椒。灌木或小乔木。枝有弯曲而基部扁平的皮刺，老枝皮刺基部木栓化。单数羽状复叶互生，叶轴具翅，下面有皮刺；小叶3~9，对生，纸质，叶上面有长尖皮刺，叶披针形，先端渐尖，基部楔形，边缘有细钝锯齿。聚伞圆锥花序腋生，细小，单性，淡黄绿色，花被6~8。果实红色；有粗大凸起的腺点。种子卵形，黑色。
生境分布	生于低山林下或灌丛中。分布于东南至西南各省。
采收加工	秋季采果，除去杂质，晒干。
性状鉴别	本品为球形小分果1~2，顶端具细小喙尖，基都无未发育离生心皮，距基部约0.7mm处小果柄顶部具节，稍膨大。外表面红棕色至褐红色，稀疏散布明显凸出成瘤状的油腺点。内果皮光滑，淡黄色，薄革质。果柄被疏短毛。种子圆珠形表面深黑色，光亮，密布小疣点，种脐圆形，种脊明显。果实成熟时珠柄与内果基部相连，果皮质较脆。气香，味麻而凉。
性味功能	味辛，性温。有散寒除湿发汗，通血淋，暖胃消食，健脾，止痛，杀虫，止痒的功能。
炮　制	去杂质，晒干。
主治用法	用于风寒咳嗽，留饮宿食，腹痛虫疾，呕吐泻痢，蛔虫，蛲虫，疝气。外用于湿疹瘙痒。用量3~6g。

现代研究
1. 化学成分　本品含有挥发油，茎含木兰花碱、竹叶椒碱等成分。
2. 药理作用　本品具有抗菌、杀昆虫、抑制血小板活化因子的活性。

应用
1. 脘腹冷痛：花椒、干姜各6g，党参12g，加糖温服。
2. 寒湿泄泻：花椒、苍术、陈皮、木香。水煎服。
3. 虫积腹痛：花椒、生姜、榧子。水煎服。
4. 皮肤湿疹瘙痒：花椒、地肤子、苦参、白矾。煎水熏洗。

槟榔 Arecacatechu L.

基　　源	为棕榈科植物槟榔的种子。
原 植 物	高大常绿乔木。羽状复叶丛生于茎端，总叶轴三棱形，有长叶鞘，小叶片多数，披针形或线形，先端有分裂。肉穗花序生于最下叶鞘束下，有黄绿色佛焰苞状大苞片；花单性，雌雄同株；雌花较大而少，花被6。坚果卵圆形，花被宿存，橙黄色。花期3~8月。果期12月至翌年2月。
生境分布	栽培于阳光充足、湿度大的林间或村旁。分布于福建、台湾、广东、海南、广西、云南等地区。
采收加工	冬、春季果熟时采摘，剥下果皮，取其种子，晒干。剥下果皮，晒干捶松，为大腹皮。
性状鉴别	本品种子扁球形或圆锥形，顶端钝圆，基部平宽，高1.5~3cm，基部直径1.5~3cm。表面淡黄棕色至暗棕色，有稍凹下的淡色网状纹理，偶附有银白色内果皮斑片或果皮纤维，基部中央有凹窝（为珠孔部位），旁有大形淡色种脐。质极坚硬，切断面可见大理石样纹理，系红棕色的种皮及外胚乳向内错入于类白色的内胚乳而成，纵剖面珠孔部位内侧有空隙，藏有细小干缩的胚。气微，味微苦涩。
性味功能	苦、辛，性温。有消积驱虫，降气行水的功能。
炮　　制	槟榔：拣去杂质，以清水浸泡，按气温情况换水，至泡透为止，捞起，切片，晾干。或取拣净的槟榔打碎如豆粒大，亦可。 炒槟榔：取槟榔片置锅中，文火炒至微微变色，取出，放凉。 焦槟榔：用武火把槟榔片炒至焦黄色时，喷洒清水，取出，放凉。
主治用法	用于食积腹痛，泻痢后重，蛔虫病，疟疾，水肿胀满，脚气肿痛。用量3~9g。

现代研究
1. 化学成分　本品含总生物碱，主要为槟榔碱、槟榔次碱、去甲基槟榔碱、去甲基槟榔次碱等，还含鞣质，内有右旋儿茶精、左旋表儿茶精、原矢车菊素A-1、B-1和B-2，又含脂肪酸。脂肪酸主要有月桂酸、肉豆蔻酸、棕榈酸、硬脂酸等。还含氨基酸、甘露糖、半乳糖、槟榔红色素及皂苷等。
2. 药理作用　本品具有驱虫作用，促进消化液分泌，增加食欲作用，还有抗病原微生物作用、抗高血压和抗癌作用。

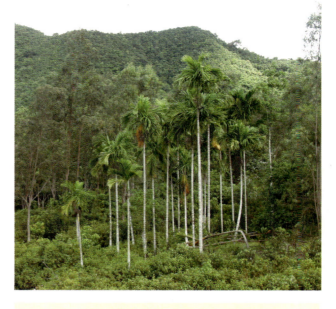

应用
1. 青光眼：槟榔片，水煎液，滴眼。
2. 蛔虫病、绦虫病、钩虫：鲜槟榔切片，水煎服。
3. 心脾疼：槟榔、高良姜，焙干，研末，米饮调下。
4. 血痢：槟榔3g，芍药50g，当归15g，大黄、黄芩、黄连、木香各4.5g，研末，水煎温服，每次15g。
附注：槟榔的果皮捶松后亦做药，称大腹皮，味辛，性微温。有下气宽中，行水的功能。用于胸腹胀闷，泄泻尿少，水肿，脚气等。用量4.5~9g。

十　驱虫药

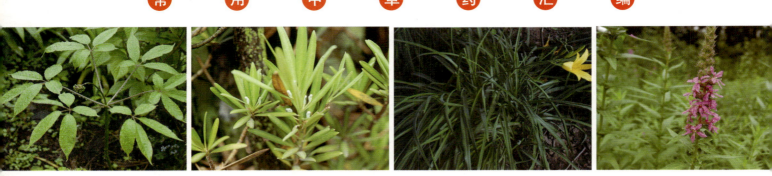

十一 止血药

止血药是指能制止体内外出血，以治疗出血证为主的药物。按药物的药性和功效可分为凉血止血、温经止血、化瘀止血、收敛止血四类。

临床上可用于各种出血证，如咯血、衄血、吐血、尿血、便血、崩漏、紫癜及创伤出血等。部分药物尚可用于血热、血瘀及中焦虚寒等证。

现代药理研究表明，止血药的止血作用机制广泛，能促进凝血因子生成，增加凝血因子浓度和活力，抑制抗凝血酶活性；增加血小板数目，增强血小板功能；收缩局部血管或改善血管功能，增强毛细血管抵抗力，降低血管通透性等。

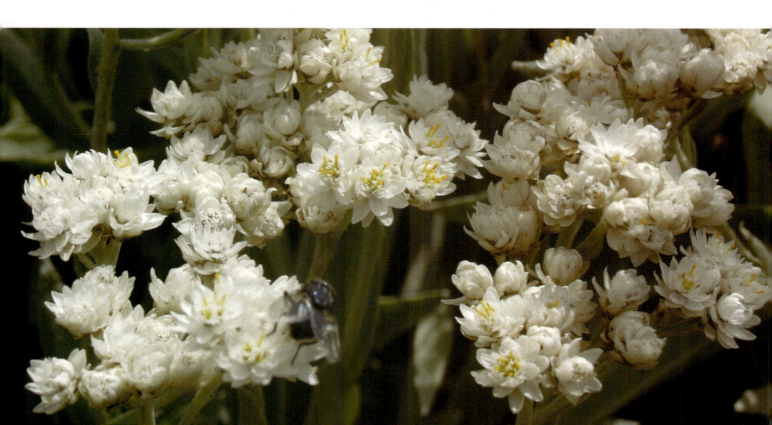

凉血止血药

垫状卷柏（卷柏） Selaginella pulvinata (Hook. et Grev.) Maxim.

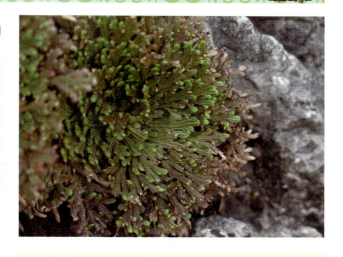

基　　源	卷柏为卷柏科植物垫状卷柏的全草。
原植物	多年生草本，莲座状，干后内卷如拳。根散生，不聚生成干。主茎短，分枝多而密，枝放射状丛生，枝上叶二型，排成二平行线，中叶先端直向，形成二平行线，叶缘厚，全缘。孢子囊穗着生枝顶，四棱形，孢子叶卵状三角形；孢子囊圆肾形。
生境分布	生于向阳的干旱岩石缝中。分布于我国大部分地区。
采收加工	秋季采收，剪去须根，去净泥土，晒干。
性味功能	味辛，性平。有活血止血的功能。
炮　　制	卷柏：除去残留须根及杂质，洗净，切段，晒干。卷柏炭：取净卷柏，照炒炭法炒至表面显焦黑色。
主治用法	生用于经闭，症瘕，跌打损伤。炒用于咯血，吐血，便血，尿血，脱肛，经血过多，创伤出血，子宫出血。用量4.5~9g。水煎服。外用适量，捣烂或研末调敷。孕妇忌服。
现代研究	1. 化学成分　本品含β-谷甾醇、腺苷、卷柏苷以及咖啡酸、穗花杉双黄酮、芹菜素等。 2. 药理作用　本品有免疫及抗肿瘤、降血糖、抗菌抗病毒、止血作用。

应用
1. 跌打损伤：卷柏100g，红糖，开水炖服。
2. 肺脓汤：卷柏50g，豆腐一块，水煎炖。
3. 经闭或月经不调：卷柏，炒黑成炭研末，黄酒冲服。
4. 胃痛，腹胀：卷柏100g，黄酒炖服。
5. 便血、内痔出血、子宫出血：卷柏炭、地榆炭、侧柏叶炭、荆芥炭、槐花各9g。水煎服。

侧柏（柏子仁，侧柏叶） Biota orientalis (L.) Endl. (Platycladus orientalis (L.) Franco)

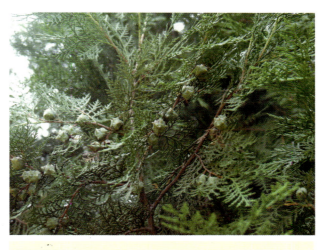

基　　源	柏子仁为柏科植物侧柏的种仁；侧柏叶为其干燥叶。
原植物	别名：扁柏、柏树、香柏。常绿乔木，高20m。分枝密，小枝扁平，叶鳞片状，斜方形，交互对生，雌雄同株，球花单生于短枝顶端。球果卵状椭圆形，红褐色，木质，开裂，种子长卵形，长约4mm。花期4~5月，果期9~10月。
生境分布	生于平原、山坡或山崖。分布于全国大部分地区。
采收加工	柏子仁：秋季采收，晒干。侧柏叶：夏、秋季采收，阴干。
性状鉴别	本品干燥枝叶，长短不一，分枝稠密，叶为细小鳞片状，贴伏于扁平的枝上，交互对生，青绿色，小枝扁平，线形，外表棕褐色。质脆，易折断，微有清香气，味微苦，微辛，以叶嫩、青绿色、无碎末者为佳。
性味功能	柏子仁：味甘，性平。有养心安神，润肠通便，止汗，止血的功能。侧柏叶：味苦、涩，性微寒。有凉血，止血，祛痰止咳的功能。
炮　　制	侧柏叶：除去硬梗及杂质。侧柏炭：取净侧柏叶，照炒炭法炒至表面焦褐色，内部焦黄色。
主治用法	柏子仁：用于失眠健忘，阴虚盗汗，肠燥便秘等症。侧柏叶：用于吐血、衄血、咯血、便血、血痢，崩漏下血，风湿痹痛，血热脱发，须发早白，咳嗽等症。用量6~12g。

现代研究
1. 化学成分　叶含挥发油，如侧柏烯、侧柏酮、石竹烯等；黄酮类中有香橙素、槲皮素、穗花杉双黄酮等。还含蜡质、树脂、维生素C等。
2. 药理作用　本品提取物对小鼠有镇咳、祛痰作用；有中枢镇静作用，可舒张离体肠段平滑肌，且可明显解除组织胺与乙酰胆碱所致肠痉挛，还可明显扩张兔耳血管，降低血压。

应用
1. 肠燥便秘：柏子仁、火麻仁、甜杏仁各9g。水煎服。
2. 烧烫伤：侧柏叶，研细末，香油调膏，敷伤处。

茶花（山茶花） Camellia japonica L.

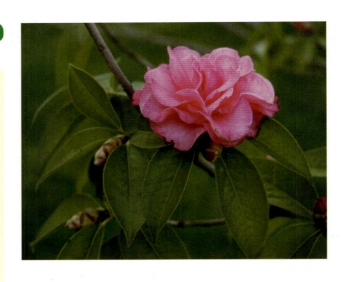

基　　源	山茶花为山茶科植物茶花的花。
原植物	常绿灌木或小乔木。叶互生，厚革质，倒卵形或椭圆形，先端钝，基部圆形或阔楔形，边缘有细锯齿。花单生或对生于叶腋或顶枝，红色或白色，花萼5，绿色，被短绒毛，边缘膜质；花瓣5~6，栽培者多为重瓣，近圆形，顶端有凹缺；雄蕊多数，2轮，花丝无毛；子房上位，花柱1，柱头3裂。蒴果近球形，光滑无毛，熟时背开裂。种子近球形或有棱角。花期3~5月。果期9~10月。
生境分布	我国长江流域及以南各省区均有分布。全国各地多有栽培。
采收加工	含苞待放时采摘，晒干或烘干，用纸包封。
性状鉴别	本品花蕾类球形，萼片5片，黄绿色或深绿色，花瓣5片，类白色或淡黄白色，近圆形，气微香。
性味功能	味甘、苦、辛，性凉。有散瘀、消肿、凉血、止血的功能。
炮　制	将原药除去杂质，筛去灰屑。
主治用法	用于跌打、烫伤、血痢、血淋、吐血等。用量4.5~9g。

现代研究
1. 化学成分　花粉中含茶花粉黄酮即是3,5,8,4'-四羟基-7-甲氧基黄酮，茶花粉黄酮苷A和B。
2. 药理作用　茶花具有胃粘膜保护作用及止血作用，有益于预防和治疗糖尿病。

应用
1. 咳嗽吐血：山茶花、红花、白芨、红枣各3g，水煎服。
2. 赤痢：山茶花，研末，加白糖拌匀，蒸后服。
3. 痔疮出血：山茶花，研末冲服。
4. 跌打损伤、烫伤：山茶花，焙研为末，麻油调搽敷。

秋海棠 Begonia grandis Dry. (Begonia evansiana Andr.)

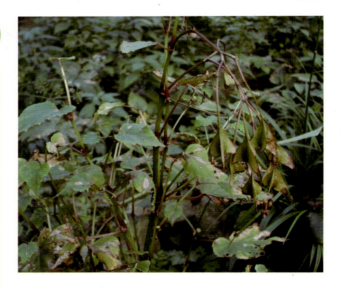

基　　源	为秋海棠科植物秋海棠的干燥块茎；果实。
原植物	别名：岩丸子。多年生直立草本。有球形块茎，上生须根。茎多分枝；粗壮光滑，叶腋生珠芽，落地生新苗。叶互生，带紫红色；叶片斜卵形，先端渐尖头，基部斜心形，边缘呈尖波状，有细尖牙齿，上面被细刺毛，下面带紫红色。聚伞花序自顶端叶腋生，单性，雌雄同株；花大，淡红色；雄花被片4，雄蕊多数；雌花被片5，子房下位。蒴果有3翅，其中一翅较大。花期9~10月。
生境分布	生于深山水沟旁阴湿地或栽培。分布于长江以南各省区，北至河北、山东。
采收加工	夏秋采收块茎，初冬采果，晒干或鲜用。
性状鉴别	本品块茎呈扁圆球形或不规则块状。表面棕红色至黑褐色，有不规则的皱纹，上端凹窝状，偶有叶柄残基，下方常残留须根，质坚实，易折断，断面类白色或淡红棕色，粉性，散在微小的亮星，气微，味微苦。
性味功能	味酸、涩，性凉。有凉血止血，散瘀，调经的功能。
炮　制	挖根；洗净；鲜用；或切片晒干。
主治用法	用于吐血，衄血，咳血，崩漏，白带，月经不调，痢疾；跌打损伤。用量3~9g。外用适量，研粉末，调敷患处。

现代研究
1 化学成分　全草含草酸，块茎含秋海棠皂苷。
2. 药理作用　暂无。

应用
1. 跌打损伤：秋海棠适量，研粉末，调敷患处。
2. 吐血，衄血，咳血：秋海棠3g。水煎服。
3. 痢疾：秋海棠9g。水煎服。。

荠菜

Capsella bursa-pastoris (L.) Medic.

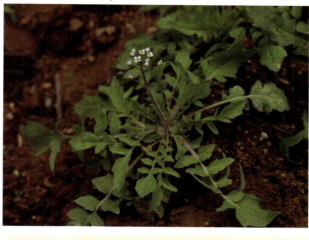

基　源	为十字花科植物荠菜的全草。
原植物	别名：枕头草、粽子草、三角草、白花菜。一、二年生草本。茎直立，绿色。基出叶丛生，有柄；叶片羽状分裂，两侧之裂片作不规则的粗齿状，顶端的裂片呈三角形或卵状披针形；茎生叶呈宽披针形，边缘呈不规则的缺刻或锯齿。总状花序顶生及腋生；花瓣4，白色。短角果，倒三角形或倒心形。花期春末夏初。
生境分布	生于路旁、沟边或菜地上。分布于全国各省区。
采收加工	春末夏初采集，晒干。
性状鉴别	干燥的全草，根作须状分枝，弯曲或部分折断，淡褐色或乳白色；根出叶羽状分裂，卷缩，质脆易碎，灰绿色或枯黄色；茎纤细，分枝，黄绿色，弯曲或部分折断，近顶端疏生三角形的果实，有细柄，淡黄绿色。气微，味淡。以干燥、茎近绿色、无杂草者为佳。
性味功能	味甘，性平。有凉血止血，清热利尿的功能。
炮　制	洗净，晒干。
主治用法	用于肾结核尿血，产后子宫出血，肺结核咯血，高血压，肾炎水肿，泌尿系结石，肠炎等。用量15~60g。

现代研究

1. 化学成分　本品含草酸、酒石酸、延胡索酸等有机酸；精氨酸、天冬氨酸、胱氨酸等氨基酸；蔗糖、山梨糖、乳糖、甘露糖醇等糖。又含胆碱、乙酰胆碱，黄酮类，黑芥子苷等。
2. 药理作用　本品浸膏有收缩子宫作用和退热作用，所含的荠菜酸有止血作用。其醇提物有降压作用。

应用

1. 高血压：（1）荠菜、夏枯草各30g，水煎服。
（2）荠菜、猪毛菜各9g，水煎服。
2. 肾结核　荠菜30g，水3碗煎至1碗，打入鸡蛋1个，再煎至蛋熟，加食盐少许，喝汤吃蛋。
3. 预防麻疹：荠菜，水煎服。
4. 产后子宫出血：荠菜50g，水煎服。

地榆

Sanguisorba officinalis L.

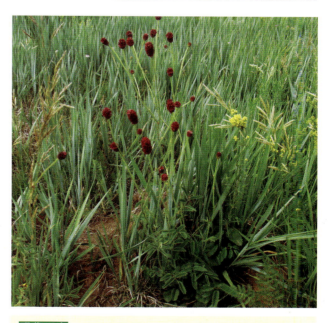

基　源	为蔷薇科植物地榆的根。
原植物	别名：黄瓜香、马猴枣。多年生草本。根茎粗壮，生多数纺锤形或长圆柱形根。单数羽状复叶，基生叶有长柄，小叶卵圆形或长圆状卵形，边缘粗锯齿，小叶柄基部有小托叶；茎生叶有短柄，小叶长圆形或长圆状披针形，有齿。穗状花序近球形或短圆柱形，花暗紫色。瘦果暗棕色，包于宿存萼内。花果期6~9月。
生境分布	生于山坡、林缘、草原、灌丛或田边。分布于东北、华北、陕西、甘肃、河南、山东、及长江以南各地区。
采收加工	春季返青或秋季枯萎后采挖，除去根茎及须根，洗净，晒干或趁鲜切片，晒干。
性状鉴别	本品根圆柱形，略扭曲状弯曲，长18~22cm，直径0.5~2cm。有时可见侧生支根或支根痕。表面棕褐色，具明显纵皱。顶端有圆柱状根茎或其残基。质坚，稍脆，折断面平整，略具粉质。横断面形成层环明显，皮部淡黄色，木部棕黄色或带粉红色，呈显著放射状排列。
性味功能	味苦、酸，性微寒。有凉血止血，清热解毒，生肌敛疮功能。
炮　制	地榆：除去杂质；未切片者，洗净，除去残茎，润透，切厚片，干燥。地榆炭：取净地榆片，照炒炭法炒至表面焦黑色、内部棕褐色。
主治用法	用于便血，痔疮出血，血痢，尿血，崩漏，水火烫伤，痈肿疮毒。用量9~15g。

现代研究

1. 化学成分　本品根含鞣质和三萜皂苷。另含有地榆苷A、B及E，其苷元均为熊果酸。叶含维生素C、花含矢车菊苷、矢车菊双苷等。
2. 药理作用　本品所含的鞣质具有收敛作用、止泻、止血、抗菌、抗炎作用，地榆煎剂低浓度可使离体蛙心收缩加强，频率减慢，心脏排出量增加，高浓度则呈抑制作用，对麻醉兔有暂时性的轻度降压作用。

应用

同长叶长榆。

长叶地榆（地榆） Sanguisorba officinalis L. var. longifolia Yuet Li

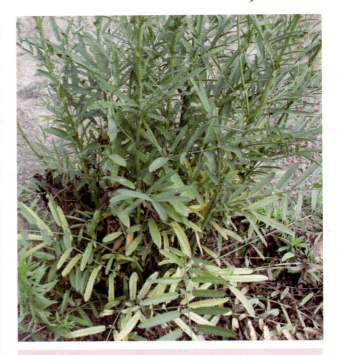

基　　源	地榆为蔷薇科植物长叶地榆的根。
原植物	别名：绵地榆。根富纤维性，折断面呈细毛状。基生小叶线状长圆形至线状披针形，基部微心形至宽楔形，茎生叶与基生叶相似，但较细长。穗状花序圆柱形，长2~6cm，花果期8~11月。
生境分布	生于山坡、草地、溪边、灌丛、湿草地。分布于东北及河北、山西、河南、山东及长江以南各地区。
采收加工	春季采挖，洗净，晒干或趁鲜切片，晒干。
性状鉴别	本品根圆柱形，常弯曲，长15~26cm，直径0.5~2cm。有时支根较多，表面棕褐色，质较坚韧，不易折断。折断面细毛状，可见众多纤维。横断面形成层环不明显，皮部黄色，木部淡黄色。不呈放射状排列。
性味功能	味苦、酸，性微寒。有凉血止血，清热解毒，生肌敛疮功能。
炮　　制	长叶地榆：除去杂质；未切片者，洗净，除去残茎，润透，切厚片，干燥。长叶地榆炭：取净地榆片，照炒炭法炒至表面焦黑色、内部棕褐色。
主治用法	用于便血，痔疮出血，血痢，尿血，崩漏，水火烫伤，痈肿疮毒。用量9~15g。

现代研究
1. 化学成分　本品含大黄酚、大黄素甲醚、β－谷甾醇、阿魏酸、熊果酸、没食子酸、槲皮素、山柰酚等。
2. 药理作用　同地榆。

应用
1. 结肠炎，慢性菌痢，便血，血痢：地榆（炒炭）、鲜生地各12g，白芍、丹皮各6g，炒山栀9g，荆芥炭、川连各3g，木香（后下）1.5g，水煎服。
2. 痔疮出血：地榆、槐花、黄芩、火麻仁。水煎服。
3. 烧伤：地榆、漆大姑、黄柏，加油调成糊剂，加热煮沸后，晾凉后敷伤处。
4. 痈肿疮疡，烫伤，皮炎：地榆研末涂敷患处。

白刺花 Sophora davidii Skeels (Sophora viciifolia Hance)

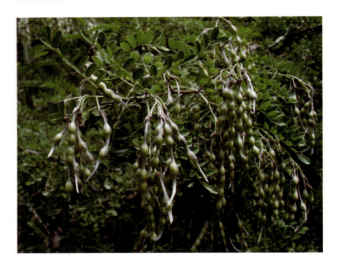

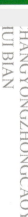

基　　源	为蝶形花科植物白刺花的根、叶、花及种子。
原植物	落叶灌木。单数羽状复叶互生，椭圆形，先端微凹，有小尖，基部近圆形，全缘，下面被疏柔毛。花6~12成总状花序顶生；花萼钟状蓝色，密被短柔毛；花冠蝶形，白色或蓝白色，旗瓣匙形，反曲，龙骨瓣2瓣。荚果细长，种子间缢缩成念珠状，密被白色平伏长柔毛。花期5~6月。果期7~8月。
生境分布	生于山坡、路旁或灌木丛中。分布于河北、山西、陕西、甘肃、河南、江苏、浙江、湖北、贵州、四川、云南等省。
采收加工	根全年均可采挖，晒干。叶、种子夏秋季采，晒干。
性状鉴别	本品根呈长圆柱形，下部常有分枝，表面深棕色，有明显的纵皱纹及皮孔样突起，栓皮薄，多破裂成片状，易剥落而显黄色较光滑的内层栓皮。质坚硬不易折断，断面较平坦，黄白色，有微细的放射状纹理。
性味功能	味苦，性寒。有清热解毒，消炎杀虫，利尿消肿，凉血止血的功能。
炮　　制	鲜用或晒干。
主治用法	根用于胃痛，痢疾，肠炎，扁桃腺炎，气管炎，肝炎，水肿，蛔虫，衄血，尿血，便血。花用于清凉解暑。种子用于消化不良，胃腹痛，驱虫，白血病。用量9~15g。水煎服或研末冲服。外用适量。

现代研究
1. 化学成分　本品主含氧化苦参碱、氧化槐果碱、苦参碱等生物碱类以及黄酮类、游离氨基酸、脂肪酸等化学成分。
2. 药理作用　本品有抗炎抗过敏，还对吞噬细胞的吞噬功能、淋巴细胞功能、白细胞介素有抑制作用，另外还可抑制肿瘤坏死因子－α的表达。

应用
1、便血：白刺花根、苦参各10g，水煎服。
2、痢疾、膀胱炎、血尿、水肿：白刺花根3~9g，水煎服。
3、阴道滴虫疮疖：白刺花根适量，水煎，洗患处。
4、白刺花冲泡代茶饮为清凉解署的饮料。

槐（槐花，槐角） Sophora japonica L.

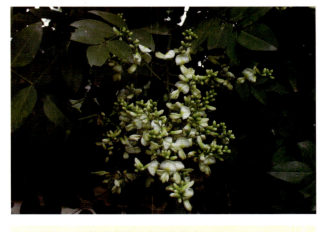

基　源	槐花为蝶形花科植物槐的干燥花及花蕾，其果实为槐角。
原植物	大落叶乔木。树皮暗灰色或黑褐色，成块状裂。小叶7~15，卵状长圆形或卵状披针形，长宽1.2~3cm，先端急尖，基部圆形或宽楔形，下面有伏毛及白粉；圆锥花序顶生，有柔毛。花黄白色，有短梗。萼长有柔毛。花冠蝶形，旗瓣近圆形，先端凹，基部具短爪，有紫脉纹，翼瓣与龙骨瓣近等长，同形，具2耳。荚果，念珠状，皮肉质不裂有粘性。种子1~6粒，肾形，黑褐色。花期7~8月，果期10月。
生境分布	生于山坡、平原或栽培于庭院，全国各地有种植。
采收加工	槐花：夏季花开放或花蕾形成时采收，干燥。槐角：冬季采收，除去杂质，干燥。
性状鉴别	槐花：本品皱缩而卷曲，花瓣多散落。完整者花萼钟状，黄绿色，先端5浅裂；花瓣5，黄色或黄白色，1片较大，近圆形，先端微凹，其余4片长圆形。雄蕊10，其中9个基部连合，花丝细长。雌蕊圆柱形，弯曲。体轻。无臭，味微苦。槐米：呈卵形或椭圆形，长2~6mm，直径约2mm。花萼下部有数条纵纹。萼的上方为黄白色未开放的花瓣。花梗细小。体轻，手捻即碎。无臭，味微苦涩。
性味功能	味苦，性寒。有凉血止血，清肝明目的功能。
炮　制	槐花：除去杂质及灰屑。炒槐花：取净槐花，照清炒法炒至表面深黄色。槐花炭：取净槐花，照炒炭法炒至表面焦褐色。
主治用法	用于吐血，衄血，便血，痔疮出血，血痢，崩漏，风热目赤，高血压。用量9~15g。

现代研究
1. 化学成分　本品含鞣质、芸香苷。另外花蕾中还含有槐花米甲素、乙素和丙素。
2. 药理作用　本品能保持毛细血管正常的抵抗力，减少血管通透性；有抗炎、解痉、抗溃疡等作用；对心传导系统有阻滞作用；对实验性动脉硬化症有预防及治疗效果。

应用
1. 头癣：槐花，炒后研末，油调成膏，涂敷患处。
2. 痔疮出血：槐花、侧柏叶、地榆，水煎服。
3. 急性泌尿系感染：槐角浸膏。内服。
4. 高血压疾：槐角、旱莲草、桑椹、女贞子。水煎浓缩烘干制成颗粒，每服3~4片，每日3次。

紫薇（紫薇根） Lagerstroemia indica L.

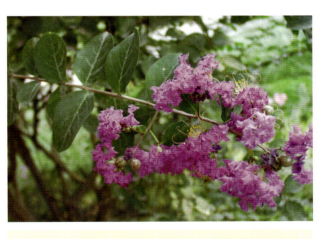

基　源	紫薇根为千屈菜科植物紫薇的根，其叶、花也入药。
原植物	灌木或小乔木。枝四棱，有狭翅。单叶对生或近对生，上部叶常互生，纸质，椭圆形至倒卵形，先端钝或稍尖，基部宽楔形或倒卵形，近无毛或沿背面中脉有毛。圆锥花序顶生，花淡红色或紫色，有时为白色，被柔毛；花萼半球形，绿色，平滑无毛，先端6浅裂，裂片三角形；花瓣6，呈皱缩状，边缘有不规则缺刻，基部有长爪；蒴果椭圆状球形，6瓣裂，具宿存萼。花期6~8月，果期7~9月。
生境分布	多为栽培，少有野生，生于山野丘陵地或灌木丛中。分布于河北、陕西及华东、中南、西南各省区。
采收加工	根全年可采，切片晒干。叶夏、秋季采，晒干或鲜用。
性状鉴别	本品根呈圆柱形，有分枝，长短大小不一，表面灰棕色，不易折断，断面不整齐，淡黄白色，无臭，味淡微涩。花淡红紫色，直径约3cm；花萼绿色，长约1cm，先端6浅裂，宿存；花瓣6，下部有细长的爪，瓣面近圆球而呈皱波状，边缘有不规则的缺刻；雄蕊多数，生于萼筒基部，外轮6枚，花丝较长。气微，味淡。
性味功能	味微苦、涩，性平。有清热利湿，凉血止血，解毒消肿的功能。
炮　制	洗净，切片，晒干，或鲜用。
主治用法	用于各种出血，骨折，乳腺炎，湿疹，肝炎，黄疸痢疾，痈疖肿毒，湿疹。捣烂敷或煎水先患处。用量根15~30g。叶外用适量。

现代研究
1. 化学成分　本品根含谷甾醇，花含紫薇碱、十齿草吹碱、矮牵牛素-3-阿拉伯糖苷、锦葵花素-3-阿拉伯糖苷等花以苷。叶含德新宁碱、德洒明碱、紫薇碱、德考定碱等生物碱。
2. 药理作用　本品有抗菌和麻醉作用；有兴奋、退热作用。

应用
1. 咯血、吐血、便血：紫薇30g，加水180ml，蒸至80ml，每日两次，每次30~40ml。
2. 骨折：紫薇、枇杷树根皮各30g，鲜白芨、川续断各15g，煅自然铜10g，共研细粉，每日两次，每次3g。
3. 乳腺炎：鲜紫薇叶适量，捣烂外敷。

千屈莱 Lythrum salicaria L.

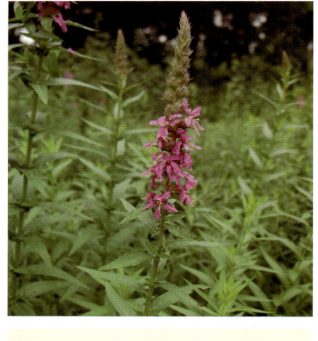

基　源	为千屈菜科植物千屈菜的全草。
原植物	多年生草本，高30~100cm。茎直立，四棱形，多分枝。单叶对生或轮生，无柄，叶片宽披针形或窄披针形，先端钝或短尖，基部微心脏形，稍抱茎，全缘或微呈波状。长穗状花序着生于枝顶；花紫色，花萼长管状，上部4~6裂，裂片间有长线形附属体；花冠4~6裂；雄蕊一般为花冠裂瓣的2倍。蒴果卵形，全包于宿萼内。花期夏、秋季。
生境分布	生于水沟边及湿润的草丛中。分布于全国各地。亦有栽培。
采收加工	夏、秋季采集，除去泥沙，晒干或鲜用。
性状鉴别	本品茎呈方柱状，灰绿色至黄绿色，有分枝，质硬易折断，断面边缘纤维状，中空。叶片灰绿色，质脆，完整叶对生或3片轮生，叶片狭披针形，全缘，无柄。顶端具穗状花序，花两性，每2~3朵小花生于叶状苞片内，花萼灰绿色，筒状；花瓣紫色。蒴果椭圆形，全包于宿存花萼内。微臭，味微苦。
性味功能	味苦，性寒。有清热解毒，凉血止血的功能。
炮　制	洗净，切碎，鲜用或晒干。
主治用法	用于肠炎，痢疾，便血；外用于外伤出血。用量6~12g；外用适量，研末敷患处。孕妇忌服。
现代研究	1. 化学成分　本品含牡荆素、荭草素、异荭草素以及没食子酸、胆碱、鞣质、色素、挥发油、生物碱等。

2. 药理作用　本品有抗菌、解痉的作用，还可降血压、止血。其根煎剂用于泻下或慢性痢疾作为收敛或缓和剂。

应用
1. 痢疾：千屈菜9g。水煎服。
2. 溃疡：千屈菜叶、向日葵盘，晒干，研末，先用蜜搽患处，再用药末敷患处。
3. 外伤出血：千屈菜，研粉，敷伤口处。

铁苋菜 Acalypha australis L.

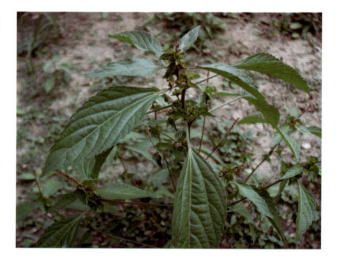

基　源	为大戟科植物铁苋菜的干燥全草。
原植物	别名：人苋、血见愁、海蚌含珠、野麻草。一年生草本。茎直立，有纵条纹，具灰白色细柔毛。单叶互生，膜质，卵形至卵状菱形或近椭圆形，先端稍尖，基部广楔形，边缘有钝齿，粗糙，有白色柔毛。花序腋生，单性，雌雄同序，无花瓣；雄花序在雌花序上面，穗状；雌花序藏于对合的叶状苞片内，苞片开展时呈三角状肾形，合时如蚌。蒴果小，三角状半圆形，淡褐色，被粗毛。
生境分布	生于山坡、草地、路旁及耕地中。分布几遍全国。
采收加工	夏、秋季采收全草，晒干。
性状鉴别	全草黄绿色。茎粗壮，具深纵棱。叶多皱缩破碎，完整叶展平后三角状卵形或卵形；边缘掌状浅裂或全缘。小花成团。胞果宿存膜质花被，灰绿色，顶端5裂。胞果果皮膜质，有白色斑点。种子扁圆形，直径2~3mm，黑色，无光泽，表面具明显的圆形深洼或凹凸不平。气微，味微苦。
性味功能	味苦、涩，性凉。有清热解毒，止痢，止血的功能。
炮　制	除去杂质，喷淋清水，稍润，切段，晒干。
主治用法	用于肠炎，细菌性痢疾，阿米巴痢疾，小儿疳积，肝炎，疟疾，吐血，衄血，尿血，便血，子宫出血；外用于外伤出血，湿疹，皮炎，毒蛇咬伤。

用量15~30。

现代研究
1. 化学成分　本品含生物碱、黄酮苷、酚类等。
2. 药理作用　本品水煎液有抗菌作用，对金黄色葡萄球菌、霍乱弧菌、炭疽杆菌、舒氏痢疾杆菌有不同程度抑菌作用。

应用
1. 细菌性痢疾：铁苋菜60g。水煎服。
2. 性肠炎、细菌性痢疾：铁苋菜、凤尾草各60g，榴皮15g。水煎服。
3. 小儿疳积：铁苋，猪肝煎煮，吃肝喝汤。
4. 疟疾：铁苋菜150g。水煎，于发作前2~3小时服。连服1~3次。

地锦 Euphorbia humifusa Willd.

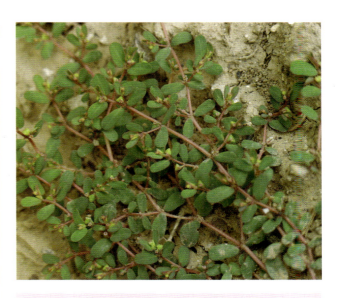

基　源	为大戟科植物地锦的干燥全草。
原植物	一年生草本。茎纤细带红色，多分枝，平卧。叶对生，长圆形，先端钝圆，基部偏斜，叶缘具细齿。杯状聚伞花序，单生叶腋。总苞倒圆锥形，顶端4裂；裂片膜质，裂片间有腺体，腺体扁椭圆形，具花瓣状附属物。蒴果，近球形。种子卵形。花期6~9月，果期7~10月。
生境分布	生于荒地、路旁、田间。分布于全国大部分地区。
采收加工	夏、秋二季采收，除去杂质，晒干。
性状鉴别	本品藤茎呈圆柱形。灰绿色，光滑。外表有细纵条纹，并有细圆点状突起的皮孔，呈棕褐色。节略膨大，节上常有叉状分枝的卷须，叶互生，常脱落。断面中央有类白色的髓，木部黄白色，支部呈纤维片状剥离。气微，味淡。
性味功能	味甘，性温。有清热解毒，凉血止痛止血的功能。
炮　制	去掉叶片，切段；根部于冬季挖取，洗净，切片，晒干，或鲜用。
主治用法	用于痢疾，肠炎，咳血，尿血，便血，崩漏，疮疖痈肿，湿热黄疸，乳汁不下。用量9~20g。

现代研究
1. 化学成分　叶含矢车菊素。种子主要含软脂酸、硬脂酸、油酸、棕榈油酸、亚油酸等。
2. 药理作用　本品鲜汁、水煎剂或提取液有抗细菌、真菌的作用，还可快速缩短小鼠的凝血时间及出血时间，对小鼠所致肝损害有明显保护作用，还有止痒抗过敏免疫调节作用。

应用
1. 痢疾、肠炎及肠道传染病：鲜地棉草100g，水煎服。
2. 慢性支气管炎：地棉草9g，水煎服。
3. 咯血、咳血、吐血、崩漏：地棉草9g，水煎服。
4. 湿热黄疸：地棉草15g，水煎服。

茜草 Rubia cordifolia L.

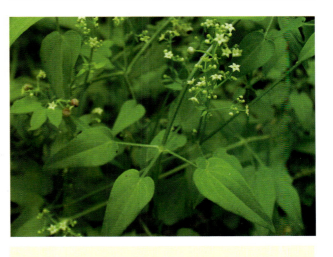

基　源	为茜草科植物茜草的根。
原植物	别名：小活血、涩拉秧。多年生草本。根丛生，紫红色。茎四棱形，具多数倒生小刺。4叶轮生，三角状卵形，先端急尖，基部心形，中脉及叶柄生倒钩刺。聚伞花序圆锥状腋生或顶生，花小，淡黄白色；花冠辐状。浆果球形，肉质，红色。花期6~9月。果期8~10月。
生境分布	生于路旁、田边。分布于全国大部分地区。
采收加工	春、秋季采挖根，晒干或烘干。
性状鉴别	本品根茎呈结节状，丛生粗细不等的根。根呈圆柱形，略弯曲；表面红棕色或暗棕色，具细纵皱纹及少数细根痕；皮部脱落处呈黄红色。质脆，易折断，断面平坦皮部狭，紫红色，木部宽广，浅黄红色，导管孔多数。无臭，味微苦，久嚼刺舌。
性味功能	味苦，性寒。有凉血，止血，活血祛瘀，通经活络，止咳化痰功能。
炮　制	茜草：除去杂质，洗净，润透，切厚片或段，干燥。茜草炭：取茜草片或段，照炒炭法炒至表面焦黑色。
主治用法	用于吐血，衄血，尿血，便血，崩漏，经闭腹痛，风湿关节痛，跌打损伤，慢性气管炎，神经性皮炎。用量6~9g。水煎服。外用适量，研粉调敷或煎水洗患处。

现代研究
1. 化学成分　本品含茜草素、异茜草素等蒽醌衍生物和2-甲酯基-3-异戊烯基-1,4-萘氢醌-双-β-D-葡萄糖苷等萘氢醌衍生物以及齐墩果酸乙酸酯、齐墩果醛乙酸酯等三萜化合物。
2. 药理作用　本品有轻度止血作用，还有抗病原微生物、止咳、祛痰作用，其煎剂能对抗乙酰胆碱的收缩作用，根的水提取物对离体豚鼠子宫有兴奋作用。另外还有降压消炎作用。

应用
1. 血痢：茜草、当归、黄芩各9g，地榆、生地各12g，栀子6g，川连4.5g。水煎服。
2. 血热经闭：茜草30g，酒水各半煎服。
3. 老年慢性气管炎：鲜茜草30g，鲜含羞草根90g，鲜红背叶60g。水煎服。
4. 跌打损伤、风湿关节痛：茜草15g，红花9g，赤芍12g。水煎服。或浸酒服。

蓟（大蓟） Cirsium japonicum Fisch. ex DC.

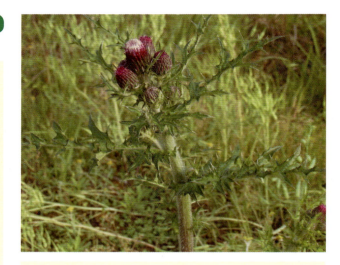

基 源	大蓟为菊科植物蓟的地上部分或根。
原植物	别名：将军草、山萝卜、牛口刺。多年生草本。根长纺锤形或长圆锥形，簇生。茎直立，有细纵纹，被白色或黄褐色丝状毛。基生叶有柄，开花时不凋落，叶片倒披针形或倒卵状椭圆形，羽状深裂，裂片5~6对，边缘齿状，齿端具刺，上面疏生丝状毛，下面沿脉有丝状毛；中部叶无柄，基部抱茎，羽状深裂，边缘有刺；上部叶渐小。头状花序单一或数个生于枝端集成圆锥状；总苞钟状，被丝状毛；花两性，全部为管状花，花冠紫红色。瘦果长椭圆形。花期5~8月。果期6~8月。
生境分布	生于山坡、路边。分布南方大部分地区。
采收加工	夏、秋季割取地上部分；或秋季挖根，晒干。
性状鉴别	干燥全草，茎圆柱形，表面紫褐色或褐色，有纵皱纹，密被灰白色丝状络毛；折断面黄白色，中央有白色疏松的髓却。叶片多数脱落，残留的叶绿褐色或焦褐色，多破碎皱缩，边缘具不等长的针刺，质脆而易脱落。头状花序存留于枝端，管状花多萎落不存，总苞枯黄色，表面微带紫黑色，白色羽毛状冠毛外露。气微弱，味淡。干燥块根呈长圆锥形，表面黑褐色，具细密的纵纹，有时有屈曲的纵槽；顶端和根茎相连部分带纤维性，末端细瘦部分通常切除，质稍硬而脆，折断面较整齐，黄白色，略带颗粒状。
性味功能	味甘、苦，性凉。有凉血止血，散瘀消肿的功能。
炮 制	大蓟：拣去杂质，清水洗净，润透，切段，晒干。

大蓟炭：取净大蓟置锅内用武火炒至七成变黑色，存性，过铁丝筛，喷洒清水，取出晒干。

主治用法 用于衄血，吐血，便血，尿血，崩漏，痈肿疮疖，肝癌，膀胱癌。用量9~15g。

现代研究
1. 化学成分　全草含生物碱、挥发油，鲜叶含大蓟苷。
2. 药理作用　本品有兴奋心脏、升压、止血、抗菌作用，还可全部杀死腹水癌细胞，并对精巢细胞亦有同样作用。

应用
1. 功能性子宫出血，月经过多：大蓟、小蓟、茜草、炒蒲黄各9g，女贞子、旱莲草各12g。水煎服。
2. 吐血、咳血：大蓟、侧柏叶、白茅根、仙鹤草各9~15g。水煎服。

刺儿菜（小蓟） Cirsium setosum Kitam. (Cephalanoplos segetum (Bunge) Kitam.)

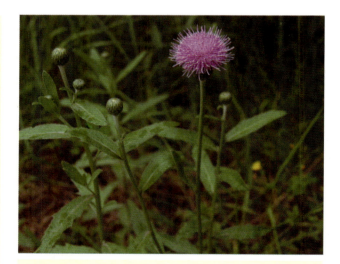

基 源	小蓟为菊科植物刺儿菜的地上部分。
原植物	多年生草本。茎被蛛丝状绵毛。基生叶花时凋落，长椭圆形或长圆状披针形；茎生叶椭圆形或椭圆状披针形，先端短尖或钝，基部窄或钝圆，近全缘或有疏锯齿，边缘有小刺，两面有白色蛛丝状毛。头状花序顶生，雌雄异株；总苞钟状，苞片5裂，总苞片6层，顶端长尖，具刺；花冠紫红色，细管状。瘦果长椭圆形或卵形，冠毛羽状。花期5~6月，果期5~7月。
生境分布	生于荒地，田间和路旁。分布于全国各地。
采收加工	夏秋割取地上部分，晒干。
性状鉴别	本品茎呈圆柱形，有的上部分枝，表面灰绿色或带紫色，具纵棱及白色柔毛；质脆，易折断，断面中空。叶互生，无柄或有短柄；叶片皱缩或破碎，完整者展平后呈长椭圆形或长圆状披针形；全缘或微齿裂至羽状深裂，齿尖具针刺。头状花序单个或数个顶生；总苞钟状，苞片5~8层，黄绿色；花紫红色。
性味功能	味甘，性凉。有凉血，止血，祛瘀消肿的功能。
炮 制	小蓟：拣净杂质，去根，水洗润透，切段，晒干。小蓟炭：取净小蓟，置
主治用法	用于吐血，衄血，尿血，崩漏，急性传染性肝炎，痈肿疮毒。用量4.5~9g，水煎服。外用捣烂敷患处。

现代研究
1. 化学成分　本品全草含芸香苷、蒙花苷、刺槐、蒲公英甾醇、β-谷甾醇、豆甾醇等。
2. 药理作用　本品有兴奋心脏、升压、止血、抗菌等作用。

应用
1. 传染性肝炎：鲜小蓟根状茎60g，水煎服。
2. 吐血、衄血、尿血：鲜小蓟60g，捣烂绞汁，冲蜜或冰糖炖服。
3. 高血压：鲜小蓟60g，榨汁，冰糖，炖服。
4. 肠炎、腹泻：小蓟、番石榴叶，水煎服。

白茅（白茅根） Imperatacylindrica(L.)Beauv.var.major(Nees)C.E.Hubb.

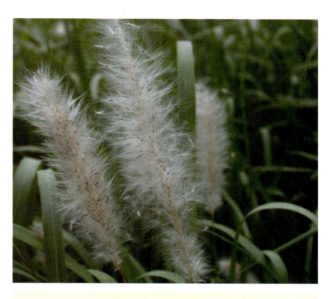

基源	白茅根为禾本科植物白茅的根茎。
原植物	别名：茅根、白茅花。多年生草本。根状茎横走，白色，具节，有甜味。秆直立，节上有白色柔毛，边缘和鞘口具纤毛，叶线形或线状披针形。顶生圆锥花序紧缩呈穗状，基部有白色细柔毛；稃膜质；雄蕊2；柱头羽毛状。颖果椭圆形，暗褐色，果序生白色长柔毛。花期5~6月。果期6~7月。
生境分布	生于向阳山坡、荒地或路旁。分布于全国各地。
采收加工	春、秋季采挖，洗净泥沙，晒干或鲜用。
性状鉴别	本品根茎呈长圆柱形，表面黄白色或淡黄色，微有光泽，具纵皱纹，节明显，稍突起，节间长短不等。体轻，质略脆，断面皮部白色，多有裂隙，放射状排列，中柱淡黄色，易与皮部剥离。无臭，味微甜。
性味功能	味甘，性寒。有清热利尿，凉血止血，生津止渴的功能。
炮制	干茅根：拣净杂质，洗净，微润，切段，晒干，簸净碎屑。茅根炭：取茅根段，置锅内用武火炒至黑色，喷洒清水，取出，晒干。
主治用法	用于热病烦渴，肺热咳嗽，胃热哕逆，衄血，咯血、吐血，尿血，热淋，水肿，黄疸，小便不利。用量10~20g；鲜品30~60g。水煎服，或捣汁。

现代研究
1. 化学成分 根茎含有三萜成分，如芦竹素、白茅素、羊齿烯醇、异乔木萜醇、无羁萜等。叶含乔木萜醇甲醚、异荭草素、异荭草素–7–O–葡萄糖苷等。此外，全草含5—羟色胺、木犀草定、薏苡素等。

2. 药理作用 本品水煎剂可降低出血、凝血时间，并可降低血管通透性。白茅根煎剂有利尿作用，对福氏、宋氏痢疾杆菌有抑制作用。

应用
1. 咯血、鼻衄：白茅根、生地、黑山栀、藕节。
2. 急性肾炎：白茅根、玉米须、漳柳头各15g，车前草、仙鹤草、鹰不泊各9g。水煎服。
3. 黄疸水肿：白茅根、赤小豆，水煎服。
4. 恶心呕吐：白茅根、葛根，水煎服。

黄花菜（萱草） Hemerocalliscitrina Baroni

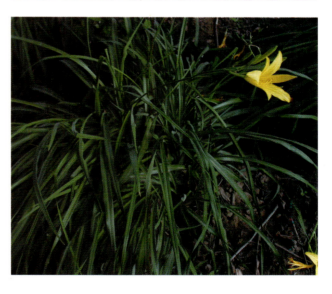

基源	萱草为百合科植物黄花菜的干燥根及根茎。
原植物	多年生草本。植株较高，具短根状茎和稍肉质肥大纺锤状根。叶基生，排成二列，线形。花葶长短不一，基部三棱形，上部多少圆柱形，具分枝；苞片披针形或狭三角形；花多朵，花被淡黄色，有时在花蕾时顶端常带紫黑色；花被管长3~5cm，花被裂片6。蒴果，钝三棱状椭圆形，长3~5cm；种子多数，黑色，具棱。花、果期5~9月。
生境分布	生于山坡、草地或林缘。分布于全国各地。
采收加工	7~9月花后挖取根部，除去地上部分，洗净，晒干。
性味功能	味甘，性凉。有利尿消肿的功能。
炮制	除去残茎，洗净切片晒干。
主治用法	用于小便不利，浮肿，淋病，乳痈肿痛等症。用量4.5g。

现代研究
1. 化学成分 本品根含β–香树脂醇、羽扇豆酸、二氢山奈素–3–葡萄糖醛酸苷等。叶含黄花菜内酯。黄花菜尚含有氨基酸。
2. 药理作用 本品主要有止血和利尿作用。

应用
1. 乳痈肿痛：萱草根捣烂，敷患处。
2. 大肠下血：萱草、茶花、赤地榆，研末，水煎服。
3. 黄疸：萱草100g，母鸡，水炖服。

萱草　Hemerocallis fulva L.

基　　源	为百合科植物萱草的干燥根。
原植物	多年生草本。具短的根状茎、肉质纤维根和块根。叶基生，排成2列，条形，先端渐尖，基部抱茎，全缘，主脉明显，背面呈龙骨状突起。花葶粗状，从叶丛中抽出，聚伞花序成圆锥状，有花6~12朵；花被6片，橙色或橙红色，2轮，内轮较宽，中部具褐红色色带，边缘稍波状，基部合生成短粗漏斗状，盛开时，花被向外反卷。蒴果长圆形，具钝棱。种子有棱角，黑色，光亮。花期6~7月，果期8~9月。
生境分布	野生于湿润的山坡，沟边，林下。分布于河北、山西、陕西、山东、湖北、四川、云南、贵州、广东、广西、湖南等地。全国各地有栽培。
采收加工	秋季采挖根部，洗净晒干。
性状鉴别	本品具短缩的根茎和肉质肥厚的纺锤状块根，中下部膨大成纺锤形块根，多干瘪扭皱，有多数纵皱及少数横纹。表面灰黄色或淡灰棕色。体轻，质松软，稍有韧性，不易折断。断面灰棕色或暗棕色，有放射状裂隙。气微香，味稍甜。
性味功能	味甘，性凉。有清热利尿，凉血止血的功能。
炮　　制	除去残茎、须根，洗净，晒干。
主治用法	用于小便不利，水肿，腮腺炎，黄疸，膀胱炎，尿血，月经不调，衄血，便血、淋病、乳痈肿痛等病。用量6~12g；外用适量。

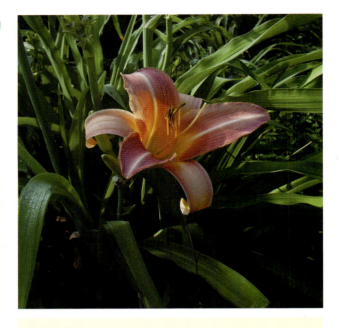

现代研究
1. 化学成分　本品含大黄酚、大黄酸、美决明子素、美明子素甲醚、萱草根素等。
2. 药理作用　本品有利尿、抗结核作用，能用于治疗血吸虫病。

应用
同黄花菜。

小黄花菜（萱草）　Hemerocallis minor Mill.

基　　源	萱草为百合科植物小黄花菜的干燥根。
原植物	多年生草本。绳索状根密生于短缩的根茎上，细长圆柱形。叶基生，条形。花葶纤细，不分枝，顶生1~3花；花淡黄色、芳香，具短梗或近无梗，下部筒状，上部漏斗状，花被裂片6，裂片向外反卷。蒴果长圆形。花期6~8月，果期7~9月。
生境分布	生于山坡草地，林缘，湿地。分布于黑龙江、吉林、辽宁、河北、河南、山东、山西、内蒙古、江苏、江西、陕西、甘肃等省区。
采收加工	秋季采挖根部，洗净晒干。
炮　　制	除去残茎、须根，洗净，晒干。
性味功能	味甘，性凉。有清热利尿，凉血止血的功能。
主治用法	用于小便不利，水肿，腮腺炎，黄疸，膀胱炎，尿血，月经不调，衄血，便血、淋病、乳痈肿痛等病。用量6~12g；外用适量。

现代研究
1. 化学成分　本品根含天门冬素和秋水仙碱。还含蒽醌类、甾类、酚类、氨基酸及糖类等。
2. 药理作用　同萱草。

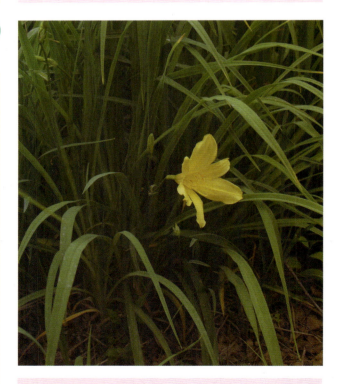

应用
同黄花菜。

◆化瘀止血药◆

巴天酸模 Rumex patientia L.

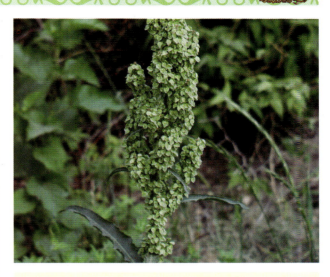

基　　源	为蓼科植物巴天酸模的根。
原植物	多年生草本。根粗壮。茎直立，具棱槽。基生叶长圆状披针形，先端圆钝或急尖，基部圆形或近心形，全缘，具波状缘，叶脉突出。叶柄粗，长10cm。茎上部的叶窄而小，近无柄。托叶鞘筒状，膜质，老时破裂。圆锥花序顶生或腋生，花两性。花被片6，2轮；内轮3片，果时增大，宽心形，全缘，具网纹，具有瘤状突起。瘦果三棱形，褐色，具光泽，包于宿存的内轮花被内。花期5～8月，果期6～9月。
生境分布	生于水沟、路旁、田边、荒地。分布于东北及河北、山东、内蒙古、山西、陕西、甘肃、青海等省区。
采收加工	秋季采挖根部，晒干。
性状鉴别	本品类圆锥形，长20～30cm，直径3～5cm，表皮棕黄色或灰黄色。根头部有茎基残余及棕黑色鳞片状物和须根。根部有分枝，表皮淡黄色，有纵棱皱纹和横向皮孔样疤痕。质坚韧，折断面淡黄色或灰黄色，纤维性甚强。
性味功能	味苦酸，性寒。有杀虫、止血、清热解毒、活血散瘀的功能。
炮　　制	除去茎叶，洗净，晒干。
主治用法	用于皮肤病、疥癣、各种出血、肝炎及各种炎症。用量9～15g。鲜品30～60g。

现代研究
1. 化学成分　本品含蒽醌类衍生物：蒽酚、大黄酚、大黄素、大黄素甲醚、芦荟大黄素，尚含有鞣酸、鞣质及氨基酸等成分。
2. 药理作用　本品能缩短血凝时间，具有收敛止血作用。

应用
1. 疥癣：巴天酸模根，捣烂涂擦患处。
2. 吐血、便血：巴天酸模4.5g，小蓟、地榆炭12g，炒黄芩9g。水煎服。
3. 小便不通：巴天酸模9g。水煎服。

杜鹃花 Rhododendron simsii Planch.

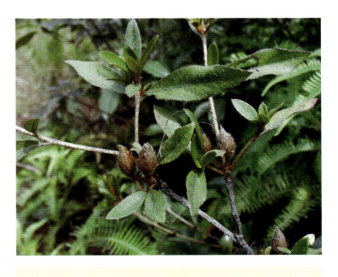

基　　源	为杜鹃花科植物杜鹃的根、花及叶入药。
原植物	落叶或半常绿灌木。叶互生，卵状椭圆形或倒卵形，先端急尖，基部楔形，全缘，被硬毛，花2～6朵簇生于枝端；花冠宽漏斗状，有深红色斑点，雄蕊7～10，子房卵圆形，密被硬毛，蒴果卵圆形，密被硬毛，有宿存花萼。花期4~5月。
生境分布	生于林中或岩畔腐植土中。分布于江苏、安徽、浙江、江西、福建、台湾、河南、湖北、湖南、广西、广东、四川、贵州及云南等省区。
采收加工	春末采花，夏季采叶，秋冬采根，晒干或鲜用。
性状鉴别	本品花冠玫瑰色至淡红色，阔漏斗状，径约4～5cm，裂片近倒卵形，上部1瓣及近侧2瓣有深红色斑点；雄蕊7～10，花丝下部有稀疏细毛；花药紫色；子房卵圆形，密被硬毛，柱头头状。
性味功能	根味酸、涩，性微温；有毒；有祛风湿、活血去瘀，止血功能。叶、花味甘、酸，性平；有清热解毒，化痰止咳，止痒的功能。
炮　　制	去杂质，用水湿润，切制。
主治用法	根用于风湿性关节炎，跌打损伤，闭经；外用于外伤出血。用量6～9g。叶、花用于支气管炎，荨麻疹；外用于痈肿。用量9～15g；外用适量。孕妇忌服。

现代研究
1. 化学成分　本品含花色苷：矢车菊素3-葡萄糖苷和矢车菊素3，5-双葡萄糖苷，锦葵花素；黄酮醇类：杜鹃黄素3-鼠李糖葡萄糖苷、杨梅树皮素5-甲醚等成分。
2. 药理作用　本品具有止咳作用。

应用
1. 外伤出血：杜鹃根适量，研粉撒敷患处。
2. 子宫出血：杜鹃根50g，金樱根100g，茜草根9g，葛根12g，水煎服。
3. 慢性气管炎：杜鹃枝叶30g，五指毛桃60g，鱼腥草24g，胡颓子叶15g，羊耳菊9g。水煎服。

虎舌红（红云草） Ardisia mamillata Hance

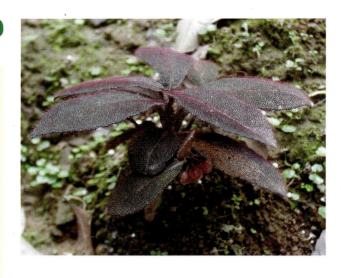

基　　源	红云草为紫金牛科植物虎舌红的全草。
原植物	别名：红地毡、红云草、虎舌红、假地榕、红毛藤。半灌木，高10~20cm，匍匐根状茎木质；幼枝有褐色卷缩分节毛。叶纸质，椭圆形或倒卵形，先端急尖或钝，边缘有不清晰圆齿，有腺点和褐色卷缩分节毛，上面的毛出自疣状突起。伞形花序腋生，有花7~15，有卷缩分节毛；萼片狭矩圆状披针形，有黑腺点和卷缩分节毛；花冠裂片卵形，有黑腺点。雄蕊及子房均有黑腺点。果球形，鲜红色，有稀疏黑腺点和卷缩分节毛。
生境分布	生于山坡林下或灌木丛中。分布于广西。
采收加工	秋季采收全株，晒干。
性味功能	味苦，性凉。有清热利湿，解毒消肿，活血止血，去腐生肌的功能。
主治用法	用于吐血，便血，疮疖等症。用量6~9g。外用适量，鲜品捣烂敷患处。

应用
1. 跌打损伤：红云草、马鞭草、乌药各9g，水煎服。
2. 疮疖：鲜红云草全草适量，捣烂敷患处。
3. 吐血，便血：红云草9g。水煎服。

费菜（景天三七） Sedum aizoon L.

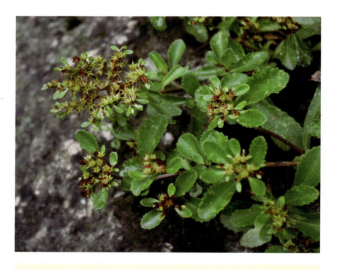

基　　源	景天三七为景天科植物费菜的干燥全草。
原植物	别名：景天三七。多年生肉质草本，高达80cm，全体无毛，冬季无叶。根状茎粗，近木质化。茎不簇生，单叶互生或近对生，无柄；叶片广卵形或窄倒披针形，先端钝或稍尖，基部窄，边缘具细齿或近全缘，伞房状聚伞花序顶生，花无梗，黄色；萼片长短不一，条形至披针形；花瓣长圆状披针形；心皮基部稍相连，果黄色至红色。种子边缘具窄翼。
生境分布	生于山间岩石上或阴湿处。分布于我国大部分地区。
采收加工	全草可随用随采，或秋季采集晒干。
性状鉴别	本品茎呈青绿色，易折断，中间空心，叶皱缩，上、下面均灰绿色，但大多已脱落，展平后呈倒披针形，灰绿色或棕褐色，亦有带根者，地下块根肉质肥大。根数条，粗细不等，表面灰棕色，质硬，断面暗棕色或类灰白色，支根圆柱形或略带圆锥形，暗褐色，表面不平坦，呈剥裂状。聚伞花序顶生，花黄色。气微，味微涩。
性味功能	味甘、微酸，性平。有散瘀止血，安神镇痛的功能。
炮　　制	除去泥沙，晒干。
主治用法	用于血小板减少性紫癜，衄血，吐血，咯血，牙龈出血，消化道出血，子宫出血，心悸，烦燥失眠；用量9~30g。外用于跌打损伤，外伤出血，烧烫伤，外用适量。

现代研究
1. 化学成分　本品含生物碱、齐墩果酸、谷甾醇、景天庚糖、蔗糖、果糖、蛋白质，另含黄酮类和有机酸、鞣质、淀粉、熊果酚苷等。
2. 药理作用　本品具有缩短血凝时间提升血小板和白血球的作用。

应用
1. 血小板减少性紫癜，消化道出血：景天三七，糖水煎服。
2. 跌打损伤，外伤出血，烧烫伤：鲜景天三七，捣烂敷患处。
3. 牙龈出血、咳血、内伤出血：鲜景天三七，捣汁服。
4. 蝎子螫伤：鲜景天三七，加食盐少许，捣烂敷患处。

落花生（花生衣） ArachishypogaeaL.

- 基　　源：花生衣为蝶形花科植物落花生的种皮。
- 原植物：一年生直立或匍匐草本。根部有丰富的根瘤。茎被棕黄色长毛。羽状复叶；小叶4，倒卵形，先端圆形或微凹，基部窄，无毛；小叶柄被棕色长柔毛。花单生或簇生于叶腋；花萼与花托合生成托管，呈花梗状，萼齿2唇形；花冠黄色，旗瓣近圆形，龙骨瓣先端有喙；雄蕊9个合生，1个退化；子房藏于萼管中。荚果大，膨胀，成熟于土中。
- 生境分布：全国各地广泛栽培。
- 采收加工：在加工花生油时，收集红色种皮，晒干。
- 性状鉴别：本品种子短圆柱形或一端较平截，长0.5-1.5cm，直径0.5-0.8cm。种皮棕色或淡棕红色，不易剥离，子叶两枚，类白色，油润，中间有胚芽。气微，味淡，嚼之有豆腥味。
- 性味功能：味甘、微苦、涩，性平。有止血，散瘀，消肿的功能。
- 炮　　制：剥去果壳，取种子，晒干。
- 主治用法：用于血友病，类血友病，原发性及继发性血小板减少性紫癜，肝病出血症，术后出血，癌肿出血，胃、肠、肺、子宫出血等。用量3~6g。

现代研究
1. 化学成分　本品含脂肪油、蛋白质、氨基酸、卵磷脂，生物碱：花生碱、甜菜碱、胆碱等，还含三萜皂苷、豆甾醇、菜油甾醇、胆甾醇等成分。

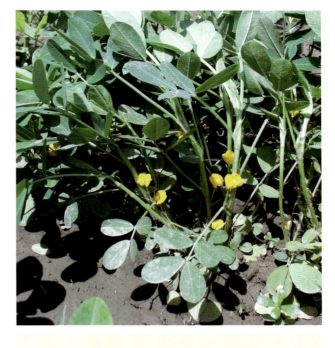

2. 药理作用　本品具有细胞凝集作用和促血凝作用。

应用
1. 血友病，血小板减少性紫癜，鼻衄，齿龈出血等症　花生衣500g，水煎煮2小时，过滤浓缩，加蔗糖500g，搅拌匀，每次服10~20ml。
2. 癌肿出血，胃、肠、肺、子宫出血：花生衣500g，制成片剂，口服。

沙枣（沙枣叶） ElaeagnusangustifoliusL.

- 基　　源：沙枣叶为胡颓子科植物沙枣的叶。
- 原植物：别名：银柳、桂香柳。落叶灌木或小乔木。幼枝被银白色鳞片，老枝栗褐色，光滑无毛，皮孔明显。叶互生，长圆状披针形或狭披针形，先端渐尖或钝，基部宽楔形或近圆形，全缘或稍呈微波形，两面被白色鳞片，有光泽。花1~3朵生于小枝下部叶腋内；花被管状钟形，顶端4裂，裂片长三角形；浆果黄色，密被银白色星状鳞片。花期6~7月。果期8~9月。
- 生境分布：生于沙漠地区。分布于东北、华北、西北及河南、山东等省区，多为栽培。
- 性状鉴别：本品果实矩圆形或近球形。表面黄色、黄棕色或红棕色，具光泽，被稀疏银白色鳞毛。一端具果柄或果柄痕，另端略凹陷，两端各有放射状短沟纹8条，密被鳞毛。果肉淡黄色，疏松，细颗粒状。果核卵形，表面有灰白色至灰棕色棱线和褐色条纹8条，纵向相间排列，一端有小突尖，质坚硬，剖开后内面有银白色鳞毛及长绢毛。种子1颗。
- 性味功能：味辛、涩，性凉。有清热解毒，抗菌消炎，活血止血的功能。
- 炮　　制：鲜用或烘干。
- 主治用法：用于细菌性痢疾，肠炎腹泻，慢性气管炎，冠心病等。用量15~30g。

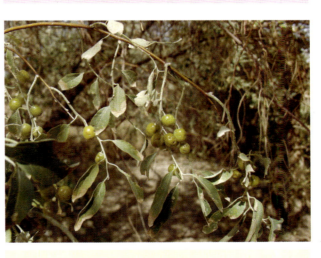

现代研究
1. 化学成分　本品含油：棕榈酸、棕榈油酸、硬脂酸、油酸，非皂化部分中有：胡萝卜素、生育酚，还含黄酮类成分：异鼠李素、异鼠李素-3-O-β-D-吡喃半乳糖苷，另含咖啡酸（caffeic acid）。
2. 药理作用　本品具有抗炎作用和止血作用。

应用
1. 烧烫伤：沙枣叶120g，黄柏30g，水煎，用药液喷洒或湿敷创面。
2. 白带：沙枣叶15g，水煎服。
3. 外伤出血：沙枣叶适量，研粉外敷。

附注：沙枣果实亦供药用。果味酸、微甘，有健脾止泻的功能。用于消化不良，细菌性痢疾等。肠炎腹泻：沙枣30g，水煎服。

降真香   Acronychiapedunculata(L.)Miq.

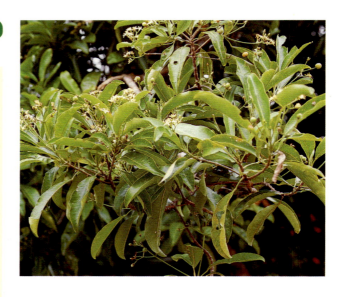

基　源	为芸香科降真香的树干心材、根、果实。
原植物	别名：山橘、山油柑。乔木，高10m。单叶对生，矩圆形或长椭圆形，先端微圆或钝且微凹，基部窄尖，全缘，上面青绿色，光亮；叶柄顶端有1结节。聚伞花序近顶部腋生，萼片、花瓣均4，青白色，花瓣两侧边缘内卷，内面密被毛；雄蕊8；子房密被毛。核果黄色，平滑，半透明。种子黑色，有肉质胚乳。花期8~9月。
生境分布	生常绿阔叶林中。分布于广西、广东、云南等省区。
采收加工	全年可采，晒干或阴干。秋冬果实成熟时采收果实。
性状鉴别	本品呈条块状。表面红褐色至棕紫色，有刨削之刀痕，光滑有光泽，并有纵长线纹。如劈裂之，断面粗糙，强木质纤维性，纹理细而质坚硬；气香味淡稍苦，烧之香气浓郁。
性味功能	味甘，性平。心材、根、叶：有祛风活血，理气止痛的功能。果实：有健脾消食的功能。
炮　制	水浸后，蒸至适度，镑片或刨片，晒干。将根部挖出后，削去外皮，锯成长约50cm的段，晒干。
主治用法	心材、根、叶：用于风湿腰脚痛，跌打肿痛，支气管炎，骨痹，疝气痛。果实：用于食欲不振，消化不良。用量9~15g。

现代研究
1. 化学成分　本品含有黄檀素、去甲黄檀素、异黄檀素、黄檀素甲醚、黄檀酮和黄檀色烯和多种黄酮类成分。
2. 药理作用　本品具有降低全血粘度，降低血浆粘度，显著抑制血小板聚集作用，即有降低血脂作用，还有降压作用、镇静、抗惊作用和镇痛作用。

应用
1. 跌打损伤：降真香、乳香、没药、三七、自然铜。研极细末，水调服，并外敷患处。
2. 冠心病所致心绞痛：降真香、赤芍、川芎、红花各15g，丹参30g。制冲剂，水冲服。
3. 食欲不振，消化不良：降真香、枳壳、橘红各15g。水煎服。

羽叶三七（珠子参）   Panaxjaponicum C.A.Mey var.bipinnatifidus(Seem.)C.Y.Wu et Feng ex C.Chow

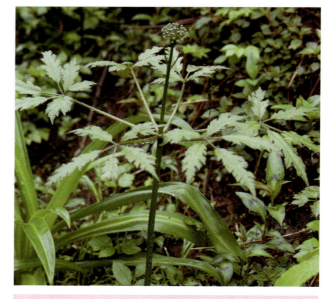

基　源	珠子参为五加科植物羽叶三七的根茎。
原植物	别名：疙瘩七、钮子三七、竹根七。多年生草本。根状茎的节膨大呈疙瘩状或串珠状。茎上疏生刺毛。掌状复叶，3~6叶疏生茎顶，有长柄，小叶5~7长方披针形，羽状分裂，边缘具锯齿，齿及脉上疏生刚毛。
生境分布	生于高山针叶林及阔叶林或混交林下。分布于云南、四川陕西、甘肃、西藏等省自治区。
采收加工	秋季采挖根茎，晒干；除去外层粗皮，蒸透后干燥。
性状鉴别	本品干燥的根茎细长，节部膨大如环，旁生少致纤细不定根，节间呈细柱形，长4~6cm，直径约2mm，表面浅棕黄色，有浅的纵皱纹，近节处稍宽。质较坚硬，断面黄白色，有多数细小孔隙。气微，味苦略甜。
性味功能	味苦、甘，性微寒。有舒筋活络，补血养阴的功能。
炮　制	去净须根及泥土，晒干或炕干。
主治用法	用于跌打损伤，外伤出血，腰腿疼痛，月经不调，吐血，便血；熟品用于气血双亏，虚劳咳嗽。用量3~9g。

现代研究
1. 化学成分　本品含羽叶三七苷 F1 和 F2，竹节人参皂苷 V、Ⅳ、Ⅳa，姜状三七苷 R1，人参皂苷 F1、F2、F3、Rb1、Rb3、Rd、Re、Rg1，24（S）-假人参苷 F1，人参黄酮，球子参苷 F1 等成分。
2. 药理作用　暂无

应用
1. 小儿惊风：珠子参0.5g。研末，水冲服。
2. 毒蛇咬伤：珠子参9g。研末敷患处。
3. 肺结核吐血、咯血：珠子参、白茅根、茜草根、麦冬、天冬各9g。水煎服。
4. 跌打损伤：珠子参、当归、川芎各9g，红花、桃仁各6g。水煎服。
5. 痔疮：珠子参适量。研末，水煎熏洗，末敷患处。

竹节参 Panax japonicus C.A.Mey

基　源	为五加科植物竹节参的根茎。
原植物	别名：竹节人参、竹根七、萝卜七、峨三七。多年生草本。根茎横卧，竹鞭状，肉质，节间具茎基痕；侧面生出圆锥状肉质根。掌状复叶3~5，轮生于茎端；薄膜质，倒卵状椭圆形，先端尖，基部阔楔形，具锯齿。伞形花序单一顶生，花萼5齿状；花瓣5，淡绿色。核果浆果状，球形，红色，顶端常黑色。种子2~3粒。花期5~6月，果期7~9月。
生境分布	生于高山灌丛中。分布于河南、安徽、浙江、江西、湖北、广西、四川、贵州、云南、西藏等省区。
采收加工	秋季采挖肉质根茎，洗净，晒干或阴干。
性状鉴别	本品呈竹鞭状，扁圆柱形，稍弯曲，长5~22cm，直径0.8~2.5cm，节密集，节间长0.8~2cm，每节上方有一圆形深陷的茎痕，表面灰棕色或黄褐色，粗糙，有致密的纵皱纹和根痕。质硬脆，易折断，断面较平坦，黄白色至淡黄色，有多个淡黄色维管束点痕，排列成圈。
性味功能	味甘、微苦，性温。有滋补强壮，散瘀止痛，止血，祛痰，镇痛的功能。
炮　制	取原药材，除去杂质，洗净，润透，切成厚片，干燥，筛去灰屑。
主治用法	用于肺结核咯血，咳嗽痰多，跌打损伤。用量6~9g。

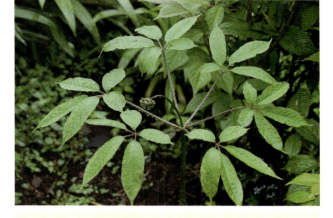

现代研究

1. 化学成分　本品含竹节人参皂苷Ⅲ、Ⅳ、Ⅴ、，人参皂苷Rd、Re、Rg1、Rg2，三七皂苷R2，伪人参皂苷F11，竹节人参皂苷Ⅴ的甲酯，尚含齐墩果酸-3-O-β-D-(6'-甲酯)、吡喃葡萄糖醛酸苷等成分。
2. 药理作用　本品具有抗炎作用、延缓衰老作用和降血糖作用。

应用

1. 跌打损伤：竹节参、当归、川芎各9g，红花、桃仁各6g。水煎服。
2. 肺结核吐血：竹节参、白茅根、茜草根、麦冬、天冬各9g。水煎服。
3. 咳嗽多痰：竹节参9g，川贝母6g，鼠曲草、藕节各15g。水煎服。
4. 痈肿初起：鲜竹节参适量。捣烂敷患处。

三七 Panax notoginseng (Burk.) F.H.Chen

基　源	为五加科植物三七的根。
原植物	别名：参三七、田七。多年生草本。根茎短；主根粗壮肉质，倒圆锥形或圆柱形，有分枝和多数支根。茎直立，单生，掌状复叶3~4轮生茎顶；叶柄基部有多数披针形或卵圆形托叶状附属物；小叶5~7，膜质，长椭圆状倒卵形或长圆状披针形，基部1对较小，先端长渐尖，基部近圆形，叶缘有密锯齿，齿端有小刚毛，沿脉疏生刚毛。伞形花序单个顶生，浆果状核果，近肾形，红色。花期6~8月。果期8~10月。
生境分布	生于山坡丛林下。分布于江西、广西、四川、云南等省区。多栽培。
采收加工	秋季采收3年以上的植株，剪下芦头、侧根及须根，分别晒干。主根晒至半干时，边晒边用手搓，至全干。
性状鉴别	本品呈类圆锥形、纺锤形或不规则块状，长1~6cm，直径1~4cm。表面灰黄至棕黑色，具蜡样光泽，顶部有根茎痕，周围有瘤状突起，侧面有断续的纵皱及支根断痕。体重，质坚实，击碎后皮部与木部常分离；横断面灰绿、黄绿或灰白色，皮部有细小棕色脂道斑点，中心微显放射状纹理。气微，味苦，微凉而后回甜。
性味功能	味甘、微苦、性温。有止血散瘀，消肿定痛的功能。
炮　制	拣尽杂质，捣碎，研末或润切后晒干。
主治用法	用于吐血，咯血，衄血，血痢，产后血晕，跌扑肿痛，外伤出血，痈肿。内服用量3~9g；外用粉末适量。

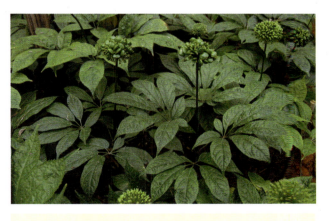

现代研究

1. 化学成分　本品含有多种达玛烷型四环三萜皂苷：人参皂苷Rb1、Rb、Re、Rg1、Rh1，20-O-葡萄糖人参皂苷Rf，三七皂苷R1、R2、R3；多炔成分：人参炔三醇；绞股兰苷，田七氨酸，并含谷氨酸、精氨酸、赖氨酸、亮氨酸等氨基酸，挥发油中含有：α-和γ-依兰油烯，香附子烯，α-、β-和γ-榄香烯，γ-和ξ-毕澄茄烯，α-古芸烯等成分。
2. 药理作用　本品具有缩短血液凝固时间，即有止血作用，也有增加冠状动脉血流量，减慢心率，减少心肌氧消耗的作用，并抗心律失常作用，抗炎镇痛作用、降血糖作用和镇静作用，尚可增强免疫功能。

应用

1. 吐血、衄血、咯血：三七3g。口嚼，米汤送下。
2. 产后出血多，崩漏：三七3g。研末，米汤冲服。
3. 跌扑肿痛，外伤出血，刀伤：三七、乳香、血竭、没药、降香末各等份。擦敷患处。

牛耳草 Boea hygrometrica R.Br.

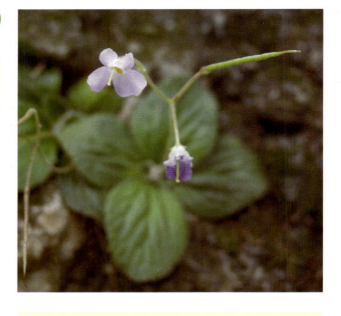

基　源	为苦苣苔科植物牛耳草的全草。
原植物	别名：绵还阳草、猫耳朵、石花子。多年生附石小草本。叶基生成莲座状，无柄；菱形、卵形或倒卵形，边缘有粗浅齿，密被白色长柔毛。花葶数个，由叶丛中抽出，直立；花淡紫色，成顶生疏聚伞花序；苞片小，花萼5深裂；花冠钟状，裂片5，二唇形，上唇2裂，下唇3裂较大；雄蕊短，内藏；子房条形。蒴果细圆柱状，成熟2裂，裂瓣扭旋。种子多数，细小。花期7~8月。
生境分布	生于山地阴湿的岩石上及石壁缝等处。分布于东北、华北、西北及山东等地。
采收加工	四季可采全草，鲜用或晒干。
性状鉴别	本品叶均基生，呈莲座状；叶无柄；叶片厚，近革质，圆卵形、卵形或近圆形，先端钝圆形，基部略狭成楔形，边缘齿或波状，上面被巾伏的白色长柔毛，下面被白色或淡褐色绒毛，脉上尤密。花葶密被短伏毛，聚伞花序被短柔毛和腺状柔毛；苞片卵形；花萼钟状，5深裂，裂片三角形，近相等；花冠白色或淡红色，钟状筒形，外面疏被短毛，蒴果长圆形，外面被短柔毛，螺旋状卷曲，种子卵圆形。
性味功能	味苦、涩，性平。有散瘀，止血，解毒的功能。
主治用法	用于肠炎，中耳炎；创伤出血，跌打损伤，鲜品捣烂敷患处或干草研粉撒敷伤口。

现代研究
1. 化学成分　暂无
2. 药理作用　本品具有祛痰和抗菌作用。

应用
1. 肠炎：牛耳草全株，洗净，加水500ml煮沸10分钟，放温洗脚。
2. 中耳炎：鲜牛耳草适量，捣烂取汁滴耳。
3. 创伤出血：牛耳草适量，研粉末，撒敷伤口。
4. 跌打损伤：鲜牛耳草适量，捣烂敷患处。

吊石苣苔（石虹豆） Lysionotus pauciflorus Maxim.

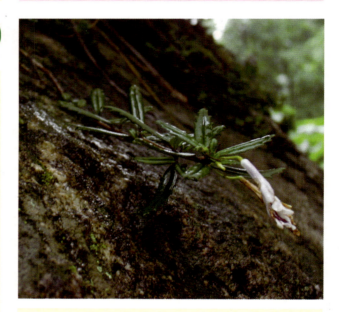

基　源	石虹豆为苦苣苔科植物吊石苣苔的全草。
原植物	别名：石吊兰。常绿附生半灌木。叶对生或轮生，革质，变化较大，基部楔形，边缘有牙齿，下部全缘或微波状。花1~4朵腋生；花萼5深裂至基部；花冠白色至淡红色，常带紫色，中部以上膨大，近二唇形，无毛；雄蕊4，花盘杯状，4裂，雌蕊单一。蒴果1~2个，条形，有毛。种子顶端有长毛。花期5~7月，果期8~10月。
生境分布	生于阴湿岩石或树干上。分布于全国大部分省区。
采收加工	全年可采，晒干或鲜用。
性状鉴别	本品茎长7~30cm，不分枝或分枝。叶对生或3~5叶轮生。叶片革质，楔形、楔状条形，边缘在中部以上有牙齿。7~8用开花，花序腋生，具1~2朵，花冠白色，常带紫色，长3.5~4.5cm，唇形，上唇2裂，下唇3裂。蒴果长7.5~9cm。
性味功能	味苦，性平。有清热利湿，祛痰止咳，活血调经，消肿止痛的功能。
炮　制	去杂质，净制，晒干。
主治用法	用于肺热咳嗽，吐血，崩漏带下，痢疾，小儿疳积，风湿疼痛，跌打损伤等。用量6~15g；外用适量。

现代研究
1. 化学成分　本品含有5,7-二羟基-6,8,4′-三甲氧基黄酮、丁香酸、邻苯二甲酸-双-(2-乙基己基)酯和4′,5-二羟基-6,7-二甲氧基-8-O-β-D-葡萄糖黄酮苷等成分。
2. 药理作用　本品具有抗结核菌作用，也具有止咳、祛痰、平喘及消炎作用，还有降压和清除自由基的作用。

应用
1. 肺热咳嗽：石虹豆、青鱼胆草各15g，水煎服。
2. 风湿关节痛：石虹豆、桑寄生各15g，水煎服。
3. 钩端螺旋体病：石虹豆、金钱草各15g，水煎服。
4. 腰痛：石虹豆、杜仲各9g，水煎服。

白接骨 Asystasiella neesiana Liudau (Asystasiella chinensis (S.Moore) E.Hoosain)

基　源	为爵床科植物白接骨的全草或根状茎。
原植物	别名：接骨草、玉接骨、金不换、白龙骨。多年生直立草本，根状茎肉质，白色。茎四棱形，节部膨大。叶对生，长卵形或长椭圆形，基部渐窄呈楔形下延至叶柄或近圆形，先端尖，光滑。穗状花序或基部有分枝，顶生；常偏于一侧；花萼5裂达基部，有腺毛；花冠淡紫红色，端部漏斗状，5裂；蒴果长椭圆形，熟时2瓣裂，种子4粒，花期7~8月。
生境分布	生于山谷阴湿处。分布于江苏、浙江、江西、河南、湖北、湖南、广西等省区。
采收加工	夏秋采收，鲜用或晒干。
性状鉴别	本品茎略呈四方形，有分枝，全体光滑无毛。叶对生，皱缩，完整叶片卵形至椭圆状短圆形或披针形，长5~15cm，宽2.5~4cm，先端渐尖至尾状渐尖，基部楔形或近圆形，常下延至叶柄；叶缘微波状至具微齿。
性味功能	味淡，性凉。有清热解毒，散瘀止血，利尿的功能。
炮　制	晒干或鲜用。
主治用法	用于肺结核，咽喉肿痛，糖尿病，腹水；外用于外伤出血，扭伤，疖肿。用量30~60g。

现代研究
1. 化学成分　暂无
2. 药理作用　本品具有抑菌作用。

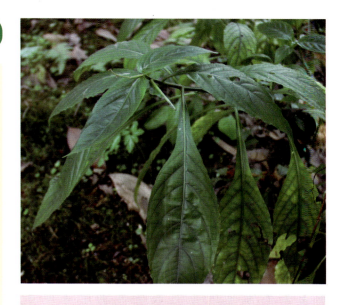

应用
1. 咽喉肿痛：白接骨、野玄参各30g，用木器捣烂绞汁漱口咽服。
2. 外伤出血：白接骨适量，研粉末，撒敷伤口。
3. 扭伤，疖肿：鲜白接骨全草，捣烂搽敷患处。

乳白香青 Anaphalis lactea Maxim.

基　源	为菊科植物乳白香青的全草。
原植物	别名：大白矛香、大矛香艾。多年生草本；根状茎粗壮，灌木状，上端有枯叶残片，有顶生莲座状叶丛或花茎。莲座状叶披针形或匙状矩圆形，下部渐狭成具翅的基部鞘状长柄；中部茎叶矩椭圆形、条状披针形或条形，沿茎下延成狭翅，全部叶被白色或灰白色密绵毛，有离基三出脉或1脉。头状花序多数排列成伞房花序；总苞钟状；内层苞片乳白色；雄株头状花序全部有雄花。瘦果黄褐色，圆柱形；冠毛白色，较花冠稍长。
生境分布	生于亚高山及低山草地及针叶林下。分布于陕西、甘肃、青海、四川。
采收加工	夏秋季采收全草，晒干。
性状鉴别	本品皱缩成团，展开后为多数头状花序聚成伞房状，质地柔软。花梗上密被灰白色绵毛。总苞钟状，数层。苞片上部乳白色，下部淡褐色，干膜质。冠毛白色，粗毛状。气清香，味微苦。
性味功能	味辛、苦，性寒。有活血散瘀，平肝潜阳，祛痰的功能。
炮　制	晒干或鲜用。
主治用法	用于血瘀包块，肝阳上亢，肺热咳嗽，创伤出血。用量9~15g。外用适量，研细末外敷患处。

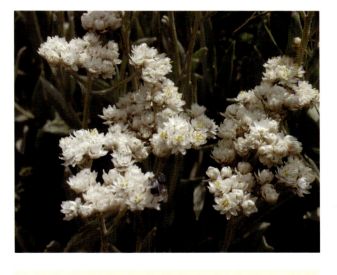

现代研究
1. 化学成分　本品主要含有黄酮类化合物。
2. 药理作用　本品具有抗癌作用、对心血管的保护作用、抗炎、镇痛、解热及护肝等作用。

应用
1. 血瘀包块：乳白香青15g，水红花子9g，青木香6g。水煎服。
2. 肝阳上亢：乳白香青15g，夏枯草12g，抗菊白菊各15g，水煎服。

菊三七 Gynura japonica Juel

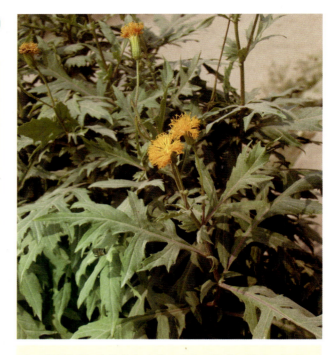

基　　源	为菊科植物菊三七的根或全草。
原植物	多年生草本。根肉质肥大，土褐色，具疣状突起及须根，断面灰黄白色。茎直立，具纵沟纹，绿色略带紫色，上部分枝。基生叶簇生，全缘，边缘有锯齿或羽状分裂；茎生叶互生，羽状分裂，裂片宽披针形至窄卵形；托叶成对，羽状分裂。头状花序排列成伞房状；总苞片条形，总梗上有条状小苞片；花两性，黄色，全为管状花，5裂，裂片条形至卵形，先端尖；瘦果细小，条形，表面有棱，褐色，冠毛多数，柔软白色。花期夏季。
生境分布	生于阴湿肥沃地区。我国大部分地区多有栽培。
采收加工	秋、冬挖根，晒干。夏、秋采全草，鲜用或晒干。
性状鉴别	本品呈拳形肥厚的圆块状，长3~6cm，直径约3cm，表面灰棕色或棕黄色，全体多有瘤状突起及断续的弧状沟纹，在突起物顶端常有茎基或芽痕，下部有须根或已折断。质坚实，不易折断，断面不平，新鲜时白色，干燥者呈淡黄色，有菊花心。气无，味甘淡后微苦。
性味功能	味甘、微苦，性温。有散瘀止血，解毒消肿的功能。
炮　　制	鲜用或晒干。
主治用法	用于吐血，衄血，尿血，便血，功能性子宫出血，产后瘀血腹痛，大骨节病；外用治跌打损伤，痈疖疮疡，蛇咬伤，外伤出血。用量3~9g。
现代研究	1. 化学成分　本品含有菊三七碱甲、菊三七碱乙。

2. 药理作用　本品具有止痛、止血、抗疟、消炎、局麻、镇痛及阿托品样作用，还具有抗肿瘤活性。

应用
1. 大骨节病：鲜菊三七6~12g。水煎服。
2. 外伤出血：菊三七，研细粉，外敷伤口。
3. 骨折：菊三七根、陆英根皮、黑牵牛根皮、糯米团根各250g，鲜品捣烂加白酒炒热，骨折复位后，敷药包扎固定。

长苞蒲黄（黄蒲） Typha angustata Bory et Chaub.

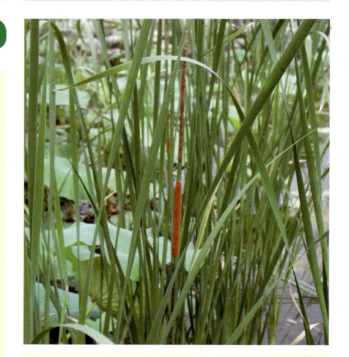

基　　源	黄蒲为香蒲科植物长苞蒲黄的花粉。
原植物	别名：长苞香蒲。多年生沼生草本。高1.5m以上，叶线形，叶鞘圆筒状，半抱茎。花小，单性，雌雄同株，集合成圆柱状肥厚穗状花序，长达50cm，雌、雄花序分离，相隔约3cm，雄花序在上，花序轴具稀疏白色或黄褐色柔毛，丛不分叉而有齿裂，柱头比花柱宽；雌花有小苞片。果穗圆柱形，长8cm以上。花期8~9月。果期9~10月。
生境分布	生于水边及池沼中。分布于东北、华北、华东及河南、陕西、甘肃、新疆、四川、云南等省区。
采收加工	夏季花将开放时采收蒲棒上部的雄花序，晒干后碾扎，筛取花粉。
性状鉴别	本品为鲜黄色的细小花粉。质轻松，遇风易飞扬，粘手而不成团，入水则飘浮水面。用放大镜检视，为扁圆形颗粒，或杂有绒毛。无臭，无味。
性味功能	味甘、辛，性凉。有止血，活血化瘀的功能。
炮　　制	生蒲黄：揉碎结块，过筛，除去杂质。蒲黄炭：取净蒲黄粉末，置锅内用武火炒至全部黑褐色，但须存性，喷淋清水，将结块揉碎，过筛。
主治用法	用于血热吐血，尿血，便血，血瘀闭经腹痛，产后瘀滞腹痛，功能性子宫出血，血淋，创伤出血等症。用量3~15g，水煎服；外用适量。
现代研究	1. 化学成分　本品含香蒲新苷等黄酮类成分，异鼠李素苷、廿五烷、挥发油及脂肪油；棕榈酸和硬脂酸，谷甾醇，槲皮素，山奈酚，异鼠李素，α-香蒲甾醇，柚皮素等成分。

2. 药理作用　本品具有缩短凝血时间，增加血小板数目即止血作用，还降低血压和增加冠脉流量的作用，并有降血脂及抗动脉粥样硬化作用，引产作用和抑菌作用。

应用
同水烛。

◆收敛止血药◆

罗汉松
Podocarpus macrophyllus (Thunb.) D.Don

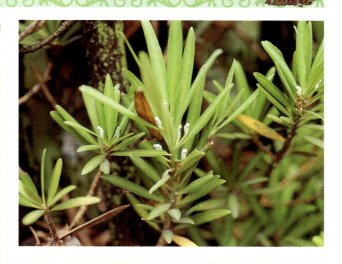

基　源	为罗汉松科植物罗汉松的枝叶。
原植物	高大常绿乔木。叶螺旋状排列，具短柄；叶片较大，线状披针形，先端短尖或钝，基部楔形，全缘，上面深绿色，有光泽，下面带白色、灰绿色或淡绿色，有条状白粉孔线，中脉在两面显著隆起。雌雄异株，雄球花3~5个簇生于总梗上成穗状，苞片多数；雌球花单生叶腋，有梗，基部有少数苞片。种子卵圆形，绿色，先端圆，肉质假种皮紫黑色，有白粉，种托肉质圆柱形，红色或紫红色。花期4~5月，果期8~9月。
生境分布	多栽培于庭园。分布于安徽、江苏、浙江、江西、福建、湖南、广东、广西、贵州、四川、云南等省区。
采收加工	枝叶全年可采，晒干。
性状鉴别	本品干燥果实圆形至长圆形，外表黄褐色至深棕色，较光泽，少数有较深的纵条纹。顶端膨大，中央有一圆形的花柱基痕，基部略狭，有果柄痕。质脆易碎，内表面黄白色，疏松似海绵状。除去中果皮，可见明显的纵脊纹10条。种子扁平，矩圆形或类圆形，棕色，边缘较厚，中央微凹，味甜。
性味功能	味淡、怀平。有收敛，止血的功能。
炮　制	团龄地板上，使其后熟，约8~10d果皮由表绿转黄，用火烘炕，经5~6d，叩之有声时，即成干燥果实，然后刷毛，纸包，装箱，存放干燥处。

主治用法　用于咳血、吐血等症。用量15~30g。

现代研究
1. 化学成分　本品果实含非糖甜味的成分，主要是三萜苷类，又含锰、铁、碘、钼等26种无机元素以及蛋白质、维生素C等。种仁含油脂，如亚油酸、油酸、棕榈酸、硬脂酸等。
2. 药理作用　本品有止咳作用。本品还可用于脑水肿，能提高血液渗透压，降低颅内压，对肠管运动机能有双向调节作用，不影响正常的消化道运动机能。

应用
1. 顽癣：罗汉松叶，捣烂敷患处。
2. 背痛：罗汉松叶、甘子叶、老虎耳、捣烂，煨热敷背。

檵木（檵木叶）
Loropetalum chinense (R.Br.) Oliv.

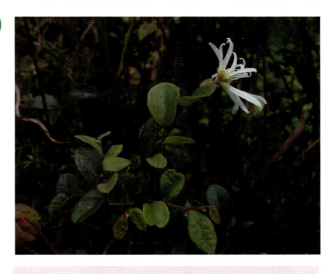

基　源	檵木叶为金缕梅科植物木的叶。
原植物	别名：清明花、坚漆。落叶灌木或小乔木。叶互生，革质，卵圆形或椭圆形，先端锐尖，基部钝，不对称，全缘或稍有齿，上面叶深绿色，被疏毛，下面浅绿色，密生星状柔毛。花两性，3~4朵簇生；花瓣4，淡黄色，线形；雄蕊4；子房半下位。蒴果开裂。种子2，长圆形。花期4~5月。果期8~9月。
生境分布	生于山坡、疏林下或灌木丛中。分布于长江以南各省区。
采收加工	叶、花夏季采收，鲜用或晒干用。
性味功能	味苦、涩，性平。有收敛止血，解毒涩肠的功能。
炮　制	茎杆挖根，晒干后炕干。
主治用法	用于吐血，咯血，崩漏下血，泄泻，痢疾，烧烫伤。月量15~30g，水煎服。

现代研究
1. 化学成分　本品含生物碱、黄酮类、酚性物质、甾体类、三萜类、有机酸、鞣质等。
2. 药理作用　本品有抑菌，能收缩血管降低血管的渗透性。另外对组胺引起的水肿具拮抗作用。

应用
1. 子宫出血：檵木叶，大血藤各30g，水煎服。
2. 急、慢性痢疾、腹泻：檵木叶制成抗泻痢片，每片重0.27g，每日3~4次，每次5片。
3. 外伤出血：檵木花适量，研末敷患处。
附注：其根亦作药用，根全年均可采挖。味苦，性温。有行气祛瘀的功能。用于血瘀经闭，跌打损伤，慢性关节炎，外伤出血。用量9~15g。

七叶鬼灯檠（索骨丹根） Rodgersiaaesculifolia Batalin

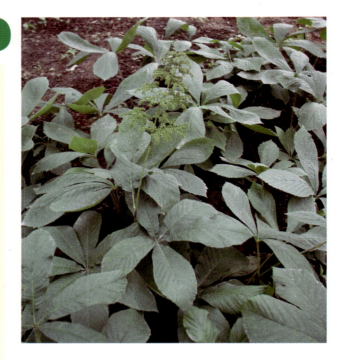

基　源 原植物	索骨丹根为虎耳草科植物七叶鬼灯檠的根茎。多年生草本，高30~150cm。根茎横生，肥大，外皮棕褐色。茎直立，中空，不分枝。基生叶通常1~2，叶柄长10~30cm；茎生叶2~3；掌状复叶，小叶3~8片，倒披针形或倒卵形，先端短尖或急尖，基部楔形，边缘有不整齐的重锯齿。大圆锥花序顶生，花梗长1~2mm，密生短柔毛，花小；花萼裂片5，绿白色，宿存。蒴果。花期6~7月，果期8~9月。
生境分布	生于海拔1200~2600m，山坡、草丛、林下或沟旁阴湿处。分布于河南、湖北、湖南、陕西、宁夏、甘肃、四川、云南、西藏等省区。
采收加工	秋季采挖，除去茎叶、粗皮、须根和泥土，切片，晒干或烘干。
性状鉴别	根状茎呈圆柱形，略弯曲，表面红棕色或灰棕色，有横沟及纵皱纹，上端有棕黄色鳞毛及多数根及根痕，质坚硬。断面粉性，红棕色或棕褐色，有多数白色小亮点，并可见棕色或黑色维管束小点。气微，味微苦而涩。
性味功能	味甘、涩，性凉。有消炎解毒，收敛止血的功效。
炮　制	除去茎叶、粗皮、须根和泥土，切片，晒干或烘干。
主治用法	用于腹泻、菌痢、便血；外用治子宫脱垂、脱肛。用量9~15g；外用适量，捣烂敷或煎水洗患处。
现代研究	1.化学成分　本品含有岩白菜素、熊果酸、没食子酸、麦角醇等，还含有挥发油。根茎中还含有淀粉、糖类、鞣质和多种苷类。 2.药理作用　本品有抗病毒、抗菌、增强免疫作用。

应用

1. 腹泻、痢疾：索骨丹根茎，制成片剂，饭后服。
2. 外伤出血：索骨丹根，煎水洗患处；并研粉敷伤口处。

龙牙草（仙鹤草） Agrimonia pilosa Ledeb.

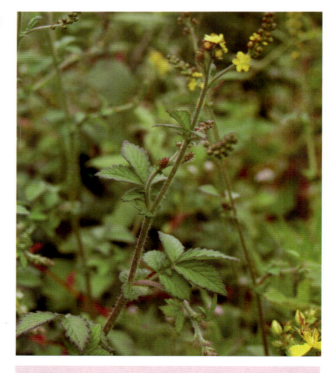

基　源	为蔷薇科植物龙牙草的地上部分。
原植物	别名：地仙草、九龙牙。多年生草本。根茎短，常生1或数个根芽。茎直立，有长柔毛及腺毛。奇数羽状复叶，小叶3~5对，无柄；托叶大，镰形，稀为半圆形，边缘有锐锯齿，各对小叶间常杂有成对或单生小型小叶，上面有疏毛，下面脉上伏生疏柔毛。总状花序单一或2~3个生于茎顶，花小，黄色。花、果期5~12月。
生境分布	生于溪边、路旁、草地或疏林下。分布于全国大部分地区。
采收加工	夏、秋二季茎叶茂盛时采割，除去杂质，晒干。
性状鉴别	茎基部圆柱形，木质化，淡棕褐色，上部茎方形，四边略凹陷，绿褐色，有纵沟和棱线，茎节明显，体轻，质硬，易折断，断面中空。叶灰绿色，皱缩而卷曲，质脆，易碎。气微，味微苦。
性味功能	味苦、涩，性平。有收敛止血，补虚，截疟，止痢，解毒的功能。
炮　制	除去杂质残根，洗净，润透，切断，晒干。
主治用法	用于咳血、吐血、便血、崩漏下血、疟疾、血痢、痈肿疮毒、劳伤脱力、跌打损伤、创伤出血。用量15~30g。
现代研究	1化学成分　全草含仙鹤草素、仙鹤草内酯、鞣质、甾醇、有机酸、酚性成分、皂苷等。 2.药理作用　本品能用于治疗血吸虫病，对阴道滴虫、血吸虫、疟原虫、囊虫等，均有抑杀作用。

应用

1. 吐血、咯血：仙鹤草、藕节各30g，侧柏叶12g，白芨15g，小蓟12g。水煎服。
2. 血痢：仙鹤草、槐花、地榆各9g，荆芥6g。水煎服。
3. 滴虫性阴道炎：仙鹤草，水煎洗阴道壁。
4. 疟疾：仙鹤草9g，研成细粉，于发疟前，酒吞服。

白棠子树（紫珠叶） Callicarpa dichotoma (Lour.)K.Koch.

基 源	紫珠叶为马鞭草科植物白棠子树的叶。
原植物	别名：紫珠。小灌木。叶对生，倒卵形或披针形，先端急尖或尾状渐尖，基部楔形，边缘仅上半部具数个锯齿，上面稍粗糙，下面无毛，密生细小黄色腺点。聚伞花序在叶腋上方着生，细弱，2~3次分歧；苞片线形；花萼杯状，顶端有不明显的4齿或近截头状；花冠紫色；雄蕊4，药室纵裂；子房无毛，具黄色腺点，柱头2裂。果实球形，紫色。花期5~6。果期7~11月。
生境分布	生于低山丘陵灌丛中。分布于河北、贵州及华东、中南等省区。
采收加工	春、夏、秋采叶及嫩茎，鲜用或晒干。
性味功能	味微苦、涩，性平。有收敛，止血，镇痛，消炎，解毒的功能。
炮 制	取原药材，除去杂质、残留枝梢及枯叶，抢水洗净，切丝，晒干。贮干燥容器内，置通风干燥处。
主治用法	用于外伤出血，消化道出血，咯血，鼻衄，子宫出血，风湿性关节炎等。用量3~9g。
现代研究	1. 化学成分　新鲜叶含黄酮类成分以及三萜类成分。 2. 药理作用　本品注射液对人可使血小板增加，出血时间、血块收缩时间、凝血酶元时间缩短。对大肠杆菌、弗氏痢疾杆菌、金黄色葡萄球菌、链球菌等有抑制作用。

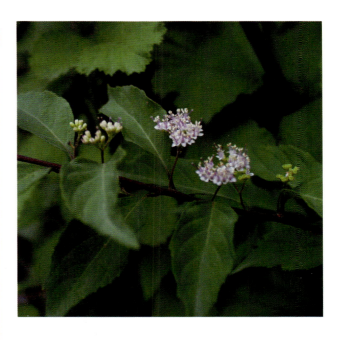

应用

1. 咯血，鼻衄、便血、功能性子宫出血：紫珠叶，水煎服。
2. 拔牙后出血，手术出血、外伤出血：紫珠叶60g，水煎服。并研末，消毒棉花蘸粉按敷出血处。
3. 烧伤：紫珠叶、大黄、黄芩、黄柏。研粉，涂布创面。

裸花紫珠（裸花紫珠叶） Callicarpa nudiflora Hook.et Arn.

基 源	为马鞭草科植物裸花紫珠的干燥叶及带叶嫩枝。
原植物	灌木至小乔木。叶片长圆形至卵状披针形，上面深绿色，干后变黑色，背面密生黄褐色，去毛后可见亮黄色腺点。聚伞花序开展，6~9次分歧；花萼杯状，无毛，顶端平截或有4齿；花冠紫色或粉红色，无毛；雄蕊4，长于花冠2~3倍，花丝纤细。果实近球形，红色，成熟后变黑色。花期6~8月，果期8~12月。
生境分布	生于山坡、谷地、溪旁或灌丛中。分布于广东、广西。
采收加工	全年均可采收，除去杂质，晒干。
性状鉴别	本品常皱缩卷曲，展平后呈卵状披针形或矩圆形，顶端短渐尖至渐尖，基部钝或稍呈圆形，边缘具疏齿，微波状或近全缘。上表面黑色，下表面密被浓厚的黄褐色星状毛。侧脉羽状小脉近平行与侧脉几成直角。叶柄被星状毛。气微香，味涩、微苦。
性味功能	味苦、涩，性平。有抗菌止血，消炎解毒，散瘀消肿的功能。
炮 制	除去杂质，切碎。
主治用法	用于化脓性炎症、急性传染性肝炎、呼吸道及消化道出血、血小板减少性紫癜；外用治烧、烫伤及外伤出血。用量9~30g；外用适量。

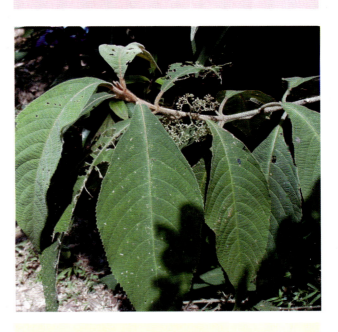

现代研究

1. 化学成分　叶含鞣质、黄酮、挥发油和糖。
2. 药理作用　本品有止血、抗菌作用。

应用

1. 烧、烫伤及外伤出血：裸花紫珠叶，研细粉，撒于伤口。
2. 血小板减少性紫癜：裸花紫珠叶、侧柏叶各60g。水煎服。
3. 阴道炎，宫颈炎：裸花紫珠叶，水煎小船坞，涂抹阴道。

棕榈（棕榈子） Trachycarpus fortunei (Hook.f.) H.Wendl.

基　源	棕榈子为棕榈科植物棕榈的成熟果实。
原植物	常绿乔木。叶簇生于茎顶，叶柄坚硬，边缘有小齿，基部具褐色纤维状叶鞘；叶片圆扇形，革质，具多数皱褶，掌状分裂至中部，先端再浅2裂。肉穗花序自茎顶叶腋抽出，基部具多数大型鞘状苞片，淡黄色，具柔毛；雌雄异株。核果球形或近肾形熟时外果皮灰蓝色，被蜡粉。花期4~5月，果熟期10~12月。
生境分布	生于向阳山坡及林间，常栽培于村边或庭院中。分布于华东、华南、西南及河南、湖北、湖南等地区。
采收加工	11~12月间，采收果实，晒干，除去杂质。
性状鉴别	本品呈长条板状，一端较窄而厚，另端较宽而稍薄，大小不等。表面红棕色，粗糙，有纵直皱纹；一面有明显的凸出纤维，纤维的两侧着生多数棕色茸毛。质硬而韧，不易折断，断面纤维性。无臭。味淡。
性味功能	味苦、涩，性平。有收敛，止血的功能。
炮　制	棕榈：除去杂质，洗净，干燥。棕榈炭：取净棕榈，照煅炭法制炭。
主治用法	用于子宫出血，带下，吐衄，便血，痢疾，腹泻。用量5~10g。外用适量。
现代研究	1. 化学成分　地下部分含薯蓣皂苷和甲基原棕榈皂苷B。 2. 药理作用　本品根注射液有抑制生育的作用。

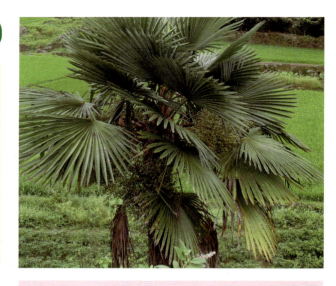

应用
1. 功能性子宫出血：棕榈子、血余炭各6g，荷叶30g。水煎服。
2. 高血压：棕榈果50g，水煎服。
3. 多梦遗精：棕榈果15g，泡汤代茶。
4. 痢疾：棕榈果9g，水煎服。
附注：其叶柄称棕板做药用，棕板：收涩止血。用于吐血，衄血，尿血，便血，崩漏下血，水肿。

小白及（白及） Bletilla formosana (Hayata) Schltr.

基　源	白及为兰科植物小白及的假鳞茎。
原植物	别名：乱角莲、方眼莲。多年生草本。假鳞茎扁卵球形，较小，上面具荸荠似的环带，富黏性。茎基部具2~3枚筒状鞘，中部具3~5枚叶。叶线状披针形，先端长渐尖，基部收狭成鞘并抱茎。总状花序；花序轴呈"之"字状曲折或否。花较小，淡紫色或粉红色，罕白色；萼片与花瓣狭长圆形，近等大；唇瓣椭圆形，中部以上3裂；唇盘上具5条纵脊状褶片。蒴果纺锤形，褐色，明显具6条棱脊。花期6~7月，果期10月。
生境分布	生于海拔900~3100米的杂木林、栎林、松林下、灌丛中、路边草丛、草坡或岩石缝中。分布于西藏（察隅）、云南、贵州、四川、台湾、江西、甘肃、陕西。日本（琉球）也有。
采收加工	初冬采挖，去除茎叶及须根，洗净，放入开水中煮至透心，除去外皮，晒干或烘干。
性味功能	味苦、甘，性凉。有补肺止血，消肿生肌的功能。
炮　制	白及：将原药拣净杂质，用水浸泡2-3日，捞起，晾至湿度适宜，切0.3cm厚横片或顺片，晒干，又称"白芨片"。白及粉：取净白芨片，晒干，研细粉，过筛。成品显灰白色。
主治用法	用于肺结核咯血，支气管扩张咯血，胃溃疡吐血，尿血，便血。
现代研究	1 化学成分　本品含白及胶。另含挥发油及联苄类化合物。

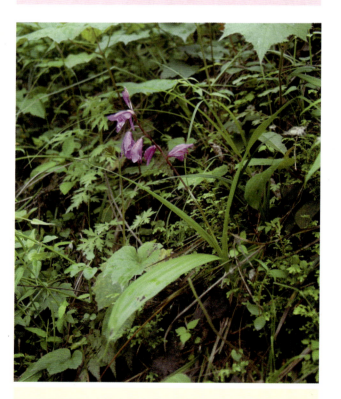

2. 药理作用　本品有止血作用、抗肿瘤作用、抗菌作用；对胃粘膜的保护作用，对实验性胃、十二指肠穿孔有治疗作用。

应用
同白及。

黄花白及 Bletilla ochracea Schltr.

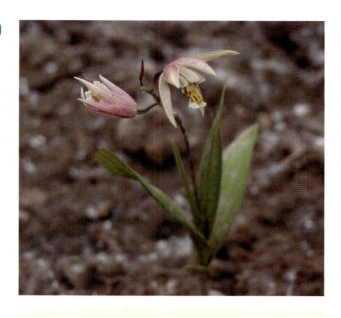

基　源	兰科植物黄花白及的干燥假鳞茎作白及入药。
原植物	别名：小白及、大白及、棕叶白及、白圆参。植株高25～100cm。假鳞茎扁斜卵形，具荸荠样环带，富黏性。叶4，长圆状披针形，先端渐尖或急尖，基部收狭成鞘并抱茎。花序具3～10朵花，不分枝；花序轴呈"之"字曲折；花苞片长圆状披针形，开花时凋落；花瓣和萼片黄色或其背面黄绿色，内面黄白色；萼片与花瓣长圆形，背面具细紫点，唇瓣椭圆形，白色或淡黄色。蒴果纺锤形，亮褐色，棱脊6条，先端具长喙。花期6～7月，果期9～10月。
生境分布	生于海拔400～2350米的石灰岩山林下、松林、灌丛下、草坡、路边草丛中或沟边。分布于云南、四川。
采收加工	秋季挖取块茎，除去残茎和须根，洗净泥土，立即分拣大小，然后投入沸水中烫（或蒸）3～5分钟。至内无白心时，晒至半干，除去外皮，再晒至全干。
性味功能	味苦、涩，性微寒。有收敛止血，消肿生肌的功能。
炮　制	白及：将原药拣净杂质，用水浸泡2-3日，捞起，晾至湿度适宜，切0.3cm厚横片或顺片，晒干，又称"白芨片"。白及粉：取净白芨片，晒干，研细粉，过筛。成品显灰白色。
主治用法	用于肺结核出血、支气管扩张咯血、胃溃疡吐血、尿血、便血，外用于外伤出血、烧烫伤。用量6～15g，研粉吞服3～6g；外用适量。反乌头。

现代研究
1. 化学成分　同小白及。
2. 药理作用　同小白及。

应用
同白及。

白及 Bletilla striata (Thunb.) Rchb.F.

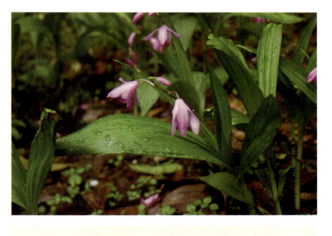

基　源	为兰科植物白及的干燥块茎。
原植物	别名：白及子、白鸡儿、连芨草。多年生草本。假鳞茎扁球形或不规则菱形，肉质黄白色，上有环纹，具多数须根。叶3～5，狭长圆形或披针形，先端渐尖，基部收狭成鞘并抱茎，全缘。总状花序顶生，具3～10朵花；花大，紫红色或粉红色；唇瓣倒卵形，白色或有紫色脉纹，先端急尖。蒴果纺锤状有6纵肋。花期4～5月。果期7～9月。
生境分布	生于山谷较潮湿处。分布于河北、陕西、甘肃、山西、河南、山东及长江以南各省区。
采收加工	秋季挖取块茎，烫3～5分钟，除去外皮，晒至全干。
性状鉴别	干燥块茎略呈掌状扁平，有2～3个分歧，表面黄白色，有细皱纹，上面有凸起的茎痕，下面变有连接加一块茎的痕迹，以茎痕为中心，周围有棕褐色同心环纹，其上有细根残痕。质坚硬，不易折断。横切面呈半透明角质状，并有分散的维管束点。气无，味淡而微苦，并有粘液性。
性味功能	味苦、涩，性微寒。有收敛止血，补益肺胃，消肿生肌的功能。
炮　制	白及：将原药拣净杂质，用水浸泡2～3日，捞起，晾至湿度适宜，切0.3cm厚横片或顺片，晒干，又称"白芨片"。白及粉：取净白芨片，晒干，研细粉，过筛。
主治用法	用于肺结核，肺虚久咳，咯血、吐血、鼻衄、便血、外伤出血、痈肿溃疡、烫伤、皮肤燥裂。

用量6～15g。

现代研究
1. 化学成分　白及含联苄基、联菲类、蒽类等化合物，还含酸类、醛类等成分。新鲜块茎另含白及甘露聚糖。
2. 药理作用　白及有明显的止血作用，起效快，疗效可靠；白及对实验性胃、十二指肠穿孔具有治疗作用；白及在体外实验中具有抗菌作用；白及具有代血浆作用；白及具有预防肠粘连作用；白及块茎含有粘液质多糖，具有抗癌作用。

应用
1. 肺结核出血：白及30g，枇杷叶、藕节、阿胶珠各15g，研末，以生地浓煎取汁泛丸，每次3g含化。
2. 胃溃疡出血：白及黄芪各12g，白芍、陈棕炭、当归炭、党参各9g，水煎服。
3. 外伤出血，烧烫伤，疮疡痈肿：白及、五倍子研末撒敷患处。

◆温经止血药◆

艾蒿（艾叶） Artemisia argyi Levl. et Vant.

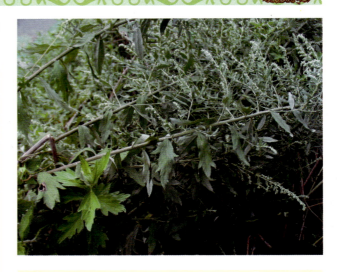

基　　源	艾叶为菊科植物艾蒿的干燥叶。
原植物	多年生草本，密被灰白色绒毛。茎直立，基部木质化。叶互生，茎下部叶花时枯萎；茎中部叶具短柄，卵状椭圆形，羽状深裂，边缘具粗锯齿；上部叶无柄，全缘，披针形。头状花序顶生，多数排列成复总状；总苞片4层，密被绵毛；花托扁平；花冠筒状，红色，5裂。瘦果长圆形。花期7~10月，果期9~11月。
生境分布	生于荒地林缘、路旁沟边。分布于我国东北、华北、华东、西南及陕西、甘肃等省区。
采收加工	5~7月茎叶茂盛而未开花时采收叶片，晒干或阴干。
性状鉴别	茎类圆柱形，表面有纵棱，可见互生的枝、叶或叶基。上部有较密的柔毛。质坚脆，易折断，断面纤维性，中央有白色髓。叶皱缩或已破碎，裂片线形，两面均被柔毛。头状花序较多，半球形，总花梗细瘦，总苞叶线形，总苞片2-3列，边缘有白色宽膜片，背面被短柔毛，成熟花序可见倒卵形的瘦果。气浓香，味微苦。
性味功能	味苦、辛，性温。有温经止血，散寒止痛，安胎的功能。
炮　　制	艾叶：拣去杂质，去梗，筛去灰屑。艾绒：取晒干净艾叶碾碎成绒，拣去硬茎及叶柄，筛去灰屑。艾炭：取净艾叶置锅内用武火炒至七成变黑色，用醋喷洒，拌匀后过铁丝筛，未透者重炒，取出，晾凉，防止复燃，三日后贮存。
主治用法	用于功能性子宫出血，先兆流产，痛经，月经不调，吐血，鼻血，慢性气管炎，支气管哮喘，急性痢疾和湿疹等症。用量3~6g；水煎服；外用适量。

现代研究

1. 化学成分　本品含艾草素、洋艾内酯等倍半萜类衍生物，还含有芝麻素、鹅掌楸树脂醇B二甲醚等木脂体类分合物以及艾黄素、异槲皮苷等黄酮类化合物和精油。
2. 药理作用　本品有抗菌、抗真菌、平喘、利胆、抑制血小板聚集、止血、抗过敏的作用。

应用
1. 感冒：艾叶、龙芽草各15g，薄荷9g。水煎服。
2. 疟疾：艾叶15g，鸡蛋一个，水煎，发作前2小时服。
3. 久痢水止：艾叶、陈皮各15g，水煎饭前服。
4. 吐血、鼻血、便血、痔疮出血：艾叶、生地、侧柏叶各9g，荷叶6g，水煎服。

CHINESE HERBAL MEDICINE COMMONLY USED
IN THE ORIGINAL COLOR ILLUSTRATIONS OF PLANTS

常用中草药汇编
原植物彩色图鉴

主编 邱文清　副主编 郑冉

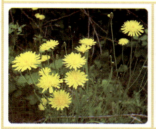
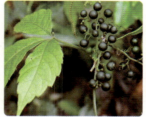
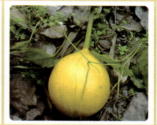
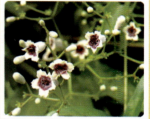

下

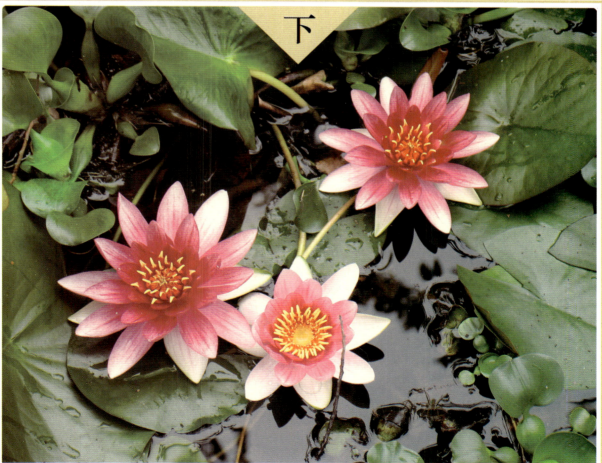

中医古籍出版社

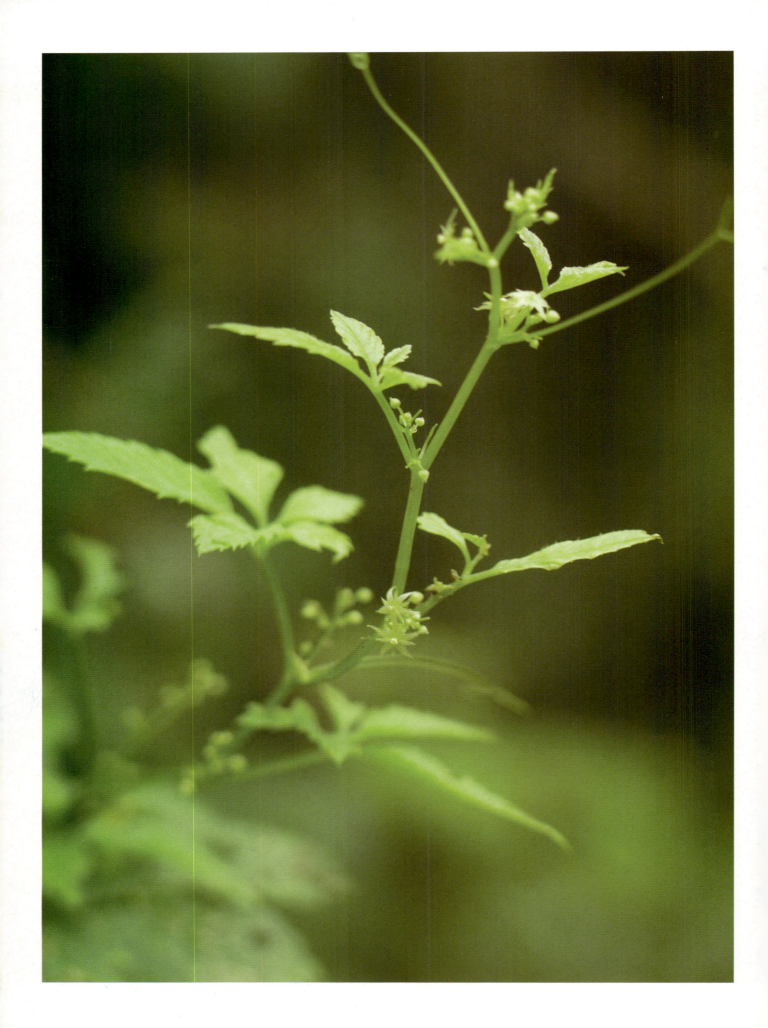

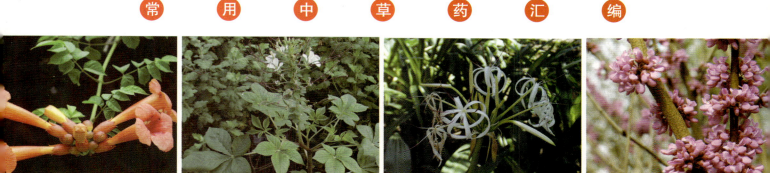

十二 活血化瘀药

活血化瘀药是指能能疏通血脉、消散淤血，以治疗瘀血证为主要作用的药物，简称活血药或化瘀药。

临床上可用于血行障碍、瘀血阻滞引起的各种病证。如血滞经闭、行经腹痛、瘀血头痛、外伤及术后瘀血腹痛、风湿痹痛、中风瘫痪、半身不遂；痈疽肿痛、跌打伤痛等。还可用于大量瘀血停聚的蓄血证和气滞血瘀结为痞块的症瘕证。

现代药理研究表明，活血祛瘀药可扩张脑血管、降低血管阻力、增加脑血流量，改善微循环，有抗凝血、抗血栓、抑制血小板聚集、改善血液粘度等作用。广泛用于心血管系统疾病，如冠心病、心绞痛、心肌梗塞等；脑血管疾病，如脑血管栓塞、脑血管痉挛等；妇科疾病，如月经不调、盆腔炎、子宫肌瘤等。

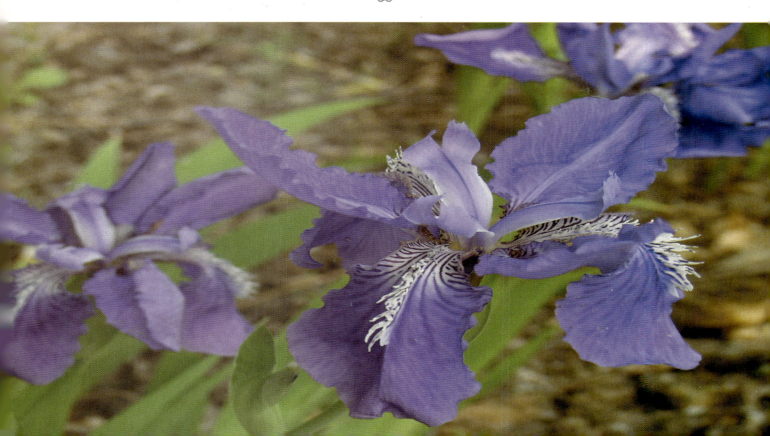

◆活血止痛药◆

夏天无   Corydalisdecumbens(Thunb.)Pers.

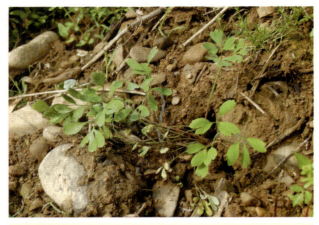

基　源	为紫堇科植物夏天无的块茎。
原植物	别名：伏生紫堇、土元胡、无柄紫堇、落水珠。多年生草本，无毛，茎下部无鳞片。块茎椭圆球形，黑褐色，多茎丛生，细弱，不分枝。基生叶2~5，有长柄，三角形，2回三出全裂或深浅不等的分裂，茎生叶2~3，互生，1~2回三出分裂。总状花序顶生，苞片卵形，先端尖，基部楔形；花紫色或淡紫红色；花瓣近圆形，先端下凹；雄蕊6，合生成2束；柱头具4乳突。蒴果长圆状椭圆形。花期4~5月。果期5~6月。
生境分布	生于丘陵地、低山坡或草地。分布于河南、安徽、江苏、浙江、江西、福建、台湾、湖南等省区。
采收加工	冬、春或初夏采挖块茎，除去杂质，晒干或鲜用。
性状鉴别	本品类球形、长圆形或呈不规则块状，长0.5~3cm，直径0.5~2.5cm。表面灰黄色、暗绿色或黑褐色，有瘤状突起和不明显的细皱纹，上端钝圆，可见茎痕，四周有淡黄色点状叶痕及须根痕。质硬，断面黄白色或黄色，颗粒状或角质样，有的略带粉性。气无，味苦。
性味功能	味苦、微辛，性温。有通络、活血、止痛的功能。
炮　制	除去须根，洗净泥土，鲜用或晒干。
主治用法	用于中风偏瘫、小儿麻痹后遗症、座骨神经痛、风湿性关节炎、跌扑损伤、腰肌劳损等。用量5~16g。

现代研究

1. 化学成分　本品含夏无碱，紫堇米定碱，比枯枯灵碱，掌叶防己碱，小檗碱，药根碱，原阿片碱及夏无碱丙素等生物碱。
2. 药理作用　本品具有明显抑制血栓的形成和血小板粘附作用，兴奋平滑肌作用和抗心律失常作用，并有增加冠状动脉血流量和降压作用。

应用

1. 高血压，脑血栓所致偏瘫：鲜夏天无，捣烂，开水送服。或制成注射液，肌肉注射。
2. 风湿性关节痛：夏天无3g，水煎服。
3. 腰肌劳损：夏天无15g，水煎服。
4. 高血压：夏天无3g，研粉，开水冲服。

齿瓣延胡索（延胡索）   Corydalisturtschaninovii Bess.(Corydalisremota Fisch.etMaxim.)

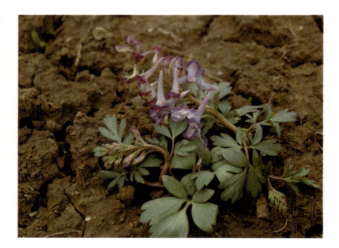

基　源	延胡索为紫堇科植物齿瓣延胡索的干燥块茎。
原植物	别名：土元胡、蓝雀花。多年生草本。茎单一，块茎球形，棕色，内面黄色。茎基部具1片鳞片叶，茎生叶2~3，叶宽卵形，2回3出全裂，一回裂片5；先端常2~3深裂，总状花序，具花4~16，较密集。苞片楔形，先端掌状3~5裂，稀全缘。萼片小；花瓣蓝紫色，上面花瓣边缘具波状圆齿，顶端微凹，具短尖。蒴果，长圆形。种子黑色，光滑。花期4~5月，果期5~6月。
生境分布	生于山地阴坡。分布于东北地区、河北北部、甘肃省等地区。
采收加工	在5~6月间采挖，洗净泥土，开水煮3~6分钟捞起晒干。
性状鉴别	本品块茎扁球形、宽锥形或细锥状，直径0.5~2.5cm。表面鲜黄色或黄色。上端有少数疙瘩状侧块茎，底部可见不定根痕。质坚硬，断面鲜黄色，角质，有蜡样光泽。味苦。
性味功能	味苦、辛，性温。有活血散瘀、利气止痛功能。
炮　制	净制：拣去杂质，用水浸泡，洗净，硒晾，润至内外湿度均匀，切片或打碎； 醋制：取净延胡索，用醋拌匀，置锅内用文火炒至微干，取出，放凉。
主治用法	用于气滞血瘀之痛，痛经、经闭，症瘕，产后瘀阻，跌扑损伤，疝气作痛。用量3~9克。孕妇忌服。

现代研究

1. 化学成分　本品含延胡索甲素、乙素、丙素、丁素，四氢小檗碱、棕榈酸、豆甾醇、油酸、亚油酸、亚油烯酸、皂苷等成分。
2. 药理作用　本品具有镇痛作用、镇静作用和抗惊作用。

应用

同延胡索。

延胡索（元胡） Corydalis yanhusuo W.T.Wang

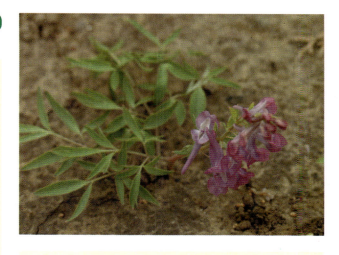

基　源	元胡为紫堇科植物延胡索的块茎。
原植物	别名：玄胡索。多年生草本。块茎扁球状，黄色。茎纤细。基部具一鳞片，鳞片和叶腋内有小块茎。叶互生，2回三出复叶，第2回深裂，末回裂片披针形、长圆形，全缘或有缺刻。总状花序顶生或与叶对生；苞片全缘或3~5裂，花紫色，弯曲；花瓣4，外轮2片稍大，上部1片边缘波状，顶端微凹，凹部中央有突尖，尾部延伸成长距。蒴果线形。花期4月，果期5~6月。
生境分布	均为栽培，极少有野生。主产于浙江东阳、磐安等地。
采收加工	5~6月间采挖，洗净泥土，开水中略煮3~6分钟至块茎内部中心有芝麻样小白点时，捞起晒干。
性状鉴别	本品呈不规则扁球形，直径1~2cm，表面黄色或褐黄色，顶端中间有略凹陷的茎痕，底部或有疙瘩状凸起。质坚硬而脆，断面黄色，角质，有蜡样光泽。无臭，味苦。
性味功能	味苦、辛，性温。有活血散瘀，利气止痛功能。
炮　制	延胡索：拣去杂质，用水浸泡，洗净，晒晾，润至内外湿度均匀，切片或打碎。 醋延胡索：取净延胡索，用醋拌匀，浸润，至醋吸尽，置锅内用文火炒至微干，取出，放凉；或取净延胡索，加醋置锅内共煮，至醋吸净，烘干，取出，放凉。酒延胡索：取净延胡索片或碎块，加黄酒拌匀，闷透，置锅内用文火加热，炒干，取出放凉。
主治用法	用于气滞血瘀之痛，痛经，经闭，症瘕，产后瘀阻，跌扑损伤，疝气作痛。用量3~9克。孕妇忌服。

现代研究
1. 化学成分　本品含多种异喹啉类生物碱，有延胡索甲素、乙素、丙素、丁素、戊素、己素、庚素、辛素、壬素、癸素、子素、丑素、寅素、黄连碱、去氢延胡索甲素、延胡索胺碱、去氢延胡索胺碱及古伦胺碱等。
2. 药理作用　本品具有催眠、镇静与安定、镇痛作用，并对肌肉有松弛作用。且能扩张冠状血管、降低冠脉阻力与增加血流量，对心律失常有明显的作用。

应用
1. 痛经：元胡、乳香、没药各6g，当归9g，炒蒲黄、肉桂各3g，川芎4.5g。水煎服。
2. 肝区痛、胁痛：元胡、川楝子。水煎服。
3. 胃脘痛：元胡、良姜、香附。水煎服。
4. 跌打损伤、瘀血肿痛：元胡、当归、赤芍各9g。水煎服。

楮 Broussonetia kazinoki Sieb.

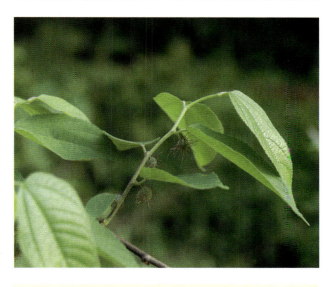

基　源	为桑科植物楮的根皮、树皮及叶。
原植物	别名：小构树、谷皮树、谷树、楮。灌木，直立或蔓生，植株有乳汁。老茎赤褐色，具黄赤色小凸点，小枝带紫红色。叶互生，卵形至窄卵形，完整不裂或偶有深裂，先端渐尖或急尖，基部圆形或心形，边缘有锯齿，上面粗糙，下面具短毛。花单性，雌雄同株，雄花序荑，雄花花被4，雄蕊4；雌花序圆头状，花被稍管状，3~4裂，子房长圆形。复果圆球形，肉质，红色。
生境分布	生于村边，路旁，灌木丛中。分布于华中、华南等省区。
采收加工	春秋二季可采根，剥皮，切段晒干；树皮春季可采。
性状鉴别	本品长5~10cm，密被柔毛；叶片膜质或纸质，阔卵形至长圆状卵形，长5.5~15（~20）cm，宽4~10（~15）cm，不分裂或3~5裂，尤以幼枝或小树叶较明显，先端渐尖，基部圆形或浅心形，略偏斜，边缘有细锯齿或粗锯齿，上面深绿色，被粗伏毛，下面灰绿色，密被柔毛。
性味功能	味甘、淡，性平。根、根皮有散瘀止痛的功能；叶、树皮有解毒，杀虫的功能。
炮　制	去杂质，晒干。
主治用法	根、根皮用于跌打损伤，腰痛，用量30~60g。叶、树皮用于神经性皮炎，顽癣，外用适量，涂敷患处。

现代研究
1. 化学成分　本品含黄酮苷、酚类、有机酸、鞣质等成分。
2. 药理作用　本品具有降压作用，并有增加血管流出量，扩张血管作用，且有抗菌作用。

应用
1. 跌打损伤，腰痛：楮根皮30g。水煎服。
2. 神经性皮炎，顽癣：鲜楮树皮、叶，捣烂取汁，涂敷患处。

十二　活血化瘀药

白花菜（白花菜子） Cleome gynandra L.

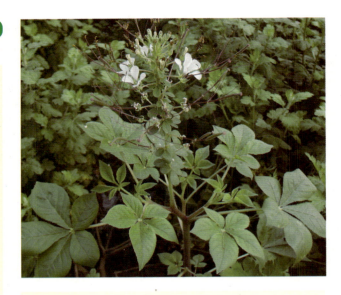

基 源	白花菜子为白花菜科植物白花菜的种子，其全草亦入药。
原植物	别名：羊角菜。一年生草本，全株有恶臭。掌状复叶具5小叶，或上部具3小叶；小叶膜质，倒卵形，中间1片最大，先端急尖或钝，基部楔形，总状花序顶生，苞片叶状，3裂；萼片4，花瓣4，白色带淡紫色，倒卵形有长爪；雄蕊6，长角果圆柱状。花期6~8月。
生境分布	生于田埂、路旁、沟边等处。分布于河北、河南、山东、江苏、安徽、四川、贵州、云南、广西、广东、台湾等省区。
采收加工	秋季采挖全草，晒干，打下种子，分别收贮备用。
性状鉴别	本品呈扁圆形，直径1~1.5mm，厚约1mm，边缘有一深沟。表面棕色或棕黑色，粗糙不平，于扩大镜下观察，表面有突起的细密网纹，网孔方形或多角形，排列较规则或呈同心环状。纵切面可见U字形弯曲的胚，胚根深棕色，子叶与胚根等长，淡棕色，胚乳包于胚外，淡黄色，油质。气无，味苦。
性味功能	味苦、辛，性温，有小毒。有活血通络，消肿止痛的功能。
炮 制	晒干脱粒。
主治用法	用于风湿疼痛，腰痛，跌打损伤，痔疮。外用适量，捣烂外敷或煎水洗患处。

现代研究
1. 化学成分 本品含葡萄糖屈曲花素，白花菜苷，新葡萄糖芸薹素，葡萄糖芸薹素，尚含脂肪油，主要脂肪酸是亚麻酸，棕榈酸，油酸，硬脂酸，花生酸等。
2. 药理作用 本品具有抗刺激作用。

应用
1. 风湿疼痛，损伤作痛：白花菜子研细，水煎洗患处。
2. 痔疮：白花菜子，水煎熏洗。

珍珠梅 Sorbaria sorbifolia (L.) A. Brown

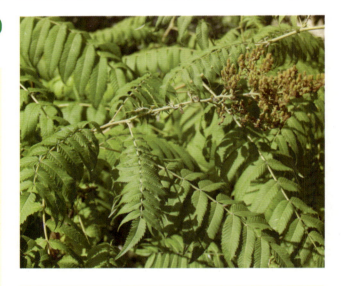

基 源	蔷薇科植物珍珠梅的茎、叶、花及果穗入药。
原植物	落叶灌木。单数羽状复叶互生，小叶11~17，披针形，基部阔楔形，边缘有尖锐重锯齿。圆锥花序顶生，大而密集；总花梗及花梗被星状毛及柔毛，苞片卵状披针形或线状披针形，萼筒钟状，萼片三角状卵形，花瓣5，白色。果长圆形，有顶生弯曲花柱，萼片宿存，反折。花期7~8月，果期9月。
生境分布	生于山坡疏林、溪边、河谷、村边灌木丛中。分布于东北、华北及陕西等省区。
采收加工	春、秋季采茎皮，枝条，晒干。叶、花夏夏季采，晒干。秋、冬采果穗，晒干。
性状鉴别	本品呈条状或片状，长宽不一，厚约3mm。外表面棕褐色，有多数淡黄棕色疣状突起；内表面淡黄棕色。质脆，断面略平坦。气微，味苦。
性味功能	味苦，性寒，有毒。有活血散瘀，消肿止痛的功能。
炮 制	剥取外皮，晒干
主治用法	用于骨折，跌打损伤，关节扭伤红肿疼痛，风湿性关节炎。果穗研粉吞服。用量，枝条9~15g，茎皮、果穗或叶花1~1.5g。外用研粉调敷。

现代研究
1. 化学成分 本品含珍珠梅苷，山奈酚-3-呋喃阿糖苷、黄芪苷、槲皮素-3-葡萄糖醛酸苷、异鼠李素-3-葡萄糖苷、黄芩素苷、绿原酸、熊果酚苷、黄芩素-7-鼠李糖苷和黄酮类化合物，另外还含三叶豆苷、槲皮素-s-木糖苷和山奈酚-3-木糖苷等成分。
2. 药理作用 本品具有抗缺氧作用，但尚有一定的毒性作用。

应用
1. 骨折，跌打损伤：珍珠梅茎皮或果穗3g，五加皮9g，穿山龙6g，鳖甲15g，共研细粉，每次3g，以黄酒送下。
2. 风湿性关节炎：珍珠梅枝条、穿山龙、接骨木各15g，煎水服。

千里香（九里香） Murraya paniculata (L.) Jack.

基 源	九里香为芸香科植物千里香的叶或带叶嫩枝。
原植物	别名：七里香、七路香。灌木。单数羽状复叶互生；小叶3~9，革质，卵形或倒卵形，全缘，有透明腺点。聚伞花序顶生或腋生；花小，白色，芳香，花梗细；萼片5，宿存；花瓣5，有细柔毛；雄蕊10；子房2室。浆果卵形或球形，鲜红色，先端尖。花期4~6月。果期9~11月。
生境分布	生于山坡疏林中。有栽培。分布于福建、台湾、广东、海南、广西、贵州、云南等省区。
采收加工	全年可采。叶阴干。枝和根切段，晒干或阴干。
性状鉴别	本品呈圆柱形，直径1~4mm，表面深绿色。质韧，不易折断，断面不平坦。羽状复叶有小叶3~9片，小叶片多卷缩，破碎，完整者展平后呈卵形、椭圆形或近菱形，长2~7cm，宽1~3.5cm，最宽处在中部以下，深绿色，先端短尖或渐尖，基部楔形或略偏斜，全缘，上表面有透明腺点，小叶柄短或近无柄；质脆。有的带有顶生或腋生的聚伞花序，花冠直径约4cm。气香，味苦、辛，有麻舌感。
性味功能	味辛、微苦，性温，有小毒。有行气止痛，活血散瘀，祛风活络，除湿，麻醉，镇惊，解毒消肿的功能。
炮 制	洗净、阴干、切段备用，也可捣碎浸酒服。
主治用法	用于胃痛，风湿痛，跌打肿痛，风湿骨痛，牙痛，破伤风，流行性乙型脑炎，蛇虫咬伤，局部麻醉。用量根、叶9~15g（鲜品15~30g）。外用鲜品适量。
现代研究	1. 化学成分 本品含多种香豆精类化合物：九里香甲素，九里香乙素，九里香丙素，长叶九里香内酯二醇，长叶九里香醛，脱水长叶九里香内酯，九里香酸，异橙皮内酯等；还含黄酮类化合物：3',4',5,5',7-五甲氧基黄酮，3,3',4',5,5',6,7-七甲氧基黄酮，3,3',4',5,5',7,8-七甲氧基黄酮等；又含半胱氨酸、丙氨酸等游离氨基酸，以及催吐萝芙木醇，二十八醇。另含挥发油，油中有左旋荜澄茄烯，邻氨基苯甲酸甲酯，β-丁香烯等成分。 2. 药理作用 本品具有局部麻醉作用，抗肌肉痉挛作用，并有抑菌和终止妊娠作用。

应用
1. 慢性腰腿痛：九里香15g，续断9g，水煎服。
2. 胃痛：九里香3g，香附9g。水煎服。
3. 跌打瘀积肿痛，风湿骨痛，毒蛇咬伤：鲜九里香，捣烂敷患处。
4. 皮肤湿疹：鲜九里香，水煎，擦洗患处。

附注：根、花也供药用。

两面针 Zanthoxylum nitidum (Roxb.) DC.

基 源	为芸香科植物两面针的根。
原植物	别名：光叶花椒。木质藤本。植株密生皮刺，老茎有皮孔。单数羽状复叶互生，小叶7~11对生，卵形或卵状长圆形，边缘有疏圆齿或近全缘。伞房状圆锥花序腋生，花单性；萼片4，宽卵形；花瓣4，卵状长圆形。果1~4，紫红色，有粗大油腺，顶端有短喙。种子卵圆形，黑色光亮。花期3~4月。果期9~10月。
生境分布	生于山野向阳的杂木林中。分布于福建、台湾、湖南、广东、海南、广西、贵州、云南等省区。
采收加工	根全年可采挖，除去枝叶及泥土，晒干。
性状鉴别	本品为厚片或圆柱形短段，长2~20cm，厚0.5~6（10）cm。表面淡棕黄色或淡黄色，有鲜黄色或黄褐色类圆形皮孔。切断面较光滑，皮部淡棕色，木部淡黄色，可见同心性环纹及密集的小孔。质坚硬。气微香，味辛辣麻舌而苦。
性味功能	味辛、苦，性微温。有小毒。有活血，行气，祛风止痛，解毒消肿的功能。
炮 制	洗净，切片或段，晒干。
主治用法	用于风寒湿痹，胃痛，腹痛，疝痛，咽喉肿痛，牙痛，跌打损伤，毒蛇咬伤。用量根9~15g。外用适量。
现代研究	1. 化学成分 本品含有总生物碱和挥发油类成分，主要有2,4-二羟基嘧啶，紫丁香酸，2,6-二甲氧基对苯醌，对羟基苯甲酸，对羟基苯甲酸乙酯，顺-3-(2,3,4-三甲氧基苯基)丙烯酸，5,6,7-三甲氧基香豆素，胡萝卜苷等成分。 2. 药理作用 本品具有抗炎、镇痛作用和抗肿瘤作用，并有抗胃溃疡和护肝作用。

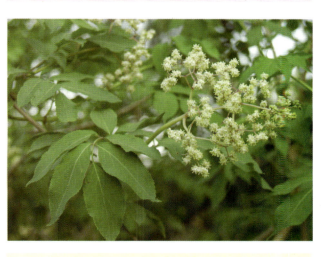

应用
1. 闭经：两面针9g，甘草3g。水煎服。
2. 风湿性关节炎，腰肌劳损：两面针9g，了哥三根皮6g。酒精浸泡一周，外搽患处。
3. 牙痛，风湿骨痛：两面针根15g。研粉，敷患处。
4. 毒蛇咬伤，烫火伤，跌打损伤：两面针根15g。研细粉，敷患处。

川芎　LigusticumsinenseOliv.cv.Chuanxio（LigusticumchuanxiongHort.）

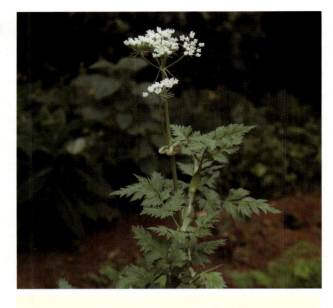

基　源	为伞形科植物川芎的根茎。
原植物	别名：芎䓖、小叶川芎。多年生草本，有香气。茎中空，有纵沟纹，叶互生，叶裂片3~5对，末回裂片卵形。复伞形花序顶生，小伞序有花10~24，花瓣5。双悬果卵形，5棱，侧棱有窄翅，背棱棱槽中油管3，侧棱棱槽中油管2~5，合生面5。花期7~9月。果期9~10月。
生境分布	主要栽培于四川；现大部分地区有引种栽培。
采收加工	5~6月或8~9月采挖，晾干，去须根。不宜曝晒。
性状鉴别	本品为不规则结节状拳形团块，直径1.5~7cm。表面黄褐色至黄棕色，粗糙皱缩，有多数平行隆起的轮节；顶端有类圆形凹窝状茎痕，下侧及轮节上有多数细小的瘤状根痕。质坚实，不易折断，断面黄白色或灰黄，具波状环纹形成层，全体散有黄棕色油点。香气浓郁而特殊，味苦，辛，微回甜，有麻舌感。
性味功能	味辛、微苦，性温。有活血行气，祛风止痛的功能。
炮　制	除去杂质，分开大小，略泡，洗净，润透，切薄片，干燥。
主治用法	用于风寒感冒头痛，胸胁痛，月经不调，经闭腹痛，跌打损伤，疮疡肿毒，风湿痹痛等症。用量3~9g。
现代研究	1. 化学成分　本品含川芎嗪、黑麦草碱、藁本内酯、川芎萘呋内酯、3-亚丁基苯酞、3-亚丁基-7-羟基苯酞，新

川芎内酯，洋川芎内酯B、C、D、E、F、G、H，大黄酚，β-谷甾醇，亚油酸，及蔗糖等成分。
2. 药理作用　本品具有抗菌、抗放射、镇痛、降压、镇静作用，还具有抗血小板聚集、血栓形成和血液粘滞度作用，并能增加冠脉血流量，改善心肌缺氧状况。

应用
1. 感冒头痛：川芎、荆芥、甘草、白芷、防风等。水煎服。
2. 偏头痛：川芎、细辛、白芷、羌活、防风、僵蚕、胆南星、天麻。水煎服。
3. 月经不调：川芎、当归、熟地、白芍、红花。水煎服。

陆英　SambucuschinensisLindl.

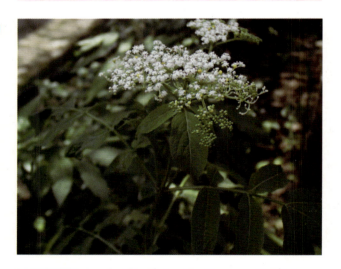

基　源	为忍冬科植物陆英的全草及根。
原植物	别名：走马箭、走马风、八棱麻。灌木状草本。根状茎横走。圆柱形，多弯曲，黄白色，节膨大，上生须根。茎直立，多分枝，节部淡红色。叶大，对生，单数羽状复叶，小叶5~9片，有短的小叶柄，小叶片长椭圆状披针形，先端渐尖，基部偏斜阔楔形，边缘有细锯齿。聚伞圆锥花序顶生；花冠5裂，白色。浆果卵形，熟时红色或橙黄色。花期6~7月。
生境分布	生于阴湿肥沃地或灌木杂草丛中。分布于除东北、西北外的各省区。
采收加工	全年可采，洗净切碎，晒干用或鲜用。
性状鉴别	本品具细纵棱，呈类圆柱形而粗壮，多分枝，直径约1cm。表面灰白色至灰黑色。幼枝复叶，小叶2~3对，互生或对生；小叶往纸质，易破碎，多皱缩，展平后呈狭卵形至卵状披针形，先端长渐尖，基部钝圆，两侧不等，边缘有细锯齿。鲜叶片揉之有臭气。气微，味微苦。
性味功能	味甘、淡、微苦，性平。根有散瘀消肿，祛风活络的功能。
炮　制	切段，鲜用或晒干。
主治用法	根用于跌打损伤，扭伤肿痛，骨折疼痛，风湿关节痛。茎、叶：有利尿消肿，活血止痛的功能。用于肾炎水肿，腰膝酸痛；外用跌打肿痛。
现代研究	1. 化学成分　本品含黄酮类、酚性成分、鞣质、糖类、绿原酸，

尚含氰苷类等成分。
2. 药理作用　本品具有镇痛、抗肝损伤作用，临床组方可活血散瘀、增加磷的吸收、促进骨痂骨化。

应用
1. 跌打损伤：陆英根60g（鲜品加倍），水煎服。另取鲜叶适量捣烂敷伤处。
2. 肾炎水肿：陆英全草30~60g。水煎服。

接骨木 SambucuswilliamsiiHance

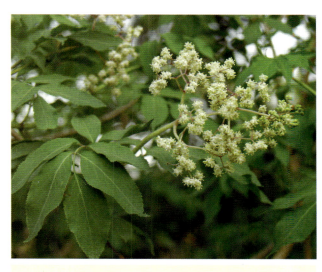

基　源	为忍冬科植物接骨木的全株。
原植物	落叶灌木或小乔木；老枝淡红褐色，具明显的皮孔。单数羽状复叶具长柄，常具小叶2~3对，侧生小叶片卵圆形、倒长圆状披针形，先端尖，基部不对称，边缘具锯齿，顶生小叶卵形或倒卵形，幼叶被稀疏短柔毛，搓揉后有臭气，托叶狭带形，或退化成蓝色的突起。圆锥状聚伞花序，顶生，具总花梗，花序分枝多成直角开展；花小，萼筒杯状，花冠蕾时带粉红色，开后白色或淡黄色。果实蓝紫黑色，卵圆形或近圆形，花期4~5月，果期9~10月。
生境分布	生于山坡，灌丛，路旁。分布于东北、华北、华东、中南、西南及陕西、甘肃等省区。
采收加工	夏、秋季采收，晒干备用。
性状鉴别	本品呈圆柱形，长短不等，直径5-12mm。表面绿褐色，有纵条纹及棕黑色点状突起的皮孔，有的皮也呈纵长椭圆形，长约1cm。皮部剥离后呈浅绿色至浅黄桂冠色。体轻，质硬。加工后的药材为斜向横切片，呈长椭圆形，厚约3mm，切面皮部褐色，木部浅黄白色至浅黄褐色，有环纹年轮和细密放射状的白色纹理。髓部疏松，海绵状。体轻。气无，味微苦。
性味功能	味甘，苦，性平。有接骨续筋，活血止痛，祛风利湿的功能。
炮　制	鲜用或切段晒干。
主治用法	用于骨折，跌打损伤，风湿性关节炎，痛风，大骨节病，慢性肾炎。外用于创伤出血。用量9~15g。外用适量。捣烂外敷。

现代研究
1. 化学成分　本品含有接骨木花色素苷，花色素葡萄糖苷，还含氢基酸，莫罗忍冬苷等成分。
2. 药理作用　本品具有镇痛作用和利尿作用。

应用
1. 骨折与关节损伤：接骨木750g，透骨草，茜草，穿山龙各500g，丁香250g，共熬成膏，涂敷患处。
2. 创伤出血：接骨木研粉，高压消毒后，外敷伤处。

姜黄（郁金，姜黄） CurcumalongaL.

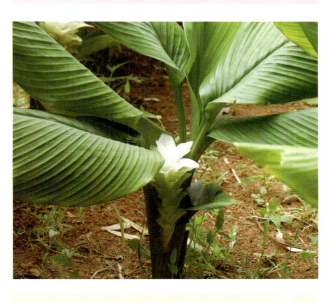

基　源	郁金为姜科植物姜黄的干燥块根，姜黄其干燥根茎。
原植物	别名：黄丝郁金、郁金、黄姜。多年生草本。块根纺锤形。根茎肥厚，卵形或圆锥形，侧根茎指状，断面橙黄色。叶二列，叶狭椭圆形，先端渐尖，基部狭，下延至叶柄。叶面无毛，穗状花序于叶鞘中央抽出，冠部苞片粉红色或淡红紫色；花萼绿白色，有3齿；花冠管漏斗形，喉部密生柔毛，淡黄色，先端兜状；侧生退化雄蕊花瓣状，黄色。花期7~8月。
生境分布	栽培于肥沃田园。分布于陕西、江西、福建、台湾、湖北、广东、海南、广西、四川、云南等省区。
采收加工	冬末春初采挖，块根蒸至透心，干燥为郁金；根茎蒸至透心，干燥为姜黄。
性状鉴别	本品呈不规则卵圆形、圆柱形或纺锤形，常弯曲，表面深黄色，粗糙，有皱缩纹理和明显环节，并有圆形分枝痕及须根痕。质坚实，不易折断，断面棕黄色至金黄色，角质样，有蜡样光泽。内皮层环纹明显，维管束呈点状散在。气香特异味苦、辛。
性味功能	味辛、苦，性寒。有解郁，行气化瘀，止痛，化痰，凉血清血，利胆退黄的功能。
炮　制	姜黄：拣去杂质，用水浸泡，捞起，润透后切片，晾干。 片姜黄：拣去杂质及残留须根，刷洗泥屑，晾干。
主治用法	郁金用于胸胁胀痛，胸脘痞闷，痛经，月经不调，产后淤阻腹痛，吐血，衄血，尿血，黄胆，热病神昏，癫痫。用量3~9g。

现代研究
1. 化学成分　姜黄素类化合物：姜黄素，双去甲氧基姜黄素，去甲氧基姜黄素，二氢姜黄素；倍半萜类化合物：姜黄新酮，姜黄酮醇A、B；挥发油：姜黄酮，芳香-姜黄，姜黄烯，大牻牛儿酮，桉叶素，松油烯，α-蒎烯，龙脑等，还含菜油甾醇，豆甾醇，β-谷甾醇，胆甾醇，脂肪酸及金属元素钾、钠、镁、钙、锰、铁、铜、锌等成分。
2. 药理作用　本品具有降血脂作用，抗肿瘤作用，抗炎作用，抗病原微生物作用，还有利胆作用，抗氧化作用，并有终止妊娠的作用。

应用
同温郁金。

月季（月季花） Rosa chinensis Jacq.

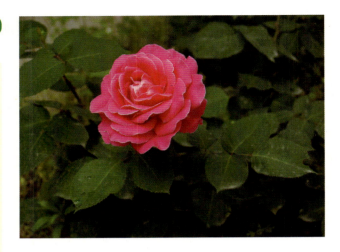

基 源	月季花为蔷薇科植物月季未开的花。
原植物	灌木。茎、枝具钩状皮刺。单数羽状复叶互生；叶柄和叶轴有腺毛及皮刺，基部有明显披针形托叶，小叶宽卵形至卵状长圆形，先端渐尖，基部宽楔形或圆形，边缘有尖锯齿。花数朵簇生，花苞2，披针形，先端长尾状，被毛；萼片5，边缘有腺毛。花冠红色或玫瑰红色，多数为重瓣；雄蕊多数；子房上位，有毛，花柱外伸。聚合果卵圆形或梨形，熟时红色。花期5~9月。果期8~11月。
生境分布	生于山坡或路旁。全国各省区普遍栽培。
采收加工	夏、秋季采收将开放的花蕾，摊开晒干或用微火烘干。
性状鉴别	本品呈类球形，直径1.5～2.5cm。花托长圆形，萼片5，暗绿色，先端尾尖；花瓣呈覆瓦状排列，有的散落，长圆形，紫红色或淡紫红色；雄蕊多数，黄色。体轻，质脆。气清香，味淡、微苦。
性味功能	味甘，性温。有活血调经，散毒消肿的功能。
炮 制	净制：取原材料，除去杂质。炮炙：取净制材料晾干，或微火烘干即可。
主治用法	用于肝郁不舒、经脉阻滞，月经不调，痛经，胸腹胀痛。用量3~6g。

现代研究
1. 化学成分　本品主要含挥发油，大部分为萜醇类化合物：香茅醇、橙花醇、丁香油酚等。此外还含有没食子酸、苦味酸、鞣质等。
2. 药理作用　本品所含没食子酸有很强的抗真菌作用。临床上选方可用于肝血郁滞之月经不调、痛经、闭经及胸胁胀痛，隐性冠心病等。

应用
1. 月经不调，痛经：月季花、益母草各9g。水煎服。
2. 肺虚咳嗽咯血：月季花合冰糖炖服。
3. 气滞血瘀型大便燥结：月季花3g，当归、丹参各9g。水煎服。
4. 跌打瘀种：月季花，捣烂，外敷。
附注：月季根及叶亦供药用。根用于跌打损伤，白带，用量9～15g。叶用于淋巴结结核，跌打损伤；外用适量，捣烂敷患处。

玫瑰（玫瑰花） Rosa rugosa Thunb.

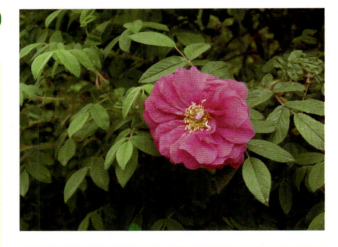

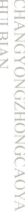

基 源	玫瑰花为蔷薇科植物玫瑰的花蕾或初开放的花。
原植物	落叶灌木。茎直立，密生短绒毛，有皮刺或针刺。羽状复叶，小叶5~9，椭圆形或椭圆状倒卵形，先端急尖，基部圆形或宽楔形，边缘有钝锯齿。叶柄与叶轴具绒毛，并疏生小皮刺和刺毛。托叶披针形，边缘锯齿。花单生或3~6朵聚生，芳香，花梗密生绒毛和腺毛。花瓣紫红色、红色，单瓣或重瓣。聚合果扁球形，暗橙红色，具宿萼。花期6~8月，果期6~9月。
生境分布	生于丛林及沟谷中。全国各地普遍栽培。
采收加工	4~6月间采摘花蕾或初开的花，花冠向下，用文火速烘干或阴干。
性状鉴别	本品略呈半球形或不规则团状，直径1～2.5cm。花托半球形，与花萼基部合生；萼片5，披针形，黄绿色或棕绿色，被有细柔毛；花瓣多皱缩，展平后宽卵形，呈覆瓦状排列，紫红色、有的黄棕色；雄蕊多数，黄褐色。体轻，质脆。气芳香浓郁，味微苦涩。
性味功能	味甘、微苦，性温。有舒肝理气，和血调经的功能。
炮 制	拣去杂质，摘除花柄及蒂。
主治用法	用于胸闷，胃脘胀痛，风痹，咳嗽痰血，吐血，咯血，月经不调，赤白带下，泄泻，痢疾。

现代研究
1. 化学成分　本品鲜花含挥发油（玫瑰油），主要成分为香茅醇、牻牛儿醇、丁香油酚等。尚含槲皮苷、鞣质、有机酸（没食子酸）、红色素、β-胡萝卜素等。
2. 药理作用　玫瑰花水煎剂能解除口服锑剂的毒性（小鼠）。其提取物对人免疫缺陷病毒（艾滋病病毒）、白血病病毒和T细胞白血病病毒均有抗病毒作用。

应用
1. 心绞痛：玫瑰花9g，水煎服。
2. 糖尿病：玫瑰花9g。水煎服。
3. 隐性冠心病，胸闷隐痛：鲜玫瑰花30g，蜂蜜沸水冲服。
4. 月经不调，痛经：玫瑰花，月季花各9g，益母草，丹参各15g。红糖沸水泡饮服。

苏木 Caesalpinia sappan L.

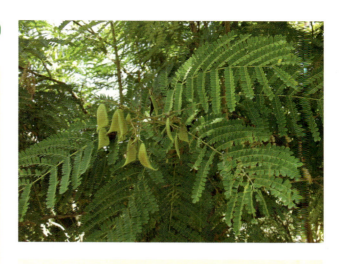

基　源　为云实科植物苏木的干燥心材。
原植物　别名：红苏木、苏方木、红柴。小乔木。2回复数羽状复叶互生，小叶长圆形，先端钝圆或微凹，基部截形，全缘，有腺点。圆锥花序顶生或腋生，花黄色。荚果，扁斜状倒卵圆形，厚革质，红棕色，有短柔毛，背缝线处明显，不裂。种子椭圆形，褐黄色。花期4~6月，果期8~11月。
生境分布　生于坡地。分布于福建、台湾、广东、海南、广西、贵州、四川、云南等省区。
采收加工　5~7月，将树干砍下，取心材，晒干。
性状鉴别　本品呈长圆柱形或对剖半圆柱形，长10~100cm，直径3~12cm。表面黄红色至棕红色，具刀削痕，常见纵向裂缝。横断面略具光泽，年轮明显，有的可见暗棕色、质松、带亮星的髓部。质坚硬。无臭，味微涩。
性味功能　味甘、咸、微辛，性平。有活血通经、消肿止痛的功能。
炮　制　锯成长约3cm的段，再劈成片或碾成粗粉。
主治用法　用于经瘀血腹刺痛，产后瘀阻，慢性肠炎，吐血，黄疸型肝炎，痢疾，贫血，尿路感染，刀伤出血。

现代研究
1. 化学成分　木部含无色的原色素－巴西苏木素约2%。另含苏木酚和挥发油，油的主要成分为水芹烯及罗勒烯。还含鞣质。
2. 药理作用　本品有催眠作用、有麻醉作用和抗菌作用；能使血管收缩，还能解除水合氯醛、毛果芸香碱、毒扁豆碱等对离体蛙心的毒性。

应用
1. 跌打损伤所致瘀肿疼痛：苏木、乳香、没药、桃仁、红花，水煎服。
2. 筋骨折伤已愈合，关节强直，肌肉挛缩：苏木、赤芍、没药、乳香、刘寄奴各9g，归尾12g，泽兰6g，一边熏洗，一边按摩。
3. 产后流血过多，头晕，目眩：苏木、党参、麦冬。
4. 血滞经闭腹痛：苏木、红花、香附、归尾、赤芍、牛膝、桃仁、生地、琥珀、五灵脂，水煎服。

紫荆（紫荆皮） Cercis chinensis Bge.

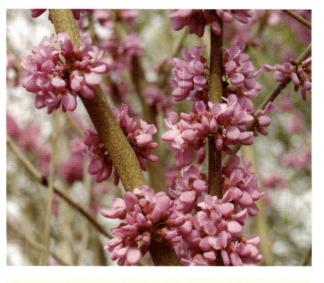

基　源　紫荆皮为云实科植物紫荆的茎皮。
原植物　落叶灌木或乔木。单叶互生，近革质，三角状圆形，先端急尖，基部心形，全缘。花先叶开放，幼枝上的花与叶同时开放，4~10花簇生于老枝上或主茎上；花萼钟状，深紫红色，具5钝齿；花冠假蝶形，紫红色或粉红色，花瓣5下面1花瓣最大。荚果扁长椭圆形或狭倒披针形，沿腹缝线有狭翅，顶端有喙，不裂。花期4~5月。果期8~10月。
生境分布　栽培于庭园，屋旁或野生于溪边。分布于辽宁，陕西、甘肃及华北、华东、中南、西南等省区。
采收加工　春、秋季采集，砍下茎或老枝，剥取皮部，晒干。
性状鉴别　花蕾椭圆形，开放的花蝶形。花萼钟状，先端5裂，钝齿状。花冠蝶形，花瓣5，大小不一，紫色，有黄白色晕纹。雄蕊10，分离，基部附着于萼内，花药黄色。雌蕊1，略扁，有柄，光滑无毛，花柱上部弯曲，柱头短小，呈压扁状，色稍深。质轻脆。有茶叶样气，味酸略甜。
性味功能　味苦，性平。有活血通经，消肿止痛，清热解毒的功能。
主治用法　用于经闭腹痛，月经不调，痛经，淋病，风湿性关节炎，跌打损伤，咽喉肿痛，牙痛。6~g。外用于痔疮肿痛，虫蛇咬伤，狂犬咬伤，煎水洗或研粉调敷患处。外用适量。

现代研究
1. 化学成分　紫荆花含阿福豆苷、槲皮素-3-a-L-鼠李糖苷、杨梅树皮素-3-a-L-鼠李糖苷、山柰酚、杜荨以及花色苷。
2. 药理作用　暂无。

应用
1. 风湿性关节炎：紫荆皮6g，水煎服。
3. 筋骨疼痛、湿气流痰：紫荆皮、秦当归、川牛膝、川羌活、木瓜合用。
4. 产后诸淋：紫荆皮15g，半酒半水煎，温服。
附注：花也可供药用。

密花豆（鸡血藤） Spatholobus suberectus Dunn

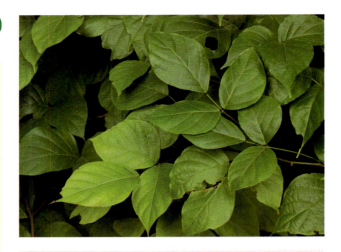

基　　源	鸡血藤为蝶形花科植物密花豆的干燥藤茎。
原植物	别名：猪血藤、血龙藤、紫梗藤。攀援木质大藤本。老茎扁圆柱形，砍断后有鲜红色汁液流出。叶互生，近革质，小叶3；顶生小叶阔椭圆形，先端短渐尖，基部圆楔形，全缘。圆锥花序生于枝顶叶腋，萼片5，二唇形，肉质；蝶形花冠黄白色；雄蕊10；子房上位，密被白色短毛；荚果扁平，顶端圆形。花期7月，果期8～10月。
生境分布	生于疏林或灌丛中。分布于广西、广东和福建等省区。
采收加工	秋、冬二季采收藤茎，切片或切段，晒干。
性味功能	味苦、甘，性温。有补血，活血，通络的功能。
主治用法	用于月经不调，血虚萎黄，麻木瘫痪，风湿痹痛。

应用
1. 慢性风湿痹痛：鸡血藤、当归、枫香寄生、海风藤、豆豉姜各15g，半枫荷30g，牛膝9g，水煎服。
2. 月经不调，经闭腹痛：鸡血藤、地黄各12g，白芍各9g，川芎3g，水煎服。
3. 肿瘤患者放化疗过程中引起的白细胞减少：鸡血藤30g，黄芪15g，大枣5枚，水煎服。
4. 再生障碍性贫血：鸡血藤30g，首乌24g，丹皮9g，熟地、云苓、白术各15g，当归12g，五爪龙、地稔各30g，水煎服。

卫矛（鬼箭羽） Euonymus alatus (Thunb.) Sieb.

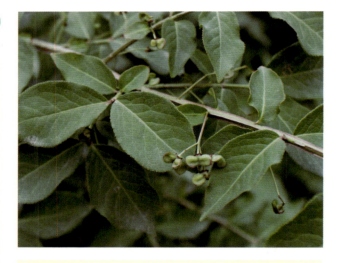

基　　源	鬼箭羽为卫矛科植物卫矛带翅状物的枝或翅状物。
原植物	别名：鬼羽愁、四棱麻。落叶灌木。小枝四棱形，棱上有2～4条扁条状木栓质翅。单叶对生，窄倒卵形或椭圆形，先端尖，基部楔形或圆形，边缘具细锯齿。聚伞花序，腋生，常具3～9花。花小，淡黄绿色；花瓣4，近圆形。蒴果，带紫色，4深裂。种子椭圆形。花期5～6月，果期9～10月。
生境分布	生于山坡灌丛中或草地。分布于河北、陕西、甘肃、山东、安徽、江苏、浙江、湖北、湖南、贵州等省。
采收加工	夏、秋两季割取木质的嫩枝，除去细枝及叶等杂质，晒干，扎成捆或收集其翅状物，晒干。
性状鉴别	本品为具翅状物的圆柱形枝条，顶端多分枝。表面较粗糙，有纵纹及皮孔，皮孔纵生，略突起而微向外反卷。翅状物扁平状，靠近基部处稍厚，向外渐薄，具细长的纵直纹理或微波状弯曲，翅极易剥落，枝条上常见断痕。枝坚硬而韧，难折断，断面淡黄白色，粗纤维性。气微，味微苦
性味功能	味苦，性寒。有行血通经，散瘀止痛，杀虫的功能。
主治用法	用于月经不调，产后瘀血腹痛，跌打损伤，虫积腹痛，过敏性皮炎等症。用量5～10g，水煎服。
炮　　制	拣去杂质，用水浸透，捞出，切段，晒干。

现代研究
1. 化学成分　本品叶含表无羁萜醇、无羁萜、槲皮素和卫矛醇等。种子油中含饱和脂肪酸、油酸、亚油酸、已酸、乙酸和苯甲酸等。尚含草乙酸。
2. 药理作用　本品有降血糖作用和调节血脂作用。

应用
1. 月经不调、产后瘀血腹痛：鬼箭羽、当归各10g，益母草12g，水煎服。
2. 跌打损伤瘀血肿痛：鬼箭羽50g，赤芍15g，红花、桃仁各10g，大黄3g，共研细粉，每日3次，每次3g。
3. 产后血运欲绝：鬼箭羽100g，当归50g。水煎服。
4. 糖尿病：鬼箭羽。水煎服。

冬青卫矛　Euonymus japonicus L.

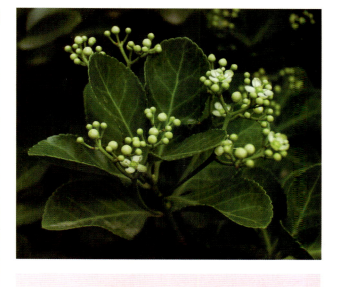

基　　源	为卫矛科植物冬青卫矛的根、茎皮及叶。
原 植 物	常绿灌木或小乔木。枝有白色皮孔，小枝近四棱形。叶对生，厚革质，倒卵形、长圆形或椭圆形，缘有细锯齿，上面深绿色，有光泽，下面淡绿色，两面无毛。聚伞花序腋生，1~2回2歧分枝，每分枝顶端有5~12花的具短梗小聚伞花序；花绿白色，花萼4，卵圆形；花瓣4，长圆形。蒴果扁球形，淡红色，有4浅沟，果梗四棱形，较粗壮。种子每室1~2粒，棕色，有橙红色假种皮。花期6~7月。果期9~10月。
生境分布	生于向阳，湿润土壤。全国各省区多有栽培。
采收加工	根、茎、叶全年可采收，根、茎切片晒干。叶鲜用。
性味功能	味辛，性温。有调经、化瘀、利湿、解毒、利尿、强壮的功能。
主治用法	用于月经不调，痛经，经闭，小便不利，外用于跌打损伤，骨折，疮毒。用量：根9~15g。叶外用适量，捣烂敷患处。

应用
1. 月经不调，闭经：冬青卫矛根30~50g，炖肉吃。
2. 痛经：冬青卫矛根、水葫芦（凤眼兰）各15g，水煎服。
3. 疮毒：冬青卫矛叶，捣烂敷患处。

凤仙花（急性子）　Impatiens balsamina L.

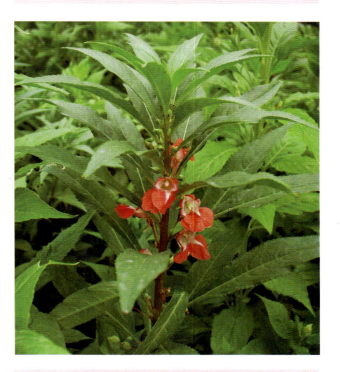

基　　源	急性子为凤仙花科植物凤仙花的干燥成熟种子。
原 植 物	别名：指甲花。一年生草本。茎肉质，节部带紫红色。叶互生，披针形，先端渐尖，基部楔形，边缘有尖锐锯齿。花腋生，基部有长距，花瓣5，红色、粉红色、白色或紫红色。蒴果椭圆形，有白色短绒毛，果皮有弹力，果熟时开裂，弹出种子。种子多数，稍扁球形，赤褐色或棕色，粗糙而有短条纹。花期7~9月。果期9~10月。
生境分布	多栽培观赏。全国各地均有栽培。
采收加工	9~10月果实成熟前采收未开裂的果实，晒干，打出种子。
性状鉴别	本品呈不规则形，多皱缩，长约1cm，淡棕黄色，有纤细的花柄。花萼2片，长三角形，长约2mm。花瓣多破碎，其中1瓣基部延长成弯曲的细管。质软。气微，味微酸。
性味功能	味微苦，性温。有小毒。有软坚消积，活血通经的功能。
炮　　制	将原药除去杂质，筛去灰屑。
主治用法	用于经闭，难产，腹部肿块，骨硬咽喉，噎膈。用量6~9g。孕妇忌服。
现代研究	1. 化学成分　本品花含各种花色苷。又含山柰酚、槲皮素以及一种萘醌成分（可能是指甲花醌）。 2. 药理作用　本品煎剂对金黄色葡萄球菌、溶血性链球菌、绿脓杆菌、伤寒杆菌和痢疾也有不同的抑制作用。

应用
1. 催产：急性子1.5g。研末，温开水冲服。
2. 丝虫病，淋巴管炎：急性子1.5g，蜈蚣、苍术各1.2g，蛇蜕3g。研末，温开水送服。
3. 消化道癌：急性子、石风穿、半枝莲各30g，红枣10枚。水煎服。
4. 经闭，痛经：急性子3g。研末，制蜜丸，当归9g，水煎服。

马利筋 Asclepias curassavica L.

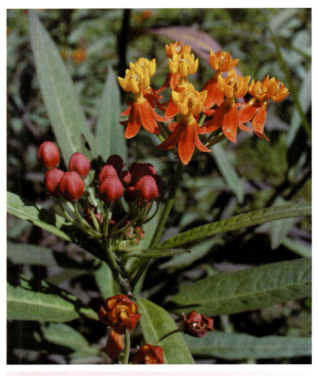

基源　为萝科植物马利筋的干燥全草。

原植物　多年生直立草本，光滑，有乳汁。茎单一或稍分枝。单叶对生，披针形或矩圆状披针形，先端长渐尖，基部渐窄，全缘。伞形花序腋生或顶生，总花梗长约为叶之半，花7朵左右，红色；萼5深裂，花冠轮状，5深裂，红色，外反，副花冠黄色；雄蕊5，子房上位。果披针形，两端均窄，光滑或有微毛。花期6~8月。

生境分布　生于温暖旷野、河谷湿地或栽培。分布于我国东南部。

采收加工　全年可采收全草，晒干或鲜用。

性状鉴别　本品茎直，较光滑。单叶对生，叶片披针形，先端急尖，基部楔形，全缘。有的可见伞形花序，花梗被毛，或披针形蓇葖果，内有许多具白色绢毛的种子。气特异，味微苦。

性味功能　味苦，性寒。有消炎止痛，止血的功能。

主治用法　用于乳腺炎，痈疮，痛经；外用于骨折，刀伤，湿疹，顽癣。用量6~9g。外用适量，鲜品捣烂敷患处。

现代研究
1. 化学成分　本品含有黄酮、强心苷、生物碱、萜类、苯衍生物类等成分。
2. 药理作用　本品有强心、抗癌以及催吐等作用。

应用
1. 痛经：鲜马利筋30g，水煎服，胡椒为引。
2. 乳腺炎：鲜马利筋叶及花捣烂敷患处，并全草9g，水煎服。
3. 湿疹，顽癣：马利筋折断后流出的乳汁搽敷患处。
4. 外伤出血：马利筋花、叶，晒干，研末或果内种毛撒敷患处。

夏至草 Lagopsis supina (Steph.) IK.-Gal.

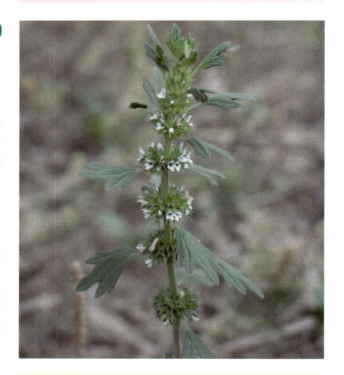

基源　为唇形科植物夏至草的全草。

原植物　别名：白花益母草。多年生草本，植株密被柔毛。茎方形，多分枝。叶对生，掌状三深裂，裂片再2深裂或有钝裂齿。轮伞花序腋生，花6~10朵；花筒状钟形，藏于花萼内，齿端有尖刺；花冠白色，稀粉红色，钟状，上唇较下唇长，下唇平展，3裂；雄蕊4，二强；花柱顶2裂藏于花冠筒内。小坚果褐色，长圆状三棱形，有鳞。花期4~5月，果期6~7月。

生境分布　生于路边、旷野、水旁。分布于全国各地。

采收加工　夏至前采收，晒干备用或鲜用。

性状鉴别　本品茎呈类方柱形，有分枝，长12~30cm，被倒生细毛。叶对生，黄绿色至暗绿色，多皱缩，完整叶展平后呈掌状3全裂，裂片具钝齿或小裂，两面密被细毛；叶柄长。轮伞花序腋生；花萼钟形，萼齿5，齿端有尖刺；花冠钟状，类白色。小坚果褐色，长卵形。质脆。气微，味微苦。

性味功能　有小毒。有养血调经的功能。

炮制　除去杂质、残根及老梗，喷淋洗净，沥干，稍闷，切片，干燥。

主治用法　用于贫血性头昏，半身不遂，月经不调等症。用量9~12g。

现代研究
1. 化学成分　全草含苦味素。
2. 药理作用　本品醇提物对失血性休克障碍大鼠具有较好的保护作用。

应用
1. 贫血性头昏：夏至草9g，红枣数枚。水煎服。
2. 月经不调：夏至草12g。红糖水煎服或熬膏服。

益母草 Leonurus japonicus Houtt. (Leonurus heterophyllus Sweet.)

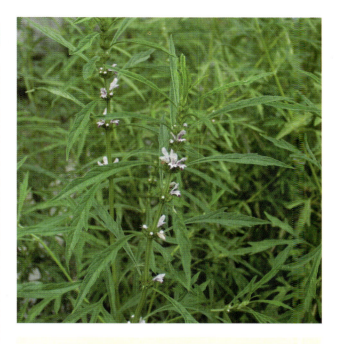

基源	为唇形科植物益母草的地上部分。
原植物	别名：茺蔚、益母蒿。一或二年生草本。叶对生，掌状3裂，密生细毛。轮伞花序腋生，粉红色或淡紫红色；苞片刺状，花萼钟形，有毛，二唇形。小坚果长圆状三棱形，淡褐色，光滑。花期6~9个月。果期9~10个月。
生境分布	生于阳山坡草地、田埂、路旁等处。分布于全国各地。
采收加工	夏季植株生长茂盛时，花未全开时割取地上部分晒干。
性状鉴别	本品呈方柱形，四面凹下成纵沟，表面灰绿色或黄绿色，密被糙伏毛。质脆，断面中部有髓。叶交互对生，多部落或列存，皱缩破碎，完整者下部叶掌状3裂，中部叶分裂成多个长圆形线状裂片，上部叶羽状深裂或浅裂成3片。轮伞花序腋生，，花紫色，多脱落。花序上的苞叶全缘或具稀齿，花萼突存，筒状，黄绿色。气微，味淡。
性味功能	味苦、辛，性微寒。有活血调经、祛瘀生新、利尿消肿的功能。
炮制	拣去杂质，洗净，润透，切段，晒干。
主治用法	用于月经不调，痛经，产后瘀血腹痛，肾炎浮肿，小便不利，跌打损伤，疮疡肿毒。用量10~30g。
现代研究	1. 化学成分 本品含益母草碱，水苏碱，前西班牙夏罗草酮，西班牙夏罗草酮，鼬瓣花二萜，前益母草二萜及益母草二萜等成分。 2. 药理作用 本品具有抗血小板聚集、凝集作用，改善冠脉循环和保护心脏的作用，且能抗肾功能衰竭，并有抑菌作用，兴奋子宫作用。

应用
1. 产后恶露不绝：益母草9g，红枣20g，加红糖水煎服。
2. 月经不调：益母草、当归、赤芍、木香。研末吞服。
3. 痛经：益母草、香附、当归、白芍、炙甘草。水煎服。
4. 急性肾炎：益母草，水煎服。
附注：益母草果实作茺蔚子入药。味辛、苦，性微寒。有活血调经，清肝明目的功能。用于月经不调，经闭，头晕胀痛。

錾菜（益母草） Leonurus pseudomacranthus Kitag.

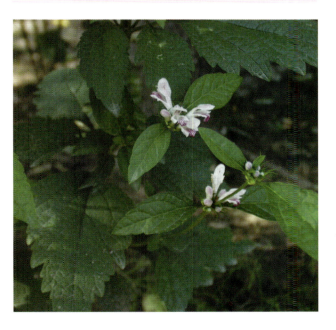

基源	益母草为唇形科植物錾菜的干燥地上部分。
原植物	多年生直立草本。茎密被贴生倒向微柔毛。茎下部叶卵圆形，三裂达中部，近革质，上面密被糙状小硬毛，茎中部以上叶不裂，具齿或全缘。轮伞花序多花，远离，小苞片刺状；花萼筒状，前2齿靠合；花冠白色，略具紫色脉纹，筒内有毛环，下唇3裂，中裂片倒心形。小坚果矩圆状三棱形。
生境分布	生于山坡草地、田埂、路旁、溪边向阳处。分布于辽宁、山东、河北、河南、山西、陕西南部、甘肃南部、安徽及江苏。
采收加工	夏季植株生长茂盛，花未全开时割取地上部分晒干。
性状鉴别	本品呈方柱形，表面有纵槽，密被贴生的微柔毛，节间处尤密。叶对生，近革质，暗绿色，多已脱落或破碎，完整者展平后呈卵圆形，边缘有疏粗锯齿，两面有小硬毛，下面散有黄色腺点，叶脉在上面下陷，在下面隆起，使之叶面具有皱纹，叶柄长1~2cm；中部以上的叶长圆形，边缘疏锯齿，叶柄长不及1cm。轮伞花序腋生，花萼筒状，长7~8mm，萼齿长3~5mm，花冠唇形，灰白色，小坚果长圆状三棱形，黑色，表面光滑。气微，味淡。
性味功能	味苦、辛，性微寒。有活血调经、祛瘀生新、利尿消肿的功能。
炮制	拣去杂质，洗净，润透，切段，晒干。
主治用法	用于产后瘀血腹痛。用量10~30g。外用本品适量捣敷患处。

应用
同益母草。
附注：其果实为中药茺蔚子。秋季果实成熟时，割下全草，晒干，打下果实。

细叶益母草（益母草） Leonurus sibiricus L.

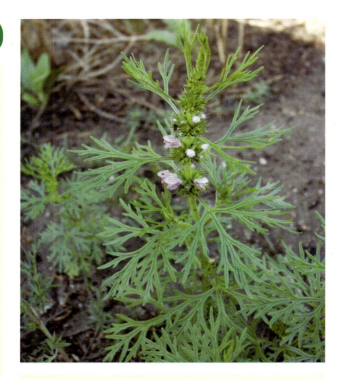

基源	益母草为唇形科植物细叶益母草的地上部分。果实为茺蔚子。
原植物	别名：四美草、风葫芦、风车草。一年生或二年生草本，高达120cm。茎直立，四棱形，有节，有倒生糙伏毛，多分枝。叶对生，全花冠粉红色至紫红色，掌状3裂，裂片线形。花冠较大，外有长柔毛，下唇短于上唇。花萼外面中部密生柔毛。花期7~9月。果期9~10月。
生境分布	内蒙古、河北及陕西。
采收加工	全草：夏季植株花未全开时割取地上部分晒干。果实：秋季果实成熟时采收。
性状鉴别	本品茎中部叶呈卵形，基部宽楔形，掌状三全裂，裂片又羽状分裂成线状小裂片。花序上的苞叶明显三深裂，小裂片线状。
性味功能	全草：味苦、辛，性微寒。有活血调经，祛瘀生新，利尿消肿的功能。果实：味辛、苦，性微寒。有活血调经，清肝明目的功能。
炮制	拣去杂质，洗净，润透，切段，晒干。
主治用法	全草：用于月经不调，痛经，产后瘀血腹痛，肾炎浮肿，小便不利，跌打损伤，疮疡肿毒。用量10~30g。外用鲜品适量捣敷患处。果实：用于月经不调，经闭，痛经，产后瘀血腹痛，目暗不明，头晕胀痛。用量4.5~9g。瞳孔扩大者慎用。

现代研究

1. 化学成分　本品含益母草碱，4-胍基-1-丁醇，4-胍基-丁酸，精氨酸，益母草碱亚硝酸盐，还含细叶素养草萜，异细叶益母草萜及细叶益母草萜内酯
2. 药理作用　本品具有抗血小板聚集、凝集作用，兴奋子宫作用。

应用

同益母草。

地笋（泽兰） Lycopus lucidus Turcz.

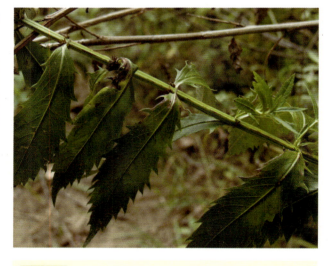

基源	泽兰为唇形科植物地笋的地上部分。
原植物	别名：地瓜儿苗、提娄、地参。多年生草本。根茎横走，圆柱形，浅黄白色，节上有鳞叶及须根。叶对生，长圆状披针形，先端长锐尖，基部楔形，边缘有粗锯齿，脉有疏毛。轮伞花序腋生，花多密集；有毛，苞片刺尖，花萼钟状，5齿裂，有刺尖头，花冠白色，有腺点。小坚果扁平，暗褐色。花期6~9月。果期8~10月。
生境分布	生于沼泽地、沟边潮湿处或河边灌木丛中。分布于东北、华北及陕西、甘肃、贵州、四川、云南等省区。
采收加工	夏、秋间生长茂盛时采割，地上部分，晒干或阴干。
性状鉴别	本品呈方形，四面均有浅纵沟，长50-100cm，直径2~5mm，表面黄绿色或稍带紫色，节明显，节间长2~11cm；质脆，易折断，髓部中空。叶对生，多皱缩，展平后呈披针形或长圆形，边缘有锯齿，上表面黑绿色，下表面灰绿色，有棕色腺点。花簇生于叶腋成轮状，花冠多脱落，苞片及花萼宿存。气微，味淡。
性味功能	味苦、辛，性微温。有行血，利尿，通经，散郁舒肝的功能。
炮制	洗净，晒干。
主治用法	用于月经不调，经闭，痛经，瘀血腹痛，身面浮肿，跌打损伤，痈肿疮毒等。用量4.5~9g。水煎服。

现代研究

1. 化学成分　本品含糖类：葡萄糖，半服糖，泽兰糖，水苏糖，棉子糖，蔗糖，另含虫漆蜡，白桦脂酸，熊果酸，β-谷甾醇等成分。
2. 药理作用　本品具有强心作用，可改善微循环障碍。

应用

1. 血瘀经闭、经痛：泽兰6g，当归12g，白芍9g，甘草4.5g。水煎服。
2. 产后浮肿：泽兰、防己。研末，温酒或醋汤调服。
3. 跌打瘀肿：泽兰、红花6g，姜皮12g，宽筋藤、银花藤各15g。水煎洗，并敷患处。
4. 关节挫伤肿痛：鲜泽兰适量捣烂外敷。

毛叶地瓜儿苗（泽兰） Lycopus lucidus Turcz. var. hirtus Regel

基　源	泽兰为唇形科植物毛叶地瓜儿苗的干燥地上部分。
原植物	多年生草本。根茎横走，具节，先端肥大成圆柱形。茎直立，四棱形。叶长圆状披针形，先端渐尖，基部渐狭，具锐尖粗牙齿状锯齿。多花密集成轮伞花序；花萼钟形，具腺点；花冠白色，冠檐不明显二唇形。小坚果倒卵圆状四边形，褐色。花期6~9月，果期8~10月。
生境分布	生于沼泽地，水边等潮湿处。有栽培。分布于全国大部分地区。
采收加工	夏、秋间茎叶茂盛时采割，晒干。
性状鉴别	本品呈方柱形，少分枝，四面均有浅纵沟，表面黄绿色或带绿色，节处紫色明显，有白色茸毛；质脆，断面黄白色，髓部中空。叶对生，有短柄；叶片多皱缩，展平后呈披针形或长圆形，长5~10cm；上表面黑绿色，下表面灰绿色，密具腺点，两面均有短毛；先端尖，边缘有锯齿。花簇生叶腋成轮状，花冠多脱落，苞片及花萼宿存，黄褐色。无臭，味淡。
性味功能	味苦，性微温。有活血化瘀，行水消肿的功能。
炮　制	切除残根，拣去杂质，放清水中洗净泥屑，即捞起竖放，略润至梗软，切0.5~1cm段片，晒干。
主治用法	用于月经不调，经闭，痛经，产后瘀血腹痛，水肿，痈肿疮毒，跌打损伤等。用量6~12g。
现代研究	1. 化学成分　本品含挥发油，葡萄糖苷，鞣质和树脂；还含黄酮类，酚类，氨基酸，有机酸，皂苷，多种糖类等成分。 2. 药理作用　本品具有强心作用，可改善微循环障碍。

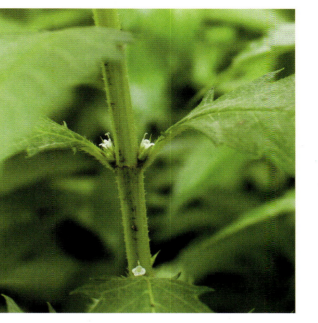

应用
1. 血瘀经闭、经痛：泽兰6g，当归12g，白芍9g，甘草4.5g。水煎服。
2. 产后浮肿：泽兰、防己。研末，温酒或醋汤调服。
3. 跌打瘀肿：泽兰、红花6g，姜皮12g，宽筋藤、银芝藤各15g。水煎洗，并敷患处。
4. 关节扭伤肿痛：鲜泽兰适量捣烂外敷。

丹参 Salvia miltiorrhiza Bge.

基　源	为唇形科植物丹参的根。
原植物	别名：血生根、血参。多年生草本。根圆柱形，棕红色。茎四棱形，多分枝。单数羽状复叶对生，小叶3~7，卵形或椭圆状卵形，边缘有圆锯点，两面被柔毛。多数轮伞花序组成总状花序顶生或腋生，密生腺毛和长柔毛；花萼钟状，先端二唇形；花冠蓝紫色，二唇形，花冠筒外伸；雄蕊2；子房上位。小坚果4，椭圆形，黑色。花期5~8月。果期8~9月。
生境分布	生于山坡草地、林下或溪旁。分布于全国大部分地区。
采收加工	秋季挖取根部，除去茎叶、须根及泥土，晒干。
性状鉴别	本品茎粗大，顶端有时残卵红紫色或灰褐色茎基。根1至数条，砖红色或红棕色，长圆柱形，直或弯曲，有时有分枝和根须，表面具纵皱纹及须根痕；老根栓皮灰褐色或棕褐色，常呈鳞片状脱落，露出红棕构新栓皮，有时皮部裂开，显出白色的木部。质坚硬，易折断，断面不平坦，角质样或纤维性。形成层环明显，木部黄白色，导管放射状排列。气微香，味淡，微苦涩。
性味功能	味苦，性寒。有活血祛瘀，消肿止痛，养血安神的功能。
炮　制	拣净杂质，除去根茎，洗净，捞出，润透后切片，晾干。 炒丹参：取丹参片放入锅内，以文火炒至微有焦斑为度，取出，放凉。
主治用法	用于月经不调，痛经，闭经，症瘕，产后瘀阻，瘀血疼痛，痈肿疮毒，心烦失眠。用量5~20g。反藜芦。

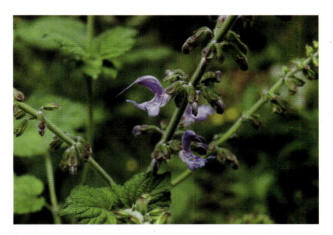

现代研究
1. 化学成分　本品含丹参酮Ⅰ、ⅡA、ⅡB、异丹参酮Ⅰ、ⅡA、隐丹参酮、异隐丹参酮、甲基丹参酮、羟基丹参酮等，尚含脂溶性的二萜类成分和水溶性的酚酸成分，还含黄酮类，三萜类，甾醇等其他成分。
2. 药理作用　本品具有强心、保肝、抗菌、降血脂作用，并能抗血栓形成，扩张冠脉，增加心肌血流量；扩张外周血管，增加血流；且能使脑血流量下降，改善微循环；尚可促进组织的修复与再生。

应用
1. 心绞痛：丹参30g，檀香、砂仁各3g。水煎服。
2. 高血压：丹参、鸡血藤、磁石等。水煎服。
3. 血栓闭塞性脉管炎：丹参、鸡血藤、元参、甘草各30g，当归18g。水煎服。
4. 气滞血瘀所致痛经、经闭、产后恶露不下：丹参，研末，冲服。

十二　活血化瘀药

甘西鼠尾（丹参） Salvia przewalskii Maxim.

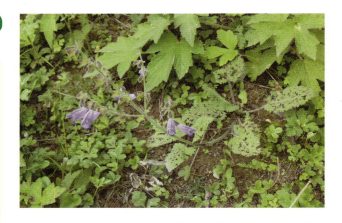

基　源	丹参为唇形科植物甘西鼠尾的干燥根。
原植物	别名：柴丹参、大丹参。多年生草本，密被柔毛。根圆锥形，红褐色。单叶对生，三角状或椭圆状戟形，先端急尖或短渐尖，基部戟形或近心形，边缘具粗锯齿。叶下面密被白色绒毛。小轮伞花序有花2~4朵组成总状花序顶生或腋生；花萼钟状，二唇形；花冠紫红色，筒部较宽短，筒内具毛环。小坚果倒卵圆形，灰褐色。花期6~8，果期8~9月。
生境分布	生于高山的林缘、路边、沟边或灌丛下。分布于甘肃、青海、四川、云南、西藏等地。
采收加工	秋季采挖根部，除去茎、叶、须根、泥土，晒干。
性状鉴别	本品根头部粗短或丛生，数个直立的细长茎基，根茎直径0.5~1cm，长1~4cm，并有灰褐色残留茎基及鳞叶，被灰白色绒毛。主根明显，红褐色，圆锥形，一般不分枝，偶见下部呈分叉或分枝，直或弯曲，根须稀少；较粗的根多由一至数股扭曲成索状，具众多纵沟纹，灰褐色老栓皮常鳞片状或条状脱落，露出红褐色新栓皮，枯朽泡松。质硬脆，易折断，断面不平坦，露出多个黄白色点状导管群，维管束群外为枯朽木栓组织；细根质较坚硬，木栓层红棕色，皮部灰白色或棕褐色，形成层环明显，木质部灰褐色。
性味功能	味苦，性寒。有活血祛瘀，消肿止痛，养血安神的功能。
炮　制	拣净杂质，除去根茎，洗净，捞出，润透后切片，晾干。 炒制：取丹参片放入锅内，以文火炒至微有焦斑为度，取出，放凉。
主治用法	用于月经不调，痛经，闭经，症瘕，产后瘀阻，胸腹或肢体瘀血疼痛，痈肿疮毒，心烦失眠。用量5~20g。反藜芦。

现代研究

1. 化学成分　本品含丹参酮Ⅰ、ⅡA、ⅡB，隐丹参酮，羟基丹参酮，丹参酸甲酯，紫丹参酯A、B，亚甲基丹参醌，1,2-二氢丹参酯，齐墩果酸，紫丹参萜酸，丹参新酯B，丹参内酯，去甲丹参酮，二氢丹参酮Ⅰ，紫丹参萜醚，紫丹参呋然酸，紫丹参蒽醌，1,5-羟基-3-甲基蒽醌，β-谷甾醇等成分。
2. 药理作用　本品具有强心、保肝、抗菌、降血脂作用，并能抗血栓形成，扩张冠脉，增加心肌血流量；扩张外周血管，增加血流；且能使脑血流量下降，改善微循环，尚可促进组织的修复与再生。

应用

同丹参。

凌霄 Campsis grandiflora (Thunb.) Loisel. ex K. Schum.

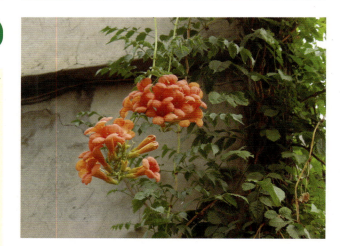

基　源	为紫葳科植物凌霄的花。
原植物	攀援藤本。单数羽状复叶对生，小叶7~9，卵状披针形，先端渐尖，基部不对称，边缘有粗锯齿。圆锥花序顶生，花萼筒钟形，绿色，有5条凸起纵脉，5裂至中部，花大，漏斗状，花冠橙红色或深红色，质厚。雄蕊4，2强；子房上位。蒴果细长，种子多数。花期6~8月，果期7~11月。
生境分布	攀援于树上或石壁上。河北、陕西、河南、山东及长江以南各省区多有栽培。
采收加工	6~8月晴天采收未完全开放的花，晒干或烘干。
性状鉴别	本品花多皱缩卷曲，完整者长3~5.5cm；花萼钟状，长约2cm，棕褐色或棕色，质薄，先端不等5深裂，裂片三角状披针形，萼筒表面有10条纵脉；花冠黄棕色或棕色，完整无缺者展平后可见先端5裂，裂片半圆形，下部联合成漏斗状，表面可见细脉纹，内表面较明显；冠生雄蕊4，二强，花药呈个字形，黑棕色；花柱1枚，柱头扁圆三角形。气微香，味微苦、酸。
性味功能	味甘、酸，性寒。有行血祛瘀，凉血祛风的功能。
炮　制	晒干或低温干燥。
主治用法	用于月经不调，小腹胀痛，风疹发红，皮肤瘙痒等症。用量5~10g。

现代研究

1. 化学成分　本品含有芹菜素，β-谷甾醇等成分。
2. 药理作用　本品有抗溃疡作用和解痉作用，还有降血胆固醇、止咳、抗癌、抗炎等作用。

应用

1. 月经不调，瘀血闭经：凌霄花、月季花各9g，益母草、丹参各15g，红花6g。水煎服。
2. 大便下血：凌霄花，浸酒饮服。
3. 荨麻疹：凌霄花30g，土茯苓20g，生地黄、白鲜皮、蒲公英各15g，地肤子、防风、连翘、栀子、金银花各12g，蝉蜕9g、甘草6g。水煎服。

厚萼凌霄（凌霄花） Campsis radicans (L.) Seem.

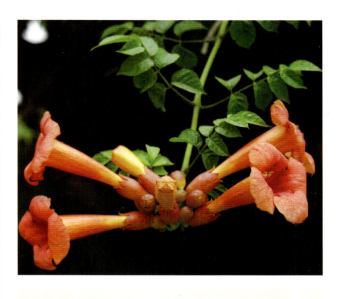

基　　源	凌霄花为紫葳科植物厚萼凌霄的花。
原植物	别名：美国凌霄、美洲凌霄。木质藤本。单数羽状复叶，小叶5~13片，椭圆形至卵状椭圆形，叶背上有毛，以叶脉上最多。无突起的纵棱。花萼钟状，鲜红色，肥厚肉质，5浅裂至萼筒的1/3处，裂片齿卵状三角形，外卷，齿中部有5条微凹的沟；花冠筒细长，漏斗状，橙红色至鲜红色，筒部为花萼长的3倍，质厚，裂片宽。蒴果长圆柱形，先端具喙尖。花期7~9月。
生境分布	原产美洲，我国在园林庭院中有栽培。分布于北京、江苏、浙江、湖南、广西、云南等省区。
采收加工	7~9月花期时，选晴天采收将要开放的花朵，文火烘干或晒干。
性状鉴别	本品完整花长6-7cm；花萼较短，约为花冠的1/3，黄棕色或淡紫红色，硬革质，先端5等裂，萼筒无明显纵脉棱；裂片三角状披针形，萼筒表面有10条纵脉；花冠黄棕色，长5.8-6.5cm，内表面具深棕色脉纹；柱头扁短三角形。气微香，味微苦、酸。
性味功能	味甘、酸，性寒。有活血祛瘀，凉血祛风的功能。
炮　　制	晒干或低温干燥。
主治用法	用于血瘀闭经，产后乳肿，风疹发红，皮肤瘙痒、痤疮等症。外用煎水洗。用量3~10g，外用适量。

现代研究
1. 化学成分　本品含有芹菜素，β-谷甾醇等成分。
2. 药理作用　本品对平滑肌有中度解痉作用，还有抗溃疡作用，降血胆固醇、止咳、抗癌、抗炎等作用。

应用
同凌霄。

红花 Carthamus tinctorius L.

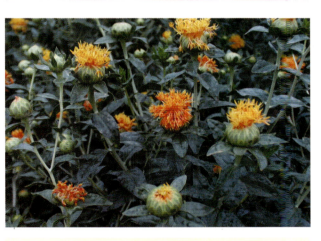

基　　源	为菊科植物红花的干燥花。
原植物	别名：草红花、刺红花。一年生草本。叶互生，稍抱茎，卵状披针形，先端尖，基部渐狭，齿端有尖刺。上部叶边缘不分裂，成苞片状包围头状花序，边缘有针刺；总苞近球形，外2~3轮，边缘有针刺；内层数轮，透明膜质。花多数，全为管状花，线形，初开时黄色，渐变桔红色，成熟时变为深红色。瘦果椭圆形，4棱，白色。花期5~8月。果期7~9月。
生境分布	生于排水良好砂质壤土。我国大部分地区有栽培。
采收加工	夏季当花冠由黄变红时采摘管状花，阴干、烘干。
性状鉴别	本品为不带子房的筒状花，长1~2cm。表面红黄色或红色。花冠筒细长，先端5裂，裂片呈狭条形，长5~8mm。雄蕊5，花药聚合成筒状，黄白色。柱头长圆柱形，顶端微二叉。质柔软。气微香，味微苦。
性味功能	味辛，性温。有活血通经，散瘀止痛，抗癌的功能。
炮　　制	拣净杂质，除去茎叶、蒂头，晒干。
主治用法	用于经闭，痛经，难产，死胎，产后恶露不行，症瘕痞块，跌扑损伤，疮疡肿痛。用量3~6g。孕妇慎服。

现代研究
1. 化学成分　本品含有红花苷，前红花苷，红花黄色素A及B，红花明苷A，又含有多酚类成分：绿原酸，加啡酸，儿茶酚(，焦性儿茶酚，多巴，还含挥发性成分，有乙酸乙酯，苯等，另含红花多糖等成分。
2. 药理作用　本品具有增加冠脉血流量及心肌营养性血流量的作用，有对抗心肌缺血及心肌梗塞作用，并可扩张血管，有降压作用和抗凝血作用，且对脑组织具有保护作用，尚能抗疲劳，抗缺氧，镇痛、镇静和抗炎作用。

应用
1. 产后恶露未尽：红花、桃仁、赤芍、归尾各9g，肉桂、川芎各4.5g，延胡、丹皮各6g。水煎服。
2. 冠心病心绞痛：红花、川芎各15g，银杏叶，水煎服。
3. 跌打扭折，瘀血：红花、桃仁、赤芍、苏木、枳壳、当归、赤芍、乳香、木香、没药。水煎服。
4. 急性结膜炎、麦粒肿：红花、大黄、连翘、紫草、当归、生地、赤芍、甘草。水煎洗。

十二　活血化瘀药

番红花 Crocus sativus L.

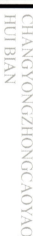
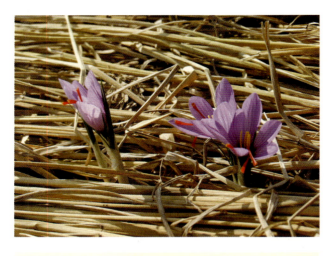

基　源　为鸢尾科植物番红花的干燥柱头。

原植物　别名：藏红花、西红花。多年生宿根草本。地下茎球形，有褐色膜质鳞叶。叶基生，7~15片，线形，先端尖，叶缘反卷，基部由4~5片膜质鳞片包围。1~2朵花生于鳞茎顶端，花被6片，淡紫色，喉部有毛；雄蕊3，花药黄色；雌蕊3，子房下位。蒴果长圆形，有3钝棱。种子多数，圆球形。花期10~11月。果期11~12月。

生境分布　山东、江苏、浙江、江西、北京有引种栽培。

采收加工　10~11月开花时，日出时采集花柱头，晒干或烘干。

性状鉴别　本品完整的柱头呈线形，先端较宽大，向下渐细呈尾状，先端边缘具不整齐的齿状，下端为残留的黄色花枝。长约2.5cm，直径约1.5mm。紫红色或暗红棕色，微有光泽。体轻，质松软，干燥后质脆易断。将柱头投入水中则膨胀，可见橙黄色成直线下降，并逐渐扩散，水被染成黄色．无沉淀柱头呈喇叭状，有短缝。在短时间内用针拨之不破碎。气特异，微有刺激性，味微苦。

性味功能　味甘，性平。有活血化瘀，凉血解毒，解郁安神的功能。

主治用法　用于痛经，经闭，产后淤阻，温毒发斑，忧郁痞闷，惊悸发狂，跌打肿痛等。用量1.5~3g。月经过多及孕妇忌用。

现代研究

1. 化学成分　本品含多种胡萝卜素类化合物，其中分有番红花苷－1、番红花苷－2、番红花苷－3、番红花苷－4、反式和顺式番红花二甲酯、番茄红素．另含挥发油，油中主要含番红花醛，其次含桉油精、蒎烯等；此外含异鼠李素、山奈素及维生素B1和维生素B2等成分。

2. 药理作用　本品具有改善学习和记忆障碍作用，抗肿瘤作用，促进免疫复合物吸收和炎症损害的修复作用，并有抑制血小板聚集，止血作用，尚有抗炎、降压、兴奋子宫作用。

应用

1. 砸伤、扭伤，跌打肿痛：西红花，酒精浸，敷患处。
2. 褥疮：红花，文火水煎，纱布浸液，贴患处。
3. 冠心病：红花15g，郁金18g，丹参18g，瓜蒌50g，煎熬成流浸膏，压成片剂，内服。
4. 女子痛经、闭经：西红花、苏枋木、当归，水煎服。

◆活血疗伤药◆

草珊瑚（肿节风） Sarcandraglabra (Thunb.)Nakai

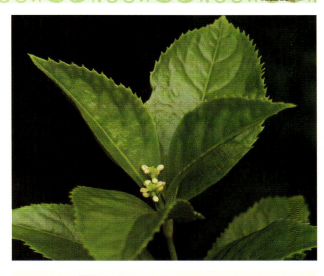

基 源 原植物	肿节风为金粟兰科植物草珊瑚的全草。别名：接骨金粟兰，九节风，九节茶。常绿半灌木。茎节膨大。叶对生，两叶柄基部稍合生；近革质，亮绿色，卵状披针形或长椭圆形，先端渐尖，基部楔形，叶缘有粗锐锯齿，齿尖有1腺体。穗状花序常3枝，顶生，侧生者不分枝。花两性，无花梗；苞片2，黄绿色，钝三角形，宿存，无花被。核果球形，亮红色。花期6～7月。果期8～10月。
生境分布	生于山沟溪谷边林下荫湿处。分布于长江以南各省区。
采收加工	夏、秋季采收，晒干或鲜用。
性状鉴别	本品主根粗短，直径1～2cm，支根甚多，长而坚韧。茎圆柱形，直径约0.5cm，多分枝，节部膨大；表面深绿色或棕褐色，具细纵皱纹，粗茎有稀疏分布的皮孔；质脆，易折断，断面淡棕色，边缘纤维状，中央具棕色疏松的髓或中空。叶对生，叶柄长0.5～1cm，软硬，基部合生抱茎；叶片薄革质，卵状披针形或长圆形，表面光滑，上面棕色或灰绿色，下面色较淡，边缘具粗锯齿，齿尖有黑褐色腺体，叶脉在两面均隆起。枝端常有棕色的穗状花序，多分枝。
性味功能	味苦、辛，性微温。有祛风通络、活血去瘀、接骨、抗菌消炎的功能。
炮 制	除去杂质，洗净，润透，切段，晒干。
主治用法	用于风湿性关节炎，腰腿痛，跌打损伤，肺炎，阑尾炎，急性蜂窝组织炎，痢疾，急性肠胃炎。用量9～30g。

现代研究
1. 化学成分 本品含有挥发油、酯类、酚类、鞣质、黄酮、氰苷、香豆素、内酯等成分。
2. 药理作用 本品具有明显抑菌作用，镇咳、祛痰、平喘作用，并有抗肿瘤作用，尚有免疫抑制作用。

应用
1. 跌打损伤、风湿性关节炎、腰腿痛：肿节风15～24g，水煎服，并用鲜品捣烂或干品研粉调酒外敷。
2. 劳伤咳嗽：肿节风15g。水煎服。
3. 感染性炎症、肿瘤、消化性溃疡：肿节风注射液、静脉注射。

排钱树 PhyllodiumpulchellumDesv. (DesmodiumpulchellumBenth.)

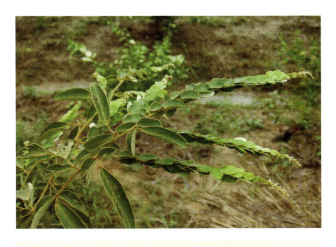

基 源 原植物	为蝶形花科植物排钱树的根、枝和叶。半灌木。三出复叶互生，椭圆状卵形，先端稍钝，基部宽楔形，边缘浅波状，下面脉上被短柔毛，两侧小叶较小。花序长达30cm，叶状苞片约30对排为总状，两两对生，好像两串钱；苞片近圆形，每对苞片内着生由2至数朵花组成的伞形花序；蝶形花冠白色。荚果仅2荚节，荚节处紧缩，先端有长喙，边缘被毛。种子细长，近矩形。花期秋季。
生境分布	生于山坡林下、路旁及灌丛中。分布于广西、广东、云南、福建、台湾等省区。
采收加工	夏、秋采收，洗净切碎，鲜用或晒干。
性状鉴别	本品枝呈圆柱形，柔弱，被柔毛。为三出复叶，具柄；叶片革质，顶端小叶长圆形，先端钝或近尖，基部近圆形，边缘略波状，上面绿色，无毛，或两面均有柔毛。总状花序顶生或侧生，长8～30cm，由多数伞形花序组成，每一伞形花序隐藏于2个圆形的叶状苞片内，形成排成串的铜钱；萼长约2mm，裂齿披针形，有柔毛；花冠蝶形，白色。
性味功能	味淡、涩，性凉。有小毒。有清热利湿，活血祛瘀，软坚散结功能。
炮 制	切碎，晒干或鲜用。
主治用法	用于感冒发热，疟疾，肝炎，肝硬化腹水，血吸虫病肝脾肿大，风湿疼痛，跌打损伤。用量枝、叶9～18g；根15～30g。孕妇忌服。

现代研究
1. 化学成分 本品含蟾毒色胺，N，N-二甲基色胺，N，N-二甲基色胺氧化物，5-甲氧基-N-甲基色胺，5-甲氧基-N，N-二甲基色胺，5-甲氧基-N，N-二甲基色胺氧化物，禾草碱，3-甲基氧中基吲哚，1-甲基-1，2，3，4-四氧-β-咔巴啉等成分。
2. 药理作用 暂无

应用
1. 感冒发热：排钱树叶9～18g水煎服。
2. 疟疾，肝脾肿大，风湿骨痛，跌打瘀肿：排钱根15～50g，水煎服。
3. 妇女血崩：排钱树根炭15～50g，水煎服。

柳叶菜　Epilobium hirsutum L.

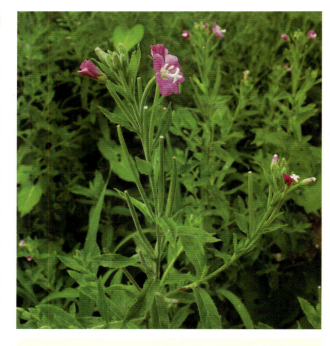

基　源	为柳叶菜科植物柳叶菜的全草。
原植物	多年生半灌木状草本。高达1m。枝密生长绒毛。叶长圆状披针形至长圆形，先端锐尖，基部抱茎，边缘具向前弯曲的锐锯齿，两面密生长柔毛。花单生于叶腋，花萼裂片4，披针形；花瓣4，粉红色，广倒卵形；雄蕊8，4长4短；子房具短腺毛；花柱直立，长于雄蕊。蒴果，圆柱形，长4~8cm，具短柄，被长柔毛。种子长圆状倒卵形，顶端生有簇毛。花期6~8月。
生境分布	生于沟边或沼泽地。分布于除台湾，青海，西藏外，全国各省均有。
采收加工	秋季采带根全草，洗净切段，晒干。
性状鉴别	本品茎密生展开的白色长柔毛及短腺毛。下部叶对生，上部叶互生；无柄，有叶延，略抱茎，两面被柔毛；叶片长圆状披针形至披针形基部楔形，边缘具细齿。花两性，单生于叶腋，浅紫色，长1~1.2cm；萼筒圆柱形外面被毛；花瓣宽倒卵形，先端凹缺，2裂；蒴果圆柱形，被长柔毛及短腺毛；种子椭圆形，棕色。
性味功能	味淡，性平。有理气，活血，止血的功能。
炮　制	洗净、切段、晒干。
主治用法	用于骨折，跌打损伤，疔疮痈肿，外伤出血。用量30g，外用适量。

现代研究
1. 化学成分　本品含没食子酸，3-甲氧基没食子酸，原儿茶酸和金丝桃苷，还含山柰酚，槲皮素，杨梅树皮素，杨梅树皮素芸香糖苷和异槲斗酸，此外，尚含有棕榈酸，硬脂酸，亚油酸，齐墩果酸等成分。
2. 药理作用　本品有抑制金黄色葡萄球菌作用。

应用
1. 肠炎：柳叶菜30g，水煎服。
2. 跌打损伤，骨折：鲜柳叶菜，捣烂敷患处或研粉调敷。
3. 疮疹瘙痒：鲜柳叶菜，捣烂绞汁，洗患处或水煎洗。

昆明山海棠　Tripterygium hypoglaucum (Lél.)Hutch.

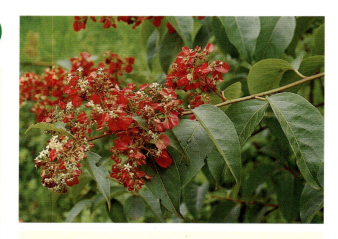

基　源	为卫矛科植物昆明山海棠根皮或全草。
原植物	落叶灌木。根圆柱状，黄红色。小枝有棱，红褐色，有圆形小瘤状突起。单叶互生，卵形或宽椭圆形，长6~12cm，宽3~6cm，先端渐尖，基部圆，边缘有细锯齿，叶上面绿色，下面粉白色，两面突起。圆锥花序顶生，总花梗长10~15cm，有灰褐色毛；花白色，花萼、花瓣、雄蕊均为5；心皮3。膜质翅果具3翅，宽大、赤红色，中脉明显，侧脉稍短，与中脉密接。花期夏季。
生境分布	生于山野向阳沟边灌木丛或疏林中。分布于湖南、广西及西南各省区。
采收加工	全年可采，洗净，剥取根皮晒干。
性状鉴别	本品圆柱形，有分枝，略弯曲，粗细不等，直径0.4~3(~5)cm。栓皮橙黄色至棕褐色，有细纵纹及横裂隙，易剥落。质坚韧不易折断。断面皮部棕灰色或淡棕黄色，木部淡棕色或淡黄白色。气微，味涩、苦。
性味功能	有大毒。有祛风除湿，活血散瘀，续筋接骨的功能。
炮　制	净制
主治用法	用于风湿性关节炎，跌打损伤，半身不遂，腰肌劳损，外用于骨折，外伤出血。用量根9g或全草30g，泡酒0.5kg。

现代研究
1. 化学成分　本品含雷公藤碱，雷公藤次碱，雷公藤晋碱，雷公藤春碱，卫矛碱，雷公藤甲素，雷公藤丙素，山海棠素，雷公藤内酯A、B，β-谷甾醇，还含十六酸，8,9-十八碳二烯酸及9,12,15-十八碳三烯酸等成分。
2. 药理作用　本品具有抗炎、抗癌、解热作用，有较强的免疫抑制效果，且能抗生育作用，并能改善微循环。

应用
1. 外伤出血：昆明山海棠根，研粉撒敷。
2. 骨折：昆明山海棠根皮，加糯米饭捣烂敷患处。
3. 风湿性关节炎，腰肌劳损：昆明山海棠根9g，浸酒500g，每次服5ml。

马钱（马钱子）
Strychnosnux-vomicaL.

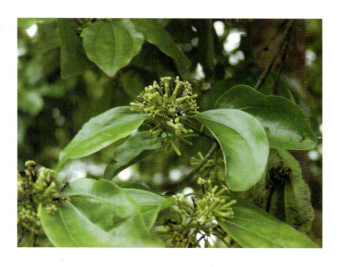

基　　源	马钱子为马钱科马钱的种子。
原 植 物	高大乔木。叶对生，宽椭圆形，先端尖，基部圆形或浅心形，全缘。圆锥聚伞花序腋生，花较小，灰被银色绒毛。花期5~8月，果期8月至翌年1月。
生境分布	生于山地林中。福建、广东、广西及云南等地栽培。
采收加工	果实呈橙黄色时采收。将果压裂取出种子，洗去果肉，晒干。但需炮制后方可药用。
性状鉴别	本品扁圆形，钮扣状，边缘微隆起，常一面凹下，另一面稍突出。表面灰棕色或灰绿色，密生匍匐的银灰色毛，有丝状光泽，由中央向四周射出。边缘有一条隆起脊线，并有一小形突起的珠孔，底面中心有一稍突出的圆点状种脐，珠孔与种脐间隐约可见一条隆起线。质坚硬，难破碎。浸软后沿边缘纵向剖开，可见淡黄色角质肥厚的胚乳，胚乳中央部分有空隙，近珠孔处有心形的胚，子叶2枚，菲薄，长5~6mm，有5条掌状脉，胚根长约4mm。气微，味极苦，剧毒。
性味功能	味苦，性寒，有大毒。有通络散结，祛风止痛，消肿化瘀的功能。
炮　　制	马钱子粉：取砂子，置锅内炒热，加入拣净的马钱子，炒至呈深黄色并鼓起，取出，筛去砂子，刮去毛，研粉。 油马钱子：取拣净的马钱子，加水煮沸，取出，再用水浸泡，捞出，刮去皮毛，微晾，切成薄片。另取麻油少许，置锅内烧热，加入马钱子片，炒至微黄色，取出，放凉。
主治用法	用于肢体软瘫，小儿麻痹后遗症，类风湿性关节痛，跌打损伤，痈疖。孕妇禁服。用量0.3~0.6g。

现代研究
1. 化学成分　本品含多种生物碱，可分为三种类型：①正系列生物碱：番木鳖碱、马钱子碱、异马钱子碱等；②伪系列生物碱：伪番木鳖碱、伪马钱子碱；③N-甲基伪系列生物碱：N-甲基-断-伪番木鳖碱，番木鳖次碱，N-甲基-断-伪马钱子碱，还含环烯醚单萜类化合物：马钱子苷，马钱子苷酸等成分。
2. 药理作用　本品具有抗菌作用，镇咳作用，促进消化机能和食欲作用，并有兴奋中枢神经系统的作用。

应用
1. 跌打骨折、损伤、扭挫伤：马钱子480g，枳壳240g，羌活、独活、北细辛、红花、台乌、朱砂各60g，血竭、乳香、没药、三七、潼蒺藜各120g，黄芪、骨碎补各240g，各研细末，每次1.2g。水冲服。
2. 跌打腰痛：马钱子、牛膝、杜仲、川断、乳香、没药、宣木瓜、麻黄各18g，共研为细末，每次3g。温开水送服。
3. 风湿顽痹，麻木拘挛：马钱子、羌活、川芎、乳香、没药等。

十二　活血化瘀药

◆破血消癥药◆

油菜（芸苔子）
BrassicarapaLinn.var.oleifera DC.(BrassicacampestrisL.)

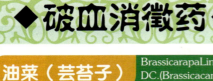

基　源	芸苔子为十字花科植物油菜的成熟种子。
原植物	二年生草本。基生叶及茎下部叶有柄，大头羽状分裂，顶端裂片最大，近长圆形或宽椭圆形，侧裂片1~3对，边缘具不整齐疏齿；茎中部叶及上部叶宽椭圆形或长倒卵形，顶端短尖，基部耳状抱茎，边缘具疏齿。总状花序顶生和侧生；萼片4，绿色，内轮2枚基部稍呈囊状；花瓣4，鲜黄色，宽倒卵形，基部具爪，瓣片具明显脉纹。长角果圆柱形，顶端具长喙。种子近球形，细小，多数，红褐色或黑褐色。花期3~5月，果期4~6月。
生境分布	全国各地均有栽培。
采收加工	6~7月种子成熟时采收，晒干。
性味功能	味辛、性温。有行血、破气、消肿、散结的功能。
主治用法	用于产后瘀血阻滞腹痛；外用治丹毒、疮肿及乳痈等症。用量5~10g，外用适量，研末调敷。

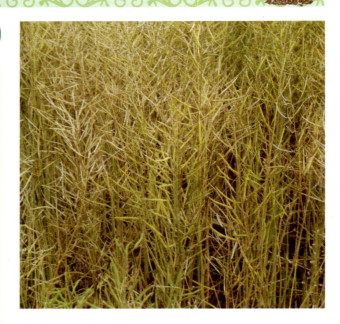

应用
1. 产后血晕：芸苔子、生地黄各3g，研末水冲服。
2. 产后恶露不下，血结冲心刺痛，并治产后心腹诸疾：芸苔子（炒）、当归、桂心、赤芍等份为末。每酒服6g。

喜树（喜树果）
CamptothecaacuminataDecne

基　源	喜树果为蓝果树科植物喜树的果实。根、树皮、枝也可供药用。
原植物	落叶乔木。单叶互生，椭圆形，全缘或微波状，边缘有纤毛。花集成球形头状花序排成总状，单性同株；雌花顶生，其下为雄花；苞片3，被短柔毛；花萼5浅裂；花瓣5，淡绿色，外被密短柔毛；雄花雄蕊10，不等长；雌花子房下位，花盘明显，柱头3裂，先端外卷。果实集成圆球状复果，瘦果条形，花柱宿存。花期8月。果期10~11月。
生境分布	生于疏林中或栽培于路边。分布于长江以南各省区。
采收加工	秋季采收果实，晒干。根、树皮、枝全年可采，晒干。
性状鉴别	本品果实披针形，长2~2.5cm，宽5~7mm，先端尖，有柱头残基；基部变狭，可见着生在花盘上的椭圆形凹点痕，两边有翅。表面棕色至棕黑色，微有光泽，有纵绉纹，有时可见数条角棱和黑色斑点。质韧，不易折断，断面纤维性，内有种子1粒，干缩成细条状。气微，味苦。
性味功能	味苦、涩，性寒，有毒。有抗癌、散结、化瘀的功能。
炮　制	去杂质，晒干。
主治用法	用于胃癌、直肠癌、膀胱癌、急、慢性粒细胞性白血病、绒毛膜上皮癌、恶性葡萄胎、淋巴肉瘤、血吸虫病引起肝脾肿大、牛皮癣。临床上多用喜树碱，每日10~20mg。

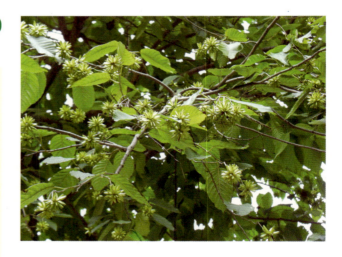

现代研究
1. 化学成分　本品含喜树碱，喜树次碱，没食子酸及谷甾醇，还含羟基喜树碱，甲氧基喜树碱，去氧喜树碱白桦脂酸和喜果苷等成分。
2. 药理作用　本品具有抗肿瘤作用，免疫抑制作用和抑制病毒作用。

应用
1. 慢性粒细胞白血病：喜树根注射液，肌注，每日4~8ml（每ml含喜树根浸膏250mg）。
2. 牛皮癣：外用20%喜树果软膏涂患处，每日1次，树皮、枝切碎，水煎浓缩，调成细膏搽。

黑三棱 Sparganium stoloniferum Buch.-Ham.

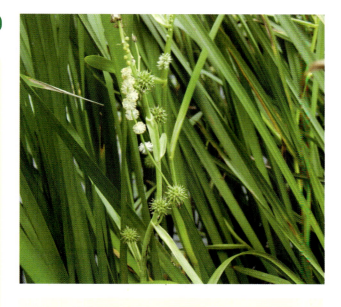

基源	为黑三棱科植物黑三棱的干燥块茎。
原植物	多年生草本。根茎横走，块茎圆锥形。茎单一，直立。叶丛生，2列，质地松软稍呈海绵质，长条形，先端渐尖，背面具纵棱，基部抱茎。花茎单一，上端分枝；花单性，雌雄同株，花序头状，总苞片叶状。雄花序生于上部；雌花序位于下部。聚花果直径2cm，核果倒卵状圆锥形，先端呈半球形突起，有棱角。花期6~7月，果期7~8月。
生境分布	生于水湿低洼处及沼泽等地。分布于全国大部分省区。
采收加工	春秋两季采挖，削去外皮，晒干。为三棱片，加醋拌匀，稍闷，置锅内炒至黄色，晒干。
性状鉴别	本品呈近球形，长2~3.5cm，直径2~3cm，表面棕黑色，凹凸不平，有少数点状须根痕。去外皮者下端略呈锥形，黄白色或灰白色，有残存的根茎疤痕及未去净的外皮黑斑，并有刀削痕。质轻而坚硬，难折断，入水中漂浮于水面，稀下沉。碎断面平坦，黄白色或棕黄色。气微，味淡，嚼之微辛、涩。
性味功能	味苦，性平。有破血行气，消积止痛的功能。
炮制	除去根茎及须根，洗净，或削去外皮晒干；醋三棱：取净三棱片，照醋炙法炒至色变深。
主治用法	用于血瘀气滞，腹部结块，肝脾肿大，经闭腹痛，食积胀痛。用量4.5~9g。月经过多，孕妇忌用。
现代研究	1. 化学成分 本品含挥发油，其中主要成分为苯乙醇，对苯二酚），十六酸，还有去氢木香内酯等多个成分，又含多种有机酸：琥珀酸，三棱酸以及含有C8-C10、C12、C14-C20的脂肪酸，还含刺芒柄花素，豆甾醇，β-谷甾醇，胡萝卜苷等成分。 2. 药理作用 本品具有抑制血小板聚集、延长血栓形成时间、缩短血栓长度和减轻重量的作用，还有延长血浆凝血酶原时间及部分凝血致活酶的趋势，能降低全血粘度。

应用
1. 血瘀经闭，小腹痛不可按：黑三棱、当归各9g，红花6g，地黄12g，水煎服。
2. 食积痰滞，胸腹胀痛：黑三棱、丹皮、川牛膝各9g，延胡索6g，川芎4.5g。水煎服。

广西莪术（郁金，莪术） Curucma kwangsiensis S.G.Lee et C.F.Liang

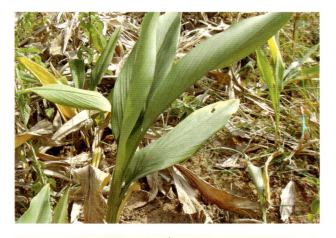

基源	郁金为姜科植物广西莪术的块根；莪术为其干燥根茎。
原植物	别名：桂莪术、毛莪术、莪苓。多年生草本。块根纺锤形。根茎卵圆形或卵形。叶二列，有短柔毛，叶舌边缘有长柔毛；叶椭圆状披针形或长椭圆形，先端渐尖，基部下延，两面密生柔毛。穗状花序从根状茎或叶鞘中抽出，先叶或与叶同时开放；花序下部苞片阔卵形，上部苞片长圆形，淡红色；花萼白色，有3齿，花冠管长约2cm，喇叭状，喉部密生柔毛，粉红色；侧生退化雄蕊长圆形，淡黄色；子房有长柔毛。花期5~6月。
生境分布	生于山坡草地、林缘或灌丛中。分布于广西、云南、四川等省、自治区，有栽培。
采收加工	冬末春初茎叶枯萎后采挖，除去须根、鳞叶，块根蒸至透心，干燥为郁金；根茎至透心，干燥为莪术。
性状鉴别	本品呈长圆形或长卵形，长3.5~7cm，直径1.5~3cm，基部圆钝，顶端钝尖。表面黄棕色至灰色，光滑，环节明显或不见，有点状须根痕或残留须根，两侧各有一列下陷的芽痕和根茎痕。质坚重。气香、味微苦辛。
性味功能	郁金味辛、苦，性寒。有解郁，行气化瘀，止痛，化痰，凉血清血，利胆退黄的功能。
炮制	取原药材，除去杂质，大小个分开，洗净，润透或置笼屉内蒸软后切薄片，干燥。 醋制：取净莪术置锅中，加米醋与适量水浸没，煮至醋液被吸尽，切开无白心时，取出稍晾，切厚片，干燥。 酒制：取净莪术片，置锅内，用微火加热，炒热后，均匀喷入酒，继续炒干，取出晾凉。
主治用法	用于胸胁胀痛，胸脘痞闷，痛经，月经不调，产后瘀阻腹痛，吐血，衄血，黄胆，热病神昏。用量3~9g。
现代研究	1. 化学成分 本品含挥发油，油中含a-蒎烯、莰烯、蒎烯、柠檬烯、1-8-桉油素、a-松油烯、芳樟醇、龙脑、樟脑、乙酸芳樟酯、丁香酚等，又含桂莪术内酯，β-谷甾醇，胡萝卜苷，棕榈酸，以及锌、铁、钛、镍、钡、锶、铅、镉、铜、铬、铝等微量元素。 2. 药理作用 本品具有抗肿瘤作用，抗早孕作用，抗菌作用，抗炎作用，升高白细胞的作用，并有保肝作用，且可抑制血小板聚集和抗血栓形成。

应用
同郁金。

温郁金（郁金） Curcuma wenyujin Y. H. Chen et Ling

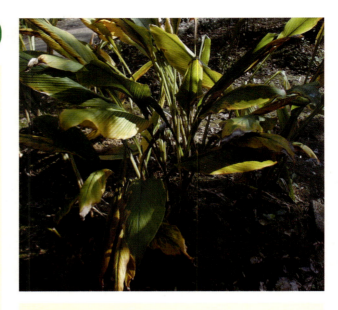

基　源	郁金为姜科植物温郁金的块根。
原植物	别名：黑郁金、姜黄子。多年生草本。块根肉质纺锤状，白色。根茎长圆锥形，侧根茎指状，断面黄色。叶二列，叶柄长约为叶片之半或更短；叶宽椭圆形，无毛。圆锥花序于根茎处先叶抽出，花萼筒状，3齿；花冠白色，3裂片，长椭圆形，上方1裂片较大，先端微兜状，近顶端处有粗毛；侧生退化雄蕊花瓣状，黄色，唇瓣倒卵形，黄色。花期4~6月。
生境分布	生于湿润田园或水沟边。分布于浙江南部。
采收加工	冬末春初叶枯萎后采挖块根，蒸或煮至透心，干燥。
性状鉴别	本品呈长卵圆形或长圆形，顶端长尖，基部多钝圆，长3.5~8cm，直径2~4cm。表面灰棕色或灰黄色，上部环节凸起，基部有下陷的须根痕，可见短的须根，有刀削痕。质坚实，断面灰黄色或黄棕色，常附有淡黄色或黄棕色粉末，可见点状或条状维管束。气香，味辛、苦。
性味功能	味辛、苦，性寒。有解郁，行气化瘀，止痛，化痰，凉血清血，利胆退黄的功能。
炮　制	取原药材，除去杂质，大小个分开，洗净，润透或置笼屉内蒸软后切薄片，干燥。 醋制：取净莪术置锅中，加米醋与适量水浸没，煮至醋液被吸尽，切开无白心时，取出稍晾，切厚片，干燥。 酒制：取净莪术片，置锅内，用微火加热，炒热后，均匀喷入酒，继续炒干，取出晾凉。
主治用法	用于胸胁胀痛，胸脘痞闷，痛经，月经不调，产后淤阻腹痛，吐血，衄血，尿血，黄胆，热病神昏，癫痫。用量3~9g。

现代研究
1. 化学成分　本品含挥发油，油中主成分为大牻牛儿酮，莪术二酮，莪术醇，还含α-及β-蒎烯，樟烯，柠檬烯，1,8-桉叶素，龙脑，异龙脑，樟脑，松油醇，丁香烯，丁香油酚，姜黄烯，姜烯，莪术呋喃烯酮，姜黄酮，另含温郁金萜醇，温郁金螺内酯，姜黄素，β-谷甾醇等成分。
2. 药理作用　本品具有抗肿瘤作用，抗早孕作用，抗菌作用，升高白细胞的作用，且能增加股动脉血流量，抑制血小板聚集和抗血栓形成，并有保肝作用，抗炎作用。

应用
1. 胸胁胀痛：郁金、香附、柴胡、白芍、甘草6g。2. 吐血、衄血：郁金、生地黄、牡丹皮、栀子各9g。
3. 胆石症：郁金、茵陈各15g，金钱草30g，枳壳、木香各9g，生大黄6g。水煎服。

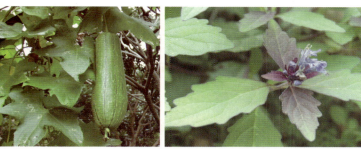 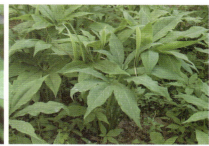 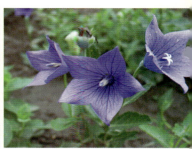

十三 化痰止咳平喘药

化痰药是指能化痰或祛痰,以治疗痰证为主要作用的药物。止咳平喘药是指能减轻或制止咳嗽和喘息,以治疗咳喘证为主要作用的药物。根据药物的药性及其不同作用,可分为温化寒痰药、清化热痰药和止咳平喘药3类。

临床上主要用于治疗外感或内伤引起的痰饮阻肺、肺失宣降的痰多咳嗽气喘或引动肝风所致的眩晕、癫痫惊厥、中风痰迷以及痰阻经络所致的瘿瘤、瘰疬、麻木肿痛等病证。

现代药理研究证明,化痰止咳平喘药一般具有祛痰、镇咳、平喘、抑菌、抗病毒、消炎、利尿等作用,部分药物还有镇静、镇痛、抗惊厥、改善血液循环、调节免疫等作用。被广泛用于感冒、气管炎、支气管炎、支气管哮喘、肺结核、肺癌等多种肺部疾患,以及半身不遂、癫痫、精神分裂症、癔病、美尼尔氏综合征等多种疾病的治疗。

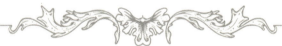

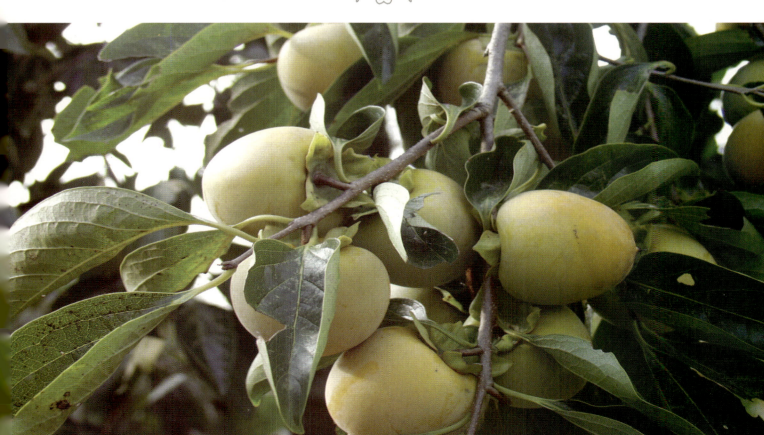

◆温化寒痰药◆

猫爪草 Ranunculus ternatus Thunb.

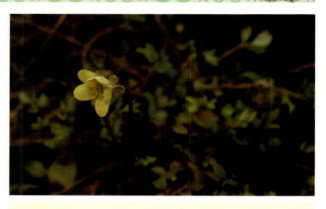

基 源	为毛茛科植物猫爪草的块根。
原植物	多年生小草本。块根数个簇生，肉质，近纺锤形或近球形。基生叶丛生，有长柄，三出复叶或3浅裂至3深裂的单叶；茎生叶多无柄，较小，裂片细窄。聚伞花序有花1~3；萼片5，绿色，外面被疏柔毛；花瓣5，黄色，倒卵形，基部有蜜槽；雄蕊多数，心皮多数，离生；多数瘦果集成球状聚合果，花期3~4月，果期4~5月。
生境分布	生于湿草地或水田边。分布于南方大部分省区。
采收加工	春、秋季采挖，除去茎叶、须根及泥土，晒干。
性状鉴别	本品块根纺锤形，多5~6个簇生，形似猫爪，长3~10mm，直径2~3mm，顶端有黄褐色残茎或茎痕。表面黄褐色或灰黄色，久存色泽变深，微有纵皱纹，并有点状须根痕和残留须根。质坚实，断面类白色或黄白色，空心或实心，粉性。气微，味微甘。
性味功能	味甘、辛，性温。有散结、消肿、止咳祛痰的功能。
炮 制	除去茎叶及须根，洗净泥土，晒干，防蛀。
主治用法	用于淋巴结结核未溃、瘰疬、肺结核、疟疾。用量15~30g。

现代研究
1. 化学成分　本品含毛茛苷、多糖等。
2. 药理作用　本品有抗结核菌、抗肿瘤作用；在体外有抗白血病细胞、抗急性炎症作用。

应用
1. 咽喉炎，疖病：猫爪草30g。水煎服。
2. 慢性粒细胞白血病：猫爪草、苦参、黄芩、黄柏、雄黄、当归、青黛散、土鳖虫、水蛭。水煎服。
3. 甲状腺瘤：猫爪草、玄参、夏枯草、海浮石、蛇果草各30g，白芍、制香附、白芥子各12g。水煎服。
4. 颈淋巴结核：猫爪草3g，制成胶囊，每次4粒，黄酒或米酒送服。

芥菜（芥子） Brassica juncea Czern. et Coss.

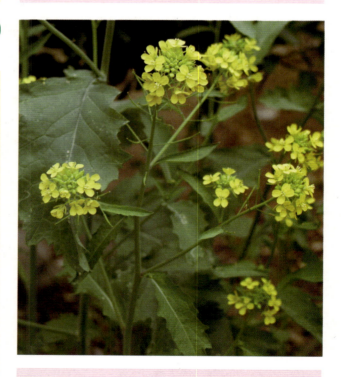

基 源	芥子为十字花科植物芥菜的种子
原植物	基生叶，宽卵形至倒卵形，边缘有缺刻或牙齿，下部茎生叶较小，不抱茎；上部茎生叶窄披针形，边缘具不明显疏齿或全缘。总状花序顶生；花瓣黄色，具长爪。长角果线形，果瓣具1突出的中脉，喙长6~12毫米；果梗长5~15毫米；种子圆球形，紫褐色。花期4~6月。果期5~7月。
生境分布	原产亚洲。我国南北其他省区均有栽培。
采收加工	于6~7月果实成熟变黄时，收取种子，晒干。
性状鉴别	嫩茎圆柱形，黄绿色，有分枝，折断面髓部占大部分，类白色，海绵状。叶片常破碎，完整叶片宽披针形，长3~6cm，宽1~2cm；深绿色、黄绿色或枯黄色，全缘或具粗锯齿，基部下延呈狭翅状；叶柄短，不抱茎。气微，搓之有辛辣气味。
性味功能	味辛，性温。有利气豁痰，散寒，消肿止痛功能。
炮 制	鲜用或晒干。
主治用法	用于支气管哮喘，慢性支气管炎，胸胁胀满，寒性脓肿；外用于神经性疼痛，扭伤，挫伤。用量3~9g；外用适量，研粉，醋调敷患处。

现代研究
1. 化学成分　芥菜含有丰富的维生素A、B族维生素、维生素C和维生素D以及抗坏血酸等。根茎含11种具挥发性的异疏氰酸酯，花粉含芥子油苷类。
2. 药理作用　本品有提神醒脑、解除疲劳的作用；能抗感染和预防疾病的发生，抑制细菌毒素的毒性，促进伤口愈合，可用来辅助治疗感染性疾病。

应用
1. 慢性气管炎，肺气肿，渗出性胸膜炎：芥子、紫苏子、萝卜子各3g，微炒，研碎，水煎服。
2. 胸腔积液：芥子、大戟、甘遂等分，研末，制胶囊，大枣煎汤送服。
3. 风湿关节痛：芥子。研末醋调外敷。
4. 跌打损伤疼痛：芥子、龙胆叶，共捣烂调黄糖外敷。

白芥（芥子） Sinapis alba L.

基　源	芥子为十字花科植物白芥的成熟种子。
原植物	一或二年生草本，高达1m。茎较粗壮，全体被稀疏粗毛。叶互生，茎基部的叶具长柄，叶片宽大，倒卵形，长10~15cm，最宽处达5cm以上，琴状深裂或近全裂，裂片5~7，先端大，向下渐小，茎上部的叶具短柄，叶片较小，裂片较细，近花序之叶常小裂。总状花序顶生，花黄色，小花梗长1cm左右；萼片4，绿色，直立，花瓣4，长方卵形，基部有直立长爪；雄蕊6，4长2短；子房长方形，密被白毛，花柱细长，柱头小。长角果广条形，种子间常有浅缢缩，密被粗白毛，先端有喙。种子圆形，淡黄白色，直径1.5~2mm。花期4~6月。果期6~8月。
生境分布	栽培于园圃中。我国部分地区有栽培。
采收加工	7~8月待果实大部分变黄时，割下全株晒干，打下种子，簸除杂质。
性状鉴别	种子呈圆球形，较黄芥子为大。表面类白色至淡黄色，光滑。在扩大镜下观察，可见微的网纹及一暗色小点状的种脐。种皮脆薄易压碎，剥去后有薄膜状的胚乳粘着于种皮内表面。胚黄白色，袖质，二子叶相叠，并于中脉处折起呈马鞍状，胚根亦折转而藏于其间。气无，味先觉油样而后微酸，继感辛辣。
性味功能	味辛，性温。有利气豁痰，散寒，消肿上痛功能。
炮　制	炒白芥子：原药簸尽杂质，炒至深黄色，微有香气即得。
主治用法	用于支气管哮喘，慢性支气管炎，胸胁胀满寒性脓肿；外用治神经性疼痛，扭伤，挫伤。用量3~9g；外用适量，研粉，醋调敷患处。

现代研究
1. 化学成分　含白芥子苷，芥子酶，芥子碱。
2. 药理作用　本品有抗菌作用，其所含的异硫氰酸苄酯具有广谱抗菌作用。芥子油的主要成分异硫氰酸烯丙酯具刺鼻辛辣味及刺激作用。

应用
1. 膝部肿痛：芥子100g，研末，黄酒调成糊状，包敷患处。

照山白 Rhododendron micranthum Turcz.

基　源	为杜鹃花科植物照山白的叶。
原植物	落叶灌木。叶生于枝端，厚革质，长倒披针形，先端钝尖，基部楔形，稍反卷，上面有绿白色鳞片，下面密生淡棕色鳞片。总状花序顶生，花冠钟状，5深裂，白色，外被鳞片。蒴果长圆形，棕色，外被鳞片，顶端开裂，有宿存花柱和花萼。花期6~8。果期8~9月。
生境分布	生于山地杯下，灌木丛中，山顶或岩缝中。分布于东北、华北及陕西、甘肃、山东、湖北、四川等省区。
采收加工	秋、冬季采收叶，除去杂质，晒干。
性状鉴别	本品叶多反卷，有的破碎，完整叶片展平后呈长椭圆形或倒披针形，长2~5cm，宽0.6~1.5cm。全缘；上表面暗绿色或棕褐色，有白色腺鳞，下表面淡黄绿色，密被淡棕色腺鳞；叶柄长2~5mm，革质。枝梢圆柱形，顶端有短总状花序，外被多数淡棕色卵状苞片。气芳香，味微苦，微辛。
性味功能	味酸、辛，性温，有大毒。有祛风通络，调经止痛，化痰止咳的功能。
主治用法	用于慢性气管炎，风湿痹痛，腰痛，痛经，产后关节痛，孕妇忌服。用量3~4.5g。

现代研究
1. 化学成分　本品含皂苷、鞣质、还原性物质、多糖类、黄酮、油脂和挥发油等。叶中黄酮类有槲皮素、棉花皮素、山柰酚。
2. 药理作用　本品能明显地对抗组织胺或乙酰胆碱引起的气管平滑肌痉挛；对心脏和呼吸有强烈的抑制作用。

应用
1. 月经不调，痛经，产后关节痛：照山白叶制成糖浆或片剂，每服5ml，每日2次。
2. 慢性气管炎：照山白，制成糖浆，口服。
3. 高血压：照山白，制成酊剂，每次15ml。
4. 骨折，疮肿：照山白鲜叶500g，捣烂，外敷。

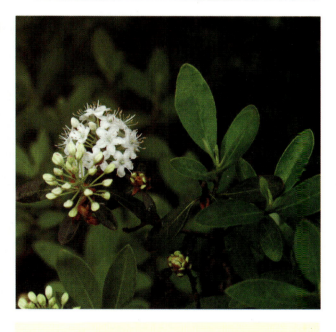

柿（柿蒂） Diospyros kaki Thunb.

基　源	柿蒂为柿树科植物柿的干燥宿萼。
原植物	落叶大乔木。单叶互生，革质，椭圆状卵形或倒卵形，先端短尖，基部阔楔，全缘，被短毛。花杂性，雄花成短聚伞花序，雌花单生于叶腋；花萼4深裂，被柔毛，果熟时增大；花冠钟形，黄白色。浆果卵圆形或扁球形，橙黄色、红色或深黄色，有宿存木质花萼。花期5月，果期9～10月。
生境分布	栽培种。北至甘肃，南至云南各省区均有栽培。
采收加工	秋、冬季采集果实，并收集果蒂，洗净晒干。
性味功能	味苦，性温。有降气止呃的功能。
主治用法	用于胃寒气滞的呃逆。用量5～10g。

现代研究
1. 化学成分　本品果实含蔗糖、葡萄糖、果糖。未熟果含鞣质，其组成主要是花白苷。又含瓜氨酸。
2. 药理作用　柿是慢性支气管炎、高血压、动脉硬化、内外痔疮患者的天然保健食品。如果用柿叶子煎服或冲开水当茶饮，也有促进机体新陈代谢、降低血压、增加冠状动脉血流量及镇咳化痰的作用。

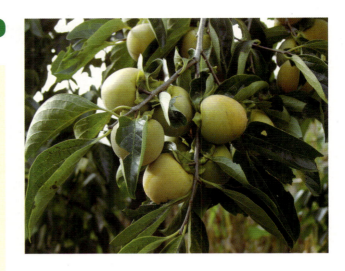

应用
1. 呃逆不止：柿蒂3～5个，刀豆15～18g，水煎服。
2. 痔疮出血，大便干结：柿蒂适量，煮烂，当点心吃。

附注：其叶、果实亦供药用。叶味苦、酸、涩，性凉。有降压止血的功能。用于高血压，血小板减少性紫癜，功能性子宫出血，肺结核咳血，溃疡病出血。果味甘，性寒。有润肺生津，降压止血的功能。用于肺燥咳嗽，咽喉干痛，胃肠出血，高血压病。

皂荚（猪牙皂，皂角刺） Gleditsia sinensis Lam. (Gleditsia officinalis Hemsl.)

基　源	猪牙皂为云实科植物皂荚的干燥畸形果实；其干燥棘刺为皂角刺。
原植物	别名：皂角、天丁落叶乔木。树干有坚硬的棘刺，刺圆柱形，常分枝。偶数羽状复叶，近革质，长卵状或卵形，总花序顶生或腋生，荚果长条状，肥厚，膨起，紫黑色，有灰色粉霜。或稍弯曲呈新月形，内无种子，称猪牙皂。
生境分布	生于山坡、溪谷等地。分布于全国大部分地区。
采收加工	秋季采收荚果，干燥。皂角刺：全年可采，干燥。
性状鉴别	本品果实呈扁长的剑鞘状而略弯曲，表面深紫棕色至黑棕色，被灰色粉霜，种子所在处隆起，基部渐狭而略弯，有短果柄或果柄痕。两侧有明显的纵棱线，摇之有响声，质硬，剖开后，果皮断面黄色，纤维性。种子多数，扁椭圆形，黄棕色，光滑。气特异，有强烈刺激性，粉末嗅之有催嚏性，味辛辣。
性味功能	味辛，性温；有小毒。猪牙皂有开窍，祛痰，消肿散结的功能。皂角刺有活血消肿，排脓通乳的功能。
炮　制	拣去杂质，洗净，晒干。用时捣碎。
主治用法	猪牙皂用于突然昏厥，中风牙关紧闭，喘咳痰壅，癫痫等。皂角刺用于痈肿疮毒，乳汁不下，急性扁桃腺炎等。用量4.5～9g。孕妇忌用。

现代研究
1. 化学成分　本品荚果含三萜皂苷、鞣质。此外，尚含蜡醇、廿九烷、豆甾醇、谷甾醇等。

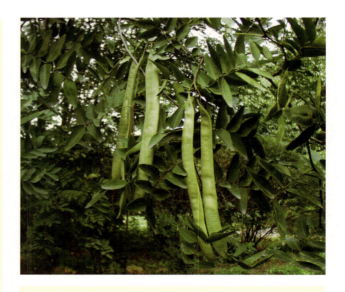

2. 药理作用　本品有祛痰、抗菌作用和显著的溶血作用。

应用
1. 中风牙关紧闭：猪牙皂、明矾，研末，温水调灌。
2. 湿痰壅滞，胸闷咳喘：猪牙皂角1g，焙干研末，红枣汤调服。
3. 疔疮：皂角刺、酢酱草各60g。捣烂敷患处。
4. 痈疽肿毒，疮疡将溃未溃：皂角刺、穿山甲、当归、黄芪、川芎。研细末，调油外涂敷患处。

欧亚旋覆花　Inula britannica L.

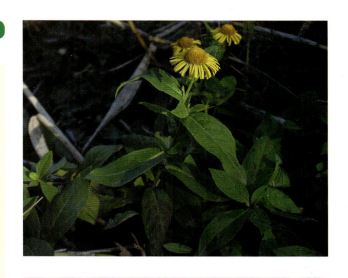

基　源	旋覆花为菊科植物欧亚旋覆花的头状花序。
原植物	别名：大花旋覆花。多年生草本，高20~70cm。基部叶花期枯萎；中部叶长椭圆形，茎1~2.5cm，基部宽大，心形或有耳，无柄半抱茎，具疏齿或近全缘，有毛；上部叶渐小。头状花序；总苞半球形，外层上部叶质，下部革质，密被柔毛，内层披针状线形。舌状花黄色，管状花两性，被短毛。瘦果有毛。花期6~10月。果期9~11月。
生境分布	生于河滩、山谷、田埂、草丛及湿地。分布于新疆、黑龙江、内蒙古、华北东部等省区。
采收加工	夏秋季花开放时采摘头状花序，晒干。
性味功能	味苦、辛、咸，性微温。有降气，消痰，行水，止呕的功能。
主治用法	用于风寒咳嗽，痰饮蓄结，胸膈痞满，咳喘痰多，呕吐，心下痞硬。用量3~9g。包煎。

应用
同旋覆花。
附注：其干燥地上部分亦供药用，称"金沸草"。金沸草有降气，消痰，行水的功能。用于风寒咳嗽，痰饮蓄结，痰壅气逆，胸膈痞满，喘咳痰多；外治疔疮肿毒。用量4.5~9g。

旋覆花　Inula japonica Thunb.

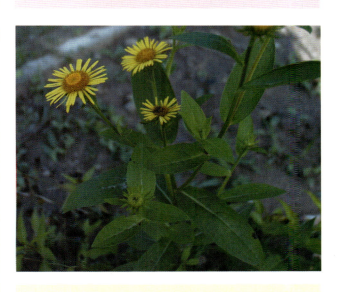

基　源	为菊科植物旋覆花的头状花序。
原植物	别名：金佛草、金佛花、黄熟花。叶互生，长圆形，先端尖，基部渐狭或急狭或有半抱茎小耳。头状花序较小，直径2.5~4cm，单生或数个排成疏散伞房状；外层披针形，基部革质，内层苞片干膜质；舌状花黄色；管状花两性。瘦果圆柱形。花期7~10月。果期9~10。
生境分布	生于河滩、路边阴湿地。分布于全国大部分地区。
采收加工	夏秋季花开放时采摘头状花，晒干。
性状鉴别	本品呈扁球形或类球形。总苞由多数苞片组成，呈覆瓦状排列，苞片披针形或条形，灰黄色；总苞基部有时残留花梗，苞片及花梗表面被白色茸毛，舌状花1列，黄色，多卷曲，常脱落，先端3齿裂；管状花多数，棕黄色，先端5齿裂；子房顶端有多数白色冠毛。有的可见椭圆形小瘦果。体轻，易散碎。气微，味微苦。
性味功能	味苦、辛、咸，性微温。有降气消痰，行水止呕的功能。
炮　制	旋覆花：除去梗、叶及杂质。蜜旋覆花：取净旋覆花，照蜜炙法炒至不粘手。
主治用法	用于风寒咳嗽，痰饮蓄结，胸膈痞满，咳喘痰多，呕吐噫气，心下痞硬。用量3~9g。包煎。
现代研究	1.化学成分　本品含蒲公英甾醇、槲皮素、异槲皮素、氯原酸、咖啡酸。 2.药理作用　本品平喘、镇咳、抗菌作用。其所含的绿原酸能显著增加大鼠、小鼠的小肠蠕动；绿原酸、咖啡酸、奎宁酸均可增加子宫的张力。

应用
1. 脾胃虚寒所致呕吐、呃逆：旋覆花、党参、生姜各5g，代赭石9g，半夏、炙甘草各6g，水煎服。
2. 急慢性气管炎：旋覆花、桔梗、桑白皮、半夏、桔仁。水煎服。
3. 咳嗽痰多，胸闷气急：旋覆花、桑白皮、苏子各9g，杏仁、生甘草各6g。水煎服。
附注：其干燥地上部分亦供药用，称"金沸草"。

十三　化痰止咳平喘药

线叶旋覆花（金佛草） Inula linariifolia Turcz.

基　　源	金佛草为菊科植物线叶旋覆花的干燥地上部分。
原 植 物	别名：条叶旋覆花多年生草本，被疏柔毛。叶互生，线状披针形，先端尖，基部渐窄，无小耳。全缘，边缘反卷，下面有腺点及蛛丝状柔毛或长伏毛。头状花序枝顶单生或3~5朵呈伞房状排列；总苞半球形，总苞片4层，内层苞片除中脉外全为干膜质，有睫毛；边花舌状，黄色，先端3裂，背面有腺点；管状花先端5齿裂。瘦果圆柱形，被粗毛。花期7~9月。果期8~10月。
生境分布	生于山坡路旁，河岸田边。分布于我国东北、华北、华中、华东地区。
采收加工	夏、秋季割取地上部分，晒干。
性味功能	味咸；性温。有化痰止咳，利水消肿，驱散风寒的功能。
主治用法	用于风寒咳嗽，痰饮喘咳、肋下胀痛，水肿，风湿疼痛等病。外用症疮肿毒，用量6~12g。

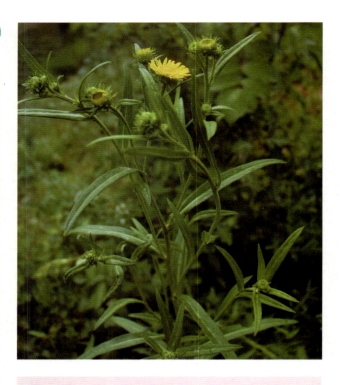

应用
1. 外感咳嗽，上呼吸道炎：金沸草、荆芥各9g，麻黄1.5g，前胡6g，桔梗、赤芍各3g，法夏、薄荷（后下）各4.5g，甘草3g。水煎服。
2. 刀伤、疔毒：金沸草适量，水煎，敷患处。
3. 气管炎咳嗽兼气喘：金沸草12g，水煎服。

东北南星（天南星） Arisaema amurense Maxim.

基　　源	天南星为天南星科植物东北南星的干燥块茎。
原 植 物	别名：山苞米、天老星、南星多年生草本，块茎扁圆近球形，周围有小侧芽。叶1片，趾状3或5分裂，全缘。肉穗花序从叶鞘中伸出，先端附属器棍棒状，佛焰苞圆筒状，绿色或带紫色而且具白色条纹，管部漏斗状；雌雄异株；雄花具柄；雌花的子房成倒卵形。浆果红色，种子卵形。花期4~6月。果期9月。
生境分布	生于林下、灌丛中阴湿处或山谷、沟边等。分布于东北、华北各地。
采收加工	河北农历8月中旬收获，过晚采收去皮困难。去净外皮，个大切片，晒干。天南星有毒，应带橡胶手套、口罩。
性状鉴别	本品块茎呈扁圆形，直径1.5~4cm，中心茎痕大而稍平坦，呈浅皿状，环纹少，麻点状根痕细，排列不整齐，周围有微突出的小侧芽。气微，味辣，有麻舌感。
性味功能	味苦、辛，性温；有毒。有祛风定惊，化痰，散结，消肿的功能。
炮　　制	除去杂质，洗净，干燥。
主治用法	用于痰多咳嗽，卒中，面神经麻痹，半身不遂，口眼歪斜，破伤风，癫痫。炮制后用。用量3~9g。生用外治痈肿，疔疮肿毒，毒蛇咬伤。适量捣烂外敷。孕妇忌服。

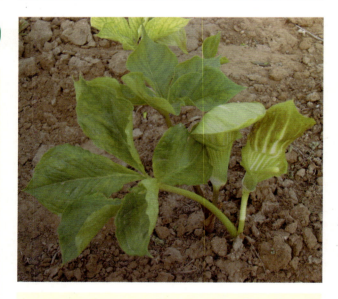

现代研究
1. 化学成分　本品根茎含β-谷甾醇以及多种氨基酸和无机微量元素，还含植物凝集素。
2. 药理作用　本品有抗惊厥、镇静、镇痛和抗肿瘤作用。其所含两种生物碱有不同程度的清除超氧阴离子自由基，抑制肝线粒体脂质过氧化反应等活性。

应用
同一把伞南星。

一把伞南星（天南星） Arisaema erubescens Schott.

基　源	天南星为天南星科植物一把伞南星的干燥块茎。
原植物	别名：山苞米、一把伞多年生草本，块茎扁球形。放射状分裂，裂片7~20，轮生于叶柄顶端，披针形，末端长尾状，雌雄异株，肉穗花序生于叶柄鞘部；佛焰苞紫色或绿紫色，先端线形尾尖；肉穗花序轴先端附属器棍棒状；浆果红色；种子球形。花期5~8月，果期8~9月。
生境分布	生于林下灌丛中或林下。除东北、内蒙古、新疆、山东、江苏、海南外，分布全国各省区。
采收加工	秋季采挖切片，晒干。有毒，加工时应带橡胶手套、口罩。
性状鉴别	本品块茎呈扁圆球形，直径2~5.5cm，表面淡黄色至淡棕色，顶端较平，中心茎痕浅凹，四周有叶痕形成的环纹，周围有大的麻点状根痕，但不明显，周边无小侧芽。质坚硬，断面白色粉性。气微，味辣，有麻舌感。
性味功能	味苦、辛，性温；有毒。有祛风定惊，化痰，散结，消肿的功能。
炮　制	除去杂质，洗净，干燥。
主治用法	用于痰多咳嗽，卒中，面神经麻痹，半身不遂，口眼歪斜，破伤风，癫痫。炮制后用。用量3~9g。生用外治痈肿，疔疮肿毒，毒蛇咬伤，适量捣烂外敷。孕妇忌服。
现代研究	1. 化学成分　本品根茎含β-谷甾醇、多种氨基酸和无机微量元素。 2. 药理作用　同东北南星。

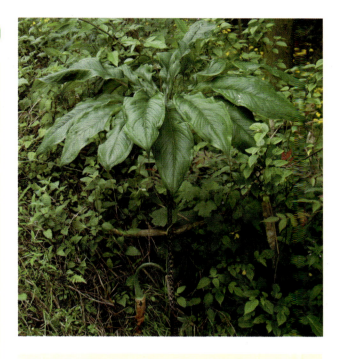

应用
1. 类风湿性关节炎肿痛：生南星、老姜、生菖蒲各适量，捣烂敷患处。
2. 毒蛇咬伤，肿毒疮疖：鲜天南星，捣烂外敷。

异叶天南星（天南星） Arisaema heterophyllum Bl.

基　源	天南星为天南星科植物异叶天南星的干燥块茎。
原植物	别名：独脚莲、狗爪半夏、南星多年生草本。块茎近球形，上部扁平，常有侧生小球状块茎。叶常只1片；叶片鸟足状分裂，裂片11~19，倒披针形或长圆形，先端渐尖，基部楔形，全缘。佛焰苞喉部斜形，边缘稍外卷，檐部卵形或卵状披针形，有时下弯呈盔状；花序轴与佛焰苞分离；附属器细长，鼠尾状，绿白色，伸出佛焰苞外呈"之"字上升；浆果红色。花期4~5月，果期6~7月。
生境分布	生于林下、灌丛阴湿处。分布于全国大部分省区。
采收加工	秋季采挖。去茎叶、须根及外皮，个大者切片，晒干或用硫磺熏透后晒干。加工时应带橡胶手套、口罩。如发现皮肤红肿可用甘草水擦洗解毒。
性味功能	味苦、辛，性温，有毒。有祛风定惊，化痰，散结的功能。
炮　制	同东北南星。
主治用法	用于痰多咳嗽，卒中，面神经麻痹，半身不遂，口眼歪斜，破伤风，癫痫。炮制后用。用量3~9g。孕妇忌服。
现代研究	1. 化学成分　同东北南星。 2. 药理作用　同东北南星。

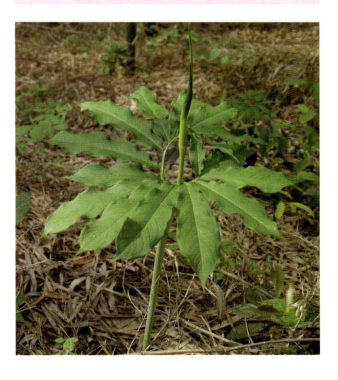

应用
同一把伞南星。

十三　化痰止咳平喘药

虎掌 Pinellia pedatisecta Schott

基　源	为天南星科植物虎掌的干燥块茎。
原植物	别名：掌叶粳、狗爪粳。多年生草本。块茎扁圆球形，周围常生小球状块茎。叶常1~3片或更多，成丛生状；叶柄下部鞘状；叶片趾状分裂，裂片5~11，披针形或窄长椭圆形。佛焰苞绿色，管部长圆形，檐部稍内曲，长披针形，先端急尖，花序轴顶部附属器线形，雄花部分在上；雌花部分在下，与佛焰苞贴生，单侧着花。浆果卵圆形，黄白色，藏于佛焰苞内。花期6~7月。果期9~11月。
生境分布	生于林下、山谷、河岸或荒地草丛中。分布于河北、河南、山西、山东及长江以南等省区。
采收加工	秋、冬两季茎叶枯萎时采挖，除去须根及外皮，干燥。
性状鉴别	本品块茎呈扁平而不规则的类圆形，由主块茎及多数。附着的小块茎组成，形如虎的脚掌，直径1.5~5cm。表面淡黄色或淡棕色，每一块茎中心都有一茎痕，周围有点状须根痕。质坚实而重，断面不平坦，色白，粉性。气微，味辣，有麻舌感。
性味功能	味苦、辛，性温。有毒。有燥湿化痰，祛风镇静，消肿的功能。
炮　制	同东北南星。
主治用法	用于咳嗽，口眼歪斜，半身不遂，癫痫惊风，破伤风。生用外治痈肿疮毒，蛇虫咬伤。用量一般炮制后用，3~9g；外用生品适量，研末以醋或酒调敷患处。

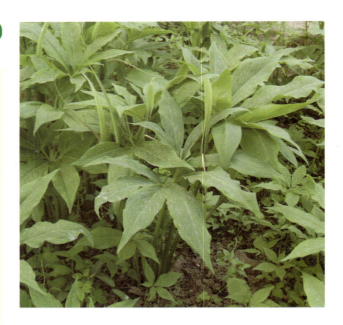

现代研究
1. 化学成分　虎掌的根、茎含多种生物碱和环二肽类化合物成分。
2. 药理作用　同东北南星。

应用
1. 毒蛇咬伤：鲜虎掌，捣烂外敷患处。
2. 痈肿疮毒：虎掌适量，研末以醋或酒调敷患处。

半夏 Pinellia ternata (Thunb.) Breit.

基　源	为天南星科植物半夏的块茎。
原植物	别名：三叶半夏、三步跳、地雷。公多年生草本。块茎圆球形，叶柄下部及叶片基部生一白色或紫色珠芽。幼苗为单叶，卵状心形；2~3年生叶为3全裂，长椭圆形，先端锐尖，基部楔形，全缘。花单性同株；肉穗花序，先端附属器淡紫色，稍呈"之"字型弯曲，伸出佛焰苞外。浆果绿色。花期5~7月。果期8~9月。
生境分布	生于草地，田边、荒地。分布于全国大部分省区。
采收加工	夏、秋季均可采挖，撞掉外皮，水洗后，直接晒干。
性状鉴别	本品呈类球形，有的稍偏斜，直径1~1.5cm。表面白色或浅黄色，顶端有凹陷的茎痕，周围密布麻点状根痕；下面钝圆，较光滑。质坚实，断面洁白，富粉性。无臭，味辛辣、麻舌而刺喉。
性味功能	味辛、性温，有毒。有燥湿化痰，降逆止呕、消痞散结的功能。
炮　制	清半夏：取净半夏，大小分开，用8%白矾溶液浸泡至内无干心，口尝微有麻舌感，取出，洗净，切厚片，干燥。姜半夏：取净半夏，大小分开，用水浸泡至内无干心时；另取生姜切片煎汤，加白矾与半夏共煮透，取出，晾至半干，切薄片，干燥。
主治用法	用于痰多咳喘，眩晕，恶心呕吐，胸脘痞闷，痞阻。用量3~9g。生用于治痈肿痰咳，须炮制；反乌头。

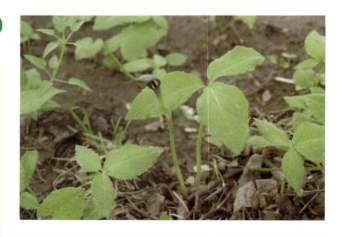

现代研究
1. 化学成分　本品块茎含挥发油，其中主成分为3-乙酰氨基-5-甲基异恶唑、茴香脑、榄香烯等，还含多种氨基酸、皂苷及少量多糖、脂肪、直链淀粉等。
2. 药理作用　本品有镇吐、镇咳、祛痰、抗菌、抗癌、抗早孕作用；对实验性室性心律失常和室性期前收缩有明显的对抗作用；有显著的抑制胃液分泌作用；对胃溃疡有显著的预防和治疗作用。

应用
1. 急性消化不良呕吐，胃部胀闷：制半夏、茯苓各9g，生姜15g，水煎服。
2. 慢性气管炎、支气管炎：半夏、陈皮、茯苓、款冬、前胡、川贝。水煎服。
3. 反癣，痈肿疮毒：生半夏，醋磨汁，外涂患处。
4. 毒蛇咬伤：鲜半夏。捣烂外敷患处。

鞭檐犁头尖（水半夏） Typhonium flagelliforme Bl.

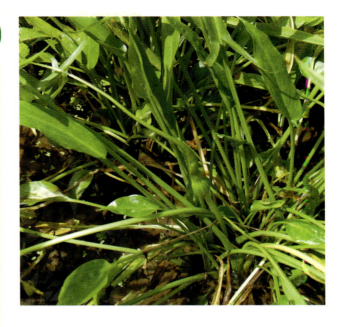

基　源	水半夏为天南星科植物鞭檐犁头尖的干燥块茎。
原植物	多年生草本。块茎圆锥形、椭圆形或倒卵形。叶3~4基生，叶柄中部以下具宽鞘；叶片一年生者窄长椭圆形，不裂，二年生以上箭形或戟状长圆形，3裂，中裂片较长大，窄长圆形或长圆状披针形；侧裂片平展，长三角形。佛焰苞管部卵圆形或长圆形，绿色，檐部披针形，绿色或绿白色，先端延长为长鞭状或较短而渐尖；肉穗花序长于佛焰苞或较短，顶端附属器黄绿色，上部细长，线形，下部长圆锥形，具柄；浆果卵圆形，绿色。花期4月。果期6~7月。
生境分布	生于水沟边、田边或低洼湿地，广西有栽培。分布于广东、广西、云南等省区。
采收加工	一般在秋冬季采挖。挖出后，除去外皮及须根，洗净晒干。
性状鉴别	本品块茎近圆形、椭圆形、圆锥形或倒卵形，直径0.5~1.5cm，高0.8~3cm。表面类白色或淡黄色，不平滑，上部有多数隐约可见的点状根痕。质坚实，断面白色，粉性。气微，味辛辣，麻舌而刺喉。
性味功能	味辛，温，有毒。有燥湿化痰、止咳功能。
炮　制	块茎秋、冬季采挖。除去外皮及须根，洗净，晒干。
主治用法	用于咳嗽痰多，支气管炎。用量6~15g。本品有毒，用前须炮制。外用于痈疮疔肿，无名肿毒，毒虫咬伤。

现代研究
1. 化学成分　本品含琥珀酸、松柏苷、β-谷甾醇、β-胡萝卜苷、酚类化合物、鞣质及生物碱。
2. 药理作用　本品具有止咳、祛痰、平喘、镇痛、抗炎和镇静等作用。其提取物能明显延长浓氨所致的小鼠咳嗽潜伏期及减少咳嗽次数。

应用
痈疮疔肿，无名肿毒，毒虫咬伤：水半夏，捣烂外敷患处。

犁头尖 Typhonium divaricatum (L.) Decne

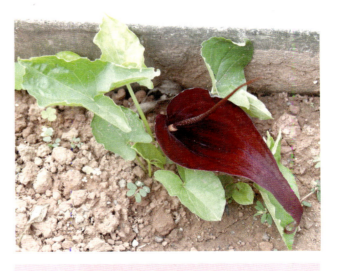

基　源	为天南星科植物犁头尖的全草。
原植物	多年生草本。块茎近球形，具须根。叶基生，心状戟形至心状箭形，先端渐尖，基部裂片卵状披针形至矩圆形，全缘或近三裂。佛焰苞长15~20cm，下部管状，上部扩大成卵状披针形，苞片深紫色，上部极窄，扭卷成鞭状；肉穗花序深紫色，下部为雌花，上部分为雄花，中间不育花。浆果倒卵形。花期5~7月。果期7~9月。
生境分布	生于空旷湿地或林下、草丛中。分布于长江以南大部分省区。
采收加工	秋季采收，晒干。
性状鉴别	本品块茎长圆锥形，直径为0.3~1cm，表面褐色，栓皮薄，不易剥落，稍有皱纹。须根痕遍布全体，并有多数外凸的珠芽良。
性味功能	味辛，性温，有毒。有解毒，消肿，散瘀，止血的功能。
主治用法	用于毒蛇咬伤，跌打损伤，创伤出血，乳痛，疔疮，疥癣，血管瘤，腮腺炎等症。不作内服，外用适量，捣烂敷患处。

现代研究
1. 化学成分　本品块茎含生物碱、甾醇。
2. 药理作用　毒副反应：小鼠腹腔注射犁头尖全草的氯仿提取物1g/kg，出现肌肉张力增加，活动减少，呼吸困难及神经系统症状。

应用
1. 跌打损伤，毒蛇咬伤，创伤出血：犁头尖适量，捣烂敷患处。
2. 带状疱疹、甲沟炎：犁头尖捣烂取汁调雄黄末，擦搽患处。
3. 疔疮，疥癣，皮癣：犁头尖适量，捣烂敷患处。

独角莲（白附子） Typhoniumgiganteum Engl.

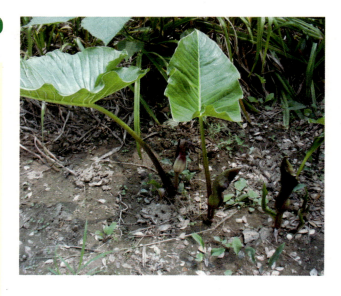

基　　源	白附子为天南星科植物独角莲的块茎。
原 植 物	别名：禹白附、牛奶白附、红南星多年生草本。块茎卵形、卵状椭圆形，叶基生，叶柄肉质肥大；叶戟状箭形或箭状戟形，长而大，全缘或波状。花序从块茎处生出，有紫色纵条斑纹；肉穗花序顶生，雌雄同株，中间为中性花，浆果卵圆形，红色。花期6~7月。果期8~9月。
生境分布	生于林下或山涧湿处。分布于河南、河北、山西、宁夏、陕西、甘肃、山东、湖南、等省。有栽培。
采收加工	秋季挖取块茎，撞去或用竹刀削去外皮，晒干。
性味功能	味辛、甘，性大温。有大毒。有祛风痰，逐寒湿，镇痉，止痛的功能。
主治用法	用于卒中，口眼歪斜，半身不遂，面神经麻痹，偏头痛，破伤风。用量3~4.5g，一般炮制后用，水煎服。外用于淋巴结结核，痈肿，适量捣烂。

现代研究

1. 化学成分　本品含β-谷甾醇、皂苷、肌醇、蛋白质、黏液质、草酸钙、蔗糖、胆碱以及棕榈酸、亚油酸及其相应的甘油酯。
2. 药理作用　本品有镇静、抗惊厥、抗炎、抗破伤风等作用。

应用

1. 脑血管意外后口眼歪斜，半身不遂：制白附子6g，僵蚕4.5g，全蝎3g。水煎服。
2. 偏头痛和感冒所致头痛：白附子、天麻、胆南星、首乌、当归、生姜。水煎服。
3. 三叉神经痛：白附子、僵蚕、全蝎、白蒺藜、白芍。水煎服。

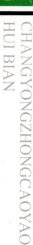

◆清热化痰药◆

海带（昆布） Laminariajaponica Aresch.

| 基　源 原植物 | 昆布为昆布科植物海带的干燥叶状体。
多年生大型褐藻。扁平带状，长达6m，橄榄褐色，粘滑柔韧，干后黑褐色，厚革质。分为根状固着器、柄和叶片三部分。基生固着器粗纤维状，由多数假根所组成，假根末端有吸盘。柄椭圆柱状。叶片扁长，中部较厚，向两边缘渐薄，先端钝尖，基部楔形，全缘，边缘有波状褶皱。秋季成熟。 |

| 生境分布 | 生于海边低潮下1~3m深处的岩石上，或人工养殖于绳索和竹材上。分布于辽宁、山东一带海域，现沿海大部有养殖。 |

采收加工	夏、秋季，低潮时采捞，摊于海滩上晒干。
性状鉴别	干燥体，呈细长带状，全缘，常皱缩或卷曲，多碎断，直径约2~8毫米，薄如纸，表面棕绿色至棕色，上有类白色盐霜。质脆如纸，折断面有细毛样纤维。臭微弱；味咸。
性味功能	味咸，性寒。有软坚散结，消肿利水的功能。
炮　制	拣去杂质，清水漂净，切成宽丝，晾干。
主治用法	用于瘿瘤瘰疬，睾丸肿痛，痰饮水肿，噎隔等。用量9~15g。水煎服。反甘草。

现代研究
1. 化学成分　本品含藻胶酸、昆布素，半乳聚糖等多糖类，海带氨酸、谷氨酸、天门冬氨酸、脯氨酸等氨基酸，维生素B1、B2、C、P及胡萝卜素，碘、钾、钙等无机盐。
2. 药理作用　本品有防治缺碘性甲状腺肿的作用；海带氨酸及钾盐有降压作用；藻胶酸和海带氨酸有降血清胆固醇的作用；并能提高机体的体液免疫，促进机体的细胞免疫。

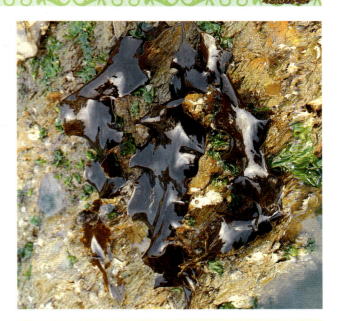

昆布多糖能防治高血糖。

应用
1. 单纯性甲状腺肿大：昆布、海藻、浙贝、海带、浮海石各9g，连翘、法半夏、当归各6g，青皮3g。水煎服。
2. 慢性颈淋巴腺炎：昆布、海藻、白芍各30g，夏枯草15g，牡蛎30g，柴胡、陈皮各6g。水煎服。
3. 防治高血压：昆布15g。水煎服。
4. 血吸虫：昆布15g。流浸膏，内服。

羊栖菜（海藻） Sargassum fusiform (Harv.) Setchell

| 基　源 原植物 | 海藻为马尾藻科羊栖菜的藻体。
多年生褐藻，多分枝，黄棕色，肥厚多汁。可明显区分固着器、主干、叶三部分。固着器由若干圆柱形假根组成。主干圆柱形，互生侧枝和叶，叶形多变，扁平，具不明显的中肋，渐长则脱落后生者多为狭倒披针形，边缘稍呈波状，先端膨大中空。气囊腋生，纺锤形。同一藻体，枝叶、气囊不为同时存在。生殖托腋生，雌雄异株，雌托椭圆形；雄托圆柱形。成熟期6~7月。 |

生境分布	生于低潮带、大干潮线下海水微荡处的岩石上。分布于自辽宁至海南的沿海近处。
采收加工	立秋前后割取，晒干。
性味功能	味苦、咸，性寒。有软坚散结，消痰利水的功能。
主治用法	用于瘿瘤瘰疬，睾丸肿痛，痰饮水肿。用量4.5~9g。水煎服，浸酒或入丸散用。

现代研究
1. 化学成分　羊栖菜含有丰富的多糖、食物纤维素、B族维生素、褐藻酸、甘露醇及人体必须的矿物质和微量元素。
2. 药理作用　本品有降血脂血糖、抗肿瘤作用、消食化瘀作用；能促进免疫能力。

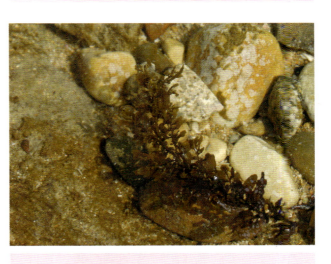

应用
1. 瘿瘤：海藻、海带、贝母、陈皮、青皮、川芎、当归、半夏、连翘、甘草、独活、昆布各3g，水煎服。
2. 慢性颈淋巴结炎：海藻、海带、栗子壳、屈头鸡各3g。水煎服。
3. 高血压、动脉硬化症：海藻煎汤，常服。

十三　化痰止咳平喘药

海蒿子（海藻） Sargassumpallidum (Turn.)C.Ag.

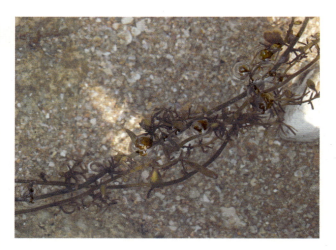

基　　源	海藻为马尾藻科海蒿子的藻体。
原植物	多年生褐藻，藻体直立，褐色。固着器盘状或钝圆锥状，主干圆柱形，多为单一，小枝互生，冬春脱落后于主干上残留圆锥状残迹。单叶互生，叶形变异甚大，初生叶倒卵形、披针形，全缘，有中肋；次生叶较狭小，线形或披针形，有时浅羽裂或有疏锯齿，较薄，中肋不明显。腋外侧枝上生狭线形叶，基叶腋间又生出有丝状叶的小枝，小枝末端常生气囊，圆球形。生殖托单生或成总状排列于生殖枝上，卵形或棍棒状。雌雄异株。成熟期 9~12 月。
生境分布	生于大干潮线下 1~4m 深海水激荡处的岩石上。我国黄海、渤海沿岸极为常见。
采收加工	立秋前后采收，割取藻体后晒干。
性味功能	味苦、咸，性寒。有软坚散结、消痰利水的功能。
主治用法	用于瘿瘤瘰疬，睾丸肿痛，痰饮水肿。用量 4.5~9g。脾胃虚寒者忌服。

应用
1. 瘿瘤瘰疬：海藻、茯苓、白术各 15g，半夏、甘草、桔梗各 3g，陈皮 1.5g，白芥子 6g。水煎服。
2. 睾丸肿痛、小便不利：海藻、通草、昆布各 6g，水煎服。
3. 甲状腺肿：海藻，水煎服。
4. 外伤出血：海藻，熬膏，外敷。

无花果 FicuscaricaL.

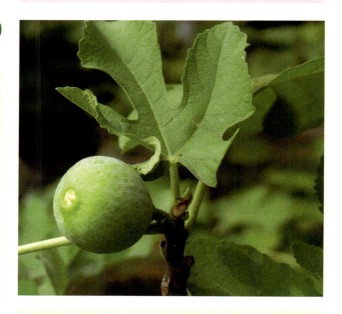

基　　源	为桑科植物无花果的干燥果实。
原植物	落叶小乔木，高 10m，具乳汁，多分枝。叶互生，厚革质，倒卵形或近圆形，顶端钝，基部心脏形，边缘 3~5 裂，少有不分裂者，掌状叶脉明显。隐头花序；花单性同株，小花白色，极多数，着生于总花托的内壁上；花托单生于叶腋间，有短梗，梨形，肉质而厚。花柄细长，花被线形，雄蕊丝状，雌花广线形。瘦果三棱状卵形。花期 6~8 月，果期 9~11 月。
生境分布	全国各地多有栽培。
采收加工	夏、秋季采收未成熟青色花序托，放于沸水内烫过，立即捞起，晒干或烘干。
性状鉴别	干燥的花托呈倒圆锥形或类球形。表面淡黄棕色至暗棕色、青黑色，有波状弯曲的纵棱线；顶端稍平截，中央有圆形突起，基部较狭，带有果柄及残存的苞片。质坚硬，横切面黄白色，内壁着生众多细小瘦果，有时上部尚见枯萎的雄蕊。瘦果卵形或三棱状卵形，长约 1~2 毫米，淡黄色，外有宿萼包被。气微，味甜。
性味功能	味甘，性凉。有润肺止咳，清热健胃，清肠的功能。
主治用法	用于肠炎，痢疾，便秘，痔疮，咽喉肿痛，咳喘，外用于痈疮疥癣。用量 15~30g。外用适量。
现代研究	

1. 化学成分　本品含枸橼酸、延胡索酸、草酸、苹果酸、奎尼酸等有机酸以及生物碱、苷类、糖类等。

2. 药理作用　无花果含丰富的营养成分，供食用。在便秘时，可用作食物性轻泻剂。其水提取物抗肿瘤作用。

应用
1. 肠炎，痢疾：无花果 7 枚，水煎服。
2. 肺燥干咳，声哑：无花果 5 钱，冰糖水煎服。
附注：其根及叶亦供药用。味淡、涩，性平。有散瘀消肿，止泻的功能。用于肠炎，腹泻；用量 15~30g。外用于痈肿，煎水熏洗患处。1、肠炎，小儿腹泻：无花果叶 15g，水煎加红糖适量服。
2、痈肿：无花果叶，煎水熏洗患处。

胖大海　Sterculialychnophora Hance

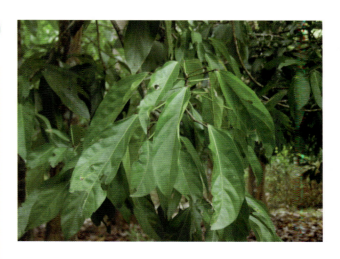

基　源	为梧桐科植物胖大海的种子。
原植物	别名：大海、大发、大洞果、南安子高大乔木。单叶互生，革质，长卵圆形或椭圆状披针形，3裂，先端锐尖，基部截形，全缘。花杂性同株；圆锥花序顶生或腋生，花萼钟状宿存，外有星状毛。果1~5个，着生于果梗上，船形，长达24cm，基部宽5~6cm，成熟前开裂。种子椭圆形或倒卵形，长1.8~2.8cm，直径1.5cm，深黑褐色，有皱纹，光滑。花期3~4月。果期4~6月。
生境分布	生于热带地区，海南、广西等地有少量引种栽培。
采收加工	4~6月由果上摘取成熟种子，晒干。
性状鉴别	本品呈纺锤形或椭圆形。先端钝圆，基部略尖而歪，具浅色的圆形种脐，表面棕色或暗棕色。外层种皮极薄，质脆，易脱落。中层种皮较厚，黑褐色，质松易碎，遇水膨胀成海绵状。断面可见散在的树脂状小点。内层种皮可与中层种皮剥离，稍革质，内有2片肥厚胚乳，广卵形；子叶2枚，菲薄，紧贴于胚乳内侧，与胚乳等大。气微，味淡，嚼之有黏性。
性味功能	味甘、淡，性寒。有清肺热，利咽喉，清肠通便的功能。
炮　制	取原药材，除去杂质。
主治用法	用于干咳无痰，喉痛音哑，慢性咽炎，热结便秘，头痛目赤。用量4.5~9g。泡服或煎服。

现代研究
1. 化学成分　本品外层含胖大海素，果皮含半乳糖、戊糖（主要是阿拉伯糖）。
2. 药理作用　本品所含的胖大海素对血管平滑肌有收缩作用；能改善粘膜炎症。减轻痉挛性疼痛。水浸液具有促进肠蠕动，有缓泻作用。

应用
1. 喉炎：胖大海9g，水煎服或泡服濒饮。
2. 肺热音哑：胖大海3枚，金银花、麦冬各6g，蝉蜕3g，水煎服。
3. 慢性咽炎：胖大海3g，杭菊花、生甘草各9g。水煎服。
4. 腹泻：胖大海9g，水煎服。

广东丝瓜（丝瓜络）　Luffa acutangula Roxb.

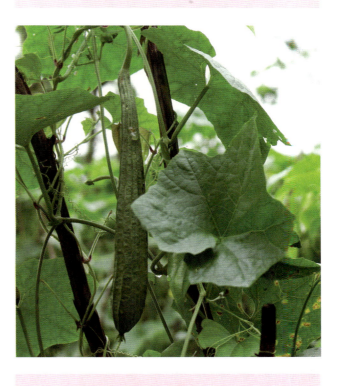

基　源	丝瓜络为葫芦科植物广东丝瓜的成熟果实的维管束。
原植物	别名：棱丝瓜、棱角丝瓜一年生攀援草本，全株有柔毛。茎细长，有棱，生粗毛，卷须有裂。叶互生，三角状或近心形，掌状3~5裂，花单性，雌雄同株；雄花聚成总状花序，先开放；雌花单生，花萼5深裂；花冠黄色、淡黄色，先端5深裂，果实有明显的棱角。种子扁，有网纹或雕纹，边缘无狭翅。花期6~8月。果期8~10月。
生境分布	全国各地均有栽培。
采收加工	夏、秋季采摘成熟果，除净果皮及果肉，晒干。
性状鉴别	与丝瓜比较，果实具明显的棱角。
性味功能	味甘，性平。有通经活络，清热化痰的功能。
炮　制	除去残留种子及外皮，切段。
主治用法	用于痹痛拘挛，胸胁胀闷，肢体酸痛，肺热咳痰，闭经，乳汁不通，乳腺炎，水肿等症。用量4.5~9g，（鲜品60~120g）。外用适量。

现代研究
1. 化学成分　本品果实含三萜皂苷成分以及丙二酸、枸橼酸等脂肪酸。
2. 药理作用　粤丝瓜全植物有杀昆虫作用。果实对鱼毒性很大，未发现有鱼藤酮，但含有氢氰酸。

应用
1. 小儿急性支气管炎：丝瓜络15g，苇茎、薏苡仁、冬瓜仁、桃仁。水煎服。
2. 跌打损伤、肿痛：丝瓜络、橘络、枳壳、白芍各9g，白蔻壳1.5g，柴胡、乳香、没药各6g。水煎服。
3. 风湿关节痛、肌肉痛：丝瓜络、防已、桑枝。水煎服。
4. 夏季外感暑湿：丝瓜络、冬瓜皮、生苡仁各30g。水煎服。

丝瓜（丝瓜络） Luffa cylindrica (L.) Roem.

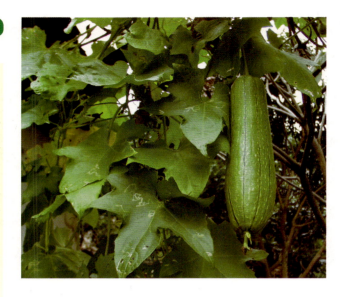

基源	丝瓜络为葫芦科植物丝瓜的成熟果实维管束。
原植物	一年生攀援草本。茎细长，粗糙有棱角，卷须3裂。叶互生，三角形或近圆形，裂片三角形，基部心形，有波状浅齿。花单性，雌雄同株；雄花聚成总状花序，先开放；雌花单生，有长柄。瓠果长圆柱形，下垂，幼时肉质，有纵向浅沟或条纹，黄绿色，内有坚韧网状丝络。种子长卵形，扁压，黑色，边缘有狭翅。花期5~7月。果期6~9月。
生境分布	全国各地均有栽培。
采收加工	夏秋季果皮变黄采摘，除净果皮及果肉，取净种子，晒干。
性状鉴别	丝瓜果实（瓠果）长圆柱形，长20~60cm，肉质。绿而带粉白色或黄绿以，有不明显的纵向浅沟或条纹，成熟后内有坚韧的网状瓜络。
性味功能	味甘，性平。有通经活络，清热化痰，活血，祛风的功能。
炮制	除去残留种子及外皮，切段。
主治用法	用于痹痛拘挛，胸胁胀闷，乳腺炎，乳汁不通，肺热咳痰，肢体酸痛，妇女闭经，水肿等症。水煎服。外用适量 4.5~9g。

现代研究
1. 化学成分　丝瓜的果实含皂苷、丝瓜苦味质、多量粘液与瓜氨酸。籽苗含葫芦素。丝瓜的汁液含皂苷、粘液、木聚糖、脂肪、蛋白质、维生素。
2. 药理作用　本品有抗坏血病、抗病毒、抗过敏以及健脑美容等作用。

应用
同广东丝瓜。

毛白杨 Populus tomentosa Carr.

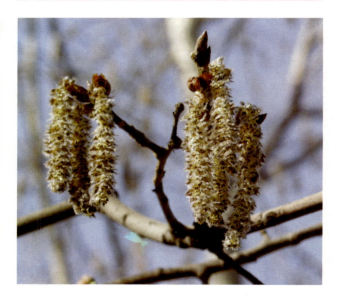

基源	杨柳科植物毛白杨的花，树皮。
原植物	高大乔木。长枝的叶革质，三角卵形或阔卵形，先端渐尖，基部稍心形或截形，叶缘有深齿，上面暗绿色，光滑，下面被灰白色毡毛，后渐脱落；老树叶缘有波状齿，下面稍有绒毛；短枝叶较小，卵形或三角状卵形，有波状齿。雌雄异株，苞片深棕色，有长睫毛；子房长椭圆形。蒴果长卵形或圆锥形，2瓣裂。花期3月，果期4~5月。
生境分布	生于平原和低海拔丘陵或栽培于路旁、庭园。分布于辽宁、华北、西北、华东等地。
采收加工	春季花开时采集雄花序，晒干；树皮四季可采。
性状鉴别	本品树皮板片状或卷筒状，厚2~4mm，外表面鲜时暗绿色，干后棕黑色，常残存银灰色的栓皮，皮孔明显，菱形，长2~14.5mm，宽3~13mm；内表面灰棕色，有细纵条纹理。质地坚韧，不易折断。断面显纤维性及颗粒性。气微，味微。
性味功能	有祛痰的功能。
炮制	采剥树皮，刮去粗皮，鲜用或晒干。
主治用法	用于咳嗽痰喘等。用量 50~100g。

现代研究
1. 化学成分　本品树皮含总苷、皂苷、强心苷、黄酮苷、酚类、蛋白质、氨基酸。
2. 药理作用　本品有祛痰、抗菌作用，用于治疗慢性气管炎。

应用
1. 慢性气管炎：鲜毛白杨树皮，水煎服。
2. 习惯性便秘：毛白杨，水煎服。
3. 痔疮：毛白杨，水煎服。并煎水洗患处。

儿茶 Acacia catechu (L.) Willd.

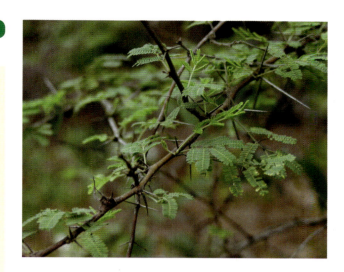

基　源	为含羞草科植物儿茶的心材水煎干膏。
原植物	乔木。树皮棕色。二回偶数羽状复叶，互生，叶轴上被灰色柔毛，着生羽片10~20对，小叶片20~50对，小叶线形，两面被疏毛。总状花序腋生，萼先端5裂，花瓣5，黄色或白色。雄蕊多数；雌蕊子房上位。荚果扁而薄，紫褐色，有光泽。花期8~9月，果期10~11月。
生境分布	多生于路边。分布于云南西双版纳傣族自治区，广东、广西有栽培。
采收加工	冬季采收枝、干，除去外皮，砍成大块，加水煎煮，浓缩成糖浆状，稍冷，置于特制的模型中，阴干。
性状鉴别	本品呈方形或不规则块状，大小不一。表面棕褐色或黑褐色，光滑而稍有光泽。质硬，易碎，断面不整齐，具光泽，有细孔，遇潮有黏性。无臭，味涩、苦，略回甜。
性味功能	味苦，涩，性微寒。有清热，生津，化痰的功能。外用有收涩，敛疮，止血的功能。
炮　制	除去杂质，用时打碎。
主治用法	用于痰热咳嗽，咯血，腹泻，小儿消化不良。外用于溃疡久不收口，湿疹口疮，痔疮，外伤出血。用量3g。

现代研究
1. 化学成分　本品儿茶鞣酸、儿茶精及表儿茶酚、粘液质、脂肪油、树胶及蜡等。
2. 药理作用　本品有抗菌、降压及止泻作用；对结核杆菌有明显抑制作用；在体外有较强的杀死腹水癌细胞作用。

应用
1. 口腔炎：儿茶6g，银花、连翘各9g。水煎含漱。
2. 鼻衄：儿茶，研末，浸水，棉花浸药水作鼻孔压迫止血。
3. 痔疮出血：儿茶7.5g，桂皮1.5g，研末，沸水浸半小时后外洗痔疮。
4. 皮肤湿疹、溃疡：儿茶9g，冰片0.6g，轻粉6g，花骨9g，炉甘石，研末水调外敷。
5. 肺结核咯血：儿茶30g，明矾24g，共研细末，水调服。

瓜子金 Polygala japonica Houtt.

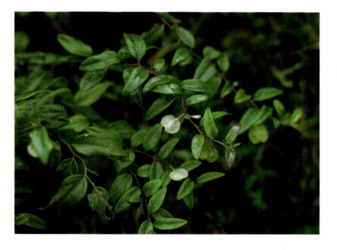

基　源	为远志科植物瓜子金的全草。
原植物	别名：小金不换（广西）、小金盆（四川）多年生草本。叶互生，卵形至卵状披针形，先端短尖，基部圆形或楔形，全缘，叶脉和叶缘均被细柔毛；叶柄短，有柔毛。总状花序腋生；苞片小；萼片5，有细毛，外面3片小，内面2片大，花瓣状；花瓣3，紫色，偶白色，中间龙骨瓣有鸡冠状附属物。蒴果圆而扁，顶端凹。花期4~5月。
生境分布	生于平原、山坡荒野等处。分布于全国大部分省区。
采收加工	春、夏、秋季采全株，晒干或鲜用。
性状鉴别	本品干燥带根全草，长约20厘米。根圆柱形而弯曲，长短不一，多折断，粗约2~3毫米，外表灰褐色、暗黄棕色，有纵皱、横裂纹及结节，支根纤细。茎细，径不及1毫米，自基部丛生，灰褐色或稍带紫色，质脆易断。叶上面绿褐色，下面色浅或稍带红褐色，稍有毛茸。气微，味稍辛辣而苦。
性味功能	味辛、苦，性平。有祛痰止咳，活血消肿，解毒止痛，安神的功能。
炮　制	除去泥沙，晒干。
主治用法	用于咳嗽痰多，心悸失眠，跌打损伤，疔疮疖肿，毒蛇咬伤。用量15~30g，水煎服。

现代研究
1. 化学成分　本品根含三萜皂苷、树脂、脂肪油、远志醇。
2. 药理作用　本品有溶血作用，临床应用治疗骨髓炎、骨关节结核、多发性脓肿；毒蛇咬伤；小儿疳积；失眠症等。

应用
1. 小儿疳积：瓜子金30g，猪肝60g。加水蒸熟，去药渣吃肝喝汤，连服3剂。
2. 泌尿系结石：鲜瓜子金60g，鲜水田七30g。水煎服。
3. 毒蛇咬伤：瓜子金、半边莲、犁头草干粉各等量，水泛为丸，每服15g，1日3次。

明党参　ChangiumsmyrnioidesWolff

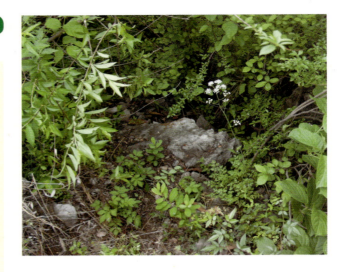

基　源	为伞形科植物明党参的干燥根。
原植物	多年生草本。根肥厚，圆柱形或粗短纺锤形。基生叶柄，基部扩大呈鞘状抱茎，2~3回三出复叶，小叶片3~4对；茎上部叶缩小呈鳞片状或叶鞘状。复伞形花序，每小伞形花序有花10~15，花白色，萼齿小；花瓣5，有一明显紫色中脉，顶端尖锐，内折，凹入。双悬果近圆形或卵状长圆形而扁，光滑，有纵纹。花期4~5月，果期5~6月。
生境分布	生于山坡林。分布于江苏、安徽、浙江等省区。
采收加工	3~5月采挖根部，煮至无白心，刮去外皮，干燥。
性状鉴别	本品呈细长圆柱形、长纺锤形或不规则条块，长6～20cm，直径0.5～2cm。表面黄白色或淡棕色，光滑或有纵沟纹及须根痕，有的具红棕色斑点。质硬而脆，断面角质样，皮部较薄，黄白色，有的易与木部剥离，木部类白色。气微，味淡。
性味功能	味甘、微苦，性微寒。有润肺化痰，养阴和胃，平肝，解毒的功能。
炮　制	洗净，润透，切厚片，干燥。
主治用法	用于肺热咳嗽，呕吐反胃，食少口干，目赤眩晕，疔毒疮疡。用量6~12g。

现代研究
1. 化学成分　本品根含淀粉、有机酸、氨基酸和糖等。并含微量挥发油。
2. 药理作用　本品能提高机体免疫功能；有抗脂质过氧化物作用、抗应激能力；促进小鼠小肠蠕动。

应用
1. 肺热咳嗽：明党参、桑白皮、枇杷叶、甘草。
2. 反胃呕吐：明党参、旋覆花、姜半夏、赭石、生姜。水煎服。
3. 病后体弱，食少口干：明党参、大枣、黄精。水炖服。
4. 气管炎咳嗽、哮喘，感冒咳嗽：明党参9g。水煎服。

前胡　PeucedanumpraeruptorumDunn

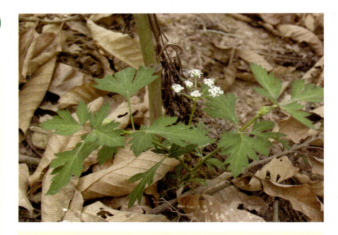

基　源	为伞形科植物前胡的根。
原植物	别名：白花前胡、鸡脚前胡多年生草本。叶三角状卵形或三角形，2~3回三出羽状分裂。末回裂片菱状卵形至卵形。复伞形花序顶生；花瓣5，白色；双悬果椭圆形或卵圆形，背棱和中棱线状，侧棱有窄翅。花期7~9月。果期9~10月。
生境分布	生于山坡向阳草丛中或山坡林边。分布于、四川、云南及华东、中南等各地区。
采收加工	秋末采挖根部，晒干或微火炕干。
性状鉴别	白花前胡：呈不规则的圆柱形、圆锥形或纺锤形，稍扭曲，下部常有分枝。表面黑褐色或灰黄色，根头部多有茎痕及纤维状叶鞘残基，上端有密集的细环纹，下部有纵沟、纵皱纹及横向皮孔。质较柔软，干者质硬，可折断，断面不整齐，淡黄白色，皮部散有多数棕黄色油点，形成层环纹棕色，射线放射状。气芳香，味微苦、辛。 紫花前胡：根头顶端有的有残留茎基，茎基周围常有膜状叶鞘基部残留。断面类白色，射线不明显。
性味功能	味苦、辛，性凉。有清热，散风，降气，化痰的功能。
炮　制	除去杂质，洗净，润透，切薄片，晒干。
主治用法	用于风热咳嗽多痰，痰热咳喘，胸膈满闷，呕逆，上呼吸道感染等症。用量3~9g。恶皂角。畏藜芦。

现代研究
1. 化学成分　白花前胡含挥发油及白花前胡内酯甲、乙、丙、丁；紫花前胡含挥发油、前胡苷、前胡素、伞形花内酯等。
2. 药理作用　紫花前胡有较好的祛痰作用；还有解痉、镇静作用。白花前胡提取粗精和正丁醇提取物能增加冠脉血流量。

应用
1. 肺热咳嗽，气喘不安：前胡、麦冬、赤芍、麻黄、贝母、白前、枳壳、大黄。水煎服。
2. 咳嗽痰稠，心胸不利，时有烦热：前胡、麦冬、贝母、桑白皮、杏仁、甘草。研末，加生姜水煎服。
3. 感冒咳嗽痰多，气喘不息：前胡、苦杏仁、牛蒡子各9g，桔梗6g，薄荷9g（后下）。水煎服。
4. 肺热咳嗽，胸闷痰多：前胡、紫苏子、陈皮、枳实各6g。水煎服。

芫花叶白前（白前） Cynanchum glaucescens (Decne.) H.-M.

基　　源	白前为萝科植物芫花叶白前的根状茎及根。
原 植 物	直立矮灌木，高达50cm；茎具二列柔毛。叶对生，革质，椭圆形或长圆状披针形，先端急尖或钝圆，基部楔形或圆形，全缘，伞形聚伞花序腋生，有花十余朵；花萼5深裂，内面基部有5腺体；花冠黄色或白色，幅状；副花冠浅杯，裂片5，肉质。果单生，纺锤状，先端渐尖，基部窄种子卵状披针形，种毛白色。花期5~1月，果期7~11月。
生境分布	生于溪滩、江边砂碛处。分布于江苏、安徽、浙江、福建、江西、湖北、湖南、广西、广东、四川、贵州、云南等省区，其中以浙江产量最大。
采收加工	秋季采集，切段晒干；或将带根全草洗净后直接晒干。
性状鉴别	本品根茎较短小或略呈块状；表面灰绿色或灰黄色，节间长1~2cm。质较硬。根稍弯曲，直径约1mm，分枝少。
性味功能	味辛、甘，性平。有清肺化痰，止咳平喘的功能。
炮　　制	白前：除去杂质，洗净，润透，切段，干燥。蜜白前：取净白前，照蜜炙法炒至不粘手。
主治用法	用于感冒咳嗽，支气管炎，气喘，水肿，小便不利，喘咳痰多。用量5~10g；外用适量，鲜草捣烂敷患处。

现代研究

1. 化学成分　芫花叶白前根中含有白前皂苷A~K，白前皂苷式A和B，白前新皂苷A和B及白前二糖。
2. 药理作用　所含皂苷有祛痰作用。

应用

1. 咳嗽哮喘，支气管炎，喉痒：白前、紫苏、紫菀、百部各9g，甘草6g。水煎服。
2. 久咳喉中作声不得眠，喘咳痰多：白前，焙捣为末，温酒服。

柳叶白前（白前） Cynanchum stauntonii (Decne.) Schltr. ex Levl.

基　　源	白前为萝科植物柳叶白前的根状茎及根或全草。
原 植 物	别名：竹叶白前、草白前、鹅管向前多年生草本。根茎细长，中空。叶对生，稍革质，线状披针形，先端渐尖，基部渐狭，全缘。聚伞花序腋生，有花3~8朵。花萼5深裂，具腺体；花冠辐状，5深裂，紫红色，内面有长柔毛，副花冠裂片杯状。果狭披针形，种子顶端具白色丝状绒毛。花期5~8月，果期9~10月。
生境分布	生于山谷湿地、溪边。分布于江苏、安徽、浙江、江西、福建、湖南、湖北、广东、广西、四川等省区。
采收加工	秋季采挖，切段晒干。如除去须根，留用根茎则为鹅管白前。带根全草为草白前。
性状鉴别	本品呈纸长圆柱形，有分枝，稍弯曲，长4~15cm，直径1.5~4cm。表面黄白色或黄棕色，节明显，节间长1.5~4.5cm。顶端有残茎。质脆。断面中空，习称"鹅管白前"节处簇生纤细弯曲的根，长可达10cm，直径不及1mm，有多次分枝呈毛须状，常盘曲成团。气微，味微甜。
性味功能	味辛、甘，性平。有清肺化痰，止咳平喘的功能。
炮　　制	同芫花叶白前。
主治用法	用于感冒咳嗽，支气管炎，气喘，水肿，小便不利，喘咳痰多。用量5~10g；外用适量，鲜草捣烂敷患处。

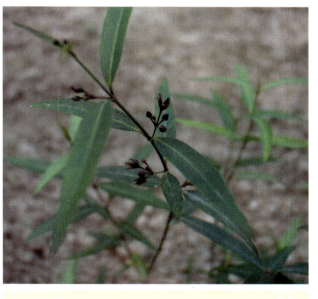

现代研究

1. 化学成分　柳叶白前根茎中含有β-谷甾醇、高级脂肪酸和华北白前醇。
2. 药理作用　所含皂苷有祛痰作用。

应用

1. 咳嗽哮喘，支气管炎，喉痒：白前、紫苏、紫菀、百部各9g，甘草6g。水煎服。
2. 久咳喉中作声不得眠，喘咳痰多：白前，焙捣为末，温酒服。

十三　化痰止咳平喘药

黄荆（黄荆子） Vitex negundo L.

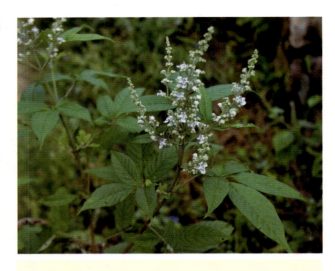

基　源	黄荆子为马鞭草科植物黄荆的果实。
原植物	灌木或小乔木。掌状复叶3~5，披针形，先端渐尖，基部楔形，全缘或有锯齿，下面密生灰白色短柔毛。聚伞花序排成圆锥花序顶生，长花序梗密生灰白色绒毛；花萼5齿，宿存花冠淡紫色、紫红色或粉白色，顶端5裂，二唇形。核果球形，有花柱脱落的凹痕，宿萼灰绿色，密被灰色细绒毛，果实黄褐色至棕褐色，坚硬。花期6~8月，果期8~10月。
生境分布	生于山坡路边或灌木丛中。分布于陕西、甘肃以及华东、华南、西南等省区。
采收加工	秋季果实成熟时采收，阴干。生用或清炒用。
性状鉴别	本品干燥果实圆球形，上端稍大略平而圆，下端稍尖；宿萼灰褐色，密被棕色细绒毛，包围整个果实的2/3左右，但多半已脱落；基部具短柄；果实外表棕褐色，较光滑，表面纵脉纹明显，果皮较厚，质较硬，不易破碎。内藏白色种子数枚。气香，味苦带涩，以颗粒饱满、干燥、少宿萼、无杂质为佳。
性味功能	味辛、苦，性温。有散风，祛痰止咳平喘，理气止痛的功能。
炮　制	根、茎洗净切段晒干，叶、果阴干备用，叶亦可鲜用。
主治用法	用于慢性支气管炎，感冒咳嗽，哮喘，胃痛，疝气等。用量3~9g。

现代研究
1. 化学成分　黄荆子干品含精油0.1%，油中含1,8-桉叶素、香桧烯、蒎烯、莰烯、石竹烯及二萜类、倍半萜醇及奥类化合物等。尚含黄酮类及强心苷。
2. 药理作用　本品有镇咳、平喘、抗炎、抗菌等作用。

应用
1. 慢性支气管炎：黄荆子15g，紫河车、山药各6g，研粉制蜜丸，连服20天。
2. 痢疾、肠炎及消化不良：黄荆子3g，研粉，冲服。
3. 咳嗽、哮喘：黄荆子，水煎服；或炒黄研粉，水冲服。
4. 胃痛，慢性胃炎：黄荆子，研末服冲或水煎服。

附注：黄荆子的叶作为牡荆叶入药，其根亦作药用。

筋骨草 Ajuga ciliata Bunge

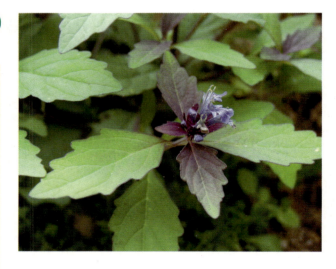

基　源	为唇形科植物筋骨草的全草。
原植物	别名：缘毛筋骨草多年生草本。根状茎横卧，须根多数。茎直立，少分枝，稍带紫红色，被长粗白毛。基部叶篦状或鳞片状，早落；中部叶，有窄翅，卵形至宽卵形，基部楔形下延，边缘有不整齐粗大锯齿。穗状枝生；苞片叶状，紫红色，卵圆形；花萼小，钟形，5深裂；花冠檐部二唇形，碧紫色，花冠上唇短，微凹，下唇长大，伸延。小坚果4，包围于宿萼内。花期6~8月。
生境分布	生于水边湿地。分布于河北、宁夏、湖北等省。
采收加工	开花期采收全草，鲜用或晒干。
性状鉴别	一年或二年生草本，高10~30cm，全株被白色长柔毛。茎方形，基部匍匐。叶对生，匙形或倒卵状披针形，长3~11cm，宽0.8~3cm，边缘有不规则波状粗齿；叶柄具狭翅。轮伞花序有6~10朵花，排成间断的假穗状花序；苞片叶状，花萼钟形，5齿裂；花冠唇形，淡蓝色、淡紫红色或白色，基部膨大，内有毛环，上唇短，直立，顶端微凹，下唇3裂，中裂片倒心形，灰黄色，具网状皱纹。
性味功能	味苦，性寒。有清热解毒，凉血，消肿止痛的功能。
炮　制	洗净，晒干，切碎用。
主治用法	用于肺热咯血，扁桃体炎，咽炎，喉炎；外用于跌打损伤，外伤出血，毒蛇咬伤。用量15~30g；外用适量，捣烂敷患处。

现代研究
1. 化学成分　本品含脱皮甾酮、杯苋甾酮、筋骨草甾酮B和C、筋骨草内酯、筋骨草糖、黄酮苷、皂苷及生物碱等。
2. 药理作用　本品有镇咳祛痰平喘、抗炎、抗菌、抗病毒等作用。

应用
1. 痢疾：筋骨草、地锦草各30g，凤尾草15g，水煎服。
2. 急性扁桃体炎：筋骨草、卤地菊各30g，马兰15g，水煎服。
3. 毒蛇咬伤，痈疖肿毒：鲜筋骨草30g，生姜、大蒜少许捣烂敷患处。
4. 外伤出血：筋骨草适量，研粉，撒敷出血处。

石沙参（南沙参） Adenophora polyantha Nakai

基　　源	沙参为桔梗科植物石沙参的根。
原植物	多年生草本。根纺垂形。茎直立，茎生叶无柄，互生或对生，薄革质或纸质，线形或披针形至卵形，长1.5~7cm，边缘有长短不等的疏浅锯齿。花冠深蓝色，钟状。蒴果圆形。花期7~8月。
生境分布	生于山坡，沟边或路旁。分布于河北、四川、陕西、甘肃、青海、宁夏等地。
采收加工	秋季采挖，除去茎叶及须根，洗净泥土，刮去栓皮，晒干或烘干。
性味功能	味微甘，性微寒。有养阴清肺、化痰止咳的功能。
主治用法	用于肺热燥咳，虚劳久咳，阴伤津亏，舌干口渴。用量10~15g。

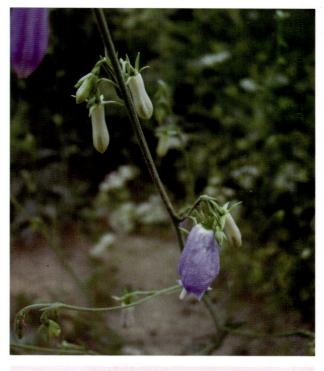

应用
1. 肺燥，久热久咳：沙参、麦冬各9g，玉竹6g，生甘草3g 桑叶、生扁豆、花粉各4.5g，地骨皮9g。水煎服。
2. 肺热咳嗽：沙参25g，水煎服。
3. 失血后脉微手足厥冷之症：沙参，浓煎频饮。
4. 产后无乳：沙参12g，煮猪蹄食。

轮叶沙参（南沙参） Adenophora tetraphylla (Thunb.) Fisch.

基　　源	南沙参为桔梗科植物轮叶沙参的干燥根。
原植物	别名：四叶沙参多年生草本。3~6叶轮生，卵圆形或线状披针形。花序狭圆锥状聚伞花序，下部花枝轮生；花冠细，狭钟形，口部稍缢缩，蓝色或蓝紫色，花柱常为花冠的2倍，柱头2裂蒴果卵球形。花期7~9月，果期8~10月。
生境分布	生于林缘、草丛、路边。分布于全国大部分省区。
采收加工	秋季采挖根部，刮去粗皮，晒干或烘干。
性状鉴别	本品根呈圆锥形或圆柱形，略弯曲。表面黄白色或淡棕黄色，凹陷处常有残留粗皮，上部多有深陷横纹，呈断续的环状，下部有纵纹及纵沟。顶端具1或2个根茎。体轻、质脆易折断，断面不平坦，黄白色，多裂隙。无臭，味微甘。
性味功能	味甘，性微寒。有养阴清肺，化痰止咳，益气生津的功能。
炮　　制	除去茎叶及须根，洗净泥土，刮去栓皮，晒干，切片备用。
主治用法	用于肺热燥咳，阴虚劳嗽，干咳痰粘，气阴不足，烦热口渴，慢性气管炎等。用量9~15g，鲜者15~30g。反藜芦。
现代研究	

1. 化学成分　轮叶沙参根含三萜类皂苷，为沙参皂苷、植物甾醇及淀粉。并含有兰物碱、皂苷、黄酮类、树脂及胡萝卜素等。
2. 药理作用　本品有祛痰作用。体外试验，其浸剂对奥氏小芽脆癣菌，羊毛状小芽胞癣菌等皮肤真菌有不同程度的抑制作用。

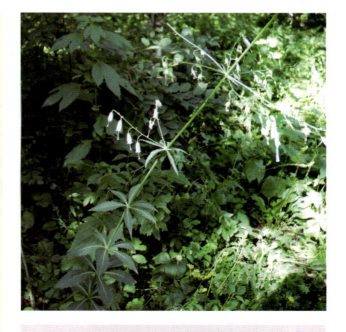

应用
1. 肺结核、老年慢性气管炎干咳：南沙参6g，研粉　温水送服。
2. 热病后阴虚津少，咽干，咳嗽：南沙参12g，生地15g，麦冬、玉竹各9g，冰糖15g。水煎服。
3. 气管炎干咳痰少：南沙参、麦冬、百合各9g。水煎服。

桔梗 Platycodongrandiflorum(Jacq.)A.DC.

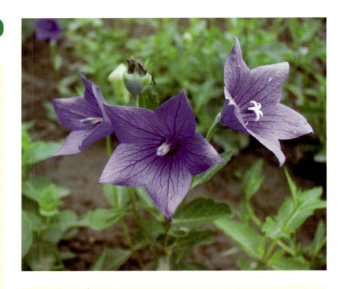

基　　源	为桔梗科植物桔梗的根。
原植物	别名：铃铛花、和尚头花、苦菜根多年生草本，有白色乳汁。根肥大肉质，长圆锥形，顶端根茎部（芦头）有半月形茎痕。茎直立。中下部叶轮生或互生，卵形、披针形，边缘有细锯齿。花1至数朵生于茎和分枝顶端；花萼钟状，有白粉，裂片5，三角状披针形；花冠钟状，蓝色或蓝紫色，5裂；雄蕊5；子房下位。蒴果倒卵形，顶端5瓣裂。种子褐色，3棱。花期7~9月。果期8~9月。
生境分布	生于山地草丛、灌丛中或沟旁。全国各地有栽培。
采收加工	春、秋季采挖，趁鲜用竹制品刮去外皮，晒干或烘干。
性状鉴别	本品呈圆柱形或略呈纺锤形，下部渐细，有的有分枝，略扭曲。表面白色或淡黄白色，不去外皮者表面黄棕色至灰棕色；具纵扭皱沟，并有横长的皮孔样斑痕及支根痕。有的顶端有较短的根茎或不明显，其上有数个半月形茎痕。质脆，断面不平坦，形成层环棕色，皮部类白色，有裂隙，木部淡黄白色。无臭，味微甜后苦。
性味功能	味苦、辛，性平。有宣肺祛痰，利咽排脓的功能。
炮　　制	除去杂质，洗净，润透，切厚片，干燥。
主治用法	用于咳嗽痰多，胸闷不畅，咽喉肿痛，肺痈吐脓。

现代研究
1. 化学成分　桔梗含多种皂苷，主要为桔梗皂苷，皂苷元有桔梗皂苷元，远志酸，以及少量的桔梗酸。另外还有菊糖、植物甾醇等。
2. 药理作用　本品有镇咳作用，有增强抗炎和免疫作用。桔梗粗皂苷有镇静、镇痛、解热作用，又能降血糖、降胆固醇、松弛平滑肌。

应用
1. 感冒咳嗽，肺炎咳嗽：桔梗、金银花、连翘、甘草荆芥穗。水煎服。
2. 急性扁桃体炎、急性咽炎、喉炎，失音：桔梗、荆芥、薄荷、甘草、诃子、木蝴蝶。水煎服。
3. 肺脓肿：桔梗、鱼腥草各15g。水煎服。
4. 猩红热：桔梗。水煎服。

鼠曲草 GnaphaliumaffineD.Don

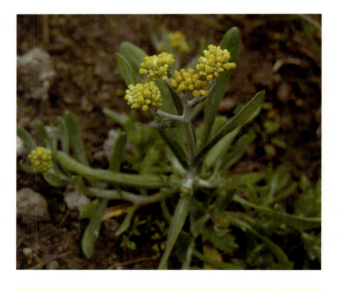

基　　源	为菊科植物鼠曲草的干燥全草。
原植物	二年生草本。茎直立，通常基部分枝、丛生状，全体密被白色绵毛。基部叶花后凋落，下部叶和中部叶互生，倒披针形或匙形，顶端有小尖，基部渐狭，下延，两面都有灰白色绵毛。头状花序多数，在顶端密集成伞房状，总苞球状钟形，金黄色，总苞片3层，干膜质，花黄色，外层总苞片较短，宽卵形，内层长圆形，外围的雌花花冠丝状，中央的两性花花冠筒状，顶端5裂。瘦果椭圆形，有乳头状突起，冠毛黄白色。花期4~7月，果期8~9月。
生境分布	生于田埂、荒地、路旁。分布于华东、华中、华南、西南各省区和陕西、河北、河南、台湾诸省。
采收加工	5~6月开花时采收全株，除去杂质，晒干。或将全草洗净，晾干切成小段晒干。
性状鉴别	本品全草密被灰白色绵毛。根纹细，灰桂冠以。茎常自基部分枝成丛。叶皱缩卷曲，展平后叶片呈条状匙形或倒披针形，全缘，两面均密被灰白色绵毛；质柔软，头状花序顶生，多数，金黄色或棕黄色，舌状花及管状花多已落脱，花托扁平，有花脱落后的痕迹。气微，味微甘。
性味功能	味甘，性平。有祛痰、止咳、平喘、祛风寒的功能。
炮　　制	除去杂质，晒干。
主治用法	用于咳嗽、痰多，风寒感冒，筋骨疼痛。用量9~30g。

现代研究
1. 化学成分　本品全草含黄酮苷、挥发油、微量生物碱和甾醇。又含维生素B、胡萝卜、叶绿素、树脂、脂肪等。
2. 药理作用　本品有镇咳和抗菌作用。

应用
1. 咳嗽痰多：鼠曲草15~18g，加冰糖，水煎服。
2. 支气管炎，寒喘：鼠曲草、黄荆子各15g，前胡、云雾草各9g，天竺子12g，荠尼根3g，水煎服。
3. 无名肿痛，对口疮：鼠曲草6g，水煎服。

向日葵　Helianthus annuus L.

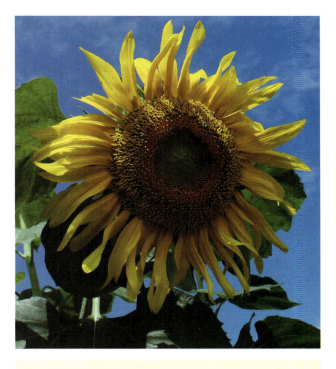

基源	菊科植物向日葵的花盘、茎髓入药。
原植物	一年生草本，全株有粗毛。茎直立，圆柱形，粗壮，中心髓部发达。叶互生，有长柄；叶宽卵形或心状卵形，先端渐尖或短尖，基部截形或心形，边缘有锯齿，两面有粗毛。头状花序单生于茎顶，圆盘状；总苞片有苞片多层，绿色，卵圆形或卵状披针形，先端尾状长尖，有缘毛，花托扁平，边缘花为舌状花，黄色，中央为管状花。瘦果浅灰色或黑色。花期7~9月。果期9~11月。
生境分布	全国大部省区有栽培。
采收加工	花盘：秋季采收，晒干。将茎割下，取出髓部，晒干。
性状鉴别	本品瘦果浅灰或黑色，扁长卵形或椭圆形，内藏种子1枚，淡黄色。
性味功能	花盘：味甘，性温。有清湿热，利小便，祛风的功能。茎髓：味甘、淡，性平。有利尿，通淋的功能。
主治用法	花盘用于风热头痛，目昏，牙痛，关节炎，乳腺炎，疮肿。茎髓用于血淋，尿路结石，乳糜尿，小便不利。用量20~30g，水煎服。茎髓10~15g；烧存性吞服。

现代研究
1. 化学成分　本品种子含脂肪油达50%左右，其中有多量亚油酸达70%、磷脂、β-谷甾醇等。还含枸橼酸、酒石酸、绿原酸等。

2. 药理作用　本品有降血脂作用；增强免疫作用。

应用
1. 风热挟湿头痛：花盘24~30g，和水煎成半碗，饭后冲，每日2次。
2. 治牙痛：花盘一个，枸杞根，煎水，泡蛋服。
3. 治小便不通：向日葵茎髓15g，水煎服。

青秆竹（竹茹）　Bambusa tuldoides Munro

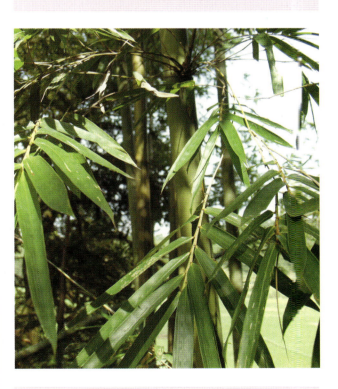

基源	竹茹为禾本科植物青秆竹的干燥中间层。
原植物	常绿乔木状，秆丛生，被毡毛，秆箨长，短于节间，脱落性，箨稍背面无毛，箨耳显著；箨叶狭三角形，分枝常于秆基部第一节开始分出，枝簇生，主枝较粗长。小枝3~4叶，披针形，上面无毛，下面密生短柔毛。花枝每节有单生或簇生的假小穗，近圆柱形而微压扁，先端尖，淡绿色，小穗有花5~8。
生境分布	生于平地或丘陵，多栽培。分布于广东、广西等华南地区。
采收加工	全年可采，砍取新鲜茎，除去外皮，将中间层刮成丝条或削成薄片，捆扎成束，晾干。
性味功能	味甘，性微寒。有清热化痰，除烦止呕的功能。
主治用法	用于痰热咳嗽，胆火挟痰，烦热呕吐，胃热呕吐，妊娠恶阻，胎动不安，血热吐血，衄血，崩漏。用量4.5~9g。

应用
1. 肺热咳嗽，咳黄痰：竹茹10g。水煎服。
2. 胃热呕吐：竹茹9g，姜汁制后，冲服。
3. 急性胃炎，妊娠呕吐：竹茹、法半夏、枇杷叶、甘草、生姜各9g，山栀子、陈皮各6g，大枣4枚。水煎服。
4. 痰热上扰的神经官能症：竹茹、法半夏、茯苓各9g，枳实、甘草各3g，陈皮6g，大枣5枚。水煎服。

川贝母 Fritillaria cirrhosa D.Don

基　源	为百合科植物川贝母的鳞茎。
原植物	多年生草本。鳞茎圆形或近球形。顶端稍尖或钝圆，淡黄白色，光滑。单叶，对生，少数兼有互生，或3叶轮生，披针形或条形，先端钝尖，不卷曲或稍卷曲。花单生于茎顶，钟状，下垂，紫红色，有明显的方格状斑纹，花瓣6，二轮。蒴果长圆形，有6棱，有窄翅。种子薄扁平，半圆形，黄色。花期5～7月。果期8～10月。
生境分布	生于林中、灌丛下、草地、河滩及山谷湿地。分布于四川、云南、西藏等省区。
采收加工	苗枯萎时采挖，去净泥土，曝晒至半干，撞去外皮，再晒干，亦有用矾水或盐水淘洗，晒干或烘干。
性状鉴别	本品呈圆锥形，顶端尖或微尖，直径4～12毫米，颗粒最小者称珍珠贝。表面白色诚淡黄色，外围为2瓣鳞叶，1瓣大，略呈马蹄形，1瓣小，略呈披针形，相对抱合，其内包有小鳞叶数枚。底部中央，有一细小而坚硬的鳞茎盘，其下残留少数须根痕。不论颗粒大小，均能端正起立，顶端均不开裂。质硬而脆，富粉性，断面白色，呈颗粒状。气微弱，味微苦。
性味功能	味甘、苦，性微寒。有清热润肺，化痰止咳，软坚散结的功能。
炮　制	拣去杂质，用水稍泡，捞出，闷润，剥去心，晒干。
主治用法	用于虚劳咳嗽，肺燥咳嗽，肺虚久咳，吐痰咯血，心胸郁结，肺痿，肺痈，瘰瘤，瘰疬，喉痹，乳痈，急、慢性支气管炎。用量3～9g。反乌头、草乌。

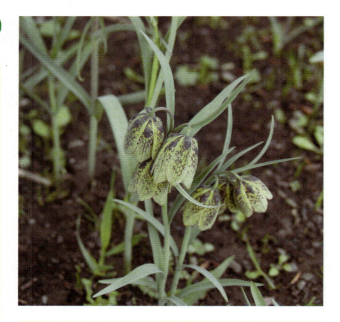

现代研究
1. 化学成分　本品含生物碱：棱砂贝母碱，棱砂贝母酮碱、松贝辛，松贝甲素等成分。
2. 药理作用　本品具有镇咳、祛痰、抗溃疡、抗菌作用，并有抑制中枢神经系统作用，能解痉和降血压。

应用
1. 慢性咳嗽，干咳无痰，慢性支气管炎及肺结核：川贝母2g，研末吞服。
2. 肺燥咳嗽，久咳：川贝母、麦冬、杏仁、款冬、紫菀等。水煎服。

梭沙贝母（川贝母） Fritillaria delavayi Franch.

基　源	川贝母为百合科植物梭沙贝母的干燥鳞茎。
原植物	别名：炉贝多年生草本。鳞茎圆锥形，叶互生，少有对生，基部稍抱茎，绿褐色或紫褐色；叶片长卵形，先端不卷曲，上方叶窄小，顶生叶披针形。花单生于茎端，浅黄色，有红褐色斑点或小方格，花柱柱头裂片2mm以上。蒴果，花被宿存。花期6～7月，果期9～10月。
生境分布	生于海拔3200～4500米的草地上。分布于四川、青海等省。
采收加工	采收季节因地而异；一般在7～9月采挖。挖出后，洗净泥沙及须根，晒干或微火烘干。
性状鉴别	本品呈长圆锥形，高0.7～2.5cm，直径0.5～2.5cm。表面类白色或浅棕黄色，有的具棕色斑点。外层鳞叶2瓣，大小相近，顶部开裂略尖，基部稍尖或较钝。气微，味微苦。
性味功能	味甘、苦，性微寒。有清热润肺，化痰止咳，软坚散结的功能。
炮　制	拣去杂质，用水稍泡，捞出，闷润，剥去心，晒干。
主治用法	用于虚劳咳嗽，肺燥咳嗽，肺虚久咳，吐痰咯血，心胸郁结，肺痿，肺痈，瘰瘤，瘰疬，喉痹，乳痈，急、慢性支气管炎。用量3～9g。反乌头、草乌。

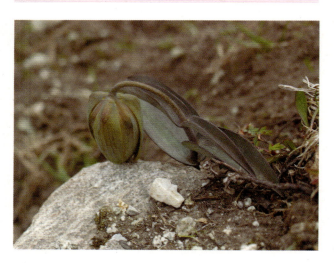

现代研究
1. 化学成分　本品含生物碱：棱砂贝母碱，棱砂贝母酮碱，川贝酮碱，棱砂贝母芬碱，棱砂贝母芬酮碱，贝母辛碱，西贝母碱即是西贝素，川贝碱，炉贝碱等成分。
2. 药理作用　本品具有镇咳、祛痰、抗溃疡、抗菌作用，并有抑制中枢神经系统作用，能解痉和降血压。

应用
同川贝母。

伊犁贝母（伊贝母） Fritillaria pallidiflora Schrenk.

基　源	伊贝母为百合科植物伊犁贝母的干燥鳞茎
原植物	多年生草本，鳞茎较大，扁平，由2片鳞叶组成。基部抱茎，无柄。叶卵状长圆形。花单生于茎顶或数朵成伞状，淡黄色或黄色，上面有暗红色斑点，每花有1~2叶状苞片，苞片先端不卷曲；花被片6，外轮3片较宽，蜜腺窝在背面明显突出；雄蕊6，黄色；雌蕊与雄蕊近等长 柱头3裂。蒴果长圆形，有6棱，棱上有宽翅。种子褐色。花期5月。果期6月。
生境分布	生于林下或阳坡草地。分布于新疆，有栽培。河北、北京、陕西、甘肃、山东、湖北等省有引种栽培。
采收加工	5月采挖鳞茎，晾干，不宜用手搓。
性状鉴别	本品呈扁球形，高0.5～1.5cm。表面类白色，光滑。外层鳞叶2瓣，月牙形，肥厚，大小相近而紧靠。顶端平展而开裂，基部钝圆，内有较大的鳞叶及残茎、心芽各1枚。质硬而脆，断面白色，粉性。本品常混作青贝，应注意鉴别。伊犁贝母呈圆锥形，较大，表面稍粗糙，淡黄白色。外层鳞叶心脏形，肥大，一片较大，或近等大，抱合。顶端稍尖，少有开裂，基部散凹陷。
性味功能	味苦、甘，性微寒。有止咳化痰，润肺，清热散结的功能。
炮　制	取原材料，除去杂质，洗净，取出，润软，切薄片。
主治用法	用于肺热咳嗽，痰郁胸闷，咳喘，支气管炎，肺结核，瘰疬，痈肿疮毒，黄疸，淋巴结结核。用量3~9g。
现代研究	1. 化学成分　本品含西贝素，西贝素3β-D-葡萄糖苷，贝母辛碱，新贝素甲，西贝素N-氧化物，环贝碱，3-葡萄糖基-11-去氧芥芬胺，西贝母碱，伊贝辛，11-去氧-6氧代-5α，6-二氢芥芬胺等成分。

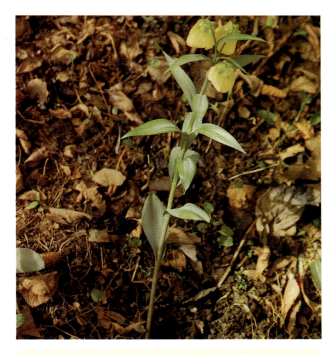

2. 药理作用　本品具有降压作用和解痉作用。

应用
1. 急、慢性支气管炎：伊贝母、黄芩、苏叶、杏仁、桔梗、五味子。水煎服。
2. 百日咳：伊贝母、青黛各1.5g，白果、生石膏各3g，朱砂0.9g，水煎服。
3. 慢性虚劳咳嗽：伊贝母、桑叶、杏仁、菊花、牛蒡子。水煎服。

甘肃贝母（川贝母） Fritillaria przealskii Maxim. ex Batal.

基　源	川贝母为百合科植物甘肃贝母的干燥鳞茎。
原植物	别名：岷贝鳞茎细小，圆锥形或心脏形。茎下部叶对生，披针形至线形，先端钝；中部叶渐为互生、对生或3叶轮生，多成线形，先端不弯曲。花钟形，浅黄色，下垂，有黑紫色斑点，花丝具乳头状突起，花柱柱头裂片1mm以下。蒴果，花期6~7月，果期8月。
生境分布	生于海拔2800~4500米的草地上。分布于四川、青海等省。
采收加工	采收季节因地而异，一般在7~9月采挖。挖出后，洗净泥沙及须根，晒干或微火烘干。
性状鉴别	本品呈类扁球形，高0.4~1.4cm，直径0.4~1.6cm。外层鳞叶2瓣，大小相近，相对抱合，顶部开裂，内有心芽和小鳞叶2~3枚及细圆柱形的残茎。气微，味微苦。
性味功能	味甘、苦，性微寒。有清热润肺，化痰止咳，软坚散结的功能。
炮　制	拣去杂质，用水稍泡，捞出，闷润，剥去心，晒干。
主治用法	用于虚劳咳嗽，肺燥咳嗽，肺虚久咳，吐痰咯血，心胸郁结，肺痿，肺痈，瘿瘤，瘰疬，喉痹，乳痈，急、慢性支气管炎。用量3~9g。反乌头、草乌。
现代研究	1. 化学成分　本品含有岷贝素甲，岷贝素乙。 2. 药理作用　本品具有镇咳、祛痰、抗溃疡、抗菌作用，

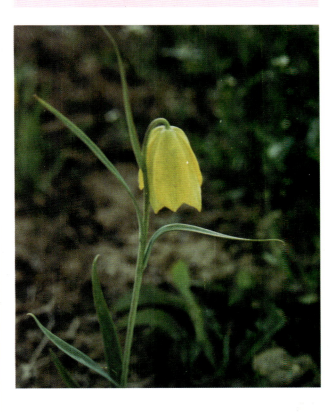

并有抑制中枢神经系统作用和降血压作用。

应用
同川贝母。

◆止咳平喘药◆

银杏（白果，银杏叶） Ginkgobiloba L.

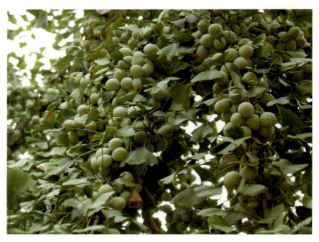

基　源	白果为银杏科植物银杏的种子；银杏叶为其干燥叶。
原植物	别名：白果树、公孙树（通称）高大乔木。叶扇形，先端二裂。花单性，雌雄异株；雄花序为葇花序，生于叶腋；雌花2~3生于顶端，顶端二叉分。种子核果状，卵球形，外种皮肉质，黄色，具臭味；中种皮骨质；内种皮膜质。花期4~5月，果期9~10月。
生境分布	我国大部分地区有栽培。
采收加工	白果：10月果实成熟时采收，除去外种皮，略煮后，烘干。银杏叶：6~9月采收叶片，晒干。
性状鉴别	品多皱折或破碎，完整者呈扇形，长3~12cm，宽5~15cm。黄绿色或浅棕黄色，上缘呈不规则的波状弯曲，有的中间凹入，深者可达叶长的4/5。具二叉状平行叶脉，细而密，光滑无毛，易纵向撕裂。叶基楔形叶柄长2~8cm。体轻。气微，味微苦。
性味功能	白果：味甘、苦，性温，有毒。有敛肺、定喘、止带浊的功能。银杏叶：有敛肺，平喘，止痛的功能。
炮　制	净杂质，筛去泥土。
主治用法	白果用于痰多喘咳，带下白浊，尿频。银杏叶用于肺虚咳喘，冠心病，心绞痛。用量5~10g。

现代研究
1. 化学成分　品含有黄酮类、萜类、酚类、生物碱、聚异戊烯、奎宁酸、亚油酸、莽草酸、抗坏血酸、a-已烯醛、白果醇、白果酮、莽草酸、白果双黄酮、异白果双黄酮、甾醇等成分。
2. 药理作用　品具有祛痰、止咳、抑菌、杀菌作用，并能降低血清胆固醇，扩张冠状动脉。

应用
1. 梦遗：银杏三粒。酒煮食，连食四至五日。
2. 冠心病，心绞痛：银杏叶9g，川芎、红花各15g，制糖衣片服。
3. 慢性喘息气管炎：白果肉12g，麻黄、姜半夏各3g，款冬花、桑白皮、苏子各9g，黄芩、杏仁各6g，甘草4.5g。水煎服。
4. 肺结核：白果，浸生菜油百日，早晚饭前服。

北马兜铃（马兜铃，天仙藤，青木香） Aristolochia contorta Bge.

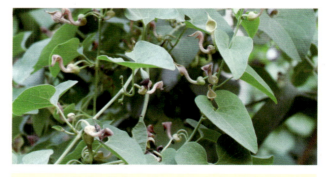

基　源	为马兜铃科植物北马兜铃的果实。干燥地上藤茎作天仙藤入药；其根为青木香。
原植物	别名：臭铃铛多年生缠绕草本。叶互生，三角状心形至宽卵状心形，全缘。花3~10朵簇生于叶腋，花被筒二唇形展开，先端延伸成细线状的尾尖。蒴果。近球形或宽倒卵形。种子扁三角形，边缘有膜质宽翅。花期7~8月，果期9~10月。
生境分布	生于林缘、灌丛中。分布于长江流域及以北省区。
采收加工	马兜铃：秋季果实由绿变黄时，连果柄摘下，晒干。天仙藤：霜降前未落叶时割取地上部分，扎小捆晒干。青木香：春、秋季挖根，除去杂质，晒干。
性状鉴别	本品蒴果卵圆状倒卵形，长3~5cm，直径2~4cm，上端平截，中央微凹，有花柱痕；果柄细，长2~6cm；表面黄绿色、灰绿色或棕褐色，有纵棱线12条，由棱线分出多数横向平行的细脉纹。果实轻而脆，易裂为6瓣，果皮内表面平滑而带光泽，有密的横向脉纹；果实分6室，种子多数，平叠整齐排列。种子扁平而薄，钝三角形或扇形，长6~10mm，宽6~12mm，边缘有翅，淡棕色。气特殊，味微苦。
性味功能	味苦，性寒。有清肺祛痰，止咳平喘，消痔的功能。
炮　制	净制：搓碎去筋，筛净泥土。蜜兜铃：取净马兜铃，加炼熟的蜂蜜与开水少许拌匀，稍闷，置锅内用文火炒至不粘手为度，取出，放凉。
主治用法	用于肺热喘咳，痰中带血，肠热痔血，痔疮肿痛。

现代研究
1. 化学成分　本品含有含马兜铃酸A、C、D，β-谷甾醇和木兰花碱。
2. 药理作用　本品具有止咳、平喘、祛痰、抗炎、抗菌作用，并有降压作用。

应用
1. 急性咽喉炎，急性支气管炎：马兜铃（蜜炙）、杏仁、苏子、款冬花。水煎服。
2. 肺热咳嗽：马兜铃（蜜炙）、甘草、桑白皮各6g。
3. 水肿：天仙藤9g，车前子12g。水煎服。
附注：马兜铃、天仙藤及青木香均含有毒成分马兜铃酸，慎用。

马兜铃（青木香，马兜铃，天仙藤）　Aristolochia debilis Sieb. et Zucc.

基　源	青木香为马兜铃科植物马兜铃的根；果实为马兜铃；干燥地上部分为天仙藤。
原植物	别名：南马兜铃多年生草本。叶互生，三角状长圆形或卵状披针形，全缘。花单生于叶腋；花被绿暗紫色，基部膨大作球形，中部收缩呈管状，略弯曲，上部花被片展开呈斜喇叭状，先端渐尖，通常有纵脉五条直达尖端。蒴果球形或长圆形，淡灰褐色，基部室间开裂，果柄6裂；花期7~8月，果期9~10月。
生境分布	生于林下及路旁。分布于河南、山东、江苏、安徽、浙江、江西、湖北、湖南、四川等省区。
采收加工	青木香：春秋二季采挖根部，晒干。马兜铃：秋季果实变黄时采收，干燥。天仙藤：秋季采割，晒干。
性状鉴别	本品呈卵圆形或长圆形，长3~5厘米，直径2~3厘米。外皮灰绿色或灰黄色，有6条凸起的波状纵棱，其间夹有6条顺纹及横向的细脉纹。一端较平，有小脐，一端有细柄。果皮轻脆，易裂为6瓣，果柄亦随着分裂为6条线。果内包有6排平叠的种子。种子扁平三角形或扇形片状，边缘淡棕色，中心棕色，一面附有薄膜。种仁乳白色，有油性。气特异，味苦。
性味功能	味辛、苦，性寒。有行气止痛、消肿祛湿的功能。
炮　制	净制：搓碎去筋，筛净泥土。 蜜兜铃：取净马兜铃，加炼熟的蜂蜜与开水少许拌匀，稍闷，置锅内用文火炒至不粘手为度，取出，放凉。
主治用法	青木香用于中暑发痧腹痛、胃痛、疝痛、高血压症、痈肿疮毒、湿疹、蛇虫咬伤。马兜铃用于肺热喘咳，痰中带血，痔疮肿痛。用量3~9g。天仙藤用于脘腹刺痛，关节痹痛，用量4.5~9g。

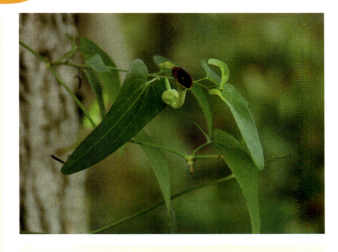

现代研究
1. 化学成分　本品含有马兜铃酸、马兜铃次酸、木兰碱、青木香酸等成分。
2. 药理作用　本品具有止咳、平喘、祛痰、抗炎、抗菌作用，并有降压作用。

应用
同北马兜铃。
附注：马兜铃、天仙藤及青木香均含有毒成分马兜铃酸，慎用。

陆地棉（棉花根）　Gossypium hirsutum L.

基　源	棉花根为锦葵科植物陆地棉的根。
原植物	一年生草本，有带红色硬毛。叶互生；托叶早落；叶宽卵形，长、宽近相等，掌状分裂，基部心形，先端3浅裂，稀5裂，裂片宽三角状卵形，先端钝尖，基部宽，下面疏生长柔毛；花大，单生，花梗密生柔毛；副萼3片，有柔毛，基部心形，有1腺体，边缘有齿裂；花萼杯状，裂片5，三角形，有缘毛；花瓣白色或浅黄色，后变浅红色或紫色。蒴果卵圆形，有喙。种子卵圆形，有白色长绵毛和不易剥离灰白色的短棉毛。花期7~10月。果期8~11月。
生境分布	原产中美。现全国普遍栽培。
采收加工	秋季采摘棉花后，挖根，洗净，晒干。
性味功能	味甘，性温。有补气，止咳，平喘，调经的功能。
炮　制	洗净，晒干，切片。
主治用法	用于慢性支气管炎，体虚浮肿，子宫脱垂，疝气，崩带，肝炎。用量，根30~60g；根皮9~30g。

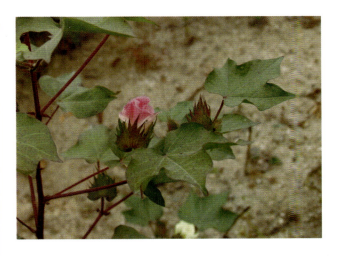

现代研究
1. 化学成分　本品含棉酚、6,6'—二甲氧基棉酚、6—甲氧基棉酚（6—半棉酚、甲氧基半棉酚及少量挥发油。
2. 药理作用　本品具有止咳和平喘作用。

应用
1. 慢性气管炎：棉花根60g，水煎2小时以上服用；或制成片剂，口服。
2. 慢性肝炎：棉花根50g，水煎服。
3. 乳糜尿：棉花根50g，水煎服。
4. 食道癌：棉花根、半枝莲，水煎服。

桑（桑白皮，桑叶，桑枝，桑椹） Morus alba L.

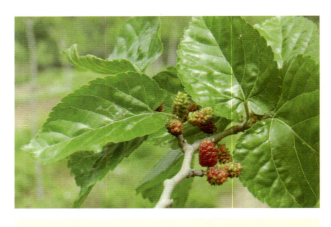

基　源	桑白皮为桑科植物桑的干燥根皮；桑叶、桑枝、桑椹。
原植物	落叶乔木。叶互生，卵形，基部近心形。花单性，雌雄异株，雌、雄花均为荑花序。聚花果，黑紫色或白色。花期5月，果期6月。
生境分布	多栽培于村旁、田间。分布于全国各省。
采收加工	桑白皮：采挖根部，剥取根皮，晒干。桑叶：初霜后采收，晒干。桑枝：春末夏初采收，晒干。桑椹：4~6月采收，晒干。
性状鉴别	本品桑枝呈长圆柱形，少有分枝，长短不一，直径0.5~1.5cm。表面灰黄色或黄褐色，有多数黄褐色点状皮孔及细纵纹，并有灰白色略呈半圆形的叶痕和黄棕色腋芽。质坚韧，不易折断。断面纤维性。切片厚0.2~0.5cm，皮部较薄，木部黄白色，射线放射状，髓部白色或黄白色。气微，味淡。本品叶多皱缩、破碎。完整者有柄，叶柄长1~2.5cm；叶片展平后呈卵形或宽卵形，长8~15cm，宽7~13cm，先端渐尖，基部截形、圆形或心形，边缘有锯齿或钝锯齿，有的不规则分裂。上表面黄绿色或浅黄棕色，有的有小疣状突起；下表面颜色稍浅，叶脉突出，小脉网状，脉上被疏毛，脉基具簇毛。质脆。气微，味淡、微苦涩。
性味功能	桑白皮：味甘，性寒。有泻肺平喘，利水消肿的功能。桑叶有疏散风热，清肺润燥，清肝明目的功能。桑枝具祛风湿，利关节的功能。桑椹：味甘、酸，性温。有补血滋阴，生津润燥的功能。
炮　制	桑枝：拣去杂质，洗净，用水浸泡，润透后，切段，晒干。 炒桑枝：取净桑枝段，置锅内用文火炒至淡黄色，放凉。另法加麸皮拌炒成深黄色，筛去麸皮，放凉。 酒桑枝：取桑枝段用酒喷匀，置锅内炒至微黄色，放凉。 桑叶：拣去杂质，搓碎，缀去梗，筛去泥屑。
	蜜桑叶：取净桑叶加口炼熟的蜂蜜和开水少许，拌匀，稍闷，置锅内用文火炒至不粘手为度，取出，放凉。
主治用法	桑白皮用于肺热喘咳，水肿尿少。桑叶用于风热感冒，肺热燥咳，头晕头痛。桑枝用于关节酸痛麻木。桑椹用于眩晕耳鸣，心悸失眠，须发早白，津伤口渴，内热消渴，血虚便秘。用量9~15g。

现代研究

1. 化学成分　本品桑枝含鞣质，蔗糖，果糖，水苏糖；茎含黄酮类成分：桑素，桑色烯，环桑素，环桑色烯，木材含桑色素，柘树素；叶含甾体及三萜类化合物：牛膝甾酮，蜕皮甾酮，豆甾醇，羽扇豆醇等；尚黄酮及其苷类：芸香苷，槲皮素，桑苷等，还含香豆精及其苷类：香柑内酯，伞形花内酯等，又含挥发油：乙酸，丙酸，缬草酸等，此外还有氨基酸及小肽类，生物碱类，有机酸及其他化合物等。
2. 药理作用　本品具有抗菌作用，并有降血糖作用和降低血脂作用。

应用

1. 小便不利，面目浮肿：桑白皮12g，冬瓜仁15g，葶苈子9g。水煎服。
2. 偏头痛：桑叶、丹皮、丹参。捣烂制丸剂，开水冲服。
3. 糖尿病，高血压，神经衰弱：桑椹、山楂各15g。水煎服。

千日红 Gomphrena globosa L.

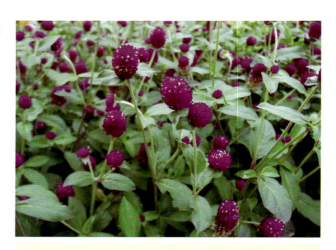

基　源	为苋科植物千日红的干燥头状花序。
原植物	别名：长生花、千金红一年生直立草本。单叶对生；叶纸质，长椭圆形或长圆状倒卵形，顶端尖，基部渐狭，全缘，略呈波状，两面有白色细长柔毛及小斑点。头状花序顶生，球形或长圆形，多为玫瑰红色，亦有粉红色或白色；花被5，线状披针形。胞果近球形。花果期7~11月。
生境分布	原产北美洲，我国各地广泛载培的观赏植物。
采收加工	秋季花盛开时采取花序，晒干。
性状鉴别	本品头状花序单生或2~3个并生，球形或近长圆形，直径2~2.5cm。紫红色、淡红色或白色，干后棕色或棕红色。总苞2枚，叶状。每花基有干膜质卵形苞片1枚，三角状披针形；小苞片2枚，紫红色，背棱有明显细锯齿；花被片5，披针形，外面密被白色绵毛；干后花被片部分脱落；有时可见胞果，近圆形，含细小种子1粒，种皮棕黑色，有光泽。气微，味淡。
性味功能	味甘，性平。有祛痰，平喘，清肝，明目的功能。
炮　制	鲜用或晒干。
主治用法	用于慢性支气管炎，喘息性支气管炎，眼目昏糊。用量9~15g，水煎服。

现代研究

1. 化学成分　本品中含千日红苷Ⅰ、Ⅱ、Ⅲ、Ⅴ、Ⅵ，异千日红苷Ⅰ、Ⅱ及苋菜红苷和甜菜苷。
2. 药理作用　本品具有止咳、平喘作用。

应用

1. 白痢：千日红花序十个，水煎，冲入少量黄酒服。
2. 头风痛：千日红花9g，马鞭草21g。水煎服。
3. 小儿百日咳：千日红10朵，葡匐堇9g，水煎加冰糖适量，分2~3次服。

罗汉果　Siraitia grosvenori C.Jeffrey ex A.M.Lu et Z.Y.Zhang (Momordica grosvenori Swingle)

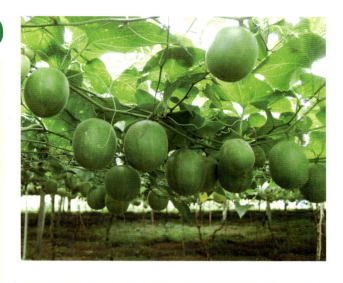

基　源	为葫芦科植物罗汉果的果实。
原植物	多年生草质藤本。卷须2裂几达中部。叶互生；心状卵形，膜质，先端尖，基部心形，全缘，雌雄异株；雄花腋生，数朵排成总状花序，花萼漏斗状，被柔毛，5裂，先端有线状长尾，花冠5全裂，橙黄色，雌花单生或2~5花簇生于叶腋，成短总状花序。瓠果圆形或长圆形，有茸毛，有纵线10条。花期6~8月。果期8~10月。
生境分布	生于山区海拔较低处。多为栽培。分布于江西、广东、广西、贵州等省、自治区。
采收加工	9~10月果实成熟采摘。用火烘干。
性状鉴别	本品呈圆形至长圆形，径5~8cm，外表黄褐色至深棕色，较光泽，微具残留毛茸，少数有较深色的纵条纹。顶端膨大，中央有一圆形的花柱基痕，基部略狭，有果柄痕。质脆易碎，破碎后内表面黄白色，疏松似海绵状。除去中果皮，可见明显的纵脊纹10条。种子扁平，矩圆形或类圆形，棕色，边缘较厚，中央微凹，内有子叶2枚。味甜。
性味功能	味甘，性凉。有清热解暑，润肺止咳，滑肠通便的功能。
炮　制	果实烘干、备用。
主治用法	用于伤风感冒，咳嗽，百日咳，咽痛失音，急慢性气管炎，急慢性扁桃腺炎，咽喉炎，急性胃炎，暑热口渴，肠燥便秘等症。用量9~15g。

现代研究
1. 化学成分　本品含有三萜苷类：罗汉果苷Ⅴ及Ⅳ，D-甘露醇，还含大量葡萄糖，果糖，又含锰、铁、镍、硒、锡、碘、钼等无机元素、蛋白质、维生素C等。种仁含油层，基中脂肪酸有：亚油酸，油酸，棕榈酸等。
2. 药理作用　本品具有止咳作用，并能提高血液渗透压，降低颅内压，用于治疗脑水肿。

应用
1. 百日咳：罗汉果1个，柿饼15g，水煎服。
2. 急慢性扁桃腺炎，咽喉炎：罗汉果1个，开水泡服，频饮。

播娘蒿（葶苈子）　Descurainia sophia Webb ex Prantl

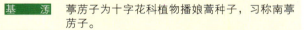

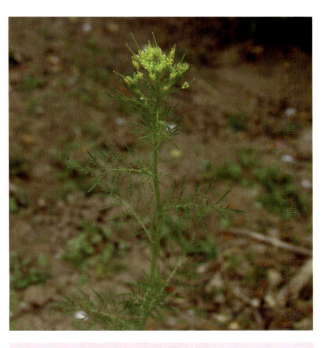

基　源	葶苈子为十字花科植物播娘蒿种子，习称南葶苈子。
原植物	别名：眉毛蒿、婆婆蒿、麦蒿。一干生草本。叶三回羽状深裂，末端裂片条形或长圆形，下部叶具柄，上部叶无柄。花序伞房状，果期伸长；花瓣黄色；长角果细圆柱形，成熟时果实稍呈念珠状。花期4~6月，果期5~8月。
生境分布	生于山坡、田野及农田。全国大部分地区有分布。
采收加工	夏季果实成熟转黄时，打下种子，簸去杂质、即可。
性状鉴别	本品呈长圆形而扁，黄棕色，微有光泽，长约1毫米，径约0.5毫米，一端钝圆，另一端近截形，二边往往不等长，中央凹入，种脐位于凹入处，但不甚明显，种子表面具有细密的网纹及2条纵列的浅槽。气微，味淡，有粘性。
性味功能	味辛、苦，性寒。有泻肺除痰，止咳，平喘，行水消肿的功能。
炮　制	净制：拣净杂质，筛去灰屑。 炒制：取净药材置锅内，用文火炒至微鼓起，并有香气为度。取出，放凉。
主治用法	用于痰饮喘咳，面目浮肿，肺痛，胸腹积水。用量3~9g。

现代研究
1. 化学成分　本品含有挥发油，为异硫氰酸苄酯、异硫氰酸烯丙酯、二烯丙基二硫化物，含亚麻酸、亚油酸、油酸，尚含七旦香苷甲。
2. 药理作用　本品具有强心作用和利尿作用。

应用
1. 结核性渗出性胸膜炎：葶苈子15g，大枣15枚，茯苓、白术各12g，桂枝、瓜蒌皮、薤白、姜半夏各9g，甘草、陈皮各4.5g，水煎服。
2. 热结胸痛：葶苈子、柴胡、黄芩、赤白芍、半夏、枳实、郁金各9g，生姜3片，大枣4枚。水煎服。
3. 咳嗽实喘，气急，痰多：葶苈子、杏仁、大枣各9g，炙麻黄3g。水煎服。
4. 胸腹水肿，小便不利：葶苈子、防己、大黄各9g。水煎服。

独行菜（葶苈子） Lepidium apetalum Willd.

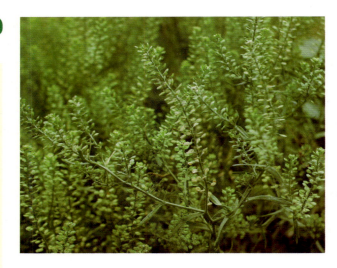

基　源	葶苈子为十字花科植物独行菜干燥成熟种子，习称北葶苈子。
原植物	二年生草本。基生叶倒披针形，羽状裂。茎生叶披针形，基部宽，耳状抱茎，边缘有疏齿或全缘；上部叶线形，全缘或微有疏齿。顶生总状花序，果期伸长。萼片4；无花瓣或退化成丝状。短角果，宽椭圆形。种子卵形，棕红色，近平滑。花、果期4~6月。
生境分布	生于田野、山坡杂草中。分布于北方大部分省区。
采收加工	夏季果实成熟时采割植株，晒干，搓出种子。
性状鉴别	本品形如瓜子而扁，黄棕色，长约1.5毫米，宽约0.75毫米。一端钝圆，一端渐尖而微凹，种脐位于凹入处，但不明显；扩大镜观察，表面多颗粒状细小突起，并有2条纵列的浅槽。气微，味苦辛，有粘性。
性味功能	味辛、苦，性大寒。有泻肺除痰，平喘止咳，行水消肿的功能。
炮　制	净制：拣净杂质，筛去灰屑。 炒制：取净药材置锅内，用文火炒至微鼓起，并有香气为度。取出，放凉。
主治用法	于痰饮喘咳，面目浮肿，胸胁胀满，小便不利。用量5~10g。

现代研究
1. 化学成分　本品含有含脂肪油、芥子苷、蛋白质、糖类等成分。
2. 药理作用　本品具有强心作用和利尿作用。

应用
1. 肺原性心脏病：葶苈子、党参各10g，大枣5枚，桑白皮12g。水煎服。
2. 肺壅咳血，喘嗽：葶苈子75g。水煎服。
3. 寒湿胸痛：葶苈子15g，大枣15枚，茯苓、白术各12g，桂枝、瓜蒌皮、薤白头、姜半夏各9g，甘草、陈皮各4.5g。水煎服。
4. 胸腹水肿，小便不利：葶苈子、防已、大黄各9g。水煎服。

紫金牛 Ardisia japonica Blume

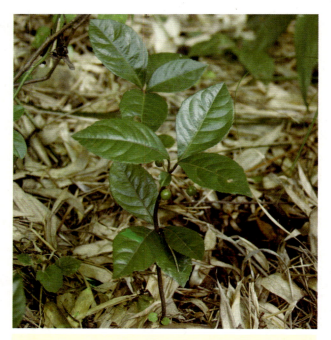

	来源为紫金牛科植物紫金牛的全株。
原植物	常绿小灌木。单叶互生，近革质，常成对或3~7片集生于茎端，窄椭圆形以至宽椭圆形，两端尖，边缘具尖锯齿，上面亮绿色，下面淡绿色，两面中脉有微毛，腋生短总状花序；萼片5；花冠辐状展开，先端5裂，青白色，有赤色小点。花期夏季。
生境分布	生于林下或林缘。分布于全国大部分省区。
采收加工	四季均可采集，晒干。
性状鉴别	本品茎单一，圆柱形，径约2毫米，表面紫褐色，有细条纹，具有短腺毛。叶互生，通常3~4叶集生于茎梢，呈轮生状；叶柄长5~10毫米，密被短腺毛；无托叶；叶片椭圆形，长3.5~7厘米，宽1.5~3厘米，先端短尖，边缘具细锯齿，基部楔形，上面绿色，有光泽，下面淡紫色，老时带革质，除叶的中肋疏生细柔毛外，全体光滑。
性味功能	味苦，性平。有止咳化痰，祛风解毒、活血功能。
炮　制	洗净，晒干。
主治用法	用于支气管炎，大叶性肺炎，小儿肺炎，肺结核，肝炎，痢疾，急性肾炎，尿路感染，痛经，跌打损伤，风湿筋骨酸痛。用量15~60g，外用适量。

现代研究
1. 化学成分　本品含挥发油：岩白菜素，还含有2-羟基-5-甲氧基-3-十五烯基苯醌等化合物及三萜类化合物，尚含叶槲皮苷、杨梅树皮苷和冬青萜醇等成分。
2. 药理作用　本品具有止咳、祛痰、平喘作用，并有抗病毒作用。

应用
1. 慢性支气管炎：紫金牛12g，胡颓子叶、鱼腥草各15g，桔梗6g。水煎服。
2. 小儿肺炎：紫金牛30g，枇杷叶7片，陈皮15g，旱莲草15g。水煎服。
3. 肺结核：紫金牛，菝葜，白马骨。水煎服。
4. 急性黄疸型肝炎：紫金牛30g，红糖适量，红枣10枚。水煎服。

东北杏（苦杏仁） ArmeniacamandshuricaShr. (PrunusmandshuricaKoehne)

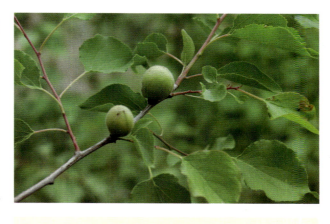

基　源	苦杏仁为蔷薇科植物东北杏的干燥成熟种子。
原植物	别名：山杏、山杏仁落叶乔木，叶互生，具柄，宽卵形至宽椭圆形，先端尖，基部宽楔形至圆形，有时近心形，边缘具不整齐的细长尖锐重锯齿。花单生，花萼带红褐色，萼筒钟形，花瓣宽倒卵形或近圆形，淡红色或白色，雄蕊多数；子房密被柔毛。核果近球形，被短柔毛，黄色，果肉稍肉质或干燥，味酸或稍苦涩。果核近球形或宽椭圆形，背棱近圆形。花期4月，果期5~7月。
生境分布	生于向阳山坡的灌丛中或疏乔木林口。分布于东北及内蒙古。
采收加工	果实成熟后采摘，除去果肉，打破核壳，取出种子，晒干。不可火烘，易出油。
性状鉴别	品核果近球形，直径1.5~2.6cm，黄色；核近球形或宽椭圆形，长13~18mm，宽11~18mm，粗糙，边缘钝。种子顶端渐尖，基部钝圆，左右不对称。种皮红棕色或暗棕色，自基部向上端散出褐色条纹，表面有细微纵皱；尖端有不明显的珠孔，其下方侧面脊棱上，有一浅色棱线状的种脐，合点位于底端凹入部，自合点至种脐，有一颜色较深的纵线，是为种脊，种皮菲薄，内有乳白色肥润的子叶两片，胚根位于其尖端，味苦。
性味功能	味苦，性温。有小毒。有止咳、平喘、润肠通便的功能。炒苦杏仁增强润肺止咳作用。
炮　制	杏仁：拣净杂质，置沸水中略煮，皮微皱起捞出，浸凉水中，脱去种皮，晒干，簸净。 炒杏仁：取净杏仁置锅内用文火炒至微黄色，取出放凉。
主治用法	用于咳嗽、气喘、便秘等。用量4.5~9g，内服不宜过量，以免中毒。

现代研究
1. 化学成分　本品含苦杏仁苷。
2. 药理作用　本品具有抗炎、镇痛、镇咳、平喘、杀菌作用，还具有抗癌作用，尚能降血糖、降血脂，也具有驱虫作用。

应用
1. 外感风寒引起的燥咳，气喘：苦杏仁、法夏、云苓各9g，紫苏叶、陈皮、枳壳、前胡各6g，桔梗、甘草各3g，加生姜、红枣各3枚。水煎服。
2. 风热咳嗽：苦杏仁、桑叶、山栀皮、梨皮各6g，象贝、淡豆豉、沙参各9g。水煎服。
3. 气虚和肠燥所致的便秘：苦杏仁、火麻仁、柏子仁。水煎服。
4. 实证喘嗽、肺热：苦杏仁、石膏、麻黄。水煎服。

山杏（苦杏仁） Armeniacasibirica Lam.(PrunussibiricaL.)

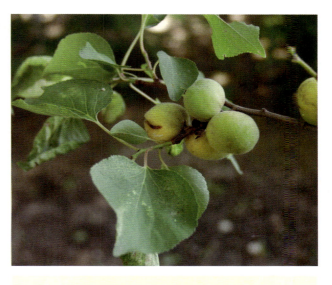

基　源	苦杏仁为蔷薇科植物山杏的干燥种子。
原植物	别名：西伯利亚杏落叶灌木或小乔木。叶互生，卵形或近圆形，先端渐尖，基部圆形或近心形，边缘有细锯齿。花单生或2朵并生；花瓣5，心形或倒卵圆形，白色或淡红色。核果近球形，两侧扁，被短柔毛，黄色，带红晕，成熟后沿腹缝线开裂；果肉薄而干燥，味酸涩，不可食。果核近扁球形，光滑，黄褐色，易与果肉分离，具宽扁而锐利的边缘。花期3~4月。果期5~6月。
生境分布	生于干燥多石砾的向阳山坡。分布于东北及河北、内蒙古、山西等省区。
采收加工	夏秋季果实成熟后采摘，除去果肉或收集果核，打破果壳，取出种子，晒干。
性状鉴别	本品果实扁球形，直径1.5~2.5cm，两侧扁，果肉薄而干燥，熟时开裂，味酸涩，不能吃。核易与果肉分离，基部一侧不对称，平滑。种子长1~1.5厘米，宽约1厘米左右，顶端渐尖，基部钝圆，左右不对称。种皮红棕色或暗棕色，尖端有不明显的珠孔，其下方侧面脊棱上，有一浅色棱线状的种脐，合点位于底端凹入部，自合点至种脐，有一颜色较深的纵线，是为种脊，种皮菲薄，内有乳白色肥润的子叶两片，富于油质，胚根位于其尖端，味苦。
性味功能	味苦，性温，有小毒。有祛痰止咳，平喘，润肠通便的功能。
炮　制	杏仁：拣净杂质，置沸水中略煮，皮微皱起捞出，浸凉水中，脱去种皮，晒干，簸净。 炒杏仁：取净杏仁置锅内用文火炒至微黄色，取出放凉。
主治用法	用于风寒感冒，咳嗽痰多，气喘，喉痹，肠燥便秘，支气管炎等症。用量4.5~9g。

现代研究
1. 化学成分　本品含苦杏仁苷。
2. 药理作用　本品具有抗炎、镇痛、镇咳、平喘、杀菌作用，还具有抗癌作用，尚能降血糖、降血脂，也具有驱虫作用。

应用
同东北杏。

杏（苦杏仁） ArmeniacavulgarisLam.(PrunusarmeniacaL.)

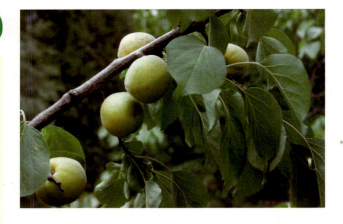

基　　源	苦杏仁为蔷薇科植物杏的干燥成熟种子。
原植物	落叶乔木。叶互生，宽卵圆形，先端短尖，基部近心形，边缘钝齿。花先叶开放，单生于枝端；花瓣5，有短爪，白色或粉红色，雄蕊多数；雌蕊心皮1。核果卵圆形，黄色、黄红色，微带红晕。果肉多汁，不开裂。种子扁圆形有龙骨状棱，两侧有扁棱或浅沟。花期3~4月。果期4~6月。
生境分布	生于低山地或丘陵山地，多为栽培。以华北、西北和华东地区种植较多。
采收加工	夏季采收成熟果实，除去果肉及核壳，取出种子，晒干。
性状鉴别	本品干燥种子，呈心脏形略扁，长1~1.5厘米，宽约1厘米左右，顶端渐尖，基部钝圆，左右不对称。种皮红棕色或暗棕色，自基部向上端散出褐色条纹，表面有细微纵皱；尖端有不明显的珠孔，其下方侧面脊棱上，有一浅色棱线状的种脐，合点位于底端凹入部，自合点至种脐，有一颜色较深的纵线，是为种脊，种皮菲薄，内有乳白色肥润的子叶两片，富于油质，接合面中间，常有空隙，胚根位于其尖端，味苦。
性味功能	味苦，性温，有小毒。有降气，止咳平喘，润肠通便的功能。
炮　　制	杏仁：拣净杂质，置沸水中略煮，俟皮微皱起捞出，浸凉水中，脱去种皮，晒干，簸净。 炒杏仁：取净杏仁置锅内用文火炒至微黄色，取出放凉。
主治用法	用于咳嗽气喘，胸满痰多，血虚津枯，肠燥便秘等症。用量4.5~9g。

现代研究
1. 化学成分　本品含苦味氰苷：苦杏仁苷和野樱苷；脂肪酸，主要的是亚油酸，油酸及棕榈酸。还含绿原酸，新绿原酸，又含与杏仁香味有关的挥发性成分：苯甲醛，芳樟醇，4-松油烯醇，α-松油醇等成分。
2. 药理作用　本品具有抗炎、镇痛、镇咳、平喘、杀菌作用，还具有抗癌作用，尚能降血糖、降血脂，也具有驱虫作用。

应用
1. 咳嗽气喘：杏仁、紫苏子各9g，麻黄，贝母，甘草各6g。水煎服。
2. 慢性气管炎：苦杏仁、冰糖各4.5g，研末混匀，水冲服。
3. 滴虫阴道炎：苦杏仁，炒研粉，麻油调成糊状，涂搽患处。
4. 疔疮肿毒：苦杏仁，研膏，麻油调敷患处。

野杏（苦杏仁） ArmeniacavulgarisLam.var.ansuYuetC.L.Li(PrunusarmeniacaL.var.AnsuMaxim.)

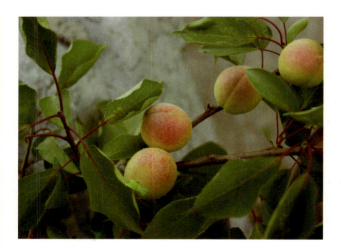

基　　源	苦杏仁为蔷薇科植物野杏干燥成熟种子。
原植物	别名：苦杏树皮暗灰色，叶柄带红色；叶宽椭圆形或宽卵形，先端长渐尖，基部宽楔形，下面有毛。花2朵并生，粉红色；果实较小，近球形，核果密被绒毛，红色或橙红色，黄红色，有柔毛，直径约2cm；果肉薄，不可食，果核网纹明显，有薄锐边缘。种子扁心形，果肉薄，味苦不可食用。
生境分布	生于山坡、丘陵地，可耐瘠土。主要分布我国北部地区，少量栽培，以河北、山西、山东、江苏较多。
采收加工	夏季采收成熟果实，除去果肉及核壳，取出种子，晒干。
性状鉴别	本品果实近球形，红色；核卵球形，离肉，表面粗糙而有网纹，腹棱常锐利。种子顶端渐尖，基部钝圆，左右不对称。种皮红棕色或暗棕色，自基部向上端散出褐色条纹，表面有细微纵皱；尖端有不明显的珠孔，种皮菲薄，内有乳白色肥润的子叶两片，富于油质，接合面中间，常有空隙，胚根位于其尖端，味苦。
性味功能	味苦，性温，有小毒。有降气，止咳平喘，润肠通便的功能。
炮　　制	杏仁：拣净杂质，置沸水中略煮，俟皮微皱起捞出，浸凉水中，脱去种皮，晒干，簸净。 炒杏仁：取净杏仁置锅内用文火炒至微黄色，取出放凉。
主治用法	用于咳嗽气喘，胸满痰多，血虚津枯，肠燥便秘等症。用量4.5~9g。

现代研究
1. 化学成分　本品种仁含苦杏仁苷，还含挥发油，其中主要成分有：反式-2-已烯醛，，反式-2-已烯-1-醇，芳樟醇等。
2. 药理作用　本品具有抗炎、镇痛、镇咳、平喘、杀菌作用，还具有抗癌作用，尚能降血糖、降血脂，也具有驱虫作用。

应用
同杏。

枇杷（枇杷叶） Eriobotrya japonica Lindl.

基　源	枇杷叶为蔷薇科植物枇杷的叶。
原植物	常绿小乔木。叶互生，革质，长椭圆形，先端尖，基部楔形，边缘有疏锯齿，下面密被锈色绒毛。圆锥花序顶生，花密集，萼筒，黄绿色；花瓣5，白色。浆果状梨果卵形、椭圆形或近球形，黄色或橙色。果核圆形或扁圆形，棕褐色。花期9~11月。果期翌年4~5月。
生境分布	栽培于村边或坡地。分布于陕西及长江以南各省区。
采收加工	4~5月采叶，晒干。也有直接拾取落地的叶。
性状鉴别	本品叶呈长椭圆形或倒卵形，长12~30cm，宽3~9cm。先端尖，基部楔形，边缘上部有疏锯齿，基部全缘。上表面灰绿色、黄棕色或红棕色，有光泽，下表面淡灰色或棕绿色，密被黄色茸毛。主脉于下表面显著突起，侧脉羽状。叶柄极短，被棕黄色茸毛。革质而脆，易折断。气微，味微苦。
性味功能	味苦，甘，性平。有清肺止咳，和胃降气的功能。
炮　制	净制：刷去绒毛，用水洗净，稍润，切丝，晒干；蜜制：取枇杷叶丝，加炼熟的蜂蜜和适量开水，拌匀，稍闷，置锅内用文火炒至不粘手为度，取出，放凉。
主治用法	用于肺热咳，胃热呕吐，支气管炎。用量
现代研究	

1. 化学成分 本品含有挥发油，其主要成分为橙花叔醇和金合欢醇，叶中含苦杏仁苷，酒石酸，枸橼酸，苹果酸，齐墩果酸，熊果酸，枇杷呋喃，枇杷佛林A，金丝桃苷以及倍半萜苷等成分。
2. 药理作用 本品具有平喘、镇咳、镇静作用，并有抗菌作用，且能降低血糖。

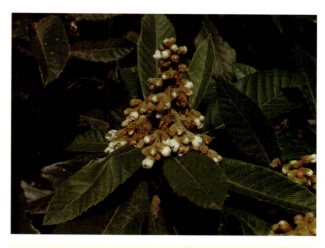

应用
1. 急性气管炎：枇杷叶、生地各12g，杏仁、杭菊、川贝各9g，茅根24g，甘草4.5g。水煎服。
2. 呃逆作呕，胃脘胀闷：枇杷叶（姜汁炙）、布渣叶、淮山药、香附、葛根、鸡内金。水煎服。
3. 支气管炎：枇杷叶、野菊花各15g。白茅根、旱莲草、柏子仁各9g。水煎服。
4. 肺热咳嗽，痰少咽干：枇杷叶，制成糖浆，每日早晚服。
附注：其根、果核亦供药用。根有清肺止咳，镇痛下乳的功能。用枇杷核有疏肝理气的功能。用于疝痛，淋巴结结核，咳嗽。

豆茶决明（山野扁豆） Cassia nomame Kitagawa

基　源	山野扁豆为云实科植物豆茶决明的干燥全草。
原植物	别名：江芒决明、关门草、山扁豆一年生草本。茎直立或铺散，多少被毛。双数羽状复叶互生，小叶8~30对，长方披针形，先端圆或急尖，具短尖，基部圆，偏斜，叶缘常有纤毛，晚上小叶闭合，故称"关门草"。花黄色，单生或2至多朵排成短总状花序，腋生；花萼5，分离，外面疏被毛；花瓣5；雄蕊4；子房密被短柔毛。荚果扁平条形，有毛。种子6~12，近菱形，平滑。花期7~8月，果期9~10月。
生境分布	生于山坡、路旁、草丛中。分布于东北、华东、山东等省区。
采收加工	夏、秋季采集全草，晒干，切碎。
性味功能	味甘、微苦，性平。有健脾利湿，止咳化痰的功能。
主治用法	用于慢性肾炎，咳嗽痰多，慢性便秘。用量9~18g。

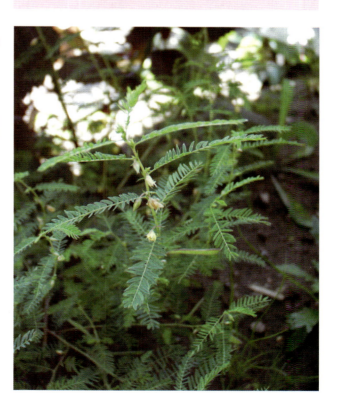

胡颓子（胡颓子叶） Elaeagnus pungens Thunb.

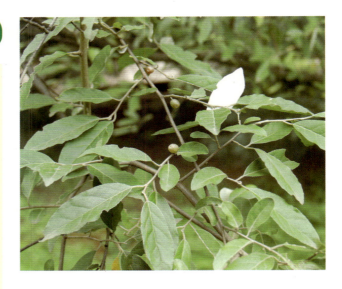

基　　源	胡颓子叶为胡颓子科植物胡颓子的叶。
原植物	别名：天青地白、羊奶奶、甜棒子灌木。全株被锈色鳞片。叶互生，革质，广椭圆形，全缘或微波状，下面被银白色星状毛。花1~5朵腋生，无花瓣；雄蕊4；子房上位，柱头不裂。核果圆形，外包肉质花托，棕红色，味酸甜而涩。花期10~11月。果期11月~翌年5月。
生境分布	生于林下或灌木丛中。分布于陕西、安徽、江苏、浙江、江西、福建、湖北、湖南、贵州、四川等省区。
采收加工	夏、秋季采摘叶，晒干或切成细丝，晒干。
性状鉴别	本品呈椭圆形或长圆形，长4~9cm，宽2~4cm，先端钝尖，基部圆形，全缘或微波状缘，革质，上表面浅绿色或黄绿色，具光泽，散生少数黑褐色鳞片；叶背面被银白色星状毛，并散生多数黑褐色或浅棕色鳞片，主脉在叶背面突出，密生黑褐色鳞片，叶片常向背面反卷，有时成筒状。叶柄粗短，长0.5~1cm，灰黑色。质稍硬脆，气微，味微涩。
性味功能	味酸，性平。有敛肺、平喘、止咳的功能。
炮　　制	鲜用或晒干。
主治用法	用于肺虚，咳嗽气喘，咯血，肾炎，肾结石等症。
现代研究	1. 化学成分　本品叶含羽扇豆醇，熊果酸，齐墩果酸，β-谷甾醇，熊竹素等成分。 2. 药理作用　本品具有抗炎作用和镇痛作用。

应用
1. 慢性气管炎：胡颓子叶、鬼针草各15g，水煎服。
2. 虚寒咳嗽，哮喘：胡颓子叶研粉，文火炒至微黄，热米汤送服。
3. 肺结核咯血：鲜胡颓子24g，冰糖15g，开水炖服。
4. 慢性支气管炎，支气管哮喘：胡颓子叶、枇杷叶各15g，水煎服。
附注：树皮、根、果实也供药用。根用于风湿性关节炎，跌打损伤，吐血，咯血，便血，痔疮，病毒性肝炎，小儿疳积；外用洗疮毒。果实用于肠炎痢疾，食欲不振。花用于皮肤瘙痒。

桃儿七 Sinopodophyllum hexandrum (Royle) Ying (Sinopodophyllum emodi (Wall.) Ying)

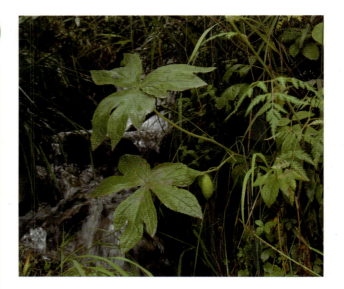

基　　源	为小檗科植物桃儿七的干燥根茎及根。
原植物	多年生草本。根茎粗壮，褐色。茎单一，具纵条纹，基部被膜质鞘。叶2，生于茎顶，近圆形，3~5深裂，再次分裂至中部；基部心形。花单一，先叶开放；花瓣6，白色至蔷薇红色，倒卵状长圆形，先端圆，基部渐狭；雄蕊6；雌蕊1；子房近圆形。浆果卵圆形，熟时红色。花期5~6月，果期7~9月。
生境分布	生于山坡草丛或林下。分布于陕西、甘肃、青海、四川、云南、西藏等省区。
采收加工	春秋采挖根及根茎，去净泥土，晒干。
性状鉴别	本品呈不规则结块状，每一结节类球形，直径0.8~1.2cm，表面棕褐色，有不明显的环节及众多须状根和须根痕。须根圆柱形，直径1~3mm，表面棕黄色，平滑，有细纵纹。质硬，折断面黄色，纤维状，横断面皮部平坦，木质部突起，环状排列，髓部小，约占直径的1/4。气微，味苦。
性味功能	有毒。有祛风湿、利气活血、止痛、止咳的功能。
炮　　制	晒干。
主治用法	用于风湿痹痛，麻木，跌打损伤，风寒咳嗽，月经不调。多配伍用；酒浸服每次0.6~0.9g。
现代研究	1. 化学成分　本品含有鬼臼毒素，4'-去甲基鬼臼毒素，α-盾叶鬼臼素，β-盾叶鬼臼素，去氧鬼臼毒素，鬼臼毒酮，异鬼臼苦素酮，4'-去甲基-去氧鬼臼毒素，4'-去甲基鬼臼毒酮，4-去甲基异鬼臼苦素酮及它们的苷类化合物；还含鬼臼苦素，去氢鬼臼毒素，山荷叶素，山柰酚及槲皮素等成分。 2. 药理作用　本品具有抗癌作用和抗病毒作用。

应用
1. 劳伤咳嗽，风寒咳嗽：桃儿七、羌活、贝母、沙参各6g。水煎服。
2. 心胃痛：桃儿七、长春七各3g，太白米4.5g，朱砂七9g，木香2.4g，石耳子、枇杷玉各6g，香樟木9g。水煎服。
3. 慢性气管炎：桃儿七，黄酒炒后研粉，水冲服。

花楸　Sorbuspohuashanensis(Hance)Hedl.

基　源	蔷薇科植物花楸的果实和茎皮入药。
原植物	乔木。单数羽状复叶，托叶大，近半圆形，有粗大锯齿；小叶5~7对，卵状披针形至披针形，先端渐尖，基部圆形，偏斜，边缘有细锯齿，有时具重锯齿，上面无毛，下面苍白色，有稀疏柔毛或沿中脉有密集的柔毛。复伞房花序，密集花；花梗被白色绒毛，萼筒钟状，萼片三角形，内外密生绒毛；花瓣白色。果实近球形，红色或桔红色，顶端宿存萼片闭合。花期6月，果期9~10月。
生境分布	生于山坡和山谷杂木林中。分布于东北、华北及甘肃、山东等省区。
采收加工	秋季采收，晒干备用。
性状鉴别	本品树皮灰色；嫩枝有绒毛；冬芽大，四锥形，密生白色绒毛。单数羽状复叶，小叶11~15，长圆形至长圆状披针形，小叶长2~5.5厘米，宽1~1.7厘米，基部圆楔形，先端急尖，边缘1/3以上有锯齿，上面暗绿色，下面带苍白色，被白色柔毛或无毛；托叶大，近于卵形，有齿牙，宿存，至少开花后始脱落。梨果近球形，长6~8毫米，橙色或红色，顶端带有残存果被。
性味功能	味甘、苦，性平。果实有健胃补虚的功能。茎皮有镇咳祛痰，健脾利水功能。
炮　制	去杂质，晒干。
主治用法	果实用于胃炎，维生素A、C缺乏症，水肿等。茎皮用于慢性气管炎，肺结核，哮喘，咳嗽，水肿等。用量：果实30~60g；茎皮9~15g。

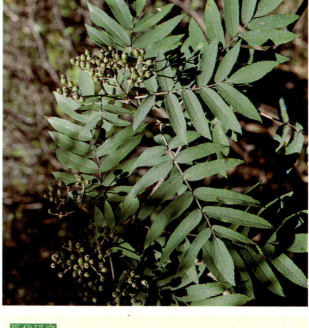

现代研究
1. 化学成分　本品含挥发油，还含甾体、香豆精、黄酮苷、强心苷、皂苷等成分。
2. 药理作用　本品具有镇咳祛痰作用。

应用
1. 浮肿：花楸成熟果实25g，水煎服。
2. 肺结核：花楸树皮15g，水煎服，日服一次。
3. 慢性气管炎：花楸树皮制成糖衣片（每片含生药2.7g），每次服6~7片，每日三次。

骆驼蓬　PeganumharmalaL.

基　源	蒺藜植物骆驼蓬的全草或种子入药。
原植物	多年生草本。茎由基部散生，稍肉质，上部斜生，茎枝圆形有棱。叶互生，肉质，2~3回羽状全裂，裂片线状披针形；托叶刺毛状。花单生与叶对生，白色或淡黄绿色；花萼5，花瓣5。蒴果近球形，褐色，3室，3瓣裂。种子三棱状肾形，黑褐色。花期6月。果期7~8月。
生境分布	多生于沙丘山坡、路旁、戈壁滩等干旱草地及盐碱化荒地。分布于华北、西北各省区。
采收加工	夏秋季采收全草，种子成熟时采集，晒干或鲜用。
性状鉴别	本品全株有特殊臭味，根肥厚而长。茎由基部四散分枝，下部平卧，上部斜生，茎枝圆形有棱。叶互生，2~3回羽状全裂，基生叶无柄，通常3出，裂片披针状线形；托叶刺毛状。花单生，与叶柄对生；白色或浅黄绿色；花瓣倒卵状矩圆形；花盘杯状，蒴果球形，种子三棱状肾形，褐色。
性味功能	味苦，性温。有毒。有镇咳平喘，祛风除湿的功能。
炮　制	鲜用或切段晒干。
主治用法	用于咳嗽气喘，风湿痹痛，四肢麻木及关节酸痛，小便不利等。用量0.6~3g，研末开水冲服。外用适量，榨油外涂。孕妇及体弱者慎用。

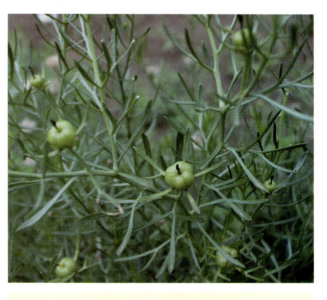

现代研究
1. 化学成分　本品含有多种生物碱，属喹啉类的有：消旋骆驼蓬碱，去氧骆驼蓬碱等；属咔啉类的有哈尔明碱，哈尔马灵碱，哈尔满碱等；另含鸭嘴花醇碱，尚含黄酮类成分：刺槐素及其苷，还含骆驼蓬苷，单糖，低聚糖、水溶性多糖、半纤维素、酸性多糖和果胶性物质等。
2. 药理作用　本品具有止咳平喘作用和抗癌、抑病毒作用。

应用
1. 咳嗽气喘，小便不利：骆驼蓬子0.6~1.2g为末，加白糖或蜂蜜适量，开水冲服。
2. 无名肿痛：骆驼蓬，煎水洗患处。
3. 急性风湿性关节炎：鲜骆驼蓬全草，捣烂敷患处。

十三　化痰止咳平喘药

紫花前胡（前胡） AngelicadecursivaFranch.etSav.（PeucedanumdecursivumMaxim.）

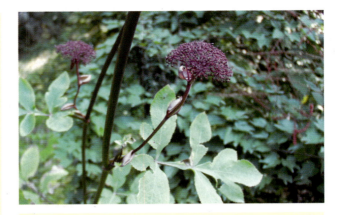

基　源	前胡为伞形科植物紫花前胡的根。
原植物	别名：土当归多年生草本。根圆锥形。茎紫色。基生叶有阔叶鞘；三出式1~2回羽状分裂，基部翅状，边缘锯齿密；茎上部叶渐退化，至顶部仅有3裂，紫色叶鞘膨大成兜状。复伞形花序，紫色，总苞片1~2；花瓣卵圆形，深紫色。果实椭圆形，背部扁平，侧棱扩展成狭翅。花期8~9月。果期10月。
生境分布	生于山坡路边、林边及灌丛中。分布于吉林、辽宁、陕西、四川及华东、中南等各地区。
采收加工	秋末采挖，除去茎叶及须根，晒干或微火炕干。
性状鉴别	本品主根分歧或有侧根。主根圆柱形，根头部有茎痕及残留的粗毛（叶鞘）；侧根数条，长7~30厘米，直径2~4毫米，细圆柱形。根的表面黑褐色或灰黄色，有细纵皱纹和灰白色的横长皮孔。主根质坚实，不易折断，断面不齐，皮部与木部极易分离，皮部较窄，浅棕色，散生黄色油点，接近形成层处较多；中央木质部黄白色，占根的绝大部分；支根质脆软，易折断，木部近白色。有香气，味淡而后苦辛。
性味功能	味苦、辛，性凉。有清热，散风，降气，化痰的功能。
炮　制	前胡：拣净杂质，去芦，洗净泥土，稍浸泡，捞出，润透，切片晒干。蜜前胡：取前胡片，用炼熟的蜂蜜和适量开水拌匀，稍闷，置锅内用文火炒至不粘手为度，取出放凉。
主治用法	用于风热咳嗽多痰，痰热咳喘，胸膈满闷，呕逆，上呼吸道感染等症。用量3~9g。恶皂角，畏藜芦。

现代研究
1. 化学成分　本品含有呋喃香豆精类：前胡苷，还含有海绵甾醇、甘露醇、挥发油，挥发油的主成分为爱草脑及柠檬烯。
2. 药理作用　本品具有祛痰解痉，抗血小板聚集和抗炎作用，及抑制癌细胞的生长和代谢作用。

应用
1. 小儿夜啼：前胡、柴胡。水煎服。
2. 冒咳嗽痰多，气急：前胡、苦杏仁、牛蒡子各9g，桔梗6g，薄荷9g（后下）。水煎服。
3. 肺热咳嗽，胸闷痰多：前胡、紫苏子、陈皮、枳实各6g。水煎服。
4. 鼻咽癌：前胡、石见穿各10g。水煎服。

灯台树（灯台叶） Alstoniascholaris(L.)R.Br.

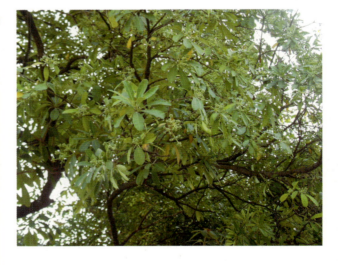

基　源	灯台叶为夹竹桃科植物灯台树的干燥叶。
原植物	常绿乔木，通常高约10m。树皮灰白色，嫩枝绿色，具白色乳汁。叶3~8枚轮生，叶片长倒卵状长圆形、倒披针形或匙形，长7~28cm，顶端钝圆形或渐尖，基部楔形，侧脉30~50对，几平行，在叶缘处联结。聚伞花序顶生，多花。花萼短，裂片5，卵圆形，两面被短柔毛；花冠高脚碟状，冠筒长6~10mm，中部以上膨大，花冠裂片5，向左覆盖，裂片长圆形或卵状长圆形；雄蕊5，着生于冠筒的膨大处；花盘杯状。果线形，2枚离生，细长如豆角状，长20~57cm，直径2~5mm。种子长圆形，红棕色，两端具缘毛。
生境分布	生于海拔650m以下丘陵山地疏林中、路旁和水沟边。分布于台湾、湖南、广东、广西和云南南部，也有栽培。
采收加工	全年均可采收，晒干。
性味功能	有消炎、祛痰、止咳的功能。
炮　制	晒干备用或鲜用。
主治用法	用于肺炎、百日咳、慢性气管炎。用量6~9g。

现代研究
1. 化学成分　本品含有鸭脚树叶碱和鸭脚树叶醛等成分。

牛角瓜 Calotropis gigantea Ait. f.

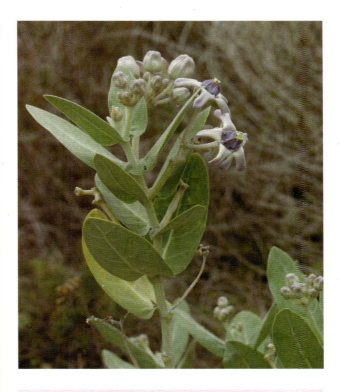

基　源	为萝科植物牛角瓜的干燥叶。
原植物	别名：哮喘树、羊浸树、断肠。草直立灌木，高达3m，幼枝具灰白色浓毛，全株有乳汁。叶对生，倒卵状矩圆形，有毛，后渐脱落。聚伞花序伞状；花萼5裂，内面基部有腺体；花冠紫蓝色，宽钟形，裂片5，镊合状排列；副花冠5裂，肉质，生于雄蕊的背面，果单生，膨胀，端部外弯；种子宽卵形，顶端有白绢质的种毛。
生境分布	生于向阳山坡，旷野和海边。分布于广东、广西、四川、云南等省区。
采收加工	夏秋季采叶，晒干。乳汁随用随采。
性状鉴别	本品叶对生；叶柄极短；叶片到卵状长圆形，先端急尖，基部心形，长8~20cm，宽3.5~9.5cm，两面有毛，后渐脱落，侧脉每边4~6条。聚伞花序伞状，腋生或顶生。
性味功能	味淡、涩，性平。有毒。有祛痰定喘的功能。
炮　制	去杂质，晒干。
主治用法	用于百日咳，支气管炎，哮喘；鲜叶15~24g，切碎，水煎服，或炖猪瘦肉服。孕妇忌服。乳汁用于皮肤病。

现代研究

1. 化学成分　本品含有乌斯卡定，乌他苷元，牛角瓜苷，还含三萜类成分：α-香树脂醇和β-香树脂醇，蒲公英甾醇以及它们的乙酸酯和3′-甲基丁酸酯等成分。
2. 药理作用　本品具有祛痰、定喘咳作用，临床可用治百日咳。

应用

1. 百日咳，支气管炎，哮喘：鲜牛角瓜叶24g，切碎，水煎服。
2. 哮喘：牛角瓜叶15g，炖猪瘦肉服。
3. 皮肤病：牛角瓜乳汁，涂敷患处。

洋金花 Datura metel L.

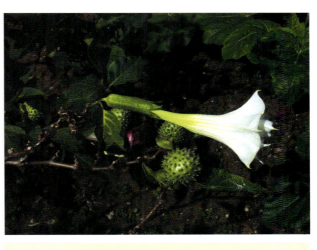

基　源	为茄科植物洋金花的干燥花、叶。
原植物	别名：白曼陀罗。一年生草本或亚灌木。叶互生，卵形或宽卵形，顶端渐尖，基部不对称楔形，边缘具短齿或浅裂或全缘而波状。花单生于枝叉间或叶腋；花萼筒状，5裂，裂片狭三角形或披针形；花冠长漏斗状，裂片顶端具小尖头，白色、黄色、浅紫色；雄蕊5；子房疏生短刺毛。蒴果近球形或扁球形，疏生粗短刺，成熟时4瓣裂。花、果期6~9月。
生境分布	生于山坡、草地、路旁。分布于华东、西南及广东、广西、湖北。
采收加工	夏季花初开时采收，晒干或低温干燥。
性状鉴别	本品花萼已除去，花冠及附着的雄蕊皱缩成卷条状，长9~16cm，黄棕色。展平后，花冠上部呈喇叭状，先端5浅裂，裂片先端短尖，短尖下有3条明显的纵脉纹，裂片间微凹陷；雄蕊5，花丝下部紧贴花冠筒，花药扁平，长1~1.5cm。质脆易碎，气微臭，味辛苦。
性味功能	味辛、性温有平喘止咳，镇痛，解痉的功能。
炮　制	去杂质，晒干。
主治用法	用于哮喘咳嗽，脘腹冷痛，风湿痹痛，小儿慢惊；外科麻醉。用量0.3~0.6g。

现代研究

1. 化学成分　本品含生物碱：东莨菪碱；还含阿托品，酪胺，阿相东莨菪碱即阿相天仙子碱等成分。
2. 药理作用　本品具有平顺止咳、兴奋呼吸中枢的作用，并有抗晕、抗休作用克，且可抗乙酰胆碱、解痉。

应用

1. 麻醉：洋金花、生草乌、川芎、当归。水煎服。
2. 慢性气管炎：洋金花注射液，肌肉注射。
3. 精神分裂症：洋金花，水煎服。
4. 诸风痛及寒湿脚气：洋金花、茄梗、大蒜梗、花椒叶。水煎熏洗。
5. 跌打损伤、蛇咬伤：鲜洋金花叶捣烂敷患处。

莨菪（天仙子） HyoscyamusnigerL.(HyoscyamusbohemicusF.W.SchSmidt)

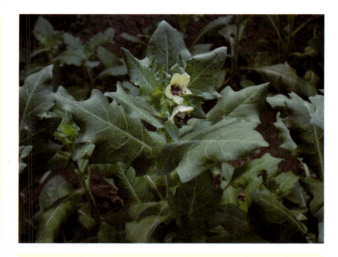

基源	天仙子为茄科植物莨菪的种子。
原植物	别名：天仙子、铃铛草、牙痛子二年生草本，基部木质化，有莲座状叶丛。叶互生，上部叶无柄，基部下延抱茎，叶卵形或长圆形，先端钝或渐尖，边缘有波状齿或羽状浅裂。花单生叶腋，偏向一侧；花萼钟形，5浅裂，果期增大成壶状；花萼钟状，黄色，有紫色网纹，5浅裂。蒴果藏于宿萼内，长卵圆形，盖裂。种子小，多数，扁肾形，有网纹。花期5月。果期6月。
生境分布	生于村边、田野、路旁等处。有栽培。分布于东北、华北、西北及河南、山东、安徽、浙江、四川、西藏等省区。
采收加工	夏末秋初果实成熟时，采收晒干。
性状鉴别	本品多数为皱缩破碎的叶及花枝，完整的叶呈长卵形或三角状卵形，长约26cm，宽约10cm；叶端尖，叶缘不规则，羽状分裂，裂片呈三角形，叶片上表面黑绿色，下表面淡灰绿色，密具毛茸，主脉宽阔，着生毛茸更多，由腺毛分泌的物质，有时带粘着性。无叶柄。
性味功能	味苦，辛，性温，有大毒。有解痉止痛，安神定痛的功能。
炮制	去杂质，晒干。
主治用法	用于胃痉挛疼痛，咳喘，癫狂等。用量0.06~0.6g。心脏病，心动过速，青光眼患者及孕妇忌服。

现代研究
1. 化学成分 本品含生物碱，主要天仙子胺，东莨菪碱及阿托品，另含天集邮册子苦苷等成分。
2. 药理作用 本品具有平顺止咳、兴奋呼吸中枢的作用，并有抗晕、抗休作用克，且可抗乙酰胆碱、解痉。

应用
1. 骨痛：天仙子0.6g，研末，温开水送服。
2. 慢性气管炎：天仙子。制成注射液，肌肉注射。
3. 赤白痢，脐腹疼痛，肠滑后重：天仙子50g，大黄25g，研末，饭前米汤送服。

木犀（桂花） OsmanthusfragransLour.

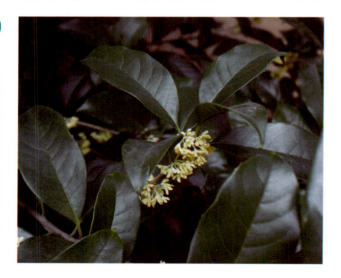

基源	木樨科植物木犀的花，果实及根入药。
原植物	别名：桂花常绿灌木或小乔木。单叶对生，叶柄短，革质，椭圆形或长椭圆状披针形，先端尖或渐尖，基部楔形，全缘或上半部边缘疏生细锯齿；花序簇生于叶腋；花萼4裂，分裂达于基部，裂片长椭圆形，白色或黄色，芳香；雄花具雄蕊2；雌花有雌蕊1，子房卵圆形。核果长椭圆形，熟时蓝黑色。种子1枚。花期9~10月。
生境分布	我国大部地区有栽培。分布于河北、陕西、甘肃、山东及长江以南各省区。
采收加工	秋季采花，冬季采果，四季采根，采后晒干备用。
性味功能	花：味辛、性温。有散寒破结、化痰止咳。果：味辛、甘、性温。有暖胃，平肝，散寒的功能。根：味微涩，性平。有祛风湿、散寒的功能。
主治用法	花用于牙疼，主治痰多咳喘，闭经腹痛。果用于虚寒胃痛。根用于风湿筋骨疼痛，腰痛，肾虚牙疼。用量：花3~12g。果6~12g。根60~90g。

现代研究
1. 化学成分 本品含芳香物质，如γ-癸酸内酯、α-紫罗兰酮、β-紫罗兰酮、反-芳樟醇氧化物、顺-芳樟醇氧化物、芳樟醇、壬醛以及β-水芹烯、橙花醇、牻牛儿醇、二氢-β-紫罗兰酮等成分。
2. 药理作用 暂无

应用
桂花、百药煎、孩儿茶做成膏饼噙。可生津、辟臭、化痰，治风虫牙疼。

直立百部（百部） temonasessilifolia (Miq.) Franch.etSav.

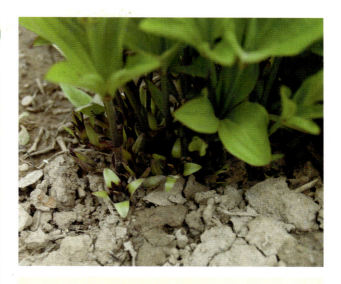

基　源	百部为百部科植物直立百部的块根。
原植物	别名：百部袋多年生直立草本或半灌木，茎不分枝。块根肉质，纺锤形，簇生于结节状根茎上，黄白色或土黄色，叶3~4轮对生，卵形或椭圆形，先端短尖，基部渐窄成短柄或近无柄。花多数生于茎下部鳞叶腋内；花被4斜生或直立，淡绿色；雄蕊4，紫色；子房三角形，无花柱。蒴果扁卵形，2裂。花期4~5月。果期7月。
生境分布	生于山地林下或栽培。分布于陕西、河南、山东、安徽、江苏、浙江、江西、福建、湖北、湖南、四川等省。
采收加工	春季萌芽前或秋季地上部分枯萎后，采挖块根，置沸水中浸透至无白心，晒干。
性状鉴别	本品块根纺锤形，上端较细长。下端有的作长尾状弯曲，长5~17cm，直径0.5~1cm。表面黄白色或淡土黄色，有不规则深纵沟，间或有横皱纹。质脆，受潮后韧软，断面平坦，角质样，淡黄棕色或黄白色，皮部宽广，中柱扁小。气微，味甘、苦。
性味功能	味甘、苦，性微温。有润肺止咳，杀虫的功能。
炮　制	百部：除去杂质，洗净，润透，切厚片，干燥。蜜百部：取百部段，用炼蜜加入适量开水烊化，拌匀，稍闷，俟蜜水吸收，置锅内文火炒至微黄色不粘手为度，取出，放凉。
主治用法	用于寒热咳嗽，肺结核咳嗽，百日咳；外用于头虱，蛲虫病，阴痒等症。用量3~9克。

现代研究
1. 化学成分　本品含百部碱，原百部碱，对叶百部碱，百部定碱，异百部定碱，霍多林碱，直立百部碱。
2. 药理作用　本品具有抗菌、镇咳作用且对流感病毒有抑制作用，尚能杀虫。

应用
同百部。

大百部（百部） StemonatuberosaLour.

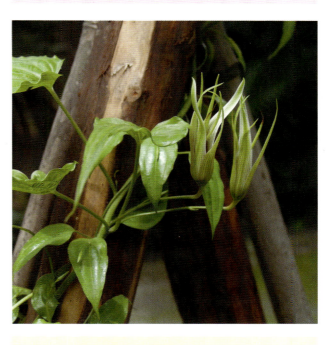

基　源	百部为百部科植物大百部的块根。
原植物	别名：对叶百部、大叶百部多年生缠绕草本，高达5m。块根肉质，黄白色或淡棕色，纺锤形或圆柱形，数至数十个簇生，长15~30cm。茎下部木质化。叶常对生，卵形，先端渐尖，基部浅心形，全缘或微波状，叶脉7~11条。花大，总花梗腋生，花梗与叶分离；花被片成二轮，披针形，黄绿色带紫色条纹；雄蕊4，附属物呈钻状。蒴果倒卵形而扁；种子椭圆形，暗紫褐色。花期夏季。
生境分布	野生于山坡丛林中。分布于福建、台湾、江西、湖北、湖南、广西、广东、四川、贵州、云南等省区。
采收加工	春、秋二季采挖，除去须根，洗净，置沸水中略烫或蒸至无白心，取出晒干。
性状鉴别	本品长纺锤形或长条形，长8~24cm，直径0.8~2cm。表面淡黄棕色至灰棕色，具浅纵皱纹或不规则纵槽。质坚实，断面黄白色至暗棕色，中柱较大，髓部类白色；味苦。
性味功能	味甘苦，性微温。有止咳，杀虫的功能。
炮　制	百部：除去杂质，洗净，润透，切厚片，干燥。蜜百部：取百部段，用炼蜜加入适量开水烊化，拌匀，稍闷，俟蜜水吸收，置锅内文火炒至微黄色不粘手为度，取出，放凉。
主治用法	用于新久咳嗽，肺劳咳嗽，百日咳；外用于头虱，蛲虫病，阴痒症。用量3~9g。

现代研究
1. 化学成分　本品含百部碱，对叶百部碱，异对叶百部碱，百部次碱，次对叶百部碱，氧代对叶百部碱，滇百部碱等，还含糖，脂类，蛋白质以及甲酸，乙酸，枸橼酸，草酸等。
2. 药理作用　本品具有抗菌、镇咳作用且对流感病毒有抑制作用，尚能杀虫。

应用
同百部。

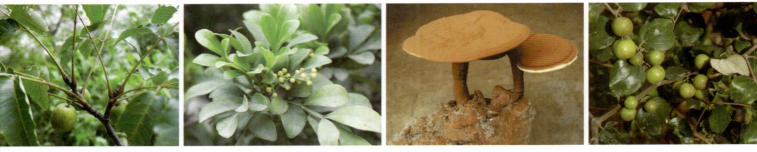

十四 安神药

　　安神药是指能安定神志,以治疗神志失常为主要作用的药物。根据药物来源及应用特点不同,可分为重镇安神和养心安神两类。

　　临床上可用于心悸失眠、惊痫发狂、烦躁易怒等阳气躁动、心神不安的实证以及心肝血虚、心神失养所致的心悸怔忡、失眠多梦等神志不宁的虚证。

　　现代药理研究证明,安神药对中枢神经系统有抑制作用,具有镇静、催眠、抗惊厥等作用。部分药物还有祛痰止咳、抑菌防腐、强心、改善冠状动脉血循环及提高机体免疫功能等作用。

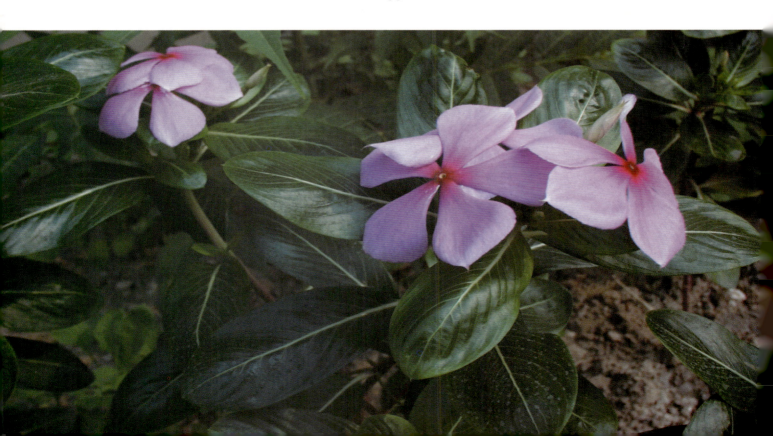

◆ 重镇安神药 ◆

长春花 Catharanthus roseus (L.) G. Don

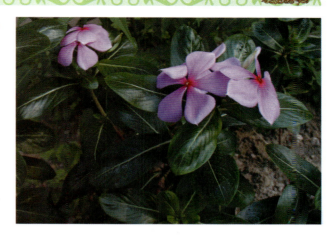

基　　源	为夹竹桃科植物长春花的全草。
原 植 物	常绿亚灌木，高达80cm。茎直立，上部多分枝，节稍膨大。叶交互对生，长椭圆形或倒卵形，先端钝圆而具短尖，基部渐窄而成一短柄，全缘或微波状，主脉基部淡红紫色。紫红色或粉红色花，单生或成对生；夏秋间于叶腋开花花萼小，5深裂；花冠高脚碟状，裂片5，旋卷。果成对生，圆柱形，被毛。花期7~9月。
生境分布	生于林边、路边、海滩及园地草丛中。多系栽培。分布于长江以南各省区。
采收加工	全年可采全草，切段，晒干或鲜用。
性味功能	味微苦，性凉；有毒。有平肝潜阳、降压安神，清热消炎，抗癌的功能。
性状鉴别	本品全草长30~50cm。主根圆锥形，略弯曲。茎枝绿色或红褐色，类圆柱形，有棱，折断面纤维性，髓部中空。叶对生，皱缩，展平后呈倒卵形或长圆形，先端钝圆，具短尖，基部楔形，深绿色或绿褐色，羽状脉明显，叶柄甚短。枝端或叶腋有花，花冠高脚碟形，淡红色或紫红色。气微，味微甘、苦。
主治用法	用于急性淋巴细胞性白血病，淋巴肉瘤，巨滤泡性淋巴瘤，高血压等。用量6~15g，水煎服。或提取物制成注射剂。

现代研究
1. 化学成分　本品含70种以上生物碱，主要有长春碱、长春新碱、阿马里新等。
2. 药理作用　本品能凉血降压，镇静安神。用于治疗高血压、火烫伤、恶性淋巴瘤、绒毛膜上皮癌、单核细胞性白血病。

应用
1. 霍奇金氏病，淋巴肉瘤，急性淋巴细胞白血病：硫酸长春新碱，静脉注射或静脉滴注。
2. 高血压：长春总碱，静脉注射。
3. 糖尿病：长春花叶及全株提取物。

萝芙木 Rauvolfia verticillata (Lour.) Baill.

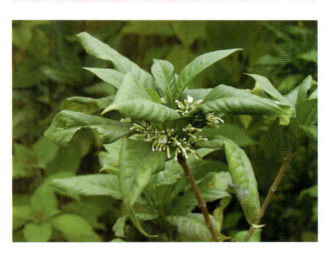

基　　源	为夹竹桃科植物萝芙木的干燥根、叶。
原 植 物	常绿灌木，有乳汁。根淡黄色，侧根多。茎灰褐色，有皮孔，幼枝绿色。叶3~4轮生，稀对生，膜质，椭圆形、长圆形或卵状披针形，先端渐尖，基部楔形，全缘或微波状。聚伞花序生于上部小枝的腋间；花小，白色；花萼5深裂，花冠高脚碟状，花冠筒圆筒状，中部膨大，内面密被柔毛，顶端5裂，核果卵圆形或椭圆形，紫黑色。花期3~10月。果期4月至翌春。
生境分布	生于村边、坡地、溪边或旷野。分布于台湾、广东、广西、贵州、云南等省区。
采收加工	野生者全年可采挖；栽培者2~3年后秋冬季采挖，除去枝叶及泥土，晒干。
性状鉴别	本品根圆柱形，长15~30cm，直径1~3cm，主根下常有数分枝。表面灰棕色或淡棕色，具不规则的纵沟和脊线，栓皮易脱落，露出暗棕色皮部或皮部脱落露出黄色木部。质坚硬，切断面皮部窄，棕色，木部占极大部分，淡黄色，年轮明显。气微，味极苦。
性味功能	根、叶味苦，性寒。有小毒。有降压，镇静，活血，止痛，清热解毒的功能。
炮　　制	粗根切成1cm厚的薄片，细根砍成短节，晒干即成。
主治用法	用于高血压，高热症，头痛，眩晕，失眠，癫痫，疟疾，急性黄胆型肝炎，胆囊炎，喉痛，腰痛。外用于毒蛇咬伤，跌打损伤。用量9~15g。外用适量。鲜叶捣烂外敷。

现代研究
1. 化学成分　本品含多种吲哚类生物碱，其中具降压作用的主成分是利血平、利血胺、坎尼生、罗尼生、蛇根亭守、罗夫甲素等。
2. 药理作用　本品有降压，镇静。用于高血压、头晕、失眠、癫痫、蛇咬伤、跌打损伤。

应用
1. 高血压病：萝芙木根15~30g，水煎服。
2. 感冒，头痛，身骨痛：萝芙木根9~15g，水煎冲酒服。

十四　安神药

◆养心安神药◆

酸枣（酸枣仁） Ziziphus jujuba Mill. var. spinosa Hue x H.F.Chou

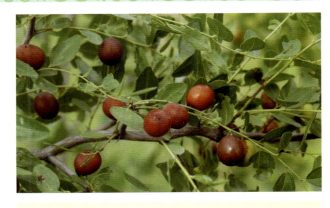

基　　源	酸枣仁为鼠李科植物酸枣的干燥成熟种子。
原植物	灌木或小乔木。枝上有刺。叶互生，椭圆形，先端钝，基部圆形，边缘具细齿形。花2~3朵簇生于叶腋；花瓣5，黄绿色。核果近球形或广卵形，暗红褐色，果皮薄。花期6~7月。果期9~10月。
生境分布	生长于山坡、山谷、丘陵地。分布于辽宁、内蒙古、河北、河南、山东、山西、陕西、甘肃、安徽、江苏。
采收加工	秋末采收果实，收集种子，晒干。
性状鉴别	本品呈扁圆形或扁椭圆形。表面紫红色或紫褐色，平滑有光泽，有的有裂纹。有的两面均呈圆隆状突起；有的一面较平坦，中间有1条隆起的纵线纹；另一面稍突起。一端凹陷，可见线形种脐；另端有细小突起的合点。种皮较脆，胚乳白色，子叶2，浅黄色，富油性。气微，味淡。
性味功能	味甘、酸，性平。有养肝宁心，安神，敛汗的功能。
炮　　制	酸枣仁：除去残留核壳。用时捣碎。炒酸枣仁：取净酸枣仁，照清炒法炒至鼓起，色微变深。用时捣碎。
主治用法	用于神经衰弱，虚烦不眠，惊悸多梦，体虚多汗，津少口渴。用量9~15g。

现代研究
1. 化学成分　本品含三萜类化合物，如白桦脂酸、白桦脂醇。
2. 药理作用　本品具有镇静、催眠、抗惊、镇痛及降体温作用。酸枣仁水提取物对乌头碱、氯仿、氯化钡诱发的实验动物心律失常有对抗作用。

应用
1. 心脏神经官能症：酸枣仁24g，茯神12g，龙眼肉、党参、知母、夜合欢各9g，白芍12g，川芎、甘草各3g。水煎服。
2. 体弱多汗，头昏：酸枣仁（炒）15g，五味子6g，党参9g，白芍12g。水煎服。
3. 惊悸多梦，失眠：酸枣仁、丹参各9g。水煎服。
4. 神经衰弱，心悸，心烦不眠：炒酸枣仁15g，知母、茯苓各9g，甘草、川芎各6g。水煎2次，睡前1小时分服。

滇刺枣 Ziziphus mauritiana Lam.

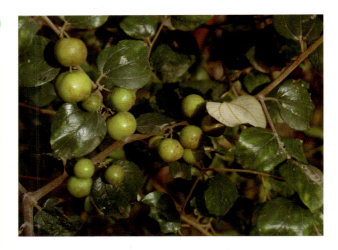

基　　源	鼠李科植物滇刺枣的干燥成熟种子作酸枣仁入药。
原植物	别名：滇枣红幼枝及叶背面有毛；核果熟时黑色。果实扁圆形或近桃形，灰黄色或棕黄色，一面平坦，中央无明显隆起纵线纹，种皮较薄，味微酸涩。
生境分布	生长于向阳或干燥的山坡、山谷、丘陵等地。分布于云南。
采收加工	秋末冬初采收成熟果实，除去果肉及核壳，收集种子，晒干。
性味功能	味微酸涩，性平。有补肝，宁心，安神，敛汗，生津的功能。
炮　　制	同酸枣。
主治用法	用于虚烦不眠，惊悸多梦，体虚多汗，津少口渴。用量9~15g。

现代研究
1. 化学成分　同酸枣。
2. 药理作用　同酸枣。

应用
同酸枣。

远志 *Polygala tenuifolia Willd.*

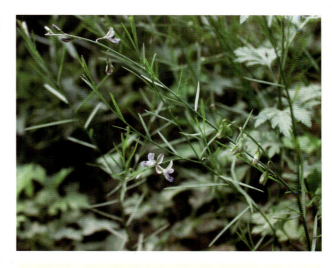

基源	为远志科植物远志的根或根皮。
原植物	别名：细叶远志、小草、小草根。多年生草本。根圆柱形。叶互生，线形或线状披针形，全缘，无毛。总状花序侧生小枝顶端，淡蓝色或蓝紫色。花瓣3；中央1瓣呈龙骨瓣状，下面顶部有鸡冠状附属物。蒴果近圆形，顶端凹陷。种子2粒，长圆形。花期5~7月，果期6~9月。
生境分布	生于向阳或砂质干山坡、路旁或河岸谷地。有栽培。分布于东北、华北、西北及河南、山东、安徽、江苏、浙江、江西等省区。
采收加工	春、秋季采挖根部，晒至皮部稍皱缩，用手揉搓抽去木心，晒干，为远志筒。将皮部剖开，除去木部，为远志肉；不去木部，为远志棍。
性状鉴别	本品呈圆柱形，略弯曲。表面灰黄色至灰棕色，有较密并深陷的横皱纹、纵皱纹及裂纹，老根的横皱纹较密更深陷，略呈结节状。质硬而脆，易折断，断面皮部棕黄色，木部黄白色，皮部易与木部剥离。气微，味苦、微辛，嚼之有刺喉感。
性味功能	味苦、辛，性温。有安神化痰，消痈肿的功能。
炮制	除去杂质，略洗，润透，切段，干燥。
主治用法	用于神经衰弱，惊悸健忘，多梦失眠，寒痰咳嗽，支气管炎，腹泻，膀胱炎等症。用量3~9g。

现代研究
1. 化学成分　本品主要有效成分为皂苷、𠮷酮、寡糖酯和生物碱等。
2. 药理作用　本品有镇静、抗惊厥、祛痰、降压等作用；具有较强的子宫兴奋作用。

应用
1. 神经衰弱，健忘心悸，失眠：远志3g，研粉，米汤冲服。
2. 慢性气管炎：远志、甘草、曼陀罗浸膏，蜂蜜制丸，早晚服。
3. 咳嗽痰多：远志、紫菀、杏仁各9g，桔梗、生甘草各3g。水煎服。
4. 寒痰喘咳：远志、川贝、半夏、茯苓。水煎服。

南酸枣（广枣）*Choerospondias axillaris (Roxb.) Burtt et Hill*

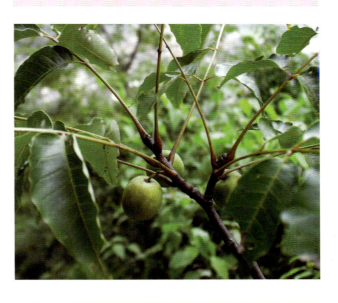

基源	广枣为漆树科植物南酸枣的果实。
原植物	落叶乔木。单数羽状复叶互生，小叶7~15，对生，长圆形或披针形，全缘。花杂性，雌雄异株，雄花和假两性花排成聚伞圆锥花序，淡紫红色；雌花单生于上部叶腋内，萼片杯状，5裂；花瓣5。核果状浆果椭圆形或近卵形，顶端有5个小孔，黄色。花期3~5月。果期8~10月。
生境分布	生于村边或山间沟谷疏林中。分布于浙江、福建、湖北、湖南、广东、广西、贵州、四川、云南等省区。
采收加工	秋季果实成熟时采摘，晒干。
性状鉴别	本品呈椭圆形或近卵形。表面黑褐色或棕褐色，稍有光泽，具不规则的皱褶，基部有果梗痕。果肉薄，棕褐色，质硬而脆。核近卵形，黄棕色，顶端有5(偶有4或6)个明显的小孔，每孔内各含种子1枚。无臭，味酸。
性味功能	味甘、酸，性平。有行气活血，养心安神的功能。
主治用法	用于气滞血瘀，心区作痛，心跳气短，心神不安。用量1.5~2.5g。

现代研究
1. 化学成分　本品含有胡萝卜甾醇、水杨酸、鞣花酸、槲皮素、柚皮素、以及多种氨基酸，无机元素硅、钙、钾、钠等化学成分。
2. 药理作用　本品对动物耐缺氧和急性心肌缺血有保护作用；有抗心律失常作用。

应用
1. 食滞腹满：广枣鲜果2~3枚，嚼食。
2. 心跳气短，心神不安：广枣鲜果2~3枚，嚼服。

附注：根皮外用疮疡溃烂，煎水外洗。树皮味苦、涩，性凉。有解毒，止痛，收敛，止血的功能。用于细菌性痢疾。外用于烧、烫伤，外伤出血，牛皮癣，阴囊湿疹，热膏涂息处。

米仔兰 Aglaia odorata Lour.

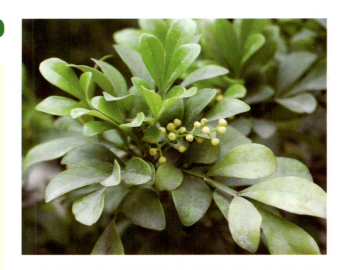

基　　源	为楝科植物米仔兰的花及枝、叶。
原 植 物	常绿小乔木。枝多，幼嫩部分常被星状锈色鳞片，树冠呈半圆形。单数羽状复叶互生，叶柄上有黑色腺点，叶轴上稍有叶翅；小叶3~5片，无柄，薄革质，有光泽，顶端1片较长，两侧的小叶较小，基部的1对更小，窄椭圆形至窄椭圆披针形，先端钝或钝尖，基部楔形而下延，全缘或呈微波状。花单性与两性同株，为腋生疏散的圆锥花序，花多而小，圆球形，甚芳香，花径约2mm，具短梗，花萼5，绿色，花瓣5，黄色。浆果卵形或近球形。花期7~8月。
生境分布	野生于林中，常栽培于宅旁或庭园。分布于广东、广西、福建、台湾、四川、云南等地。
采收加工	夏季待花开放时，摘下，收集晒干。枝叶全年可采。
性状鉴别	本品干燥的花朵呈细小均匀的颗粒状，棕红色。下端有一极细的花柄，基部有小宿萼5片；花冠由5片花瓣紧包组成，内面有不太明显的花蕊，淡黄色。体轻，质硬稍脆。气清香。
性味功能	花：味甘、辛，性平。有行气解郁，醒酒清肺的功能。枝、叶：味辛，性微温。有活血散瘀，消肿止痛的功能。
主治用法	花用于感冒，气郁胸闷，食滞腹胀。枝叶用于跌打骨折，风湿关节痛，痈疮。用量：花3~9g。枝叶9~12g。

现代研究
1. 化学成分　叶含三萜成分如米仔兰醇等。
2. 药理作用　暂无。

应用
跌打骨折，风湿关节痛：米仔兰枝叶9g，研粉敷患处。

毛花洋地黄（洋地黄叶） Digitalis lanata Ehrh.

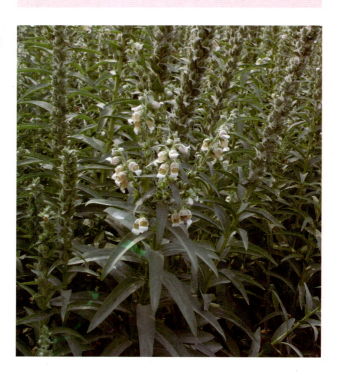

基　　源	洋地黄叶为玄参科植物毛花洋地黄的干燥叶。
原 植 物	别名：狭叶洋地黄二年或多年生草本，被柔毛。茎直立不分枝，绿色或带淡紫色。基生叶丛生，长披针形或倒长披针形，全缘，稍呈波状弯曲；茎生叶互生，披针形，先端渐尖，全缘，基部楔形而略抱茎。总状花序顶生，花萼5深裂，裂片线形，复瓦状排列；花冠二唇形，白色或乳黄色，上唇较下唇短，具浅裂，内面有黄褐色网纹，下唇中裂片大，舌状，有长柔毛；雄蕊4，2强；子房密被腺毛。蒴果圆锥形，种子细小。花期5~6月，果期6~7月。
生境分布	原产欧洲中部和南部山区，我国有栽培。
采收加工	8月选晴天午后采收叶，55~60℃迅速烘干。
性状鉴别	叶大多为破碎而皱缩的叶片。完整的叶呈长卵形至卵状椭圆形。叶端钝圆，边缘具不规则钝齿，具羽状网脉，上面凹入，下表面显著突起，中脉平阔，其侧脉间的角度通常小于45°，细脉末端达于齿缘，上表面暗绿色，微有毛，下表面浅灰绿色，密被毛。质薄而脆，易碎，味苦。
性味功能	有强心作用。
主治用法	用于治疗充血性心力衰竭，阵发性房颤和心动过速及心脏性水肿。用量0.05~0.2g。

现代研究
1. 化学成分　叶含毛花洋地黄苷甲、乙、丙。毛花洋地黄苷丙经酶水解产生地毒苷、葡萄糖和醋酸。
2. 药理作用　本品主要作用是兴奋心肌，增加心肌收缩力，使收缩期的血液输出量大为增加，改善血液循环。对心脏性水肿患者有利尿作用。

应用
心脏性水肿：洋地黄0.2g，制成粉剂、酊剂、注射剂，遵医嘱。用药期间忌用钙注射剂，急性心脏炎患者慎用。

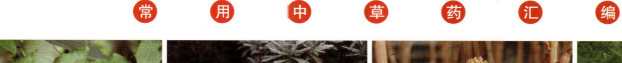
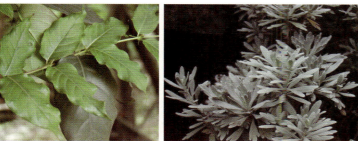
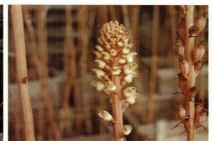
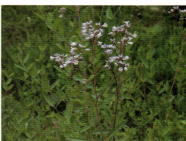

十五 平肝息风药

平肝息风药是指能平肝潜阳、息风止痉，以治疗肝阳上亢或肝风内动病症为主要作用的药物。可分为以平肝潜阳为主要作用的平抑肝阳药和以息肝风、止痉抽为主要作用的息风止痉要两类。

临床上可用于肝阳上亢之头晕目眩、头痛、耳鸣和肝火上攻之面红目赤、头痛头昏、烦躁易怒等证，以及热极动风、肝阳化风及血虚生风等所致的眩晕欲仆、项强肢颤、痉挛抽搐等证。

现代药理研究证明，平肝息风药多具有降压、镇静、抗惊厥作用。能抑制实验性癫痫的发生，可使实验动物自主活动减少，部分药物还有解热、镇痛作用。

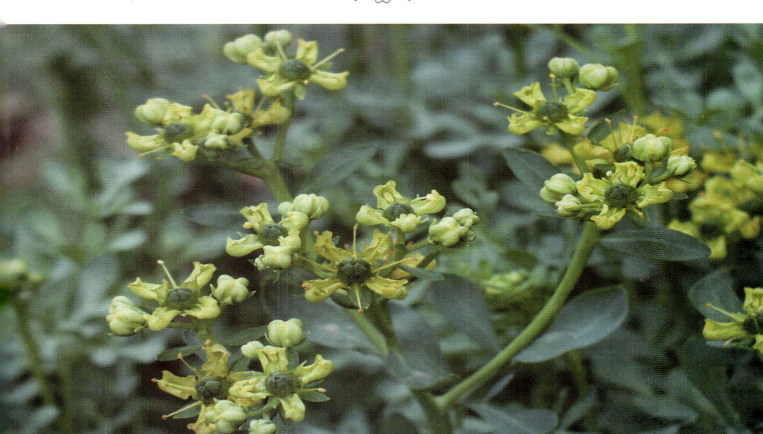

◆平抑肝阳药◆

蒺藜　Tribulus terrester L.

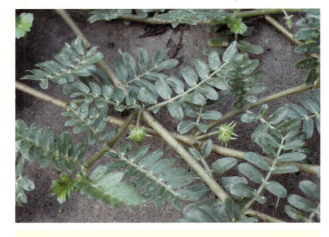

基　源	为蒺藜科植物蒺藜的干燥成熟果实。
原植物	别名：刺蒺藜、硬蒺藜。一年生草本。茎平卧，被长柔毛或长硬毛，枝长20~60cm，偶数羽状复叶，小叶对生，矩圆形或斜短圆形，先端锐尖或钝，基部稍偏斜，被柔毛，花腋生黄色；萼片5，宿存；花瓣5；基部有鳞片状腺体，子房5棱，柱头5裂，每室3~4胚珠。果有分果瓣5，无毛或被毛，中部边缘及下部各有锐刺2枚。
生境分布	生于沙地、荒地、山坡等。全国各地均有分布。
采收加工	秋季果实成熟时采割植株，晒干，打下果实。
性状鉴别	本品多由5分果瓣组成，放射状排列呈五棱状球形，直径7~12mm。商品常裂为单一的分果瓣，斧状三角形，长3~6mm，淡黄绿色，背面隆起，有纵棱及多数小刺，并有对称的长刺和短刺各1对，成八字形分开，两侧面粗糙，有网纹，灰白色；果皮坚硬，木质，内含种子3~4粒。种子卵圆形，稍扁，有油性。气微，味苦。
性味功能	味苦、辛，性温。有平肝解郁，活血祛风，明目，止痒的功能。
炮　制	蒺藜：漂去泥沙，除净残留的硬刺。盐蒺藜：取去刺的蒺藜，用盐水拌匀，闷透，置锅内用文火炒至微黄色，取出，晒干。
主治用法	用于头痛眩晕，胸胁胀痛，乳汁不下，目赤翳障，皮肤瘙痒，经闭。用量6~9g。孕妇慎用。
现代研究	1. 化学成分　本品含刺蒺藜苷，山柰酚，山柰酚-3-葡萄糖苷，槲皮素，维生素C，还含薯蓣皂苷元，棕榈酸，硬脂酸及亚麻酸等成分。 2. 药理作用　本品具有利尿作用、抗动脉硬化和抗血小板凝聚作用、强壮与延缓衰老作用、抗心脏缺血作用、性强壮作用、抗乙酰胆碱收缩的作用和降压作用。

应用
1. 老年慢性气管炎：蒺藜，制糖浆服。
2. 风疹瘙痒：蒺藜、防风、蝉蜕各9g，白鲜皮、地肤子各12g。水煎服。
3. 急性结膜炎：蒺藜12g，菊花6g，青葙子、木贼、决明子各9g。水煎服。
4. 高血压，目赤多泪：蒺藜15g，菊花12g，决明子30g，甘草6g。水煎服。

罗布麻　Apocynum venetum L.

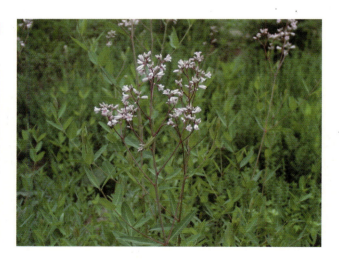

基　源	为夹竹桃科植物罗布麻的叶。
原植物	别名：牛茶、野茶、红麻多年生草本，具白色乳汁。叶对生，椭圆形或长圆状披针形，先端钝，基部楔形或圆形，边缘稍反卷，两面无毛，下面有白粉。聚伞花序顶生于茎端或分枝上；花冠钟状，粉红色或浅紫色，里面基部有副花冠；雄蕊5。果长角状，黄褐色，带紫晕，沿粗脉开裂，散有多数种子，黄褐色，先端簇生白色细长毛。花期6~7月。果期8~9月。
生境分布	生于河岸、山沟、山坡等。分布于吉林、辽宁、内蒙古、甘肃、陕西、山西、山东、河南、河北等省区。
采收加工	6月和9月份各采收1次叶片，晒干或阴干。
性状鉴别	本品多皱缩卷曲，有的破碎，完整叶片展平后，呈椭圆状披针形或卵圆状披针形，长2~5cm，宽0.5~2cm，淡绿色或灰绿色，先端钝，具小芒尖，基部钝圆或楔形，边缘具细齿，常反卷，两面无毛，下面叶脉突起；叶柄细，长约4mm。质脆。气微，味淡。
性味功能	味甘、苦，性凉。有平肝安神，清热利水的功能。
炮　制	洗净、切段、晒干、备用。
主治用法	用于肝阳眩晕，心悸失眠，浮肿尿少；高血压病，神经衰弱，肾炎浮肿等。用量6~12g。
现代研究	1. 化学成分　本品含有槲皮素，异槲皮苷，金丝桃苷，芸香苷，恩醌，谷氨酸等多种氨基酸，β-谷甾醇，鞣质及多糖，羽扇豆醇，异秦艽定和东莨菪素等成分。 2. 药理作用　本品具有降压作用、强心作用、治疗心血管机能不足作用、抗辐射损害和扩张血管作用，并能利尿、降血脂和延缓衰老。

应用
1. 高血压：罗布麻6g，开水泡当茶饮。
2. 心力衰竭：罗布麻15g，水煎服。
3. 肾性水肿、心性水肿、肝硬化水肿：罗布麻根15g，水煎服。
4. 神经衰弱，眩晕，脑震荡后遗症，心悸：罗布麻9g。开水冲泡当茶饮。

◆息风止痉药◆

芸香　Rutagraveolens L.

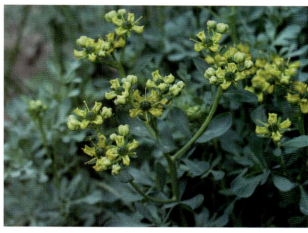

基　源	为芸香科植物芸香的全草。
原植物	别名：臭草多年生木质草本，有强烈刺激气味，各部无毛但多腺点。叶2~3回羽状全裂或深裂；裂片倒卵状矩圆形、倒卵形或匙形，全缘或微有钝齿，茎叶上面粉绿色。聚伞花序顶生；花金黄色，萼片4~5，宿存；花瓣4~5，边缘细撕裂状；雄蕊8~10；心皮3~5，上部离生。蒴果4~5室。种子有棱，种皮有瘤状凸起。花期初夏。
生境分布	生于沟谷、溪边、路旁的草丛中。分布于广东、广西、福建等省区。
采收加工	全年可采，洗净阴干备用或鲜用。
性状鉴别	本品全草长40~110cm，茎秆丛生，细弱，外表灰绿色至深绿色，有时带紫色，节部膨大。叶片狭条形，长25~70cm，宽1~6mm，边缘有时外卷，两面均无毛，被白粉；叶鞘无毛，基部常破碎而内卷，内面浅红色；叶舌钝圆，长2~4mm，膜质，先端多不规则破裂。具特异香气，味辛辣，嚼时有清凉麻舌感。
性味功能	味辛、微苦，性凉。有清热解毒，散瘀止痛的功能。
炮　制	晒干或晾干。
主治用法	用于感冒发热，牙痛，月经不调，小儿湿疹；疮疖肿毒，跌打损伤。用量6~15g，外用适量。

现代研究
1. 化学成分　本品含酸性皂苷类物质、挥发油、鞣质、蛋白质、粘液质、苦味质、糖类及酚性物质。
2. 药理作用　本品具有镇痉作用，还有平喘、止咳、抑菌作用，尚能杀虫。

应用
1. 小儿惊风：鲜芸香15g，开水炖服。
2. 腹内蛔虫：芸香适量。清油煎，捣烂敷脐上。
3. 小儿头上小疖：鲜芸香叶。捣烂取汁，和青黛搽敷患处。
4. 疮疖肿毒，跌打损伤：鲜芸香。捣烂冲温酒服；并用鲜叶捣烂敷患处。

毛钩藤（钩藤）　Uncaria hirsuta Havil.

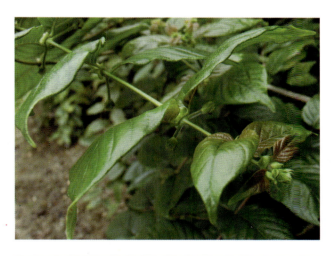

基　源	钩藤为茜草科植物毛钩藤带钩的茎枝。
原植物	藤本；小枝方形或近圆柱形，钩与枝同被柔毛，钩灰棕色或灰白色。叶对生，革质，椭圆形或卵形，下面被长粗毛；托叶2裂，裂片顶端长渐尖。头状花序，球形，单个腋生或顶生；总花梗被毛，中部着生6枚以上的苞片；花5数；花萼密被粗毛；花冠淡黄或淡红色，外面密被粗毛；尤以裂片上较密。蒴果纺锤形，被疏粗毛。花期3月。
生境分布	生于山谷林下，溪畔或灌丛中。分布于台湾、福建、广东、广西、贵州。
采收加工	于9月至翌年4月，剪取带钩的茎段，清除残叶、老枝后晒干。
性味功能	味甘苦，性微寒。有清热平肝，息风定惊的功能。
炮　制	拣去老梗、杂质，洗净，晒干。
主治用法	用于头痛眩晕，惊挛，妊娠子痫，高血压症。用量3~12g。

现代研究
1. 化学成分　本品含有生物碱如钩藤碱、异钩藤碱等，此外还含有金丝桃苷、儿茶素等酚性成分。
2. 药理作用　本品具有降压作用、镇静和抗惊厥作用，并有抑制血小板聚集和抗血栓形成作用，对子宫平滑肌也有收缩作用。

应用
1. 小儿高热抽搐：钩藤6~15g，水煎服。
2. 风湿性关节炎，坐骨神经痛：钩藤15~20g，水煎服。

十五　平肝息风药

大叶钩藤（钩藤） Uncaria macrophylla Wall.

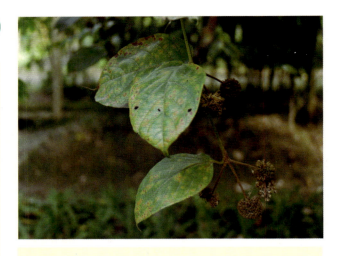

基　　源	钩藤为茜草科植物大叶钩藤的带钩茎枝。
原植物	别名：钩藤、方钩藤大藤本，幼枝方形至略具棱角，钩与枝密被褐色或锈色粗毛，茎枝方柱形，两侧有较深纵沟，钩粗大，钩端膨大如珠，髓中空。末端膨大成小球。叶大，革质，卵形至阔椭圆形，近光滑，背面被有稀疏或稠密的黄褐色粗毛，托叶深二裂。裂片窄卵形。头状花序横过花萼，单生，无花间小苞片；萼裂片线状披针形，花冠淡黄色，外面被毛。蒴果有长梗，纺锤形，被粗毛。
生境分布	生于潮湿林下或灌丛。分布于广东、广西、云南等省区。
采收加工	9月至翌年4月，剪取带钩的茎段，除去残叶后，晒干。
性状鉴别	本品茎枝方柱形，两侧有较深的纵沟，直径2~5mm。表面灰棕色至浅棕色，被褐色毛，尤以节部及钩端明显。钩长1.7~3.5cm，向内深弯几成半圆形，末端膨大成小球。断面髓部通常中空，偶有髓。
性味功能	味甘，性凉。有清热平肝，息风定惊的功能。
炮　　制	拣去老梗、杂质，洗净，晒干。
主治用法	用于头痛眩晕，感冒夹凉，惊挛，惊痫抽搐，妊娠子痫，高血压症等。用量3~12g。入煎剂宜后下。

现代研究
1. 化学成分　本品含2-氧化吲哚类生物碱：异钩藤碱，钩藤碱，柯诺辛碱，柯诺辛碱B等成分。
2. 药理作用　本品具有降压作用、镇静和抗惊厥作用，并有抑制血小板聚集和抗血栓形成作用，对子宫平滑肌也有收缩作用。

应用
同钩藤。

钩藤 Uncacia rhynchophylla (Miq.) Jacks

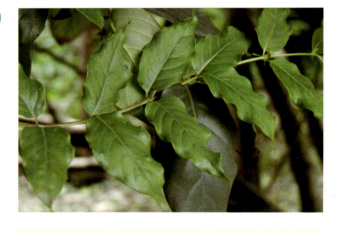

基　　源	为茜草科植物钩藤的带钩茎枝。
原植物	别名：双钩藤、钓藤、圆钩藤木质藤本。钩与枝光滑无毛。钩状变态枝生于叶腋，钩尖向下弯曲，似鹰爪。叶对生，纸质，椭圆形；托叶2深裂，裂片线状锥形，多托落。头状花序腋生或顶生的总状花序，花黄色；花冠合生，管状，先端5裂，外被粉状柔毛，喉部内具短柔毛。蒴果倒卵状椭圆形，疏被柔毛，花萼宿存。花期6~7月，果期10~11月。
生境分布	生于山谷、灌丛中。分布于我国南方大部分省区。
采收加工	春、秋季，割下带钩的藤，晒干，或置锅内蒸后再晒干。
性状鉴别	本品茎枝圆柱形或类方柱形，直径2~6mm。表面红棕色至紫棕色或棕褐色，上有细纵纹，无毛。茎上具略突起的环节，对生两个向下弯曲的钩或仅一侧有钩，钩长1~2cm，形如船铺，先端渐尖，基部稍圆。钩基部的枝上可见叶柄脱落后凹点及环状的托叶痕。体轻，质硬。横剖面外层棕红色，髓部淡棕色或淡黄色。气微，味淡。
性味功能	味甘，性凉。有清热平肝，熄风止惊的功能。
炮　　制	拣去老梗、杂质，洗净，晒干。
主治用法	用于小儿高热，惊厥抽搐，小儿夜啼，高血压病，头晕目眩，神经性头痛等。入煎剂宜后下。用量6~15g。

现代研究
1. 化学成分　本品含2-氧代吲哚类生物碱：异去氢钩藤碱，异钩藤碱退职为异钩藤酸甲酯，去氢钩藤碱，钩藤碱，此外还含地榆素，甲基6-O-没食子酰原矢车菊素，糖脂，缝籽木萋甲醚等成分。
2. 药理作用　本品具有降压作用、镇静和抗惊厥作用，并有抑制血小板聚集和抗血栓形成作用，对子宫平滑肌也有收缩作用。

应用
1. 高血压：钩藤100~125g，水煎10~20分钟，饮服。
2. 全身麻木：钩藤、黑芝麻、紫苏各21g。水煎服。
3. 高血压病，肝阳上升，风热头痛眩晕，面红目赤：钩藤、桑叶、菊花、夏枯草各9g。水煎服。
4. 急惊风发热，痉挛抽搐：钩藤15g，犀角4.5g，天麻10g，金蝎3g，木香5g，甘草3g。水煎服。

白钩藤（钩藤） Uncaria sessilifructus Roxb

基　　源	钩藤为茜草科植物白钩藤的干燥带钩茎枝。
原植物	别名：无柄果钩藤。大藤本；小枝方形，枝节和钩被粗毛。钩幼时被疏毛。叶近革质，椭圆形或椭圆状长圆形，两面无毛。叶两面无毛。叶背具角质样光泽，干时常为粉白色。托叶深2裂达全长2/3以上，裂片窄三角形。头状花序横过花萼，单生或聚伞圆锥花序。花明显无柄。花间小苞片线形或有时近匙形；花萼裂片短而钝，圆形，被绢毛；花冠黄白色，高脚碟状，仅裂片被毛。小蒴果无柄，纺锤形，宿存萼裂片舌状。花果期3~12月。
生境分布	生于密林下或林谷灌丛中。分布于广东、广西和云南等。
采收加工	9月至翌年4月，剪取带钩的茎枝，除去残叶后，晒干。
性味功能	味甘，性凉。有清热平肝，息风定惊的功能。
性状鉴别	本品呈方柱形，直径1.2~4mm。表面棕黄色，四面均有一纵沟。被褐色柔毛，以节部及钩端较多，钩长1.3~1.8cm，钩与茎着生成110~130°角，弯曲部较圆，向内深旋，断面黄白色。显微鉴别茎（直径3mm）横切面：方形，木质部向内呈弧状突出，使髓部略呈"十"字形。
炮　　制	拣去老梗、杂质，洗净，晒干。
主治用法	用于头痛眩晕，感冒夹凉，惊挛，惊痫抽搐，妊娠子痫；高血压症等。用量3~12g。入煎剂宜后下。

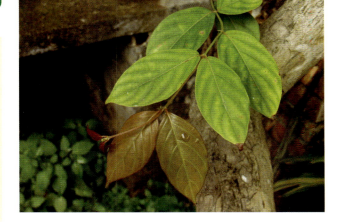

现代研究
1. 化学成分　本品含钩藤碱、异钩藤碱、克诺辛碱、克诺辛碱B及毛钩藤碱等成分。
2. 药理作用　本品具有降压作用、镇静和抗惊厥作用，并有抑制血小板聚集和抗血栓形成作用，对子宫平滑肌也有收缩作用。

应用
同钩藤。

华钩藤（钩藤） Uncaria sinensis (Oliv.) Havil.

基　　源	钩藤为茜草科植物华钩藤的带钩枝条。
原植物	木质藤本，全体光滑无毛，茎枝呈方柱形，钩近于腋生，钩基部扁宽，先端常留萎缩苞痕。叶对生，膜质。椭圆形，先端渐尖，基部圆形，全缘；托叶宿存，不裂，全缘，半圆形，头状花状；横过花萼，横过花萼，花萼管状，5裂，密被灰色小粗毛；花冠管状，5裂；裂片线状矩圆形。蒴果棒状，被紧贴的长柔毛，种子细小，两端有翅，花期6~7月，果期10~11月。
生境分布	生于山谷疏林中。分布于湖北、广西、四川、贵州、云南等地。
采收加工	春秋采收带钩的嫩枝，晒干，或置锅内蒸后晒干。
性状鉴别	本品茎枝方柱形，四角有棱，直径2~5mm。表面黄绿色或黄棕色。钩长1.3~2.8cm，弯曲成长钩状。钩基部枝上常留有半圆形反转或不反转的托叶，基部扁阔。体轻，质松。断面髓部白色。
性味功能	味甘，性微寒。有清热镇惊，平肝熄风的功能。
炮　　制	拣去老梗、杂质，洗净，晒干。
主治用法	用于头痛眩晕，感冒，惊厥抽搐，妊娠子痫及高血压症。用量3~12g。

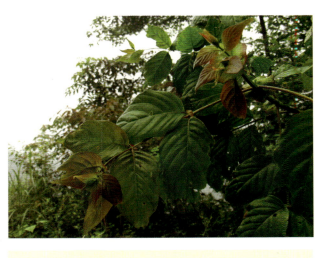

现代研究
1. 化学成分　本品含有异翅柄钩藤酸，翅柄钩藤酸，四氢鸭脚木碱，异翅柄钩藤碱，异钩藤碱，钩藤碱、异钩藤碱N-氧化物，尚含东莨菪素等成分。
2. 药理作用　本品具有降压作用、镇静和抗惊厥作用，并有抑制血小板聚集和抗血栓形成作用，对子宫平滑肌也有收缩作用。

应用
同钩藤。

芙蓉菊 Crossostephium chinense (Linn.) Makino

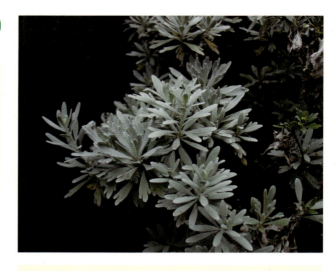

基源	为菊科植物芙蓉菊的根、叶。
原植物	别名：千年艾、蜂菊、白芙蓉半灌木，高达60cm。茎多分枝，枝叶密生白色缰绒毛呈灰绿色。叶互生，形状多变，倒披针形、卵形或宽卵形，2~5深裂，部分裂片又再分裂，裂片长椭圆形，先端钝，基部偏斜；茎上部叶不裂，叶柄短。头状花序顶生，花小、异性、盘状；花黄绿色，全为管状花，边花雌性，中央花两性。瘦果5棱，顶端有撕裂状鳞片。
生境分布	生于山坡，海滩。分布于福建、广东、广东等省区。
采收加工	全年可采根及叶，鲜用或晒干。
性状鉴别	本品多分枝；嫩茎略呈方柱形或圆柱形，表面被柔毛，质脆；老茎类圆柱形，直径0.4~0.7cm，被黄褐色栓皮，有的可见稍膨大的节及稍凹陷的叶痕；具细纵纹，质脆易折断，断面不平坦，黄白色，实心，纤维性。叶互生，紧聚枝顶，呈矩匙形或矩倒卵形，叶脉向下表皮突出；两面密被灰白色短柔毛，顶端3~5齿裂，或分裂无锯齿，基部渐狭，质地厚。具短叶柄，长0.2~0.4cm。头状花序盘状，直径约0.7cm，有长0.6~1.5cm的细梗，生于枝端叶腋，排成有叶的总状花序；总苞半球形；总苞片3层，外中层等长，椭圆形，钝或急尖，内层较短小，矩圆形，几无毛，具宽膜质边缘。气清香，味辛、苦。
性味功能	味辛、苦，性微温。有祛风除湿，解毒消肿，止咳化痰的功能。
炮制	洗净，切片，鲜用或晒干。

主治用法 用于风寒感冒，麻疹，风湿关节疼痛，胃痛，支气管炎，百日咳，疔疮，乳腺炎。用量15~30g。

现代研究
1. 化学成分 本品含挥发油及黄酮类和多糖等，主要有蒲公英赛醇乙酸酯、蒲公英赛酮和蒲公英赛醇等成分。
2. 药理作用 本品具有促进胰岛素分泌的作用。

应用
1. 乳腺炎：鲜千年艾叶适量，捣烂外敷患处。
2. 风寒感冒：千年艾15g。水煎，调冰糖服。
3. 痈疽初起，无名肿毒：鲜千年艾叶适量，红糖少许，捣烂外敷患处。
4. 疔疮：鲜千年艾叶、鲜野菊花叶各适量，捣烂，调蜜外敷患处。

天麻 Gastrodia elata Bl.

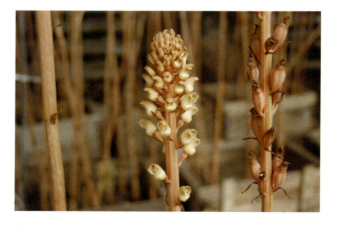

基源	为兰科植物天麻的根茎。
原植物	别名：赤箭、明天麻。多年生寄生植物，寄主为蜜环菌。地下茎横走，肥厚，肉质，椭圆形或卵圆形，有环节。茎单一，黄褐色，叶鳞片状，膜质，鞘状抱茎。总状花序顶生，苞片膜质，花淡黄绿色或黄色，萼片和花瓣合生成筒状，先端5裂，蒴果长圆形至长倒卵形，有短梗。种子多细小，粉尘状。花期6~7月，果期7~8月。
生境分布	生于林下湿润处。有栽培。分布于吉林、辽宁、河南、安徽、江西、湖南、湖北、陕西、甘肃及西南各地区。
采收加工	冬季苗枯后或春季出苗前挖取根茎，刮去外皮，水煮或蒸至透心，用无烟火烘干。
性状鉴别	本品呈长椭圆形，扁缩而稍弯曲，长5~12cm，宽2~6cm，厚0.5~3cm。表面黄白色或淡黄色，微透明，有纵皱及沟纹，并具由点状斑痕组成的环纹。顶端有红棕色芽苞(冬麻，俗称鹦哥嘴)，或残留茎基或茎痕(春麻)；底部有圆脐形疤痕。质坚硬，不易折断，断面平坦，角质样，米白色或淡棕色，有光泽，内心有裂隙。气特异，味甘、微辛。
性味功能	味甘，性微温。有平肝熄风，镇痉，通络止痛的功能。
炮制	天麻：拣去杂质，大小分档，用水浸泡至七成透，捞出，稍晾，再润至内外湿度均匀，切片，晒干。 炒天麻：先用文火将锅烧热，随即将片倒入，炒至微黄色为度。 煨天麻：将天麻片平铺在喷过水的表芯纸上，置锅内，用文火烧至纸色焦黄，不断将药片翻动至两面老黄色为度。

主治用法 用于头晕目眩，小儿惊风癫痫，肢体麻木，手足不遂，高血压，口眼歪斜等。研末吞服，每次1.5g。

现代研究
1. 化学成分 本品含有天麻苷，也称天麻素，另含天麻醚苷，又含对－羟基苯甲基醇，对羟基苯甲醛，4-羟苄基甲醚等成分。
2. 药理作用 本品具有镇静、抗惊厥、抗缺氧、抗炎作用，尚可增强免疫功能。

应用
1. 眩晕头痛：天麻、黄芩、茯神、钩藤、栀子、杜仲、夜交藤、牛膝、益母草、桑寄生。水煎服。
2. 偏头痛：天麻15g，白芷12g，川芎、白花蛇、地龙各9g，水煎服。
3. 慢性风湿性关节炎：天麻、秦艽、羌活、牛膝、杜仲等，水煎服。

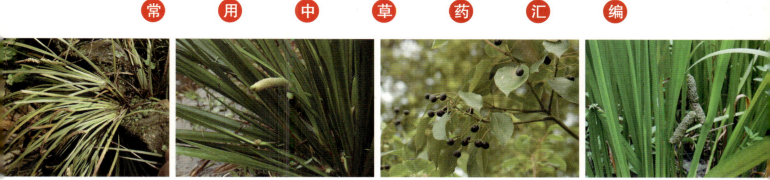

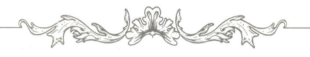

十六 开窍药

开窍药是指具有具有辛香走窜之忄生，能开窍醒神，以治疗闭证神昏病证为主要作用的药物。

临床上可用于治温病热陷心包、痰浊蒙蔽清窍之神昏谵语，以及惊风、癫痫、中风等卒然昏厥、痉挛抽搐等证。

现代药理研究证明，开窍药对中枢神经系统有兴奋作用，有镇痛、兴奋心脏与呼吸、升高血压的作用，某些药物尚有抗菌、抗炎的作用。

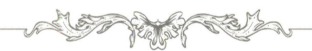

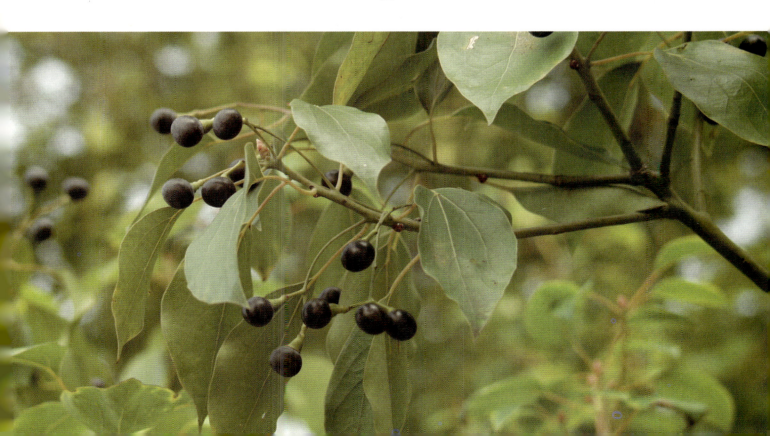

樟（樟脑） Cinnamomumcamphora(L.)Persl

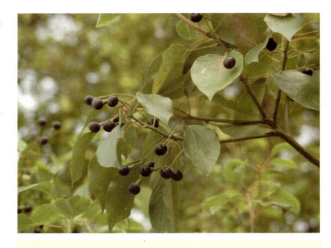

基　　源	樟脑为樟科植物樟的根、树干、枝及叶经加工制成的颗粒或透明块。
原植物	常绿乔木，有香气。叶互生，革质，长卵形或卵状椭圆形，先端长尖，基部广楔形，全缘，有光泽，脉腋有腺点。圆锥花序腋生，绿白色或黄绿色，花被片6。果实卵球形，紫黑色，基部有膨大花托。花期4~5月。果期10~11月。
生境分布	栽培或野生于河边或湿润地。分布于长江以南各省区。
采收加工	锯断树干、根、叶，切碎，蒸馏冷却，为粗樟脑；再进行升华得精樟脑粉；压模成块，即得樟脑块。
性状鉴别	本品为白色的结晶性粉末或为无色透明的硬块，粗制品则略带黄色，有光亮，在常温中易挥发，火试能发生有烟的红色火焰而燃烧。若加少量乙醇、乙醚或氯仿则易研成白粉。具窜透性的特异芳香，味初辛辣而后清凉。
性味功能	味辛，性热。有小毒。有开窍、除湿、止痛、止痒的功能。
炮　　制	将树根、树干、树枝，锯劈成碎片，置蒸馏器中进行蒸馏，樟木中含有的樟脑及挥发油随水蒸气馏出，冷却后，即得粗制樟脑。粗制樟脑再经升华精制，即得精樟脑粉。将此樟脑粉入模型中压榨，则成透明的樟脑块。宜密闭瓷器中，放干燥处。
主治用法	用于霍乱，心腹诸痛。外用寒湿脚气，风湿骨痛，跌打损伤，疥癣痒疮等。内服宜慎，0.1~0.2g。外用适量。孕妇忌服。

现代研究

1. 化学成分　本品为一种环己烷单萜衍生物：1，7，7-三甲基二环[2，2，1]庚烷-2-酮。
2. 药理作用　本品具有兴奋中枢神经系统作用，驱风作用以及轻微的祛痰作用，并有镇痛、止痒作用。

应用

1. 风火牙痛：樟脑、细辛各6g；制成霜，用棉球裹，敷患牙处咬定。
2. 辛然昏倒，热病神智昏迷：樟脑与麝香等配合入散剂或丸剂用。
3. 慢性下肢溃疡：鲜树皮适量，洗净切碎，烤干研粉，洗净创面，药粉敷上，加些消炎粉包扎，每周3次。

水菖蒲（藏菖蒲） AcoruscalamusL.

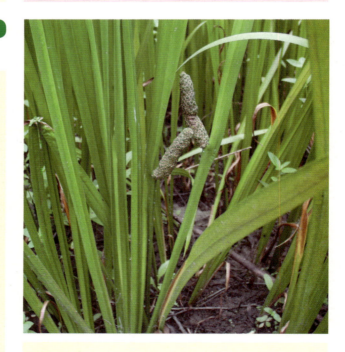

基　　源	藏菖蒲为天南星科植物水菖蒲的干燥根茎。
原植物	别名：大菖蒲、白菖蒲多年生草本，根茎横生，肉质多数，具毛发状须根。分枝，外皮棕褐色或黄白色，有较浓烈香气。叶剑形，中肋明显。叶状佛焰苞剑状线形，肉穗花序狭锥状圆柱形，花黄绿色。浆果长椭圆形。花期4~9月，果期9月。
生境分布	生于沼泽、溪旁及水稻田边。全国各地均有分布。
采收加工	秋季采挖根茎，除去茎叶及细根，洗净，晒干。
性状鉴别	本品扁圆柱形，少有分枝，长10~24cm，直径1~1.5cm。表面类白色至棕红色，有细纵纹；节间长0.2~1.5cm，上侧有较大的类三角形叶痕，下侧有凹陷的圆点状根痕，节上残留棕色毛须。质硬，折断面海绵样，类白色或淡棕色；横切面内皮层环明显，有多数小空洞及维管束小点；气较浓烈而特异，味苦辛。
性味功能	味辛、苦，性温。有开窍化痰，健脾，利湿，辟秽杀虫的功能。
炮　　制	取原药材，除去杂质，洗净，用清水浸泡2-4小时捞出闷润至透，切片，晒干或烘干，筛去灰屑。
主治用法	用于癫痫、惊悸健忘、神志不清、湿滞痞胀、泄泻痢疾、风湿疼痛、痈肿疥疮。用量3~6g。阴虚阳亢者慎服。

现代研究

1. 化学成分　本品含有挥发油，主成分为：顺式甲基异丁香油酚，菖蒲大牻牛儿酮，异菖蒲烯二醇，菖蒲混烯；还含少量的芳樟醇，樟脑，又含肉豆蔻酸，棕榈酸等脂肪酸和麦芽糖等糖类及β-谷甾醇，尚含氨基酸。
2. 药理作用　本品具有延长戊巴比妥钠引起的睡眠时间作用，降压、平喘、镇咳和祛痰作用，并有解痉作用和抗菌作用。

应用

1. 惊悸健忘、神志不清：藏菖蒲30g，茯苓60g，人参、远志各2g。水煎服。
2. 中暑恶心腹痛：藏菖蒲15g。水煎服。
3. 疥疮：藏菖蒲适量，研粉油调敷患处。
4. 痢疾：藏菖蒲切片晒干，研粉装胶囊，温开水送服。

金钱蒲（石菖蒲） Acorus gramineus Soland.

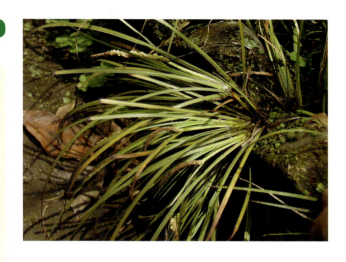

基　　源	石菖蒲为天南星科植物金钱蒲的干燥根茎。
原植物	别名：昌本、九节菖蒲。多年生草本。高不及15cm。根茎横生，多分枝，黄褐色或带绿色，有香气。叶丛生，线形，长20~30cm，宽2~3cm。脉平行，无明显的中肋。花茎扁三棱形；佛焰苞叶状，肉穗花序从佛焰苞中部旁侧生出，无梗，斜上或稍直立，呈窄圆柱形，花密生，淡黄绿色，两性；花被片6；雄蕊6。浆果倒卵形，长、宽均约2mm。花期4~7月，果期8月。
生境分布	生于山谷、山涧及泉流的水石间。分布于全国大部分省区。
采收加工	秋季采挖根茎，除去茎叶及细根，洗净，晒干。
性状鉴别	本品圆柱形，弯曲，长10~16cm或更长，直径3~7mm，表皮棕褐色。顶端具叶残基或痕，全体具环状节，节上残存枯叶基纤维，有时可见圆形芽痕及须根或须根痕。质坚实，不易折断。断面不整齐，淡褐色或近类白色。气芳香，味辛。
性味功能	味辛、苦，性温。有开窍、豁痰、理气、活血、散风、去湿等功能。
炮　　制	拣去杂质，洗净，稍浸泡，润透，切片，晒干。
主治用法	用于癫痫、痰厥、热病神昏、健忘、气闭耳聋、心胸烦闷、胃痛、腹痛、风寒湿痹、痈疽肿毒、跌打损伤。用量3~6g。阴虚阳亢者慎服。

现代研究
1. 化学成分　本品含有挥发油，主要为：α-和β-细辛脑，欧细辛脑，甲基丁香油酚，榄香脂素，细辛醛，二聚细辛醚，α-和β-毕澄茄油烯等。
2. 药理作用　本品具有抑菌作用和驱虫作用。

应用
同石菖蒲。

石菖蒲 Acorus tatarinowii Schott

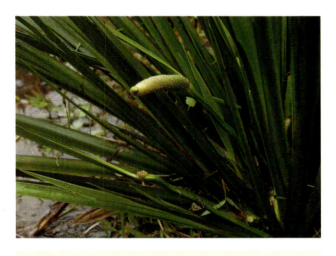

基　　源	为天南星科植物石菖蒲的根茎。
原植物	别名：水剑草、石蜈蚣、九节菖蒲多年生草本，有香气。根茎横生，扁圆柱形，弯曲多分枝，密生环节，生多数须根，黄褐色。叶丛生，剑状线形，无明显中肋。花茎扁三棱形；佛焰苞叶状，肉穗花序从佛焰苞中部旁侧生，无柄，狭圆柱形；淡黄绿色；花被片6，花药淡黄色；浆果倒卵形，红色。花期4~7月。果期8月。
生境分布	生于山谷、山涧。分布于陕西、河南及长江以南各地。
采收加工	秋季采挖根茎，鲜用或晒干。
性状鉴别	本品呈扁圆柱形，稍弯曲，常有分枝，长3~20cm，直径0.3~1cm。表面棕褐色、棕红色或灰黄色，粗糙，多环节，节间长2~8mm；上侧有略呈扁三角形的叶痕，左右交互排列，下侧有圆点状根痕，节部有时残留有毛鳞状叶基。质硬脆，折断面纤维性，类白色或微红色；横切面内皮层环明显，可见多数维管束小点及棕色油点。气芳香，味苦、微辛。
性味功能	味辛，性微温。有豁痰开窍，宁心安神，化湿和中，健胃杀虫，理气活血的功能。
炮　　制	拣去杂质，洗净，稍浸泡，润透，切片，晒干。
主治用法	用于癫痫、痰厥、热病神昏、健忘、气闭耳聋、胃痛、风寒湿痹、痈疽肿毒、跌打损伤。用量3~6g。

现代研究
1. 化学成分　本品含有挥发油，其主要成分是β-细辛醚，细辛醚，其次为石竹烯、α-薇草烯、石菖醚等。还含氨基酸、有机酸和糖类。
2. 药理作用　本品具有抗惊厥作用、安神镇静作用，且有学习记忆的促进作用并有降温、解痉、抗肿瘤作用。

应用
1. 卒中不语，口眼歪斜，小儿惊风：鲜石菖蒲15g，冰糖15g。水煎服。
2. 久痢不止：石菖蒲，党参，石莲子，茯苓各9g，水煎服。
3. 水肿：鲜石菖蒲150g，黄豆适量。水煎服。
4. 胸腹胀闷疼痛，胃口不开：石菖蒲，吴茱萸，制香附。水煎服。

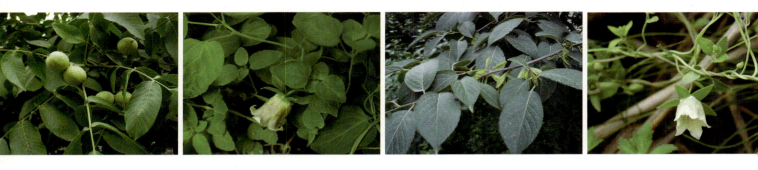

十七 补虚药

　　补虚药是指能人体气血阴阳不足，纠正人体气血阴阳虚衰的病理偏向，以提高抗病能力，治疗虚证为主的药物。

　　临床上可用于人体正气虚弱、精微物质亏耗引起的精神萎靡、体倦乏力、面色淡白或萎黄、心悸气短、脉象虚弱等。根据其功效和主要适应证的不同，可分为补气药、补阳药、补血药、补阴药四类，分别主治气虚证、阳虚证、血虚证和阴虚证。

　　现代药理研究表明，补虚药可增强机体的免疫功能，产生扶正祛邪的作用。在物质代谢方面，补虚药对肝脏、脾脏和骨髓等器官组织的蛋白质合成有促进作用，或改善脂质代谢、降低高脂血症。对神经系统的作用，主要是提高学习记忆功能。并可调节内分泌功能，改善虚证患者的内分泌功能减退。本类药物还有延缓衰老、抗氧化、增强心肌收缩力、抗心肌缺血、抗心律失常、促进造血功能、改善消化功能、抗应激及抗肿瘤等多方面作用。

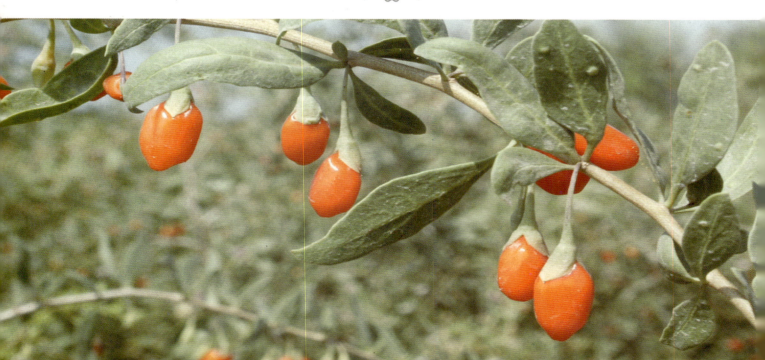

◆补气药◆

木耳 Auriculariaauricula(L.exHook)Underw.

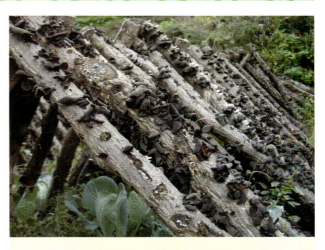

基　源	为寄生真菌木耳科木耳的全株。
原植物	别名：黑木耳子。实体形如人耳，直径约10cm，内面呈暗褐色，平滑外面淡褐色，密生柔软的短毛。湿润时呈胶质，干燥时带革质。不同大小的子实体簇生一丛。
生境分布	寄生于阴湿、腐朽的树干上，可人工栽培。分布于黑龙江、吉林、河北、陕西、甘肃、河南及长江以南大部分省区。
采收加工	夏、秋季采收，晒干。
性状鉴别	干燥的木耳呈不规则的块片，多卷缩，表面平滑，黑褐色或紫褐色，底面色较淡，质脆易折断，以水浸泡则膨胀，色泽转淡，呈棕褐色，柔润而微透明，表面有滑润的粘液。气微香。以干燥、朵大、肉厚、无树皮泥沙等杂质者为佳。
性味功能	味苦、辛，性平。有健脾益气，祛痰除湿，止痢，止血的功能。
炮　制	将原药除去杂质，筛去灰屑。
主治用法	用于痔疮、便血、脱肛、崩漏、高血压等。用量6~10g。
现代研究	1. 化学成分　本品含木耳多糖。还含麦角甾醇、原维生素、黑刺菌素等。生长在棉子壳上的木耳含氨基酸、蛋白质、脂质、糖、纤维素和胡萝卜素等。

2. 药理作用　本品抗凝血、抗血小板聚集作用；有升白细胞作用以及降血脂、抗动脉粥样硬化、延缓衰老、抗辐射和抗炎等作用。还有抗溃疡、降血糖、抗癌等作用。

应用
1. 高血压，血管硬化，眼底出血：木耳3g，清水浸泡一夜，蒸1~2小时，加适量冰糖，于水煎服。
2. 痔疮出血，大便干结：木耳3~6g，柿饼30g，同煮烂做点心吃。
3. 月经过多，淋漓不止，赤白带下：木耳焙干研细末。以红糖汤送服，每次3~6g，每日2次。

土人参 Talinumpaniculatum(Jacq.)Gaertn.

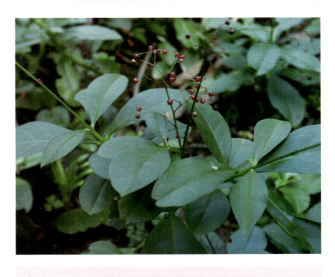

基　源	为马齿苋科植物土人参的根。
原植物	别名：紫人参、土红参、土参。多年生草本，肉质。根粗壮，圆锥形。茎直立，下部分枝，基部稍木质化。单叶互生，肉质，倒卵形或倒卵状长椭圆形，先端尖或钝圆，基部渐狭窄而成短柄，全缘，两面绿色而光滑。花小，紫红色，集成顶生或侧生疏散的圆锥花序。蒴果。花期6~7月，果期9~10月。
生境分布	常为栽培，野生于山坡岩石缝中。分布于长江以南地区。
采收加工	8~9月采根，洗净，晒干。
性状鉴别	本品干燥根呈圆锥形，直径1~3厘米，长短不等，有的微弯曲，下部旁生侧根，并有少数须根残留。肉质坚实。表面棕褐色，断面乳白色。
性味功能	味甘，性平。有滋补强壮，健脾润肺，生津止咳，调经的功能。
炮　制	取原药材，除去须根、芦头及杂质，洗净，润透，切薄片，干燥，筛去碎屑。
主治用法	用于脾虚劳倦，泄泻，肺痨咳痰带血，眩晕潮热，盗汗自汗，月经不调。用量15~30g，水煎服。
现代研究	1. 化学成分　本品含芸苔甾醇、β-谷甾醇、豆甾醇。还含有丰富的蛋白质、脂肪、钙、维生素等营养物质。 2. 药理作用　暂无。

应用
1. 虚劳咳嗽：土人参、隔山撬、通花根、冰糖。炖鸡服。
2. 多尿症：土人参6~9g，金樱根100g。共煎服，每日2~3次。
3. 盗汗、自汗：土人参50g，猪肚1个。炖服。

孩儿参（太子参） Pseudostellaria heterophylla Pax ex Pax et Hoffm.

基　源	太子参为石竹科植物孩儿参的干燥块根。
原植物	多年生草本。块根肉质，纺锤形。茎节略膨大。叶4~5对对生，近无柄，倒披针形；茎顶端有4片大形叶状总苞，花2型：普通花1~3朵顶生，白色，萼片5，花瓣状，2齿裂；闭锁花腋生，萼片4，无花瓣。蒴果卵形，下垂。种子褐色，有疣状突起。花期5~6月，果期7~8月。
生境分布	生于山坡林下和岩石缝中。分布于东北及河北、河南、山东、山西、江苏、安徽、浙江、江西、湖北、陕西等省区。
采收加工	7~8月茎叶枯萎时采挖，沸水中略烫后阴干或晒干。
性状鉴别	本品呈细长纺锤形或细长条形，稍弯曲，顶端可见茎基及芽痕，下部细长如鼠尾状。表面黄白色至土黄色。略有纵皱纹，凹陷处有须根痕。质坚脆，易折断，断面平坦，淡黄白色，角质样，略有光泽；晒干者类白色，有粉性。气微，味微甘。
性味功能	味甘、苦，性平。有益气，健脾，生津的功能。
炮　制	将原药用清水淘去杂质，即捞起，润软，轧成片状，晒干。
主治用法	用于脾虚体倦，食欲不振，病后虚弱，心悸口干。用量6~12g。
现代研究	

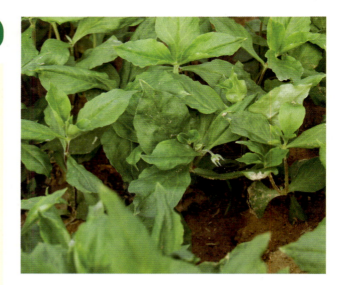

1. 化学成分　本品主要含太子参环肽A、B及氨基酸、皂苷、淀粉、果糖、脂肪酸等。
2. 药理作用　本品对淋巴细胞增殖有明显的刺激作用；并有一定的抗缺氧、抗衰老作用；对吸烟引起的损害有较强的保护作用。

应用
1. 急、慢性肝炎：太子参、玉米须各30g。水煎服。
2. 自汗：太子参9g，浮小麦15g。水煎服。
3. 顽固性原发性血小板减少性紫癜及苯中毒贫血：太子参复方。
4. 糖尿病：太子参。水煎服。

绞股蓝 Gynostemma pentaphyllum (Thunb.) Makino

基　源	为葫芦科植物绞股蓝的干燥全草。
原植物	多年生草质藤本。茎细长，节部具疏生细毛。叶互生，由3~7小叶组成鸟趾状复叶，小叶卵状长椭圆形或卵形，先端圆钝或短尖，基部楔形，下面脉上有短毛，两侧小叶成对。圆锥花序腋生；花单性，雌雄异株；花萼细小；花冠裂片披针形，先端尾状长尖。浆果圆形，绿黑色，上半部具一横纹。种子长椭圆形，有皱纹。
生境分布	生于山间的阴湿环境。分布于长江以南各省。
采收加工	秋季采集，洗净，晒干。
性状鉴别	本品为干燥皱缩的全草，茎纤细灰棕色或暗棕色，表面具纵沟纹，被稀疏毛茸。叶为复叶，小叶膜质，通常5~7枚，少数9枚，叶柄长2~4cm被糙毛；先端渐尖，基部楔形，两面被粗毛，叶缘有锯齿，齿尖具芒。常可见到果实，圆球形，直径约5mm，果梗长3~5mm。味苦，具草腥气。
性味功能	味苦，性寒。有清热解毒，止咳祛痰，抗癌防老，降血脂的功能。
主治用法	用于治疗慢性支气管炎，传染性肝炎，肾盂炎，胃肠炎。绞股蓝总苷治高血脂症。用量0.75~1g。
现代研究	

1. 化学成分　本品含绞股蓝皂苷、黄酮、糖类等。
2. 药理作用　本品能增强免疫功能，对环磷酰胺所致脾NK细胞活性降低有显著拮抗作用。还有抗肿瘤、延缓衰老、抗血凝和血小板聚集等作用。

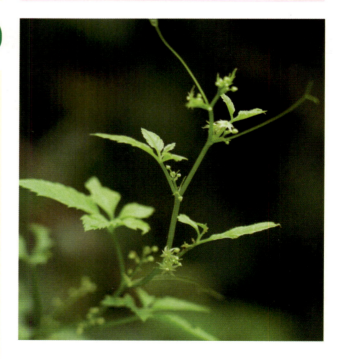

应用
1. 慢性支气管炎：绞股蓝15g，甘草3g。水煎服。
2. 传染性肝炎：绞股蓝15g。水煎代茶饮。
3. 高脂血症：绞股蓝总苷。
4. 高血压：绞股蓝、枸杞子、菊花、甘草。泡水当代饮。

大花红景天（红景天） Rhodiolacrenulata(HookeretThoms.)H.Ohba.

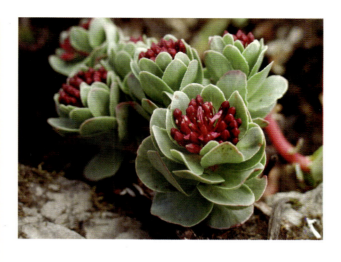

基　　源	红景天为景天科植物大花红景天的干燥根及根茎。
原 植 物	别名：苏罗玛保。多年生肉质草本，根状茎粗短，不分枝，被有宽披针形膜质鳞片。茎丛生，肉质，不分枝，光滑。叶互生，肉质，宽椭圆形，先端钝圆形，全缘或上部边缘具波状齿，无柄，上部排列紧密。伞房花序顶生，雌雄异株；花5数，花瓣长圆形或条形，基部渐狭，紫红色；腺体鳞片状。果条形。花果期7~8月。
生境分布	生于海拔5000米的石堆中和岩石缝中。分布于西藏、四川、云南等省。
采收加工	秋季花茎凋枯后采挖掘根及根茎，除去粗皮，晒干。
性味功能	味甘、苦，性平。有益气活血，通脉平喘的功能。
主治用法	用于肺结核，肺炎，气管炎，气虚血瘀，胸痹心痛，中风偏瘫，倦怠气喘。用量3~6g。

现代研究
1. 化学成分　本品含有红景天苷及挥发油、黄酮、甾醇、有机酸、微量元素等，
2. 药理作用　本品能防止动脉硬化，扩张冠状动脉血流量，提高心脏功能；能有效促进人体新陈代谢，增强细胞活力，延长细胞寿命，提高人体免疫能力。

应用
1. 高血压：红景天。水煎服。
2. 糖尿病：红景天。水煎服。
3. 神经官能症，失眠，健忘：红景天。水煎服。
4. 跌打损伤，烫火伤：红景天，研粉，敷患处。
5. 肺结核，肺炎，气管炎：红景天。水煎服。

莓叶委陵菜 Potentillafragarioides L.

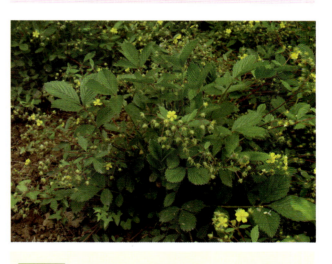

基　　源	为蔷薇科植物莓叶委陵菜根茎及根。
原 植 物	别名：雉子筵、瓢子。多年生草本。全株密被毛绒。基生叶单数羽状复叶，小叶5~7，稀3或9，椭圆状卵形或矩圆形，先端稍钝，基部楔形或圆形，边缘具粗锯齿；茎生叶小，3小叶。伞房状聚伞花序，花瓣黄色，先端微缺，具柔毛；雄蕊多数。瘦果小，矩圆状卵形，黄白色，有皱纹。花期4月。
生境分布	生于山坡多石地、草原及田旁。分布于黑龙江、内蒙、河北、山东、山西、河南、陕西、甘肃、江苏、浙江、湖南、湖北、四川、云南、贵州等地。
采收加工	夏秋挖取根和根茎，晒干。
性状鉴别	本品根茎短圆柱状或块状，有的略弯曲。表面棕褐色，粗糙，周围着生多数须根或圆形根痕。质坚硬，断面皮部较薄，黄棕色至棕色，木部导管群黄色，中心有髓。根细长，弯曲，表面具纵沟纹；质脆，易折断，断面略平坦，黄棕色至棕色。气微，味涩。
性味功能	味苦，性平。有益中气，补阴虚，止血生肌的功能。
炮　　制	除去杂质，洗净，润透，切段，晒干。
主治用法	用于疝气及功能性子宫出血，子宫肌瘤出血，刀伤出血等。用量9~15g。

现代研究
1. 化学成分　本品含 α-儿茶素。
2. 药理作用　暂无。

应用
1. 疝气：莓叶委陵菜，水煎服。
2. 急性细菌性痢疾、阿米巴痢疾：莓叶委陵菜，水煎服。
3. 刀伤出血：莓叶委陵菜，研末外撒；或鲜根捣烂外敷患处。

膜荚黄芪（黄芪） Astragalus membranaceus (Fisch.) Bge.

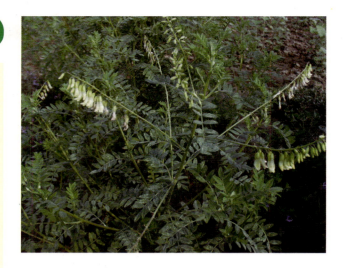

基　源	黄芪为蝶形花科植物膜荚黄芪的干燥根。
原植物	别名：条芪。直立，多年生草本。奇数羽状复叶。托叶条状披针形，小叶13~31，椭圆形、椭圆状卵形，先端钝圆或稍凹，基部圆形。总状花序腋生。萼钟状。花冠黄色或淡黄色旗瓣倒卵形，先端稍凹，基部有短爪。子房有柄，有柔毛。荚果半椭圆形，有短伏毛。果皮膜质，稍膨胀。花期7~8月，果期8~9月。
生境分布	生于林缘、灌丛、林间草地及疏林下。分布于东北、华北、西北及山东、四川等省区。
采收加工	春、秋二季采挖，晒至半干，堆放1~2天后继续晒至干透。
性状鉴别	本品根呈圆柱形，有的有分枝，上端较粗。表面淡棕黄色或淡棕褐色，有不整齐的纵皱纹或纵沟。质硬而韧，不易折断，断面纤维性强，并显粉性，皮部黄白色，木部淡黄色，有放射状纹理及裂隙，老根中心偶有枯朽状，黑褐色或呈空洞。气微，味微甜，嚼之微有豆腥味。
性味功能	味甘，性微温。有补气固表，利水消肿，托毒排脓、生肌的功能。炙用有补中益气的功能。
炮　制	除去杂质，大小分开，洗净，润透，切厚片，干燥。
主治用法	用于气短心悸，乏力，虚脱，自汗，盗汗，体虚浮肿，慢性肾炎，久泻，脱肛，子宫脱垂，痈疽难溃，疮口久不愈合。用量9~30g，煎服。

现代研究
1. 化学成分　本品根含2',4'-二羟基-5,6-二甲氧基异黄酮胆碱、甜菜碱、氨基酸、蔗糖、葡萄糖醛酸及微量的叶酸。
2. 药理作用　本品能升高低血糖，降低高血糖；能增强和调节机体免疫功能；能增强心肌收缩力，扩张冠状动脉和外周血管，降低血压；还有降血脂、抗衰老、抗缺氧、抗辐射、抗病毒、抗菌、保肝以及利尿作用。

应用
同蒙古黄芪。

蒙古黄芪（黄芪） Astragalus membranaceus (Fisch.) Beg. var. mongholicus (Bge.) Hsiao

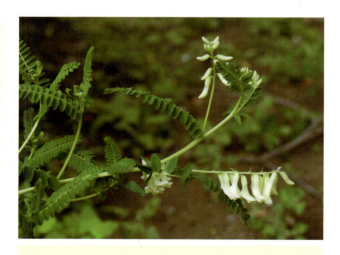

基　源	黄芪为蝶形花科植物蒙古黄芪的干燥根。
原植物	别名：白皮芪。多年生草本。主根长而粗壮，根条较顺直。茎直立，有分枝。奇数羽状复叶，小叶12~18对；小叶宽椭圆形、椭圆形或长圆形，两端近圆形。总状花序腋生，长于叶，有花5~20朵；花萼钟状，密生短柔毛；萼齿5；花冠蝶形，黄色或淡黄色，雄蕊10；子房光滑无，结果时延伸突出萼外。荚果膨胀，膜质，半卵圆形，果皮光滑无毛。花期6~7月，果期7~9月。
生境分布	生于向阳草地及山坡。分布于黑龙江、吉林及华北、西北。
采收加工	春、秋二季采挖，除去须根及根头，晒干。
性状鉴别	本品根圆柱形，有的有分枝，上端较粗，略扭曲，长30~90cm，直径0.7~3.5cm。表面淡棕黄色至淡棕褐色，有不规则纵皱纹及横长皮孔，栓皮易剥落而露出黄白色皮部，有的可见网状纤维束。质坚韧，断面强纤维性。气微，味微甜，有豆腥味。
性味功能	味甘，性微温。有补气固表，利水消肿，脱毒排脓、生肌的功能。炙用有补中益气的功能。
炮　制	同膜荚黄芪。
主治用法	用于气短心悸，乏力，虚脱，自汗，盗汗，体虚浮肿，慢性肾炎，久泻，脱肛，子宫脱垂。用量9~30g。

现代研究
1. 化学成分　本品根含黄芪多糖、β-谷甾醇、亚油酸及亚麻酸。
2. 药理作用　同膜荚黄芪。

应用
1. 糖尿病：黄芪、淮山药、生地、天花粉、五味子，水煎服。
2. 肾炎蛋白尿阳性：黄芪30g，水煎服。
3. 自汗：黄芪、防风各3g，白术6g，姜三片，水煎服。
4. 脱肛、子宫脱垂：生黄芪200g，防风120g，水煎服。

紫云英 Astragalus sinicus Linn.

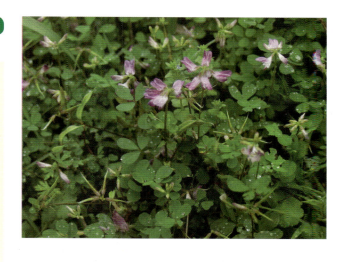

基　　源	为蝶形花植物紫云英的干燥根、全草和种子。
原植物	别名：苕子草、沙蒺藜、红花草、翘摇。一年生草本。单数羽状复叶，互生，小叶3~6对，宽椭圆形或倒卵形。花紫红色，总状花序排列紧密，呈半圆形，花萼钟状，花冠蝶形，旗瓣紫红色，翼瓣白色；雄蕊二体；子房有短柄。荚果长方条形，微弯，带黑色。花期8~10月。
生境分布	生于田坎、草地。分布于陕西、河南、江苏、浙江、江西、福建、湖北、湖南、广西、广东、贵州、四川及云南等省区。广泛栽培。
采收加工	夏、秋季采收，晒干或鲜用。
性味功能	味微辛、微甘，性平。有祛风明目，健脾益气，解毒止痛的功能。
主治用法	根用于肝炎，营养性浮肿，白带，月经不调。全草用于急性结膜炎，神经痛，带状疱疹，疮疖痈肿，痔疮。外用适量，鲜草捣烂敷患处，或干草研粉调服。

应用
1. 肝炎，营养性浮肿：鲜紫云英根90g，水煎服。
2. 白带，月经不调：鲜紫云英根90g，水煎服。
3. 急性结膜炎：紫云英全草，水煎熏洗眼部。
4. 带状疱疹，疮疖痈肿：鲜紫云英全草适量，捣烂敷患处。

光果甘草（甘草） Glycyrrhiza glabra L.

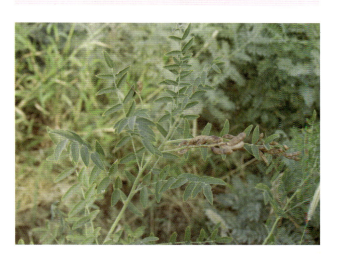

基　　源	甘草为蝶形花科植物光果甘草的根及根茎。
原植物	多年生草本。根茎圆柱形。茎直立，稍木质，密生淡黄色褐腺点和鳞片状腺体，部分有白霜，无腺毛。羽状复叶，互生，小叶11~19片，长椭圆形或狭长卵形，下面密生腺点。花序穗状，花稀疏。果序与叶等长或稍长。荚果扁而直，多为长圆形，光滑或有少许不明显腺瘤。种子3~4粒。花期6~8月，果期7~8月。
生境分布	生于荒漠、半荒漠或带盐碱草原、荒地。分布于新疆北部、青海、甘肃等省区。
采收加工	春、秋两季采挖，捆好，晒干。也有将栓皮削去，称为粉甘草。生用或蜜炙用。
性状鉴别	根及根茎质地较坚实，有的分枝，外皮不粗糙，多灰棕色，皮孔细而不明显。
性味功能	味甘，性平。有补脾益气，止咳祛痰，清热解毒，缓急定痛，调和药性的功能。
炮　　制	除去杂质，洗净，润透，切厚片，干燥。
主治用法	用于脾胃虚弱，中气不足，咳嗽气喘，食少倦怠，心悸气短，咽喉肿痛，痈疽疮毒，缓和药物烈性。用量1.5~9g。清热应生用，补中宜炙用。
现代研究	1. 化学成分　本品含有三萜类如甘草甜素、甘草皂苷等。还含黄酮类成分、生物碱类成分、香豆精类成分、多糖等。 2. 药理作用　本品有抗菌、抗病毒、抗炎、抗过敏作用；有抗利尿、降脂、保肝、解毒等作用。

应用
1. 传染性肝炎：甘草9g，大枣9枚，水煎服。
2. 血小板减少性紫癜：甘草50g，水煎服。
3. 烫火灼疮：甘草，水煎，调蜜涂患处。
4. 胃及十二指肠溃疡：甘草、乌贼骨、瓦楞子、陈皮、蜂蜜水煎服。

十七 补虚药

胀果甘草（甘草） GlycyrrhizainflataBatal

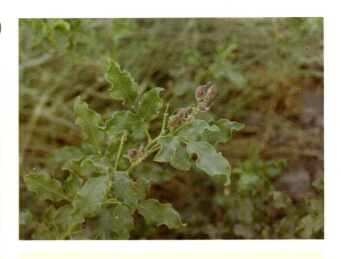

基　源	甘草为蝶形花科植物胀果甘草的根及根茎。
原植物	多年生草本，有密集成片的淡黄褐色鳞片状腺体。根茎粗壮木质。羽状复叶，互生，小叶3~5，偶有7片，卵形、椭圆形至长圆形，边缘波卷状，有皱褶，上面暗绿色，有黄褐色腺点。总状花序腋生，一般与叶等长；花萼5裂；花冠蝶形，紫色。荚果较短，直而膨胀，无腺毛，光滑或具腺体状刺毛。种子1~4。花期5~7月。果期6~10月。
生境分布	生于盐渍化壤土，一般表层盐化、强盐化或盐渍化芦苇滩草原上。分布于甘肃、青海、新疆等省区。
采收加工	春、秋两季采挖，除去残茎、须根，按根粗细、大小分等级，捆好，晒干。也有将栓皮削去，称为粉甘草。生用或蜜炙用。
性状鉴别	根及根茎木质粗壮，有的分枝，外皮粗糙，多灰棕色或灰褐色。质坚硬，木质纤维多，粉性小。根茎不定芽多而粗大。
性味功能	味甘，性平。有补脾益气，止咳祛痰，清热解毒，缓急定痛，调和药性的功能。
炮　制	除去杂质，洗净，润透，切厚片，干燥。
主治用法	用于脾胃虚弱，中气不足，咳嗽气喘，食少倦怠，心悸气短，四肢挛急疼痛，腹痛便溏，脏燥，咽喉肿痛，痈疽疮毒，解药毒，缓和药物烈性。用量1.5~9g；清热应生用，补中宜炙用。反大戟、芫花、甘遂、海藻。

现代研究
1. 化学成分　本品含有三萜类如甘草甜素、甘草皂苷等。还含黄酮类成分、生物碱类成分、香豆精类成分、多糖等。
2. 药理作用　本品有镇咳、祛痰、平喘作用；有抗菌、抗病毒、抗炎、抗过敏作用；有抗利尿、降脂、保肝、解毒等作用。

应用
同光果甘草。

甘草 GlycyrrhizauralensisFisch

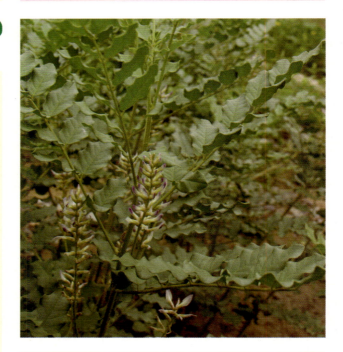

基　源	为蝶形花科植物甘草的根及根状茎。
原植物	别名：乌拉尔甘草、甜草、生甘草。多年生草本。根粗壮，味甜，外皮红棕色或暗棕色。茎直立，被白色短毛和刺毛状腺体。单数羽状复叶互生；小叶卵状椭圆形，先端钝圆，基部浑圆，两面被腺体及短毛。总状花序腋生；花萼钟状，被短毛和刺毛状腺体；蝶形花冠淡红紫色。荚果条状，呈镰状以至环状弯曲，密被棕色刺毛状腺体。花期6~7月，果期7~8月。
生境分布	生于草原及山坡。分布于东北、华北、西北等地区。
采收加工	秋季采挖，分等打成小捆，于通风处风干。
性状鉴别	本品根呈圆柱形。外皮松紧不一。表面红棕色或灰棕色，具显着的纵皱纹、沟纹、皮孔及稀疏的细根痕。质坚实，断面略显纤维性，黄白色，粉性，形成层环明显，射线放射状，有的有裂隙。根茎呈圆柱形，表面有芽痕，断面中部有髓。气微，味甜而特殊。
性味功能	味甜，性平。有补脾益气，止咳化痰，清热解毒，缓急定痛，调和药性的功能。
炮　制	除去杂质，洗净，润透，切厚片，干燥。
主治用法	用于脾胃虚弱，中气不足，咳嗽气短，痈疽疮毒，缓和药物烈性，解药毒。用量1.5~9g。清热应生用，补中宜炙用。反大戟、芫花、甘遂、海藻。

现代研究
1. 化学成分　本品含有三萜类如甘草甜素、甘草皂苷等。还含黄酮类成分、生物碱类成分、香豆精类成分、多糖等。
2. 药理作用　本品有抗心律失常、抗胃溃疡、缓解平滑肌痉挛及镇痛作用；能促进胰液分泌；有明显的镇咳、祛痰、平喘作用；有抗菌、抗病毒、抗炎、抗过敏作用；有抗利尿、降脂、保肝、解毒等作用。

应用
同光果甘草。

多序岩黄芪（红芪） Hedysarum polybotrys Hand.-Mazz.

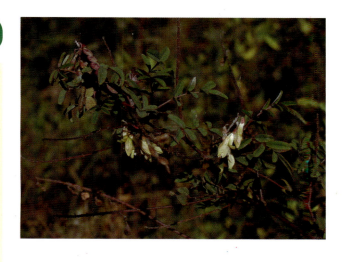

基　　源	红芪为蝶形花科植物多序岩黄芪的干燥根。
原 植 物	多年生草本。主根粗壮，暗红褐色。奇数羽状复叶互生，小叶3~12对，卵状长圆形，先端具小尖头，基部圆钝，下面被贴伏柔毛。总状花序腋生，花多数，花萼斜宽钟状，花冠淡黄色，旗瓣倒长卵形，微凹，翼瓣线形，龙骨瓣长于旗瓣。荚果3~5荚节，被短柔毛，节荚近圆形具网纹和狭翅。花期6~8月，果期7~9月。
生境分布	生于阳坡或灌丛。分布宁夏、甘肃南部和四川西部等。
采收加工	10月中旬深挖根部，堆起发热，晒至柔软时，用手揉搓理顺根条，扎成小把，晾晒至干透即可。
性味功能	味甘，性微温。有补气升阳，固表止汗，利水消肿，托毒排脓，生肌的功能。
主治用法	用于气短心悸，乏力，虚脱，自汗，盗汗，体虚浮肿，慢性肾炎，久泻，脱肛，子宫脱垂，痈疽难溃，疮口久不愈合。用量9~30g。补气宜灸用，止汗、利尿、托毒排脓，生肌宜生用。

应用
1. 脱肛、子宫脱垂，崩漏：红芪、炙甘草各6g，党参12g，白术4.5g，当归、陈皮、升麻、柴胡各3g，水煎服。
2. 糖尿病：红芪、淮山药、生地、天花粉、五味子，水煎服。
3. 急、慢性肾炎：红芪、防己、白术、甘草，水煎服。

扁豆（白扁豆） Lablab purpureus Sweet (Dolichos ablab L.)

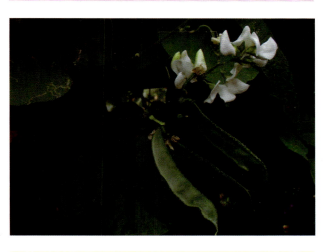

基　　源	白扁豆为蝶形花科植物扁豆的干燥成熟种子。
原 植 物	别名：茶豆（江苏）、白眉豆（安徽）。一年生缠绕草本。三出复叶互生；顶生小叶菱卵形，先端急尖、突尖或渐尖，基部宽楔形或圆形，全缘，两面有短硬毛；侧生小叶斜卵形。总状花序腋生，直立；花2~20朵丛生；花萼宽钟状，萼齿5；花冠蝶形，白色；雄蕊10，2体；子房条形，生柔毛，基部有腺体。荚果扁平，镰刀状半月形或长圆形，边缘弯曲或直，先端有尖喙。种子2~5粒，肾形，黑色、紫色或白色。花期6~8月。果期8~10月。
生境分布	全国各地均有栽培。
采收加工	秋、冬二季采收成熟果实，晒干，取出种子，再晒干。
性状鉴别	本品种子为扁椭圆形或扁卵圆形。表面黄白色，平滑而光泽，一侧边缘有半月形白色隆起的种阜，约占周径的1/3~1/2，剥去后可见凹陷的种脐，紧接种阜的一端有1珠孔，另端有短的种脊。质坚硬，种皮薄而脆，内有子叶2枚，肥厚，黄白色，角质。嚼之有豆腥气。以饱满、色白者佳。
性味功能	味甘，性平。有健脾化湿，和中消暑的功能。
炮　　制	生扁豆：拣净杂质，置沸水中稍煮，至种皮鼓起、松软为度，捞出，浸入冷水中，脱去皮，晒干。炒扁豆：取净扁豆仁，置锅内微炒至黄色，略带焦斑为度，取出放凉。
主治用法	用于脾胃虚弱，食欲不振，大便溏泻，白带过多，暑湿吐泻，胸闷腹胀。用量9~15g。

现代研究
1. 化学成分　本品胰蛋白酶抑制物、淀粉酶抑制物、血球凝集素A、B。含豆甾醇、磷脂、葡萄糖、果糖、淀粉、酪氨酸酶等。
2. 药理作用　扁豆中含对人的红细胞的非特异性凝集素，它具有某些球蛋白特性，还有降血糖及血清胆甾醇的作用。

应用
1. 夏季胃肠型感冒、急性胃肠炎、消化不良：白扁豆（炒）18g，香薷4.5g，厚朴6g，水煎服。
2. 慢性腹泻：白扁豆，炒熟，研粉，调服。
3. 淋浊，白带过多：白扁豆50g，炒香，研末，米汤调服。
4. 砒霜中毒：白扁豆，生研，水绞汁饮。

中国沙棘（醋柳果） Hippophaerhamnoides L.subsp.sinensisRousi.

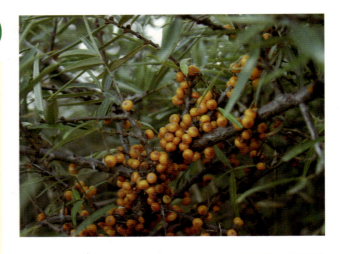

基　　源	醋柳果为胡颓子科植物中国沙棘的果实。
原 植 物	落叶灌木或乔木，棘刺较多，幼枝密被褐锈色鳞片，老枝灰黑色，粗壮。叶互生或近对生，纸质，狭披针形或长圆状披针形，两端钝尖或基部近圆形，全缘，上面被星状柔毛，下面被白色鳞片。花小，淡黄色，先叶开放，短总状花序腋生于小枝基部；花单性，雌雄异株；花被短筒状，先端2裂。果实肉质近球形或卵球形，橙黄色或橘红色。种子阔椭圆形或卵形，黑色或紫黑色。花期4~5月。果期9~10月。
生境分布	生于高山、河流两岸及草原上。分布于辽宁、河北、内蒙古、陕西、山西、甘肃、青海、四川等省区。
采收加工	秋季果实成熟后采收，鲜用或晒干。
性状鉴别	本品呈类球形或扁球形，有的数个粘连，单个直径5～8mm。表面橙黄色或棕红色，皱缩，顶端有残存花柱，基部具短小果梗或果梗痕。果肉油润，质柔软。种子斜卵形，长约4mm，宽约2mm；表面褐色，有光泽，中间有一纵沟；种皮较硬，种仁乳白色，有油性。气微，味酸、涩。
性味功能	味酸涩，性温。有活血散瘀，化痰宽胸，补脾健胃，生津止渴，清热止泻的功能。
主治用法	用于跌打损伤瘀肿，咳嗽痰多，呼吸困难，消化不良，高热津伤，支气管炎，肠炎，痢疾。用量9~15g。

现代研究
1. 化学成分　本品含维生素类及叶酸；黄酮类及萜类；蛋白质及多种氨基酸；脂肪及脂肪酸；糖类。尚含生物碱、香豆素及酸性物质。
2. 药理作用　本品能能改善心肌微循环，降低心肌耗氧量；有抗血管硬化、抗炎、抗溃疡、抗辐射、抗疲劳等作用；还有降血脂、保肝及增强免疫功能等作用。

应用
1. 慢性疮疡，辐射损伤，烧伤：沙棘油，外敷患处。
2. 增强免疫力，预防肿瘤，抗衰老：沙棘果汁，常饮。
3. 冠心病，心绞痛，血脂高：沙棘果汁，常饮。
4. 胃溃疡，消化不良：沙棘冲剂，冲服。

枣（大枣） ZizyphusjujubaMill.

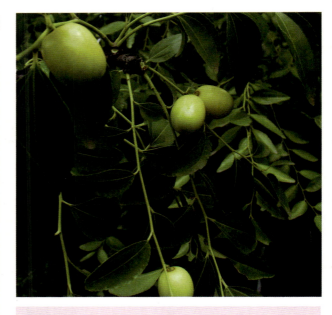

基　　源	为鼠李科植物枣的果实。
原 植 物	小乔木。小枝具刺。叶互生，卵形，先端稍钝，基部歪斜，边缘有细锯齿。聚伞花序腋生；花瓣5，淡黄绿色。核果卵形至椭圆形，深红色，果肉肥厚，味甜；果核纺锤形，两端锐尖。花期4~5月。果期7~9月。
生境分布	全国大部分省区栽培。
采收加工	秋季成熟果实时采收，晒干。
性状鉴别	本品呈椭圆形或球形，长2～3.5cm，直径1.5～2.5cm。表面暗红色，略带光泽，有不规则皱纹。基部凹陷，有短果梗。外果皮薄，中果皮棕黄色或淡褐色，肉质，柔软，富糖性而油润。果核纺锤形，两端锐尖，质坚硬。气微香，味甜。
性味功能	味甘，性温。有补脾和胃，益气生津，养心的功能。
炮　　制	除去杂质，洗净，晒干。用时破开或去核。
主治用法	用于脾虚食小，体倦乏力，营卫不和，便溏，心悸，失眠，盗汗，血小板减少性紫癜。中满痰多者忌用。

现代研究
1. 化学成分　本品含大枣皂苷Ⅰ、Ⅱ、Ⅲ，酸枣仁皂苷，光千金藤碱及葡萄糖、果糖、蔗糖、环磷腺苷等。
2. 药理作用　本品抗肿瘤和降压作用；有抗Ⅰ型变态反应的作用。

应用
1. 血小板减少症，过敏性紫癜：大枣100g，煎汤服。
2. 脾胃湿寒，饮食减少，泄泻，完谷不化：大枣250g（煮熟），白术120g，干姜、鸡内金各60g，共捣成泥，作饼当点心吃。
3. 输血反应：大枣50g，地肤子、炒荆芥各9g。水煎，输血前服。
4. 急慢性肝炎，肝硬化血清转氨酶较高：大枣、花生、冰糖各50g，水煎汤，睡前服。
5. 自汗：大枣10g，乌梅肉9g，桑叶12g，浮小麦15g，水煎服。

葡萄（白葡萄干） Vitis vinifera L.

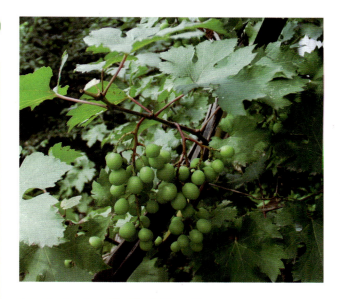

基　　源	白葡萄干为葡萄科植物葡萄的干燥果实。
原 植 物	落叶木质藤木。卷须长10~20cm，分枝。叶圆形或卵圆形，3~5深裂，基部心形，边缘具粗锯齿。圆锥花序，与叶对生；花小，黄绿色，两性或杂性；萼盘状，全缘或不明显5裂；花瓣顶端合生，花后成帽状脱落。浆果，卵状长圆形，紫黑色被白粉，或红而带青色，富含液汁。花期6月，果熟8~9月。
生境分布	我国各地普遍栽培。主要产于新疆、甘肃、陕西、山西、河北、山东等省区。
采收加工	夏末秋初果熟时采收，阴干。
性状鉴别	本品鲜品为圆形或椭圆形，干品均皱缩，长3~7mm，直径2~6mm，表面淡黄绿色至暗红色。顶端有残存柱基，微凸尖，基部有果柄痕，有的残存果柄。质稍柔软，易被撕裂，富糖质，气微，味甜微酸。
性味功能	味甘，性平。有补气血，强筋骨，利小便的功能。
主治用法	用于气血虚弱，肺虚咳嗽，心悸盗汗，风湿痹痛，淋病，浮肿。用量适量。

现代研究
1. 化学成分　葡萄含葡萄糖、果糖，少量蔗糖、木糖，酒石酸、草酸、柠檬酸、苹果酸。又含各种花色素的单葡萄糖苷和双葡萄糖苷。
2. 药理作用　葡萄有某种维生素P的活性。种子油15克口服可降低胃酸度；12克可利胆；40~50克有致泻作用。

应用
1. 热淋，小便涩少：白葡萄汁、藕汁、生地黄汁，合蜜服。
2. 筋骨湿痹：白葡萄干，常食；或饮白葡萄酒。
3. 疮疹不发：白葡萄干，研末，兑酒饮。
4. 腰痛，骨痛，精神疲惫，血虚心跳：白葡萄数粒，口嚼。

人参 Panax ginseng C.A.Mey.

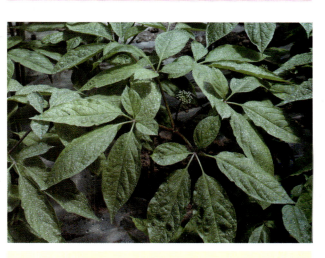

基　　源	为五加科植物人参的根。
原 植 物	别名：园参，山参，棒槌。多年生草本。主根粗壮，肉质，纺锤形，黄白色。掌状复叶轮生茎端，每年递增1叶，多达6片复叶。小叶长椭圆形，边缘有细锯齿，脉上有疏刚毛。伞形花序顶生，花小，多数，淡黄绿色；核果浆果状，扁球形，鲜红色。花期6~7月。果期7~9月。
生境分布	生于阴湿山地针、阔叶林或杂木林下。分布于东北。多栽培。
采收加工	秋季采，晒干，称生晒参。蒸熟再晒干，称红参。
性状鉴别	生晒参：主根呈纺锤形或圆柱形。表面灰黄色，上部或全体有疏浅断续的粗横纹及明显的纵皱，下部有支根2~3条，并着生多数细长的须根，须根上常有不明显的细小疣状突起。根茎（芦头）长1~4cm，直径0.3~1.5cm，多拘挛而弯曲，具不定根和稀疏的凹窝状茎痕（芦碗）。质较硬，断面淡黄白色，显粉性，形成层环纹棕色，皮部有黄棕色的点状树脂道及放射状裂隙。香气特异，味微苦、甘。生晒山参：主根与根茎等长或较短，呈人字形、菱形或圆柱形，长2~10cm。表面灰黄色，具纵纹，上端有紧密而深陷的环状横纹，支根多为2条，须根细长，清晰不乱，有明显的疣状突起，习称"珍珠疙瘩"。根茎细长，上部具密集的茎痕，不定根较粗，形似枣核。
性味功能	味甘、微苦，性温。有大补元气，固脱，生津，安神益智的功能。
炮　　制	生晒参：润透，切薄片，干燥。生晒山参：用时粉碎或捣碎。白糖参：经水烫，浸糖后干燥。红参：蒸熟后晒干或烘干。
主治用法	用于体虚欲脱，气短喘促，自汗肢冷，精神倦怠，食少吐泻，久咳，津亏口渴，失眠多梦，惊悸健忘。用量1.5~9g。反藜芦，畏五灵脂。

现代研究
1. 化学成分　本品主要含各种人参皂苷、挥发油、有机酸、黄酮及木脂素、甾醇、氨基酸、多糖等。
2. 药理作用　本品具有抗休克、强心作用；能提高反应反应能力，增强神经活动过程的灵活性，提高脑力劳动力能；能增强机体免疫功能；能增强性腺机能，有促性腺激素样作用。尚有抗炎、抗过敏、抗利尿、抗肿瘤及降血糖等多种功能。

应用
1. 糖尿病：人参6g，熟地18g，枸杞子、泽泻各12g；天冬、山萸肉各9g。水煎服。
2. 阳痿：人参6g，巴戟天、枸杞子各9g，肉苁蓉。
3. 心肌营养不良：人参6g。研粉，调蜜冲服。
4. 心肺功能不全：人参6g，熟地、胡桃肉各12g，熟附片9g，蛤蚧1对，五味子6g。水煎服。

珠子参　Panax japonicus C.A.Mey.var.major (Burk.) C.Y.Wu et K.M.Feng

基　源	为五加科植物珠子参的根茎。
原植物	别名：疙瘩七、钮子七、扣子七。多年生直立草本。根茎细长，弯曲横卧，节膨大成珠状或纺锤状，形似钮扣，节间细长，或部分结节密生呈竹鞭状。掌状复叶3~5轮生茎顶，小叶5，两侧较小，叶椭圆形或椭圆状卵形，先端长渐尖，基部近圆形或楔形，边缘具细密锯齿及两面散生刺毛。伞形花序顶生，单一或下生多个小伞形花序，小花多数，弯齿5，先端尖；花瓣5。浆果状，核果圆球形，鲜红色。花期7~8。
生境分布	生于山地林下阴湿处。分布于山西、陕西、宁夏、甘肃、河南、湖北、湖南及西南等省区。
采收加工	秋季采挖根茎，除去粗皮及须根，干燥；或蒸透后干燥。
性状鉴别	本品略呈扁球形、圆锥形或不规则菱角形，偶呈连珠状。表面棕黄色或黄黄色，有明显的疣状突起及皱纹，偶有圆形凹陷的茎痕，有的一侧或两侧残存细的节间。质坚硬，断面不平坦，粉性。气微，味苦、微甘，嚼之刺喉。蒸（煮）者断面黄白色或黄棕色，略呈角质样，味微苦、微甘，嚼之不刺喉。
性味功能	味苦、甘，性微温。有舒筋活络，补血止血的功能。
炮　制	除去杂质。用时捣碎。
主治用法	生品用于腰腿疼痛，月经不调，吐血，便血，跌打损伤，外伤出血等；熟品用于气血双亏，虚劳咳嗽等。用量3~9g；外用适量，研末敷患处。

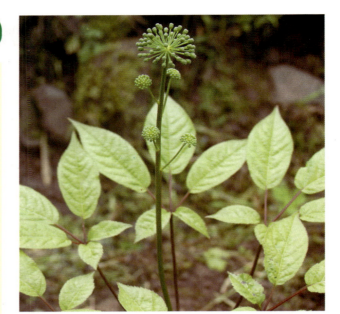

现代研究
1. 化学成分　根茎含珠子人参皂苷Ⅲ、Ⅳ、Ⅴ，人参皂苷Rd、Re、Rg1、Rg2，三七皂苷R2，伪人参皂苷F11，竹节人参皂苷Ⅴ的甲酯等。
2. 药理作用　本品有增强机体免疫功能的作用；有抗脂质过氧化、抗溃疡、抗心律不齐、镇静、镇痛等作用。临床上可用于治疗白细胞减少症。

应用
1. 跌打瘀伤：珠子参适量，泡酒内服。
2. 小儿惊风：珠子参0.5g。研粉，水冲服。

西洋参　Panax quinquefolium L.

基　源	为五加科植物西洋参的根。
原植物	别名：花旗参、洋参。多年生草本。主根纺锤形，肉质，有分枝。茎单一，5出掌状复叶，3~4轮生于茎端，膜质，广卵形或倒卵形，先端急尖，基部楔形，边s缘有粗锯齿。伞形花序顶生，花瓣5，绿白色。浆果扁球形，鲜红色，果柄长。花期7~8月。果期9月。
生境分布	原产美国、加拿大。现吉林、北京、河北、陕西、山东等省区有栽培。
采收加工	秋季采挖生长4年的参根，切去分枝、须尾，晒干。
性状鉴别	本品呈纺锤形或圆锥形。表面浅黄褐色或黄白色，可见横向环纹及线状皮孔，并有细密浅纵皱纹及须根痕。主根中下部有一至数条侧根；多已折断。有的上端有根茎（芦头），环节明显，茎痕（芦碗）圆形或半圆形具不定根疗或已折断。体重，质坚实，不易折断，断面平坦，略显粉性，皮部可见黄棕色点状树脂道，形成层环纹棕黄色，本部略呈放射状纹理。气微而特异，味微苦、甘。
性味功能	味甘、微苦，性凉。有益肺阴，清虚火，生津液，除烦倦的功能。
炮　制	去芦，润透，切薄片，干燥或用时捣碎。
主治用法	用于肺虚久咳，失血，咽干口渴，虚热烦倦。用量6~9g。水煎服，或泡茶饮。反藜芦。

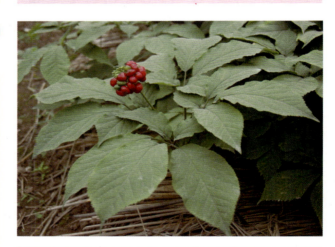

现代研究
1. 化学成分　本品主要含多种人参皂苷、多种挥发性成分、有饥酸、甾醇、聚炔类、氨基酸及多糖等。
2. 药理作用　本品有抗休克作用；对大脑有镇静作用，对生命中枢则有中度兴奋作用；还具有抗缺氧、抗心肌缺血、抗心律失常、抗疲劳、抗惊厥、降血糖、止血和抗利尿作用。

应用
1. 冠心病：西洋参、三七各25g，灵芝50g。研末，温开水冲服。
2. 糖尿病：西洋参、天花粉、麦冬各等份。研末，炼蜜丸。
3. 白内障，肝虚眼昏：西洋参、决明子各15g，枳壳10c，黄芪、覆盆子、菟丝子各20g。水煎服。
4. 慢性咽炎，喉炎：西洋参3g，桔梗、甘草各15g，冰糖10c。水煎服。

羊乳（山海螺） Codonopsis lanceolata Benth.et Hook.f.

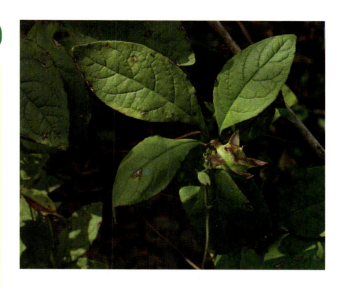

基　　源	山海螺为桔梗科植物羊乳的根。
原植物	别名：奶参、羊乳参。多年生草质缠绕藤本，有白色乳汁和特殊臭味。根圆锥形或纺锤形。叶互生，菱状狭卵形；分枝顶端的叶3~4个近轮生，有短柄，菱状卵形或狭卵形。花单生分枝顶端；花萼5裂，花冠钟状，黄绿色带紫色或紫色。蒴果。花期7~8月。果期9~10月。
生境分布	生于山地沟边林缘或林中。分布于东北、华北、华东、中南至西南等省区。
采收加工	秋季采挖根部，纵切，晒干；或蒸后切片晒干。
性味功能	味甘，性温。有养阴润肺，补血通乳，清热解毒，消肿排脓的功能。
主治用法	用于久病体虚，疲乏无力，产后缺乳，肺脓疡，乳痈，疮疖肿痛等。用量15~30g。

现代研究
1. 化学成分　本品主要含蛋白质、脂肪、碳水化物、灰分、钙、磷、铁、硫胺素、核黄素、烟酸、抗坏血酸、维生素等。
2. 药理作用　具有促进细胞生长的作用。

应用
1. 乳汁不足：羊乳120g，猪脚2个，共炖熟，汤肉同食。
2. 痈疖疮疡及乳腺炎：羊乳120g，水煎服。
3. 肺脓疡：羊乳60g，冬瓜子、芦根各30g，薏苡15g，野菊花、金银花各9g，桔梗、甘草各6g。水煎服。

党参 Codonopsis pilosula (Franch.) Nannf.

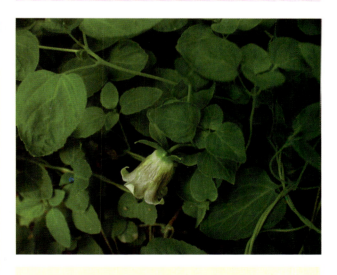

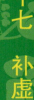

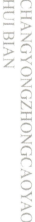

基　　源	为桔梗科植物党参的根。
原植物	别名：西党、东党、潞党。多年生草质缠绕藤本，长1~2m，有白色乳汁。根纺锤状圆柱形，肉质，黄色，顶端膨大有多数疣状突起茎痕及芽，习称"狮子盘头"。卵形或狭卵形，边缘波状钝锯齿，渐狭，叶基圆形或楔形。花单生枝顶，花萼5裂；花冠钟状，黄绿色，内有浅紫色斑点，先端5裂。蒴果圆锥形，种子卵形，较大棕黄色。花期8~9月。果期9~10月。
生境分布	生于林缘、灌丛中。分布于我国北方大部分省区。
采收加工	9~10月采挖栽培三年生以上植株根部，晒干。
性状鉴别	本品呈长圆柱形，稍弯曲。表面黄棕色至灰棕色，根头部有多数疣状突起的茎痕及芽，每个茎痕的顶端呈凹下的圆点状；根头下有致密的环状横纹，向下渐稀疏，有的达全长的一半，栽培品环状横纹少或无；全体有纵皱纹及散在的横长皮孔，支根断落处常有黑褐色胶状物。质稍硬或略带韧性，断面稍平坦，有裂隙或放射状纹理，皮部淡黄白色至淡棕色，木部淡黄色。有特殊香气，味微甜。
性味功能	味甘、性平。有补中益气，健脾益肺，生津的功能。
炮　　制	除去杂质，洗净，润透，切厚片，干燥。
主治用法	用于脾肺虚弱，气短心悸，虚喘咳嗽，四肢无力，血虚头晕心慌等症。用量9~30g。不宜与藜芦同用。

现代研究
1. 化学成分　本品主要含甾醇、党参苷、党参多糖、党参内酯、生物碱、氨基酸等。
2. 药理作用　本品能调节胃肠运动、抗胃溃疡、增强免疫功能；能兴奋呼吸中枢；有降压、升高血糖作用；还能升高红细胞、血红蛋白、网织红细胞；还有延缓衰老、抗缺氧、抗辐射、抗菌、抗肿瘤等作用。

应用
1. 造血功能障碍贫血：党参9g，大枣10枚。水煎服。
2. 冠心病，急性高山反应：党参、黄芪、黄精各9g。水煎服。
3. 缺铁性、营养不良性贫血：党参12g，鸡血藤30g，当归15g，白芍9g，熟地18g。水煎服。
4. 脾胃虚弱：党参、白术、茯苓各12g，炙甘草6g。水煎服。

川党参（党参） Codonopsis tangshen Oliv.

基 源	党参为桔梗科植物川党参的干燥根。
原植物	别名：条党。草质长缠绕藤本。根肥大肉质，纺锤状或纺锤状圆柱形，灰黄色。叶主茎及侧枝上互生，茎下部叶茎部楔形或圆钝稀心形，小枝上的近对生；卵形、窄卵形或披针形；花单生于枝端，花萼5近全裂至子房基部；花冠钟状，淡黄绿色内有紫斑，5浅裂。蒴果圆锥形，成熟时变成紫红色。花期7~10月。
生境分布	生长于在海拔900~2300米间的山地林边及灌丛中，现有大量栽培。分布于湖北、湖南、陕西、四川。
采收加工	8~10月采挖期三年生，洗净，按大小分别晾晒至柔软，用手握或木板上搓揉，使皮肉紧贴、充实饱满并富有弹性。搓揉3~4次，至最后晒干。
性状鉴别	川党参根下部很少分枝。表面灰棕色，栓皮常局部脱落，上部环纹较稀。断面皮部肥厚，裂隙较少。味微甜、酸。
性味功能	味甘，性平。有补气、益血、生津的功能。
炮 制	同党参。
主治用法	用于食少便溏、四肢倦怠、气短喘咳、言语无力、血虚头晕心慌、津亏舌干口渴。用量9~15g。

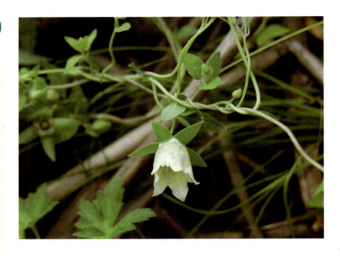

现代研究

1. 化学成分　川党参根含挥发油、黄芩素葡萄糖苷、微量生物碱、多糖、菊糖、皂苷。
2. 药理作用　同党参。

应用
同党参。

蓝花参 Wahlenbergia marginata A. DC.

基 源	为桔梗科植物蓝花参的干燥全草。
原植物	多年生小草本，全株各部折断有粘性乳白色汁液流出。主根肥大，肉质，白色，圆柱形，有分枝，常扭曲。茎绿色，柔细，近根部分枝，具棱及细纵沟。单叶互生，近于无柄；叶片纸质，长椭圆状斜卵形、匙形或线形，先端渐尖，基部渐狭；叶缘有浅锯齿，近基部略具细睫毛；侧脉不显，中脉于下面较显。花1至数朵生于枝顶，花梗长3~15cm；花浅蓝色，钟形，花萼5裂，裂片狭三角形；花冠裂片深裂呈离瓣状，辐射对称，基部联合，裂片5，倒卵形，顶端渐尖蒴果倒圆锥形，宿萼顶宽圆锥形，以3裂片开裂。花期5~12月。
生境分布	生于低山区及丘陵区的原野草丛，山坡路边或地埂周围。分布于长江流域以南各省区。
采收加工	花期采挖，除去泥沙，杂质，晒干。
性味功能	味甘，性平。有补虚健脾，止咳化痰，截疟的功能。
主治用法	用于小儿疳积，自汗盗汗，支气管炎，高血压病，咳嗽痰多，疟疾，白带过多。用量15~30g。

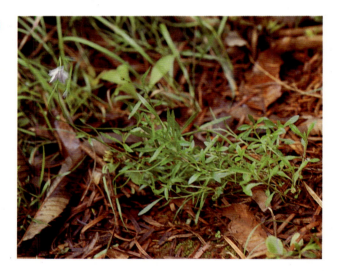

应用

1. 间日疟：蓝花参30~45g。水煎服。于疟疾发作前2~4小时各服1次。
2. 疳积：鲜蓝花参15~30g，炖肉或鸡蛋服。

白术　Atractylodes macrocephala Koidz.

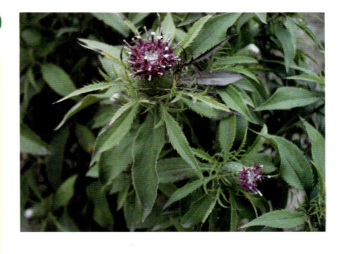

基　源	为菊科植物白术的根茎。
原植物	别名：于木、冬术、浙术。多年生草本，高30~80cm。根状茎肥厚，拳状，分枝，灰黄色。茎直立，基部稍木质。叶互生，茎下部叶有长柄，3裂或羽状5深裂，边缘有刺状齿；茎上部叶柄短，椭圆形至卵状披针形，不分裂，先端渐尖，基部狭，下延成柄，边缘有刺。单一头状花序顶生，总苞片5~7层；花多数全为管状花，花冠紫红色，先端5裂。瘦果椭圆形，冠毛羽状。花期9~10月。果期10~11月。
生境分布	生于山坡林边或灌林中。分布于陕西、安徽、江苏、浙江、江西、四川等省有栽培。
采收加工	立冬叶枯黄时，采挖生长2~3年生植株根部，烘干。
性状鉴别	本品为不规则的肥厚团块。表面灰黄色或灰棕色，有瘤状突起及断续的纵皱和沟纹，并有须根痕，顶端有残留茎基和芽痕。质坚硬不易折断，断面不平坦，黄白色至淡棕色，有棕黄色的点状油室散在；烘干者断面角质样，色较深或有裂隙。气清香，味甘、微辛，嚼之略带黏性。
性味功能	味甘、苦，性温。有益气，健脾，燥湿利水的功能。
炮　制	土白术：取白术片，用伏龙肝细粉炒至表面挂有土色，筛去多余的土。炒白术：将蜜炙麸皮撒入热锅内，待冒烟时加入白术片，炒至焦黄色、逸出焦香气，取出，筛去蜜炙麸皮。
主治用法	用于脾虚食少，消化不良，慢性腹泻，倦怠无力，痰饮水肿，自汗，胎动不安。用量4.5~9g。

现代研究
1. 化学成分　本品主要含挥发油，其主要成分为苍术醇、苍术酮、白术内酯等。尚含炔类、白术多糖、多种氨基酸和维生素A等。
2. 药理作用　本品对胃肠运动有双向调节作用；有强壮作用，能促进小鼠体重增加；能促进细胞免疫功能；还能保肝、利胆、利尿、降血糖、抗凝、降压、抑制细菌和真菌等作用。

应用
1. 慢性消化不良、慢性非特异性结肠炎：白术、木香、砂仁、枳实。水煎服。
2. 小儿流涎：益智、白术、芝麻，和面制饼，常食。
3. 病后体弱：白术、淮山药、芡实。水煎服。
4. 风湿性关节炎：白术、威灵仙、防己、桑枝。

粟（小米，粟芽）　Setaria italica (L.) Beauv.

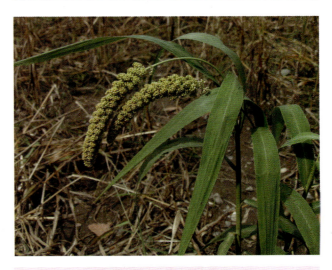

基　源	小米为禾本科植物粟的种仁；粟芽为颖果经发芽而得。
原植物	一年生草本。叶条状披针形，先端渐尖，边缘粗糙，上面粗糙，下面光滑；叶鞘除鞘口外光滑无毛；叶舌具纤毛。顶生柱状圆锥花序长，小穗簇生于缩短的分枝上，基部有刚毛状小枝，成熟时自颖与第一外稃分离而脱落。花期6~8月。果期9~10月。
生境分布	我国北方地区广为栽培。
采收加工	秋季采收成熟小米，晒干。粟芽于次年春，将粟谷浸泡于能排水的容器中，盖好，每日淋水1~2次，待须根长到3~5mm长时，取出，晒干。
性味功能	味甘，性温。有健脾胃，消食积的功能。
主治用法	用于脾胃虚热，反胃呕吐，消渴、泄泻等症；粟芽用于积食不化，消化不良，胸闷腹胀，妊娠呕吐等症。

应用
1. 食滞胀满，食欲不振：粟芽、麦芽，水煎服。
2. 小儿外感风滞有呕吐、发热者：粟芽、苏梗各15g，藿香6g，蝉蜕4.5g，防风0.5g，云苓7g，薄荷3g（后下），川连2.1g。水煎服。
3. 妊娠呕吐：粟芽，炒熟后，泡水服。

椰子 Cocos nucifera L.

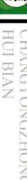

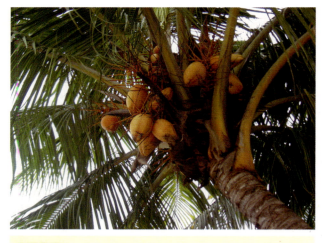

基　　源	为棕榈科植物椰子的果肉汁和果壳。其根皮，胚乳亦做药用。
原 植 物	植株高大，乔木状，高15~30m。茎粗壮，直立，不分枝，有环状叶痕。叶簇生于茎顶，叶柄粗壮，叶片羽状全裂；外向折叠，革质，线状披针形，先端渐尖。花序腋生，多分枝；佛焰苞纺锤形，厚木质，老时脱落；雄花萼片3，鳞片状；花瓣3，卵状长圆形；雌花基部有小苞片数枚，萼片阔圆形；花瓣与萼片相似，但较小。果卵球状或近球形，顶端微具三棱，外果皮薄，中果皮厚纤维质，内果皮木质坚硬，基部有3孔，果腔含有胚乳（即果肉），胚和汁液。花果期主要在秋季。
生境分布	生于气温较高的沿河及溪谷两岸，在我国栽培于福建、台湾、广东、海南及云南等地区。
采收加工	果实成熟时采集，随时取肉汁及果壳。根皮全年可采。
性状鉴别	本品呈心形，直径约5~10cm，有时纵剖成两瓣；种皮棕紫红色，具众多而凹陷的网状纹理，其一侧有数条纵理（种脊），种皮薄。果肉（胚乳）厚约1cm，洁白色，内有大形空腔，新鲜食之香而可口，干时较硬，折断面光滑，富油性。气微，味微甘。如放置时间过长，胚乳变为淡黄，则有脂肪酸败气，味微辛辣。
性味功能	味甘，性温。肉汁：有补虚，生津，利尿，杀虫的功能。果壳：益气，祛风，利湿止痒的功能。根皮：有止血、止痛的功能。
主治用法	肉汁用于心脏性水肿，口干烦渴，杀姜片虫；果壳外用于体癣，脚癣。根皮用于止血，止痛。用量，椰汁或椰肉均适量。根外用适量。

现代研究
1. 化学成分　椰子含油35%-45%。油中含游离脂肪酸、羊油酸、棕榈酸、羊脂酸、油酸、月桂酸。还含豆甾三烯醇、豆甾醇及岩藻甾醇等。
2. 药理作用　暂无。

应用
1. 心脏性水肿：椰子汁适量口服。服后尿量增多，体重逆减，尿钠排出量增加。
2. 姜片虫：成人于早晨空腹口服半个至1个椰子，先饮汁，后吃椰肉，3小时后进食。

◆补阳药◆

淫羊藿 Epimedium brevicornum Maxim.

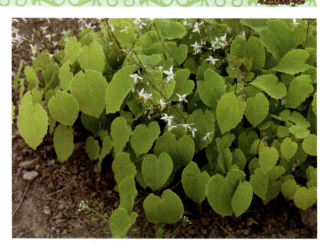

基　　源	为小檗科植物淫羊藿的干燥地上部分。
原植物	别名：三枝九叶草、仙灵脾。多年生草本。茎生叶二回三出复叶，先端宽阔锐尖，基部深心形。顶生聚伞状圆锥花序，被腺毛；花白色；花萼8；花瓣4，距短于内轮萼片；雄蕊4；雌蕊1，花柱长。果纺锤形，成熟时2裂；种子1~2，褐色。花期6~7月，果期8月。
生境分布	生于灌丛或山沟阴湿处。分布于全国大部分地区。
采收加工	夏、秋季采割，除去粗梗及杂质，晒干或阴干。
性状鉴别	本品茎细圆柱形，长约20cm，表面黄绿色或淡黄色，具光泽。茎生叶对生，二回三出复叶；小叶片卵圆形，长3~8cm，宽2~6cm；先端微尖，顶生小叶基部心形，两侧小叶较小，偏心形，外侧较大，呈耳状，边缘具黄色刺毛状细锯齿；上表面黄绿色，下表面灰绿色，主脉7~9条，基部有稀疏细长毛，细脉两面突起，网脉明显；小叶柄长1~5cm。叶片近革质。无臭，味微苦。
性味功能	味辛，性温。有补肝肾，强筋骨，助阳益精，祛风除湿的功能。
炮　　制	淫羊藿：拣净杂质，去梗，切丝，筛去碎屑。 炙淫羊藿：先取羊脂油置锅内加热熔化，去渣，再加入淫羊藿微炒，至羊脂油基本吸尽，取出放凉。
主治用法	用于阳痿、腰膝痿弱、风寒湿痹、神疲健忘、四肢麻木及更年期高血压症。用量3~9g。
现代研究	1. 化学成分　本品含有淫羊藿黄酮苷，淫羊藿黄酮次苷I，并含钾、钙等无机元素，尚含挥发油、蜡醇、卅一烷、植物甾醇、鞣质、脂肪油，且脂肪酸有棕榈酸、硬脂酸、油酸、亚油酸。 2. 药理作用　本品具有雄性激素样作用，能增强性机能；并有抑菌、镇咳、祛痰与平喘、降压作用。

应用
1. 肾虚阳萎、妇女不孕：淫羊藿9g，枸杞子12g，沙苑子、五味子、山萸肉各9g。水煎服。
2. 小儿麻痹症急性期和后遗症期：淫羊藿3g，桑寄生、钩藤各9g。水煎服。
3. 慢性气管炎：淫羊藿3.6g，紫金牛0.9g，研粉，加蜂蜜服。
4. 妇女更年期高血压：淫羊藿、仙茅各12g，当归、巴戟、黄柏、知母各9g。水煎服。

朝鲜淫羊藿（淫羊藿） Epimedium koreanum Nakai

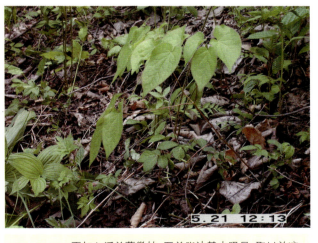

基　　源	淫羊藿为小檗科植物朝鲜淫羊藿的干燥地上部分。
原植物	别名：淫羊藿、三枝九叶草。多年生草本。根茎横走，生多数须根。无基生叶；茎生叶一，二回三出复叶，生于茎顶，与茎相接触处具关节；小叶9，卵形，基部深心形，常歪斜，先端锐尖，边缘具刺毛状微细锯齿。总状花序与茎叶对生于茎顶两侧，单一或由基部分歧，有长梗，具关节，顶生4~6朵花，花较大，花瓣淡黄色或黄白色，花瓣有长距。果纺锤形，2瓣裂，小裂瓣脱落。花期4~5月，果期5~6月。
生境分布	生于多阴蔽的杂木林下或灌丛中。分布于东北及河南、山东、湖南、陕西、甘肃、贵州、四川等地。
采收加工	夏、秋时割取地上部，晒至半干后扎小捆，再晒干或晾至全干。
性状鉴别	本品茎细圆柱形，长约20cm，表面黄绿色或淡黄色，具光泽。茎生叶对生，二回三出复叶；小叶片卵圆形，长4~10cm，宽3.5~7cm，先端长尖。叶片较薄，顶生小叶基部心形，两侧小叶较小，偏心形，边缘具黄色刺毛状细锯齿；上表面黄绿色，下表面灰绿色，主脉7~9条，基部有稀疏细长毛，细脉两面突起，网脉明显；小叶柄长1~5cm。叶片近革质。无臭，味微苦。
性味功能	味辛，性温。有补肝肾、强筋骨、助阳益精、祛风除湿等功能。
炮　　制	淫羊藿：拣净杂质，去梗，切丝，筛去碎屑。 炙淫羊藿：先取羊脂油置锅内加热熔化，去渣，再加入淫羊藿微炒，至羊脂油基本吸尽，取出放凉。
主治用法	用于阳痿、腰膝痿弱、风寒湿痹、神疲健忘、四肢麻木及更年期高血压症。用量3~9g。阴虚阳旺者忌用。
现代研究	1. 化学成分　本品含有淫羊藿黄酮苷及淫羊藿属苷A，淫羊藿定A、B、C，淫羊藿定A1、B1，槲皮素、脱水淫羊藿素-3-鼠李糖苷，朝鲜淫羊藿属苷I、II，还含菜油甾醇，β-谷甾醇，β-谷甾醇-3-葡萄糖苷，此外尚含钙等无机元素。 2. 药理作用　本品具有雄性激素样作用，能增强性机能，并有抑菌、镇咳、祛痰与平喘、降压作用。

应用
同淫羊藿。

柔毛淫羊藿（淫羊藿） Epimedium pubescens Maxim.

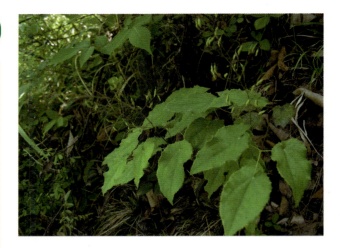

基　　源	淫羊藿为小檗科植物柔毛淫羊藿的干燥地上部分。
原植物	别名：毛叶淫羊藿。根茎发达，具不规则状横走分枝，叶背面叶柄密生白色长柔毛，尤以叶脉基部为多，叶缘锯齿长至2mm以上，花瓣短距状。
生境分布	生于山坡沟边、岩石旁、水沟旁等草丛或灌木丛。分布于四川、陕西、贵州、湖北等省。
采收加工	于夏、秋割取地上部，除去杂质，晒至半干时扎成小捆，再晒干。
性状鉴别	本品茎细圆柱形，表面黄绿色或淡黄色，具光泽。茎生叶对生，二回三出复叶；小叶片卵圆形，先端微尖，顶生小叶基部心形，两侧小叶较小，偏心形，外侧较大，呈耳状，边缘具黄色刺毛状细锯齿；上表面黄绿色，下表面色灰绿色，叶下表面及叶柄密被绒毛状柔毛。细脉两面突起，网脉明显；小叶柄长1～5cm。叶片近革质。无臭，味微苦。
性味功能	味辛，性温。有补肝肾、强筋骨、助阳益精、祛风除湿等功能。
炮　　制	淫羊藿：拣净杂质，去梗，切丝，筛去碎屑。 炙淫羊藿：先取羊脂油置锅内加热熔化，去渣，再加入淫羊藿微炒，至羊脂油基本吸尽，取出放凉。
主治用法	用于阳痿、腰膝痿弱、风寒湿痹、神疲健忘、四肢麻木及更年期高血压症。用量3～9g。阴虚阳旺者忌用。

现代研究
1. 化学成分　本品含有淫羊藿黄酮苷，淫羊藿黄酮次苷I，淫羊藿属苷C，藿苷Ⅱ、Ⅳ，金丝桃苷及柔藿苷，此外尚含有钙等无机元素等成分。
2. 药理作用　本品具有雄性激素样作用，能增强性机能，并有抑菌、镇咳、祛痰与平喘、降压作用。

应用
1. 阳痿、腰膝新建文本无力：淫羊藿适量浸酒服。或淫羊藿、熟地、枸杞子、仙茅、蛇床子、韭菜子、肉苁蓉各6g。水煎服。
2. 慢性气管炎：淫羊藿。制丸剂，每次6g，冲开水服。

箭叶淫羊藿（淫羊藿） Epimedium sagittatum (Sieb. et Zucc.) Maxim.

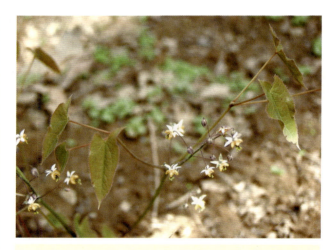

基　　源	淫羊藿为小檗科植物箭叶淫羊藿等的干燥地上部分。
原植物	别名：铁连角、铁箭头、阴阳合、三叉骨。根茎结节状。基出叶1～3；茎生叶2，三出复叶，小叶狭卵圆形或卵状披针形，先端尖，边缘有刺毛，下面有粗短硬毛。侧生小叶基部心形，不对称，外裂片箭形，有刺毛状锯齿，上面有光泽，下面密布伏毛，叶较厚，革质。总状花序或下部分枝成圆锥花序；花萼外轮4片有紫色斑点；内轮4片较大，白色；花瓣4，囊状，距短或近无距。果卵圆形。种子数粒，肾形，黑色。花期2～3月。果期4～5月。
生境分布	生于林下阴湿处。分布于陕西、甘肃及长江以南各地区。
采收加工	夏、秋季割地上部分，扎成小把，晒干或晾干。
性状鉴别	本品小叶片长卵形至卵状披针形，长4～12cm，宽2.5～5cm；先端渐尖，两侧小叶基部明显偏斜，外侧呈箭形。下表面疏被粗短伏毛或近无毛。叶片革质。无臭，味微苦。
性味功能	味辛，性温。有补肝肾，强筋骨，祛风除湿的功能。
炮　　制	淫羊藿：拣净杂质，去梗，切丝，筛去碎屑。 炙淫羊藿：先取羊脂油置锅内加热熔化，去渣，再加入淫羊藿微炒，至羊脂油基本吸尽，取出放凉。
主治用法	用于阳痿，腰膝痿弱，风寒湿痹，神疲健忘，四肢麻木，更年期高血压症，慢性气管炎及半身不遂等症。用量3～9g。阴虚阳旺者忌用。

现代研究
1. 化学成分　本品含有淫羊藿黄酮苷，皂式，苦味质，鞣质，挥发油，二十六醇，三十烷，植物甾醇，油酸，亚油酸，软脂酸，槲皮素，尚含少量钾等无机元素。
2. 药理作用　本品具有雄性激素样作用，能增强性机能，并有抑菌、镇咳、祛痰与平喘、降压作用。

应用
同淫羊藿。

巫山淫羊藿（淫羊藿） Epimedium wushanense T.S.Ying

基　　源	淫羊藿为小檗科植物巫山淫羊藿的干燥地上部分。
原植物	一回三出复叶，小叶片狭披针形，长度可大于宽度5~6倍，叶背略呈灰白色，花梗具腺毛，花淡黄色，较大，花瓣有长距。
生境分布	生于草丛，沟边，灌木林中。分布于陕西、四川、贵州、河南、湖北等省。
采收加工	于夏、秋割取地上部，除去杂质，晒至半干时扎成小捆，再晒干。
性状鉴别	本品小叶片披针形至狭披针形，长9~23cm，宽1.8~4.5cm；先端渐尖或长渐尖，边缘具刺齿，侧生小叶基部的裂片偏斜，内边裂片小，圆形，外边裂片大，三角形，渐尖。下表面被绵毛或秃净。无臭，味微苦。
性味功能	味辛，性温。有补肝肾、强筋骨、助阳益精、祛风除湿等功能。
炮　　制	淫羊藿：拣净杂质，去梗，切丝，筛去碎屑。 炙淫羊藿：先取羊脂油置锅内加热熔化，去渣，再加入淫羊藿微炒，至羊脂油基本吸尽，取出放凉。
主治用法	用于阳痿、腰膝痿弱、风寒湿痹、神疲健忘、四肢麻木及更年期高血压病。用量3~9g。阴虚阳旺者忌用。
现代研究	

1. 化学成分　本品含有羊藿黄酮苷及巫山淫羊藿黄酮苷，

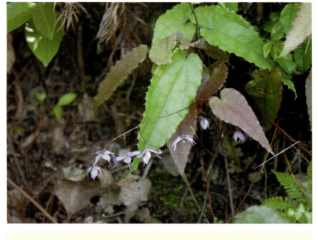

宝藿苷Ⅰ、Ⅱ、Ⅵ，柔藿苷，槲皮素-3-半乳糖苷，槲皮素-3-鼠李糖苷，淫羊藿属苷A，淫羊藿素，此外尚含钙等无机元素。
2. 药理作用　本品具有雄性激素样作用，能增强性机能，并有抑菌、镇咳、祛痰与平喘、降压作用。

应用
1. 癌症病人化疗引起白细胞减少，促进造血功能：淫羊藿、大枣、花生衣。水煎服。
2. 肝郁气滞，痰瘀互结引起的乳腺增生症：淫羊藿、王不留行、菟丝子、柴胡、香附、赤芍、丹参、鸡血藤、海藻、昆布、牡蛎。水煎服。
3. 更年期高血压，及高血压合并冠心病：淫羊藿。水煎服。

杜仲 Eucommia ulmoides Oliv.

基　　源	为杜仲科植物杜仲的干燥树皮。
原植物	落叶乔木。树皮折断后有银白色橡胶丝。小枝具片状髓心。单叶互生，卵状椭圆形，先端锐尖，基部宽楔形或圆形，边缘有锯齿，背面脉上有长柔毛。雌雄异株，无花被。小坚果具翅，扁平。花期4~5月，果期9~10月。
生境分布	生于山地林中或栽培。分布于陕西、甘肃、河南、湖北、湖南、四川、云南、贵州、浙江等。
采收加工	4~6月剥取树皮堆置"发汗"，经5~7天，至内皮层紫褐色时取出，晒干，再刮去粗皮。
性状鉴别	本品呈扁平的板块状、卷筒状，或两边稍向内卷的块片　大小不一，厚2~7mm。外表面淡灰棕色或灰褐色，平坦或粗糙，有明显的纵皱纹或不规则的纵裂槽纹，未刮去粗皮者有斜方形、横裂皮孔，有时并可见淡灰色地衣斑。内表面暗紫褐色或红褐色，光滑。质脆，易折断，折断面粗糙，有细密银白色而富弹性的橡胶丝相连。气微，味稍苦，嚼之有胶状残余物。
性味功能	味甘、微辛，性温。有补肝肾，强筋骨，安胎，降血压的功能。
炮　　制	杜仲：除云粗皮，洗净，润透，切成方块或丝条，晒干。 盐杜仲：先用食盐加适量开水溶化，取杜仲块或丝条，使与盐水充分拌透吸收，然后置锅内，用文火炒至微有焦斑为度，取出晾干。 杜仲炭：取杜仲块，置锅内用武火炒至黑色并断丝，但须存性，用盐水喷洒，取出，防止复燃，晾干即得，或取杜仲块，先用盐水拌匀吸尽后置锅中，用武火炒至黑色并断丝存性，用水喷灭火星，取出晾干。

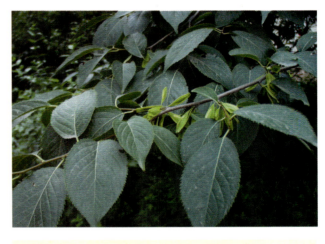

主治用法	用于肾虚腰痛，筋骨痿弱，阳痿，梦遗，胎动不安，妊娠漏血，小便余沥，高血压等。用量6~10g。

现代研究
1. 化学成分　本品含有木脂素及其苷类成分：右旋丁香树脂酚，还含多种环烯醚萜类成分：桃叶珊瑚苷，杜仲苷，都桷子素，杜仲醇，杜仲醇苷Ⅰ等。又含酚性成分：消旋苏式1-(4-愈创木酚基)甘油，还含杜仲胶。
2. 药理作用　本品具有中枢镇静作用、强壮作用，增强免疫功能，也有抗肿瘤、抗炎、降压、抑制子宫作用，尚可增加抵抗能力。

应用
1. 肾虚腰痛、足膝痿软、头晕耳鸣：杜仲、续断、菟丝子、肉苁蓉。水煎服。
2. 先兆性流产：杜仲、续断、桑寄生各9g，菟丝子6g。水煎服。
3. 强壮、安胎：杜仲、当归、白术、泽泻。水煎服。
4. 肾虚型高血压：杜仲、黄芩、夏枯草、桑寄生、牛膝。水煎服。

胡桃（核桃仁） JuglansregiaL.

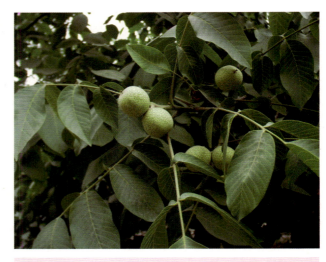

基　源	核桃仁为胡桃科植物胡桃的成熟核仁。
原植物	落叶乔木。叶互生，奇数羽状复叶，小叶5~9，长椭圆形，基部圆形，稍偏斜，全缘或具疏锯齿。花单性，雌雄同株；雄花黄花序下垂，花密生；雌花穗状花序生于幼枝顶端。核果近球状，内果皮骨质，有纵棱及浅刻纹。花期4~5月，果期9~10月。
生境分布	生于平地或丘陵地带。我国大部分地区有栽培。
采收加工	秋季果实成熟时采收，除去肉质果皮，晒干，再剥去核壳。
性味功能	味甘，性温。有温补肺肾，定喘，润肠的功能。
主治用法	用于肾虚腰痛，虚寒咳嗽，遗精阳痿，脚软，大便燥结，风肠血痢，痈疽肿毒，中耳炎等症。用量6~9g。

应用
1. 尿路结石：核桃仁400g，油炸，冰糖适量，研磨成膏状，口服。
2. 皮炎、湿疹：核桃仁捣烂，研成糊状，敷患处。
3. 外耳道疖肿：核桃仁50g，油炸枯，研出油，纱布浸油，塞入患处。
4. 虚寒喘嗽，腰腿酸痛：核桃仁1kg，补骨脂0.5kg。研末，蜜调如饴服。

附注：青龙衣为其肉质果皮，外用于头癣，牛皮癣，痈肿疮毒。分心木为其果实膜质中隔，用于肾虚遗精。

尾穗苋（老枪谷） AmaranthuscaudatusL.

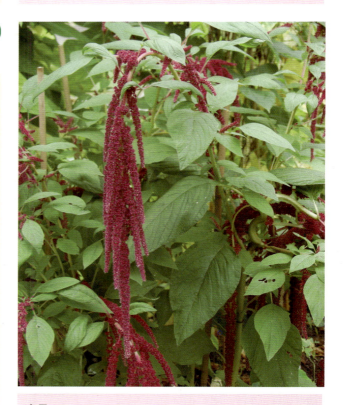

基　源	老枪谷为苋科植物尾穗苋的干燥种子及根。
原植物	别名：老枪谷。一年生直立草本，高达2.5m。茎粗壮，具棱角。单叶互生，菱状卵形或菱状披针形，先端短渐尖或圆钝，具小芒尖，基部宽楔形，全缘或波状，无毛。穗状花序组成圆锥花序顶生，下垂，花单性，雄花及雌花混生于同一花簇；苞片和小苞片干膜质，红色，花被5，顶端芒刺不明显，短于胞果；雄蕊5；花柱3。胞果近卵形，盖裂。种子扁豆形。花期7~9月。
生境分布	全国各地有栽培。
采收加工	夏、秋采收根部，晒干，种子成熟时采收。
性味功能	味甘、淡。根有滋补强壮的功能。种子有消肿，止痛的功能。
主治用法	种子用于跌打损伤，骨折肿痛，恶疮肿毒等；根用于头昏，四肢无力，小儿疳积。用量12~30g。

应用
1. 跌打损伤，骨伤肿痛：老枪谷种子、地肤子各等量，压碎醋调，外敷患处。
2. 漆疮瘙痒：老枪谷，水煎洗患处。

华黄芪（沙苑子） Astragalus chinensis L.

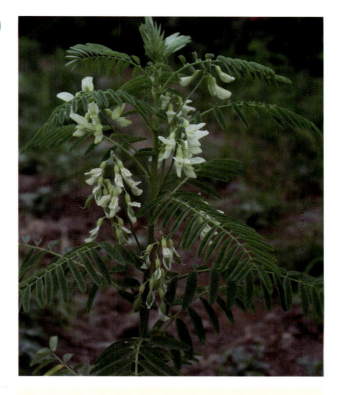

基　源	沙苑子为蝶形花植物华黄芪的干燥成熟种子。
原植物	多年生草本。茎直立，分枝少，近无毛。奇数羽状复叶。小叶21~31，椭圆状或卵状长圆形，先端圆形，有小尖头，基部圆形或宽楔形，总状花序，腋生，花10余朵，萼钟状，花冠黄色，旗瓣，先端稍凹，基部有短爪；翼瓣比旗瓣短，比龙骨瓣长。荚果坚果状、近球形，2室，开裂。期6~7月，果期8月。
生境分布	生于山坡、路旁、砂地、河边等处。分布于吉林、辽宁、河北、河南、内蒙古、山东等省区。
采收加工	秋末冬初果实成熟，采收种子，晒干。
性状鉴别	本品略呈肾形而稍扁，长0.2~0.28cm，宽0.18~0.2cm，厚约1mm。表面光滑，表面暗绿色或棕绿色，边缘一侧微凹处具圆形种脐。质坚硬，不易破碎。子叶2，淡黄色，胚根弯曲，长约1mm。无臭，味淡，嚼之有豆腥味。
性味功能	味甘、性温。有补肾，固精，缩尿，养肝明目的功能。
炮　制	除去杂质，洗净，干燥。
主治用法	用于头晕目昏，肾虚腰痛，遗精早泄，白浊带下，遗尿，尿频，小便余沥，尿血，痔漏等症。用量9~15g。

现代研究
1. 化学成分　本品含有二十八烷烃，脂肪酸，胡萝卜苷，山奈酚，谷甾醇等成分。
2. 药理作用　本品具有抑制癌细胞生长，降脂、降压作用，尚有镇痛、抗炎、抗疲劳、抑制血小板聚集作用。

应用
同扁茎黄芪。

扁茎黄芪（沙苑子） Astragalus complanatus Bunge

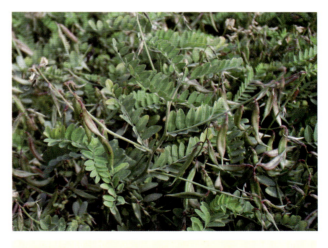

基　源	沙苑子为蝶形花科植物扁茎黄芪的干燥成熟种子。
原植物	别名：蔓黄芪。多年生草本。茎稍扁，多分枝，基部倾斜。羽状复叶互生；小叶9~21，椭圆形，先端钝或微缺，基部圆形，全缘。总状花序腋生，花3~9朵；花萼钟状，萼齿5；花冠蝶形，旗瓣近圆形，先端凹，基部有短爪，翼瓣稍短，龙骨瓣与旗瓣等长。荚果纺锤形，稍膨胀，先端有喙，腹稍扁，疏生短毛。种子20~30粒，圆肾形。花期8~9月。果期9~10月。
生境分布	生于路边潮湿地、阳坡或灌丛中。分布于东北、华北及陕西、宁夏、甘肃等省区。
采收加工	秋末冬初果实成熟尚未开裂时，采收种子，晒干。
性状鉴别	本品略呈肾形而稍扁，长2~2.5mm，宽1.5~2mm，厚约1mm。表面光滑，褐绿色或灰褐色，边缘一侧微凹处具圆形种脐。质坚硬，不易破碎。子叶2，淡黄色，胚根弯曲，长约1mm。无臭，味淡，嚼之有豆腥味。
性味功能	味甘、性温。有补肾，固精，缩尿，养肝明目的功能。
炮　制	净制：除去杂质，洗净，干燥。盐制：取净药材，用盐水拌匀，放锅内炒干，晾凉。
主治用法	用于头晕目昏，肾虚腰痛，遗精早泄，白浊带下，遗尿，尿频，小便余沥，尿血，痔漏等症。用量6~9g。

现代研究
1. 化学成分　本品含有含脂肪油：肉豆蔻酸、棕榈酸、油酸等，维生素A类，生物碱，黄酮类，酚类，鞣质，蛋白质及硒、铜、锌、锰、铁、镁、铬、钙等元素，另含β-谷甾醇，氨基酸等成分。
2. 药理作用　本品具有抑制癌细胞生长作用，降脂、降压、保肝作用，并有镇痛、抗炎、抗疲劳、抑制血小板聚集作用，且能提高免疫功能。

应用
1. 肝肾不足所致视力减退：沙苑子、枸杞子、熟地，水煎服。
2. 老年性白内障：沙苑子、石菖蒲、女贞子、生地黄、菟丝子、夜明砂各2g，研细末，水煎服。
3. 腰膝酸软，遗精：沙苑子、菟丝子各15g，枸杞子、补骨脂、炒杜仲各9g，水煎服。
4. 肾虚腰痛：沙苑子50g，水煎服。

补骨脂 Psoralea corylifolia L.

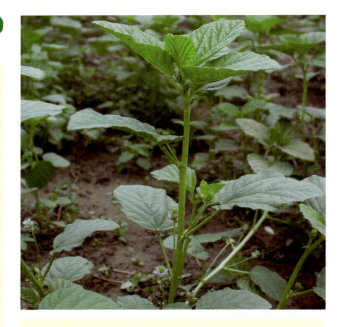

基　源	为蝶形花科植物补骨脂的果实。
原植物	别名：破故纸、怀故子、川故子。一年生草本。被柔毛及腺点。单叶互生，阔卵形或三角状卵形，基部斜心形或截形，边缘具稀疏粗齿，均具黑色腺点，叶脉及缘处有毛。花多数，密集成穗状总状花序腋生，花萼淡黄褐色，基部连合成钟状；蝶形花冠淡紫色或黄色，雄蕊10，连成一体。荚果椭圆状肾形，有宿存花萼。花期7~8月，果期9~10月。
生境分布	生长于山坡、溪边或田边，有栽培。分布于河南、山西、安徽、江西、陕西、四川、贵州、云南等省。
采收加工	秋季果实成熟时采收果序，晒干，搓出果实，除去杂质。
性状鉴别	本品果实呈扁圆状肾形，一端略尖，少有宿萼，表面黑棕色或棕褐色，具微细网纹，在放大镜下可见点状凹凸纹理。质较硬脆，剖开后可见果皮与外种皮紧密贴生，种子凹侧的上端略下处可见点状种脐，另一端有合点，种脊不明显。外种皮较硬，内种皮膜质，灰白色；子叶2枚，肥厚，淡黄色至淡黄棕色，陈旧者色深，其内外表面常可见白色物质，胚根小。宿萼基部连合，上端5裂，灰黄色，具毛茸，并密布褐色腺点。气芳香特异、味苦微辛。
性味功能	味苦、辛，性温。有补阳、固精、缩尿、止泻的功能功能。
炮　制	补骨脂：簸净杂质，洗净，晒干。 盐补骨脂：取净补骨脂用盐水拌匀，微润，置锅内用文火炒至微鼓起，取出，晾干。
主治用法	用于腰膝冷痛，阳痿滑精，遗尿，尿频，黎明泄泻，虚寒喘咳；外治白癜风。用量3~10g。
现代研究	1. 化学成分　本品含有香豆精类、黄酮类、单萜酚类以及挥发油、皂式、多糖、类脂等成分，香豆精类有：补骨脂素，异补骨脂素；黄酮类中有：紫云英苷；双氧黄酮类中有：补骨脂双氢黄酮，异补骨脂双红黄酮；查耳酮类中有：补骨脂乙素，补骨脂查耳酮，异黄酮类中有：补骨脂异黄酮等；单薄酚类有：补骨脂酚；还含苯并呋喃类衍生物：补骨脂苯并呋喃酚，又含对羟基苯甲酸、豆甾醇、类脂化合物和钾、锰、钙、铁、铜、锌、砷、锑、铷、锶、硒等元素成分。 2. 药理作用　本品具有升高白细胞、抗衰老、抗生育和雌激素样作用，并有抗肿瘤、抗心肌缺血、舒张气管收缩作用，且能增强机体免疫功能。

应用
1. 白癜风，牛皮癣，秃发：补骨脂50g，加乙醇75%，浸泡一周，取滤液煮沸浓缩，涂搽患处。
2. 肾虚腰痛：补骨脂、核桃仁各150g，金毛狗脊100g。共研细粉，每服9g，温开水送服。
3. 脾肾虚寒泄泻：补骨脂、肉豆蔻各9g，水煎服。

葫芦巴 Trigonella foenum-graecum L.

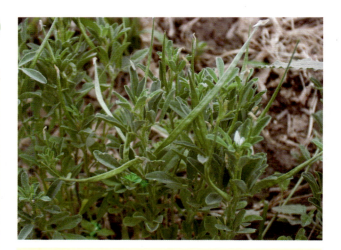

基　源	为蝶形花科植物胡芦巴的种子。
原植物	别名：苦豆、芦巴子、香豆子。一年生草本，全株有香气。叶互生，三出羽状复叶，小叶片长卵形，先端钝圆，基部楔形，上部边缘有锯齿，下部全缘，疏柔毛生。花1~2朵生于叶腋，花萼筒状，有白色柔毛；花冠蝶形，淡黄白色或白色；基部稍带堇色；雄蕊10，9枚合生成束，1枚分离。荚果条状圆筒形，先端成尾状，被疏柔毛，具纵网脉。种子长圆形，黄棕色。花期4~7月，果期7~9月。
生境分布	全国大部分地区有栽培。
采收加工	8~9月种子成熟时，割取全株，晒干、搓下种子。
性状鉴别	本品略呈斜方形或矩形，长3~4mm，宽2~3mm，厚约2mm。表面黄绿色或黄棕色，平滑，两侧各有一深斜沟，相交处有点状种脐。质坚硬，不易破碎。种皮薄，胚乳呈半透明状，具黏性；子叶2，淡黄色，胚根弯曲，肥大而长。气香，味微苦。
性味功能	味苦，性温。有温肾阳，逐寒湿，止痛的功能。
炮　制	胡芦巴：除去杂质，洗净，干燥。 盐胡芦巴：取净胡芦巴，照盐水炙法炒至鼓起，有香气。用时捣碎。
主治用法	用于肾脏虚冷，小腹冷痛，小肠疝气，寒湿脚气，阳痿等症。用量3~10g。孕妇慎用。
现代研究	1. 化学成分　本品含葫芦巴碱、薯蓣皂苷元葡萄糖苷、牡荆素、异牡荆素、异荭草素、牡荆素-7-葡萄糖苷、葫芦巴苷Ⅰ等成分。 2. 药理作用　本品具有降血糖、抗溃疡、抗肿瘤、降血脂、补肾壮阳、抗炎、抗氧化作用，并对急性、慢性化学性肝损伤有保护作用，且对脑缺血也有保护作用。

应用
1. 膀胱炎：葫芦巴、茴香子、桃仁(麸炒)各等分，以酒糊丸，空心食前服。
2. 肾脏虚冷，腹胁胀满：葫芦巴100g，附子、硫黄各0.9g，酒煮面糊丸，盐汤下。
3. 高山反应：葫芦巴叶晒干研细粉，炼蜜为丸。

锁阳　Cynomorium songaricum Rurr.

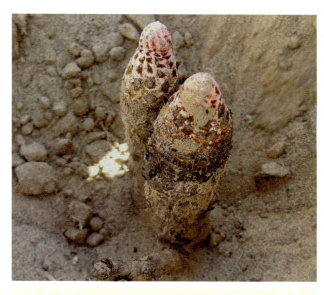

基　源	为锁阳科植物锁阳的肉质地上部。
原植物	别名：铁棒锤、锈铁棒、锁严。多年生寄生肉质草本，暗紫红色或棕红色。地下茎粗短，吸收根瘤状。茎圆柱状，埋入沙中，顶端露出地上，基部膨大，多皱缩，有纵沟，残存三角形黑棕色鳞片。穗状花序顶生，肉质，棒状，暗紫色。坚果球形。花期5~6月。果期8~9月。
生境分布	生于干燥多沙地区，多寄生于白刺的根上。分布于内蒙古、宁夏、山西、甘肃、新疆、青海等省区。
采收加工	春季采挖，徐去花序，趁鲜切片晒干。
性状鉴别	本品干燥全草呈扁圆柱形或一端略细，长8~21cm，直径2~5cm。表面红棕色至深棕色，皱缩不平，形成粗大的纵沟或不规则的凹陷，有时可见三角形的鳞片，和有部分花序存在。质坚硬，不易折断，断面略显颗粒性，棕色而柔润。气微香，味微苦而涩。
性味功能	味甘，性平。有补肾助阳，益精，润肠的功能。
炮　制	趁鲜时切片晒，除去泥土杂质，洗净润透，切片晒干。
主治用法	用于阳痿，遗精，不孕，腰膝痿弱，神经衰弱，血枯便秘等。用量9~15g。

现代研究
1. 化学成分　本品含锁阳萜，已酰熊果酸，熊果酸。脂肪油中含链烷烃混合物，甘油酯，脂肪酸组成主要为棕榈酸，油酸等；甾醇包含β-谷甾醇，菜油甾醇，不含鞣质及天冬氨酸，脯氨酸等为主的氨基酸。

2. 药理作用　本品具有增强免疫及性功能的作用，能润肠通便，还有抗肿瘤、抗炎、降血压、促进唾液分泌等作用。

应用
1. 周围神经炎：锁阳、枸杞子、五味子、黄柏、知母、干姜、炙龟板。研末，酒湖为丸，盐汤送下。
2. 阳痿不孕：锁阳、肉苁蓉、枸杞各6g，菟丝子9g，淫羊藿15g。水煎服。
3. 肾虚滑精，腰膝酸弱，阳痿：锁阳、苁蓉、桑螵蛸、茯苓各9g，龙骨3g。研末，炼蜜为丸。
4. 心脏病：锁阳。油炸后，经常冲茶服。
5. 阳痿、早泄：锁阳、党参、山药、覆盆子。水煎服。

野胡萝卜（南鹤虱）　Daucus carota L.

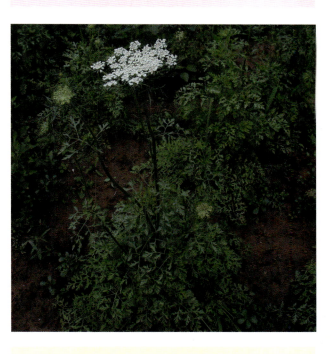

基　源	南鹤虱为伞形科植物野胡萝卜的果实。
原植物	别名：虱子草、山萝卜。两年生草本。茎有横纹和白色粗硬毛。茎生叶基部鞘状；叶片薄膜质，2~3回羽状分裂，末回裂片戟形或披针形。复伞形花序顶生或侧生，具粗硬毛，小伞形花序有花15~25朵，花小，白色、黄色或淡紫红色，每总伞花序中心的花有1朵为深紫红色；花萼5，花瓣5，先端凹陷，成狭窄内折小舌片。双悬果卵圆形，分果主棱不显著，次棱4条，成窄翅，翅上有短钩刺。花期5~7月。果期7~8月。
生境分布	生于路旁、田野荒地、山沟、溪边等处。分布于江西、江苏、浙江、河南、安徽、湖南、湖北、广西、云南、贵州、四川、西藏等省、自治区。
采收加工	秋季果实成熟时割取果枝，晒干，拾取果实。
性状鉴别	本品呈圆柱形或圆锥形，长7~11cm，直径0.6~0.9cm，表面淡黄棕色或淡灰棕色，粗糙，常有栓皮剥落，具横长的皮孔样突起及支根痕。根头部常残留叶鞘和茎基。质硬脆，断面黄白色，具放射状纹理，皮部散有棕色油点。气微香，味微甘辛。
性味功能	味苦、辛，性平。有小毒。有驱虫，消积，化痰的功能。
炮　制	洗净晒干，备用。
主治用法	用于蛔虫，蛲虫，绦虫病，虫积腹痛，小儿疳积等。用量3~15g。

现代研究
1. 化学成分　本品含胡萝卜素，并含挥发油。挥发油中主成分为蒎烯，柠檬烯，胡萝卜醇，胡萝卜次醇，细辛醚，细辛醇等，还含胡萝卜酸、微量元素等成分。
2. 药理作用　暂无

应用
1. 钩虫病：南鹤虱15g，水煎服。
2. 牙痛：南鹤虱，煎米醋漱口。
3. 蛔虫、绦虫病、蛲虫：南鹤虱、使君子、槟榔、雷丸、苦楝根皮各9g。水煎服。

竹灵消　　Cynanchum inamoenum Loes.

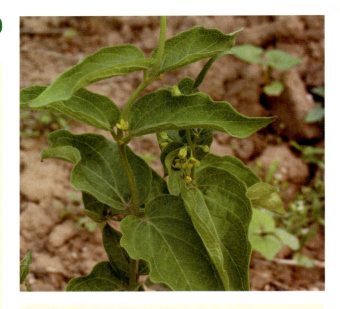

基　源	为萝科植物竹灵消的根及根茎。
原植物	别名：大羊角瓢、老君须、婆婆针线包。多年生草本，具白色乳汁。根状茎短，丛生多数须根。茎直立，中空，圆柱形，密生灰白色短毛。叶对生，卵状椭圆形或广卵形，先端短尖，基部圆形、近心形或阔楔形，全缘。聚伞花序有花3~10，淡黄色；花萼5裂；花冠辐状，5深裂；果双生，窄披针形，长5cm，直径5mm，无毛。种子广卵形，顶端有一束白绢质的种毛，边缘有翼。花期6~8月。果期8~10月。
生境分布	生于山坡草丛及林缘。分布于全国大部分省区。
采收加工	夏、秋季采挖根部，除去地上部分，晒干。
性状鉴别	本品呈圆柱形，具细纵棱，有的被污褐色斑点，表面绿色至黄绿色，基部淡紫红色，有白色绒毛。质稍韧，易折断，断面中空。叶多皱缩，破碎，完整者呈广卵形、卵形或长卵形，长1~6cm，浅绿色至黄绿色，叶脉网状，主脉向背面明显凸起，近柄处具腺体，两面脉上均被白柔毛。蓇葖果，长角状，长3~6cm，直径4~8mm，黄绿色至黄褐色，具纵皱纹及纵棱，先端长渐尖，中部膨大，基部有宿存萼片。种子卵形或阔卵形，黄棕色，扁而薄，长7~8mm，宽4~5mm，边缘具翅，顶端有一撮白色种毛，长约2cm，气微清香，味微甜。
性味功能	味苦、咸，性凉。有清热凉血，退热除烦的功能。
炮　制	除去根茎、泥土、枯枝残叶，晾干。
主治用法	用于阴虚发热，久热不退，产后血虚发热。用量3~9g。

现代研究

1. 化学成分　本品含有β-谷甾醇。白薇苷A、胡萝卜苷、白前苷元C、罗布麻宁，2,4-二羟基苯乙酮和对羟基苯乙酮等成分。
2. 药理作用　本品对宫颈癌和肝癌有显著的抑制作用。

应用

1. 产后体虚发热，热淋：竹灵消、党参各9g，当归15g，甘草6g。水煎服。
2. 温病后期，有潮热，骨蒸劳热，阴虚低热：竹灵消、生地、青蒿。水煎服。
3. 体虚低烧，夜眠出汗：竹灵消、地骨皮各12g。水煎服。

南方菟丝子（菟丝子）　　Cuscuta australis R.Br.

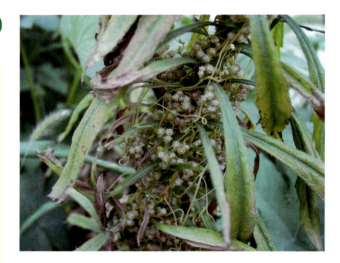

基　源	菟丝子为旋花科植物南方菟丝子的干燥成熟种子。
原植物	别名：小菟丝子。与菟丝子外形上极相似。主要分别：花通常簇生或球状，花冠白色，短于宿果，近花冠基部鳞片小，先端2裂；花柱2，柱头头状，不伸长；果熟时蒴果仅下半部被宿花冠包围；蒴果不规则开裂。
生境分布	多寄生于豆科、菊科、藜科等草本植物上。分布很广，主产于山东。
采收加工	秋季果实成熟时，采收晒干。
性状鉴别	本品种子呈卵圆形，腹棱线不明显，表面淡褐色至棕色，一端有喙状突出并偏向一侧。种皮坚硬，不易破碎，用沸水浸泡，表面有粘性，煮沸至种皮破裂，露出黄白色细长卷旋状的胚，称吐丝。除去种皮可见中央为卷旋3周的胚，胚乳膜质套状，位于胚周围。气微，味微苦、涩。
性味功能	味甘、辛，性平。有滋补肝肾，明目，益精，安胎的功能。
炮　制	菟丝子：过罗去净杂质，洗净，晒干。 盐菟丝子：取净菟丝子，照盐水炙法炒至微鼓起。
主治用法	用于目昏，耳鸣，腰膝酸软，阳萎遗精，尿频余沥，肾虚胎漏，胎动不安。外治白癜风。用量6~12g。

现代研究

1. 化学成分　本品含有生物碱树脂苷、糖类等成分。
2. 药理作用　本品具有保肝助阳和增强性活力作用，能增加非特异性抵抗力，尚具有抗肿瘤、抗病毒、抗炎、抗不育、致泻、及抑制中枢神经系统的作用。

应用

同菟丝子。

菟丝子　Cuscuta chinensis Lam.

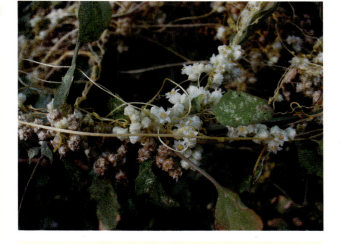

基　源	为旋花科植物菟丝子的干燥成熟种子。
原植物	别名：豆寄生、无根草。缠绕，一年生寄生植物。纤细，黄色，无叶。花簇生，苞片鳞片状；花萼杯状，5裂，花冠白色，长于蒴果，壶状或钟状，顶端5裂，裂片向外反曲；花柱2。蒴果，近球形，全为宿存花冠包围，成熟时整齐周裂。种子淡褐色，粗糙。花期7~8月，果期8~9月。
生境分布	寄生于豆科、菊科、藜科等植物上。各地均有分布。
采收加工	秋季果实成熟时，采收种子，晒干。
性状鉴别	本品种子类圆形或卵圆形，腹棱线明显，两侧常凹陷，长径1.4~1.6mm，短径0.9~1.1mm。表面灰棕色或黄棕色，微粗糙，种喙不明显；有分布不均匀的白色丝状条纹；种脐近圆形，位于种子顶端。种皮坚硬，不易破碎，用沸水浸泡，表面有粘性，煮沸至种皮破裂，露出黄白色细长卷旋状的胚，称吐丝。除去种皮可见中央为卷旋3周的胚，胚乳膜质套状，位子胚周围。气微，味微苦、涩。
性味功能	味辛甘，性平。有滋补肝肾，固精缩尿，安胎，明目的功能。
炮　制	菟丝子：过罗去净杂质，洗净，晒干。 盐菟丝子：取净菟丝子，照盐水炙法炒至微鼓起。
主治用法	用于阳痿遗精，尿频，腰膝酸软，目昏耳鸣，肾虚胎漏，胎动不安，止泻。外治白癜风。用量6~12g。

现代研究
1. 化学成分　本品含槲皮素、紫云、金丝桃苷及槲皮素-3-O-β-D-半乳糖-7-O-β-葡萄糖苷等成分。
2. 药理作用　本品具有保肝助阳和增强性活力作用，能增加非特异性抵抗力，尚具有抗肿瘤、抗病毒、抗炎、抗不育、致泻及抑制中枢神经系统的作用。

应用
1. 肾虚腰背酸痛，阳痿，遗精，遗尿，小便频数：菟丝子、桑螵蛸、金樱子各9g，五味子3g。水煎服。
2. 肝肾虚，眼常昏暗，迎风流泪：菟丝子、熟地黄、车前子等量，研细末，吞服。白内障：菟丝子、车前子、女贞子、桑葚子各15g。水煎服。
3. 慢性肾炎：菟丝子、覆盆子、狗脊、党参、黄芪、首乌、黄精、车前草、旱莲草、炙甘草。水煎服。

肉苁蓉　Cistanche deserticola Y.C.Ma

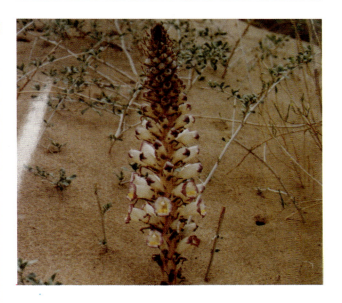

基　源	为列当科植物肉苁蓉带鳞叶的肉质茎。
原植物	别名：大芸、苁蓉。多年生肉质寄生草本。茎肉质肥厚，圆柱形，质坚硬，稍有韧性，不易折断，断面暗棕色或黑棕色，叶鳞片状，覆瓦状排列，卵形或卵状披针形，黄褐色，在下部排列较紧密。穗状花序，密生多花；苞片卵状披针形；花萼钟状，5浅裂，花冠顶端5裂。蒴果2裂，花柱宿存。花期5~6月。果期6~7月。
生境分布	生于荒漠中，分布于内蒙古、陕西、甘肃、新疆。
采收加工	3~5月采收，置沙土中半埋半露，或切段晒干。
性状鉴别	本品长圆柱形，有时稍扁，略弯曲，长3~15cm，直径5~15cm，向上渐细，直径2~5cm，有的切成段，上下直径相近。表面灰棕色或棕褐色，有纵沟，密被覆瓦状排列的肉质鳞叶，鳞叶菱形或三角形，宽0.5~1.5cm，厚约2mm，尚可见鳞叶脱落后留下的弯月形叶迹。质坚实，不易折断。断面棕色，有淡棕色维管束小点，环列成深波状或锯齿状。木部约占4/5，有时中空。表面和断面在光亮处有时可见结晶样小亮点。气微，味甜，微苦。
性味功能	味甘、咸，性温。有补肾阳，益精血，润肠通便的功能。
炮　制	肉苁蓉：拣净杂质，清水浸泡，每天换水1~2次，润透，纵切片。 酒苁蓉：取苁蓉片，用黄酒拌匀，置罐内密闭，坐水锅中，隔水加热蒸至酒尽为度，取出，晾干。 黑豆制：取肉苁蓉用米泔水漂泡3天，每天换水1次，去尽咸味，刮去表面鳞叶，切1.5cm厚的片；然后取黑豆5kg炒香，分成3份，每次取1份掺水和肉苁蓉用微火煮干，取出至半干，再蒸透后晒干，另取黑豆1份同煮，蒸晒反复3次，晒干即可。
主治用法	用于腰膝痿软，阳痿，遗精，不孕，赤白带下，腰酸背痛，肠燥便秘。用量6~9g。水煎服。

现代研究
1. 化学成分　本品含有肉苁蓉苷A、B、C、H，洋丁香酚苷，2-乙酰基洋丁香酚苷，海胆苷七种苯丙醇苷成分，还含鹅掌楸苷，胡萝卜苷，甜菜碱，β-谷甾醇和苯丙氨酸，缬氨酸等氨基酸及琥珀酸，三十烷醇和多糖类成分。
2. 药理作用　本品对体液及细胞免疫均有增强作用，且能促进排便，并有抗阳虚作用。

应用
1. 阳痿，遗精，腰膝痿软：肉苁蓉、韭菜子各9g。水煎服。
2. 神经衰弱，健忘，腰酸体倦，听力减退：肉苁蓉、枸杞子、五味子、麦冬、黄精、玉竹。水煎服。
3. 肾虚妇女不孕，崩漏带下：肉苁蓉、补骨脂、菟丝子、沙苑子、山萸肉。水煎服。
4. 老人气虚、血瘀所致便秘：肉苁蓉15g，火麻仁、当归、生地、白芍各9g。水煎服。

巴戟天 Morinda officinalis How

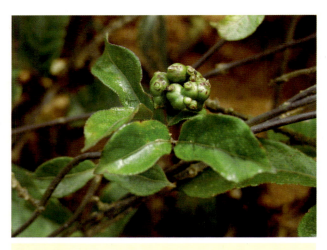

基 源	为茜草科植物巴戟天的根。
原植物	别名：鸡肠风、猫肠筋。藤状灌木。根圆柱形肉质，膨大呈念珠状。叶对生，长圆形，先端急尖或短渐尖，基部钝圆形，全缘，有短粗毛。花2~10朵呈头状顶生枝端。白色，花冠肉质，漏斗状，4深裂；雄蕊4；子房下位，花柱2深裂。核果近球形，红色。种子4。花期4~7月。果期6~11月。
生境分布	生于山谷、疏林下。分布于福建、广东、广西、云南等省区。有栽培。
采收加工	秋季采挖部，晒半干，用木棍打扁，再晒干。
性状鉴别	本品根扁圆柱形式圆柱形，略弯曲，长度不等，直径1~2cm，表面灰黄色或灰黄棕色，有的微带紫色，具纵皱及深陷的横纹，有的呈缢缩状或皮部横向断离而露出木部，形如鸡肠。质坚韧，折断面不平，皮部厚5~7mm，淡紫色，木部直径2~4mm。气微，味苦，略涩。
性味功能	味甘、辛，性微温。有壮阳补肾、强筋骨、祛风湿的功能。
炮 制	巴戟天：拣去杂质，用热水泡透后，趁热抽去木心，切段，晒干。 炙巴戟：取甘草，捣碎，置锅内加水煎汤，捞去甘草渣，加入拣净的巴戟天，煮至松软能抽出木心时，取出，趁热抽去木心，晒干。 盐巴戟：取拣净的巴戟天，用盐水拌匀，入笼蒸透，抽去木心，晒干。
主治用法	用于阳痿遗精，宫冷不孕，月经不调，少腹冷痛，风寒湿痹，腰膝酸痛，脚气等症。用量3~10g。

现代研究
1. 化学成分　本品含蒽醌类成分：甲基异茜草素、甲基异茜草素-1-甲醚，大黄素甲醚，2-羟基羟甲基蒽醌等，还含环烯醚萜成分；水晶兰苷，四乙酰车叶草苷，又含葡萄糖，β-谷甾醇，棕榈酸，维生素C，十九烷，尚含锌、锰、铁、铬等元素成分。
2. 药理作用　本品具有增加体重及抗疲劳作用，并有降压、抗炎，促进皮质酮分泌作用，尚可增强免疫功能。

应用
1. 腰膝风湿疼痛、肌肉无力：巴戟天、牛膝、川断、山萸肉各9g，寄生15g，杜仲3g。水煎服。
2. 阳痿，早泄，遗精：巴戟天、山茱萸、金樱子各9g，地黄12g。水煎服。
3. 肾虚遗尿，小便频数：巴戟天、山萸肉、菟丝子、桑螵蛸各9g。水煎服。

川续断（续断） Dipsacus asper Wall. ex Henry (Dipsacus asperoides C.Y.Chen)

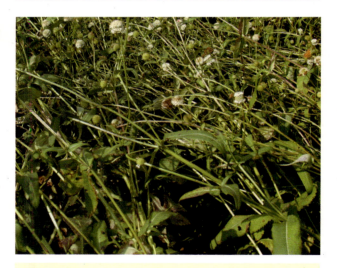

基 源	续断为川续断科植物川续断的根。
原植物	多年生草本。主根圆柱形。茎具纵棱，棱上生刺毛。基生叶丛生，羽状深裂，有长柄；茎叶对生，生短毛或刺毛。圆球形头状花序顶生，花萼浅盘状，4齿；花冠白色或淡黄色，4裂，外生刺毛。瘦果长倒卵形柱状，有4棱，淡褐色。花期8~9月。果期9~10月。
生境分布	生于山坡、草地、林缘或栽培。分布于浙江、江西、湖北、湖南及西南各省区。
采收加工	秋季采挖根部，微火烘至半干，堆置"发汗"至内心变绿色，再烘干或阴干。不宜日晒，否则变硬，色白。
性状鉴别	本品呈长圆柱形，略扁，微弯曲，长5~15cm，直径0.5~2cm。表面棕褐色或灰褐色，有多数明显而扭曲的纵皱纹及沟纹，并多数明显而扭曲的纵皱纹及沟纹，并可见横长皮孔及少数须根痕。质稍软，久置干燥后变硬。易折断，断面不平坦，皮部绿褐色或淡褐色，木部黄褐色，常呈放射状花纹。气微香，味苦，微甜而后涩。
性味功能	味苦、辛，性微温。有补肝肾，强筋骨，利关节，行血、止血，安胎的功能。
炮 制	净制：洗净泥沙，除去残留根头，润透后切片晒干，筛去屑。 炒制：取续断片入锅内以文火炒至微焦为度。 盐制：取续断片入锅内，加入盐水拌炒至干透为度。 酒制：取续断片用酒拌匀吸干，入锅内以文火炒干为度。
主治用法	用于腰背酸痛，足膝无力，关节不利，遗精，崩漏，白带，胎动不安，尿频，痈疽溃疡等。用量9~15g。水煎服。

现代研究
1. 化学成分　本品含环烯醚萜糖苷：当药苷，马钱子苷，荠苨萸苷；三萜皂苷：木通皂苷D，川续断皂苷；挥发油：莳萝艾菊酮，2,4,6-三叔丁基苯酚，尚含常春藤皂苷元，β-谷甾醇，胡萝卜苷，蔗糖及含量较多的微量元素钛。
2. 药理作用　本品具有抗维生素E缺乏症作用，并有止血、镇痛作用。

应用
1. 先兆性流产，习惯性流产：续断15g。水煎服。
2. 腰背酸软无力：川续断、牛膝、当归、寄生、菟丝子各9g。水煎服。

日本续断（续断） Dipsacus japonicus Miq.

基　　源	续断为川续断科植物日本续断的根。
原植物	多年生草木。主根单生。茎有4~6棱，生倒钩刺。基生叶长椭圆形，不裂或3裂，茎生叶对生，倒卵状椭圆形，3~5羽状分裂，中央裂片最大，先端渐尖，基部楔形。顶生头状花序球状或广椭圆形；苞片有白色长刺毛；花较苞片短，花萼浅盘状，4浅裂，齿间无小齿；花冠紫红色，漏斗状，基部成短细筒，内外有毛，裂片4。瘦果楔状长圆形，有4棱，淡褐色，花萼宿存。花期8~9月。果期9~10月。
生境分布	生于山坡草丛湿处或水沟旁。分布于河北、安徽、江苏、浙江、福建、广西、江西、山西、贵州和陕西等省区。
采收加工	8~9月采挖，除去根头、尾梢及须根，阴干或烘干。
性味功能	味苦、辛，性微温。有补肝肾，强筋骨，固胎元，止崩漏的功能。
主治用法	用于腰背酸痛，风湿骨痛，骨折，先兆流产，功能性子宫出血足等症。用量9~15g。水煎服。

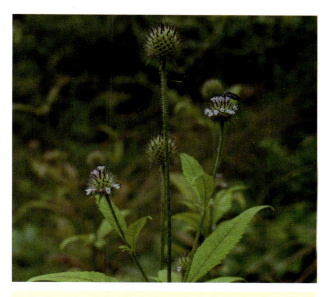

现代研究
1. 化学成分　本品含有日本续断皂苷E1和日本续断皂苷E2。
2. 药理作用　暂无

应用
同川续断。

还阳参 Crepis crocea (Lam.) Babc.

基　　源	菊科植物还阳参的全草入药。
原植物	别名：驴打滚草、还阳草、黄花还阳参。草本，具乳汁，高15cm。根状茎细柱形，棕褐色。叶基生，有由叶基部下延的窄翅；叶窄匙形或窄披针形，先端渐尖，基部渐窄而下延成柄翅，边缘齿状缺刻或近羽状浅裂，上面有极细小白点和少量平压卷毛，下面密，老时脱落。头状花序单一顶生，或2~3个单岐聚状；花葶2枝由叶丛中抽出，被细短腺毛和平压曲毛；花序梗细长，基部有1片条形或条状钻形苞片；花全部舌状，舌片椭圆条形，黄色，先端平截，有4~5个深黄色的圆厚小齿。瘦果圆柱形；冠毛白色，光亮。
生境分布	生于山坡路边。分布于东北、华北及西藏等地。
采收加工	夏季采集全草，鲜用或晒干。
性状鉴别	本品根圆柱形。茎直立，木质，不分枝或叉状分枝，叶无柄，茎基产叶小，鳞片状；中部叶条形，长6~10cm，宽3~4mm，全缘或有细齿，稍反卷，无毛或有短柔毛。头状花序小，均有12朵小花，排成疏圆锥花序，梗长0.5~3.5mm，总苞圆柱形，长8~9mm，宽2~2.5mm；外层总苞片6 条形或披针形，长为内层的1/2，内层总苞片8~12，披针形，近先端有密纤毛；舌状花橘黄色，长约12mm。瘦果纺锤形，近扁平，褐色，冠毛淡黄白色，长约5mm。
性味功能	味苦，性凉。有止咳、祛痰、平喘的功能。

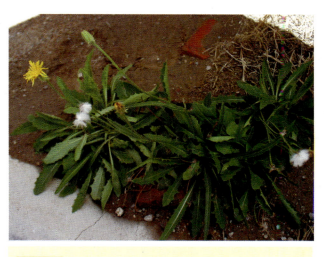

炮　　制	采收，洗净，鲜用，晒干。
主治用法	用于老年性慢性支气管炎。用量15~30g。

现代研究
1. 化学成分　本品含8β-羟基-11β，13-二氢中美菊素C，8β-羟基异珀菊内酯，8-表去酰洋蓟苦素，伪蒲公英甾醇乙酸酯，β-谷甾醇，尚有连翘苷等成分。
2. 药理作用　本品具有止咳平喘作用。

应用
1. 喘息型慢性支气管炎：驴打滚草适量，制成水丸，每次6g。
2. 喘息型慢性支气管炎：驴打滚草1500g，白芥子500g，葶苈子120g，洋金花30g。研末，水泛为丸如绿豆大，每次3g。

水烛（蒲黄） Typha angustifolia L.

基 源	蒲黄为香蒲科植物水烛的干燥花粉。
原植物	别名：水烛香蒲、蒲草、窄叶香蒲。多年生沼生草本。叶丛生，叶狭线形，叶鞘筒状，半抱茎。穗状花序，长圆柱形，雌雄花序同株，不连接，雄花序生于上部，花序轴密生褐色扁柔毛，单雌花序生于下部，有叶状苞片，早落。果穗圆柱形。花期6~7月，果期7~8月。
生境分布	生于池沼、沟边、湿地或浅水中。分布于东北、华北、华东及陕西、宁夏、甘肃、河南、湖北、四川、云南等省自治区。
采收加工	夏季采收蒲棒上部的黄色雄花序，晒干，筛取花粉。
性味功能	味甘、性平。有止血，化瘀，通淋的功能。
主治用法	用于吐血，衄血，崩漏，外伤出血，经闭痛经，脘腹刺痛，跌扑肿痛，4.5~9g；外用适量，敷患处。

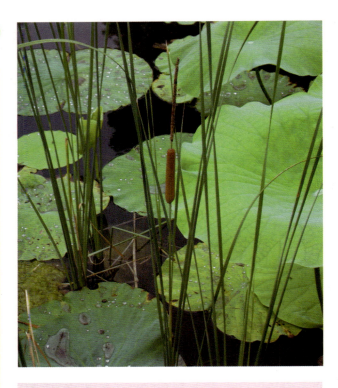

应用
1. 产后血瘀，恶露不下，少腹作痛：炒蒲黄、生蒲黄各3g，五灵脂6g，研细末，水酒各半煎服。
2. 血便：蒲黄、冬葵子、生地栀子各15g，小蓟6g 水煎服。
3. 疮疡肿痛，活生疮：生蒲黄末，用蜂蜜调敷患处。
4. 慢性结肠炎：炒蒲黄、五灵脂、煨葛、煨肉豆蔻。水煎服。

益智 Alpinia oxyphylla Miq.

基 源	为姜科植物益智的干燥成熟果实。
原植物	多年生丛生草本，有辛辣味。根茎横走，发达。茎直立。叶2列；叶舌膜质，棕色，2裂，被淡棕色柔毛；叶片宽披针形，先端渐尖，基部宽楔形。总状花序顶生，花序柄稍弯曲，棕色，被极短的柔毛；苞片膜质，花萼管状，3浅齿裂，花冠裂片3，上方1片稍宽，先端略呈兜状，外被短柔毛；唇瓣倒卵形，粉红色，并有红色条纹，3浅裂，中间裂片突出，边缘波状；蒴果椭圆形，不开裂，果皮上有明显的纵向维管束条纹，果熟时黄绿色。花期1~3月，果期3~6月。
生境分布	生于林下阴处。广东、海南、广西、云南有栽培。
采收加工	5~6月间当果实呈黄绿色时采摘于帘上晒干。
性状鉴别	本品干燥果实呈纺锤形或椭圆形，外皮红棕色至灰棕色，有纵向断续状的隆起线13~18条。皮薄而稍韧，与种子紧贴。种子集结成团，分3瓣，中有薄膜相隔，每瓣有种子6~11粒。种子呈不规则扁圆形，略有钝棱，直径约3毫米，厚约1.5毫米，表面灰褐色或灰黄色；种脐位于腹面的中央，微凹陷，自种脐至背面的合点处，有一条沟状种脊；破开后里面为白色，粉性，臭特殊，味辛微苦。
性味功能	味辛，性温。有暖胃，温脾，摄唾涎，缩小便的功能。
炮 制	益智：取益智置锅内，炒至外壳焦黑，取出冷透，除去果壳，取仁捣碎用。 盐益智：取益智用盐水拌匀，微炒，取出放凉。

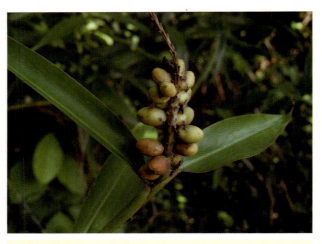

主治用法	用于脘腹冷痛、食少吐泻、唾液过多、遗尿、夜尿过多、尿有遗沥、遗精等症。用量3~9g。

现代研究
1. 化学成分 本品含有桉油精、4-萜品烯醇、α-松油醇、β-榄香烯、α-依兰油烯、姜烯、绿叶烯等成分，尚含有多种微量元素、丰富的B族维生素以及氨基酸。
2. 药理作用 本品具有拮抗钙活性的作用，强心、抗癌、抑制胃溃疡、控制回肠收缩等作用，并有抑制前列腺素作用，还能提高男性的性功能和记忆力。

应用
1. 脾胃受寒，食少，腹痛吐泻：益智、党参、白术、干姜、炙甘草。水煎服。
2. 膀胱虚寒，遗尿，尿频有遗沥，夜尿增多：益智、乌药各等分。水煎服。

韭菜（韭菜子） Allium tuberosum Rottl.ex Spreng.

基　源	韭菜子为百合科植物韭菜的干燥种子。
原植物	多年生草本。鳞茎簇生，黄褐色。叶基生线形，扁平，全缘平滑。花葶圆柱状，下部有叶鞘；顶生伞形花序半球形或近球形；花柄基部有小苞片；花白色或微带红色；花被片6，狭卵形至长圆状披针形。蒴果，果瓣倒心形。花、果期7~9月。
生境分布	全国各地均有栽培。
采收加工	秋季果实成熟时采收果序，晒干，搓出种子。
性状鉴别	本品种子半圆形或卵圆形，略扁，长3~4mm，宽约2mm。表面黑色，一面凸起，粗糙，有细密的网状皱纹，另一面微凹，皱纹不甚明显，基部稍尖，有点状突起的种脐。质硬。气特异，味微辛。
性味功能	味辛、甘，性温。有温补肝肾，暖腰膝，壮阳固精的功能。
炮　制	韭菜子：除去杂质，晒干。 盐韭菜子：取净韭菜子，照盐水炙法炒干。
主治用法	用于阳痿遗精，腰膝酸痛，遗尿，尿频，冷痛，白带过多，淋浊等。及用于食管癌、胰腺癌。温补肝肾，壮阳固精。用量3~9g，水煎服。

现代研究
1. 化学成分　本品含有含硫化物、苷类、维生素C等成分。
2. 药理作用　本品具有温肾助阳作用。

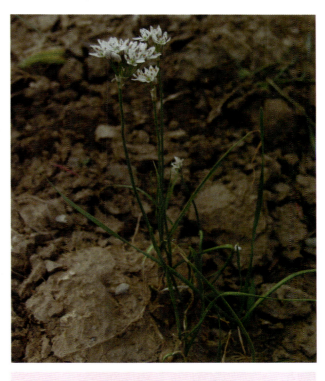

应用
1. 阳痿：韭菜子、破骨脂各30g，研末，水冲服。
2. 妇人带下，男子肾虚冷，梦遗：韭菜子，醋煮，焙干，研末。
3. 胸痹，心中急痛如锥刺，不行俯仰：生韭菜，捣汁服。

大叶仙茅 Curculigo capitulata Kuntze

基　源	为仙茅科植物大叶仙茅的干燥根及根状茎。
原植物	别名：仙茅、大地棕、猴子背巾、竹灵芝。多年生草本。根状茎肉质块状，粗厚，须根丛生。叶基生，有槽，近对折，叶长方披针形，叶片呈折叠状，全缘。花葶从叶腋发出，高10~20cm。花不藏于叶鞘内。花梗被长毛，头状花序或穗状花序曲垂，卵形或球形；花被片6，雄蕊6；果棒状，内有种子多数。
生境分布	生于山坡湿润处或栽培于屋旁。分布于我国西南部地区。
采收加工	四季可采挖，除去根头及须根，洗净，晒干或鲜用。
性味功能	味苦、涩，性平。有润肺化痰，止咳平喘，镇静，健脾，补肾固精的功能。
炮　制	洗净，晒干或鲜用。
主治用法	用于肾虚喘咳，腰膝酸痛，白带，遗精，阳痿。用量15~30g。

现代研究
1. 化学成分　本品含有木质素苷等成分。
2. 药理作用　本品具有雄性激素样作用，还有抗惊厥、镇静和镇痛作用，并能增强免疫功能。

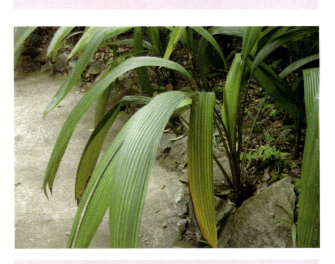

应用
1. 慢性气管炎：大叶仙茅、通光散鲜品各72g，水煎，加蜂蜜适量，每次20ml，口服。
2. 慢性气管炎：大叶仙茅制成蜜丸，口服。

仙茅 Curculigo orchioides Gaertn.

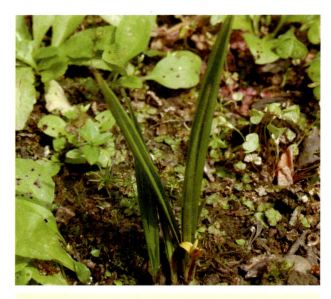

基　　源　为仙茅科植物仙茅的干燥根茎。

原 植 物　多年生草本。根茎向下直生，圆柱形，肉质，褐色；须根常丛生，两端细，中间粗，肉质，具环状横纹。3~6枚叶基生，披针形，先端渐尖，基部下延成柄，扩大成鞘状，叶脉明显，两面疏生长柔毛，后渐光滑。花葶极短，隐藏于叶鞘内；花杂性，上部为雄花，下部为两性花；苞片膜质，被长柔毛；花黄色，下部花筒线形，6裂，被长柔毛。浆果长矩圆形，稍肉质，先端宿存有细长的花被筒，呈喙状，被长柔毛。

生境分布　生于海拔1600m的林下草地或荒坡上。分布于浙江、福建、江西、台湾、湖南、湖北、广东、广西、四川、贵州、云南等省区。

采收加工　秋冬两季采挖，除去根头及须根，洗净，干燥。

性状鉴别　本品根茎圆柱形，略弯曲，长3~10cm，直径4~8mm。表面黑褐色或棕褐色，粗糙，有纵沟及横皱纹与细孔状的粗根痕。质硬脆，易折断，断面稍平坦，略呈角质状，淡褐色或棕褐色，近中心处色较深，并有一深色环。气微香，味微苦、辛。

性味功能　味辛，性温。有小毒。有小毒。有补肾阳、祛寒湿的功能。

炮　　制　仙茅：洗净，晒干或鲜用。
酒仙茅：取净仙茅用黄酒拌匀，润透后，置锅内微炒至干，取出，晾干。

主治用法　用于腰膝冷痛、四肢麻痹、阳痿。用量3~9g。

现代研究
1. 化学成分　本品含仙茅苷A、B，地衣二醇葡萄糖苷，仙茅皂苷A、B、C、D、E、F、K、L、M，仙茅素A、B、C，仙茅皂苷元A、B、C，仙茅萜醇，还含含氮化合物：石蒜碱，又含环木菠萝烯醇，β-谷甾醇，以及多种长链脂肪族化合物等成分。
2. 药理作用　本品具有雄性激素样作用，也有抗惊厥、镇静、镇痛、解热、耐缺氧、抗高温、抗炎、抗菌、抗肿瘤作用，并能增强免疫功能。

应用
1. 淋巴结核：仙茅100g，夏枯草6g，水煎服。
2. 淋巴结炎、颈淋巴结核：仙茅、一枝黄花各50g，加烧酒炖服。
3. 膀胱炎、尿道炎：仙茅50g，加冰糖，水煎服。

◆补血药◆

何首乌（何首乌，首乌藤） Polygonum multiflorum Thunb.

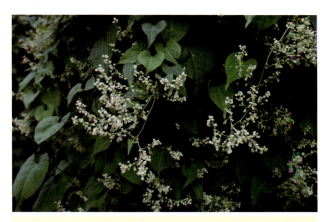

基　　源	为蓼科植物何首乌的干燥块根；首乌藤为其干燥藤茎。
原植物	多年生藤本。块根肥大。茎缠绕，中空。叶卵状心形，全缘。圆锥花序顶生或腋生，白色，小花2~4朵；花被5深裂。瘦果3棱形，黑色。花期6~9月，果期8~10月。
生境分布	生于山坡、石缝、林下。分布于河北、河南、山东以及长江以南各省。
采收加工	秋、冬季采挖，切块，干燥。
性状鉴别	本品呈团块状或不规则纺锤形表面红棕色或红褐色，皱缩不平，有浅沟，并有横长皮孔及细根痕。体重，质坚实，不易折断。断面浅黄棕色或浅红棕色，显粉性，皮部有4~11个类圆形异型维管束环列，形成云锦状花纹，中央木部较大，有的呈木心。气微，味微苦而甘涩。
性味功能	生首乌：味微苦，性平。有润肠通便，解疮毒的功能。制首乌：味甘、涩，性微温。有补肝肾，养血安神，益精血的功能。
炮　　制	除去杂质，洗净，稍浸，润透，切厚片或块，干燥。
主治用法	生首乌：用于瘰疬疮痈，阴血不足引起的大便秘结，高脂血症。制首乌：用于肝虚血少，眩晕，失眠多梦，头发早白，腰膝酸软，风湿痹痛等。用量：6~15g。

现代研究
1. 化学成分　本品主要含蒽醌类化合物，其中主要成分为大黄酚和大黄素，还含有卵磷脂、粗脂肪等。
2. 药理作用　本品有抗衰老作用，还有抗菌、降血脂作用。

应用
1. 高血压、动脉硬化、冠心病：何首乌、银杏叶、钩藤。水煎服。
2. 降低血胆固醇：何首乌。水煎服。
3. 血虚发白：何首乌、熟地黄各15g。水煎服。

芍药（赤芍，白芍） Paeonia lactiflora Pall.

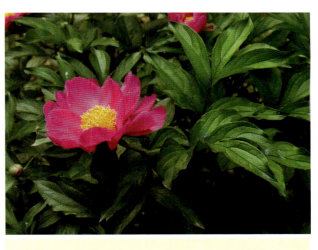

基　　源	为芍药科植物芍药的干燥根。
原植物	多年生草本。根圆柱形或纺锤形，黑褐色。三出复叶；全缘。花数朵，生于茎顶和叶腋，花瓣白色或粉红色；雄蕊多数，心皮4~5，无毛。果，顶端具喙。种子圆形，黑色。花期5~6月，果期9月。
生境分布	生于草地及林缘，或栽培。分布于我国大部分地区。
采收加工	春、秋季采挖，晒干。白芍：水煮后除去外皮晒干。
性状鉴别	本品干燥根呈圆柱形，两端粗细近于相等，稍弯曲。表面暗褐色或暗棕色，粗糙，有横向凸起的皮孔及根痕，具粗而深的纵皱纹，手搓之则外皮易脱落，显出白色或淡棕色的皮层。质硬而脆，易折断。断面平坦，粉白色或黄白色，皮层窄，呈类粉红色，中央髓小，木质部射线明显，有时具有裂隙。气微香，味微苦涩。
性味功能	味苦、酸，性微寒。有清泄肝火，养血柔肝，散瘀活血，止痛的功能。白芍平肝止痛，养血调经的功能。
炮　　制	炒赤芍：取赤芍药片置锅内炒至微有焦点为度，取出凉透。炒白芍：取净白芍片，锅内炒至微黄色。
主治用法	赤芍用于月经不调，瘀滞腹痛　痛经、经闭，痈肿疮毒，关节肿痛，胸胁疼痛，跌扑损伤等症。白芍用于头痛眩晕，胁痛　腹痛，四肢挛痛，血虚萎黄，自汗，盗汗。

现代研究
1. 化学成分　含有芍药苷、牡丹酚芍药花苷，还含有芍药内酯、苯甲酸等。此外，还含有挥发油、脂肪油、树脂糖、淀粉、黏液质、蛋白质和三萜类成分。
2. 药理作用　本品能促进小鼠腹腔巨噬细胞的吞噬能力；有解痉、镇痛镇静、抗惊厥、抗炎、抗溃、抗菌和解热等作用。

应用
1. 前列腺炎：赤芍、败酱草、蒲公英、桃仁、王不留行、丹参、泽兰、乳香、川楝子。水煎服。
2. 闭经：瘀血所致腰背疼痛、坠痛：赤芍、桃仁、红花、归尾。水煎服。
3. 冠心病心绞痛：赤芍、降香、川芎、红花各15g，丹参30g。水煎服。
4. 痛经：赤芍、乌药、香附各9g，当归12g，延胡索6g。水煎服。

亮叶崖豆藤 Millettia nitida Benth.

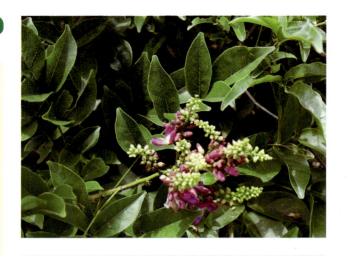

基源	为蝶形花植物亮叶崖豆藤的藤茎。
原植物	攀援大藤本。幼枝被锈色短柔毛。单数羽状复叶，互生，小叶5，革质，宽卵状长椭圆形、宽披针形或长卵形，先端钝或短渐尖，基部圆楔形，全缘，上面无毛，光亮，下面被灰白色柔毛，叶脉明显。圆锥花序顶生，花多而密集，花萼钟状，密被绢毛，萼片5；花冠蝶形，紫色，旗瓣，被绢毛，基部有2个胼胝体腺状附属物。荚果扁平，条状长圆形，种子间不缢缩，被锈色绒毛，果瓣木质，开裂。花期6~7月。果期10~11月。
生境分布	生于林缘或沟边。分布于台湾、广东、广西等省区。
采收加工	全年均可采，去枝叶，晒干或切片晒干。
性味功能	味苦，性温。有活血补血，通经活络的功能。
主治用法	用于贫血，产后虚弱，头晕目眩，月经不调，风湿痹痛，腰膝酸痛，麻木瘫痪，血虚经闭，痛经。水煎服或浸酒服。外用于乳痛，煎水洗，每日数次。用量9~15g。鲜品30~50g。外用适量。

应用
1. 风湿痹痛，腰膝酸痛，麻木瘫痪：亮叶崖豆藤50g。水煎服或浸酒服。
2. 月经不调，贫血，痛经，经闭：亮叶崖豆藤制成浸膏片，每片含生药1g。口服。

龙眼（龙眼肉）Dimocarpus longan Lour.

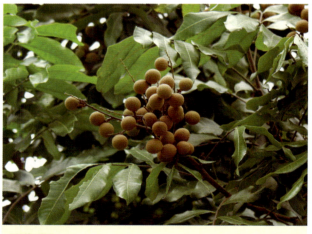

基源	龙眼肉为无患子科植物龙眼的假种皮。
原植物	别名：桂圆、桂元肉。常绿大乔木。双数羽状复叶，互生，小叶2~6对，革质，长椭圆形或长椭圆状披针形，先端钝尖或钝，基部偏斜，全缘或波状。顶生或腋生圆锥花序，密生锈色星状毛；花瓣5，淡黄色。核果球形，果皮薄，干后近木质，黄褐色。种子球形，黑色有光泽，外有白色、肉质、甜味的假种皮。花期3~4月。果期7~9月。
生境分布	生于热带和亚热带，栽培。分布于福建、台湾、广东、广西、云南、贵州、四川等省区。
采收加工	7~9月果实成熟时采收，去果皮及核，晒干。
性状鉴别	假种皮为不规则块片，常粘结成团。黄棕色至棕色，半透明。外表面（近果皮的一面）皱缩不平；内表面（粘附种子的一面）光亮，有细纵皱纹。质柔润，有粘性。气微香，味甚甜。以片大而厚、色黄棕、半透明、甜味浓者为佳。
性味功能	味甘，性温。有补心脾，益气，益血，安神的功能。
炮制	烘干或晒干，剥去果皮，取其假种皮。或将果实入开水中煮10分钟，捞出摊放，使水分散失，再烤一昼夜，然后剥取假种皮；晒干。
主治用法	用于病后体虚，神经衰弱，健忘，心悸，失眠，食少体倦，贫血，便血，月经过多等。用量10~15g。

现代研究
1. 化学成分 含葡萄糖、酒石酸、蔗糖、维生素B_1、B_2、P、C。
2. 药理作用 龙眼水浸剂在试管内对奥杜盎氏小芽胞癣菌有抑制作用。还有镇静和健胃作用。

应用
1. 神经衰弱：龙眼肉、黄芪、白术、党参、茯神、酸枣仁各9g，当归6g，广木香1.5g（后下），远志3g，炙甘草、生姜各4.5g，红枣15g。水煎服。
2. 崩漏，久泻：龙眼肉30g，大枣15g。水煎服。
3. 血小板低，贫血：龙眼肉9g，花生米（连红衣）15g。水煎服。
4. 产后血虚，浮肿：龙眼肉、生姜、大枣。水煎服。

当归 Angelicasinensis(Oliv.)Diels

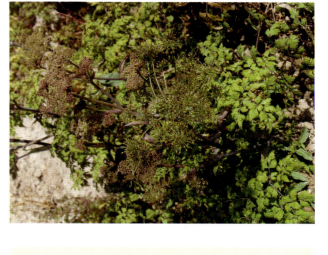

基　源	为伞形科植物当归的干燥根。
原植物	多年生草本，有特异香气。主根肥大肉质。叶互生，基部膨大鞘状抱茎；2~3回奇数羽状复叶，小叶3对，1~2回分裂。复伞形花序顶生，花5数，白色。双悬果椭圆形，果棱5条，背棱线形隆起，侧棱成翅，翅边缘淡紫色，背部扁平。花期7月，果期8~9月。
生境分布	生于海拔1800~2500m的高寒阴湿地方。栽培于甘肃、四川、云南、湖北、陕西、贵州等省区。
采收加工	秋末采挖根部，待水分稍蒸发后，捆成小把，用烟火慢慢熏干。当归不宜太阳晒。
性状鉴别	本品略呈圆柱形，下部有支根3~5条或更多。表面黄棕色至棕褐色，具纵皱纹及横长皮孔。根头（归头）具环纹，上端圆钝，有紫色或黄绿色的茎及叶鞘的残基；主根（归身）表面凹凸不平；支根（归尾）上粗下细，多扭曲，有少数须根痕。质柔韧，断面黄白色或淡黄棕色，皮部厚，有裂隙及多数棕色点状分泌腔，木部色较淡，形成层环黄棕色。有浓郁的香气，味甘、辛、微苦。
性味功能	味甘、辛，性温。有补血活血，调经止痛，润肠通便的功能。
炮　制	当归：除去杂质，洗净，润透，切薄片，晒干或低温干燥。酒当归：取净当归片，照酒炙法炒干。
主治用法	用于血虚萎黄，眩晕心悸，月经不调，经闭痛经，虚寒腹痛，肠燥便秘，风湿痹痛，跌扑损伤，痈疽疮疡。用量4.5~9g，水煎服。

现代研究
1. 化学成分　含藁本内酯、正丁烯酰内酯、阿魏酸、烟酸、蔗糖和多种氨基酸，以及倍半萜类化合物等。
2. 药理作用　当归挥发油能对抗肾上腺素－垂体后叶素或组织胺对子宫的兴奋作用；当归煎剂含挥发油可明显心脏收缩幅度和收缩频率。当归及其阿魏酸钠有明显的抗血酸作用。

应用
1. 心悸、健忘、失眠、心神不宁：当归6g，黄芪30g。水煎服。
2. 气血虚弱所致肠燥便秘：当归12g，牛膝6g，咸苁蓉9g，泽泻4.5g，升麻2.4g，枳壳3g。水煎服。
3. 产后腹痛：当归、生姜．加羊肉炖服。
4. 月经不调：当归、熟地、川芎、白芍。水煎服。

宁夏枸杞（枸杞子） Lyciumbarbarum L.

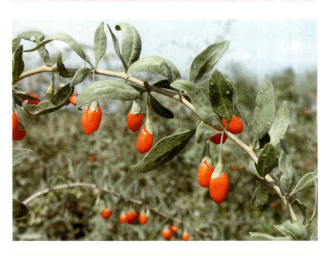

基　源	枸杞子为茄科植物宁夏枸杞的果实。
原植物	别名：甘枸杞、西枸杞、山枸杞。落叶灌木。短枝刺状。叶互生或簇生枝顶上；先端尖，基部楔形，全缘。花腋生；花萼杯状，2~3裂，花冠漏斗状，5裂，向后反卷，粉红色或浅紫红色。浆果倒卵形或卵形，红色或橘红色。果实顶部有花柱痕，基部有果梗痕，质柔润。花期5~6月。果期6~11月。
生境分布	生于河岸、山坡等处。分布于河北、内蒙古、山西、陕西、甘肃、宁夏、青海等省区。
采收加工	夏、秋季果实成熟采摘，阴至半干，再晒干。晾晒时不宜用手翻动，以免变黑。
性状鉴别	本品呈类纺锤形或椭圆形，长6~20mm，直径3~10mm。表面红色或暗红色，顶端有小凸起状的花柱痕，基部有白色的果梗痕。果皮柔韧，皱缩；果肉肉厚，柔润。种子20~50粒，类肾形，扁而翘，长1.5~1.9mm，宽1~1.7mm，表面浅黄色或棕黄色。气微，味甜。
性味功能	味甘，性平。有滋补肝肾，益精明目的功能。
炮　制	簸净杂质，摘去残留的梗和蒂。
主治用法	用于虚劳精亏，腰膝酸痛，眩晕耳鸣，消渴，血虚萎黄，目昏不明，糖尿病等症。用量5~10g。

现代研究
1. 化学成分　枸杞子含甜菜碱、胡萝卜素、玉蜀黍黄素、烟酸、维生素B1、维生素B2、维生素C、钙、磷、铁、β谷甾醇、亚油酸，以及14种氨基酸。
2. 药理作用　枸杞子对免疫有促进作用；对造血功能有促进作用；对正常健康人也有显著升白细胞作用；还有抗衰老、抗突变、抗肿瘤、降血脂、保肝、降血糖、降血压作用。

应用
1. 慢性肝炎、肝硬化：枸杞子、生地各18g，当归、北沙参、麦冬各9g，川楝子4.5g。水煎服。
2. 体弱肾虚，腰膝酸软：枸杞子、熟地、杜仲、女贞子。水煎服。
3. 早期老年性白内障：枸杞子15g，肉苁蓉9g，菊花、巴戟各6g。水煎服。

中华枸杞（地骨皮） Lycium chinense Mill.

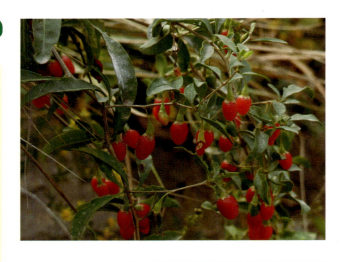

基　　源	地骨皮为茄科植物中华枸杞的根皮。
原植物	别名：枸杞菜、狗奶子、枸杞。落叶灌木。叶互生，菱状卵形，先端钝尖或圆，基部楔形，全缘。花单生或2~5朵腋生；花萼钟状，3~5裂，基部有深紫色条纹；花冠漏斗状，淡紫色，5裂。浆果卵圆形或长圆形，红色。种子扁平，长圆状卵形，黄色。花期7~9月。果期7~10月。
生境分布	生于山坡、路边或丘陵。分布于全国大部分省区。
采收加工	春初或秋后采挖，洗净泥土，剥去根皮，晒干。
性味功能	味甘、淡，性寒。有清热凉血，退骨蒸劳热，降血压的功能。
主治用法	用于阴虚发热，盗汗，心烦，口渴，肺热咳喘，咯血，衄血，尿血，内热消渴，肺结核低热，痈肿，恶疮等症。用量9~15g；外用适量。

现代研究
1. 化学成分　同宁夏枸杞。
2. 药理作用　同宁夏枸杞。

应用
1. 虚热骨蒸，痨热，盗汗：地骨皮、知母、银柴胡、孩儿参、黄芩、鳖甲、赤茯苓。水煎服。
2. 肺热咳嗽：地骨皮、桑皮白、甘草、粳米。水煎服。
3. 虚热烦渴：地骨皮、知母、人参、赤茯苓。水煎服。
4. 疟疾：地骨皮30g，茶叶3g。水煎，于发作前2~3小时服下。

◆补阴药◆

菠萝蜜 Artocarpus heterophylus Lam.

基　　源	为桑科植物菠萝蜜的果仁。
原植物	别名：树菠萝。常绿乔木，有乳汁。叶互生，厚革质，椭圆形或倒卵形，全缘，不裂或幼枝上的叶3裂，无毛。花多数，雌雄同株；雄花序顶生或腋生，圆柱形，花被片2，雄蕊1；雌花序圆柱形或长圆形，生树干或主枝，花被管状。聚花果，有六角形瘤状突起。花期2~3月。果期9~10月。
生境分布	福建、台湾、广东、海南、广西和云南东南部等省区。
采收加工	夏、秋间成熟时采收。多用鲜者。
性味功能	味甘，性平。有滋养益气，生津止渴，通乳的功能。
主治用法	用于产后乳少或乳液不通，脾胃虚弱。用量60~100g。炖肉服或水煎服。

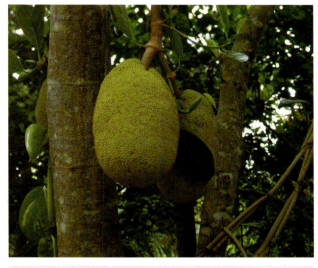

应用
1. 产后乳少或乳汁不通：种仁100~400g，炖肉服，或水煎服，并食果仁。
2. 皮肤溃疡：菠萝蜜叶，研磨粉末敷创伤。
3. 疮疖红肿或疮疖红肿引起的淋巴结炎：鲜菠萝蜜树液涂患处。
附注：其果实、叶及树液也供药用。果实：味甘、微酸，性平，无毒。有止渴除烦，醒酒，益气的功能。用于止渴、醒酒。叶：有消肿解毒的功能。

构树（楮实子） Broussonetia papyrifera (L.) L'Hert ex Vent.

基　　源	楮实子为桑科植物构树的干燥成熟果实。
原植物	别名：野杨梅子（江苏）。落叶乔木。叶宽卵形或长圆状卵形，不裂或3~5深裂，叶缘具粗锯齿，两面被毛。花单性，雌雄异株。雄花成荑花序，腋生。雌花成球形头状花序。聚花果球形，肉质，桔红色。花期5~6月，果期9~10月。
生境分布	生于山地或平原，常为栽培。分布于全国大部分地区。
采收加工	秋季果实成熟时采收，晒干，除去宿萼及杂质。
性味功能	味甘，性寒。有补肾清肝，明目，健脾利水的功能。
主治用法	用于腰膝酸软，耳鸣，眼花，视力减退，目生翳膜，水肿尿少。用量6~12g。

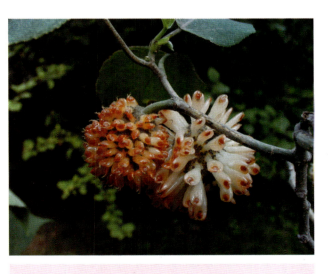

应用
1. 慢性活动性肝炎：楮实子、熟地、山药、杭菊、茯苓、当归、泽泻、丹皮、山茱萸、柴胡、水煎服。
2. 肥大性腰椎炎：楮实子、鹿角霜、鹿蹄草、肉苁蓉、熟地等。水煎服。
3. 变性近视：楮实子、沙苑子、茺蔚子、菟丝子。水煎服。
4. 水肿：楮实子、茯苓、冬瓜、莱菔。水煎服。

栗（栗子） Castaneamollissima Bl.

基　　源	栗子为壳斗科植物栗的种仁；其总苞称为板栗壳。
原 植 物	别名：板栗。落叶乔木。单叶互生，薄革质，长圆状披针形或长圆形，先端尖尾状，基部楔形或两侧不相等，边缘有疏锯齿，齿端为内弯的刺状毛，花单性，雌雄同株，雄花序穗状，生于新枝下部叶腋，淡黄褐色；雌花无梗，生于雄花下部，外有壳斗状总苞。总苞球形，外面有尖锐被毛的刺，内藏坚果2~3，成熟时裂为4瓣，坚果深褐色。花期5~7月，果期8~10月。
生境分布	生于山坡丛林。分布于辽宁、河北、山西、陕西、河南、山东及长江以南各省区。
采收加工	栗子秋季采收成熟果实，取出种仁，晒干。板栗壳剥取带刺球形总苞，晒干。
性状鉴别	种仁呈半球形或扁圆形，先端短尖，直径2~3cm。外表面黄白色，光滑，有时具浅纵沟纹。质实稍重，碎断后内部富粉质。气微，味微甜。
性味功能	栗子味甘，性温，无毒。有滋阴补肾功能。板栗壳味甘，涩，性平。有止咳化痰，散结解毒的功能。
主治用法	栗子用于肾虚腰痛。板栗壳用于慢性气管炎，咳嗽痰多，百日咳，瘰疬，腮腺炎，丹毒。煎水或研末调敷。用量，栗子60~120g。板栗壳30~60g。

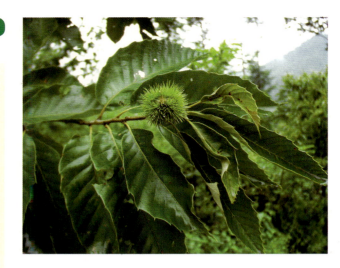

现代研究
1. 化学成分　本品果实含有糖类、淀粉、蛋白质、脂肪、维生素B等。树皮含有鞣质。
2. 药理作用　暂无。

应用
1. 气管炎：栗子250g，煮瘦肉服。
2. 筋骨肿痛：鲜栗子，捣烂敷患处。
3. 丹毒红肿：板栗壳，水煎洗患部。

枸骨（枸骨叶） Ilexcornuta Lindl.

基　　源	枸骨叶为冬青科植物枸骨的干燥叶。
原 植 物	别名：功劳叶、八角刺、苦丁茶、鸟不宿。常绿灌木或小乔木。单叶互生，硬革质，四角状长方形，先端宽，有2~3个硬尖刺齿，中央的刺向下反卷，两侧各有1~2个硬刺，基部平截。大树上叶有短柄；叶圆形或长圆形，全缘，边缘无刺尖。伞形花序腋生。花小，黄绿色，杂性，雄花与两性花同株；花瓣4。核果球形，鲜红色。花期4~5月。
生境分布	生于山坡、溪间、路旁的杂木林或灌丛中。多有栽培。分布于甘肃、河南、江苏、安徽、浙江、江西、湖南、湖北、广东、广西、四川等省区。
采收加工	冬、春两季剪取叶，去净枝梗，晒干。
性状鉴别	本品果实圆球形或类球形，表面浅棕色至暗红色，微有光泽，外果皮多干缩而形成深浅不等凹陷；机端具宿存柱基，基部有果柄痕及残存花萼，偶有细果柄。外果皮质脆易碎，内有分果核4格言，分果核呈球体的四等分状，黄棕色至暗棕色，极坚硬，有隆起的脊纹，内有种子1枚。气微，味微涩。
性味功能	味苦，性微寒。有滋阴清热，益肾，止咳化痰的功能。
主治用法	用于虚劳发热咳嗽，劳伤失血，腰膝痿弱，风湿痹痛，跌打损伤，风湿性关节炎，头晕耳鸣，高血压，白癜风等症。用量9~15g。

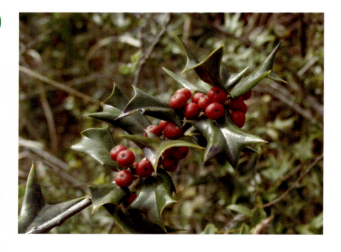

现代研究
1. 化学成分　枸骨子中含脂肪油9.84%。另含生物碱、皂苷、鞣质。
2. 药理作用　暂无。

应用
1. 头痛：枸骨叶制成茶，泡饮。
2. 风湿性关节炎：鲜枸骨叶120g，浸酒饮。
3. 肺痨：枸骨嫩叶50g，烘干，开水泡，当茶饮。
4. 小儿急性扁桃体炎：枸骨叶、朱砂根、岗梅根、栀子、淡竹叶、木通、射干、甘草各9g，生石膏12g。

珊瑚菜（北沙参） Glehnia littoralis F.Schmidt ex Miq.

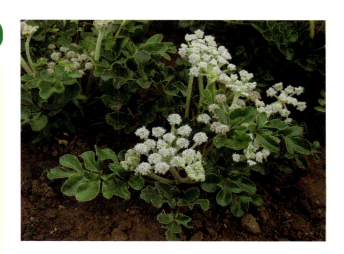

基　　源	北沙参为伞形科植物珊瑚菜的根。
原植物	多年生草本，被灰褐色绒毛。主根细长，圆柱形，长达30cm，肉质，黄白色。基生叶柄长，基部宽鞘状，边缘膜质，叶卵圆形或宽三角状卵形，1~3回三出分裂至深裂，裂片羽状排列；茎上部叶不裂，卵形，有三角形圆锯齿。复伞形花序顶生，白色，有绒毛；花瓣5，先端内卷。双悬果椭圆形，有粗毛，果棱5，翅状。花期5~7月。果期6~8月。
生境分布	生于海边沙滩上。分布于辽宁、河北、山东、江苏、浙江、福建、台湾、广东等省区。
采收加工	夏、秋季采收栽培2年后的根部，开水烫后去皮，时间不可过长，晒干或烘干。
性状鉴别	本品呈细长圆柱形，偶有分枝。表面淡黄白色，略粗糙，偶有残存外皮，不去外皮的表面黄棕色。全体有细纵皱纹及纵沟，并有棕黄色点状细根痕。顶端常留有黄棕色根茎残基；上端稍细，中部略粗，下部渐细。质脆，易折断，断面皮部浅黄白色，木部黄色。气特异，味微甘。
性味功能	味微甘，性微寒。有养阴清肺，祛痰止咳功能。
炮　　制	除去残茎及杂质，略润，切段，晒干。
主治用法	用于阴虚肺热干咳，热病伤津，咽干口渴等症。用量5~10g。不宜与藜芦同用。

现代研究
1. 化学成分　本品的根含香豆素、生物碱、挥发油、淀粉等。果实含珊瑚菜素。
2. 药理作用　本品乙醇提取物有降低体温和镇痛作用；水浸液能加强心肌收缩。

应用
1. 老年慢性气管炎干咳：南沙参6g，甘草3g。水煎服。
2. 肺热咳嗽不止：南沙参250g，百合15g，贝母5g。研末，冲服。

牛皮消 Cynanchum auriculatum Rogle ex Wight

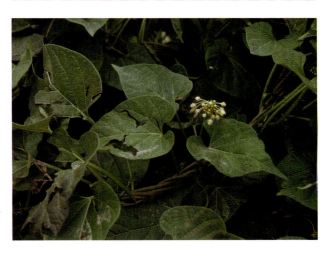

基　　源	为萝摩科植物牛皮消的干燥根或全草。
原植物	别名：耳叶牛皮消、隔山消、白首乌、奶浆藤。多年生蔓性半灌木，具乳汁。全体微被柔毛。根肥厚块状，类圆形或纺锤形，黑褐色，断面白色。叶对生，膜质，宽卵形至卵状长圆形，顶端短渐尖，基部深心形，耳状内弯。聚伞花序伞房状，腋生；花萼5裂，花冠白色，5深裂。裂片反折，内具疏柔毛，浅杯状，果长角状，双生。种子边缘具狭翅，顶端有一簇生白色长毛。花期7~9月。
生境分布	生于山坡、石缝、林下。分布于河北、河南、山东以及长江以南各省。
采收加工	秋季采挖根，切片，晒干；夏、秋采收全草，晒干。
性状鉴别	本品呈长圆柱形、长纺锤形或结节状圆柱形，略弯曲，长短不等。表面黄褐色或淡黄棕色，有时残留棕色至棕黑色的栓皮，有明显的纵皱纹及横长皮孔。质坚硬而脆，易折断，断面较平坦，类白色或黄白色，粉性，可见众多呈放射状排列的黄色小孔。气微，味微甘而后苦。
性味功能	味微苦、甘，性微温；有小毒。有强筋骨，止心痛。
炮　　制	除去杂质，洗净，去栓皮，润透，切厚片，干燥。
主治用法	用于强心、补肝肾，须发早白，腰膝酸软，筋骨不健，食积腹痛，小儿疳积；外用于毒蛇咬伤，疔疮。用量9~15g。

现代研究
1. 化学成分　大根牛皮消含白薇素，牛皮消苷A、B、C和隔山消苷等。另含白首乌二苯酮及磷脂类成分。
2. 药理作用　本品有免疫调节作用；有促进毛发的作用以及抗肿瘤、降血脂等作用。

应用
1. 痢疾：牛皮消15g。水煎服。
2. 食积饱胀：牛皮消3g。研粉，开水冲服。
3. 小儿疳积，隔食：牛皮消、苦荞头、鸡尿藤、马蹄金、侧耳根。研末，加鸡内金，水冲服。
4. 毒蛇咬伤，疔疮：鲜牛皮消15g。捣烂敷患处。

女贞（女贞子） Ligustrum lucidus Ait.

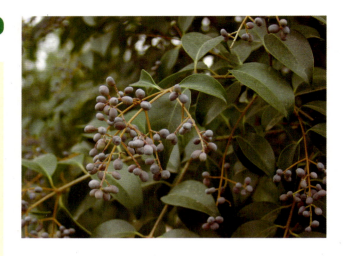

基　源	女贞子为木犀科植物女贞的干燥成熟果实。
原植物	别名：冬青、蜡树。常绿小乔木。叶对生，革质，卵圆形或长卵状披针形，先端尖，基部阔楔形，全缘，上面有光泽，下面密生细小透明腺点。圆锥花序顶生，芳香，花冠白色；雄蕊2，花药"丁"字形着生；子房上位，柱头2浅裂。浆果状核果，椭圆形或肾形，稍弯，蓝黑色或棕黑色，皱缩不平。花期6~7月。果期8~12月。
生境分布	生于山坡向阳处或疏林中，常栽培于庭园及路旁。分布于河北、陕西、甘肃及华东、中南、西南等地区。
采收加工	冬季果实成熟时采收，稍蒸或置沸水中稍烫后，晒干；或直接晒干。
性状鉴别	本品种子呈卵形、椭圆形或肾形。表面黑紫色或灰黑色，皱缩不平，基部有果梗痕或具宿萼及短梗。体轻。外果皮薄，中果皮较松软，易剥离，内果皮木质，黄棕色，具纵棱，破开后种子通常为1粒，肾形，紫黑色，油性。无臭，味甘、微苦涩。
性味功能	味甘、苦，性平。有滋补肝肾，明目乌发，强腰膝的功能。
炮　制	贞子：除去杂质，洗净，干燥。酒女贞子：取净女贞子，加黄酒拌匀，置罐内或适宜容器内，密闭，坐水锅中，隔水炖至酒吸尽，取出，干燥。
主治用法	用于肝肾阴虚，头晕目眩，耳鸣，头发早白，腰膝酸软，老年性便秘等。用量9~15g。

现代研究
1. 化学成分　含齐墩果酸、乙酰齐墩果酸、熊果酸、甘露醇、葡萄糖、棕榈酸、硬脂酸、油酸、亚油酸等成分。
2. 药理作用　女贞子可增强特异性免疫功能；能预防动脉硬化；有强心、利尿、降血糖及保肝作用；并有止咳、缓泻、抗菌、抗肿瘤作用。

应用
1. 早期老年性白内障、中心性视网膜炎：女贞子、泽泻、山萸肉各9g，枸杞子、淮山各12g，熟地、云苓各15g，丹皮6g。水煎服。
2. 神经衰弱：女贞子、桑椹子、墨旱莲、枸杞子。
3. 视神经炎：女贞子、草决明、青葙子。水煎服。

脂麻（黑芝麻） Sesamum indicum L.

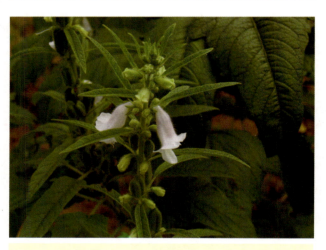

基　源	黑芝麻为脂麻科植物脂麻的干燥成熟种子。
原植物	一年生草本。株高达1m；茎直立，四棱形，不分枝，植株被短柔毛和疏的粘液腺。下部叶对生，上部叶均为互生，叶片卵形、长圆形或披针形，顶端急尖或渐尖，基部楔形，全缘或具锯齿，下部叶常3浅裂。花1~3朵生于叶腋；花萼稍合生，花冠筒状，二唇形，白色、紫色或淡黄色；雄蕊4，2强；子房2室。蒴果，长圆状筒形，常成4棱，纵裂，被柔毛；种子圆形，黑色。花期7~8月，果期8~9月。
生境分布	生于肥沃壤土。除西藏高原外全国各地有栽培。
采收加工	秋季果实成熟时采收种子，晒干。
性状鉴别	本品黑色种子扁卵圆形，一端钝圆，他端尖。表面黑色，有网状皱纹或无，扩大镜下可见细小疣状突起，边缘平滑或呈棱状，尖端有圆点状棕色的种脐，种皮薄纸质，纵切面可见薄膜状的胚乳。胚直立，有2片大形类白色的子叶，富油性。气微弱，味淡，嚼之有清香味。
性味功能	味甘，性平。有滋补肝肾，益血润肠，通便，通乳的功能。
炮　制	黑脂麻：取原药材，除去杂质，洗净，干燥。用时捣碎。 炒黑脂麻：取净黑脂麻，置预热炒制容器内，用文火加热，炒至有爆裂声，逸出香气时，取出晾凉。用时捣碎。
主治用法	用于肝肾不足，头晕眼花，耳鸣耳聋，贫血，大便秘结，乳汁缺少及腰酸等症。用量9~15g。

现代研究
1. 化学成分　本品含大量脂肪油，其中主要为油酸、亚油酸、棕榈酸、花生酸等的甘油脂；又含甾醇、芝麻素、芝麻酚、卵磷脂、蛋白质和大量的钙。
2. 药理作用　本品有降血糖作用。其全草的水提取物对离体豚鼠子宫有兴奋作用。

应用
1. 老年糖尿病：黑芝麻15g。炒熟，研末冲服。
2. 贫血，血小板减少病：黑芝麻15g。炒熟，研末调蜂蜜服。
3. 乳汁缺少：黑芝麻。炒熟，研末，入盐少许食。
4. 肝肾不足，头晕眼花，耳鸣耳聋：黑芝麻、桑叶，研末，以糯米饮捣丸（或炼蜜为丸），常服。

鳢肠（墨旱莲） Ecliptaprostrata L.

基　　源	墨旱莲为菊科植物鳢肠的地上部分。
原植物	别名：旱莲草。一年生草本，全株被白色茸毛。茎圆柱形，有纵棱及分枝。茎叶折去后，即变蓝黑色。叶对生，几无柄，披针形至条状披针形，全缘或有细锯齿。头状花序腋生或顶生，花梗细长；总苞2层，绿色；花杂性，外围为舌状花2层，白色，雌性，发育；中央为管状花，黄绿色，两性，全育。管状花的瘦果较短粗，三棱形，舌状花的瘦果扁四棱形，黄黑色。花期7~9月。果期9~10月。
生境分布	生于路旁、田间等较阴湿处。分布于全国大部分地区。
采收加工	夏、秋季枝叶生长茂盛时割取全草，洗净晒干或鲜用。
性状鉴别	本品干燥全草全体被白色茸毛。茎圆柱形；绿褐色或带紫红色，有纵棱。叶片卷曲，皱缩或破碎，绿褐色。茎顶带有头状花序，多已结实，果实很多，呈黑色颗粒状。浸水后搓其茎叶，则呈黑色。气微香，味淡微咸。以色绿、无杂质者为佳。
性味功能	味甘、酸，性微寒。有补益肝肾，凉血止血的功能。
炮　　制	拣净杂质，除去残根，洗净闷透，切段晒干。
主治用法	用于肝肾阴亏，头晕目眩，鼻衄，吐血，咯血，牙龈出血，尿血，便血，崩漏，腰膝酸软，外伤出血。用量6~12g。外用适量，煎水洗或鲜品捣烂敷患处。

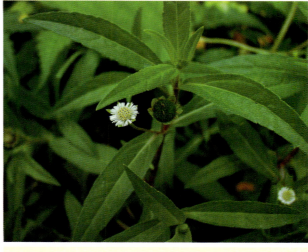

现代研究
1. 化学成分　本品全草含挥发油、鞣质、皂苷以及怀德内酯、去甲基怀德内酯、α-三联噻酚甲醇、菸碱和维生素A样物质等。
2. 药理作用　本品有抗菌、止血作用；有保肝、抗诱变作用。此外，还有明显镇静、镇痛作用。

应用
1. 肺结核咯血：墨旱莲、白茅根，制成注射液，肌肉注射。
2. 痢疾：墨旱莲200g，糖50g，水煎服。
3. 水田皮炎：墨旱莲搓烂涂擦患处。
4. 刀伤出血：鲜墨旱莲，捣烂外敷。

天门冬（天冬） Asparaguscochinchinensis (Lour.)Merr.

基　　源	天冬为百合科植物天门冬的块根。
原植物	多年生草本。块根肉质纺锤形，丛生，灰黄色。茎细长，攀援扭曲，有棱或狭翅，叶状枝丛生，扁平或镰刀状，叶鳞片状，先端长尖，基部有木质倒生刺。花腋生，淡绿色；花数6。浆果球形，红色；种子黑色。花期5~7月。果期8~9月。
生境分布	生于林缘、草丛或灌丛中。有栽培。分布于贵州、四川、云南、广西、湖北、湖南、浙江等地区。
采收加工	秋、冬采挖块根，蒸至透心，剥去外皮，晒干。
性状鉴别	本品干燥的块根呈长圆纺锤形，中部肥满，两端渐细而钝。表面黄白色或浅黄棕色，呈油润半透明状，有时有细纵纹或纵沟，偶有未除净的黄棕色外皮。干透者质坚硬而脆，未干透者质柔软，有粘性，断面蜡质样，黄白色，半透明，中间有不透明白心。臭微，味甘微苦。
性味功能	味甘、苦，性大寒。有养阴润燥，清肺生津的功能。
炮　　制	拣去杂质，水洗净，闷润至内外湿度均匀，切段，干燥。
主治用法	用于热病口渴，肺阴受伤，燥咳，咯血，肠燥便秘，糖尿病，肺结核，百日咳，支气管炎；用量9~15g。外用适量，用于疮疡肿毒，蛇咬伤。鲜用捣烂敷患处。

现代研究
1. 化学成分　本品含天门冬素、黏液质、β-谷甾醇及5-甲氧基甲基糖醛、甾体皂苷、多种氨基酸、新酮糖、寡糖及多糖等成分。
2. 药理作用　本品有抗菌、抗肿瘤作用；有杀灭蚊、蝇幼虫的作用。其所含的天冬酰胺有一定平喘镇咳祛痰作用。

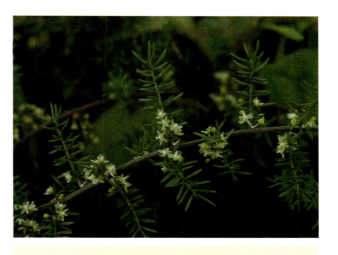

应用
1. 老年慢性气管炎，肺结核，黏痰难咳：天冬45g，百合、前胡、川贝、半夏、桔梗、桑白皮、防已、紫菀、赤芍、生地、杏仁各22.5g，研末，炼蜜为丸，生姜汤送下。
2. 肺痈：天冬、麦冬各9g，穿破石、铁包金各24g，山慈姑12g，白薇藜18g，黄芪15g，炙甘草45g。水煎服。
3. 阴虚发热：天冬6g，人参9g，生地黄15g。水煎服。

短梗天门冬 Asparagus lycopodineus Wall. ex Baker（Asparagus filicinus Buch.-Ham. ex D.Don）

基　　源	为百合科植物短梗天门冬的块根。
原 植 物	别名：小百部、小天冬、山百部、滇百部。直立草本。根膨大，肉质纺锤形，茎分枝上有翅。叶状枝扁平，3枚或簇，镰刀状，较宽。1~4朵花腋生，白色，花梗很短，仅1~1.5cm；花丝下部贴生于花被上。浆果有2颗种子。花期5~6月。果期8~9月。
生境分布	生于阴湿林缘，山坡草丛或灌丛中。有栽培。分布于广西、云南、贵州、四川、湖南、湖北、陕西和甘肃等地。
采收加工	秋、冬采挖块根，蒸至透心，剥去外皮，洗净晒干。
性味功能	味甘、淡，性平。有止咳化痰，平喘的功能。
主治用法	用于咳嗽痰多气逆。用量3~9g。

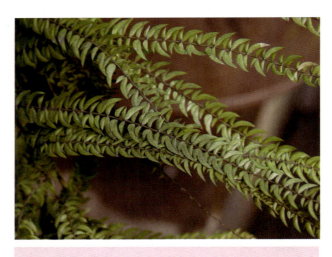

应用
同天门冬。

百合 Lilium brownii F.E.Brown ex Miellez var. viridulum Baker

基　　源	为百合科植物百合的干燥肉质鳞叶。
原 植 物	鳞茎球形，直径3~5cm；鳞片披针形，无节，白色。有的有紫色条纹，有的下部有小乳头状突起。叶散生，倒披针形或倒长卵形，长7~15cm，宽1~2cm，先端渐尖，基部渐狭，全缘，无毛。花单生或几朵排成近伞形；花喇叭状，有香气，乳白色，稍带紫色，无斑点，向外张开或先端外弯而不卷。蒴果矩圆形，有棱，种子多数。花期5~6月，果期9~10月。
生境分布	生于山坡、灌木林下、路边或溪旁或石缝中。分布于全国大部分省区。
采收加工	7~9月，挖取根茎，剥取鳞叶，置沸水中略烫后，晒干或烘干。
性状鉴别	本品鳞叶呈长椭圆形，顶端尖，基部较宽，微波状，向内卷曲，长1.5-3cm，宽0.5-1cm，厚约4mm，有脉纹3-5条，有的不明显。表面白色或淡黄色，光滑半透明，质硬而脆，易折断，断面平坦，角质样，无臭，味微苦。
性味功能	味微苦，性平。有养阴润肺、清心安神的功能。
炮　　制	百合：拣去杂质、黑瓣、簸除灰屑。 蜜百合：取净百合，加炼熟的蜂蜜与开水适量，拌匀，稍闷，置锅内用文火炒至黄色不沾手为度，取出，放凉。
主治用法	用于阴虚久咳，痰中带血、虚烦惊悸、失眠多梦。用量4.5~9g。

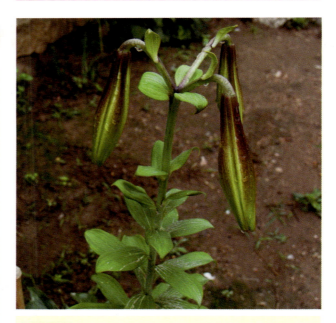

现代研究
1. 化学成分　本品含有秋水仙碱等多种生物碱及淀粉、蛋白质、脂肪等，岷江百合苷A、D等成分
2. 药理作用　本品具有镇咳、祛痰、镇静、滋阴润肺、耐缺氧、强壮、抗癌作用，且对肾上腺皮质功能衰竭起显著性的保护作用。

应用
1. 咳嗽，痰多：百合、贝母、梨，水煎服。
2. 失眠心悸：百合、酸枣仁、五味子，水煎服。
3. 胃脘胀痛：百合、山药、山楂、大枣，水煎服。

麝香百合（百合） Liliumlongiflorum Thunb.

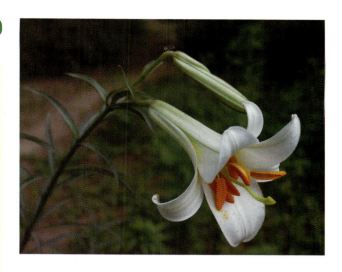

基　　源	百合为百合科植物麝香百合的鳞茎。
原植物	多年生草本。鳞茎近球形，白色或黄色。茎高45~90cm，绿色，基部为淡红色。叶互生，披针形或长圆状披针形，先端渐尖，全缘，两面无毛。花单生或2~3朵极芳香；苞片披针形至卵状披针形；花喇叭形，白色，基部带绿色，蜜腺两边无乳头状突起；蒴果，长圆形。花期6~8月。果期8~9月。
生境分布	生于向阳山坡。分布于台湾、广东、广西等省区；有栽培。
采收加工	鳞茎繁殖2年后秋季采收，洗净，在鳞茎上部横切一刀，鳞片即散开，用开水烫或蒸5~10分钟，至百合边缘柔软或背面有极小的裂纹时，迅速捞出，用清水洗净去黏液，摊开晒干。
性味功能	味微苦，性平。有养阴润肺，清心安神的功能。
炮　　制	百合：拣去杂质、黑瓣，簸除灰屑。 蜜百合：取净百合，加炼熟的蜂蜜与开水适量，拌匀，稍闷，置锅内用文火炒至黄色不沾手为度，取出，放凉。
主治用法	用于阴虚久咳，痰中带血，虚烦惊悸，失眠多梦，精神恍惚。用量4.5~9g。

现代研究

1. 化学成分　本品含有多种类胡萝卜素，其中大部分是顺花药黄质酯。
2. 药理作用　本品具有镇咳、祛痰、镇静、滋阴润肺作用，并有耐缺氧和抗癌作用。

应用
1. 阴虚久咳，痰中带血：百合、款冬花等分。研末，姜汤咽下。
2. 神经衰弱，心烦失眠：百合仁、酸枣各15g，远志9g。水煎服。
3. 肺病吐血：鲜百合捣汁，和水饮之，亦可煮食。

山丹（百合） Lilium pumilum DC.

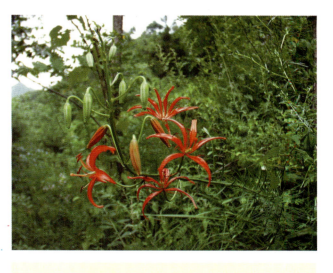

基　　源	百合为百合科植物山丹的干燥鳞茎。
原植物	草本，高30~60cm。鳞茎圆锥形或长卵形，白色。茎高15~60cm，有小乳头状突起，有的带紫色条纹。叶线形，密集，互生，无柄，窄条形，先端锐尖。花1~3朵，下垂，鲜红色或紫红色，花被片长反卷，无斑点或有少数斑点；蒴果近球形，直径1.7~2.2cm。花期6~8月，果期8~9月。
生境分布	生于向阳山坡；或有栽培。分布于黑龙江、吉林、辽宁、河北、河南、山东、山西、内蒙古、陕西、宁夏、甘肃、青海等省区。
采收加工	7~9月地上部枯萎时，挖取鳞茎，除去地上部分，洗净，剥取鳞叶；或于近鳞茎基部横切一刀，鳞叶自然分开，置沸水中略烫后，晒干、烘干或用硫磺熏后晒干。生用或蜜炙百合用。
性状鉴别	本品鳞片顶端尖，基部较宽，有波状，向内卷曲长约5.5cm，宽约2.5cm，厚至3.5mm，色较暗，脉纹不太明显。易折断，断面平坦，角质样。无臭，味微苦。
性味功能	味微苦，性平。有养阴润肺，清心安神的功能。
炮　　制	百合：拣去杂质、黑瓣，簸除灰屑。 蜜百合：取净百合，加炼熟的蜂蜜与开水适量，拌匀，稍闷，置锅内用文火炒至黄色不沾手为度，取出，放凉。
主治用法	用于阴虚久咳，痰中带血，虚烦惊悸，失眠多梦，精神恍惚。用量4.5~9g。

现代研究

1. 化学成分　本品含有岷江百合苷A、D，3，6'-O-二阿魏酰蔗糖，1-O-阿魏酰甘油，1-O-对-香豆酰甘油，26-O-β-D-吡喃葡萄糖基-奴阿皂苷元-3-O-α-L-吡喃鼠李糖基-（1→2）-O-[β-D-吡喃葡萄糖基（1→4）]-β-D-吡喃葡萄糖苷等成分。
2. 药理作用　本品具有镇咳、祛痰、镇静、滋阴润肺、耐缺氧、强壮、抗癌作用，且对肾上腺皮质功能衰竭起显著性的保护作用。

应用
同麝香百合。

卷丹（百合） Liliumtigrinum Ker-Gawl. (Liliumlancifolium Thunb.)

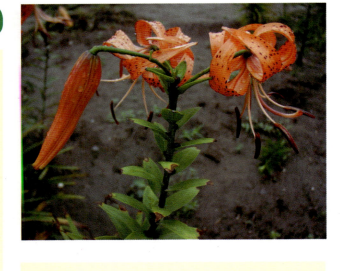

基 源	百合为百合科植物卷丹的鳞茎。
原植物	多年生草本。鳞茎宽卵状扁球形，白色，鳞片叶宽卵形。茎直立，常带紫色条纹，具白色毛。叶互生，长圆状披针形或披针形，两面近无毛，叶缘具乳头状突起，上部叶腋具珠芽。花3~6朵或更多，苞片叶状，卵状披针形；花下垂，花被片披针形，反卷，橙红色，具紫黑色斑点；雄蕊6，淡红色；子房圆柱形，3裂。蒴果，狭长卵形。花期7~8月，果期8~10月。
生境分布	生于山坡草地、林缘路旁，或有栽培。分布于河北、山西、甘肃、青海、河南、山东及长江以南各省区。
采收加工	7~9月植物枯萎时，挖取鳞茎，除去地上部分，洗净，剥取鳞叶，置沸水中稍烫后，晒干、烘干或硫磺熏后晒干。生用或蜜炙百合用。
性状鉴别	本品鳞叶顶端尖，基部较宽，微波状，向内卷曲，长2~3.5cm，宽1.5~3cm，厚1~3cm，表面乳白色或淡黄棕色，有纵直的脉纹3~8条，质硬而脆；易折断，断面平坦，角质样。无臭，味微苦。
性味功能	味微苦，性平。有养阴润肺，清心安神的功能。
炮 制	百合：拣去杂质、黑瓣，簸除灰屑。 蜜百合：取净百合，加炼熟的蜂蜜与开水适量，拌匀，稍闷，置锅内用文火炒至黄色不沾手为度，取出，放凉。
主治用法	用于阴虚久咳，痰中带血，虚烦惊悸，失眠多梦，精神恍惚。用量4.5~9g。

现代研究
1. 化学成分 本品含有岷江百合苷A、D，3，6'-O-二阿魏酰蔗糖，1-O-阿魏酰甘油，1-O-对-香豆酰甘油，26-O-β-D-吡喃葡萄糖基-奴阿皂苷元-3-O-α-L-吡喃鼠李糖基-（1→2）-β-D-吡喃葡萄糖苷，蛋白质，脂肪，维生素B1，B2等成分。
2. 药理作用 本品具有镇咳、祛痰、镇静、滋阴润肺、耐缺氧、强壮、抗癌作用，且对肾上腺皮质功能衰竭起显著性的保护作用。

应用
同麝香百合。

阔叶麦冬（麦冬） Liriope platyphylla Wang et Tang

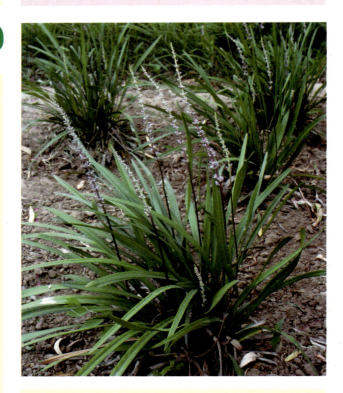

基 源	麦冬为百合科植物阔叶麦冬的干燥块根。
原植物	别名：大麦冬。多年生草本。不具地下横走茎。根多分支，常局部膨大成纺锤或矩圆形块根，叶丛生，革质，宽0.8~2.2cm，具脉9~12条。花葶长于叶片。总状花序，直立，长25~40cm，具多数花，3~8朵簇生；花被片矩圆形，紫色；花丝与花药近等长。花柱长约2mm，柱头3裂。
生境分布	生于海拔100~1400m山地林下。分布于华东、华中、华南、华西地区。
采收加工	清明后采收，挖出块根后，洗净，晒干。
性状鉴别	本品块根呈矩圆形，两端钝圆，长1~3cm，直径6~12mm。表面棕褐色，有宽皱折，凹凸不平。质硬，断面土黄色，角质样，中柱明显，不易折断。气微，味微甜。
性味功能	味甘、微苦，性微寒。有补肺养胃、滋阴生津止咳润喉功能。
炮 制	除去杂质，洗净，润透，轧扁，干燥。
主治用法	用于肺燥干咳、津少口渴、心烦、便秘等症。用量6~12g。

现代研究
1. 化学成分 本品含苷元为鲁斯可皂苷元和薯蓣皂苷元的多种阔叶山麦冬皂苷（阔叶山麦冬皂苷A、B、C、D、E、F、G、H）。
2. 药理作用 本品具有镇静、抗心律失常、抗疲劳、延缓衰老作用，并对心肌梗塞有保护作用，也有抗缺氧作用，尚可增强免疫功能。

应用
同麦冬。

山麦冬（麦冬） Liriope spicata Lour.

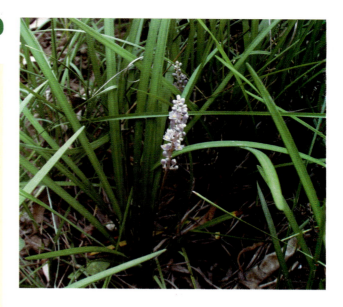

基　源	麦冬为百合科植物山麦冬的干燥块根。
原植物	多年生草本。根稍粗，近末端常膨大为矩圆形、椭圆形或纺锤形的肉质块根。根状茎短，木质，具地下走茎。叶长20~65cm，宽3~6mm。花葶通常长于或等长于叶，长18~70cm；总状花序长6~15cm，具多数花，常2~4朵簇生于苞片腋内；苞片小，干膜质；花梗长4mm，关节位于中部以上或近顶端；花被片矩圆形、矩圆状披针形，长3.5~5mm，淡紫色；花丝长约2mm，花药狭矩圆形，花药与花丝等长；子房上位，近球形，花柱长约2mm，柱头不明显。
生境分布	生于海拔50~1400m的山坡、山谷林下。分布于华北及秦岭以南地区，部分省区栽培作麦冬药用。
采收加工	清明后采收，挖出块根后，洗净，晒干。
性状鉴别	本品呈纺锤形，两端略尖，长1.2~3cm，直径0.4~0.7cm。表面淡黄色至棕黄色，具不规则纵皱纹。质柔韧，干后质硬脆，易折断，断面淡黄色至棕黄色，角质样，中柱细小。气微，味甜，嚼之发黏。
性味功能	味淡，微苦，性微寒。有滋阴生津、润肺止咳、清心除烦的功能。
炮　制	除去杂质，洗净，干燥。
主治用法	用于热病伤津，肺燥干咳，津少口渴，心烦，咽干，肺结核咯血，便秘等。用量6~12g。

现代研究
1. 化学成分　本品含甾体皂苷：土麦冬皂苷A、B，土麦冬皂苷A的原皂苷元Ⅱ及原皂苷元Ⅲ，麦冬皂苷B，β-谷甾醇葡萄糖苷，另含黄酮类成分。
2. 药理作用　本品具有强心、扩冠作用，并有抗心肌缺血和抗心律失常作用。

应用
同麦冬。

麦冬 Ophiopogon japonicus (L.f.) Ker-Gawl.

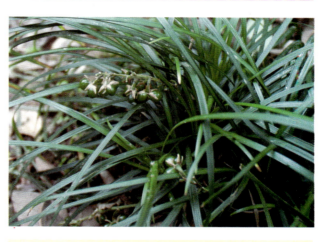

基　源	为百合科植物麦冬的块根。
原植物	别名：麦门冬、寸麦冬、地麦冬。多年生草本，茎短，具膨大纺锤形肉质块根。叶丛生，狭长线形，基部有多数纤维状老叶残基，先端尖，基部稍扩大，边缘有膜质透明叶鞘。花葶比叶短，总状花序顶生，穗状，膜质小苞片腋生1~3朵；花微下垂，不展开，淡紫色或白色。果实浆果状球形，黑蓝色。花期5~8月。果期7~9月。
生境分布	生于山坡阴湿处，林下或溪沟岸边。分布于河北、陕西及华东、中南、西南等地区。
采收加工	夏季采挖块根，反复暴晒、堆积后晒干。
性状鉴别	本品呈纺锤形，两端略尖，长1.5~3cm，直径0.3~0.6cm。表面黄白色或淡黄色，有细纵纹。质柔韧，断面黄白色，半透明，中柱细小。气微香，味甘、微苦。
性味功能	味甘、微苦，性寒。有养阴润肺、养胃生津、清心除烦的功能。
炮　制	除去杂质，洗净，润透，轧扁，干燥。
主治用法	用于肺燥干咳，肺痨咳嗽，津伤口渴，心烦失眠，内热消渴，肠燥便秘，咽白喉，肺结核咯血。用量6~12g。

现代研究
1. 化学成分　本品含多种甾体皂苷：麦冬皂苷A、B、C、D，另含麦冬皂苷B'、C'、D'，尚含多种黄酮类化合物：如麦冬甲基黄烷酮A、B，麦冬黄烷酮A，麦冬黄酮A、B，甲基麦冬黄酮A、B等成分
2. 药理作用　本品具有镇静、抗心律失常、抗疲劳、延缓衰老作用，并对心肌梗塞有保护作用，也有抗缺氧作用，尚可增强免疫功能。

应用
1. 慢性支气管炎、慢性咽炎：麦冬15g，法夏45g，党参9g，甘草3g，粳米15g，大枣4枚。水煎服。
2. 热病后期之津亏便秘、虚热烦渴：麦冬、生地各24g，玄参30g。水煎服。
3. 虚脱患者出汗过多，心跳过速，血压低：麦冬2g，人参6g，五味子4.5g。水煎服。

多花黄精（黄精） Polygonatum cyrtonema Hua

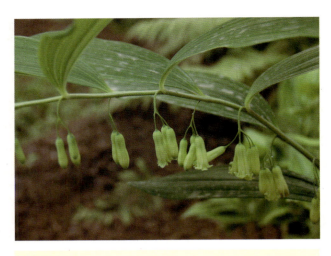

基　源	黄精为百合科植物多花黄精的根茎。
原植物	别名：姜形黄精、南黄精多年生草本。根茎横生，肉质肥厚，稍结节状或连珠状，黄棕色或暗棕色，有皱纹及疣状根痕。叶互生，无柄，椭圆形或长圆状披针形，先端渐尖，基部宽楔形，全缘，两面无毛。花腋生，常2~7朵集成伞形花丛，总花梗长达6cm；花被筒状，淡黄绿色或绿白色，裂片6；雄蕊6，着生于花被筒中部以上，花丝具乳头状突起。子房近球形。浆果球形，紫黑色。花期4~6月。果期6~10月。
生境分布	生于林缘、灌木丛中或沟谷两旁阴湿处。分布于陕西、河南及长江以南各地区。
采收加工	春、秋季采挖根茎，蒸10~20分钟后，晒干。
性状鉴别	本品根茎连珠状或块状，稍带圆柱形，直径2~3cm。每一结节上茎痕明显，圆盘状，直径约1cm。圆柱形处环节明显，有众多须根痕，直径约1mm。表面黄棕色，有细皱纹。质坚实，稍带柔韧，折断面颗粒状，有众多黄棕色维管束小点散列。气微，味微甜。
性味功能	味甘，性微温。有补脾润肺，养阴生津，益气的功能。
炮　制	黄精：洗净泥土，略润，切片，晒干。 酒黄精：取拣净的黄精，洗净，用酒拌匀，装入容器内，密闭，坐水锅中，隔水炖到酒吸尽，取出，切段，晾干。
主治用法	用于体虚乏力，心悸气短，肺燥干咳，糖尿病，高血压，久病伤津口干。用量9~12g。

现代研究
1. 化学成分　本品含甾体皂苷，为呋甾烯醇型皂苷：26-O-β-D-吡喃葡萄糖基-22-O-甲基-(25)S-呋甾-5-烯-3β，26-二醇3-O-β-石蒜四糖苷，14α-羟基西伯利亚蓼苷A；螺甾烯醇型皂苷：西伯利亚蓼苷B和新巴拉次薯蓣皂苷元-A3-O-β-石蒜四糖苷，另含黄精多糖A、B、C，又含黄精低聚糖A、B、C等成分。
2. 药理作用　本品具有抗病原微生物、抗疲劳、抗氧化、延缓衰老、止血作用，并有抗病毒作用和降血糖作用。

应用
1. 肺结核：黄精熬膏，口服。
2. 肾虚精亏，病后体虚，慢性病消耗性营养不良：黄精、党参、枸杞子、白术、黄芪各9g。水煎服。
3. 足癣：黄精提取液，局部涂敷。
4. 糖尿病：黄精，枸杞子，玉竹，西洋参。水煎服。

滇黄精（黄精） Polygonatum kingianum Coll. et Hemsl.

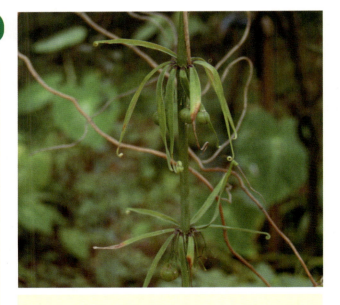

基　源	黄精为百合科植物滇黄精的根茎。
原植物	别名：大黄精、德保黄精、节节高。多年生草本。根茎肥大，稍呈块状或结节状膨大，直径1~3cm。茎高1~3m，顶端常作缠绕状。叶轮生，无柄，每轮通常4~8叶，叶片线形至线状披针形，先端渐尖并拳卷。花腋生，下垂，通常2~4朵成短聚伞花序，总花梗长1~2cm，花梗长0.5~1.5cm，花梗基部有膜质小苞片。花被筒状，通常粉红色，全长18~25mm，裂片窄卵形，长3~5mm；雄蕊着生在花被管1/2以上处，花丝长3~5mm；花柱长10~14mm，为子房长的2倍以上。浆果球形，直径1~1.5cm，成熟时红色。花期3~5月，果期9~10月。
生境分布	生于林下、灌丛或阴湿草坡。分布于广西、四川、贵州、云南等省区。
采收加工	全年均可采挖，以秋季采挖者质量较好，挖出根茎，洗净，蒸后晒干。
性状鉴别	本品根茎肥厚，姜块状或连珠状，直往2~4cm或以上，每一结节有明显茎痕，圆盘状，稍凹陷，宜往5~8mm；须根痕多，常突出，表面黄白色至黄棕色，有明显环节及不规则纵皱。质实，较柔韧，不易折断，断面黄白色，平坦，颗粒状，有众多深色维管束小点。气微，味甜，有粘性。
性味功能	味甘，性平。有补气养阴，健脾，润肺，益肾的功能。
炮　制	黄精：洗净泥土，略润，切片，晒干。 酒黄精：取拣净的黄精，洗净，用酒拌匀，装入容器内，密闭，坐水锅中，隔水炖到酒吸尽，取出，切段，晾干。
主治用法	用于脾胃虚弱，体倦乏力，口干食少，肺虚燥咳，精血不足，内热消渴。用量9~15g。

现代研究
1. 化学成分　本品含有多糖：黄精多糖；甾体皂苷：黄精皂苷A 黄精皂苷B；黄酮、蒽醌类化合物：牡荆素木糖苷和5,4'一二羟基黄酮的糖苷、毛地黄精苷等；氨基酸等活性成分物质。
2. 药理作用　本品具有抗病原微生物、抗疲劳、抗氧化、延缓衰老、止血作用，并有抗病毒作用和降血糖作用。

应用
同多花黄精。

小玉竹（玉竹） Polygonatum humile Fisch.ex Maxim.

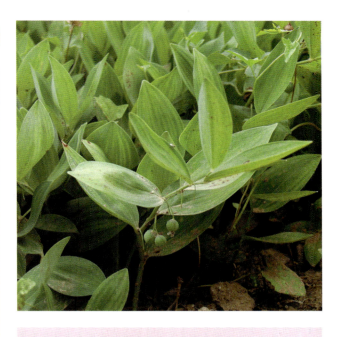

基　　源	玉竹为百合科植物小玉竹的干燥根茎。
原植物	多年生草本。根状茎圆柱形，结节不粗大。叶互生，椭圆形至长椭圆形，顶端尖，下面具短糙毛，无柄。花序腋生，只有1花；花被筒状，白色或顶端黄绿色，顶端6齿裂；花丝着生近花被筒中部。浆果球形，蓝黑色。花期4~6月。果期7~9月。
生境分布	生于林下及山坡草地。分布于东北及河北、山西、山东等地。
采收加工	春、秋季采挖根茎，放锅中稍煮，煮至软后，反复用手搓揉至透明并晒干。
性状鉴别	本品根茎圆柱形，环节明显，节间距离1–15mm，根茎中间或终端有数个圆盘状茎痕，直径0.5–1cm，有时可见残留鳞叶，须根痕点状。表面黄白色至土黄色，有细纵皱纹。质柔韧，有时干脆，易折断，断面黄白色，颗粒状，气微，味甜，有粘性。
性味功能	味甘，性微寒。有养阴润燥，生津止渴的功能。
炮　　制	除去杂质，洗净泥土，闷润至内外湿度均匀，切片，晒干。
主治用法	用于热病口燥咽干，干咳少痰，心烦心悸，糖尿病，风湿性心脏病等症。用量6~15g。

现代研究
1. 化学成分　暂无
2. 药理作用　本品具有提高免疫力、强心作用，并有降血糖和降血脂等作用。

应用
1. 肺胃燥热、阴虚咳嗽：玉竹、沙参、麦冬。水煎服。
2. 感冒，有风热咳嗽、肺燥表现的：玉竹9g，生葱白3枚，桔梗4.5g，白薇、薄荷各3g，淡豆豉12g，炙甘草1.5g，红枣2枚。水煎服。
3. 风湿性心脏病：玉竹、枸杞子、桂圆肉、麦冬、生姜、大枣，水煎服。对于低血压者，需加炙甘草。
4. 冠心病心绞痛：玉竹15g，党参9g，水炖服。

玉竹 Ploygonatum odoratum (Mill.) Druce

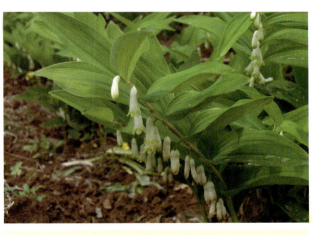

基　　源	为百合科植物玉竹的根茎。
原植物	多年生草本。根茎横生，长柱形，黄白色，节间长，有结节，密生多数须根。茎单一，斜向一边。叶互生，几无柄，椭圆形至卵状长圆形，先端钝尖，基部楔形，全缘，中脉隆起，平滑或有乳头突起。1~3朵花簇生腋生，下垂；花被筒状，白色，先端6裂；雄蕊6，花丝丝状，白色；子房上位。浆果球形，熟时紫黑色。花期4~6月。果期7~9月。
生境分布	生于林下阴湿处。分布于全国大部分省区。
采收加工	春、秋季采挖，除去地上部及须根，洗净泥沙，置入锅中稍煮，即捞出，晾至半干后，反复用手搓揉2~3次，至内无硬心时，晒干。
性状鉴别	本品根茎圆柱形，有时有分枝，长10–20cm，直径0.7–2cm，环节明显，节间距离1–15mm，根茎中间或终端有数个圆盘状茎痕，直径0.5–1cm，有时可见残留鳞叶，须根痕点状。表面黄白色至土黄色，有细纵皱纹。质柔韧，有时干脆，易折断，断面黄白色，颗粒状，横断面可见散列维管束小点。气微，味甜，有粘性。
性味功能	味甘，性平。有养阴润燥，生津止渴的功能。
炮　　制	玉竹：除去杂质，洗净泥土，闷润至内外湿度均匀，切片，晒干。 蒸玉竹：取洗净的玉竹，置蒸器内加热蒸闷2–3次，至内外均呈黑色为度，取出，晒至半干，切片，再晒至足干。
主治用法	用于热病伤阴，口燥咽干，干咳少痰，心烦心悸，肺结核咳嗽，糖尿病，心脏病等症。用量9~15g。

现代研究
1. 化学成分　本品含玉竹粘多糖，玉竹果聚糖A、B、C、D，氮杂环丁烷-2-羧酸，还含黄精螺甾醇Poa，黄精螺甾苷Pob、Poc、PO1、PO2、PO3、PO4、PO5，黄精呋甾醇苷等成分。
2. 药理作用　本品具有降压、抗心肌缺血、降血糖、扩张血管、降血脂及动脉粥样硬化保护作用，并可增强免疫功能。

应用
1. 糖尿病，高脂血症：玉竹、何首乌、山楂。水煎服。
2. 充血性心力衰竭：玉竹25g，水煎服。
3. 冠心病心绞痛：玉竹15g，党参9g，做浸膏，内服。
4. 风湿性心脏病：玉竹、枸杞子、桂圆肉、麦冬、生姜、大枣。水煎服。

黄精　Polygonatum sibiricum Delar. ex Redoute

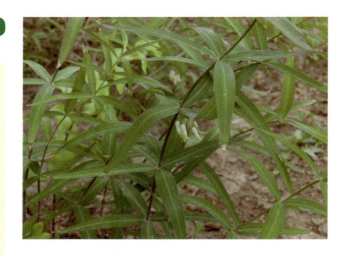

基源	为百合科植物黄精的根茎。
原植物	别名：鸡头黄精。多年生草本，高达1.2m。根茎黄白色，圆锥状，先端膨大，全体形如鸡头，有细纵皱纹横生。茎上部稍攀援状。叶4~6片轮生，无柄，先端拳卷。2~4花集成伞形腋生，下垂；花被筒状，白色或淡黄色，裂片6，披针形；雄蕊6，生于花被筒中部或中部以上，花丝短。浆果球形，熟时紫黑色。花果期5~9月。
生境分布	生于山地林缘、灌丛中或山坡半阴地。分布于长江以北各地区。
采收加工	春、秋季采挖，蒸10~20分钟取出，晾晒。
性状鉴别	本品根茎结节状。一端粗，类圆盘状，一端渐细，圆柱状，全形略似鸡头，长2.5-11cm，粗端直径1-2cm，常有短分枝，上面茎痕明显，圆形，微凹，直径2-3mm，周围隐约可见环节；细端长2.5-4cm，直径5-10mm，环节明显，节间距离5-15mm，有较多须根或须根痕，直径约1mm。表面黄棕色，有的半透明，具皱纹；有纵行纹理。质硬脆或稍柔韧，易折断，断面黄白色，颗粒状，有众多黄棕色给管束小点。气微，味微甜。
性味功能	味甘，性平。有补脾润肺，养阴生津，益气的功能。
炮制	黄精：洗净泥土，略润，切片，晒干。 酒黄精：取拣净的黄精，洗净，用酒拌匀，装入容器内，密闭，坐水锅中，隔水炖到酒吸尽，取出，切段，晾干。

主治用法	用于体虚乏力，心悸气短，肺燥干咳，糖尿病，高血压，久病伤津口干；外用黄精流浸膏治脚癣。用量9~12g。
现代研究	1. 化学成分　本品含有多糖、甾体皂苷、黄酮、蒽醌类化合物、氨基酸等活性成分。 2. 药理作用　本品具有抗病原微生物、抗疲劳、抗氧化、延缓衰老、止血、抗辐射、抗肿瘤作用，并有抗病毒作用和降血糖作用。
应用	同多花黄精。

参薯（山药）　Dioscorea alata L.

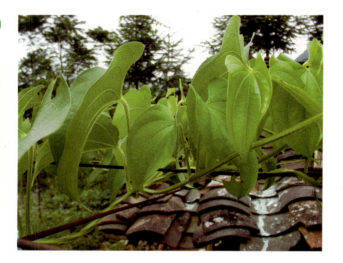

基源	山药为薯蓣科植物参薯的干燥块茎。
原植物	缠绕藤本；块茎野生的多为圆柱形或棒状，栽培的形状变化较大，掌状、棒状或圆锥形，表面棕色或黑色，断面白色、黄色或紫色。茎基部四棱形，有翅；叶腋内常生有形状大小不一的零余子；单叶互生，中部以上叶对生，叶卵状心形至心状矩圆形，顶端尾状，基部宽心形，两面无毛；有时压干后，叶边缘向内卷褶。雄花淡绿色，构成狭的圆锥花序。雌花为简单的穗状花序。蒴果具3翅，顶端微凹，基部钝形，翅椭圆形；种子扁平，着生于果实每室中央，四周围有薄膜状翅。花期11月至翌年1月，果期12月至翌年1月。
生境分布	生于山脚、溪边。分布于广东、广西、湖南、湖北、福建、四川、云南、贵州、江西等省区。
采收加工	冬季茎叶枯萎后采挖，切去根头，洗净，除去外皮及须根，干燥。
性状鉴别	本品略呈圆柱形或不规则圆柱形，略扁而微弯曲，亦有掌状者。长7~24厘米，直径2~4厘米。表面浅棕色，具棱状或不规则纵沟，常见棕褐色外皮残留。质坚实，断面白色至淡黄色，粉性，颗粒粗糙，中心多裂隙。土腥气，味微甜，嚼之微发粘。
性味功能	味甘，性平。有补脾养胃，生津益肺，补肾涩精。
炮制	净制：拣去杂质，用水浸泡至山药中心部软化为度，捞出稍晾，切片晒干或烘干。 炒制：先将麸皮均匀撒布于热锅内，待烟起，加入山药片拌炒至淡黄色为度，取出，筛去麸皮，放凉。

主治用法	用于脾虚食少，久泻不止，肺虚喘咳，慢性肾炎，糖尿病，遗精，遗尿，白带。用量15~30g。
现代研究	1. 化学成分　本品含有多糖类，多酚类，薯蓣皂苷元，紫色素等成分。 2. 药理作用　暂无
应用	同薯蓣。

薯蓣（山药） Dioscorea oppositae Thunb.

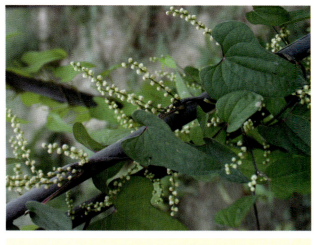

基 源	山药为薯蓣科植物薯蓣的块状根茎。
原植物	别名：怀山药、山药蛋、毛山药。缠绕草质藤本。块茎肉质，生须根。茎右旋带紫红色，叶互生，中部以上对生，少有3叶轮生，叶腋内常生有珠芽。叶卵状三角形或戟形，先端渐尖，基部心形，边缘3裂。花小，黄绿色，单性，雌雄异株；穗状花序细长腋生。苞片和花被片有紫褐色斑点。蒴果三棱状扁圆形，有白粉。种子四周有膜质翅。花期6～9月。果期7～11月。
生境分布	野生或栽培于山地、平原向阳处。全国各地有栽培。
采收加工	秋、冬季挖取块茎，水浸后，刮去外皮，晒干。
性状鉴别	本品毛山药略呈圆柱形，稍扁而弯曲，长15-30cm，直径1.5-6cm。表面黄白色或浅棕黄色，有明显纵皱及栓皮未除尽的痕迹，并可见少数须根痕，两头不整齐。质坚实，不易折断，断面白色，颗粒状，粉性，散有浅棕黄色点状物。无臭，味甘，微酸，嚼之发粘；光山药呈圆柱形，两端齐平，长7-16cm，直径1.5-3cm，粗细均匀，挺直。表面光滑，洁白，粉性足。
性味功能	味甘、性平。有健脾，补肺，固肾，益精的功能。
炮 制	净制：拣去杂质，用水浸泡至山药中心部软化为度，捞出稍晾，切片晒干或烘干。 炒制：先将麸皮均匀撒布于热锅内，待烟起，加入山药片拌炒至淡黄色为度，取出，筛去麸皮，放凉。
主治用法	用于脾虚久泻，慢性肠炎，肺虚喘咳，慢性肾炎，糖尿病，遗精，遗尿，白带。用量9～18g。

现代研究
1. 化学成分　本品含薯蓣皂苷元，多巴胺，盐酸山药碱，多酚氧化酶，尿囊素，又含糖蛋白，儿茶酚胺，以及胆甾醇，麦角甾醇，菜油甾醇，豆甾醇，β-谷甾醇等成分。
2. 药理作用　本品具有降血糖作用，耐缺氧、止泻、祛痰作用，并有刺激小肠运动、促进肠道内容物排空作用助消化作用，且能增强免疫功能。

应用
1. 脾胃虚弱，饮食减少，体倦神疲：山药、白术、莲子肉、党参。水煎服。
2. 遗精、盗汗：山药、熟地、山萸肉。水煎服。
3. 脾虚泄泻，大便稀溏：山药、党参、白术、茯苓、苡仁。水煎服。
4. 糖尿病：山药、生地各15g，黄芪12g，天花粉6g，麦冬9g。水煎服。

美花石斛（石斛） Dendrobium loddigesii Rolfe

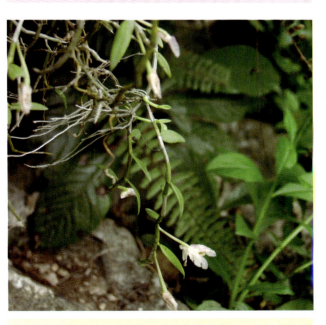

基 源	石斛为兰科植物美花石斛的新鲜或干燥茎。
原植物	多年生附生草本。植物体无匍匐根茎。茎直立，细圆柱形，基部稍细，柔软下垂，节明显。叶互生，无柄，叶长圆状披针形或长条形，先端渐尖，稍钩转，基部叶鞘松抱于茎，鞘口松开，花期有叶。花单生于茎上，稀有2朵，淡粉红色，有香气；苞片小，中央萼片长圆状披针形，先端钝，两侧萼片中萼片长而较窄，先端锐尖，萼囊短而钝；花瓣椭圆形，较宽，唇瓣3浅裂，先端微凹或近圆形，黄色，边缘流苏状，中央有毛。
生境分布	附生于高山的树干上或岩石上。分布于广东、广西、云南等省区。
采收加工	全年均可采收，鲜用者除去根及泥沙，干用者采收后，除去杂质，用开水稍烫或烘软，再边搓边烘晒，至叶鞘搓净干燥。
性状鉴别	本品茎细长圆柱形，常弯曲、盘绕成团或捆成把，长11-40cm，直径1-3mm，节间长0.4-2.3cm。表面金黄色，有光泽，具细纵纹。质柔韧而实，断面较平坦。气无，味较苦，有粘性。
性味功能	味甘淡微咸，性微寒。有养胃生津，滋阴清热的功能。
炮 制	干石斛：取干燥的石斛，用水润约至八成透，焖润，除去残根及黑枝，切段，筛去薄膜，晒干。 鲜石斛：临用时剪下，搓去膜质叶鞘，洗净，剪段。
主治用法	用于阴伤津亏，口干烦渴，食少干呕，病后虚热，目暗不明。用量：干品6～12g；鲜品15～30g。

现代研究
1. 化学成分　本品含石斛宁碱，石斛宁定碱，石斛酚等生物碱。
2. 药理作用　本品具有解热、降血压、升血糖、抗疟原微生物作用，并有抑肠管、减弱心脏收缩力和抑制呼吸的作用。

应用
同石斛。

石斛 Dendrobium nobile Lindl.

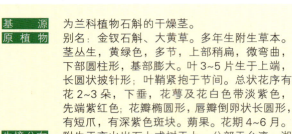

基　　源	为兰科植物石斛的干燥茎。
原植物	别名：金钗石斛、大黄草。多年生附生草本。茎丛生，黄绿色，多节，上部稍扁，微弯曲，下部圆柱形，基部膨大。叶3~5片生于上端，长圆状披针形；叶鞘紧抱于节间。总状花序有花2~3朵，下垂，花萼及花白色带淡紫色，先端紫红色；花瓣椭圆形，唇瓣倒卵状长圆形，有短爪，有深紫色斑块。蒴果。花期4~6月。
生境分布	附生于高山岩石上或树干上。分布于台湾、湖北、广东、广西及西南各省、自治区。
采收加工	全年可采，稍烫或烘软，边搓边烘，至叶鞘搓净，晒干。
性状鉴别	本品茎中、下部呈扁圆柱形，向上稍之字形弯曲，长18-42cm，中部直径0.4-1cm，节间长1.5-6cm。表面金黄色或绿黄色，有光泽，具深纵沟及纵纹，节稍膨大，棕色，常残留灰褐色叶鞘。质轻而脆，断面较疏松。气微，味苦。
性味功能	味甘、淡，性微寒。有养阴益胃，生津止渴的功能。
炮　　制	干石斛：取干燥的石斛，用水泡约至八成透，焖润，除去残根及黑枝，切段，撞去薄膜，晒干。鲜石斛：临用时剪下，搓去膜质叶鞘，洗净，剪段。
主治用法	用于热病伤津，口干烦渴，病后虚热。用量6~12g。
现代研究	1. 化学成分　本品含生物碱：石斛碱、石斛酮碱、石斛胺、石斛醚碱、6-羟基石斛醚碱、石斛酯碱，还有季铵生物碱：N-甲基石斛季铵碱、N-异戊烯基石斛季铵醚碱等，尚含亚甲基金钗石斛素，金钗石斛菲醌，β-谷甾醇，胡萝卜苷等成分。 2. 药理作用　本品具有解热、降血压、升血糖、抗病原微生物作用，并有抑制肠管、减弱心脏收缩力和抑制呼吸的作用。

应用

1. 热病伤阴口渴：石斛、麦冬、生地、远志、茯苓、玄参、炙甘草。共研末，每次12g，水冲服。
2. 慢性胃炎：石斛、麦冬、花粉、白扁豆、鲜竹茹各9g，北沙参、生豆芽各12g，水煎服。
3. 糖尿病：石斛9g，花粉、知母各24g，麦冬9g，北沙参、生地各15g，川连3g，水煎服。
4. 白内障：石斛、仙灵脾各12g，苍术6g，研末，空心米饮调服。

铁皮石斛（石斛） Dendrobium officinale K. Kimura et Migo (Dendrobium candidum Wall.)

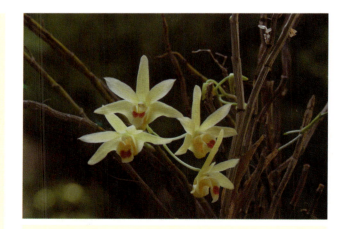

基　　源	石斛为兰科植物铁皮石斛的茎。
原植物	别名：耳环石斛、铁皮兰、黑节草茎丛生，圆柱形，长达35cm，基部稍细，绿色并带紫色，多节，上部茎节有时生根。叶少数，生于上部，无柄；叶片长圆状披针形；叶鞘灰色有紫斑，鞘口张开。总状花序有花2~5朵，生于茎上部；花被片淡黄绿色或白色；唇瓣卵状披针形，近上部中央有圆形紫色斑块，近下部中间有黄色胼胝体；蒴果长圆形，具3棱。
生境分布	附生于树上或岩石上。分布于浙江、江西、广西、贵州、云南各省区。
采收加工	全年均可采。采收后，剪去部分须根，边炒边搓去叶鞘，边炒边扭成螺旋形或弹簧状，烘干，称耳环石斛或枫斗。
性状鉴别	本品茎呈圆柱形，长15~50cm，直径1.5~3mm，节间长1~4cm。表面黄色，基部稍有光泽，具纵纹，节上有花序柄痕及残存叶鞘；叶鞘短于节间，常与节间上部留下环状间隙，褐色，鞘口张开。质硬而脆，易折断，断面纤维状。鲜品茎直径3~6mm，表面黄绿色或黑绿色，叶鞘灰白色。气微，嚼之有粘性。
性味功能	味甘、淡，性微寒。有养阴益胃，生津止渴的功能。
炮　　制	鲜石斛：临用时剪下，搓去膜质叶鞘，洗净，剪段。炒石斛：放入锅内，用文火炒干，边炒边扭成螺旋形。
主治用法	用于热病伤津，口干烦渴，病后虚热。用量6~12g。鲜品15~30g。
现代研究	1. 化学成分　本品含有铁皮石斛素A，铁皮石斛素B，铁皮石斛素C，铁皮石斛素D，铁皮石斛素E，酚类化合物：N-p-香豆酰酪胺，反-N-(4-羟基苯乙基)阿魏酸酰胺，木脂素类化合物，内酯类化合物，二氢黄酮类化合物，多糖等成分。 2. 药理作用　本品具有促进消化、护肝利胆、降血糖、降血脂、抗肿瘤、抗衰老作用，并可增强免疫功能。

应用

同石斛。

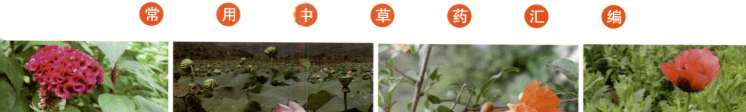

十八 收涩药

收涩药是指能收敛固涩，以治疗种滑脱病症为主要作用的药物，又称固涩药。

临床上主要用于久病体虚、正气不固、脏腑功能衰退所致的自汗、盗汗、久咳虚喘、久泻、久痢、遗精、滑精、尿频、崩带不止等不禁之证。

现代药理研究表明，收涩药多含大量鞣质。鞣质味涩，是收敛作用的主要成分，有止泻、止血、使分泌细胞干燥、减少分泌作用。此外，尚有抑菌、消炎、防腐、吸收肠内有毒物质等作用。

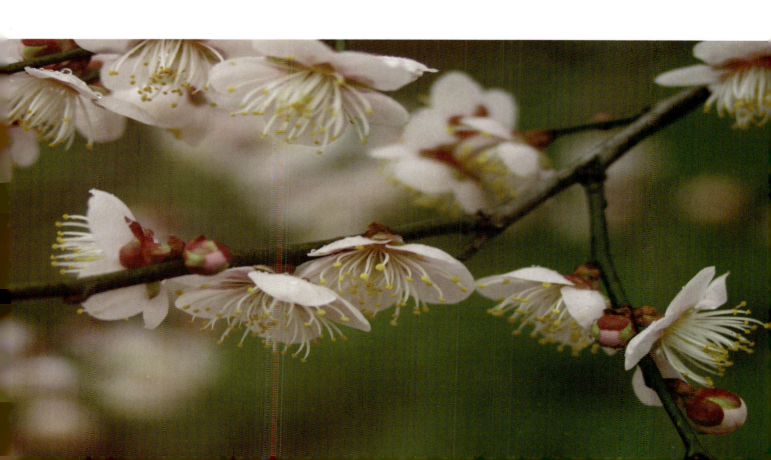

◆固表止汗药◆

小麦（浮小麦） Triticumaestivum L.

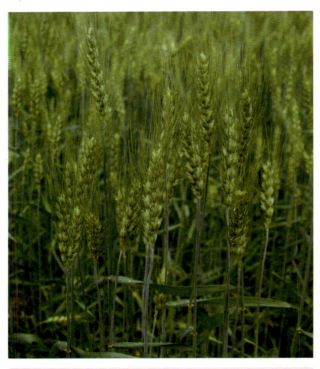

基　源	浮小麦为禾本科植物小麦的干瘪颖果。
原植物	二年生草本植物。叶扁平，长坡针形，先端渐尖，基部方园形。穗状花序长5~10cm；小穗有小花3~9朵，上部小花常不结实；颖革质，顶端有短尖头；外稃厚纸质，顶端具茎；内、外稃等长，脊上有生微纤毛的狭翼；颖果顶具毛。花期4~5日，果期5~6月。
生境分布	全国各地均有栽培。
采收加工	收割小麦时，取瘪瘦轻浮与未脱净皮的麦粒，晒干。
性状鉴别	本品颖果长圆形，两端略尖。表面浅黄棕色或黄色，稍皱缩，腹面中央有一纵行深沟，顶端具黄白色柔毛。质硬，断面白色，粉性。气弱，味淡。
性味功能	味甘、咸，性凉。有养心安神，退热止汗的功能。
炮　制	将原药除去杂质及灰屑。淘净，取出。干燥。
主治用法	用于骨蒸虚热，自汗，多汗，心烦，口渴。用量10~30g。

现代研究
1. 化学成分　本品种子含淀粉、蛋白质、糖类、糊精、脂肪。脂肪主要为油酸、亚油酸、棕榈酸的甘油酯。尚含少量谷甾醇、卵磷脂、精氨酸、淀粉酶、蛋白酶及微量维生素B等。
2. 药理作用　本品镇痛及抗病毒作用。

应用
1. 虚汗、盗汗：浮小麦、麻黄根。水煎服。
2. 肺结核盗汗：浮小麦、橹豆衣各9g，水煎服。
3. 小儿遗尿：浮小麦18g，秋桑螵蛸、益智仁、菟丝子、龙骨各9g，大枣24g，炙甘草12g。水煎服。

◆敛肺涩肠药◆

肉豆蔻　Myristica fragrans Houtt

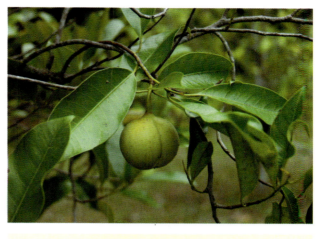

基源	为肉豆蔻科植物肉豆蔻的种仁。
原植物	常绿大乔木，高达15m。叶互生革质，椭圆状披针形，先端尾状，基部急尖，全缘。总状花序腋生，雌雄异株。果实梨形或近圆球形，成熟后纵裂成2瓣，显出绯红色不规则分裂的假种皮。花期4~5月，果期6~8月。
生境分布	主产于马来西亚、印度、印度尼亚、巴西等国。我国海南、广西、云南等省区有引种栽培。
采收加工	每年春秋采收两次成熟果实。剖开果皮，剥去假种皮，再敲脱壳状的种皮，取出种仁用石灰乳浸一天后，文火烘干或晒干。
性状鉴别	本品呈卵圆形或椭圆形。表面灰棕色或灰黄色，有时外被白粉（石灰粉末）。全体有浅色纵行沟纹及不规则网状沟纹。种脐位一尖端，呈浅色圆形突起，合点呈暗凹陷。种脊呈纵沟状，连接两端。质坚，断面显棕黄色相杂的大理石花纹，宽端可见干燥皱缩的胚，富油性。气香浓烈，味辛。
性味功能	味辛，性温。有温中，止泻，行气，消食的功能。
炮制	肉豆蔻：除去杂质，洗净，干燥。 煨肉豆蔻：取净肉豆蔻用面粉加适量水拌匀，逐个包裹或用清水将肉豆蔻表面湿润后，如水泛丸法裹面粉3~4层，倒入已炒热的滑石粉或沙中，拌炒至面皮呈焦黄色时，取出，过筛，剥去面皮，放凉。
主治用法	用于虚寒久泻，食欲不振，脘腹冷痛，呕吐、宿食不消等。用量2.5~5g。

现代研究
1. 化学成分　本品含挥发油，另含肉豆蔻醚、丁香酚、异丁香酚及多种萜烯类化合物。
2. 药理作用　本品能促进胃液的分泌及胃肠蠕动，而有开胃和促进食欲，消胀止痛的功效；但大量服用则有抑制作用，且有较显著的麻醉作用；有抗菌、抗肿瘤、抗炎作用。

应用
1. 慢性腹泻：肉蔻（煨）、五味子（炒）各3g，木香（煨）、诃子肉、炒吴茱萸各（炒）1g，共研末。开水调服。
2. 痢疾后综合症：肉豆蔻9g，米壳4.5g，木香4g，肉桂12g。水煎服。

五味子　Schisandra chinensis (Turcz.) Baill.

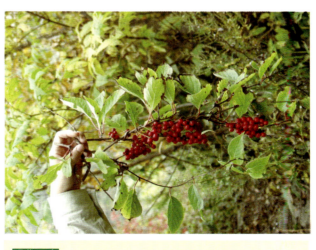

基源	为五味子科植物五味子的干燥成熟果实。
原植物	别名：辽五味、北五味子、山花椒。多年生落叶木质藤木。单叶互生，叶片薄，稍膜质，边缘有腺状细齿。花单性，雌雄异株，生于叶腋，花梗细长而柔弱；花被6~9片，乳白色或黄色，芳香。穗状聚合果，肉质浆果球形，紫红色。种子肾形，淡橙色，有光泽。花期5~6月，果期8~9月。
生境分布	生于山坡杂木林下，常缠绕在其他植物上。分布于东北及河北、山西、内蒙古、陕西等省区。
采收加工	秋季果实成熟时采摘，晒干或蒸后晒干。
性状鉴别	北五味子：呈不规则的球形或扁球形，直径5~8mm。表面红色、紫红色或暗红色，皱缩，显油润，有的表面呈黑红色或出现"白霜"。果肉柔软，种子1~2，肾形，表面棕黄色，有光泽，种皮薄而脆。果肉气微，味酸；种子破碎后，有香气，味辛、微苦。 南五味子：粒较小，表面棕红色至暗棕色，干瘪、皱缩、果肉常紧贴种子上。
性味功能	味酸，性温。有收敛固涩，益气生津，补肾宁心的功能。
炮制	五味子：除去杂质。用时捣碎。 醋五味子：取净五味子，照醋蒸法蒸至黑色。用时捣碎。表面乌黑色，油润，稍有光泽。果肉柔软，有黏性。种子表面棕红色，有光泽。
主治用法	用于肺虚咳喘，久泻不止，自汗，盗汗，津伤口渴，短气脉虚，心悸失眠及无黄疸型肝炎等症。用量1.5~6g。

现代研究
1. 化学成分　北五味子主含挥发油、有机酸、鞣质、维生素、糖及树脂等。种子挥发油中的主要成分为五味子素。
2. 药理作用　本品对神经系统各级中枢均有兴奋作用；有镇咳和祛痰作用；能利胆，降低血清转氨酶，对肝细胞有保护作用。还具有降压、提高免疫、抗氧化、抗衰老、抗菌等作用。

应用
1. 老年慢性气管炎，肺气肿，支气管扩张：五味子、干姜。水煎服。
2. 慢性肝炎：五味子、茵陈、大枣，制蜜丸。或五味子制蜜丸。
3. 耳源性眩晕、失眠：五味子、酸枣仁。水煎服。
4. 自汗盗汗，遗滑精，肝炎：五味子、牡蛎各12g，金樱子、桑螵蛸各9g。水煎服。

华中五味子(五味子) SchisandrasphenantheraRehd.etWils.

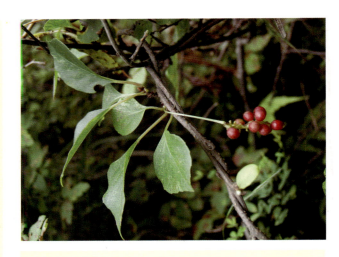

基　　源　五味子为五味子科植物华中五味子的成熟果实。

原 植 物　别名：南五味子。落叶木质藤本；枝细长，圆柱形，红褐色，无毛，有皮孔。叶互生，稍厚，倒卵形、椭圆形或卵状披针形，边缘有疏锯齿；两面绿色。花单性，雌雄异株，单生或1~2生于叶腋，橙黄色；花被片5~9，排成2~3轮；雄蕊10~15，着生于肉质蕊柱上；雌蕊群近球形，心皮多数。聚合果，浆果近球形，红色，肉质；种子肾形。花期4~5月。果期8~9月。

生境分布　生于向阳旷地、灌丛中，路边及溪边沟谷沿岸。分布于山西、陕西、甘肃华中和西南各省区。

采收加工　秋季果实成熟尚未脱落时采摘，除去果枝及杂质，晒干。

性状鉴别　本品果实呈不规则形，较小，直径2~5mm；表面暗红色或棕褐色，果皮肉质较薄，无光泽，内含种子1~2粒。种子肾形，表面黄棕色，略呈颗粒状。

性味功能　味酸，性温。有收敛固涩，益气生津，补肾宁心的功能。

炮　　制　同五味子。

主治用法　用于肺虚咳喘，梦遗滑精，津亏口渴，神经衰弱，久泻不止，自汗盗汗，津伤口渴，无黄疸型肝炎，心烦失眠等症。用量1.5~6g。水煎服或入丸散用。

现代研究
1. 化学成分　本品种子含五味子甲素A，五味子酯甲、乙、丙、丁、等。
2. 药理作用　同五味子。

应用
同五味子。

罂粟(罂粟壳) PapaversomniferumL.

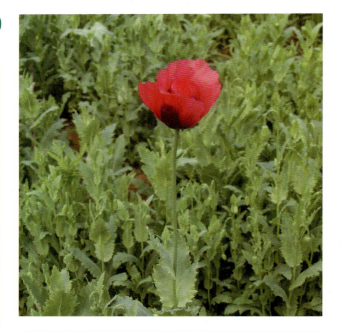

基　　源　罂粟壳为罂粟科植物罂粟的蒴果外壳。

原 植 物　别名：米壳、罂子粟。一年生或二年生草本，高60~150cm，全株被白粉，有白色乳汁。叶互生，长卵圆形或长圆形，先端急尖，基部圆形或近心形，边缘多缺刻状浅裂，有钝锯齿，两面有白粉呈灰绿色。花单一顶生，白色、粉白色、红色或紫红色；花瓣4或重瓣；雄蕊多数；子房1室。蒴果卵圆形或长椭圆形，长4~7cm，直径3~6cm，黄褐色或淡褐色，孔裂。种子多数，肾形，灰褐色，有网纹。花期4~6月。果期6~8月。

生境分布　栽培于田圃或庭园间。

采收加工　蒴果未成熟时，果皮绿色或稍带黄色，割取药用的阿片后，摘下果实，除去种子及枝叶，干燥。

性状鉴别　种子细小，略呈肾形，直径0.5~1mm。表面蓝黑色或灰褐色，有网状隆起的纹理及黄色种脐。剥去种皮有白色内胚乳及弯曲的胚，油性。味甘。

性味功能　味酸、涩，性微寒。有毒。有敛肺止咳，涩肠止泻，止痛的功能。

主治用法　用于久咳不止，久泻久痢，脱肛，肢体、胸腹诸痛，便血，遗精滑泄等。用量3~9g。水煎服。有毒，不宜过量及持续服用。

现代研究
1. 化学成分　本品含多种生物碱，如吗啡、可待因、那可汀、那碎因、罂粟碱、罂粟壳碱等，另含有多糖、内消旋肌醇、赤藓醇等。
2. 药理作用　本品所含的吗啡、可待因等有显著的镇痛、镇咳作用，能使胃肠道及其括约肌的张力提高，消化液分泌减少，便意迟钝而起止泻作用。

应用
1. 劳伤喘嗽水止，自汗：罂粟壳(炒为末)6g，乌梅15g，小麦30g，水煎服。
2. 久泻久痢：罂粟壳、木香、黄连。水煎服。

尼泊尔桤木（旱冬瓜） Alnus nepalensis D.

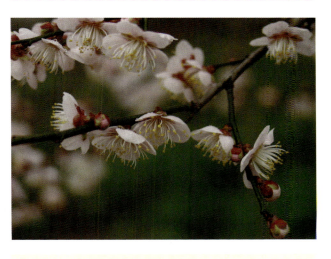

基　　源	旱冬瓜为桦木科尼泊尔桤木的树皮。
原植物	别名：冬瓜树、蒙自。桤木乔木；枝条有棱，近无毛；芽无毛，有柄。叶近革质，倒卵形、卵形、宽椭圆形或长卵形，边缘近全缘或有细锯齿。叶柄长1~2.5cm。雄花序多数，开放时长达15cm。果序极多数，排成圆锥花序；果苞木质，先端5浅裂；翅果长约2mm，膜质翅宽为果的1/2 或与果等宽。
生境分布	生于山坡林中和河岸。分布于广西、四川、贵州、云南、西藏等。
采收加工	夏秋季剥取树皮，晒干或鲜用。
性味功能	味苦、涩，性平。有止泻，消炎，接骨的功能。
主治用法	用于腹泻，痢疾，鼻衄，骨折，跌打损伤。用量30g。水煎服。

应用
1. 骨折，跌打损伤：鲜旱冬瓜，捣烂外敷患处。
2. 腹泻，痢疾：旱冬瓜30g。水煎服。
3. 鼻衄：旱冬瓜30g。水煎服。

梅（乌梅） Armeniaca mume Sieb. (Prunus mume (Sieb.) Sieb. et Zucc.)

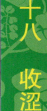

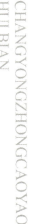

基　　源	乌梅为蔷薇科植物梅的干燥近成熟果实。
原植物	乔木。叶狭卵形至宽卵圆形，先端长渐尖，基部宽楔形，边缘具细锯齿，微被柔毛。花1~2朵，萼筒被短柔毛，萼片近卵圆形；花瓣白色至淡红色；雄蕊多数，子房密被柔毛。核果近球形，黄色或淡绿色，具柔毛，味酸。花期早春。
生境分布	东北、华北有盆栽，长江以南各省有栽培或野生。分布于浙江、福建、湖南、广东、广西、四川、云南等。
采收加工	夏季果实近成熟时采收，低温烘干后闷至色变黑。
性状鉴别	干燥果实呈扁圆形或不规则球形。表面棕黑色至乌黑色，皱缩、凹凸不平。有的外皮已破碎，核露于外。果实一端有明显的凹陷（即果柄脱落处），果肉质柔软。核坚硬，棕黄色，内含淡黄色种仁1粒，形状及气味极似杏仁。气特异，味极酸。以个大、肉厚、核小、外皮乌黑色、不破裂露核、柔润、味极酸者为佳。
性味功能	味酸、涩，性温。有敛肺涩肠，生津止渴，驱蛔止痢，止血的功能。
炮　　制	乌梅：拣净杂质，筛去灰屑，洗净，晒干。乌梅肉：取净乌梅微淋清水湿润，使肉绵软，略晾，敲碎，剥取净肉即成。或置蒸笼内蒸至极烂，放箩内揉擦，去核，取肉，晒干。乌梅炭：取净乌梅用武火炒至皮肉鼓起，出现焦枯斑点为度，喷水焙干，取出放凉。
主治用法	用于肺虚久咳，口干烦渴，胆道蛔虫，胆囊炎，细菌性痢疾，慢性腹泻，便血，尿血，月经过多。

现代研究
1. 化学成分　本品含有柠檬酸、苹果酸、琥珀酸、酒石酸、碳水化合物、谷甾醇、蜡样物质及齐墩果酸样物质。
2. 药理作用　本品有抗菌和抑制蛔虫作用；能抑制离体兔肠管的运动；能促进胆汁分泌；对豚鼠的蛋白质过敏性休克及组胺性休克有对抗作用；能增强机体免疫功能。

应用
1. 妊娠呕吐：梅花6g，开水冲泡当茶饮。
2. 水痘隐在皮肤，已出或未出：梅花50g，桃仁、辰砂、甘草各6g，丝瓜15g，研末，涂敷患处。
3. 胆囊炎，胆石症，胆道感染：乌梅，五味子各30g，红木香15g。水煎服。
4. 胆道蛔虫病：乌梅，苦楝皮，白芍各9g，枳壳6g，柴胡5g，甘草3g。水煎服。

假地兰 Crotalaria ferruginea Grah. ex Benth.

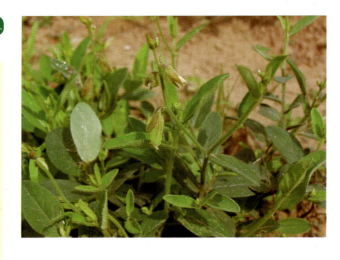

基　　源	蝶形花科植物假地兰的带根全草入药。
原 植 物	别名：响铃草、野花生、荷猪草、马响铃。多年生直立草本，根长达60cm以上。茎、枝分枝多，有稍长而扩展的丝光质毛，略粗糙。单叶互生，矩形、长卵形或长椭圆形，先端钝或微尖，基部窄或略呈楔形，两面有柔毛。总状花序顶生或腋生，花2～6朵；萼筒很短，花冠蝶形，黄色，旗瓣有爪，翼瓣倒卵状长圆形，龙骨瓣与翼瓣等大，向内弯曲。荚果膨胀成膀胱状。种子20～30，肾形。花期6～10月。
生境分布	生于山坡、荒地。分布于全国各地，以西南为多见。
采收加工	夏、秋季采集全草，切段，晒干。
性味功能	味苦、微酸，性寒。有敛肺气，补脾肾，利小便，消肿毒的功能。
主治用法	用于久咳痰血，耳鸣，耳聋，梦遗，慢性肾炎，膀胱炎，肾结石，扁桃腺炎，淋巴腺炎，疔毒，恶疮。

应用
1. 久咳，痰中带血：假地兰蜜炙30g，水煎服。
2. 气虚耳鸣：假地兰24g，猪耳朵一对，加盐炖服。
3. 疔毒，痈肿疮疡，乳腺炎：鲜假地兰，捣烂外敷患处。
4. 病后耳聋：假地兰24g，石菖蒲9g，水煎服。
5. 夜梦遗精：假地兰、夜寒苏、爬岩龙、毛药各15g，双肾草9g，炖肉服。

番石榴 Psidium guajava L.

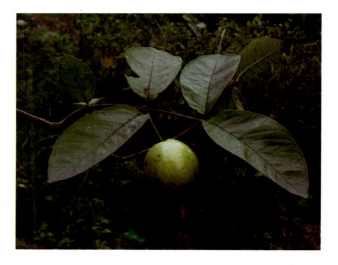

基　　源	为桃金娘科植物番石榴的叶和果。
原 植 物	小乔木。单叶对生，革质，长圆形至椭圆形，先端急尖或钝，基部近圆形，全缘，上面稍粗糙，下面有毛。花单生或2～3排成聚伞花序，花萼较厚，萼管钟形；花冠白色，芳香，花瓣4～5，长椭圆形，先端短尖。浆果球形、卵圆形或梨形，萼片宿存，淡黄色或淡红色，光滑，果肉白色或胭脂红色。花期5～6月，果期9～10月。
生境分布	生于原野、林缘或栽培。分布于福建、台湾、广东、广西、四川、云南等省区。
采收加工	春、夏采叶，秋季采果，晒干备用。
性状鉴别	本品干燥的未成熟幼果，呈圆球形、卵形或洋梨形不等，横径2～3厘米；鲜时青绿色，干者黑褐色；表面稍粗糙坚硬，顶端有宿存的花萼及残存花柱。果肉坚硬，浅棕色，5室，有多数种子密集镶嵌于内；种子灰褐色，大如绿豆，呈不规则之扁圆形或三角形。味微酸而涩，气微香。
性味功能	味甘、涩，性平。有收敛止泻，消炎止血的功能。
主治用法	用于急、慢性肠炎，痢疾，小儿消化不良；外用于跌打扭伤，外伤出血，疮疡久不愈合。用量25～50g。外用适量。

现代研究
1. 化学成分　本品果实中含有槲皮素、番石榴苷、没食子酸、无色矢车菊素以及维生素C、木糖、核糖、阿拉伯糖、半乳糖、蔗糖等。
2. 药理作用　本品有降血糖和止血作用。

应用
1. 急性胃肠炎，腹泻：番石榴叶30g，切碎和米一起炒黄后，加水煎服。
2. 小儿消化不良：番石榴叶、大田基黄（红根草）各30g，红茶9～12g，炒米粉15～30g。煎服。
3. 跌打损伤、外伤出血、疮痛不愈：鲜番石榴叶，捣烂敷患处。

桃金娘（桃金娘根） Rhodomyrtus tomentosa(Ait.)Hassk.

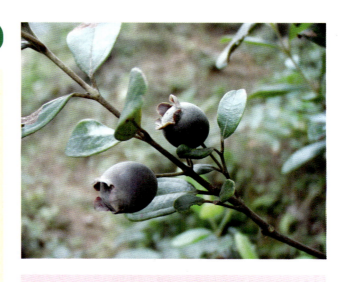

基　源 原植物	桃金娘根为桃金娘科植物桃金娘的根及根茎。别名：山稔、岗稔。常绿灌木，幼枝常呈红色，密被柔毛。单叶对生；叶革质，椭圆形或倒卵形，先端钝，基部楔形，全缘，上面深绿色，光滑，下面灰绿色，密被柔毛，离基三出脉。聚伞花序腋生，有1~3花，紫红色；小苞片2，卵圆形；萼筒钟形，顶端5裂，裂片圆形，不等长；花瓣5，倒卵形。浆果球形或卵形，熟时暗紫色，顶端有宿存花萼。浆果球形或卵形。花期5~7月。果期7~9月。
生境分布	生于丘陵地或路边。分布于华南各地及西南地区。
采收加工	秋季采挖，鲜用或切片晒干。
性状鉴别	本品果实长圆球形，一端稍尖，直径约1cm，表面土黄色或暗绿褐色，质较硬，顶端有宿存萼片5枚及花柱残迹。内有种子多数，黄白色，扁平。味淡、微甜，气微香。以个大、干燥者为佳。
性味功能	味甘、涩，性平。有祛风活络，收敛止泻的功能。
主治用法	用于肝炎，风湿疼痛，腰肌劳损，肾炎，胃痛，消化不良，痢疾，脱肛。用量15~30g，水煎服。

现代研究
1. 化学成分　果实含黄酮类、酚性成分、氨基酸和糖类。
2. 药理作用　本品水煎剂对金黄色葡萄球菌有抑制作用。

应用
1. 急慢性肝炎：桃金娘根水煎液，经处理后或膏状，干燥，与虎杖的提取物合并而成的片剂。每次2片，每日3次。
2. 小儿消化不良：桃金娘根，南天竹根各3~6g。水煎服。

石榴（石榴皮） Punica granatum L.

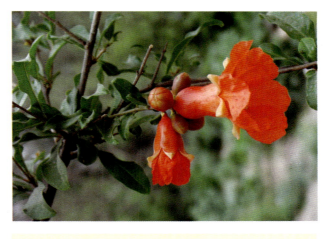

基　源 原植物	石榴皮为石榴科植物石榴的干燥果皮。落叶灌木或小乔木。叶对生或簇生，长圆状披针形或长圆状椭圆形，先端尖或微凹，基部渐狭，全缘。花单生或数朵生于小枝顶端或叶腋，花大；花萼钟状，肥厚，花瓣与萼片同数，红色。浆果球形，果皮肥厚革质，红色或带黄色，顶端有宿存花萼，内有薄隔膜。种子多数，有红色肉质多汁外种皮，可食。花期5~6月。果期7~8月。
生境分布	栽培于向阳，肥沃土壤。分布于全国大部分地区。
采收加工	秋季果实成熟后，采摘，除去种子及隔瓢，切瓣，晒干或微火烘干。
性状鉴别	本品干燥果皮呈不规则的片状或瓣状，大小不一，厚1.5~3mm。外表面红棕色、棕黄色或暗棕色，略有光泽，粗糙，有多数疣状突起。有的有突起的筒状宿萼及粗短果梗或果梗痕。内表面黄色或红棕色，有隆起呈网状的果蒂残痕。质硬而脆，断面黄色，略呈颗粒状。无臭，味苦涩。
性味功能	味酸涩，性温。有涩肠止泻，止血，驱虫的功能。
炮　制	石榴皮：除去杂质，洗净，切块，干燥。石榴皮炭：取石榴皮块，照炒炭法炒至表面黑黄色、内部棕褐色。
主治用法	用于慢性腹泻，久痢，便血，脱肛，崩漏，白带，虫积腹痛。用量3~9g。水煎服。

现代研究
1. 化学成分　本品含鞣质、石榴皮碱、伪石榴皮碱、异石榴皮碱、N-甲基异石榴皮、没食子酸、苹果酸、异槲皮苷以及树脂、甘露醇、糖类等。
2. 药理作用　本品具有收敛作用；有抗菌、抗病毒作用。盐酸石榴碱对绦虫有杀灭作用。临床上选方可用于治疗菌痢，慢性气管炎，急性消化道出血等。

应用
1. 细菌性痢疾：石榴皮15g，红糖适量，水煎服。
2. 久泻，久痢，脱肛：石榴皮6g，研末冲服。或可与黄连等配用。
3. 阿米巴痢疾：石榴皮15g，苦木1g，竹叶椒根9g，水煎，分2次服。
4. 急慢性气管炎、肺部感染、淋巴结炎、胆道感染等多种感染性炎症：石榴皮15g，水煎服。

诃子　Terminalia chebula Retz.

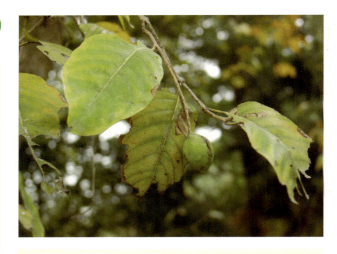

基　　源	为使君子科植物诃子的果实。
原植物	别名：诃黎勒、藏青果。落叶乔木，叶有锈色短柔毛，顶端处有2腺体；叶卵形、椭圆形或长椭圆形，先端短尖，基部钝圆或楔形。穗状花序组成圆锥花序；淡黄色；花萼杯状，5齿裂，无花瓣；雄蕊10；子房下位。核果卵形或椭圆形，粗糙，灰黄色或黄褐色，有5~6条纵棱及纵皱纹，基部有圆形果柄痕。果核易剥离，长纺锤形，浅黄色，粗糙，种子1，白色。花期4~5月。果期7~9月。
生境分布	生于林缘。分布于广东、海南、广西、云南等地。
采收加工	秋冬季果实成熟时采摘，烫5分钟，晒干或烘干。
性状鉴别	本品干燥果实为长圆形或卵圆形。表面黄棕色或暗棕色，略具光泽，有5~6条纵棱线及不规则的皱纹，基部有圆形果梗痕。质坚实。果核长1.5~2.5cm，直径1~1.5cm，浅黄色，粗糙，坚硬。种子狭长纺锤形；种皮黄棕色，子叶2，白色，相互重叠卷旋。无臭，味酸涩后甜。
性味功能	味苦、酸、涩，性温。有涩肠，止血，化痰的功能。
炮　　制	诃子：除去杂质，洗净，干燥。用时打碎。 诃子肉：取净诃子，稍浸，闷润，去核，干燥。
主治用法	用于久泻，久痢，脱肛，便血，白带，慢性气管炎，哮喘，慢性喉炎，溃疡病，久咳失音等症。用量3~5g。

现代研究
1. 化学成分　本品含大量鞣质，其主要成分为诃子酸、原诃子酸等。尚含诃子素、鞣酸酶、番泻苷A等。
2. 药理作用　本品所含鞣质有收敛、止泻作用；有抗菌、抗肿瘤及强心作用。诃子素，对平滑肌有罂粟碱样的解痉作用。

应用
1. 久痢脓血：诃子，五倍子，乌梅，樗根白皮。
2. 肺结核之干咳、痰血：诃子，海浮石，瓜蒌皮。
3. 慢性咽喉炎久咳失音：诃子4个，桔梗、甘草各30g。共研末，每次6g，水煎服。
4. 慢性支气管炎合并肺气肿之久咳：诃子3g，五味子9g，猪肺。同煮极烂，食肺喝汤。

绒毛诃子（诃子）　Terminalia chebula Retz. var. tomentella Kurt.

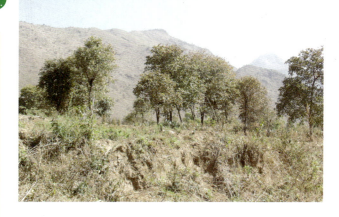

基　　源	诃子为使君子科植物绒毛诃子的干燥成熟果实。
原植物	别名：微毛诃子。落叶乔木。树皮灰黑色至灰白色。幼枝全被铜色伏长柔毛，老时在叶背脱落殆尽；叶互生或近对生，叶柄粗壮，近顶处有腺体；叶卵形或椭圆形，先端短尖，基部钝圆或楔形，偏斜，全缘或微波状。腋生或顶生穗状花序组成圆锥花序，花全为两性。苞片长过于花。萼外无毛；果卵形，长不足2.5cm。
生境分布	生于阳坡林缘。分布于云南、广西等省区。
采收加工	冬秋季果实成熟时采摘，烫5分钟，取出晒干或烘干。
性状鉴别	同诃子。
性味功能	味苦、酸，涩，性温。有涩肠止血，敛肺化痰。
炮　　制	同诃子。
主治用法	慢性肠炎，慢性支气管炎，哮喘，慢性喉头炎，溃疡病，便血，脱肛，痔疮出血。用量6~9g。
现代研究	1. 化学成分　同诃子。 2. 药理作用　同诃子。

应用
1. 大叶性肺炎：诃子肉、瓜蒌各15g，百部9g。水煎服。
2. 细菌性痢疾：诃子。制成胶囊，口服。
3. 白喉带菌者：诃子。水煎服，并含漱。
4. 结膜炎：诃子、栀子、楝子各1g。研末，水煎服。

红麸杨（五倍子） Rhus punjabensis Stewort var. sinica (Diels) Rehd. et Wils.

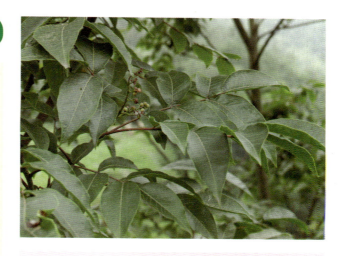

基　源	五倍子为漆树科植物红麸杨受瘿绵蚜科昆虫肚倍蚜寄生后形成的虫瘿，称肚倍。
原植物	落叶乔木，小枝有短毛。奇数羽状复叶，小叶5~13枚，卵状长椭圆形至椭圆形，先端渐尖，基部圆形或近心形，全缘或中上部具疏锯齿，上面光滑无毛，下面沿叶脉有短柔毛，无小叶柄。圆锥花序顶生，花杂性，白色，花药紫色。果序下垂，核果近圆形，深红色，密生细柔毛。花期6~7月，果期8~9月。
生境分布	生于向阳山坡疏林下或灌木丛中。分布于湖北、湖南、陕西、甘肃、云南、贵州、四川、西藏等省区。
采收加工	秋季采摘，置沸水中略煮，杀死蚜虫，取出，干燥。
性味功能	味酸，性平。具有敛肺降火，涩肠止泻，敛汗，止血，收湿敛疮的功能。
主治用法	用于肺虚久咳，肺热痰嗽，久泻久痢，盗汗，消渴，便血痔血；外伤出血，痈肿疮毒，皮肤湿烂。用量3~6g。外用适量。

应用
同盐肤木。

琉璃草 Cynoglossum zeylanicum Thunb.

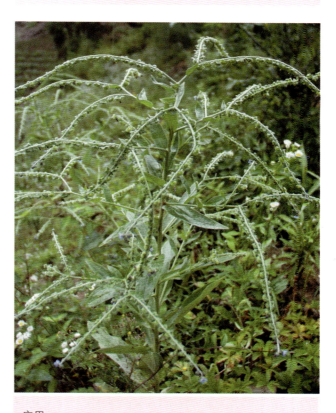

基　源	为紫草科植物琉璃草的根及叶。
原植物	别名：拦路虎、粘娘娘、猪尾巴、大琉璃草。一年生草本，高40~100cm。主根粗壮，黑褐色。茎有分枝，其下部和叶下面有倒钩的毛。单叶互生，下部者有长柄，渐上则柄渐短至无柄；叶片质薄，下部窄长椭圆形，渐上则为宽披针形，先端锐尖，中下部叶基渐细窄，有毛。花序分枝成钝角叉状分开，在上部枝端成二歧状，无苞片；花萼外面密生短毛，5裂；花冠淡蓝色，或白色，檐部5裂，喉部有5个小鳞片；雄蕊5；子房深4裂。小坚果4，卵形，密生短钩刺。花期8~10月。
生境分布	生于山坡、河滩砂地或草丛中。分布于陕西、甘肃、安徽、湖北、广东、广西、四川、贵州及云南等省区。
采收加工	四季可采叶；春秋采根，分别晒干。
性味功能	味微苦，性寒。有清热利湿，活血调经的功能。
主治用法	用于肝炎，月经不调，白带，水肿；外用于疮疖痈肿，毒蛇咬伤，跌打损伤，骨折。用量：9~12g；外用叶或根适量，捣烂外敷患处。

应用
1. 疮疖痈肿，毒蛇咬伤：鲜琉璃草适量，捣烂外敷患处。
2. 跌打损伤，骨折：鲜琉璃草叶或根适量，捣烂外敷患处。

◆固精缩尿止带药◆

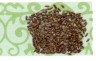

莲（莲子心，藕节，莲房，莲须，荷叶） Nelumbo nucifera Gaertn.

基　源	莲子为莲科植物莲的干燥成熟种子；莲子心、藕节、莲房、莲须、荷叶均作药用。
原植物	水生草本。根茎肥厚，黄白色，节间膨大，纺缍形或柱状。叶柄长，中空，具黑色坚硬小刺。叶片盾状圆形，波状全缘，挺出水面。花大，粉红色或白色，芳香。坚果椭圆形或卵形。种皮红棕色。花期7~8月，果期8~9月。
生境分布	生于水田或池塘中。分布于全国大部分省区。
采收加工	秋季果实成熟时采收，除去果皮，分别干燥即可。
性状鉴别	本种子品略呈椭圆形或类球形，长1.2~1.8cm，直径0.8~1.4cm。表面浅黄棕色至红棕色，有细纵纹和较宽的脉纹。一端中心呈乳头状突起，深棕色，多有裂口，其周边略下陷。质硬，种皮薄，不易剥离。子叶2，黄白色，肥厚，中有空隙，具绿色莲子心。无臭，味甘、微涩；莲子心味苦。
性味功能	味甘、涩，性平。有健脾止泻，益肾固精，养心宁神的功能。
炮　制	略浸，润透，切开，去心，干燥。
主治用法	用于脾虚久泻，遗精带下，心悸失眠。用量6~15g。
现代研究	

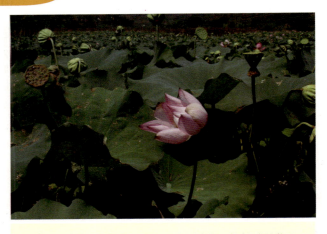

1. 化学成分　本品含生物碱、淀粉、碳水化合物、蛋白质、棉子糖、脂肪以及钙、磷、铁等。
2. 药理作用　本品对鼻咽癌有抑制用；有降血压、强心、抗钙及抗心律不齐的作用。另外莲子碱有平抑性欲的作用，可以滋养补虚。

应用

1. 慢性痢疾：莲子、党参各9g，石菖蒲1.5g，黄连0.5g。水煎服。
2. 脾虚腹泻：莲子、茯苓、补骨脂、六神曲各9g，山药15g。水煎服。
3. 原发性血小板减少性紫癜：藕节、旱莲草、黄芪、大枣、生地、熟地、当归。水煎服。
4. 血淋、血痢、血崩：鲜藕节捣汁，调蜂蜜冲服。

芡（芡实） Euryale ferox Salisb. ex Konig et Sims

基　源	芡实为睡莲科植物芡的种仁。
原植物	别名：鸡头米、鸡头果。一年水生草本，全株有尖刺。初生叶箭形；后生叶浮于水面，心形或圆状盾形，上面深绿色，多皱褶，下面深紫色，边缘向上折。花紫色，单生于花葶顶端，花葶粗长，部分伸出水面。花萼4片，花瓣多数；子房下位，柱头圆盘状，扁平，略向下凹入。浆果球形，海绵质，污紫红色，密生尖刺，与花蕾均形似鸡头；种子球形，黑色。花期6~9月，果期8~10月。
生境分布	生于池沼及湖泊中。分布于全国大部分地区。
采收加工	8~10月种子成熟时割收果实，堆积沤烂果皮，取出种子，洗净晒干，磨开硬壳取净仁，晒干。
性状鉴别	本品干燥种子呈类球形，多为破粒，完整者直径5~8mm。表面有棕红色内种皮，一端黄白色，约占全体1/3，有凹点状的种脐痕，除去内种皮显白色。质较硬，断面白色，粉性。无臭，味淡。
性味功能	味甘、涩，性平。有益肾固精，补脾止泻，祛湿止带的功能。
炮　制	芡实：除去杂质。麸炒芡实：取净芡实，照麸炒法炒至微黄色。
主治用法	用于梦遗滑精，遗尿尿频，脾虚久泻，食欲不振，白带、白浊等。用量9~15g。

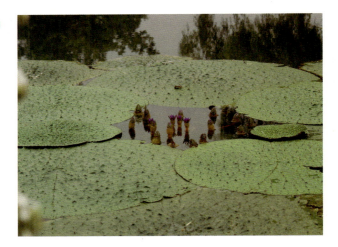

现代研究

1. 化学成分　芡实的种子含有淀粉。蛋白质、脂肪、碳水化合物、维生素、尼克酸、微量胡萝卜素和钙、磷、铁等无机盐。
2. 药理作用　临床上可用于治疗蛋白尿、小儿慢性腹泻等。

应用

1. 脾虚腹泻：芡实、莲子肉、白术各12g，党参15g，茯苓9g。共研细粉，每服3~6g，水冲服。
2. 遗精、滑精：芡实、枸杞子各12g，补骨脂、韭菜子各9g，牡蛎24g（先煎）。水煎服。
3. 白带：芡实15g，海螵蛸12g，菟丝子24g。水煎服。

柘（柘木白皮） CudraniatricuspidataKudoetMasam.(Macluratricuspidata(Lour.)Corner)

基　　源	柘木白皮为桑科植物柘的去掉栓皮的树皮或根皮。
原植物	别名：柘树。灌木或小乔木。具坚硬棘刺。叶互生，近革质，卵圆形或倒卵形，全缘或3裂。花单性，雌雄异株。头状花序，单一或成对腋生。聚花果近球形，橙红色或橙黄色，有肉质宿存花被及苞片包裹瘦果。花期6月。果期9~10月。
生境分布	生于荒地、坡地及溪旁。分布于全国大部分地区。
采收加工	全年可采，剥去栓皮，晒干。
性味功能	味苦，性平。有补肾固精、凉血舒筋的功能。
主治用法	用于腰痛，遗精，咯血，跌打损伤。用量50~100g。

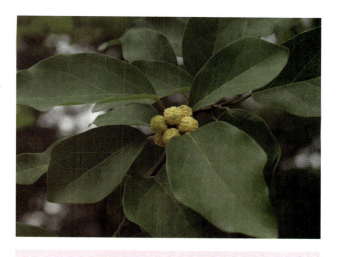

应用
1. 腰痛：柘木白皮200g。酒炒后，水煎服。或根皮捣烂外敷伤处。
2. 跌打损伤：鲜柘木白皮9~15g。黄酒适量，煎服。
3. 咯血、呕血：柘木白皮50g。炒焦，水煎服。
附注：其木材为柘木，味甘，性温。用于妇女崩中血结，疟疾。茎叶：味微甘，性凉。有消炎止痛、祛风活血的功能。用于流行性腮腺炎，肺结核，急性关节扭伤等。果实：味甘，性平。有清热，凉血，舒筋，活络的功能。用于跌打损伤。

鸡冠花 CelosiacristataL.

基　　源	为苋科植物鸡冠花的干燥花序。
原植物	一年生草本。植株无毛。茎直立，粗壮。叶卵形或卵状披针形，顶端渐尖，基部渐狭，全缘。花多数，密生成扁平肉质鸡冠状、卷冠状或羽毛状的穗状花序，中部以下多花。苞片、小苞片和花被片红色、紫色、黄色、浅红色，干膜质，宿存。胞果卵形，包于宿存的花被内。花果期7~10月。
生境分布	栽培于全国各地。
采收加工	秋季花盛开时采收，晒干。
性状鉴别	本品为穗状花序，多扁平而肥厚，呈鸡冠状，上缘宽，具皱褶，密生线状鳞片。下端渐窄，常残留扁平的茎。表面红色、紫红色或黄白色。中部以下密生多数小花，每花宿存的苞片及花被片均呈膜质。果实盖裂，种子扁圆肾形，黑色，有光泽。体轻，质柔韧。无臭，味淡。
性味功能	味甘，性凉。有清热利湿，凉血，收涩止血，止带，止痢的功能。
炮　　制	鸡冠花：除去杂质及残茎，切段。鸡冠花炭：取净鸡冠花，照炒炭法炒至焦黑色。
主治用法	用于吐血，崩漏，便血，痔漏下血，赤白带下，久痢不止。用量6~12g。

现代研究
1. 化学成分　本品花含山柰苷、苋菜红苷、松醇及大量硝酸钾。黄色花序中含微量苋菜红素，细色花序中含大量苋菜红素。种子含脂肪油。

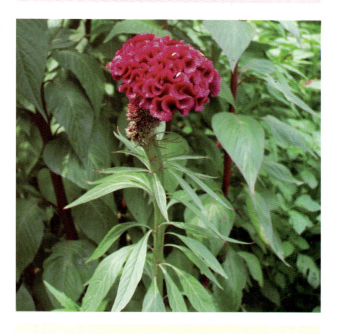

2. 药理作用　本品煎剂对人阴道毛滴虫有良好杀灭作用，其10%注射液对孕鼠、孕豚鼠、家兔等宫腔内给药有中期引产作用。

应用
1. 痔漏下血：鸡冠花、凤眼草各50g。研末，水煎，热洗患处。
2. 赤白下痢：鸡冠花，煎酒服。
3. 下血脱肛：鸡冠花、防风。研末，糊丸，米汤服。
4. 青光眼：鸡冠花、艾根、牡荆根各15g。水煎服。

金樱子 Rosa laevigata Michx.

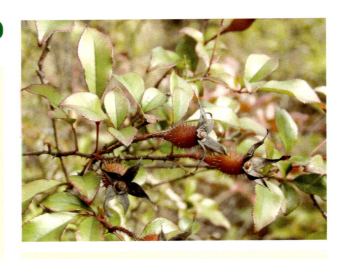

基　　源	为蔷薇植物金樱子的果实。
原 植 物	别名：糖罐子（浙江）、刺梨（福建）。攀援灌木。有倒钩状皮刺和刺毛。叶单数羽状互生，小叶3~5，椭圆状卵形或披针状卵形，革质，先端尖，基部宽楔形。花大，单生于侧枝顶端，有直刺；花托膨大，有细刺，萼片5，宿存；花瓣5，白色。蔷薇果梨形或倒卵形，黄红色，外有直刺，顶端有长弯宿萼，瘦果多数。花期3~4月。果期6~12月。
生境分布	生于向阳多石山坡灌木丛中，山谷旁。分布于华东、华中、华南及四川、贵州、云南等地区。
采收加工	10~11月采收成熟果实，晒干后放桶内，搅动，擦去毛刺。
性状鉴别	本品为花托发育而成的假果，呈倒卵形。表面红黄色或红棕色，有突起的棕色小点，系毛刺脱落后的残基。顶端有盘状花萼残基，中央有黄色柱基，下部渐尖。质硬。切开后，花托壁厚1~2mm，内有多数坚硬的小瘦果，内壁及瘦果均有淡黄色绒毛。无臭，味甘、微涩。
性味功能	味酸、甘、涩，性平。有益肾，涩精，止泻，缩尿，止带的功能。
炮　　制	金樱子：除去杂质，洗净，干燥。金樱子肉：取净金樱子，略浸，润透，纵切两瓣，除去毛、核，干燥。
主治用法	用于遗精滑精，遗尿，尿频，崩漏带下，久泻久痢，子宫脱垂等症。用量6~12g。

现代研究
1. 化学成分　本品果实含有柠檬酸、苹果酸、鞣质、树脂、维生素C，还含皂苷、糖类以及淀粉。
2. 药理作用　本品含鞣质有收敛作用，能促进胃液分泌，有助于消化功能；水提物能使实验性大鼠排尿次数减少，排尿间隔时间延长；煎剂对PR8等集中流感病毒有抑制作用。

应用
1. 慢性痢疾：金樱子、莲子、芡实。水煎服。
2. 子宫脱垂：金樱子，浓煎服。
3. 肾虚遗精、尿频：金樱子、芡实各3g，酒糊为丸，米汤或温开水送下。
4. 脾虚泄泻：金樱子、党参、茯苓、莲子、芡实、白术各3g。水煎服。

掌叶覆盆子（覆盆子） Rubus chingii H.H.Hu

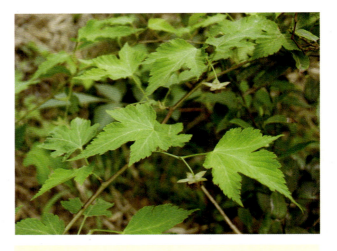

基　　源	覆盆子为蔷薇科植物掌叶覆盆子的干燥聚合果。
原 植 物	别名：华东覆盆子、种田泡。落叶灌木。茎直立，枝条细长，红棕色；幼枝绿色，具白粉，有倒生弯曲皮刺。单叶互生，近圆形，掌状5深裂，中裂片菱状卵形，基部近心形，边缘有重锯齿，两面脉上有白色短柔毛；花单生于短枝顶端；萼片5，卵形；花瓣5，白色。聚合果卵球形，红色，下垂；小核果密生灰白色柔毛，果肉柔嫩多汁，可食。花期4~5月，果期6~7月。
生境分布	生于溪边或山坡灌丛、林缘及乱石堆中。分布于安徽、江苏、浙江、江西、福建、湖南、湖北等省。
采收加工	6~8月间采收未成熟的青色聚合果，沸水中稍浸后，置烈日下晒干。
性状鉴别	本品为聚核果由众多核果聚合而成，略呈圆锥形或类球形，上端钝圆，底部较平坦，高0.6~1.3cm，直径0.5~1.2cm。表面灰绿色或淡棕色，密被灰白色或灰绿色短绒毛，宿萼棕色，5裂，先端多折断，上有多数残存花丝，下有果柄痕或连有细果柄。小核果约呈半月形，背面隆起，腹面有突起棱线；表面棕色，背面及先端有灰白色毛，腹面及两侧有网状凹纹。质硬，内含棕色种子1粒。气清香，味微酸涩。
性味功能	味甘、酸，性温。有补肾固精、助阳缩尿的功能。
炮　　制	筛去灰屑，拣净杂质，去柄。
主治用法	用于肾虚遗精、阳萎、遗尿、尿频。用量6~12g。

现代研究
1. 化学成分　本品含有机酸、糖类及少量维生素C，并没食子酸，β-谷甾醇，覆盆子酸等成分。
2. 药理作用　本品具有抑菌作用，雌激素样作用，并能促进前列腺分泌苟尔蒙。

应用
1. 尿频、夜尿、男性不育症：覆盆子、桑螵蛸、益智仁、芡实。水煎服。
2. 阳萎、遗精：覆盆子、枸杞子、菟丝子、五味子、莲子各4.5g。水煎服。
3. 肺虚寒：覆盆子发，取汁作煎为果，加蜜服。

山茱萸　Macrocarpium officinale Nakai (Cornus officinalis Sieb. et Zucc)

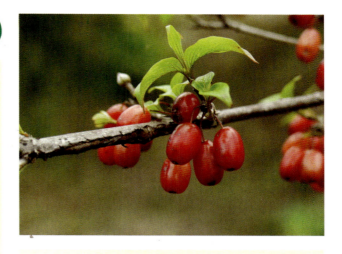

基　　源	为山茱萸科植物山茱萸的干燥成熟果肉。
原 植 物	落叶灌木或乔木。叶对生，卵形至椭圆形，先端渐尖，基部楔形，上面疏生平贴毛，下面毛较密，侧脉6~8对，脉腋具黄褐色簇毛。伞形花序先叶开放，腋生，总苞片4；花瓣4，黄色；雄蕊4；花盘环状，肉质；子房下位。核果长椭圆形，深红色，有光泽，具梗细长，外果皮革质，中果皮肉质，内果皮骨质。种子1，长椭圆形。花期3~4月。果期9~10月。
生境分布	生于向阳山坡、溪旁的杂木林中，或栽培。分布于陕西、山西、河南、山东、安徽、浙江、四川等省区。
采收加工	秋末果皮变红时采收，文火烘或置沸水稍烫后，除去果核，晒干。
性状鉴别	本品果肉呈不规则片状或囊状，长1~1.5cm，宽0.5~1cm。表面紫红色至紫黑色，皱缩有光泽。顶端有的有圆形宿萼痕，基部有果梗痕。质柔软。气微，味酸、涩、微苦。
性味功能	味酸、涩，性微温。有补益肝肾，涩精固脱的作用。
炮　　制	山萸肉：洗净，除去果核及杂质，晒干。 酒山萸：取净山萸肉，用黄酒拌匀，密封容器内，置水锅中，隔水加热，炖至酒及尽，取出，晾干。 蒸山萸：取净山萸肉，置笼屉内加热蒸黑为度，取出，晒干。
主治用法	用于眩晕耳鸣，腰酸痛，阳痿遗精，遗尿尿频，崩漏带下，大汗虚脱，内热消渴。用量6~15g。

现代研究
1. 化学成分　本品含鞣质成分：山茱萸鞣质1、2、3，马钱子苷，当药苷，还含葡萄糖，果糖，蔗糖，熊果酸，没食子酸，苹果酸，酒石酸及维生素A，挥发油，氨基酸等成分。
2. 药理作用　本品具有抗菌、降血糖、抑制炎症反应、抗癌、抗休克作用，并有免疫增强作用。

应用
1. 肝肾不足所致高血压：山茱萸、杜仲、石菖蒲、鸡血藤等。水煎服。
2. 自汗、盗汗：山茱萸，党参各15g，五味子9g。水煎服。

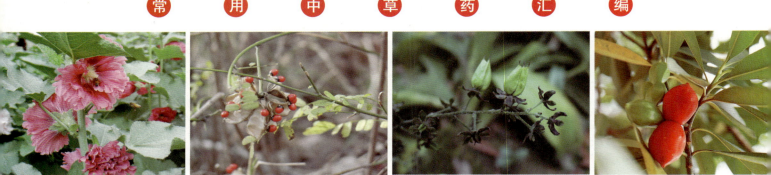

十九 涌吐药

涌吐药是指以促使呕吐为主要作用的药物，又称催吐药。

临床上主要用于误食毒物，尚停胃中，未被充分吸收；或宿食停滞不化，尚未入肠，胃脘胀痛不适；或痰涎壅滞于咽喉，呼吸困难；或痰浊壅滞胸膈，痰迷心窍，癫痫发狂等证。

本类药物作用强烈，大都具有毒性，用时慎用。涌吐药止可暂投，中病则止，不可连服、久服。

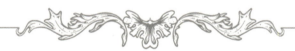

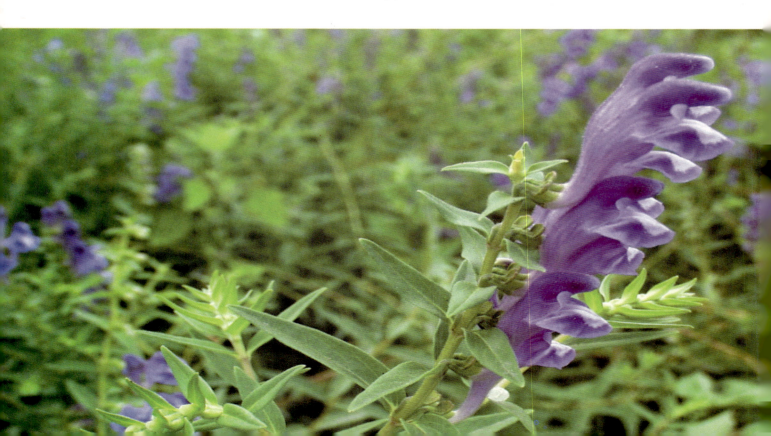

常山　Dichroa febrifuga Lour.

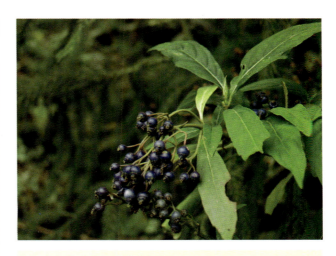

基　源	为绣球花科植物常山的根。
原植物	别名：黄常山、鸡骨常山。灌木。主根圆柱形，木质，常弯曲，黄棕色或灰棕色。茎枝有节，幼时有棕黄色短毛。叶对生，椭圆形、宽披针形，先端渐尖，基部楔形，边缘有锯齿，幼时两面疏生棕黄色短毛。伞房状圆锥花序着生于枝顶或上部叶腋，花瓣5~6，蓝色展开后向下反折；浆果球形，蓝色，有宿存萼和花柱。花期6~7月。果期8~9月。
生境分布	生于山谷、溪边或林下阴湿处。分布于陕西、甘肃南部、河南及长江以南各省。
采收加工	秋季挖取根部，除去茎苗及须根，洗净，晒干。
性状鉴别	本品呈圆柱形，常弯曲扭转，或有分枝，长9~15cm，直径0.5~2cm。表面棕黄色，具细纵纹，外皮易剥落，剥落处露出淡黄色木部。质坚硬，不易折断，折断时有粉尘飞扬；横切面黄白色，射线类白色，呈放射状。无臭，味苦。
性味功能	味苦，性微寒，有小毒。有截疟，解热，祛痰的功能。
炮　制	常山：除去杂质，分开大小，浸泡，润透，切薄片，晒干。 炒常山：取常山片，照清炒法炒至色变深。 酒常山：取常山片用黄酒拌匀，稍闷润，置锅内用文火炒至略呈黄色，取出放凉。 醋常山：取常山片用米醋拌炒如上法。
主治用法	用于疟疾，痰饮，呼吸困难。用量4.5~9g。孕妇忌服，老年体弱慎用。

现代研究

1. 化学成分　本品含有黄常山碱，简称常山碱，黄常山碱甲、乙及丙，还含黄常山定以及4-喹唑酮、伞形花内酯等成分。
2. 药理作用　本品具有抗疟、抗阿米巴作用，并有解热、降低血压作用，且有抗癌、抗病毒作用。

应用

1. 间日疟、三日疟：常山、贝母、生姜各9g，乌梅6g，槟榔、大枣和112g，草果4.5g。水煎服。
2. 胸中痰饮，胀闷不舒，食物中毒，宿食停滞：常山9g，生甘草3g。水煎服。
3. 肝癌：常山、龙葵各10g，茵陈15g，与鳖甲共煮。水煎服。

相思子　Abrus precatorius L.

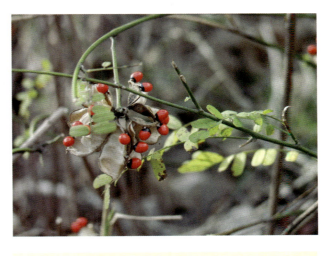

基　源	为蝶形花科植物相思子的干燥种子；根、藤、叶也可入药。
原植物	缠绕藤本。茎丛生，疏生贴伏细刚毛。叶互生，偶数羽状复叶，叶轴被稀毛；小叶片近长方形至倒卵形，先端钝圆，具细尖，基部广楔形或圆形，全缘，上面无毛，下面被贴伏细刚毛。总状花序腋生，花小，淡紫色，花萼钟状，萼齿4裂花冠蝶形；荚果黄绿色，先端有短喙，表面被白色细刚毛，种子椭圆形，上部红色，基部近种脐部分黑色，有光泽。花期3~5月，果期5~6月。
生境分布	生于干燥的丘陵路旁或近海岸灌丛中。分布于广东、广西、云南、福建、台湾等省区。
采收加工	夏、秋季摘收成熟果荚，晒干、打出种子，除净杂质，再晒干。
性状鉴别	本品干燥种子呈椭圆形，少数近于球形，长径5~7毫米，短径4~5毫米。表面红色，种脐白色椭圆形，位于腹面的一端，在其周围呈乌黑色，约占种皮表面的1/4~1/3，种脊位于种脐一端，呈微凸的直线状，种皮坚硬，不易破碎，内有2片子叶和胚根，均为淡黄色。气青草样，味涩。
性味功能	味苦、性平，有大毒。有涌吐、杀虫的功能。
炮　制	除净杂质后再晒干。
主治用法	用于疥癣等皮肤病。本品不宜内服，以防中毒。外用适量，捣烂涂敷患处。

现代研究

1. 化学成分　本品含相思子碱、相思子灵、下箴刺桐碱、N,N-二甲基色氨酸甲酯的甲阳离子、胆碱、胡芦巴碱，又含相思子毒蛋白、相思子苷、角鲨烯、β-香树脂醇、环木菠萝烯醇、豆甾醇、β-谷甾醇、菜油甾醇、没食子酸、相思子酸以及黄酮化合物及铁、铅、钙、硅、镁、硫酸盐及磷酸盐等成分。
2. 药理作用　本品具有避孕、催产素样作用，并有抑菌和抗肿瘤作用。

应用

1. 癣疥，痈疮，湿疹：相思子（炒），研粉调油涂患处。
2. 皮肤癌：相思子，捣烂涂敷皮肤癌患处。

海芒果　　Cerbera manghas L.

基　源	为夹竹桃科植物海芒果的种仁。
原植物	乔木，具白色乳汁。单叶螺旋状，互生；叶倒卵状矩圆形或倒卵状披针形，先端钝或短渐尖，基部楔形，无毛，侧脉纤细。聚伞花序顶生，约与叶等长，花白色，芳香；萼管短，5裂，裂片长圆形或倒卵状长圆形，黄绿色，向下反卷；花冠白色，喉部红色，花冠筒高脚碟状，顶端5裂，裂片被柔毛，鳞片，裂片倒卵状镰刀形，向左覆盖。核果双生或单生，卵圆形或卵形，光滑，外果皮纤维质或木质，桔黄色，核大，种子1，种仁乳白色，味苦。花期3~10月。果期7月至翌年4月。
生境分布	生于海边或近海湿润地。分布于台湾、广东、海南、广西等省区。
采收加工	夏季采收成熟果实，取出果核，晒干备用。
性味功能	种仁有毒，作外科膏药、麻药用；种仁提取物海芒果有强心的功能。
炮　制	洗净，晒干。
主治用法	海芒果用于心力衰竭的急性病例。不可内服。用量0.1~0.3g。不宜过量，毒性强烈，人畜误食能致死。

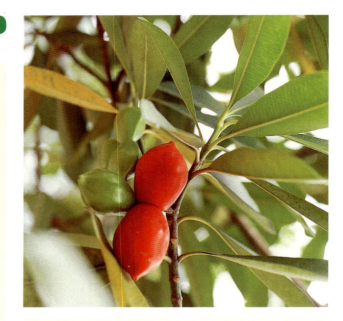

现代研究

1. 化学成分　本品含有强心苷，种子含乙酰黄花夹竹桃次苷乙、黄花夹竹桃次苷乙、黄花夹竹桃苷乙、单乙酰黄花夹竹桃苷乙、海芒果苷、去乙酰海芒果苷等；根皮与茎皮含龙胆双糖基黄花夹竹桃糖苷、葡萄糖基黄花夹竹桃糖苷等；叶含17BH-夹竹桃叶灵、海芒果纳尔、海芒果酸、海芒果尼酸、氨基酸和微量元素等化合物。

2. 药理作用　本品具有催吐、下泻、抑菌作用和抗癌作用。

附注：海芒果所含树液、树皮、叶有催吐，下泻和堕胎的功能。

藜芦　　Veratrum nigrum L.

基　源	为百合科植物藜芦的干燥根及根茎。
原植物	多年生草本，高1m，粗壮，基部的鞘枯死后残留为具网眼的黑色纤维网。基生叶椭圆形、宽卵状椭圆形、卵状披针形，无柄；茎上叶具柄。圆锥花序，密生黑紫色花；侧生总状花序近直立伸展，通常具雄花；顶生总状花序上，全部着生两性花。蒴果，卵状三角形，成熟时3裂，具多数种子。花期7~8月，果期8~10月。
生境分布	生于山谷、山地阴坡或灌木林下。分布于东北及河北、山西、内蒙古、河南、山东、江西、陕西、甘肃、新疆、四川等地。
采收加工	5~6月未抽花茎前采挖根部或连同少部分根茎，除去地上部分的茎叶，洗净，晒干。
性状鉴别	本品根茎圆柱形或圆锥形，长2~4cm，直径0.5~1.5cm；表面棕黄色或土黄色，顶端残留叶基及黑色纤维，形如蓑衣，有的可见斜方形的网眼，下部着生10~30条细根。根细长略弯曲，长10~20cm，直径0.1~0.4cm；黄白色或黄褐色，具细密的横皱纹；体轻，质坚脆，断面类白色，中心有淡黄色细木心，与皮部分离。气微，味苦、辛，有刺喉感。
性味功能	味苦、辛，性寒，有毒。有吐风痰，杀虫疗疮的功能。
炮　制	除去苗叶，晒干或用开水浸烫后晒干。
主治用法	用于卒中痰壅，喉痹不通，癫痫等症；外治疥癣，来蝇蛆。用量0.3~0.9g。

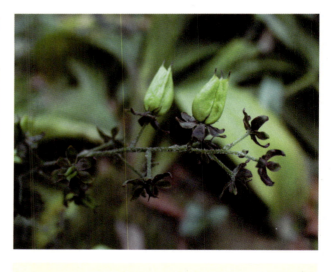

现代研究

1. 化学成分　本品含去乙酰基原藜芦碱A，原藜芦碱A，藜芦马林碱，双去乙酰基原藜芦碱A，藜芦嗪，新计布定碱，玉红芥芬胺，藜芦胺，茄咪啶，β-谷甾醇，胡萝卜苷，蜡酸，硬脂酸等成分。

2. 药理作用　本品具有降压作用，并有杀虫、催吐和祛痰作用。

应用

1. 疟疾：藜芦、皂荚、巴豆，捣碎，制丸服。
2. 黄疸：藜芦，捣为末，水冲服。
3. 骨折：藜芦、黄连，研粉，制成片剂，凉开水送下。
4. 疥癣：藜芦，研末敷患处。

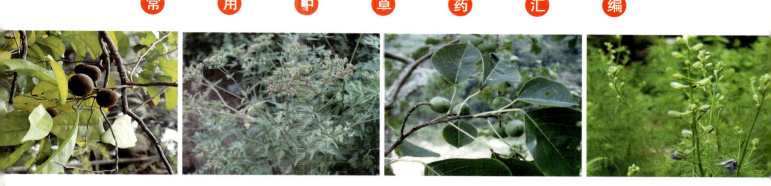

二十　攻毒杀虫止痒药

攻毒杀虫止痒药是指以攻毒疗疮，杀虫止痒为主要作用的药物。

临床上主要用于某些外科皮肤及五官科病证，如疮痈疔毒，湿疹、梅毒及蛇虫咬伤，癌肿等。

现代药理研究表明，本类药物大都具有杀菌消炎作用，可杀灭细菌、真菌、疥虫、螨虫、滴虫等。且在局部外用后能形成薄膜以保护创面，减轻炎症反应与刺激；部分药物有收敛作用，能凝固表面蛋白质，收缩局部血管，减少充血与渗出，促进伤口愈合。

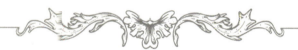

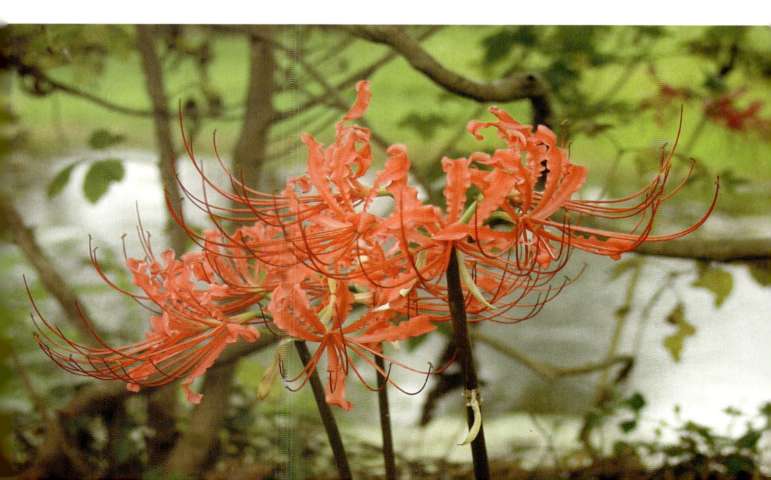

翠雀　Delphinium grandiflorum Linn.

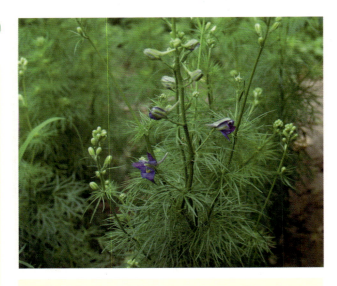

基　源	毛茛科植物翠雀的根、全草或种子入药。
原植物	别名：飞燕草、鸽子花、大花飞燕草。多年生草本。主根肥厚略呈梭形或圆锥形，生须状根。基生叶和茎下部叶具长柄；叶近圆肾形，3~5二回掌状全裂，最终小裂片条形。总状花序具3~15花，轴枝和花梗均被反曲微柔毛；萼5片，蓝色或紫蓝色，距通常较片部稍长，钻形；花瓣2，呈风兜状，有距；退化雄蕊2，瓣片宽倒卵形，微凹，有黄色髯毛；雄蕊多数；心皮3，离生。果长方形，顶端尖。花期7~9月，果期8~10月。
生境分布	生于山地。分布于东北、河北、山西、蒙古各、宁夏和云南等省。
采收加工	夏季采收全草，切段晒干；秋季采根和种子，晒干。
性状鉴别	本品茎高10~34cm，被白色短柔毛和黄色腺毛。基生叶和茎下部叶有长柄；叶柄长3~9.5cm；叶片肾形，3深裂，裂片互相邻接或稍覆压，具缺刻状小裂片和粗牙齿，两面疏被短柔毛。伞房花序有花2~4朵；花梗长5.5~7cm，密被白色短柔毛和黄色腺毛；小苞片生花梗中部或上部；花两性，两侧对称；萼片5，宽卵形，长1.8~3cm，蓝紫色，两面被柔毛；距短，囊状，长6~10mm；花瓣2，先端2浅裂，被糙毛；心皮4~5，被短柔毛。菁葖果长约1.6cm；种子扁四面体形，长约2mm，沿棱有翅。
性味功能	味甚，性温。有大毒。有泻火止痛，杀虫的功能。
炮　制	晒干或鲜用。

主治用法　根用于牙痛。全草用于灭虱。外用适量煎水洗，或制酊剂应用。

现代研究
1. 化学成分　本品含囊距翠雀碱，花还含囊距翠雀宁，囊距翠雀灵及囊距翠雀星等生物碱，尚含挥发油和皂苷类成分。
2. 药理作用　本品具有抑菌、镇痛、消炎、抗癌、止痒作用，并对心血管有保护作用。

应用
1. 牙痛：翠雀根洗净，含口中；或翠雀1.5g，水煎含漱，不可咽下。
2. 哮喘、水肿：翠雀制成5%的酊剂，内服。
3. 灭虱：鲜翠雀适量，煎水洗。

化香树　Platycarya strobilacea Sieb. et Zucc.

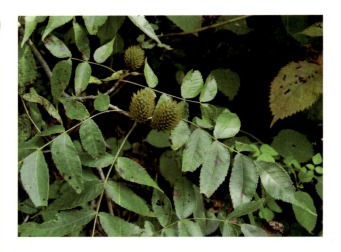

基　源	为胡桃科植物化香树的叶和果序。
原植物	灌木或乔木。单数羽状复叶互生，小叶7~23对生，卵状披针形或长椭圆状披针形，先端渐尖，基部宽楔形，稍偏斜，边缘有锯齿。花单性，雌雄同株；穗状花序直立，聚生于新枝顶端或叶腋；四周雄性花序3或4，中间常为1~2个雌性花序或雌花序生于雄花序下部，雄花序轴密生绒毛；雌花序显球状卵形或长圆形。果序球果状椭圆形、圆柱形。花期5~6月。果期9~10月。
生境分布	生于向阳山坡或杂木林中。分布于陕西、甘肃、河南、山东、江苏、安徽、浙江、江西、福建、湖北、湖南、广西、广东、云贵、四川等省区。
采收加工	叶夏季采，晒干或鲜用。果序夏、秋季采，晒干或鲜用。
性状鉴别	本品叶为奇数羽状复叶，多不完整，叶柄及叶轴较粗，淡黄色棕色。小叶片多皱缩破碎，完整者宽披针形，不等边，略呈镰状弯曲。长4~11cm，宽2~4cm，上表面灰绿色，下表面黄绿色，边缘有重锯齿，薄革质。气微清香，味淡。
性味功能	叶：味辣，性热。有毒。有解毒，止痒，杀虫的功能。果性温，有顺气祛风，消肿止痛，杀虫的功能。
炮　制	去杂质，晒干。
主治用法	叶：外用于疮疖肿毒，湿疹，顽癣，煎水洗或用鲜叶擦患处。果：用于内伤胸胀，腹痛，筋骨疼痛，痈肿等症。用量果序9~18g。

现代研究
1. 化学成分　本品含胡桃叶醌，5-羟基-2-甲氧基-1，4-萘醌，5-羟基-3-甲氧基-1，4-萘醌，对-香豆酸甲酯，对香豆酸，香豆精，并没食子酸以及葡萄糖，木糖，鼠李糖等成分。
2. 药理作用　本品具有抗病原微生物作用，并有消肿，止痛，杀虫作用。

应用
1. 内伤胸胀：化香树干果序15~18g，加山楂根等量，煎汁，早晚空腹服。
2. 牙痛：化香树果序数枚，水煎含服。

刺藜　Chenopodium aristatum Linn.

基　源	为藜科植物刺藜的干燥全草。
原植物	别名：粉小扫帚草、铁扫帚苗、鸡冠笤草。一年生直立草本，高15~40cm。茎多分枝，有条纹。单叶互生，有短柄，叶披针形或条形，先端急尖或圆钝，基部狭窄，主脉明显。复二歧聚伞花序腋生和生于枝端，最末端的分枝针刺状；花两性，近无柄；花被片5，先端圆钝或聚尖，背部稍肥厚，绿色，边缘膜质，果实开裂；雄蕊5。胞果圆形，顶基压扁，果皮膜质；种子横生，圆形，边缘有棱，黑褐色，有光泽。花期秋季。
生境分布	生于沙碱地，路旁，地边，田野等处。分布于东北、华北、西北及山东、四川等省区。
采收加工	夏、秋季采收全草，切段晒干。
性状鉴别	本品干燥果实由5个小果聚合而成，呈放射状五棱形，直径6~10毫米，有的单独存在。小果表面绿白色或灰白色，背部隆起，有许多网纹及小刺，并有一对长刺和一对短刺，经碾除硬刺者，则可见有残存的断痕及表面的网纹。质坚硬，刺手，切断面可见白色或黄白色有油性的种仁。无臭，味苦辛。
性味功能	味淡，性平。有小毒。有祛风止痒的功能。
炮　制	净制：漂去泥沙，除净残留的硬刺。 盐制：取去刺的蒺藜，用盐水拌匀，闷透，置锅内用文火炒至微黄色，取出，晒干。
主治用法	用于过敏性皮炎，荨麻疹。用量60g，水煎洗患处。

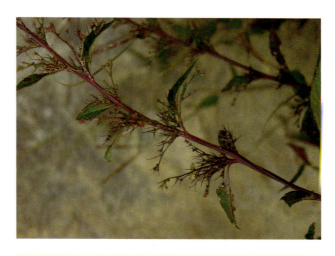

现代研究

1. 化学成分　本品果实含山奈酚、山奈酚3-葡萄糖苷、山奈酚3-芸香糖苷、刺蒺藜苷、过氧化物酶；干果含脂肪油及少量挥发油、皂苷、鞣质、树脂、甾醇、钾盐、微量生物碱等。
2. 药理作用　本品具有扩张冠状动脉、改善冠状动脉循环、增强心脏收缩力、减慢心律，抑制血小板聚集，抗心肌缺血，抗动脉硬化的作用，并有利尿作用，强壮作用和抗衰老作用，且有抑菌作用。

应用

1. 风疮疙瘩：刺藜煎水处洗。
2. 荨麻疹：刺藜100g，煎水洗敷患处。
3. 皮肤瘙痒：鲜刺藜，捣烂敷患处。

泰国大风子（大风子）　Hydrocarpus anthelmintica Pierre

基　源	大风子为大风子科植物泰国大风子的干燥成熟种子。
原植物	常绿乔木。单叶互生；革质，窄长椭圆形或椭圆状披针形，先端渐尖，有短尖头，基部钝圆或宽楔形，全缘细脉网状明显。花单生或数朵簇生，杂性，被短柔毛；雄花萼片5，基部稍联合，两面被长毛；花瓣5，卵形，黄绿色；退化子房圆柱形，被长柔毛雌花有花萼、花瓣与雄花相同；子房被长硬毛，花柱粗短，被柔毛，柱头5裂，反卷成冠状。浆果球形，果皮坚硬。花期1~3月，果期8~10月。
生境分布	分布于越南、柬埔寨、泰国、马来西亚、印度尼西亚、印度及东南亚其它地区。我国台湾、海南、云南有引种栽培。
采收加工	夏季采摘成熟果实，除去果皮，取出种子，晒干。
性状鉴别	本品呈不规则的卵圆形，或多面形，稍有钝棱，长约1~2.5厘米，直径约1~2厘米。外皮灰棕色或灰褐色，有细纹，较小的一端有明显的沟纹。种皮厚而坚硬，厚约1~2毫米，内表面光滑，浅黄色或黄棕色，种仁与皮分离，种仁两瓣，白色或黄白色，有油性，外被一层红棕色或暗紫色薄膜。气微，味淡。
性味功能	味辛，性热，有毒。有祛风燥湿，攻毒，杀虫的功能。
炮　制	大风子：拣净杂质，筛去灰土，用时捣碎，或除去种皮，取净仁。 大风子霜：取大风子净仁，碾成泥，或碾碎蒸透，用吸油纸多层包裹，压榨，去尽油，研细过筛。
主治用法	用于麻疯，癣疥，杨梅疮毒等。用量1.5~3g。外用适量。内服多用大风子霜配丸，散用。内服宜慎，遵医嘱。阴虚血热者忌服。

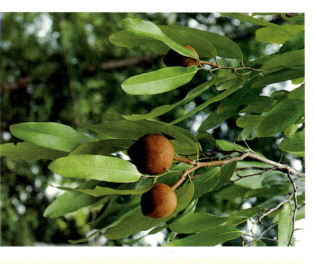

现代研究

1. 化学成分　本品含有异叶大风子腈苷，表-异叶大风子腈苷，环戊烯基甘氨酸及环戊烯脂肪酸，D-果糖，D-葡萄糖，D-蔗糖，乙基-β-D-呋喃果糖苷等成分。
2. 药理作用　本品具有抗菌、抑菌作用，在临床上可用治麻风病。

应用

1. 癣痒疥疮：大风子肉10g，土硫黄6g，枯矾3g，雄黄6g，共为末，菜油调涂患处。
2. 荨麻疹：大风子30g，大蒜15g，捣烂，加水100ml，煮沸约5分钟，涂擦患处。

海南大风子（大风子） Hydnocarpus hainanensis Sleumer

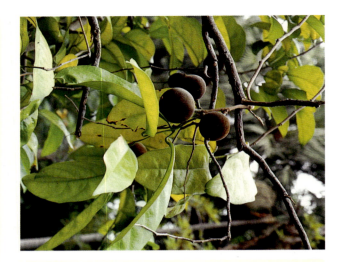

基　源　大风子为大风子科植物海南大风子的干燥成熟种子。

原植物　乔木，高6~9m，树皮灰褐色，小枝圆柱状。叶互生，叶薄革质，长椭圆形，先端短急尖，基部楔形，全缘，或具不规则的浅波状疏锯齿，具侧脉7~8对，细脉网状，两面凸出，光滑无毛。短总状花序腋生；雄花密集，萼片4，椭圆形；花瓣4，肾状卵形，边缘有睫毛，内面基部鳞片肥厚，被长柔毛；雄蕊12，全育，花丝基部粗壮，疏被短柔毛；雌花较雄花略大，子房卵状椭圆形，密生黄色茸毛，几无花柱，柱头3，为高三角形，顶端2浅裂。浆果球形，较小，密被褐色柔毛，果柄粗壮。花期4~9月。果期5~10月。

生境分布　生于山坡疏林的半荫处及山地石灰岩林中。分布于海南、广西等省区。

采收加工　夏季采摘成熟果实，取出种子，洗净，晒干。

性状鉴别　本品种子略呈四面体，一面隆起，三面稍平坦；长1~2cm，宽0.5~1cm。表面发黄白色至灰棕色，有多数隆起的纵脉纹，种脐位于种子的一端。种皮硬而脆，厚0.5mm，易碎。种仁不规则长卵形，外被暗紫褐色薄膜，具微细皱纹；胚乳黑棕色，子叶心脏形稍尖，色较浅。

性味功能　味辛，性热，有毒。有祛风燥湿，攻毒，杀虫的功能。

炮　制　大风子：拣净杂质，筛去灰土，用时捣碎，或除去种皮，取净仁。
大风子霜：取大风子净仁，碾如泥，或碾碎蒸透，用吸油纸多层包裹，压榨，去尽油，研细过筛。

主治用法　用于麻疯，癣疥，杨梅疮毒等。用量1.5~3g。外用适量。内服多用大风子霜配丸，散用。阴虚血热者忌服。

现代研究
1. 化学成分　本品含有D-果糖，D-葡萄糖，D-蔗糖，乙基-β-D-呋喃果糖苷，异叶大风子氰苷，表-异叶大风子氰苷，环戊烯基甘氨酸及环戊烯脂肪酸等成分。
2. 药理作用　本品具有抗菌、抑菌作用，在临床上用治麻风病。

应用
同泰国大风子。

红木 Bixa orellana L.

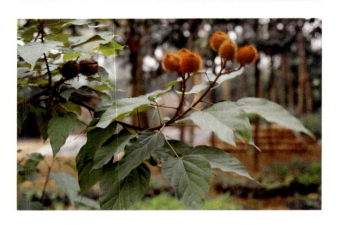

基　源　红木科植物红木的根、叶、果实及种子入药。

原植物　灌木或乔木。叶互生，长卵形，先端长渐尖，基部心形或截形，全缘，有红棕色小斑点。圆锥花序顶生，花白色或淡红色；萼片5，外被褐黄色鳞片，基部有腺体；花瓣5，长圆状倒卵形。蒴果卵形或球形，绿色或红紫色，密被长而柔软的刺，2瓣裂。种子多数，种皮暗红色。花期8~9月。果期9~10月。

生境分布　台湾、广东、海南、广西、云南等省区有栽培。

采收加工　根、叶全年均可采，晒干。果实及种子秋、冬季采，晒干。

性味功能　味微苦，性平。有清热解毒，杀虫，止痛的功能。种子味辛，涩，性温。有收敛退热的功能。

主治用法　根皮用于疟疾。树皮用于热病，粘膜炎。叶用于黄疸，毒蛇咬伤。果肉用于疮疡，伤口愈合，痢疾，肾脏病。种子的红色树脂用于皮肤病，且有镇痛，解热的作用。种子油用于麻疯病。外种皮所含染料与石灰配合外用于治丹毒。用量，根皮、树皮9~15g。果肉、种子6~9g。

应用
1. 热病，粘膜炎：红木树皮，水煎服。
2. 疟疾：红木根皮。水煎服。
3. 外伤出血：红木种子研粉，撒敷患处。
4. 毒蛇咬伤：鲜红木叶，捣烂外敷患处。

岗松　Baeckea frutescens L.

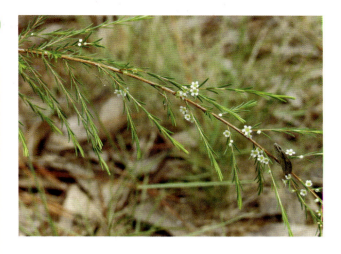

基　源　岗松为桃金娘科植物岗松的叶及嫩枝、根。

原植物　灌木。多分枝，茎皮褐色，片状剥落。枝圆柱形。叶对生，线形或线状锥形，先端尖，基部渐狭，全缘，有油点。花单生于叶腋，萼管与子房贴生，萼片5，三角形，膜质，宿存；花瓣5，黄白色，倒卵圆形；雄蕊10或有时8，成对地与花瓣互生。蒴果细小半圆形，上部开裂。花期6~8月。果期9~11月。

生境分布　生于丘陵地区或荒坡地。分布于江西、福建、台湾、广东、广西、海南等省区。

采收加工　夏秋季采收带花果的嫩枝叶，阴干或鲜用。

性状鉴别　本品为附有少量短嫩枝的叶，或枝长5~10mm，具对生叶，叶线形或线状锥形，全体黄绿色，无毛，长5~10mm，宽不及1mm，全缘，先端尖，基部渐狭，叶面有槽，背面凸起，侧脉不明显，具透时的油点，无柄或具短柄。气微香，味苦、涩。

性味功能　味辛、苦，性寒。有清利湿热，杀虫止痒的功能。根有祛风除湿，解毒利尿的功能。

炮　制　洗净，晒干。

主治用法　嫩枝、叶用于急性肠胃炎，细菌性痢疾，肝炎。外用于滴虫性阴道炎，皮肤湿疹，毒蛇咬伤，烧、烫伤；根用于感冒发热，黄疸型肝炎，胃痛，肠炎，风湿性关节痛，脚气，膀胱炎，小便不利。

现代研究
1. 化学成分　本品含挥发油，主要成分为 α-蒎烯，对聚伞花素，反式香苇醇，桃金娘醛，桉叶素，葛缕酮，柠檬烯，芳樟醇，4-松油烯醇，龙脑，榄香醇，橙花醇，百里香酚，丁香烯，草蒲烯，荜澄匣醇，并含氨基酸等成分。
2. 药理作用　本品具有抗炎、抑菌、抗生育作用，并对肝损伤有明显的预防作用，尚能杀白血病细胞。

应用
1. 烧、烫伤：岗松叶研末调茶油涂患处。
2. 毒蛇咬伤：岗松鲜叶捣烂，敷伤口周围。
3. 风湿性关节痛，胃痛，腹泻：岗松根25~50g。水煎服。
4. 皮肤湿疹、皮炎、滴虫性阴道炎：鲜岗梅叶捣烂敷患处。或煎水洗。

山麻杆　Alchornea davidii Franch.

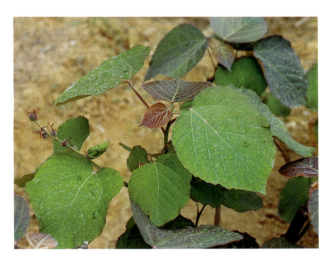

基　源　为大戟科植物山麻杆的茎、皮及叶。

原植物　别名：野火麻、桂圆树。灌木，高1~2m；幼枝密被茸毛。叶互生，阔卵形至扁圆形，先端短尖，基部心形，下面密被茸毛。花小，单性，雌雄同株，无花瓣；雄花密生，圆柱形穗状花序，位于雄花序下面，子房3室，柱头3，线形。镊合状；雄蕊8；雌花疏生长4~5cm的穗状花序，萼4裂，外密被短柔毛。蒴果扁球形，密被短柔毛。

生境分布　生于阴山坡。分布于江苏、浙江、安徽、湖北、湖南、贵州、四川及陕西。

采收加工　春夏季采收，晒干。

性状鉴别　本品叶互生，叶柄长3~9cm，被柔毛，与叶片接合处有刺毛状腺体，托叶狭披针形或线形，早落；叶片阔卵形至扁圆形，长7~13cm，宽9~17cm，先端渐尖或钝，基部圆或略呈心脏形，边缘有齿牙，基出3脉，脉间有腺点1对，上面绿色，有疏短毛，下面带紫色，被密毛，网脉明显。

性味功能　味淡，性平。有解毒，杀虫，止痒的功能。

炮　制　洗净，鲜用或晒干。

主治用法　用于疯狗咬伤，蛔虫病，腰腿痛。用量3~6g，外用适量，鲜品捣烂敷患处。

现代研究
1. 化学成分　本品含有萜类：蒲公英赛烯、蒲公英赛酮、蒲公英赛醇、无羁萜等；甾体：胡萝卜甾醇、β-谷甾醇等；黄酮类：槲皮素金丝桃苷、槲皮苷等；鞣质：鞣花酸、没食子酸等；生物碱：到山麻杆碱、山麻杆宁和酚类等；尚含单宁、碳水化合物、木脂素、葡糖苷、皂角苷等化合物。
2. 药理作用　本品具有抗菌、抗炎、抗虫作用，还有止痉挛和抗惊厥作用，并能抗肿瘤、抗氧化、抗肝损伤。

应用
1. 疯狗咬伤：鲜山麻杆，捣烂绞汁敷患处。
2. 蛔虫病：山麻杆6g，水煎服。
3. 湿疹、疖肿：山麻杆茎叶，煅存性，研末，麻油调涂。
4. 毒蛇咬伤：鲜山麻杆适量，捣烂敷患处。

乌桕 Sapium sebiferum (L.) Roxb.

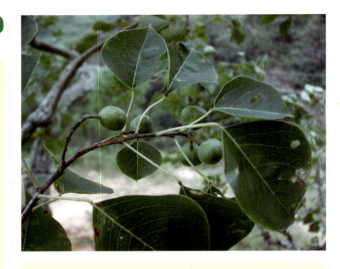

基　源	大戟科植物乌桕的根皮，树皮及叶入药。
原植物	落叶乔木，有乳汁。幼枝淡黄绿色。单叶互生，纸质，菱状卵形或菱状卵圆形，先端长渐尖，基部宽楔形，全缘，两面无毛。穗状花序顶生；花单性，雌雄同株，无花瓣及花盘，雄花生于花序上部，雌花1~4，生于花序基部；着生处两侧各有肾形腺体1枚，花萼3深裂；子房光滑，3室，柱头3裂。蒴果卵球形或椭圆形，先端尖，室背开裂成3瓣。花期4~5月。果期8~10月。
生境分布	生于村边、堤岸、溪边或山坡上。分布于陕西、河南及华东、中南、华南、西南等省区。
采收加工	根皮或树皮全年可采，切片晒干。叶夏秋季采，鲜用。
性状鉴别	本品根皮呈不规则块片或卷成半筒状。外表面土黄色，有纵横纹理，并有横长皮孔；内表面较平滑，淡黄色，微有纵纹。折断面粗糙。干燥叶多破碎，呈茶褐色，具长柄。完整的叶片为卵状菱形，长3~8厘米，宽约3~7厘米，先端长渐尖，基部阔楔形，叶片基部与叶柄相连处，常有干缩的小腺体2枚，全缘。纸质，易碎。气微，味微苦。种子近球形，黑色，外被白蜡。
性味功能	味微苦，性寒，有小毒。有破积逐水杀虫解毒的功能。
炮　制	洗净，切片，晒干。
主治用法	用于血吸虫病，肝硬化腹水，传染性肝炎，大小便不利，毒蛇咬伤。外用于疔疮，鸡眼，乳腺炎，跌打损伤，湿疹，皮炎。用量，根皮或树皮3~9g。叶9~15g。外用适量。

现代研究
1. 化学成分　本品含有花椒油素，没食子酸甲酯，β－谷甾醇，无羁醇，尚含白蒿香豆精，东莨菪精，莫雷亭酮，莫雷亭醇及3－表莫雷亭醇，脂类，脂肪油等成分。
2. 药理作用　本品具有杀肠虫作用和泻下作用。

应用
1. 传染性肝炎：乌桕鲜根30g，加红糖炖服。
2. 疔疮：乌桕树内皮捣烂（或烤干研粉），加少量冰片，用蛋清调匀外敷。
3. 血吸虫病：乌桕叶9~30g，水煎服，20~30天1个疗程。
4. 湿疹、皮炎：外用鲜叶捣烂敷患处或煎水洗。

蛇床（蛇床子） Cnidium monnieri (L.) Cuss.

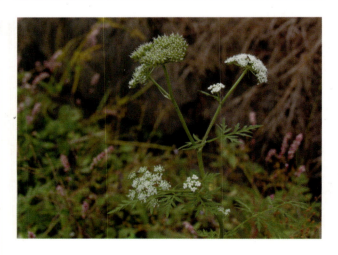

基　源	蛇床子为伞形科物蛇床的干燥成熟果实。
原植物	别名：野胡萝卜。一年生草本，基生叶有基部有短阔叶鞘，边缘膜质；上部叶成鞘状，卵形或卵状披针形，2~3回三出羽状全裂。复伞形花序顶生或侧生，花瓣5，白色，先端有内折小舌片；雄蕊5；子房下位。双悬果长圆状，横切面近五角形，主棱5，翅状。花期4~7月。果期7~10月。
生境分布	生于田边、草地及河边湿地。分布于华东、中南、西南、西北、华北、东北。
采收加工	夏、秋季果实成熟时采收，晒干，筛去灰屑。
性状鉴别	本品干燥果实椭圆形，由2分果合成，长约2mm。直径约1mm，灰黄色，顶端有2枚向外弯曲的宿存花柱基；分果背面略隆起，有突起的脊线5条，接台面平坦，有2条棕色略突起的纵线，其中有一条浅色的线状物。果皮松脆。种子细小，灰棕色，有油性。气香，味辛 凉而有麻舌感。
性味功能	味辛、苦，性温，有小毒。有散寒，祛风，燥湿，温肾壮阳，杀虫，止痒的功能。
炮　制	拣去杂质，筛去泥抄，洗净，晒干。
主治用法	用于湿痹腰痛，寒湿带下，滴虫性阴道炎，阳痿，宫冷，外阴湿疹，皮肤瘙痒。用量3~9g。

现代研究
1. 化学成分　本品含挥发油，主要成分为蒎烯、莰烯、异成酸龙、脑酯、异龙脑，又含甲氧基欧芹酚，蛇床明素，异虎耳草素，佛手柑内酯，蛇床定，异丁酰氧基二氢山芹醇乙酸酯，棕榈酸，β－谷甾醇、香柑内酯、异虎耳草素和花椒毒酚等成分。
2. 药理作用　本品具有抗滴虫作用，性激素样作用，且有平喘、祛痰、抗真菌、抗变态反应作用，还有抗心律失常、局部麻醉和抗诱变作用。

应用
1. 婴儿湿疹，慢性湿疹，外阴瘙痒，皮癣：蛇床子60g，水煎洗。或蛇床子30g，轻粉9g，研末，调油外敷。
2. 阴道滴虫：蛇床子30g，白矾6g，紫苏叶30g。水煎外洗。

小窃衣（华南鹤虱） Torilis japonica (Houtt.) DC.

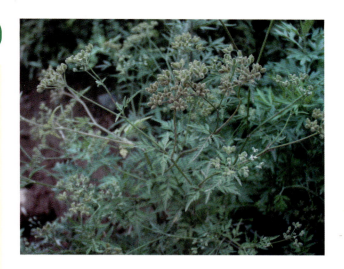

基源 华南鹤虱为伞形科植物小窃衣的果实。

原植物 别名：窃衣。一年生或多年生草本，全体有贴生短硬毛。茎单生。叶卵形，1~3回羽状分裂，小叶片披针状卵形，边缘具条裂状的粗齿至缺刻或分裂。花小，白色；复伞形花序顶生或腋生；总苞小型，不分裂。花5数，萼齿三角状披针形，花瓣倒心形。双悬果圆卵形，有3~6个具钩较长而张开的皮刺。

生境分布 分布于甘肃、福建、广东、云南、四川等省。

采收加工 秋季果实成熟具割取果枝，晒干，收集果实。

性味功能 味苦、辛，性微温。有活血消肿，杀虫消积的功能。

主治用法 用于慢性腹泻、蛔虫、蛲虫、绦虫病、虫积腹痛、小儿疳积、阴道滴虫等。用量3~9g。

应用
1. 蛔虫、蛲虫：华南鹤虱、槟榔、使君子各9g。水煎服。
2. 慢性腹泻：华南鹤虱9g，水煎服。

附注：小窃衣全草亦入药，外敷治斑秃：小窃衣全草45g，生姜150g，生半夏90g，蜘蛛香15g，捣烂如泥，面粉调匀，外敷患处。

梓树 Catalpa ovata G. Don.

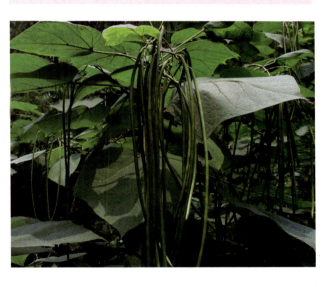

基源 为紫葳科植物梓树的果实、树白皮、根白皮。

原植物 别名：臭梧桐、黄金树、豇豆树。落叶大乔木，树冠扩张。叶对生，有长柄；叶广卵形或近圆形，先端突尖或长尖，基部心形或近圆形，全缘有波齿或3~5浅裂，上面有灰白色柔毛。圆锥花序顶生，淡黄白色；花冠钟形，内有橘黄色条纹及紫色斑点；发育雄蕊2，内藏；子房2室。蒴果细长，长20~30cm，径5~9mm；深褐色，幼时生长白毛。种子扁平长椭圆形，两端各有一束白色丝光长毛。花期6~8月。果期8~9月。

生境分布 有栽培。分布于东北、华北、西北及长江流域各省。

采收加工 秋季果实成熟时摘下果实，阴干或晒干；冬春季可采剥树皮及根皮，刮去外层粗皮，晒干。

性状鉴别 本品根皮呈块片状，大小不等。长约20~30厘米，宽2~3厘米，厚3~5毫米，皮片多呈卷曲状。外表栓皮棕褐色，皱缩，有小支根脱落的痕迹，但不具明显的皮孔，栓皮易脱落；内表面黄白色，平滑细致，有纤维状网状纹理。断面不平整，有纤维（即皮层及韧皮部纤维），撕之不易成薄片。叶对生或近于对生，有时轮生。叶柄长6~18cm；叶片阔卵形，长宽近相等，长约25cm，先端渐尖，基部心形，全缘或浅波状，常3浅裂，两面均粗糙，微被柔毛或近无毛，侧脉4~6对，基部掌状脉5~7条。

性味功能 果实味甘，性平。有利尿，消肿的功能。梓白皮味苦，性寒。有利湿热，杀虫的功能。

炮制 将皮剥下，晒干。

主治用法 果实用于浮肿，慢性肾炎，膀胱炎，肝硬化腹水，用量9~15g。树皮用于湿疹，皮肤瘙痒，小儿头疮。

现代研究

1. **化学成分** 本品茎皮含羽扇豆醇，三十烷酸酯，9-甲氧基-α-拉杷醌，阿魏酸，6-阿魏酰梓醇，梓果苷，6-阿魏酰基蔗糖，梓果苷，根皮含异阿魏酸，对-羟基苯甲酸和谷甾醇；梓叶含对-香豆酸，对-羟基苯甲酸等成分。
2. **药理作用** 本品具有利尿作用和抑菌作用。

应用
1. 慢性肾炎，浮肿，蛋白尿：梓实25g。水煎服。
2. 湿疹，皮肤瘙痒：梓白皮适量，煎水外洗患处。
3. 小儿头疮：鲜梓白皮，加水捣烂取汁，外敷患处。
4. 肾炎水肿：梓白皮、梓实、玉蜀黍须。水煎服。

大蒜 AlliumsativumL.

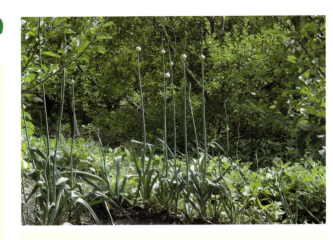

基　　源	为百合科植物大蒜的鳞茎。
原 植 物	多年生草本，有强烈蒜臭味。鳞茎球形或扁球形，由多个肉质瓣状小鳞茎组成，鳞茎外包白色至淡紫色干膜质鳞被。叶基生，条状披针形，扁平，顶端渐尖，基部鞘状。花葶直立，圆柱形，实心；总苞有喙。伞形花序顶生；花小，多数；苞片膜质；花被6，淡红色；雄蕊6；子房上位3。蒴果。种子黑色。花期5~7月。果期9~10月。
生境分布	全国各地广泛栽培。
采收加工	春、夏季采收鳞茎，扎把，挂通风处使外皮干燥。
性状鉴别	本品鳞茎类球形 直径3~6cm，由6~10个小鳞茎着生在扁平木质鳞茎盘上抱合而生，外包1~3层白色或淡紫色膜质鳞叶，中央有干缩的花葶残基。小鳞茎瓣长卵圆形，顶端略尖，背面略隆起，外被膜质鳞叶，内为白色肥厚的肉质鳞叶。气特异，味辛辣。
性味功能	味辛，性温。有健胃，止痢，止咳，抗菌消炎，驱虫，行气，解毒的功能。
炮　　制	除去泥土及须根，阴干备用。
主治用法	用于痢疾，肠炎，阑尾炎，肺结核，疮痈肿痛，滴虫性阴道炎，霉菌感染，疟疾，饮食积滞，百日咳等。用量9~15g。

现代研究
1. 化学成分　本品含有挥发性成分，包括二烯丙基三硫醚俗称大蒜素，二烯丙基硫醚，甲基烯丙基二硫醚，二烯丙基二硫醚等；硫代亚磺酸酯类成分：烯丙基硫代亚磺酸－1－丙烯酯，1－丙烯基硫代亚磺酸烯丙酯等；S－烷（烯）－L－半胱氨酸衍生物：蒜氨酸，S－甲基生半胱氨酸亚砜，环蒜氨酸，γ-L-谷氨酸多肽成分：γ-L-谷酰-L-半胱氨酸等；苷类：葫蒜素 A1、A2、A3、B1、B2 及 B3，槲皮素及山柰酚糖苷等；尚含多糖、脂类和酶等成分。
2. 药理作用　本品具有对肝脏的保护作用，有降血糖、抗感染、抗病毒、抗菌、抗原虫作用作用，并有抑精、降血压、抗动脉粥样硬化，抗血小板聚集、抗肿瘤、兴奋子宫作用，尚可增强免疫功能。

应用
1. 心腹冷痛：大蒜、醋浸二、三月，饭时食。
2. 水肿：鲜大蒜二个，鲫鱼一条，水煎服。
3. 急性菌痢、肠炎：大蒜2个，大米100g，煮粥。
4. 鼻衄：大蒜，适量捣烂敷健侧脚心。

石蒜 Lycorisradiata(L' Herit)Herb.

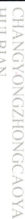
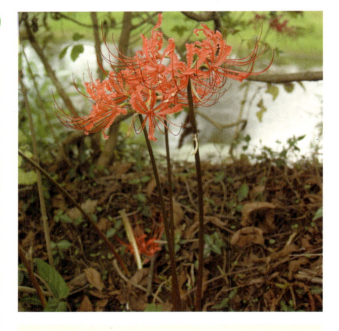

基　　源	为石蒜科植物石蒜的鳞茎。
原 植 物	别名：红花石蒜、独蒜。多年生草本。鳞茎肥厚，椭圆形至近球形，外被紫褐色膜质鳞茎皮，内有10~20层肉质鳞片。基生叶花后生出，条形或带形，肉质，先端钝，全缘，上面青绿色，下面粉绿色。花葶单生，伞形花序顶生，具花4~6朵；总苞片2，干膜质，；花两性，鲜红色或具白色边缘；花数6，花被筒极短，喉部有鳞片，边缘皱缩，向外反卷。蒴果背裂，种子多数。花期9~10月。果期10~11月。
生境分布	生于阴湿山坡、河岸草丛。分布于全国大部分省区。
采收加工	秋后采挖鳞茎，洗净，鲜用或晒干。
性状鉴别	本品鳞茎呈广椭圆形或类球形，长4~5cm，直径2.5~4cm，顶端残留叶基，长约3cm，基部生多数白色须根。表面有2~3层暗棕色干枯膜质鳞片包被，内有10~20层白色富粘性的肉质鳞片，生于短缩的鳞茎盘上，中央有黄白色的芽。气特异而微带刺激性，味极苦。
性味功能	味辛，性平，有小毒。有消肿，解毒，催吐，杀虫，祛痰，利尿的功能。
主治用法	用于咽喉肿痛，痈肿疮毒，水肿，小便不利，咳嗽痰喘，食物中毒，淋巴结核，风湿关节痛等症。用量1.5~3g，外用适量，敷患处。

现代研究
1. 化学成分　本品含有果糖，葡萄糖，伪石蒜碱，去甲雨石蒜碱，去甲高石蒜碱，石蒜碱，高石蒜碱，雨石蒜碱，石蒜伦碱，多花水仙碱，石蒜胺，又含对－羟基苯乙酸，雪花莲胺碱，小星蒜，条纹碱，石蒜西定醇，石蒜西定等成分。
2. 药理作用　本品具有镇痛、降压、兴奋子宫和肠管平滑肌作用，并有对抗过敏性休克作用，且能降低血糖、抗癌、抗病毒和镇静。

应用
1. 胸膜炎：石蒜、蓖麻仁各适量，捣烂，外敷患处。
2. 痈疽疮疖：石蒜50g，酒糟18g，捣烂外敷。
3. 风湿性关节炎：石蒜、生姜、葱各适量，共捣烂，外敷患处。

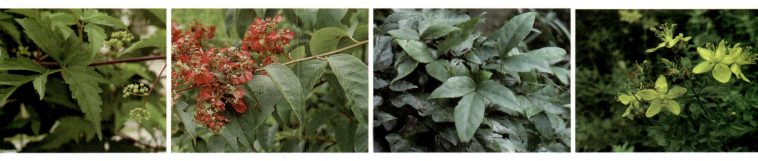

二十一 拔毒化腐生肌药

拔毒化腐生肌药是指以拔毒化腐，生肌敛疮为主要作用的药物。

临床上主要用于痈疽疮疡溃后脓出不畅，或溃后腐肉不去，伤口难以生肌愈合之证。部分药物可用于治目赤肿痛、目生翳膜。

由于此类药物多属于剧毒类物质，应用时应严格控制其剂量和用法。制剂时，应严格遵守炮制及制剂规范，以减轻其毒性，确保临床用药安全。

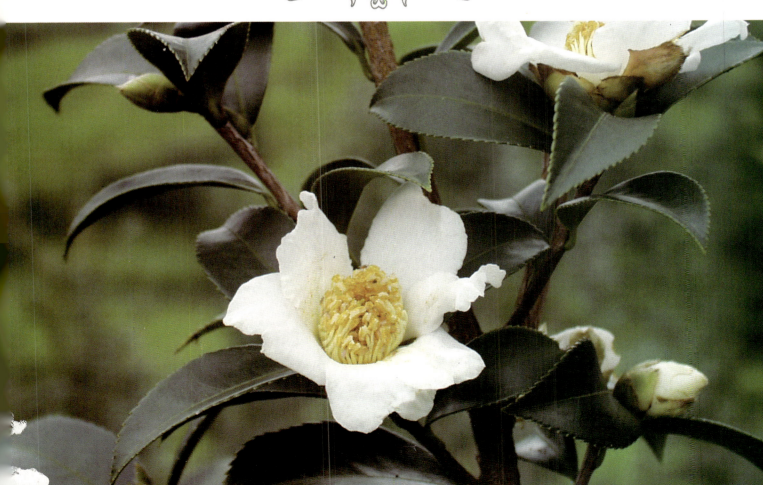

乌头叶蛇葡萄 Ampelopsis aconitifolia Bunge

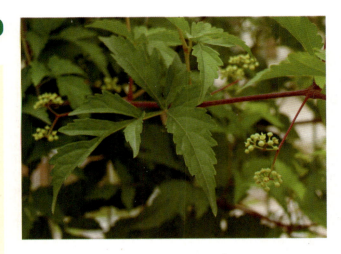

基源	为葡萄科植物乌头叶蛇葡萄的干燥块根。
原植物	别名：过山龙。木质藤本，幼枝稍带红紫色，卷须与叶对生，二分叉。叶掌状3~5全裂，裂片披针形或菱状披针形，小叶不具关节及窄翅。花两性，二歧聚伞花序与叶对生，花小，黄绿色，花盘边缘平截。浆果近球形，橙黄色或橙红色。
生境分布	生于山坡地边、灌丛或草地，分布于吉林、辽宁、河北、山西、陕西、江苏、浙江、安徽、江西、河南、湖北、湖南、广东、广西、四川等。
采收加工	春、秋二季采挖，除去泥沙及细根，切成纵瓣或斜片，晒干。
性味功能	味苦，味微寒。有清热解毒，生肌止痛水肿，消痈散结的功能。
主治用法	用于风寒湿痹，跌打瘀肿，痈疽肿痛。用量4.5~9g。

三叶崖爬藤（三叶青） Tetrastigma hemsleyanum Diels et Gilg.

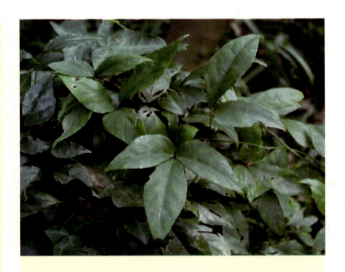

基源	三叶青为葡萄科植物三叶崖爬藤的块根或全草。
原植物	别名：金线吊葫芦、丝线吊金钟。多年生草质攀援藤本。着地部分节上生根，块根卵形或椭圆形。茎细弱，卷须不分枝与叶对生。叶互生；小叶3，草质，卵状披针形，顶端渐尖，边缘疏生小锯齿；两侧小叶基部偏斜。聚伞花序腋生；花瓣4，黄绿色。浆果。花期初夏。
生境分布	生于山谷疏林中或阴处石壁上。分布于长江流域至南部各省区。
采收加工	根或全草全年可采，晒干或鲜用。
性状鉴别	本品木质藤本。小枝无毛；卷须单一，与叶对生。三出复叶互生；总叶柄较长，小叶柄短小；小叶片狭披针形或狭卵形，长5~6.5cm，宽1.5~2cm，先端渐尖，基部钝，侧生小叶基部稍不对称，两面无毛，边缘具疏浅锯齿。
性味功能	味微苦，性平。有清热解毒，祛风化痰，活血止痛的功能。
炮制	鲜用或切片，晒干。
主治用法	用于白喉，小儿高热惊厥，肝炎，痢疾；外用于毒蛇咬伤，跌打损伤等。用量9~15g；外用适量。

现代研究

1. 化学成分 本品含有 α-香树脂醇，三十二酸，水杨酸，丁二酸，胡萝卜苷，山奈酚-7-Oβ-L吡喃鼠李糖-3-Oβ-D吡喃葡萄糖苷，没食子酸乙酯，甘露醇，和环四谷氨肽等成分。

2. 药理作用 本品具有增强免疫作用。

应用

1. 小儿高烧：三叶青块根、射干、仙鹤草各15g，白头翁6g，钩藤3g。水煎服。
2. 病毒性脑膜炎：三叶青块根15g(儿童9g)。水煎服。
3. 慢性迁延型肝炎：三叶青注射剂，每次肌注2~4ml，每日2次。20~40天为1个疗程。

灰毛浆果楝 Cipadessa cinerascens Hand-Mazz.

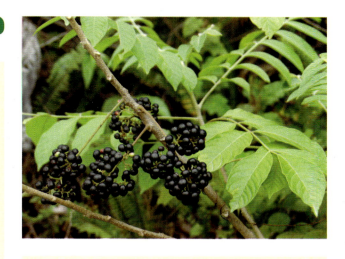

基　源	为楝科灰毛浆果楝的根、叶。
原植物	别名：假茶辣、大苦木、臭子。灌木或小乔木，小枝被茸毛。单数羽状复叶，叶柄被茸毛；小叶9~17对，对生或近对生，卵形或卵状矩圆形，先端稍窄尖，基部偏斜，全缘或有齿，两面被紧贴的灰黄色柔毛。圆锥花序腋生，小花黄色；萼5裂，外面柔毛；花瓣5，外面柔毛；雄蕊10，花丝联合成短筒；子房球形。核果球形，外皮略肉质，干后有5棱。花期8~10月。
生境分布	生于山间、河岸、路边等疏林中或灌木丛中。分布于广西、四川、贵州、云南等省。
采收加工	根全年可采，切片，晒干。叶夏秋采收，鲜用或晒干。
性状鉴别	本品树皮灰色，粗糙；小枝有棱，被绒毛。叶连柄长20—30厘米，总轴和叶柄密被淡黄色柔毛；小叶4—5对，通常对生，纸质，卵形至卵状长圆形，下部的远较顶端的为小，先端渐尖或突尖，基部圆形至楔形、偏斜，两面均被紧贴的灰黄色柔毛，背面尤甚，侧脉8—10对。圆锥花序长5—15厘米，分枝伞房花序式，与总轴均被柔毛；花白色、淡黄至黄色，径3—4毫米，具短柄；萼短，外被柔毛，裂齿阔三角形；花瓣线状长椭圆形，花药卵形，无毛。果深红色至紫黑色，径4—5毫米。
性味功能	味苦，性凉。有清热解毒，行气通便，截疟的功能。
炮　制	鲜用或阴干。

主治用法	用于感冒，发热不退，疟疾，大便秘结，腹痛，痢疾，风湿关节痛；外用于小儿皮炎，皮肤瘙痒，烧烫伤。用量9~15g。
现代研究	1. 化学成分　本品含有二萜类，四降三萜类，甾醇：β-谷甾醇，二十一碳烯，儿茶素和黄酮及其苷类等成分。 2. 药理作用　本品具有抗疟作用和降血糖作用。

应用

1. 小儿皮炎，皮肤瘙痒：灰毛浆果楝、桃叶各适量，煎水洗患处。
2. 烧烫伤：灰毛浆果楝根，研末，涂敷患处。
3. 风湿关节痛：灰毛浆果楝根15g，水煎服。

二十一　拔毒化腐生肌药

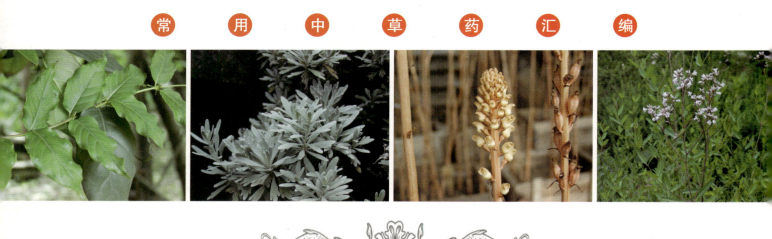

二十二 其他

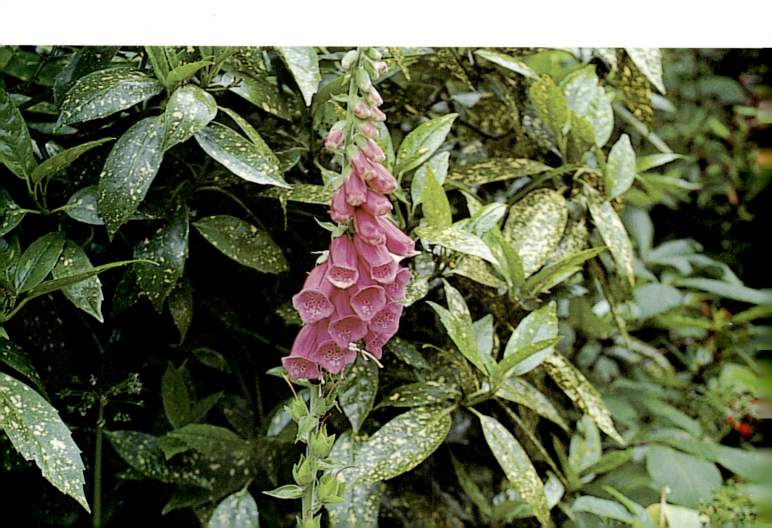

洋地黄（洋地黄叶） Digitalis purpurea Linn.

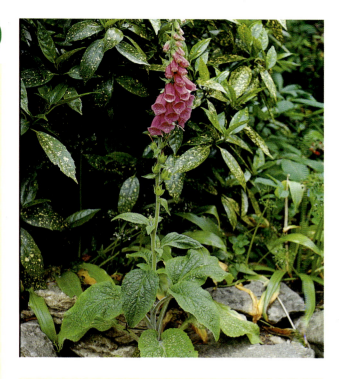

基 源	洋地黄叶为玄参科植物洋地黄的干燥叶。
原植物	别名：紫花洋地黄。二年生或多年生草本，高60~150cm。茎直立，不分枝，单生或数支丛生。基生叶多数为莲座状，叶片卵形至卵状披针形，长5~15cm，两端急尖或钝，边缘具带短尖的圆齿，少有锯齿，下面网脉明显，下部茎生叶的与基生叶相同，向上渐小，长卵形，边缘有细齿，有短柄或近无柄。总状花序顶生，长30~60cm，花偏向一侧，下垂；花萼钟状，果时略增大，5深裂，裂片卵形，复瓦状排列；花冠紫红色，内部具斑点，筒状钟形，下唇较上唇长，上唇2浅裂，下唇3裂，中裂片较长。蒴果圆锥形，顶端尖，密被腺毛。种子多数，短棒状，细小。花期5~6月，果期6~7月。
生境分布	原产欧洲，我国有栽培。
采收加工	5~10月采收叶片，于55~60℃迅速烘干。
性状鉴别	本品叶片常皱缩并破碎，完整叶片宽4~11cm；叶端钝圆，叶基渐狭成翅状叶柄，长约至17cm；叶缘肯不规则同圆钝锯齿，上表面暗绿；微有毛，叶脉下凹；下表面淡灰绿色，密被毛，羽状网脉，主脉及主要侧脉宽扁，带紫色，显著凸起，细脉末伸入叶缘每一锯齿，质脆。干气微，湿润润后具特异气味，味极苦。
性味功能	有强心作用。
炮 制	去杂质，晒干。
主治用法	用于治疗充血性心力衰竭，心房颤动和心房扑动，陈发性心动过速。用量0.05~0.2g。
现代研究	1. 化学成分 本品含有多种强心苷：紫花强心苷A，洋地黄毒苷，洋地黄毒苷元单地黄毒糖苷，洋地黄毒苷元双洋地黄毒糖苷，夹竹桃苷H，洋地黄普苷，洋地黄毒苷元-6-去氧葡萄糖苷等；紫花强心苷B，羟基洋地黄毒苷，羟基洋地黄毒苷黄毒苷元双洋地黄毒糖苷，直地吉他林，美丽毒毛花苷，吉他洛苷，毛花洋地毒苷，喜他洛苷元双洋地黄毒糖苷，洋地黄螺甾苷，洋地黄孕烯三酮苷，紫花洋地黄孕烯酮三醇，紫花洋地黄孕烯酮苷，紫花洋地黄孕房二酮苷，洋地黄酰苷，去鼠李，连翘脂苷A等成分。 2. 药理作用 本品具有增强心肌收缩力的作用，增加衰竭心脏的输出量作用，提高衰竭心脏的效率作用和减慢心衰心脏心率的作用，此外尚有利尿作用。

应用
同毛花洋地黄。